麻醉科诊疗常规

（2019 年版）

左明章　米卫东　王天龙　王保国　主　编
北京医师协会　组织编写

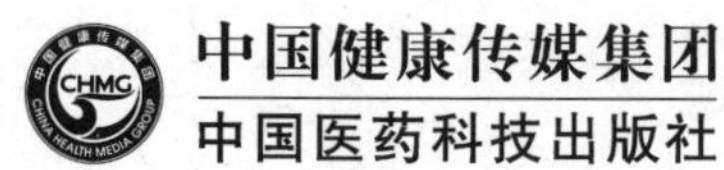
中国健康传媒集团
中国医药科技出版社

内容提要

本书是关于临床麻醉科医师日常工作的指导用书，根据原卫生部《医师定期考核管理办法》的要求，由北京医师协会组织全市麻醉科专家、学科带头人及中青年业务骨干共同编写而成，介绍了麻醉科医师日常工作的基本知识和技能。体例清晰、明确，内容具有基础性、专业性、指导性及可操作等特点，既是麻醉科医师应知应会的基本知识和技能的指导用书，也是北京市麻醉科领域执业医师“定期考核”业务水平的唯一指定用书。本书适合广大执业医师、在校师生参考学习。

图书在版编目（CIP）数据

麻醉科诊疗常规 / 左明章，米卫东，王天龙，王保国主编．—2 版．—北京：中国医药科技出版社，2020.6

（临床医疗护理常规：2019 年版）

ISBN 978-7-5214-1755-5

Ⅰ．①麻…　Ⅱ．①左…②米…③王…④王…　Ⅲ．①麻醉学　Ⅳ．①R614

中国版本图书馆 CIP 数据核字（2020）第 062922 号

美术编辑　陈君杞
版式设计　易维鑫

出版　**中国健康传媒集团**丨中国医药科技出版社
地址　北京市海淀区文慧园北路甲 22 号
邮编　100082
电话　发行：010-62227427　邮购：010-62236938
网址　www.cmstp.com
规格　787×1092mm　1/16
印张　44
字数　987 千字
初版　2012 年 10 月第 1 版
版次　2020 年 6 月第 2 版
印次　2020 年 6 月第 1 次印刷
印刷　三河市万龙印装有限公司
经销　全国各地新华书店
书号　ISBN 978-7-5214-1755-5
定价　179.00 元

获取新书信息、投稿、为图书纠错，请扫码联系我们。

《临床医疗护理常规（2019年版）》
编委会

《麻醉科诊疗常规（2019年版）》
编委会

主　审　黄宇光（中国医学科学院北京协和医院）

　　　　李天佐（首都医科大学附属北京世纪坛医院）

主　编　左明章（北京医院）

　　　　米卫东（中国人民解放军总医院第一医学中心）

　　　　王天龙（首都医科大学宣武医院）

　　　　王保国（首都医科大学三博脑科医院）

副主编（按姓氏笔画排序）

　　　　王东信（北京大学第一医院）

　　　　邓晓明（中国医学科学院整形外科医院）

　　　　冯　艺（北京大学人民医院）

　　　　吴安石（首都医科大学附属北京朝阳医院）

　　　　赵　晶（中日友好医院）

　　　　郭向阳（北京大学第三医院）

　　　　韩如泉（首都医科大学附属北京天坛医院）

编　委（按姓氏笔画排序）

　　　　万　磊（首都医科大学附属北京友谊医院）

　　　　马　骏（首都医科大学附属北京安贞医院）

　　　　王　月（首都医科大学附属北京同仁医院）

　　　　王　庚（北京积水潭医院）

　　　　王古岩（首都医科大学附属北京同仁医院）

　　　　王维嘉（中国医学科学院北京协和医院）

　　　　石　妤（北京医院）

石　佳（中国医学科学院阜外医院）

申　乐（中国医学科学院北京协和医院）

刘　伟（首都医科大学附属北京胸科医院）

刘国凯（北京中医药大学东直门医院）

安建雄（中国医科大学航空总医院）

孙海燕（首都医科大学附属北京安贞医院）

杨旭东（北京大学口腔医院）

李　军（中国人民解放军总医院第六医学中心）

李　蕾（应急总医院）

张　欢（北京清华长庚医院）

张建敏（首都医科大学附属北京儿童医院）

郑　晖（中国医学科学院肿瘤医院）

郝建华（解放军总医院第四医学中心）

钮　昆（中国医科大学航空总医院）

姚　兰（北京大学国际医院）

晏馥霞（中国医学科学院阜外医院）

徐铭军（首都医科大学附属北京妇产医院）

潘守东（首都儿科研究所）

薛富善（首都医科大学附属北京友谊医院）

Foreword
序 言

为适应现代医疗卫生事业的发展需要，及时更新医学知识，北京医师协会 2018 年 10 月决定对北京市《临床医疗护理常规（2012 年版）》的内容进行补充修订。北京医师协会与北京地区 52 个专科医师分会组织医学专家和业务骨干，以现代医学理论为指导，致力于促进北京地区医疗质量与患者安全的持续改进和提高。经过有关专科医师分会和专家的共同努力，修编后的《临床医疗护理常规（2019 年版）》内容更加丰富，相关知识、技能更加先进，更能满足北京地区临床一线医师的需求。作为北京市各级各类医疗机构医务人员日常医疗护理工作规范，各类专科医师应知应会的基本知识与技能，北京市执业医师定期考核唯一指定用书，《临床医疗护理常规（2019 年版）》必将有效地帮助医疗机构提高工作质量，规范医疗行为，维护医务人员合法权益，推动北京地区临床医疗护理工作的持续改进和提高，为实现健康中国的宏伟目标作出积极的贡献。

在此，也向积极参与《临床医疗护理常规（2019 年版）》修编工作的各位专家和业务骨干表示衷心地感谢。

郭积勇
2019 年 12 月

《临床医疗护理常规（2019 年版）》修编说明

2012 年 3 月北京医师协会受北京市原卫生局委托，组织北京地区 35 个专科医师分会的医学专家和业务骨干，以现代医学理论为指导，结合北京地区临床实践经验，对《临床医疗护理常规（2002 年版）》进行了认真修编，推出了《临床医疗护理常规（2012 年版）》。

《临床医疗护理常规（2012 年版）》是按照北京医师协会已经成立的各专科医师分会所涉及的医疗专业类别进行编写的。推出 7 年来，对提高各级各类医疗机构医疗质量，规范医护人员医疗行为，保障医务人员及患者安全方面发挥了重要作用。

随着我国医疗卫生事业的快速发展，涌现出许多新的医疗技术手段，北京医师协会的专科医师分会也由 2012 年的 35 个发展到目前的 59 个。为了更好地规范医疗服务行为，适应现代医疗卫生工作的需要，借鉴、吸收国内外先进经验，紧跟医学发展步伐，自 2018 年 10 月开始，北京医师协会组织专科医师分会对《临床医疗护理常规（2012 年版）》有关内容进行补充修编，现共计推出 33 个专科的《临床医疗护理常规（2019 年版）》。《临床医疗护理常规（2019 年版）》凝聚着有关专家和业务骨干的心血，是北京地区临床医疗护理工作的一份宝贵财富。

尚需说明：

1. 关于《临床医疗护理常规（2019 年版）》的修编，内科医师分会、康复医学科医师分会、泌尿外科医师分会、烧伤科医师分会、耳鼻咽喉科医师分会认为本专科技术变化不大，未进行修编。原《儿科诊疗常规》分为《儿内科诊疗常规》和《儿外科诊疗常规》两册。由于北京医师协会近期成立了重症专科医师分会和疼痛专科医师分会，故本次修订增加了《重症医学科诊疗常规》和《疼痛科诊疗常规》。全科医学医师分会提前对《全科医学科诊疗常规》进行了修订，已于 2018 年 7 月出版。老年专科医师分会于 2017 年成立后即出版了本专科的《老年医学诊疗常规》。

2. 为进一步完善北京市医师定期考核工作，保证医师定期考核工作取得实效，修编后的《临床医疗护理常规（2019 年版）》旨在积极配合专科医师制度的建设，各专科分册独立程度高、专业性强，为各专科医师提供了应知应会的基本知识和技能。《临床医疗护理常规（2019 年版）》将成为各专科执业临床医师定期考核业务水平测试的重要内容。

3.《临床医疗护理常规（2019 年版）》的修编仍然是一项基础性工作，目的在于为各级医护人员在临床医疗护理工作中提供应参照的基本程序和方法，以利于临床路径工作的开展，促进医学进展的学术探讨和技术改进。

4. 本次修编仍不含中医专业。

北京医师协会

2019 年 10 月

Preface

前 言

本书在2012年由北京医师协会麻醉专科医师分会负责组织编写。2019年全市麻醉专科的专家学者根据2018年由国家卫生健康委员会颁布的《关于加强和完善麻醉医疗服务意见》进行了相关章节和内容的增减，使本书更贴合临床，更适于麻醉专科医师的执业范围，包括临床麻醉、重症监测治疗、疼痛诊疗、急救复苏、体外循环等专业领域。本书主要参考中华医学会组织编写的《临床诊疗指南》和《临床技术操作规范》的麻醉学分册、疼痛学分册、重症医学分册，结合北京市麻醉学科的临床业务发展状况修编而成，内容尽可能全面，并突出简明、实用的特点。

全书分为4篇，共45章，阐述了手术患者的麻醉前准备、麻醉方法的选择、各科手术的麻醉管理特点、重症患者的监测和治疗、常见疼痛的诊断和治疗要点、常用技术的操作规程、围术期并发症的防治等，是麻醉专科医师的实用“案头书”，也是临床医学本科生、研究生的参考书。

中华医学会麻醉学分会主任委员黄宇光教授和国家卫生健康委员会麻醉质控中心副主任李天佐教授共同审阅了本书，提出了宝贵意见并进行了修改，在此表示衷心地感谢。

由于编者学识水平有限，时间仓促，本书疏漏或不足之处在所难免，敬请各位专家、学者和读者不吝赐教，以期将来修正。

编　者

2019年9月

Contents

目 录

第一篇 临床麻醉常规 / 001

第一章 麻醉科的编制、工作任务及工作制度 ……（002）
第一节 麻醉科的编制 ……（002）
第二节 麻醉科的任务 ……（002）
第三节 临床麻醉日常工作制度 ……（003）
第二章 麻醉前病情估计和术前准备 ……（006）
第一节 麻醉前病情分级 ……（006）
第二节 常见伴随疾病的评估与准备 ……（006）
第三节 其他术前准备 ……（011）
第三章 麻醉方法 ……（015）
第一节 局部麻醉 ……（015）
第二节 基础麻醉 ……（017）
第三节 颈丛神经阻滞 ……（018）
第四节 臂丛神经阻滞 ……（020）
第五节 蛛网膜下隙阻滞 ……（021）
第六节 硬膜外隙阻滞 ……（023）
第七节 腰－硬联合阻滞 ……（026）
第八节 骶管阻滞 ……（027）
第九节 全身麻醉 ……（028）
第十节 全麻－硬膜外阻滞联合麻醉 ……（032）
第十一节 监护性麻醉 ……（033）
第四章 麻醉期间常用的监测 ……（035）
第一节 麻醉期间监测的项目要求 ……（035）
第二节 心电图和血流动力学监测 ……（035）
第三节 呼吸功能监测 ……（037）
第四节 肌肉松弛药作用监测 ……（041）

第五节 麻醉深度监测……(042)
第六节 全麻药浓度监测……(043)
第七节 体温监测……(043)
第五章 麻醉并发症及处理……(045)
第一节 反流、误吸及吸入性肺炎……(045)
第二节 急性上呼吸道梗阻……(046)
第三节 支气管痉挛……(047)
第四节 急性肺不张……(048)
第五节 张力性气胸……(049)
第六节 急性肺栓塞……(050)
第七节 低氧血症……(051)
第八节 高碳酸血症……(051)
第九节 低血压……(052)
第十节 高血压……(052)
第十一节 心肌缺血……(053)
第十二节 心律失常……(054)
第六章 麻醉后恢复室的工作规范……(055)
第七章 不同手术患者的麻醉特点……(057)
第一节 神经外科麻醉……(057)
第二节 五官科耳鼻咽喉部手术的麻醉……(059)
第三节 口腔科颌面部手术的麻醉……(062)
第四节 眼科手术的麻醉……(066)
第五节 颈部手术的麻醉……(067)
第六节 胸科手术的麻醉……(070)
第七节 心脏直视手术的麻醉……(074)
第八节 胸、腹主动脉瘤手术的麻醉……(093)
第九节 肺动脉栓塞内膜剥脱术的麻醉……(095)
第十节 骨科手术的麻醉……(097)
第十一节 妇产科手术的麻醉……(102)
第十二节 老年人手术的麻醉……(106)
第十三节 小儿手术的麻醉……(109)
第十四节 休克患者手术的麻醉……(113)
第十五节 创伤患者手术的麻醉……(115)
第十六节 心脏病患者行非心脏手术的麻醉……(117)
第十七节 肝移植术患者的麻醉……(122)
第十八节 肾移植术患者的麻醉……(128)
第十九节 心脏移植术患者的麻醉……(132)
第二十节 肺移植手术患者的麻醉……(134)
第二十一节 合并呼吸系统疾病患者手术的麻醉……(137)

第二十二节　合并糖尿病患者手术的麻醉 ……………………………… (142)
第二十三节　肝功能损害患者手术的麻醉 ……………………………… (146)
第二十四节　嗜铬细胞瘤患者手术的麻醉 ……………………………… (151)
第二十五节　凝血机制异常患者手术的麻醉 …………………………… (154)
第八章　手术室外的麻醉 ……………………………………………… (159)
第一节　无痛诊疗的麻醉 ………………………………………………… (159)
第二节　日间手术的麻醉 ………………………………………………… (163)
第九章　介入治疗的麻醉 ……………………………………………… (171)
第一节　神经外科介入治疗的麻醉 ……………………………………… (172)
第二节　心脏内科介入治疗的麻醉 ……………………………………… (175)
第三节　血管外科介入治疗的麻醉 ……………………………………… (177)

第二篇　重症患者的监测和诊疗　/ 179

第十章　循环系统监测 ………………………………………………… (180)
第一节　心电监测 ………………………………………………………… (180)
第二节　动脉压监测 ……………………………………………………… (181)
第三节　中心静脉穿刺术 ………………………………………………… (185)
第四节　中心静脉压监测 ………………………………………………… (189)
第五节　肺动脉漂浮导管的放置 ………………………………………… (190)
第六节　PiCCO 持续心输出量及 FloTrac 血流动力学监测 ……………… (194)
第七节　NICO 无创心输出量监测 ………………………………………… (197)
第八节　阻抗法血流动力学监测 ………………………………………… (198)
第九节　经食管超声心动图 ……………………………………………… (199)
第十节　氧代谢的监测 …………………………………………………… (200)
第十一章　呼吸系统监测 ……………………………………………… (202)
第一节　气道压力 ………………………………………………………… (202)
第二节　气道阻力 ………………………………………………………… (202)
第三节　顺应性 …………………………………………………………… (203)
第四节　内源性呼气末正压 ……………………………………………… (203)
第五节　气道闭合压 ……………………………………………………… (204)
第六节　呼吸力学曲线与呼吸环 ………………………………………… (205)
第七节　呼吸功监测 ……………………………………………………… (207)
第八节　呼气末 CO_2 监测技术 ………………………………………… (209)
第九节　脉搏血氧饱和度监测 …………………………………………… (209)
第十节　血气分析 ………………………………………………………… (210)
第十二章　神经系统监测 ……………………………………………… (213)
第一节　颅内压监测 ……………………………………………………… (213)
第二节　经颅多普勒脑血流监测(TCD) ………………………………… (216)

第三节　无创脑血氧饱和度监测 …………………………………………………（218）

第四节　颈静脉球血氧饱和度监测 ……………………………………………（219）

第五节　脑电图监测………………………………………………………………（220）

第六节　脑电双频谱指数监测……………………………………………………（221）

第七节　熵指数监测………………………………………………………………（222）

第八节　小波指数(WLI)监测 ……………………………………………………（222）

第九节　肌电图(EMG)监测 ………………………………………………………（223）

第十节　诱发电位监测……………………………………………………………（224）

第十一节　脑死亡判定方法………………………………………………………（225）

第十三章　胃肠功能监测 ………………………………………………………（227）

第一节　胃肠动力监测……………………………………………………………（227）

第二节　胃液 pH 监测 ……………………………………………………………（228）

第三节　腹腔压力监测……………………………………………………………（229）

第十四章　出凝血功能监测 ……………………………………………………（231）

第一节　试管法全血凝血时间……………………………………………………（231）

第二节　活化凝血时间……………………………………………………………（231）

第三节　血栓弹力图………………………………………………………………（232）

第十五章　泌尿系统监测 ………………………………………………………（234）

第一节　内生肌酐清除率…………………………………………………………（234）

第二节　单位时间尿量监测………………………………………………………（235）

第三节　尿比重监测………………………………………………………………（236）

第四节　尿钠排泄分数……………………………………………………………（237）

第五节　自由水清除率……………………………………………………………（237）

第六节　肾衰指数…………………………………………………………………（238）

第十六章　内分泌与代谢功能的监测 …………………………………………（239）

第一节　肾上腺皮质功能不全的诊断 …………………………………………（239）

第二节　血糖监测…………………………………………………………………（240）

第三节　葡萄糖耐量试验…………………………………………………………（241）

第四节　脂肪廓清试验……………………………………………………………（242）

第五节　握力测量…………………………………………………………………（243）

第十七章　体温监测 ……………………………………………………………（244）

第一节　深部或中心体温监测……………………………………………………（244）

第二节　外周或末梢温度监测……………………………………………………（245）

第十八章　常见重症的诊断和治疗 ……………………………………………（246）

第一节　急性呼吸窘迫综合征……………………………………………………（246）

第二节　脓毒症与脓毒性休克……………………………………………………（249）

第三节　低血容量性休克…………………………………………………………（252）

第四节　急性肾损伤………………………………………………………………（254）

第五节　急性左心衰竭……………………………………………………………（260）

第六节 急性肺栓塞 …… (261)
第七节 弥散性血管内凝血 …… (266)
第八节 羊水栓塞 …… (272)
第九节 恶性高热 …… (278)
第十节 过敏性休克 …… (281)
第十九章 ICU 患者的镇痛镇静治疗 …… (284)
第一节 目的和适应证 …… (284)
第二节 意识状态及疗效的评估 …… (285)
第三节 治疗的方法和注意事项 …… (287)
第二十章 危重患者的营养支持 …… (291)
第一节 营养支持的基本原则 …… (291)
第二节 肠外营养支持 …… (291)
第三节 肠内营养支持 …… (294)
第四节 营养支持的相关问题 …… (296)

第三篇 疼痛诊疗常规 / 298

第二十一章 疼痛诊疗概述 …… (299)
第一节 疼痛的分类 …… (299)
第二节 疼痛的定性和定量诊断 …… (300)
第三节 疼痛的治疗原则 …… (305)
第四节 疼痛门诊、病房医护人员的职责 …… (306)
第二十二章 急性疼痛 …… (308)
第一节 手术后疼痛 …… (308)
第二节 分娩疼痛 …… (312)
第三节 急性创伤疼痛 …… (315)
第二十三章 头面部疼痛 …… (317)
第一节 偏头痛 …… (317)
第二节 颈源性头痛 …… (322)
第三节 丛集性头痛 …… (323)
第四节 紧张型头痛 …… (325)
第五节 外伤后头痛 …… (327)
第六节 三叉神经痛 …… (328)
第七节 舌咽神经痛 …… (330)
第八节 枕神经痛 …… (332)
第九节 巨细胞动脉炎 …… (333)
第十节 高颅压头痛 …… (334)
第十一节 低颅压头痛 …… (335)
第十二节 儿童头痛 …… (335)

第二十四章　颈、肩部和上肢疼痛……（338）
第一节　颈椎病……（338）
第二节　颈椎间盘突出症……（341）
第三节　胸廓出口综合征……（343）
第四节　臂丛综合征……（346）
第五节　肱二头肌长头腱鞘炎……（347）
第六节　肩峰下滑囊炎……（348）
第七节　肩关节周围炎……（348）
第八节　肱骨内、外上髁炎……（349）
第九节　指屈肌腱狭窄性腱鞘炎……（350）
第十节　手痛感觉异常……（350）
第十一节　腕管综合征……（350）
第十二节　肘管综合征……（352）
第十三节　雷诺病……（352）
第二十五章　胸背部疼痛……（355）
第一节　胸壁疼痛……（355）
第二节　肋软骨炎……（356）
第三节　胸大肌肌筋膜炎……（357）
第四节　肋间神经痛……（357）
第五节　棘上韧带炎……（358）
第六节　带状疱疹肋间神经痛……（358）
第七节　乳腺切除术后疼痛综合征……（359）
第八节　开胸术后疼痛综合征……（360）
第九节　硬膜外脊髓压迫……（360）
第十节　肺癌疼痛……（361）
第十一节　胸膜炎疼痛……（362）
第十二节　肩胛内侧滑囊炎……（362）
第十三节　胸椎间盘突出症……（363）
第十四节　心绞痛……（364）
第十五节　急性心包炎引起的胸痛……（368）
第二十六章　腰、骶和下肢疼痛……（370）
第一节　腰椎间盘突出症……（370）
第二节　腰椎棘上、棘间韧带炎……（373）
第三节　第三腰椎横突综合征……（373）
第四节　腰椎滑脱……（374）
第五节　强直性脊柱炎……（374）
第六节　腰背筋膜纤维织炎……（375）
第七节　骶尾部疼痛……（376）
第八节　梨状肌综合征……（377）

第九节　坐骨神经卡压综合征 …………………………………………………………（377）
第十节　股神经卡压综合征 ……………………………………………………………（378）
第十一节　股外侧皮神经卡压综合征 …………………………………………………（379）
第十二节　腓总神经卡压综合征 ………………………………………………………（380）
第十三节　髋、膝骨性关节炎 …………………………………………………………（381）
第十四节　滑膜皱襞综合征 ……………………………………………………………（382）
第十五节　膝内、外侧侧副韧带损伤 …………………………………………………（382）
第十六节　踝关节扭伤 …………………………………………………………………（384）
第十七节　足跟痛 ………………………………………………………………………（384）
第十八节　血栓闭塞性脉管炎 …………………………………………………………（385）
第十九节　红斑性肢痛症 ………………………………………………………………（387）
第二十七章　腹部、盆腔及会阴痛 …………………………………………………（390）
第一节　急性胰腺炎 ……………………………………………………………………（390）
第二节　肾及输尿管绞痛 ………………………………………………………………（391）
第三节　胆绞痛……………………………………………………………………………（392）
第四节　慢性盆腔炎 ……………………………………………………………………（392）
第五节　痛经……………………………………………………………………………（393）
第六节　子宫内膜异位症 ………………………………………………………………（394）
第七节　盆腔肌肉痉挛 …………………………………………………………………（395）
第八节　髂腹股沟神经痛 ………………………………………………………………（396）
第九节　生殖股神经痛 …………………………………………………………………（396）
第十节　睾丸痛……………………………………………………………………………（397）
第十一节　外阴痛 ………………………………………………………………………（398）
第十二节　痉挛性肛痛 …………………………………………………………………（399）
第二十八章　癌痛 ……………………………………………………………………（401）
第一节　癌痛的评估 ……………………………………………………………………（401）
第二节　三阶梯癌痛治疗方案 …………………………………………………………（401）
第三节　癌痛的其他治疗方法 …………………………………………………………（404）
第二十九章　神经病理性疼痛和中枢性疼痛 ………………………………………（406）
第一节　幻肢痛……………………………………………………………………………（406）
第二节　残端痛……………………………………………………………………………（408）
第三节　灼性神经痛 ……………………………………………………………………（409）
第四节　复杂性局部疼痛综合征 ………………………………………………………（411）
第五节　带状疱疹后神经痛 ……………………………………………………………（414）
第六节　交感神经相关性疼痛 …………………………………………………………（416）
第七节　中枢性疼痛 ……………………………………………………………………（419）
第八节　糖尿病性神经病变 ……………………………………………………………（421）
第三十章　特殊疼痛 …………………………………………………………………（423）
第一节　原发性骨质疏松症 ……………………………………………………………（423）

第二节　类风湿关节炎……（425）
第三节　小儿疼痛……（428）
第四节　皮肤瘢痕痛……（429）
第三十一章　非疼痛性疾病……（432）
第一节　不定陈诉综合征……（432）
第二节　面神经炎……（433）
第三节　面肌痉挛……（434）
第四节　突发性耳聋、耳鸣……（435）
第五节　皮肤瘙痒症……（436）
第六节　神经性皮炎……（437）
第七节　肢端发绀症……（438）

第四篇　麻醉常用技术操作常规　/ 440

第三十二章　人工气道的建立……（441）
第一节　口咽通气道的放置……（441）
第二节　鼻咽通气道的放置……（441）
第三节　声门上气道装置的放置……（442）
第四节　食管-气道联合导管的置入……（444）
第五节　环甲膜穿刺术……（445）
第六节　气管插管术……（446）
第七节　支气管插管术……（451）
第八节　困难气道插管术……（452）
第九节　可曲支气管镜插管术……（456）
第十节　气管拔管术……（457）
第十一节　气管切开造口术……（459）
第十二节　经皮穿刺气管造口术……（460）
第三十三章　机械通气技术……（463）
第一节　简易呼吸器辅助呼吸……（463）
第二节　无创机械通气……（464）
第三节　有创机械通气……（466）
第四节　机械通气的撤离……（469）
第三十四章　人工气道与机械通气的管理……（472）
第一节　开放式吸痰技术……（472）
第二节　密闭式吸痰技术……（472）
第三节　声门下吸引技术……（473）
第四节　胸部叩击排痰术……（474）
第五节　胸部振动疗法和振动排痰机的使用……（475）
第六节　雾化吸入疗法……（476）

第七节　体位引流技术 …………………………………………………………… (477)
第八节　呼吸机及其管路的更换和消毒 ……………………………………… (478)
第九节　支气管镜检查与治疗技术 …………………………………………… (479)
第十节　吸入一氧化氮技术 …………………………………………………… (483)
第三十五章　循环功能支持技术 ……………………………………………… (485)
第一节　胸外心脏按压 ………………………………………………………… (485)
第二节　开胸直视心脏复苏术 ………………………………………………… (486)
第三节　心脏电转复及除颤术 ………………………………………………… (487)
第四节　体外起搏 ……………………………………………………………… (489)
第五节　临时心脏起搏术 ……………………………………………………… (490)
第六节　体外循环灌注技术 …………………………………………………… (492)
第七节　体外膜肺氧合 ………………………………………………………… (494)
第八节　控制性降压术 ………………………………………………………… (496)
第三十六章　围术期血液保护技术 …………………………………………… (500)
第一节　储存式自体输血 ……………………………………………………… (500)
第二节　血液稀释技术 ………………………………………………………… (500)
第三节　减少术中出血的措施 ………………………………………………… (502)
第四节　血液回输技术 ………………………………………………………… (503)
第五节　异体成分输血 ………………………………………………………… (504)
第三十七章　血液净化技术 …………………………………………………… (511)
第一节　血液净化的抗凝技术 ………………………………………………… (511)
第二节　血液透析 ……………………………………………………………… (512)
第三节　连续性血液净化技术 ………………………………………………… (514)
第四节　腹膜透析 ……………………………………………………………… (516)
第五节　血浆置换 ……………………………………………………………… (520)
第六节　人工肝支持治疗 ……………………………………………………… (522)
第三十八章　其他诊断和治疗技术 …………………………………………… (525)
第一节　危重患者的院内转运 ………………………………………………… (525)
第二节　控制性降温术 ………………………………………………………… (526)
第三节　肢体间歇加压装置 …………………………………………………… (529)
第四节　经外周中心静脉(PICC)置管术 …………………………………… (530)
第五节　氧气治疗 ……………………………………………………………… (533)
第六节　高压氧治疗 …………………………………………………………… (534)
第七节　胸腔穿刺术 …………………………………………………………… (536)
第八节　胸腔闭式引流术 ……………………………………………………… (537)
第九节　腰椎穿刺术 …………………………………………………………… (537)
第十节　经鼻胃管置入术 ……………………………………………………… (538)
第十一节　胃肠减压术 ………………………………………………………… (539)
第十二节　鼻空肠管置入术 …………………………………………………… (541)

第十三节　腹腔穿刺术 ……………………………………（543）
第三十九章　院内感染控制的相关技术 ……………………（546）
第一节　清洁洗手、手消毒及外科洗手 ……………………（546）
第二节　感染防控与隔离技术 ………………………………（548）
第三节　微生物标本的正确留取 ……………………………（551）
第四十章　与疼痛相关的查体方法 …………………………（557）
第一节　软组织压痛点的检查方法 …………………………（557）
第二节　脊柱和骨关节疼痛检查方法 ………………………（560）
第三节　与疼痛有关的神经系统检查方法 …………………（565）
第四十一章　疼痛的神经阻滞疗法 …………………………（570）
第一节　概述 …………………………………………………（570）
第二节　头面部神经阻滞 ……………………………………（571）
第三节　颈肩和上肢神经阻滞 ………………………………（583）
第四节　胸背腰骶神经阻滞 …………………………………（595）
第五节　下肢神经阻滞 ………………………………………（604）
第六节　交感神经阻滞 ………………………………………（611）
第七节　椎管内神经阻滞 ……………………………………（614）
第四十二章　神经破坏性阻滞术 ……………………………（617）
第一节　概述 …………………………………………………（617）
第二节　腹腔神经丛乙醇阻滞术 ……………………………（618）
第三节　颈交感神经节破坏性阻滞术 ………………………（620）
第四节　胸交感神经节破坏性阻滞术 ………………………（621）
第五节　腰交感神经节破坏性阻滞术 ………………………（622）
第六节　选择性三叉神经节射频热凝 ………………………（623）
第七节　三叉神经半月神经节破坏性阻滞术 ………………（625）
第四十三章　疼痛局部注射疗法 ……………………………（627）
第一节　概论 …………………………………………………（627）
第二节　颈肩上肢关节注射 …………………………………（628）
第三节　胸背腰骶关节注射 …………………………………（635）
第四节　下肢关节注射 ………………………………………（637）
第五节　常见病灶痛点注射 …………………………………（641）
第四十四章　疼痛的手术治疗 ………………………………（647）
第一节　软组织松解手术 ……………………………………（647）
第二节　微创介入手术 ………………………………………（648）
第三节　神经外科止痛手术 …………………………………（662）
第四十五章　疼痛的其他治疗方法 …………………………（670）
第一节　银质针疗法 …………………………………………（670）
第二节　物理方法治疗疼痛 …………………………………（671）
第三节　疼痛的心理治疗 ……………………………………（676）

第一篇

临床麻醉常规

第一章　麻醉科的编制、工作任务及工作制度

第一节　麻醉科的编制

1. 凡开展麻醉工作的医疗机构，均应向卫生行政管理部门申请“麻醉科”诊疗科目，并获得批准。

2. 原卫生部 1989 年 12 号文件确定麻醉科为二级学科，一级临床科室。在现代大型医院中，麻醉科是保障医疗安全的关键学科，是推动“舒适化医疗”的主导学科，是提高医院工作效率的枢纽学科，是协调各科关系的中心学科。二级以上规模的医院应建立麻醉科独立科室，直属医院领导。

3. 麻醉科医护人员的编制按所承担的临床、教学、科研任务和国家有关规定配备，手术科室的床位与手术台比例约为 20:1。麻醉恢复室的床位与麻醉医师比例为 5:1，床位与麻醉护士比例为 2:1。三级综合医院麻醉科医师和手术科室医师比例达到 1:3。二级及以下综合医院可以根据诊疗情况合理确定比例，但不低于 1:5。专科医院根据需要合理确定比例。医疗机构招聘麻醉科医师时，应当强化麻醉科专业住院医师规范化培训合格要求。三级医院、医学院校附属医院、教学医院应配备麻醉科护士和工程技术人员，以加强麻醉药品、器械用品、麻醉机、监护仪器的管理、维修和保养工作。

4. 各级医院麻醉科应有良好的人才梯队，且结构比例合理。具备麻醉科住院医师培训资格的医院麻醉科主任医师：副主任医师：主治医师：住院医师各职称比例以 1:3:5:7 较为恰当。科主任应具有副主任医师以上职称。基层医院根据具体情况要求可适当放宽。

5. 医院应建立麻醉后恢复室，亦称麻醉后监护室（post anesthesia care unit，PACU），对麻醉手术后的患者进行短时间严密观察和监护，待呼吸、循环功能稳定，意识清醒，保护性反射恢复后再送回病房，对保证麻醉手术后安全和提高医疗质量非常重要。

各医院麻醉科根据实际情况建立疼痛门诊和病房，开展疼痛治疗。医院的 ICU 可由麻醉科参与或主持工作。

第二节　麻醉科的任务

根据原卫生部 1989 年 12 号文件精神及 2018 年国家七个部委联合发布的《关于印发加强和完善麻醉医疗服务意见的通知》，麻醉科担负以下基本任务：

1. 临床麻醉及舒适化医疗

接受各种手术及诊断性检查的麻醉，维护患者麻醉和手术期间的生理功能。包括手术室内麻醉和手术室外麻醉。积极开展与日间手术相适应的麻醉工作。有条件的医疗机构可以开设麻醉科门诊和麻醉后重症患者的监护室。加强手术室外麻醉与镇痛，优先发展无痛胃肠镜、无痛纤维支气管镜等诊疗操作和分娩镇痛、无痛康复治疗的麻醉。

2. 急救复苏

参加各科危重患者和呼吸心跳停止患者的急救工作。

3. 疼痛治疗

积极推动围手术期急性疼痛治疗，加快患者术后康复进程。进行术后镇痛及慢性疼痛和癌性疼痛的诊治，根据实际情况开设疼痛门诊和病房。有条件的医院可通过医联体将疼痛管理向基层医疗卫生机构延伸，探索居家疼痛管理新模式。

4. 麻醉护理

加强麻醉科护理服务，手术室护理服务由麻醉科统一管理，着力提高麻醉护理服务专业化水平，不断满足人民群众对舒适诊疗的新需求。

第三节　临床麻醉日常工作制度

为了保证临床麻醉顺利地进行，确保患者的安全，麻醉科主任亲自或委托专人进行合理麻醉排班。制度应明确规定麻醉医师对每例麻醉都应在麻醉前、麻醉手术期和麻醉后按以下常规进行。

一、麻醉前准备工作

(一) 择期手术前一天麻醉科医师必须到病房访视患者，并做好准备工作

1. 阅读病历

全面了解患者手术与麻醉相关情况

(1) 一般情况：年龄，性别，发育，营养，精神状态，脊柱四肢，活动情况，血压，心率，呼吸，体温等。

(2) 现病史，既往史，既往麻醉手术史，家族史，药物过敏史，烟酒嗜好等。是否伴随有神经，呼吸，心血管，内分泌及其他系统疾病，及其严重程度和对目前机体的影响。

(3) 血、尿、粪常规，血液生化，水电解质、酸碱状态，X 线检查，心电图检查，肝、肾功能及其他特殊检查结果。

(4) 了解与麻醉有关的特殊药物的应用和术前准备情况。

2. 体格检查

(1) 重点检查神经、循环、呼吸系统。

(2) 根据麻醉方法选择进行特殊检查，如椎管内阻滞需检查脊柱及脊柱 X 线片，背部皮肤。全身麻醉应注意有无义齿、龋齿、牙齿松动，检查张口程度、头颈活动度，判断气管插管难易度等。

(3) 了解患者的精神状态和对麻醉的要求，做好解释工作，消除患者顾虑，增强患者对手术麻醉的信心和对麻醉医师的信任。

(4) 根据患者情况，对患者行 ASA（美国麻醉医师协会）评级。结合手术要求、麻醉条件决定麻醉方式、监测方法和麻醉前用药。

(5) 应做的检查未进行或需复查，或患者的身体情况需继续完善术前准备时，应直接向病房主管医师提出，共同协商处理，并向本科上级医师汇报。

3. 与患者或其亲属进行麻醉前知情告知，内容包括麻醉方法的选择，可能发生的麻醉并发症，药物不良反应，麻醉意外，自费用品与药物等，取得理解同意后由患者或被授权的亲属在麻醉同意书上签字。

4. 对危重和疑难病例应进行麻醉前全科或全院讨论。

5. 根据麻醉需要，麻醉前准备所用器械、监护仪、一次性用品和必需的麻醉及抢救药品等。

（二）麻醉开始前要做好以下准备

1. 复查麻醉用具、药物、监护仪、氧气和吸引器等，各种用药核对药名、剂量，并在注射器上标识清楚。

2. 核对患者姓名、住院号、床号、术前诊断和手术名称等，核查麻醉前用药是否使用，是否禁食 6 小时以上，小儿麻醉前 2 小时禁清饮料，核对血型，有无备血。

3. 安慰患者，解除思想顾虑。

4. 监测血压、脉搏、呼吸、心电图和 SpO_2(脉搏血氧饱和度)，必要时监测体温(婴幼儿麻醉应常规监测体温)、中心静脉压。危重患者可行呼气末二氧化碳($P_{ET}CO_2$)监测，血气分析，有创循环功能监测等。

5. 麻醉前检查义齿是否已取下，活动牙齿应妥善处理，防止脱落误吸。

（三）急诊手术

接到通知后，访视患者，检查术前准备工作，决定麻醉方式和术前用药。麻醉前 6 小时内已进食者，因病情需要立即手术而选择全麻者，麻醉前应向主管医师及家属说明饱食的危险性，同时采取预防误吸的措施。多发创伤患者即使禁食已满 6 个小时，也应视作饱胃处理。糖尿病患者酮体阳性时，应积极处理，酮体转阴后再行麻醉或者术中积极纠酮，密切监测血糖及酮体。

二、麻醉期间对患者的观察和处理

1. 麻醉开始前和手术开始前，麻醉医师应与手术室护士、手术医师进行三方核对。

2. 麻醉期间的观察和处理应包括麻醉操作，患者情况的观察，生理指标的监测，术中输液、输血和根据病情变化采取相应的治疗措施。

3. 麻醉期间应密切观察和记录患者的主要生命体征。

4. 麻醉中的监测一般包括血压、心率、呼吸、心电图、SpO_2 和尿量，根据病情需要监测体温、中心静脉压、吸入氧浓度、呼末二氧化碳、麻醉气体浓度和肌松情况，必要时监测肺动脉压、肺毛细血管嵌入压、心排血量和动脉血气分析及血清电解质和脑电双频谱指数(BIS)。

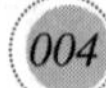

5. 麻醉期间应集中精力，认真仔细地观察病情变化，坚守岗位，发现病情变化应及时处理并作记录。有重大病情变化应通知手术医师，必要时报告上级医师，以指导处理或抢救。

6. 术毕检查血压、脉搏、呼吸、体温、心电图、SpO_2 等是否正常，颜面、肢体软组织有无损伤。全麻应清除口、鼻腔、呼吸道分泌物，保持气道通畅，观察意识神志恢复程度，必要时应用肌肉松弛药拮抗剂和麻醉性镇痛药拮抗剂，防止其残余药理作用。椎管内阻滞应再次测试阻滞平面，阻滞平面低于 T_6，患者情况稳定后送回病房。凡主要生命体征不稳定患者，应送入麻醉后恢复室或在手术室内留观处理，待达到恢复标准后再送回病房。应由医师和护士一起将患者送回病房，在病房向主管手术医师和护士交接病情，做好交接工作，并在术后记录单或交接记录单上签字。危重患者应送入ICU 进行监测和治疗。

7. 麻醉结束后应将麻醉设备、用具清洁整理后归位。若有故障，及时报修。

三、麻醉记录

1. 凡施行麻醉必须填写麻醉记录单

2. 按国家标准的要求填写麻醉记录单

(1) 麻醉前应记录：体格检查、检验结果及各种特殊检查的异常结果；术前特殊治疗及结果；麻醉前用药的剂量、给药途径及时间；患者入手术室时的血压、心率、呼吸、SpO_2，必要时包括体温、心电图等。

(2) 麻醉过程应记录：麻醉及手术起始时间、麻醉方法、麻醉用药量及用药时间、药物持续静脉注射或吸入的起止时间、椎管内阻滞及其他神经阻滞的穿刺部位和阻滞范围。全身麻醉还应记录麻醉诱导用药时间，是否气管插管，插管途径和导管号码及其他通气导管如双腔支气管导管、支气管导管、喉罩等。麻醉过程中记录血压、脉搏、呼吸、SpO_2和其他的监测指标；手术时患者体位和术中体位改变情况；麻醉过程中输液种类、输血及各种药物使用的时间和用量需准确记录；术中重要操作步骤、特殊情况和意外应详细记录。

(3) 手术完毕时应记录：所施手术名称和术后诊断；手术医师、麻醉医师与护士姓名；输液输血、麻醉药总用量；术中尿量、出血量、胸腹腔积液量；术终患者意识、反射、血压、心率、呼吸、SpO_2和其他的监测指标及气管内导管拔除等情况。手术结束后麻醉医师、手术医师和手术护士再次进行三方核对，并在核查表上签字。

四、术后镇痛和随访

依患者年龄、全身状态及手术部位，采用不同的术后镇痛方法。应有术后镇痛的记录和管理制度，以保证镇痛效果和即时处理可能发生的并发症。

术后向病房护士交代可能发生的并发症，提请注意观察。术后1～3天随访患者，了解麻醉恢复情况。若有麻醉并发症，及时协助处理。

第二章 麻醉前病情估计和术前准备

第一节 麻醉前病情分级

美国麻醉医师协会(ASA)患者术前状态分级标准：

Ⅰ级：正常健康。

Ⅱ级：有轻度系统疾病，对日常生活无明显影响。

Ⅲ级：有较严重的系统性疾病，显著影响日常活动，但未完全丧失工作能力，生活能够自理。

Ⅳ级：有严重系统性疾病，已丧失工作能力，且面临生命威胁，生活不能自理。

Ⅴ级：不论手术与否，生命难以维持24小时的濒死患者。

Ⅵ级：脑死亡的器官捐献者。

急症手术在每级前加注“急”或(E)。

Ⅰ、Ⅱ级患者的麻醉耐受力一般良好；Ⅲ级患者麻醉有一定危险性，应做好充分麻醉前准备和并发症防治；Ⅳ和Ⅴ级患者的危险性极大，应做好积极抢救，围麻醉期随时都有发生意外的可能，术前必须向手术医师和家属详细交代清楚。

第二节 常见伴随疾病的评估与准备

一、高血压病

1. 高血压病患者的麻醉风险取决于是否继发有重要脏器的损害及损害程度，包括脑、心脏、冠脉供血和肾功能等改变。

2. 高血压病患者术中、术后可能发生高血压、低血压、心力衰竭、心脑血管意外等并发症。合并糖尿病和肥胖者麻醉手术的危险性更大。

3. 术前经内科治疗，择期手术建议应用降压药使血压控制在合适水平，改善其他重要脏器功能及水电解质平衡后，方可进行手术麻醉。限期或急诊手术不受严格的血压数值限制，术中密切监测及调控循环，保证重要脏器的灌注。

二、心脏病

1. 心功能分级

测定心功能的方法很多，但最简单而实用者则为根据心脏对运动量的耐受程度而进行的心功能分级，一般分为4级，详见表2-1。

表 2-1 心功能分级及其意义

级别	屏气试验	临床表现	临床意义	麻醉耐受力
Ⅰ级	>30s	能耐受日常体力活动，活动后无心慌、气短等不适感	心功能正常	良好
Ⅱ级	20～30s	对日常体力活动有一定的不适应感，往往自行限制或控制活动量，不能跑步或用力工作	心功能较差	如处理正确、适宜，耐受仍好
Ⅲ级	10～20s	轻度或一般体力活动后有明显不适，心悸、气促明显，只能胜任极轻微的体力活动或静息	心功能不全	麻醉前应充分准备，应避免增加心脏负担
Ⅳ级	<10s	不能耐受任何体力活动，静息时也感气促，不能平卧，有端坐呼吸、心动过速等表现	心功能衰竭	极差，一般需推迟手术

Goldman 心脏危险指数(cardiac risk index，CRI)也可作为非心脏手术的危险性评估。共计 9 项，累计 53 分(表 2-2)。CRI 指数点越多，其心脏危险性越大。

表 2-2 Goldman 多因素心脏危险指数

项目	内 容	记分
病史	心肌梗死<6 个月	10
	年龄>70 岁	5
体检	第三心音、颈静脉怒张等心力衰竭表现	11
	主动脉瓣狭窄	3
心电图	非窦性节律，术前有房性早搏	7
	持续室性早搏>5 次/min	7
一般内科情况差	PaO_2<60mmHg，$PaCO_2$>50mmHg，K^+<3mmol/L，BUN>18mmol/L，Cr>260μmol/L，SGOT 升高，慢性肝病征及非心脏原因卧床	3
腹腔内、胸部或主动脉手术		3
急诊手术		4
总计		53

积分评价：0～5 分(1 级)，危险性一般；6～12 分(2 级)，有一定危险性；13～25 分(3 级)，危险性较大；>26 分(4 级)，危险性极大。

临床上，经常使用代谢当量对心功能进行评估(表 2-3)。代谢当量(MET)是以安静且坐位时的能量消耗为基础，表达各种活动时相对能量代谢水平的常用指标。可以用来评估心肺功能。1MET=耗氧量 3.5ml/(kg•min)。例如人在静坐时 MET 约为 1.0，速度为 9.6km/h 的跑步 MET 约为 10.0 等。

表 2-3 代谢当量评估心肺功能

当量	行 为	风险
1～4MET	仅能自己穿衣吃饭、平地慢走或稍活动，甚至休息时即发生心绞痛	高危
4～7MET	能上三层楼，平地快走(6km/h)	可耐受中等手术
>7MET	能短距离或长距离跑步，能打网球或篮球	低危，可胜任大手术

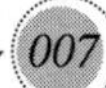

2. 总体上，心功能1～2级患者对麻醉耐受性较好，心功能3～4级患者对麻醉耐受性差，术前应改善心功能，控制慢性心衰。控制心率和快速心房颤动，心室率应控制在100次/分以下。室性早搏应小于5次/分。

3. 心电图明显异常者，应明确病因。

4. 对缺血性心脏病，应从病史中明确是否存在心绞痛，既往有无心肌梗死，目前心脏功能代偿情况。心肌梗死后6个月以上才能进行择期手术麻醉。

5. 特殊传导阻滞并有心动过缓、晕厥史，对药物治疗反应差的患者，术前应安置临时起搏器。已安装起搏器的患者术前须经心内科医师确定起搏器功能正常。术中使用单极电灼器有一定危险性，尽量避免使用，或咨询心血管专科医师相关型号的起搏器，确定单极电凝(电刀)安全后方可在术中使用。

三、呼吸系统疾病

(一) 呼吸困难程度分级

0级：平地正常行走无呼吸困难症状。

1级：能按需行走，但易疲劳。

2级：行走距离有限，行走一定距离后需停步休息。

3级：短距离行走即出现呼吸困难。

4级：静息时出现呼吸困难。

(二) 术前肺功能评定标准

肺功能检查：除肺功能简易评估法外，有条件的医院应常规做肺功能测定，通过测定最大通气量(MVV)、第一秒用力呼气量(FFV_1)、残气量/肺总量(RV/TLC)、肺弥散率(PL)，结合血气分析来判断肺功能及手术危险性(表2-4)。

表2-4 术前肺功能评定标准

肺功能评定	最大通气量(MVV)	残气量/肺总量(RV/TLC)	第1秒用力呼气量(FFV_1)
正常	＞75%	＜35%	＞70%
轻度损害	60%～70%	36%～50%	55%～69%
中度损害	45%～54%	51%～65%	40%～54%
重度损害	30%～44%	66%～80%	25%～39%
极重度损害	＜29%	＞81%	＜24%

重度肺功能异常：三项中至少两项达重度损害；

中度肺功能异常：三项中轻、中、重度损害各一项；或有两项中度损害。

(三) 术后易发生呼吸功能不全的高危指标

1. 严重呼吸困难。

2. 肺功能严重减退 肺活量和最大通气量小于预计值60%，第一秒时间肺活量小于0.5L，第一秒用力呼气量小于60%。

3. 血气分析 PaO_2低于65mmHg，$PaCO_2$高于45mmHg。

(四) 麻醉前准备

1. 急性呼吸系统感染者，术后极易发生肺不张和肺炎，择期手术必须在完全治愈后1～

2 周安排。

2. 术前 1～2 周禁烟。

3. 肺心病患者应用药物改善心功能，使之处于最佳状态。

4. 术前 3～5 天用抗生素。

5. 麻醉前用药应减量，禁用吗啡类药物。

6. 哮喘患者术前用支气管扩张剂及激素治疗。

7. 高危患者术后易并发呼吸功能衰竭，术前应与家属说明，术后可能需使用机械通气。

四、内分泌疾病

(一) 甲状腺疾病

1. 甲状腺功能亢进症患者术前应治疗控制

(1) 心率应小于 90 次/分。

(2) 血压和基础代谢(BMR)正常。

(3) 蛋白结合碘 4 小时小于 25%，24 小时小于 60%。

(4) 甲亢症状基本控制。

2. 甲状腺肿瘤较大者，应注意有无呼吸困难及气管压迫症状

应常规做颈部正侧位片以明确有无气管移位。如有气管压迫、移位，可能存在气管软化，应进行气管插管。术毕拔管时如有发生呼吸道梗阻的可能，应延迟拔管并作好气管切开的准备。

(二) 糖尿病

1. 择期手术要求术前基本控制尿糖阴性或弱阳性，尿酮体必须为阴性，空腹血糖控制在 8.3mmol/L 以下。

2. 术中监测血糖，根据化验结果给予胰岛素，并注意维持血清钾正常。

3. 急症手术，首先应查血糖、血清钾、钠、氯、pH 及尿糖、尿酮体。根据化验结果给予胰岛素治疗。待尿酮体转为阴性、电解质正常后，方考虑麻醉与手术。紧急手术术中积极纠酮，密切监测血糖及酮体。

(三) 长期使用(6 个月以上) 肾上腺皮质激素的患者

长期使用(6 个月以上)肾上腺皮质激素的患者，术前及术中应加大激素剂量，术中静脉用氢化可的松 100～300mg 或地塞米松 10～20mg。

(四) 嗜铬细胞瘤

临床典型表现为阵发性血压升高，血压骤然升高可达 200～300mmHg/130～180mmHg，伴头痛，大汗，心悸，恶心呕吐等。严重者可发生急性左心衰和脑血管事件。患者由于长期的高血压状态，外周血管收缩，血容量明显下降，可比正常下降 20%～50%。术前准备的目标是使血压正常或接近正常，阵发性高血压发作频率下降，低血容量状态得到充分缓解。术前用 α–受体阻滞剂(常用酚苄明)及 β–受体阻滞剂，钙通道阻滞剂等控制血压及心率，并使血细胞比容低于 40%。

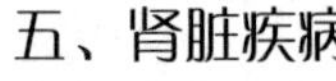

五、肾脏疾病

（一）肾功能损害评估（见表2–5）

表2–5　肾功能损害程度

测定项目	损伤程度			正常值
	轻度	中度	重度	
肌酐（μmol/L）	＞176	＞353	＞707	53～140
尿素氮（mmol/L）	7.5～14.3	14.3～25	25～35.7	2.5～7.5

轻度、中度、重度每项分别定义为1、2、3分。累计分数越高，功能越差。

（二）术前准备

1. 纠正水和电解质平衡。
2. 纠正贫血，必要时行透析治疗。
3. 控制感染。
4. 避免使用经肾排泄及损害肾功能药物。
5. 避免使用缩血管药物，以免导致肾血流锐减，加重肾损害。

六、肝脏疾病

（一）肝功能损害评估（表2–6）

表2–6　肝功能损害程度

测定项目	损伤程度			正常值
	轻度	中度	重度	
血清胆红素（μmol/L）	18	18～27	＞27	0～4
血清白蛋白（g/L）	＞3.5	3.0～3.5	＜3.0	3.5～5.5
腹水	无	易控制	不易控制	无
凝血酶原时间（s）	延长1～4	延长4～6	延长6以上	
营养状态	好	尚可	差，消瘦	

每项轻度1分，中度2分，重度3分，最高分15分。分数越高，功能越差。

黄疸、腹水、低蛋白血症及凝血障碍者，手术和麻醉风险增加，术后死亡率也升高。

（二）麻醉前准备

1. 术前高碳水化合物及高蛋白饮食和内科保肝治疗。

2. 纠正贫血及低蛋白血症（输新鲜血及白蛋白），血小板计数＜50×10^9/L，凝血酶原时间延长，应输血小板及其他凝血因子。

3. 给予大量维生素C，维生素B和维生素K。

4. 控制腹水，维持水、电解质平衡。

七、血液病

1. 纠正贫血

血红蛋白达 90g/L 以上。

2. 血小板要求在 6×10^9/L 以上

低于 6×10^9/L 慎用硬膜外阻滞。

3. 其他血液病

如白血病、血友病等应由血液科做特殊术前准备。

八、其他疾病

（一）脱水及电解质紊乱

1. 较长时间不能进食及用脱水利尿剂的患者，术前应该评估血容量状态，依化验检查及体检予以输液、纠正电解质等治疗，必要时根据中心静脉压或经食管超声心动图检查补充液体。

2. 检查患者血清钾、钠、氯及酸碱状态，择期手术前应纠正到正常范围。

（二）急诊患者

应按病情的轻重缓急，做必要术前准备，适当纠正水、电解质和酸碱紊乱，补充血容量。急性活动性大出血患者，应边输血输液边抢救，立即麻醉和手术。

第三节　其他术前准备

一、患者精神状态的准备

1. 术前应尽量解除患者的思想顾虑和焦急情绪，从关怀安慰、耐心解释和鼓励着手，酌情、恰当阐明手术目的、麻醉方式、手术体位以及麻醉和手术中可能出现的不适等情况，针对存在的顾虑和疑问进行交谈和说明，取得患者的信任，争取充分的合作。

2. 对过度紧张而不能自控的患者，手术前夜或当日麻醉前给适量镇静安眠药。

二、术后适应性训练

有关术后饮食、体位、大小便、切口疼痛或其他不适，以及可能需要较长时间输液、吸氧、胃肠减压、胸腔引流、导尿及其他引流情况，术前应酌情将其临床意义向患者讲明，争取其配合。多数患者不习惯在床上大小便，术前需进行锻炼。术后深呼吸、咳嗽、吸痰的重要性必须向患者讲解清楚，并训练正确的执行方法。

三、胃肠道准备

择期手术中，除浅表小手术采用局部浸润麻醉者外，其他不论采用何种麻醉方式，均需常规排空胃，目的是防止术中或术后反流、呕吐、误吸、肺部感染或窒息等并发症。胃排空时间正常人为 4～6 小时。当患者情绪激动、恐惧、焦虑或疼痛不适时可致胃排空时间显著延长。因此，成人一般应在麻醉前至少 8～12 小时禁食确保胃彻底排空；小儿麻醉前也应该至少禁食6～8 小时，术前2小时前可饮用适量清水。乳婴儿麻醉前4 小时可喂1 次葡萄糖水。

四、膀胱准备

患者送入手术室前应嘱其排空膀胱，以防止术中尿床和术后尿潴留。对盆腔手术，排空膀胱有利于手术视野显露和预防膀胱损伤。危重患者或复杂大手术，均需麻醉诱导后留置导尿管，以利于观察尿量。

五、口腔准备

住院后应立即叮嘱患者早晚要刷牙，饭后要漱口。对有松动的龋齿或牙周炎症的患者，需经口腔科诊治。进手术室前应将活动义齿取下，以防止麻醉时脱落，甚至误吸入气管内或嵌顿于食管内。

六、输液输血准备

对中等以上手术，术前应检查患者的血型，做好交叉配血试验，准备一定数量的血制品。对于稀有血型患者，提倡术前自体贮血。凡有水电解质或酸碱失衡者，术前均应常规输液，补充电解质和纠正酸中毒。

七、治疗药物的调整

病情复杂的患者，术前已经常规接受一系列药物治疗，麻醉前除要求全面检查药物治疗的效果外，还应重点考虑某些药物与麻醉之间存在的相互作用，有些容易导致麻醉的不良反应。因此，对某些药物要确定是否继续使用、调整剂量再用或停止使用。例如，洋地黄、胰岛素、皮质激素和抗癫痫药物，一般都需要继续使用至手术前，但应该核对剂量，适当调整。对一个月以前曾较长时间应用皮质激素而术前已经停服者，手术中有可能发生急性肾上腺皮质功能不全危象，因此手术前必须恢复使用外源性皮质激素，直至手术后数天。术前长期使用抗凝治疗的患者，手术前应根据病情决定暂时停止使用还是应用低分子肝素桥接治疗，尽量避免由于抗凝药物的停用或变化导致患者原发病的加重。患者长期服用某些中枢神经抑制药，如巴比妥、阿片类、单胺氧化酶抑制药、三环类抗抑郁药等，均可影响对麻醉药的耐受性，或于麻醉中易发呼吸和循环意外，故均于手术前停止使用。安定类药(如氯丙嗪)、抗高血压药(如利血平)、抗心绞痛药(如β-受体阻断药)均可导致麻醉中出现低血压、心动过缓，甚至心肌收缩乏力等，故术前均应根据病情和患者的具体情况考虑是否继续使用、调整剂量使用或暂停使用。

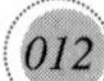

八、手术前晚复查

手术前晚应对全部准备工作进行复查，如临时发现患者感冒发热、妇女月经来潮等情况时，除非急诊手术，择期手术应推迟进行。

九、麻醉设备、用具及药品的准备

麻醉前必须对麻醉机、气源、气源连接的正确性、监测设备、麻醉用具、药物进行准备和检查，无论实施何种麻醉，都必须准备麻醉机、急救设备和药物。

麻醉实施前再一次对准备好的设备、用具、药物等检查、核对，主要检查麻醉机密闭程度、气源及其压力、吸引器、麻醉喉镜、气管导管及连接管等，术中所用药品必须经过核对后方可使用。

十、麻醉前用药

（一）麻醉前用药的目的

1. 避免或减少患者情绪紧张和焦虑，便于麻醉诱导和管理，提高机体对麻醉药的耐受性。

2. 降低机体代谢，提高痛阈，减少麻醉药用量。

3. 预防和减少麻醉药的不良反应。

4. 抑制自主神经系统反射，减少腺体分泌，保持术中呼吸道通畅，解除或减轻内脏牵拉反应。

（二）药物种类

1. 镇静催眠药

(1) 神经安定类药：①氯丙嗪：适用于低温麻醉和小儿麻醉前用药，禁用于老年、虚弱、动脉硬化、肝功能严重减退、中枢神经系统明显抑制、尿毒症及重症心血管疾患、急性失血、脱水至低血容量患者；②异丙嗪：单独应用时偶可出现烦躁不安等副作用，追加适量的哌替啶即可转入安静入睡；③氟哌啶或氟哌啶醇：作用与氯丙嗪相似，但较弱。在低血容量、老年体弱或椎管内麻醉患者中可发生低血压。用量过大可发生锥体外系综合征。氟哌啶的作用较氟哌啶醇强且锥体外系副作用较小，目前多用氟哌啶。

(2) 苯二氮䓬类药：常用药物有地西泮、咪达唑仑等，均有较强的抗焦虑和遗忘作用。两药相比地西泮的作用时间明显较咪达唑仑长。两药均可采用口服、肌注和静脉注射用药，小儿可采用咪达唑仑口服或滴鼻。常用剂量咪达唑仑 0.05～0.1mg/kg。

2. 麻醉性镇痛药

药物有吗啡、可待因、哌替啶、芬太尼等，具有较强的镇痛作用，但同时也具有吗啡类药物的副作用，如呼吸抑制、恶心、呕吐、心率减慢、肌肉强直等。因此，对年老、体弱，颅脑外伤、颅内高压等患者要禁用或慎用。常用药物吗啡 0.05～0.1mg/kg 或哌替啶 0.5～1mg/kg。

3. 抗胆碱能药

(1) 阿托品：可引起心率增快、呼吸中枢兴奋、减轻内脏牵拉反射、减少唾液分泌、扩张外周血管、扩瞳、抑制汗腺等作用。临床应避免在心动过速、心肌缺血、高热、青光眼患者中使用。小儿常用剂量 0.01mg/kg。

(2) 东莨菪碱：与阿托品相比不引起基础代谢、体温和心率的变化，同时还具有中枢镇静作用，对腺体分泌的抑制作用较阿托品弱。老年人、小儿或剧痛患者应用后，可能出现躁动和谵妄等副作用。小儿常用剂量 0.007～0.01mg/kg。

用药途径：成人可通过口服、肌注或静脉注射用药，小儿除以上途径外也可经直肠或滴鼻给药等。

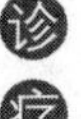

4. 右美托咪啶

一种相对选择性α_2-肾上腺素受体激动剂，具有中枢抗交感作用，能产生近乎自然睡眠的镇静作用。同时具有一定的利尿抗焦虑作用。对呼吸无抑制。成人围术期常用镇静剂量为静脉泵注 0.3～1μg/(kg•h)。用于小儿术前用药，能平顺诱导小儿进入睡眠状态，接受度良好。小儿术前用药方法为经鼻给药，常用剂量 1～3μg/kg。给药后大约 30min 左右进入睡眠状态。

第三章 麻醉方法

第一节 局部麻醉

利用药物阻滞神经传导的功能，使麻醉作用局限于躯体某一部分称为局部麻醉。局部麻醉包括局部表面麻醉、局部浸润麻醉、局部静脉麻醉和局部神经阻滞。

一、一般原则

1. 局部麻醉一般由手术者或麻醉医师实施。因此，操作者应熟悉所用局麻药的药理性质和不良反应，并具有处理意外事件的能力。

2. 麻醉前患者应禁食 8h、禁饮 4h 以上。对于不能合作而又必须行局部麻醉者，可在基础麻醉下施行。

3. 麻醉前应询问患者对局麻药有无不良反应，并根据需要选择适当的局麻药及其浓度和用量。用药前至少有两人对药物名称和浓度、剂量进行核对。

4. 麻醉应完善，完全阻滞疼痛传导径路以达到无痛和避免疼痛刺激引起的全身反应。

5. 麻醉前或麻醉期间可适当应用镇静、镇痛药以降低大脑皮质的兴奋性。

二、表面麻醉

局麻药直接与黏膜接触后，穿透黏膜作用于神经末梢而产生局部麻醉作用。

(一) 适应证

眼、耳鼻喉、气管、尿道等部位的黏膜麻醉。不同部位应选择不同药物浓度，如角膜选用较低浓度的药物。

(二) 给药方法

用喷雾器喷于黏膜表面；用棉球涂抹在黏膜表面；以棉球或纱条填充。为达到完善的麻醉作用，须重复给药，一般 2～3 次，每次相隔 5min 左右。

(三) 常用药物

2%～4%利多卡因，1%～2%丁卡因。

(四) 不良反应

局麻药毒性反应、局部组织刺激、过敏反应等。

三、局部浸润麻醉和局部神经阻滞

将局麻药注入手术区域的组织内，阻滞神经末梢而达到局部麻醉效果，称为局部浸润麻醉。将局麻药注入支配手术区域的外周神经周围，达到局部麻醉效果，称为局部神经阻滞麻醉。

(一) 适应证

体表短小手术、有创性检查和治疗术。

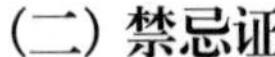

(二) 禁忌证

1. 注药区域感染。

2. 不合作的患者或精神异常者。

3. 对局麻药过敏者。

(三) 常用药物(表 3-1)

表 3-1　常用局麻药的浓度和极量*

药物	表面麻醉	局部浸润麻醉	局部神经阻滞	神经丛、干阻滞	硬膜外阻滞
普鲁卡因		0.5%～1% 1000mg			
丁卡因	0.25%～1% 40mg		0.1% 75mg	0.15%～0.2% 75mg	0.2%～0.3% 75mg
利多卡因	2%～4% 200mg	0.5%～1% 400mg	1%～2% 400mg	1%～2% 400mg	1%～2% 400mg
布比卡因			0.125%～0.5% 200mg	0.25%～0.5% 200mg	0.5%～0.75% 200mg
罗哌卡因		0.25%～0.5% 200mg	0.25%～0.5% 200mg	0.25%～0.5% 200mg	0.5%～0.75% 100～150mg

* 此系成人剂量，使用时还需根据具体患者决定。

四、局部静脉麻醉

将手术区域的静脉回流阻断，将局麻药注入，通过弥散而阻滞神经末梢，达到局部麻醉效果，称为局部静脉麻醉。

(一) 适应证

1. 肢体远端短小手术。

2. 治疗局限于肢体远端的反射交感性营养不良性疼痛。

(二) 操作方法

1. 患者仰卧位。在需要行治疗的肢端留置静脉内导管。抬高肢端使血液尽量回流。用弹力绷带对肢体驱血。在肢体近端放置双止血带。将上面的止血带充气至高于患者收缩压 100mmHg 的压力。

2. 将 0.5%利多卡因 30～50ml 注入患肢静脉。

3. 注入药物约 10 分钟后，将下面的一根止血带充气，将上面的止血带放气。下面的止血带充好气后等待 10～15 分钟。将止血带放气至压力刚刚低于收缩压，几秒钟后重新充气并密切观察有无局麻药中毒反应。不断重复此操作的同时逐渐降低袖带压力使局麻药缓慢洗出。一旦出现局麻药中毒迹象，立即将袖带重新充气 5 分钟或直至局麻药中毒迹象减轻。止血带彻底放气后，移除止血带和静脉内导管。

4. 局部麻醉作用持续 1～2 小时。

(三) 注意事项

1. 静脉内局部麻醉的主要副作用是注射部位和邻近静脉的静脉炎。应用酯类局麻药并伍用其他药物时更易出现。

2. 服用阿司匹林的患者，可能在止血带远端出现点状皮下出血。

3. 静脉内局部麻醉的主要并发症是继发于止血带失效或不适当的操作导致的局麻药中毒反应。因此，静脉内局部麻醉绝不能在设备及人员没有做好充分复苏准备的情况下实施。

五、并发症及其防治

（一）局麻药中毒反应

局麻过程中，如果发现患者烦躁不安、面色苍白、恶心呕吐时，应立即停止注药，给氧，保持呼吸道通畅，必要时给予镇静药。若出现惊厥，立即止痉：可静脉注射咪达唑仑0.05～0.1mg/kg 或 2%硫喷妥钠 1～2mg/kg 或地西泮 5～10mg；惊厥仍未能控制，可静脉注射琥珀胆碱 1～2mg/kg，并同时实行人工控制呼吸。积极维持循环功能，例如用血管收缩药维持血压于正常范围。一旦发生呼吸心搏骤停，立即施行有效的心肺复苏术及 20%脂肪乳静脉滴注。

（二）局麻药变态反应

局麻药变态反应的发生率虽很低，但亦应有所警惕。一旦发生应立即对症治疗。

六、注意事项

1. 严格执行药品查对制度。

2. 严格掌握单位时间内局麻药的安全用量，杜绝逾量。

3. 对缩血管药物无禁忌证者，局麻药液中宜加入适量肾上腺素（1:20 万～1:50 万），以收缩局部血管，延长麻醉作用时间，减少局麻药毒性反应。但于指、趾、耳廓或阴茎根部注射时禁忌加入肾上腺素或其他血管收缩药。

4. 为避免局麻药误入血流，注药前或改变针尖位置后均需先作回吸试验，无血液回流时才能注药。

5. 麻醉手术期间应严密观察病情，并备有人工呼吸等急救物品。

第二节　基 础 麻 醉

一、适应证与禁忌证

（一）适应证

1. 不合作的小儿或精神极度紧张的患者。

2. 全麻诱导前用以缩短或缓解麻醉兴奋期，减少麻醉药用量。

（二）禁忌证

1. 呼吸道有急性炎症的患者慎用。

2. 严重肝、肾功能不全者慎用。

3. 对静脉麻醉药过敏者禁用。

二、麻醉前准备

见第二章。

三、常用药物及给药途径

1. 依托咪酯 0.15～0.3mg/kg 静脉注射。
2. 1%丙泊酚 1～2mg/kg 静脉注射；维持可用 67～100μg/(kg·min) 静脉输注。
3. 氯胺酮 4～6mg/kg，肌内注射。
4. 咪达唑仑 0.01～0.03mg/kg，静脉注射。

四、注意事项

1. 基础麻醉用药量需因人而异，以达到睡眠状态，但不影响呼吸、循环为限；静脉注射时应适当稀释缓注。

2. 除氯胺酮外，用于基础麻醉的药物均无明显镇痛作用，手术和气管插管等操作不能在单纯基础麻醉下施行。氯胺酮基础麻醉下也只能施行体表短小手术，且宜与其他静脉麻醉药复合应用。

3. 给药时注意血流动力学及呼吸状态的变化。

第三节 颈丛神经阻滞

一、适应证与禁忌证

（一）适应证

1. 颈浅丛神经阻滞只适用于颈部浅表手术。
2. 颈深丛神经阻滞适用于颈部短小手术。
(1) 甲状腺手术。
(2) 颈动脉内膜切除术。
(3) 喉切除术。
(4) 颈椎手术。
(5) 颈淋巴结活检或切除术。
(6) 气管造口术。

（二）禁忌证

1. 颈部巨大肿块且有气管压迫、气管移位、呼吸道难以保持通畅者。
2. 穿刺部位有感染者。
3. 禁忌同时行双侧颈深丛神经阻滞。
4. 颈椎损伤、脱位等颈部需制动患者。
5. 精神极度紧张不合作者及小儿不宜选用。

二、操作方法

1. 麻醉前准备

见第二章。备齐麻醉机、氧气、气管插管用具及急救药品。

2. 确定穿刺点

患者去枕平卧，头偏向对侧，双上肢自然平放于身体两侧。麻醉医师站在患侧，嘱患者作抬头运动，显露胸锁乳突肌，定其后缘中点为 C_4 穿刺点；乳突尖下方 1.5cm，胸锁乳突肌后缘定为 C_2 穿刺点；C_2 与 C_4 连线中点即为 C_3 穿刺点。

3. 颈浅丛神经阻滞

体位同上。用 7G 针头在 C_4 穿刺点处垂直进针，遇有轻度筋膜落空感即达胸锁乳突肌的筋膜下，回抽无血、液体、气体，即可注入局麻药 8～10ml。

4. 颈深丛神经阻滞

体位同上。用 7G 针头分别在 C_2、C_3、C_4 穿刺点处垂直进针，直至抵达相应颈椎横突，回抽无血或液体后各穿刺点注药 3～5ml。根据手术部位需要，深丛神经阻滞一般只需阻滞 1～2 个点。

5. 改良一点法颈深丛神经阻滞

在 C_4 处穿刺，有骨质感停止进针，即为 C_4 横突，回抽无血或液体后注药 6～8ml，可达到同样效果。

三、常用药物

(1) 1%利多卡因+0.1%丁卡因。
(2) 1%利多卡因+0.25%布比卡因。
(3) 0.25%布比卡因。
(4) 0.25%～0.375%罗哌卡因。

四、并发症及其防治

1. 局麻药中毒反应

见“局部麻醉”。

2. 全脊麻或高位硬膜外间隙阻滞

可因局麻药液误入蛛网膜下隙或硬膜外间隙所致。颈深丛神经阻滞时，若针深超过 3～3.5cm 仍未触及颈椎横突，则不应盲目继续进针，应重新判定穿刺点的位置和进针方向是否有误；注药前需回抽注射器，无血或液体后缓慢注入，同时观察有无呼吸困难。一旦出现全脊麻或高位硬膜外阻滞症状，应立即支持呼吸与循环。

3. 霍纳综合征

因颈交感神经阻滞所致，无需特殊处理，3～5 小时后恢复。

4. 喉返神经阻滞或膈神经麻痹

前者可出现声音嘶哑或失音，重者有呼吸困难，短时间可自行恢复；若膈神经同时被阻滞，可出现胸闷和呼吸困难，吸氧可缓解，必要时进行人工辅助呼吸。

5. 椎动脉刺伤后引起出血

穿刺及注药时，注意回抽，发现动脉血回流立即停止注药，并压迫止血。

第四节 臂丛神经阻滞

一、适应证与禁忌证

(一) 适应证

1. 肌间沟法臂丛神经阻滞

适用于肩、上臂中、上 1/3 以下及桡侧手术，易出现尺侧阻滞不全。

2. 锁骨上法臂丛神经阻滞

适用于上臂上 1/3 以下的手术，上臂上 1/3 部位常出现阻滞不全。

3. 腋路阻滞法

适用于肘关节以下的手术，易出现桡侧阻滞不全。

4. 上肢疼痛的镇痛与治疗

(二) 禁忌证

1. 穿刺部位有感染。

2. 精神高度紧张或不合作者不宜选用；小儿可在基础麻醉下进行。

二、操作方法

1. 麻醉前准备

见第二章。

2. 备齐麻醉机、氧气、气管插管用具及急救药品

3. 肌间沟法

患者去枕仰卧位，头偏向对侧，患侧肩下垫薄枕，上肢紧贴身旁。胸锁乳突肌后缘触及前、中斜角肌与肩胛舌骨肌共同形成的一个三角形间隙。选择间隙靠近底边为穿刺点。常规消毒皮肤后，手持 7G 注射针头，垂直于皮肤刺入此沟，针尖略向下向后方推进。当患者诉有异感时停止进针，固定针头，回抽无血液、脑脊液和气体，即可注入局麻药 15～25ml。若无异感，只要穿刺部位、方向和深度正确，也可注药；如肩胛舌骨肌触摸不清，在锁骨上 2cm 处为穿刺点。

4. 锁骨上法

患者体位同“肌间沟法”。锁骨中点上缘触及锁骨下动脉搏动点，此处外侧 0.5cm、锁骨中点上缘上 1～1.5cm 为进针穿刺点。进针方向指向第 3 胸椎椎体(针尖方向向内、向后、向下)，深度一般为 1～2.5cm。进针中发现异感，提示触及臂丛神经，回抽无血无气即可注入局麻药 15～25ml。

5. 腋路法

患者平卧去枕，患肢外展 90°，屈肘 90°，显露腋窝，在腋窝处触及腋动脉搏动，取搏动强烈段为穿刺点。常规消毒皮肤，以手指固定腋动脉，持 7G 注射针头，紧贴动脉旁刺入，可见针头随动脉搏动而明显摆动，亦可出现异感。然后固定针头，回抽无血，即可注入局麻药 20～40ml。注射完毕腋部可出现一梭状肿胀，提示局麻药注入腋鞘内。按摩局部，帮助药物扩散。

三、常用药物

(1) 1%～1.5%利多卡因。
(2) 1%利多卡因+0.1%丁卡因混合液。
(3) 1%利多卡因+0.25%布比卡因混合液。
(4) 0.25%～0.375%罗哌卡因。

四、并发症及其防治

1. 局麻药中毒反应

见“局部麻醉”。

2. 肌间沟法可出现霍纳综合征、喉返神经或膈神经阻滞等并发症，预防及处理同“颈丛阻滞”。

3. 气胸

肌间沟法阻滞后患者出现胸闷，提示有发生气胸可能。阻滞前、后应进行两肺听诊比较。若出现患侧呼吸音明显减弱，伴呼吸困难即疑有气胸，应及时行 X 线检查。肺压缩＜20%可进一步观察，同时吸氧，待其自然恢复；若肺压缩＞20%，并有明显症状应行闭式引流术。

4. 肌间沟法有误入蛛网膜下隙或硬膜外间隙的可能性，应加强对意识、呼吸及循环功能的监测。

第五节　蛛网膜下隙阻滞

将局麻药注入到蛛网膜下隙，作用于脊神经根而使相应部位产生麻醉作用的方法，称为蛛网膜下隙阻滞，习称脊椎麻醉(spinal anesthesia)，简称脊麻或腰麻。

一、适应证

1. 下腹部、腰部、盆腔、下肢、肛门及会阴部位的手术麻醉。
2. 截瘫患者以上部位顽固性疼痛选择性神经根毁损治疗。

二、禁忌证

婴幼儿、休克、血容量不足、严重水电解质酸碱平衡失调、恶病质、凝血功能障碍者、严重高血压、颅内高压、中枢神经系感染及其后遗症、脊柱畸形、穿刺部位感染视为绝对禁忌证。老年人、孕妇、儿童、高血压患者、心脏病患者或不合作者慎用。

三、操作方法

1. 麻醉前准备

详见第二章。

2. 备好麻醉机、氧气、气管插管及急救药品

3. 体位

取侧卧位，头前屈垫枕，背部贴近手术台边缘并与手术台平面垂直，双手抱膝，膝

部贴腹和胸壁。若患肢不能屈曲，可取被动体位，健肢屈曲。肛门会阴部手术亦可取坐位。

4. 穿刺点

一般选择 L_2～L_3、L_3～L_4 或 L_4～L_5 间隙。前两个部位常用。两侧髂嵴连线与脊柱相交处相当于 L_3～L_4 棘突间隙或 L_4 棘突，不同的个体间稍有差异。

5. 穿刺方法

腰椎穿刺术必须严格执行无菌技术。常规皮肤消毒(范围上至肩胛下角，下至尾椎，两侧至腋后线)，然后检查腰穿针与针芯是否匹配。

(1) 直入法穿刺：在所选择的穿刺点棘突间隙中点先行局麻。腰椎穿刺依次经皮肤、皮下组织、棘上和棘间韧带、黄韧带、硬膜和蛛网膜，进入蛛网膜下隙，抽去针芯，见脑脊液流出。

(2) 侧入法穿刺：在棘突间隙中点旁开 1～1.5cm 处穿刺，穿刺针斜向中线进针。穿刺成功后，拔出穿刺针芯，见脑脊液流出。然后将配制好的局麻药液缓慢注入，一般 10～30s 注完后退针，局部以无菌敷料覆盖。

6. 调节平面

影响麻醉平面的因素很多，如穿刺间隙、体位、用药剂量、浓度、容积、比重、注药速度、局麻药性能、穿刺针粗细、斜面方向、脊柱弯曲以及患者的病理生理状况如腹内压增高等。根据手术需要，利用上述因素调节平面。

四、常用药物

1. 丁卡因重比重液

1%丁卡因 1ml，加 10%葡萄糖液和 3%麻黄碱各 1ml，配制成“1:1:1”溶液。

2. 布比卡因重比重液:

0.5%或 0.75%布比卡因 2ml(分别为 10mg 或 15mg)加入 10%葡萄糖液 1ml 共计 3ml。

3. 布比卡因等比重液

直接使用 0.5%的布比卡因，或用 0.75%的布比卡因 2ml 加脑脊液 1～3ml。

上述配方，根据需要在蛛网膜下隙内注入 1～3ml。

五、麻醉并发症及其防治

1. 低血压

主要由于相应阻滞区域交感神经被阻滞，阻滞区血管扩张及血容量相对不足所致。麻醉平面过高阻滞心脏交感神经，也会引起低血压。处理方法：加快输液速度，吸氧，麻黄碱静脉注射，合并心率减慢时加注阿托品。

2. 呼吸抑制

麻醉平面过高，导致肋间肌麻痹，胸式呼吸抑制。若平面超过 C_4 则可致膈肌麻痹，腹式呼吸抑制。处理：面罩供氧，辅助呼吸。若出现全脊麻，则应立即行人工呼吸支持，同时维持循环功能稳定。

3. 头痛

分低颅内压性、高颅内压性头痛。前者因脑脊液外漏所致；后者系化学药物刺激或感染所致。处理：低颅内压性头痛者，绝对卧床，静脉补液，早期进食和饮水；给予镇静、镇痛药或辅以针灸、中药治疗等对症治疗；症状明显并通过上述处理无明显缓解者，可行硬膜外填充治疗。高颅内压性头痛给予相应的处理。

4. 尿潴留

由于支配膀胱的神经恢复较晚或术后疼痛所致。处理：可给予针灸、药物治疗，必要时导尿。

5. 脑神经麻痹

很少发生，主要是第 6 和第 7 对脑神经。如展神经在颞骨岩部伸展或受压，引起神经麻痹，多发生在术后 2～21 天，可引起斜眼症和复视，一般 3～4 周内恢复，但有永久性麻痹者，可用 B 族维生素及对症治疗。

6. 马尾神经综合征

表现为直肠功能失调、会阴感觉消失，下肢异感或足下垂、尿潴留等，一般数周或数月内恢复，主要为穿刺时损伤或局麻药的毒性作用等。

7. 化脓性脑脊膜炎

主要为无菌操作不严，穿刺点感染或患者有败血症，重者可致死亡。

8. 假性脑膜炎

即无菌性或化学性脑膜炎。发生在脊麻后数小时至数天，发病急，主要临床表现为头痛、颈项强直、克尼格征阳性，有时有复视、眩晕、呕吐。由于不能完全排除蛛网膜下隙感染，一般用抗生素处理，多数患者 1 周左右症状会消失。

9. 下肢瘫痪

是一罕见严重并发症，多是药物化学刺激引起的粘连性蛛网膜炎所造成。因此在局麻药配制时应注意药物的纯度、浓度及渗透压等；抽吸药液时使用过滤器，减少异物进入药液；同时穿刺时应避免反复多次穿刺，减少出血。粘连性蛛网膜炎潜伏期为 1～2 天，从运动障碍，甚至发展为完全肢体瘫痪。无特效疗法，主要是对症治疗促进神经功能的恢复。手术治疗效果不佳。

10. 脊髓炎

此类脊髓的炎性反应并非由细菌感染所引起，而是局麻药对含脊髓磷脂组织的影响。患者表现为感觉丧失及松弛性麻痹。症状可能完全恢复，也可能有一定加重，也可能终生残疾。

第六节　硬膜外隙阻滞

一、适应证与禁忌证

（一）适应证

1. 手术麻醉

凡适用蛛网膜下隙阻滞麻醉的手术均可采用硬膜外麻醉。颈部、上肢及胸部也可应用，但管理较复杂。

2. 分娩镇痛

3. 疼痛治疗

（二）禁忌证

1. 同“蛛网膜下隙阻滞”。

2. 忌用于凝血功能障碍性疾病或抗凝治疗期的患者。

3. 不能体位配合者。

二、操作方法

1. 麻醉前准备

详见第二章。

2. 备好麻醉机、氧气、气管插管及急救用药等。

3. 体位

同“蛛网膜下隙阻滞”。

4. 选择穿刺点

一般可选与手术切口中点相应的脊神经节段上下一个间隙，胸壁手术选择 T_4～T_5 椎间隙；上腹部手术 T_8～T_{10}；下腹部、盆腔及下肢手术 L_2～L_5。颈部疼痛治疗 C_5～T_1。

5. 穿刺方法

常规消毒，铺无菌巾。穿刺前应仔细检查穿刺针及硬膜外导管是否完整通畅和匹配。

(1) 直入法穿刺：在穿刺点作皮丘及皮下浸润麻醉；换粗针破皮；取 16 号或 18 号硬膜外穿刺针，刺入皮肤、皮下组织、棘上韧带和棘间韧带后，缓慢推进，突破黄韧带进入硬膜外隙，一般采用“突破感”和负压吸入法作为判断穿刺针进入硬膜外隙的主要指征。

(2) 侧入法穿刺：穿刺点离棘突中点连线 1cm，经皮肤、皮下组织，斜向黄韧带推进，突破黄韧带进入硬膜外隙。

单次硬膜外阻滞时，即可注入局麻液。若采用连续硬膜外阻滞，则经穿刺针置入硬膜外导管 3～4cm，不宜超过 5cm。根据手术情况决定导管放置方向，然后经导管分次注入局麻药。

三、常用药物

（一）常用麻醉药

1. 利多卡因 1.5%～2%。

2. 罗哌卡因 0.375%～0.75%。

3. 布比卡因 0.5%，或左旋布比卡因 0.5%～0.75%溶液。

4. 丁卡因 0.2%～0.3%或 1%利多卡因与 0.1%～0.25%的丁卡因混合液。在排除高血压、动脉粥样硬化等前提下，可以添加 1:20 万浓度的肾上腺素。除特殊治疗外，目前麻醉已经较少使用高位硬膜外阻滞（穿刺点在 T_6 以上），而是直接选用全身麻醉。

（二）辅助用药

1. 神经安定镇痛药物利于患者镇痛、消除牵拉痛，一般用哌替啶和氟哌利多混合液，宜在手术进入腹腔前静脉注射，根据生命体征监测结果及患者的体质情况决定注入量。

2. 咪唑安定、丙泊酚、芬太尼等麻醉性镇静及镇痛药均可作为辅助用药，但在术中需严密监测患者呼吸情况，术后确保生命体征平稳后方可送返病房。

四、麻醉并发症及其防治

1. 全脊麻

系大量局麻药误入蛛网膜下隙所致，即刻呼吸抑制、血压骤降，意识亦可消失，不及时处理可导致心搏骤停。处理：立即人工呼吸支持，先行面罩加压人工通气，必要时气管内插管，人工呼吸。同时支持循环。心搏骤停时即行心肺复苏。

2. 局麻药中毒反应

见“局部麻醉”。

3. 脊髓、脊神经根损伤

多因穿刺损伤所致。脊髓横贯性损伤可致截瘫，神经根损伤可致相应分布区域麻木、痛觉异常、运动障碍。一般给予对症处理。

4. 硬膜外血肿

多发生于凝血功能障碍者。重者可因血肿压迫脊髓而出现截瘫。对反复穿刺或有出血者术后应加强随访。若术后脊神经功能未能正常恢复，即应警惕。必要时应尽早做 CT 或 MRI 检查。一旦确诊，尽快手术减压。

5. 硬膜外脓肿

可因局部污染或脓毒血症血行播散致硬膜外隙感染。患者多伴有高热、白细胞升高、背部剧痛和进行性加重的脊髓压迫症状。CT 和 MRI 检查可帮助诊断。处理原则：应用足量敏感的抗生素和手术引流减压。

6. 断针、断管

重在预防，必须使用合格的穿刺针和硬膜外导管，切忌从针内抽拔导管。遗留在硬膜外隙的断管可先不作处理，使用抗生素预防感染，出现感染或出现神经根压迫症状可手术取出。出现拔管困难忌使强力，可暂缓拔管，局部使用局麻药让其松弛或患者情绪稳定后再试行拔管；患者变化体位后尝试拔管；必要时导管内放置钢丝以加强导管强度后拔管。硬膜外导管一次性使用。

7. 脊髓前动脉综合征

为脊髓前动脉血流障碍引起脊髓前角缺血或坏死。临床表现主要为运动功能障碍。诱因可能有：①脊髓前动脉原有病变；②局麻药中肾上腺素含量过高致血管持续性收缩；③麻醉期间长时间低血压。预防措施主要为术中维持血压稳定，控制肾上腺素浓度不要过高。

五、注意事项

1. 严格掌握硬膜外麻醉的适应证。病情危重(休克、血容量不足、腹内脏器破裂出血等)、手术复杂而创伤大、出凝血功能障碍或老年患者宜慎用或不用。特别是高位硬膜外麻醉管理复杂，更应慎用。

2. 注入麻醉量局麻醉药前均需行试验量注射，一般注入试验量 3～5ml，观察 5 分钟，若无蛛网膜下隙阻滞征象再分次追加局麻药，谨防全脊麻。

3. 按椎间隙解剖学径路仔细穿刺至硬膜外隙，切忌粗暴，以免损伤脊髓。

4. 严禁从穿刺针内向外拔硬膜外导管，避免断管。

5. 穿刺前应先开放静脉。

6. 注药后观察患者反应，有无脊麻征象，监测血压、脉搏、呼吸、神志、SpO_2等，及时测定麻醉平面。

7. 严格掌握局麻药安全用量，谨防愈量中毒。

8. 严格无菌操作。

9. 适当应用辅助药，切忌以辅助药作为硬膜外阻滞不全的弥补。

第七节　腰–硬联合阻滞

一、适应证与禁忌证

(一) 适应证

下腹部手术，髋关节、下肢手术，盆腔、肛门会阴部手术，以及分娩镇痛。

(二) 禁忌证

不适合选择腰麻、硬膜外麻醉的患者均不能使用此麻醉方法。

二、操作方法

1. 麻醉前准备

详见第二章。

2. 备好麻醉机、氧气、气管插管及急救药品

3. 体位

同“蛛网膜下隙阻滞”。

4. 选择穿刺点

同“蛛网膜下隙阻滞”。

5. 穿刺方法

常规消毒，铺无菌巾，穿刺前应仔细检查穿刺针及硬膜外导管是否完整通畅和匹配。一般在 L_2～L_3、L_3～L_4 间隙置入硬膜外导针(方法与步骤见硬膜外腔阻滞)，经验证硬膜外导针达硬膜外腔后，经该硬膜外导针置入笔尖样腰穿针，腰穿针通过硬膜外针的开口处刺破硬膜和蛛网膜进入蛛网膜下腔，腰穿针刺破硬膜时通常有突破感觉，拔除针芯后有脑脊液流出，经腰穿针向蛛网膜下腔注药完成后拔除腰穿针，再将硬膜外导管通过硬膜外导针置入硬膜外腔，拔除硬膜外导针，固定硬膜外导管，保证硬膜外导管在硬膜外腔 3～4cm。由于笔尖样腰穿针尖端为盲端，注药侧孔距针尖有一定的距离，该针进入蛛网膜下腔较深后才能获得脑脊液。或先在 L_2～L_3 间隙硬膜外穿刺置入硬膜外导管，在 L_3～L_4 间隙或 L_4～L_5 间隙进行蛛网膜下隙阻滞。

三、常用药物

常用药物见“蛛网膜下隙阻滞和硬膜外隙阻滞”

四、并发症及其防治

1. 低血压

处理同“蛛网膜下隙阻滞”。

2. 呼吸抑制

处理同“蛛网膜下隙阻滞”。

3. 蛛网膜炎

必须严格遵循无菌操作。

五、注意事项

1. 应先开放静脉，确保静脉通畅，能达到快速补液要求，再穿刺。

2. 如果蛛网膜下隙注药后，不能顺利地置入硬膜外导管应立即拔除联合穿刺针，置患者于平卧位，及时调控脊麻平面。切勿忽略脊麻平面的控制。

3. 待蛛网膜下隙阻滞平面开始消退或手术结束施行硬膜外隙术后镇痛时，才经硬膜外隙导管注药。注药时严密观察患者的反应，防止血管内注药或药物误入蛛网膜下隙，造成严重、致命的并发症。

4. 置入硬膜外隙导管时导管有可能进入蛛网膜下隙，应重视。因此，硬膜外隙导管注药前，均应回吸检查有无脑脊液或血液。先给试验剂量局麻药 3～5ml 无脊麻征象后再给余量。

5. 蛛网膜下隙注药后再经硬膜外隙导管注药，注药量通常比单纯硬膜外隙阻滞时要少且阻滞平面易于扩散。因此，为防止阻滞平面过广导致循环呼吸严重抑制，经硬膜外隙导管注药时应分次注入，密切观察患者。

第八节　骶管阻滞

一、适应证与禁忌证

(一) 适应证

直肠、肛门和会阴部手术。

(二) 禁忌证

骶裂孔畸形或穿刺部位感染。

二、操作方法

1. 麻醉前准备

见第二章。

2. 体位

患者取侧卧位或俯卧位。

3. 定位

用手指先摸到尾骨尖，再沿尾骨中线向上 3～4cm，可感觉到一呈“V ”形或“U ”形的弹性凹陷，即为骶裂孔。骶裂孔中心与两髂后上棘相互连线，呈等边三角形，可作为定位的参考。

4. 穿刺方法

常规消毒，铺无菌巾，在骶裂孔中央局部浸润麻醉。用 16G 或 18G 粗短针穿过皮肤、皮下组织，穿刺针与皮肤约呈 45°角，刺破韧带可有落空感。进针深度成人 3～4cm，小儿约 1.5～2cm，注入生理盐水无阻力，回吸无血液或脑脊液，即可注入试验量局麻药 4～5ml。5 分钟后观察无脊麻征象，再将余量一次注入。亦可置管后连续用药。

三、常用药物

常用药物有 1%利多卡因加 0.2%丁卡因混合液（内加 1:20 万肾上腺素）或 0.5%布比卡因溶液，成人 20～25ml。

四、注意事项

1. 穿刺针尖不得超过骶 2 水平（平髂后上棘连线），以免刺破脊膜，导致大量局麻药液进入蛛网膜下隙，出现平面意外升高或全脊麻。

2. 单次给药时要注意局麻药的中毒反应。

3. 骶管腔血管丰富，如回抽有血应放弃，改 L_4～L_5 或 L_5～S_1 硬膜外阻滞，向尾侧置管，一样可以达到骶管阻滞的效果。

第九节　全身麻醉

全身麻醉药经呼吸道吸入、经静脉或肌内注射进入体内，产生中枢神经系统的抑制，临床表现为神志消失、全身痛觉丧失、遗忘、反射抑制和骨骼肌松弛，称为全身麻醉，简称全麻。这种抑制是完全可逆的，当药物被代谢或从体内排出后，患者的神志及各种反射逐渐恢复。

一、常用吸入性全麻药

（一）恩氟烷

麻醉效能强，最低肺泡有效浓度（MAC）为 1.6%～1.7%。对呼吸道刺激小，但呼吸抑制明显，镇痛和肌松作用较氟烷好，心肌对儿茶酚胺敏感性增加作用轻，临床上广泛应用。麻醉诱导吸入浓度 2%～5%，维持期浓度 1.5%～3%。

（二）异氟烷

麻醉效能略强于恩氟烷，MAC 为 1.1%～1.3%。对循环的抑制作用较轻，麻醉后心肌对儿茶酚胺敏感性增加不明显；体内生物转化很少，对肝肾功能影响小。亦为临床广泛应用。麻醉诱导吸入浓度 1%～4%，维持浓度 0.8%～2%。

（三）七氟烷

麻醉效能较异氟烷弱，MAC 为 1.5%～2.2%。麻醉诱导和苏醒迅速。对循环有剂量依赖性抑制，呼吸抑制作用强于氟烷。体内代谢率为 3.3%，对肝肾功能影响小。麻醉诱导浓度可达 4.5%，维持浓度 1.5%～2.5%。

（四）地氟烷

为麻醉效能最低的含氟类吸入全麻药，MAC 为 6.0%～7.25%。因其血/气分配系数仅 0.42，故诱导和苏醒远比其他吸入麻醉药快。对循环功能影响小，高浓度吸入可引起脑血管扩张。有良好的肌松作用。麻醉诱导可从 3%起始，数分钟内可增加至 1MAC 以上，维持浓度一般为3%～6%。

(五) 氧化亚氮(笑气、N_2O)

麻醉效能低，MAC 为100%～105%。不能单独用于全麻，常与其他吸入性全麻药合用。30%～50%的氧化亚氮有镇痛作用，高浓度可抑制心肌。氧化亚氮必须与氧混合使用，维持期吸入气中的氧浓度不得低于33%。停用氧化亚氮后必须经纯氧通气5～10min或更长，以“洗出”氧化亚氮，避免弥散性缺氧。

二、常用于静脉全麻的药物

(一) 镇静催眠药

1. γ羟丁酸钠

系γ-氨基丁酸的中间代谢产物，可阻抑中枢乙酰胆碱受体而产生长时间睡眠。无镇痛作用。该药可使咽喉反射迟钝，下颌松弛，便于气管内插管。有心率减慢和心脏传导延缓作用。不抑制网状激活系统，易有肌肉颤搐和锥体外束征。γ羟丁酸钠主要用于全麻诱导和麻醉维持期睡眠。首次用量50～100mg/kg。避免用于癫痫、惊厥史、心动过缓、心脏传导阻滞或低血钾患者。

2. 依托咪酯

属速、短效催眠药，诱导和苏醒平和，无明显呼吸及循环抑制作用，可降低颅内压。常用剂量0.2～0.4mg/kg。慎用于服用抗高血压药、利尿药、钙通道阻滞药、单胺氧化酶抑制药或硫酸镁的患者，以免发生血压骤降。

3. 丙泊酚

系速、短效催眠新药。苏醒迅速而完全，无兴奋和蓄积作用。对心血管抑制作用与硫喷妥钠相仿，但对呼吸抑制略重。常用剂量1～2mg/kg静脉注射，或60～100μg/(kg·min)静脉输注维持。

4. 氯胺酮

能抑制大脑联络径路和丘脑新皮质系统，兴奋边缘系统，临床表现为痛觉丧失，呈意识模糊浅睡状态。对心血管系统有间接兴奋和直接抑制作用。可使眼内压和颅内压升高，苏醒期可留有不愉快的梦幻记忆，故不宜单独应用，以免导致精神伤害。多用于短小或体表、四肢手术的麻醉。首次静脉注射1～2mg/kg，或肌注4～6mg/kg，维持期可以30～50μg/(kg·min)持续输注。患有高血压病、颅内高压、精神病、甲状腺功能亢进病、肺动脉高压、青光眼和内眼手术的患者不宜使用。

5. 地西泮

为长效苯二氮䓬类镇静催眠药，有良好的抗焦虑、顺行性遗忘和抗惊厥作用，少有呼吸、循环抑制。首次剂量0.2～0.4mg/kg。

6. 咪达唑仑

为短效苯二氮䓬类镇静催眠药。水溶性，少有组织刺激。有良好的抗焦虑、顺行性遗忘和抗惊厥作用。首次剂量0.1mg/kg。

7. 硫喷妥钠

为速效巴比妥类催眠药，起效快，在体内易蓄积，苏醒慢。对循环抑制重。现较少使用。

8. 氟哌利多

为丁酰苯类中枢镇静药，有良好的中枢抑制和抗呕吐作用。常用剂量 0.1～0.2mg/kg，持续 3～6h。

(二) 麻醉镇痛药

静脉复合全麻中应用麻醉镇痛药旨在最大程度地提高患者的痛阈，并借此对一些伤害性刺激所致的反射活动起一定抑制作用，维持麻醉平稳。临床常用的麻醉镇痛药有吗啡、哌替啶、芬太尼、舒芬太尼、瑞芬太尼等。

(三) 肌肉松弛药

常用的肌肉松弛药有去极化和非去极化两大类。琥珀胆碱是前者的代表药，广为临床应用。它虽有肌松作用出现快而完全、作用短暂、可控性强的特点，但其强烈而持续的去极化和自主神经节刺激作用易致颅内压、眼内压和胃内压升高及心律失常等副作用。在瘫痪、大面积烧伤或严重软组织损伤患者，琥珀胆碱可引起致命性高钾血症，应当忌用。非去极化型肌松药有阿曲库铵、顺阿曲库铵、泮库溴铵、维库溴铵、罗库溴铵等。阿曲库铵有组胺释放作用，偶可致严重过敏反应，应予以注意；泮库溴铵有较强的心脏解迷走作用，易引起心率加快，对心动过速患者应慎用；维库溴铵几乎无心血管系统副作用；罗库溴铵是目前起效时间与琥珀胆碱最接近的肌松药；维美松为短效的非去极化肌松药。

三、全身麻醉的诱导

全身麻醉的诱导是指患者接受全麻药后，由清醒状态到神志消失，并进入全麻状态后进行气管内插管这一阶段，称为全身麻醉诱导期。

1. 全麻诱导方法

(1) 吸入诱导法：常用于小儿，成人很少使用，以面罩吸入诱导。将麻醉面罩扣于患者口鼻部，开启麻醉药挥发器并逐渐增加吸入浓度使患者意识消失并进入麻醉状态。根据氧气流量和患者每分钟通气量的比率，吸入全麻方法分三种：①开放法，多用于小儿；②部分复吸入(半开放或半紧闭)法，临床常用 Bain 回路；③全复吸入(紧闭)法，麻醉容易加深，用于成人和无排污装置的手术间，此法必须有性能良好的二氧化碳吸收装置。

(2) 静脉诱导法：先以面罩吸入纯氧 2～3min；将选择的静脉麻醉药从静脉缓慢注入，同时严密监测患者的意识、循环和呼吸的变化；待患者神志消失后再注入肌松药；患者的呼吸受抑制或停止时，应用麻醉面罩进行人工呼吸；然后进行气管内插管。插管成功后立即与麻醉机相连接，进行机械通气。

四、全身麻醉的维持

全身麻醉维持期的主要任务是维持适当的麻醉深度以满足手术的要求，消除各种不良反射，调控患者的生理功能以保证循环和呼吸等功能的稳定。

1. 吸入麻醉维持

(1) 经呼吸道吸入一定浓度的吸入麻醉药，以维持适当的麻醉深度。

(2) 目前临床上常将 N_2O-O_2-挥发性麻醉药合用维持麻醉。N_2O 的吸入浓度应低于 70%，挥发性麻醉药的吸入浓度可根据需要调节，需要肌肉松弛时可加用肌松药。

(3) 吸入 N_2O 时，应监测吸入氧浓度或脉搏氧饱和度(SpO_2)，吸入氧浓度不低于 30%。

麻醉结束停止吸入 N_2O 后，应吸入纯氧 5～10min。

(4) 挥发性麻醉药应采用专用蒸发器以控制其吸入浓度。有条件者可监测吸入麻醉药浓度。

2. 静脉麻醉维持

经静脉给药维持适当的麻醉深度。静脉给药方法有单次、分次和连续注入法 3 种，应根据手术需要和不同静脉全麻药的药理特性来选择给药方法。单一的静脉全麻药仅适用于全身麻醉诱导和短小手术，而对复杂或时间较长的手术，多选择复合全身麻醉。为维持药物在体内的稳定，也可选择靶控输注静脉麻醉药和镇痛药。

3. 复合麻醉维持

(1) 是指两种或两种以上的全麻药复合应用，也称平衡麻醉，麻醉药彼此取长补短，以达到最佳临床麻醉效果。

(2) 根据给药的途径不同，复合麻醉可分为全静脉复合麻醉、静–吸复合麻醉。全静脉复合麻醉是指在静脉麻醉诱导后，采用短效静脉麻醉药、麻醉性镇痛药和肌松药复合应用，以间断或连续静脉注射法维持麻醉。静–吸复合麻醉是在静脉麻醉诱导后，采用静脉注药和吸入麻醉药维持麻醉状态的稳定。

五、全麻中肌松药的应用

1. 适应证

(1) 全麻气管内插管。

(2) 全麻期间维持肌肉松弛。

(3) 消除机械通气时的人机对抗。

2. 注意事项

(1) 应用肌松药，应进行气管内插管，并施行辅助或控制呼吸。

(2) 肌松药无镇静、镇痛作用，不能单独应用，应与全麻药伍用。

(3) 由于应用琥珀胆碱后可引起短暂的血清钾升高，眼压和颅内压升高，因此，严重创伤、烧伤、截瘫、青光眼、颅内压升高者禁忌使用。

(4) 合并有神经–肌肉接头疾患者，如重症肌无力，慎用非去极化肌松药，并减少剂量。

(5) 筒箭毒、阿曲库铵等肌松药具有组胺释放作用，有哮喘史及过敏体质者慎用。

(6) 体温降低可使肌松药的作用延长，吸入麻醉药、某些抗生素(如链霉素、庆大霉素、多黏菌素)及硫酸镁等可增强非去极化肌松药的作用。

六、麻醉苏醒

1. 手术结束前即停用麻醉药，适时拮抗非去极化型肌松药和麻醉药的残余作用。

2. 维持循环功能稳定。

3. 继续人工辅助呼吸，直至自主呼吸和保护性反射恢复正常。吸净呼吸道分泌物后拔除气管导管。

4. 继续给氧，监测生命体征。待神志恢复和生命体征平稳后护送患者回病房。

七、注意事项

1. 手术时间长和创伤大的复杂手术应选用气管内插管半紧闭或全紧闭吸入全麻。肝、肾功能不全者避免应用氟烷。有空气栓塞可能的手术(如坐位手术、右向左分流)、肠梗阻、张力性气胸、听力减退、肺动脉高压者禁用 N_2O 吸入。

2. 使用合格的专用挥发罐。实施吸入性全麻需持续监测呼吸气体的麻醉药浓度，根据病情和手术需要适当调节麻醉深度，严防麻醉过深。

3. 维持呼吸道通畅，保证适当的通气量和足够的吸入气氧浓度，持续监测 SpO_2，力求常规监测呼气末二氧化碳浓度，严防缺氧和(或)二氧化碳蓄积。

4. 加强心血管功能监测，合理补液、输血，维持循环功能和内环境稳定。

5. 静脉复合全麻维持期麻醉深浅不易识别。虽然多数患者麻醉偏浅，但也不宜盲目大量应用麻醉镇痛药和镇静催眠药，以免术后长时间呼吸抑制和苏醒延迟。若麻醉偏浅，可复合应用吸入麻醉药行静–吸复合麻醉；也可适量应用血管扩张药控制血压；但不宜随意应用β–受体阻断药减缓心率，以免发生严重循环抑制。

第十节　全麻–硬膜外阻滞联合麻醉

全麻复合硬膜外阻滞联合麻醉技术主要应用于胸腹部手术的麻醉，与单纯硬膜外阻滞或单纯全麻相比，具有独特的优势。

一、适用范围

1. 胸内手术，如食管、肺、纵隔。
2. 胸壁手术。
3. 上腹部如贲门、胃、复杂胆管、肝脏、胰腺、十二指肠、脾脏等手术。

二、麻醉操作

1. 根据手术切口中点选择硬膜外阻滞穿刺点。
2. 局部麻醉药一般可选1%利多卡因或0.25%布比卡因混合液，内加1:20万肾上腺素。
3. 实施硬膜外麻醉(详见“硬膜外腔阻滞”)，确定阻滞平面。
4. 实施全身麻醉(详见“全身麻醉”)。

术中可根据麻醉深浅调整麻醉药的用量。

三、注意事项

1. 麻醉前准备与麻醉前用药参照全身麻醉。有硬膜外麻醉禁忌症者不选用。
2. 全麻诱导时剂量酌减，否则易导致严重的低血压，甚至休克。
3. 其他注意事项同硬膜外麻醉及全身麻醉。

四、优点、缺点

(一) 优点

1. 全身麻醉有利于维护呼吸道通畅，保证氧供及控制呼吸，硬膜外麻醉保证确切的镇痛及肌松，在确保麻醉效果的前提下，最大限度地减少了全身麻醉用药，并减少了由此而引起的各种并发症。

2. 硬膜外阻滞能减少儿茶酚胺的释放，降低机体的应激反应强度，在气管插管前在硬膜外导管内注入一定剂量的局麻药，有利于减轻插管后的应激反应，使麻醉的诱导和维持过程平稳；在抑制机体亢进的应激反应的同时，硬膜外阻滞复合全麻又能保持机体适度的应激反应能力。

3. 全麻术后伴随手术出现的神经内分泌反应可引起血液处于高凝状态，硬膜外阻滞因其扩血管作用使血液相对滞留在阻断以下部位，减少回心血量，降低中心静脉压和左心室舒张末期压，从而减少心脏前负荷的增加程度，维持循环相对稳定。胸段硬膜外阻滞还可以增加病变冠状动脉的内径，抑制过度的应激反应，改善高凝状态。

4. 胸段硬膜外麻醉可减少心肌耗氧，保持心肌氧供需平衡，减少手术中及手术后心肌缺血和心肌梗死的发生率。

5. 全麻复合硬膜外阻滞可降低插管、拔管及切皮等手术刺激对冠心病患者非心脏手术自主功能及血液动力学的影响，有利于机体血流动力学稳定。

6. 术中管理方便，麻醉过程平稳，患者术后苏醒更迅速彻底，拔管时间早，并发症少。

7. 术后镇痛　手术结束时硬膜外导管拔除之前，通过硬膜外镇痛能够有效地缓解术后患者的疼痛，镇痛效果确切，同时避免了静脉镇痛药的一些并发症，如恶心、呕吐、皮肤瘙痒等，有利于患者的术后恢复。

（二）缺点

1. 硬膜外阻滞后由于周围血管扩张而使外周阻力下降和回心血量减少，常可发生低血压。静脉麻醉药如异丙酚和硫喷妥钠等，对循环系统亦有抑制作用，导致硬膜外阻滞后诱导插管时加重低血压。因此在诱导前需要静脉输注晶体或胶体溶液扩充血容量，或静脉注射小剂量血管活性药(如麻黄碱等)。

2. 术后通过硬膜外给药镇痛增加了管理难度，需要麻醉医生与病房之间进行良好的沟通与合作，最大限度地减少硬膜外置管相关并发症的发生。

第十一节　监护性麻醉

监护性麻醉(monitored anesthesia care，MAC)是指静脉麻醉和局部麻醉相结合的麻醉技术，即在局部麻醉期间，由麻醉医师负责实施镇静镇痛，并监测患者的生命体征，维持器官的功能，保障患者的术中安全。

一、目的

1. 消除患者的焦虑，并遗忘术中发生的不适和恐惧。
2. 缓解疼痛和其他伤害性刺激。

二、适应证

在局麻或区域阻滞下施行的外科手术或各种诊断治疗性操作，如消化道内镜或纤维支气管镜的检查和治疗、血管造影、介入性治疗、牙科手术、眼及耳鼻喉科手术、体外碎石、儿科影像术、体表及其他整形外科手术、关节镜及肢体手术、膀胱镜检查及手术等。

三、麻醉前准备

1. 见第二章。

2. 术前常规禁食水。

3. 对于ASAⅢ～Ⅳ级的患者必须确定目前的生理状态是否适合择期手术，须进行哪些实验室检查和特殊处理，必要时多学科会诊以决定手术相关事宜。

四、常用药物

1. MAC期间所用药物应根据不同手术或操作的要求，选择不同的镇静和(或)镇痛药物。

2. 所选药物应具备以下特点：起效快；对呼吸、循环干扰小；消除方式不依赖于肝、肾功能，消除半衰期短；代谢产物无生物学活性；停药后恢复快。

3. 常用药物

(1) 镇静催眠药：地西泮、咪达唑仑、丙泊酚等。

(2) 镇静－镇痛药：氯胺酮。

(3) 阿片类镇痛药：吗啡、芬太尼、舒芬太尼、瑞芬太尼等。

其中丙泊酚和短效阿片类镇痛药以其独特的药效学特点在MAC中得到较广泛的应用。

4. 用药方式有单次静脉注射、持续泵入、靶控输注(TCI)、患者自控镇痛(PCA)和自控镇静(PCS)等。

五、术中监测与管理

MAC的基本监测与全身麻醉相同。

1. 专职麻醉医师全程监测。

2. 呼吸功能监测，包括脉搏氧饱和度、呼吸频率和幅度，必要时用鼻导管监测呼气末二氧化碳分压。

3. 循环功能监测，包括持续监测心电图(ECG)、血压和心率。

4. 并发症的观察和处理，如恶心、呕吐、注射痛等。

六、患者离开的标准

1. 神志完全清醒，能按指令活动。

2. 各种保护性反射恢复。

3. 呼吸、循环功能稳定。

4. 能自主站立。对于无站立能力者，应恢复到术前水平。

七、注意事项

1. 术中镇静镇痛药的应用不应妨碍患者口头交流或呼吸道保护的能力。

2. 常规的监测和急救装置必须随手可得，一旦出现并发症应及时处理。

第四章 麻醉期间常用的监测

第一节 麻醉期间监测的项目要求

（一）基本监测项目

1. 局麻和区域麻醉

①无创血压；②心电图；③脉搏氧饱和度；④呼吸频率。

2. 全身麻醉

①无创血压；②心电图；③脉搏氧饱和度；④呼吸频率；⑤呼气末二氧化碳分压。

（二）根据病情及手术类型选择监测项目

1. 一般患者行中小外科手术

①无创性血压；②心电图；③脉搏氧饱和度；④呼吸频率。

2. 一般患者行大手术、控制性低血压和心脏患者非心脏手术

①心电图；②脉搏氧饱和度；③直接动脉测压；④中心静脉压；⑤呼气末二氧化碳分压；⑥尿量监测；⑦体温监测；⑧血气分析；⑨必要时麻醉气体浓度监测。

3. 危重患者、心脏手术患者

①心电图；②脉搏氧饱和度；③直接动脉测压；④中心静脉压、肺动脉压、肺毛细血管楔压及心排血量；⑤呼气末二氧化碳分压；⑥膀胱和（或）鼻咽部测温；⑦尿量监测；⑧血气、生化、出凝血功能监测；⑨必要时经食管超声心动图。

4. 脊髓、脑干、脑功能区及脑血管手术

除基本监测项目外，有条件还应选择脑干诱发电位监测、颅神经功能监测、脑功能监测。

（三）注意事项

1. 对监测仪器提供的所有信息，应准确解释、综合分析和正确判断并进行有效的处理。

2. 监测仪器不能完全取代麻醉医师对患者病情的观察，强调人机配合，麻醉医师是真正的监测者。

3. 所有手术患者，尤其是老人与小儿，必须有基本监测设备，否则不能开展麻醉。

第二节 心电图和血流动力学监测

一、心电图监测

麻醉手术中常规心电监测的目的是为了及时发现和防治心律失常和心跳骤停，了解有无心肌缺血、电解质紊乱和起搏器功能。

常用导联：胸前V5或改良CM5导联，对观察S－T段变化、了解有无心肌缺血较好。肢体Ⅱ导联，P波清晰，对心律失常监测较好。

注意事项：选择具有特殊抗干扰性能的仪器；检查导联线是否完好；电极片应与皮肤紧密接触。

二、脉搏监测

应用手指触摸桡动脉、颈动脉、股动脉、颞浅动脉，了解脉搏强度、频率和节律，是简单有效的方法；用脉搏血氧饱和度监测仪可进行连续监测。

三、血压监测

1. 无创性测压

听诊袖带测压法：在袖带放气过程中听到第一声响亮的柯氏音时为收缩压，柯氏音变音时为舒张压。袖带的长度应超过肢体周径的 80%，宽度应为监测肢体周径的 40%为宜。袖带放气速度通常以每秒 2～3mmHg，测定值较准。放气速度过快，测定值较实际值偏低。

自动无创测压法：用微型电动机使袖套自动充气，当袖套内压力高于收缩压时自动放气，用压电换能原件探测动脉搏动的振荡信号，经计算机计算确定收缩压、舒张压和平均动脉压。并有定时装置，可根据病情选调时间，也可随时手控启动。有上下限报警装置，根据需要调节报警水平，麻醉时常为间隔 3～5min 测量一次。在麻醉诱导时可以持续测压。严重低血压时所测值不准确，收缩压低于 60mmHg 即不易测出。

2. 有创血压测定

将穿刺针套管置入外周动脉，如桡动脉、足背动脉等，连接压力换能器到监护仪直接测出血压。测压配套装置包括压力换能器、延长管、三通开关、冲洗防凝装置(1～2U/ml 肝素)及心电压力监测仪。临床监测时，首先应将换能器置于第四肋间腋中线水平，通大气调零、定标，保证测压管道通畅。

(1) 血压正常值：成人为 90～130/60～90mmHg；40 岁以下无高血压病史者应低于 140/90mmHg，大于 40 岁，每增加 10 岁，收缩压可增高 10mmHg，舒张压不变。成人下肢血压比上肢高约 20～40mmHg。左右肢体相差约 10mmHg。小儿正常血压(mmHg)=年龄×2+80，舒张压为收缩压的 2/3 或 3/5。

(2) 收缩压(SBP)低于 70mmHg 会导致重要脏器血流灌注不足；低于 50mmHg 则心肌严重缺血、缺氧，易发生心跳骤停。

(3) 舒张压(DBP)与冠状血流灌注有关，冠状动脉灌注压=DBP－肺毛细血管楔压(PCWP)。

(4) 脑血管平均动脉压(MAP)在 50～150mmHg 范围内保持自动调节，颅内灌注压(CPP)=MAP－颅内压(ICP)。

四、中心静脉压(CVP)测定

将深静脉留置管自颈内静脉或锁骨下静脉等置入中心静脉，连接压力换能器到监护仪直接测出中心静脉压。在上腔静脉测 CVP 较准确。

(一) 测压要求

1. 零点换能器应位于右心房水平。

2. 患者体位变动时，应随时调零点。

3. 测压管道应保持通畅。

4. 若呼吸影响水柱平面时，以呼气末的读数为准。

(二) 临床意义

1. 正常值为6～12cmH_2O。

2. CVP为0～5cmH_2O时，提示循环血量不足；大于15cmH_2O，可能为心功能不全、心包填塞、输液过多或外周血管收缩等所致，应参考临床症状与其他血流动力学监测指标如PCWP予以判断。

3. 麻醉前应测对照值，观察CVP动态变化，必要时进行液体负荷试验，比单一观测值更有意义。

五、肺毛细血管楔压测定

将Swan－Ganz导管经右颈内静脉、上腔静脉、右心房、右心室、肺动脉主干和左或右肺动脉分支，放到肺小动脉，在肺动脉主干测得的压力称为肺动脉压，当Swan－Ganz导管在肺小动脉的楔入部位所测得的压力称为肺毛细血管楔压。

六、经食管超声心动图(TEE)监测

TEE监测是将超声探头放在食管内适当部位，在心脏后方对心脏大血管进行检查，采用食管二维超声心动图和多普勒血流仪联合应用，并与心电图相结合。利用心电图确定心脏机械收缩时相，二维超声心动图测定瓣环口面积，多普勒血流仪测定经过该瓣环口的血流速度，计算出每搏量，进而获得心输出量等血流动力学参数。适应证为：

(1) 监测心肌缺血：TEE比心电图更敏感和准确。将食管探头放在左心室的乳头肌水平，用短轴观察左室壁的运动。该水平能观察到所有冠状动脉供血的区域，故对心肌缺血的监测极为敏感。

(2) 监测血流栓子：左心耳是血栓好发位置，而TEE对该位置观察较为清晰。另外TEE对空气栓子的监测也很敏感。

(3) 评价外科手术修复的效果。

注意事项：TEE属于无创监测，但TEE探头进入食管，对食管组织有损伤的可能。心脏病患者，尤其是二尖瓣病变时左心房巨大，探头在食管中移动刺激其前方的左心房，易产生各种心律失常。TEE的操作者需要经过专门培训并取得上岗证。

第三节　呼吸功能监测

一、临床体征

1. 视诊

视诊是每个临床医师应重视的基本监测手段，主要包括：

(1) 观察患者外周血液循环：如口唇、耳垂、四肢指(趾)端皮肤颜色及手术野血液颜色。如末梢皮肤颜色灰白、灰暗，说明患者循环功能欠佳或患者处于低氧血症状态；患者口唇

及外周皮肤颜色呈青紫色，手术野血液呈暗红色，提示缺氧严重。

⑵ 观察呼吸类型：包括呼吸运动形式、幅度、吸呼比、节律与频率，是判断麻醉深浅，发现异常和并发症的重要方面。正常呼吸的特点是呼吸规则平稳，胸廓起伏正常，成人频率 12～16 次/min。大于 25 次/min，提示可能有呼吸功能不全。呼吸频率减慢多见于颅内高压和药物引起的呼吸抑制。

麻醉手术过程中常见的异常呼吸有：①过度通气：多为麻醉过浅所致。②憋气样呼吸：常由强烈疼痛刺激所致，出现吸气时突然停止或浅快呼吸。③急促呼吸：多见于过度通气或头低位通气而并发限制性肺疾患的患者。④叹气样呼吸：呼气短而低的现象，是麻醉极深或濒临死亡的一种征象，应立即减浅麻醉，积极复苏。⑤气道堵塞：多由喉痉挛、血痰和呼吸道分泌物过多所致，表现有喉鸣、吸气性呼吸困难。上呼吸道梗阻时出现三凹征和吸气时间延长，下呼吸道梗阻时呼气时间延长。⑥潮式呼吸：呼吸由弱变强，由强变弱，随后一较长时间停顿，系呼吸衰竭征象。⑦深快而规则呼吸：系颅高压和代谢性酸中毒的一种呼吸模式。

2. 触诊

用手直接接触患者胸腹，感受患者呼吸起伏幅度和频率，从而判断患者呼吸情况，是小儿麻醉传统观察呼吸的一种方法。

3. 听诊

行肺部听诊最直接可靠，可了解呼吸道情况。气管狭窄时可出现管样喘鸣音；小气道梗阻时有哮鸣音；肺水肿、肺炎可闻及湿啰音；气管导管插入过深进入一侧支气管，对侧呼吸音减弱或消失；肺不张、气胸和胸腔积液时患侧呼吸音降低或消失。

二、潮气量(VT)和每分通气量(VE)

应用呼吸容量计(Spirometer)和麻醉机上的通气量计(volumeter)测定。正常值：成人 VT：男性为 350～550ml，女性为 260～540ml，根据体重计算 VT 约为 6～8ml/kg，VE：5000～8000ml。机械通气时应监测呼出气量。主要应用于：①行辅助呼吸时，了解通气量是否足够；②判断有无呼吸及呼吸抑制程度；③测定肺活量，判断呼吸功能不全的程度；④术后患者呼吸恢复程度的估计；⑤作为麻醉后气管导管拔管时机的判断。

三、气道压力(Paw)

现代所有麻醉机和呼吸机都在吸气侧装有气道压力表，可了解输入至肺的气流压力。气道压力与潮气量、吸气流速、呼吸道阻力和胸肺顺应性有关。

潮气量和吸气流速稳定时，气道压力直接反映呼吸道阻力和胸肺顺应性，在机械通气时，吸气时的气道内压峰值，成人为 12～15cmH_2O，儿童为 10～12cmH_2O，增加潮气量和吸气流速、使用呼气末正压(PEEP)均可使平均气道压力升高。气道压力降低或为零时，提示呼吸回路漏气或气管导管接头脱落。峰压高于 25cmH_2O 时也须查明原因并及时处理。

四、无创脉搏血氧饱和度监测(SpO_2)

SpO_2 监测使用方便，反应灵敏，以波形和数字显示患者动脉血液氧合情况的变化，与血气分析有良好的相关性，还可显示脉率，并有报警装置。SpO_2 既能反映肺换气功能，也能反映末梢循环的灌注功能，为现代麻醉中常规监测手段之一。

一般用手指探头，光源对准指甲。小儿探头围绕手指，足趾或掌背，足背。也可将探头置于耳垂、鼻尖。

1. SpO_2

吸空气时的正常值，成人为96%～97%；新生儿91%～92%。

2. SpO_2≤94%为临界低氧血症

小于90%为轻度低氧血症，小于85%为重度低氧血症，应及时纠正，避免发生严重缺氧。

3. 影响因素

血红蛋白(HB)小于 70g/L、低温、周围血管收缩、低血压及应用血管收缩药、外周血管疾病、指甲油染甲等读数偏低；一氧化碳中毒时读数偏高；SpO_2读数具有滞后性。

4. 指容脉搏振幅反映末梢灌注

与体温、外周血管阻力及血压高低有关。发热、外周血管阻力低、血压正常则波幅高；低温及寒冷、外周血管收缩则波幅低。

五、呼气末二氧化碳分压($P_{ET}CO_2$)监测

在无明显肺部疾病情况下，$P_{ET}CO_2$ 基本可以反映动脉血二氧化碳分压($PaCO_2$)。呼出气二氧化碳曲线是肺通气、全身循环状态和机体代谢综合作用的表现。正常值为 3.6～6kPa(35～45mmHg)。$P_{ET}CO_2$临床应用：①判断通气功能：呼吸和循环功能正常者，$P_{ET}CO_2$突然降低或升高，提示通气过度或不足。②及时发现麻醉机中呼吸机故障：接头脱落时$P_{ET}CO_2$即下降至零；呼吸活瓣失灵或钠石灰失效时即升高。③肺栓塞时 $P_{ET}CO_2$突然降低；低血压，低血容量休克时逐渐降低；呼吸心跳骤停则急剧降至零。④气管插管误入食管时$P_{ET}CO_2$波形消失。⑤恶性高热和甲亢等高代谢状态会引起 $P_{ET}CO_2$升高。

临床监测注意事项：应定期使用标准浓度气体校正。呼吸气体采样器，多置于气管导管接口处，也可将采样管置于气管导管尖端。采样管内不可有水汽。贮水罐内的水应及时清除。必要时测定动脉血二氧化碳分压，帮助判定通气功能，注意 $P_{ET}CO_2$和 $PaCO_2$差值变化。

六、血气分析

应用血气分析仪直接了解体内血红蛋白氧合程度和酸碱平衡情况。临床用于：①通气障碍：肺内气体弥散功能障碍或肺内分流、心力衰竭、休克及酸碱平衡失调的患者；②开胸或心内直视手术时；③实施机械通气时，指导通气参数的调整；④特殊体位、大手术、长时间手术及有造成内环境紊乱的可能时。

(一) 采血注意事项

1. 肝素抗凝

取2ml注射器，吸取肝素625U，完全湿润注射器内壁后，将多余肝素排出，每毫升血含肝素多于625U可使pH 下降。也可使用专用血气分析采样器。

2. 排空注射器及针头内所有气泡

为了解氧合和通气情况，必须取动脉血。如需计算 Q_s/Q_t或氧供、氧摄取等，则需同时

取动脉血和混合静脉血(肺动脉血)。取血时严防注射器内有气泡，如有少量气泡，拔出针头后可轻弹注射器，排出所有气泡，严禁倒抽空气入注射器，并立即用橡皮或软木塞封闭针头，以隔绝空气。

3. 血液标本保护

取血后应立即送检，否则标本将继续耗氧，产生 CO_2。夏天气温较高，送标本应使用冰盒，使标本保持 4℃以下。如多个标本拟一次送检，应将全部标本置于 4℃以下保存。推荐开展床旁血气分析检测。

(二) 正常值及临床意义

1. 酸碱度(pH)

正常动脉血为 7.35～7.45，静脉血比动脉血低 0.05。pH 低于 6.8 或高于 7.8 则表示有严重酸碱平衡紊乱，病情严重，有生命危险。

2. 二氧化碳分压(PCO_2)

指物理溶于血液中的 CO_2 所产生的压力，为反映呼吸酸碱状态指标，正常动脉血为 35～45mmHg，静脉血比动脉血高 6～7mmHg，PCO_2 除用于调节机械呼吸参数外，对早期诊断呼吸衰竭有意义。

3. 缓冲碱(BB)

指在标准条件下，全血内所有缓冲阴离子碱的总合，正常值为 45～50mmol/L。BB 反映机体对酸碱紊乱时的缓冲能力。

4. 标准碳酸氢盐(SB)

血液温度 38℃，血氧饱和度为 100%，$PaCO_2$ 纠正到 40mmHg 时血浆中 HCO_3^-的浓度。正常值为 22～27mmol/L。

5. 实际碳酸氢盐(AB)

为隔绝空气的血液标本，在实际 $PaCO_2$、体温和血氧饱和度条件下，测得的血浆 HCO_3^- 的实际含量，受代谢和呼吸的双重影响。正常值为 22～27mmol/L。

6. 剩余碱(BE)

血液温度 38℃，$PaCO_2$ 为 40mmHg，血氧饱和度为 100%，将全血 pH 滴定到 7.40 所需用的酸或碱的量。BE 是反映代谢性酸碱状态的重要指标。正常值为±3mmol/L。

7. 氧分压(PaO_2)

系血浆中物理溶解的氧分子产生的压力。正常值动脉血氧分压(PaO_2)为 80～110mmHg，混合静脉血氧分压(P_VO_2)为 40mmHg。对缺氧诊断有重要意义。

8. 动脉血氧饱和度(SaO_2)

为血红蛋白结合氧的程度。正常值：大于 95%，静脉血为 64%～88%。

9. 动脉血氧含量(CaO_2)

为血液实际结合氧量。正常值动脉血为 150～230ml/L，静脉血为 110～180ml/L。

10. 二氧化碳总量(TCO_2)

指血浆中 HCO_3^-，H_2CO_3 和氨基酸中 CO_2 的总和，受呼吸和代谢双重因素的影响。正常值为 24～32mmol/L。

第四节　肌肉松弛药作用监测

(一) 适应证

1. 使肌松药的用量个体化，指导术中肌松药的使用

①肌松药的用量是否足够，肌松程度是否达到要求；②肌松药是否过量，控制在最小有效范围，利于术后的恢复，提高安全性。

2. 根据手术需要控制肌松程度

3. 监测去极化神经肌肉阻滞性质的转变

4. 鉴别手术后呼吸抑制的原因

区分是中枢神经抑制还是肌松药的残留作用。

5. 估计阻滞程度和类型，评定拮抗药的效果

(二) 应用注意事项

神经刺激器的主要刺激方式有：单次肌颤搐；4 个成串刺激(TOF)；强直刺激后单刺激肌颤搐计数(PTC)；双短强直刺激(DBS)。

1. 掌握各种刺激方式的适应证

①麻醉诱导和气管插管时用单次肌颤搐或 TOF；②手术期间阻滞及恢复期用 TOF；③需深度阻滞者用 PTC；④恢复期用 TOF 和 DBS。

2. 掌握各种肌松监测仪性能和操作方法

正确安放电极，皮肤需用乙醇擦去油脂以减小阻抗，取得良好的刺激反应；腕部尺神经是最常选用的刺激部位；也可刺激胫后神经、腓总神经及面神经等，而面神经刺激的负极应在面神经额支表面，正极置于前额。

3. 使用肌松药前，应先测定单次颤搐刺激和 TOF 反应的对照值，以便术中、术后进行肌松或恢复程度的比较。术中应保持刺激条件不变。

(三) 临床意义

1. 肌颤搐可监测肌松药起效、强度、时效与恢复

肌颤搐的高度由 25%恢复到 75%的时间称恢复指数，反映其恢复速率。肌颤搐抑制 90%以上可顺利完成气管插管。拮抗非去极化肌松药作用，应在肌颤搐恢复到 25%以上才应用。

2. 强直刺激引起的衰减与其后的易化可用于鉴别肌松药阻滞性质和判断阻滞程度

部分非去极化阻滞时强直刺激的肌力不能维持而出现衰减。典型去极化阻滞不出现衰减，但当持续或反复应用去极化肌松药，阻滞性质转化为双相阻滞时，强直刺激可引起衰减。用于评定术后残余肌松作用的常用频率为 50Hz，持续 5 秒，如不出现衰减，可做为临床随意肌张力恢复的指标。

3. 四个成串刺激(TOF)

应用 T_4/T_1 的比值评定阻滞程度与阻滞性质。去极化阻滞时 $T_4/T_1>0.9$ 或接近 1.0。但当去极化阻滞衍变为双相阻滞时 T_4/T_1 逐渐下降，$T_4/T_1<0.7$ 提示已可能发生双相阻滞，当 $T_4/T_1\leq0.5$ 时已肯定变为双相阻滞。阻滞程度加深时，T_4/T_1 比值逐渐降低，T_4 消失时相当于阻滞 75%；T_3，T_2，T_1 依次消失相当于阻滞深度分别达到 80%，90%，100%。恢复程度则反之。

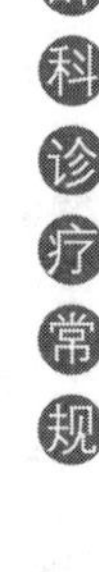

4. 肌松药监测可鉴别术后呼吸抑制的原因，指导拮抗剂的应用

预防因肌松药残余作用而致呼吸抑制。

5. 对神经肌肉阻滞可能延长的患者

应加强肌松监测，注意全麻药、局麻药及抗生素等与肌松药的协同作用，在监测结果指导下正确使用肌松药和拮抗药。

6. TOF 比值<0.9 时

对低氧的通气调节功能受到损害，咽部功能不协调，有发生误吸和气道阻塞的危险，残余肌松的肌张力恢复标准为 TOF 比值≥0.9。

7. 由于各肌群的温度及血流量的不同

所测得的肌松结果可能与呼吸消失及恢复情况并不一定相符，故应结合临床来综合判断。

第五节　麻醉深度监测

目前尚无非常合适的“麻醉深度”定义，一般认为麻醉深度是全麻药对中枢神经的抑制作用与手术刺激的兴奋作用相平衡时所表现的中枢神经系统功能状态。理想的麻醉深度应保证患者无痛觉和意识活动，血流动力学稳定，术后苏醒完善且无术中记忆。

(一) 临床体征和症状

(1) 呼吸系统：根据患者呼吸频率、节律、潮气量变化，能判断保留自主呼吸患者的麻醉深度。若术中呼吸频率突然增快、潮气量骤然增大，提示麻醉深度不足。

(2) 循环系统：血压和心率是判断麻醉深度的常用指标，但其受多种因素影响。在排除影响血压和心率的干扰因素后，若血压上升、心率增快，提示麻醉深度不足。

(3) 眼部体征变化：①瞳孔：麻醉深度适当时瞳孔中等。瞳孔也受药物影响，吗啡类药使瞳孔缩小，抗胆碱药使瞳孔扩大；②瞳孔对光反射：不用肌松药的患者，如果出现瞳孔对光反射阳性，提示麻醉过浅；③眼球运动：浅麻醉时往往出现眼球运动，深麻醉下眼球固定；④眼睑反射：浅麻醉下眼睑反射即消失，术中若存在眼睑反射，则提示接近苏醒状态(氯胺酮麻醉除外)；⑤流泪反射：麻醉过浅时出现流泪现象。

(4) 皮肤体征：皮肤颜色、是否出汗是常用的判断麻醉深度的皮肤体征，浅麻醉时交感神经兴奋，皮肤出汗。麻醉药、抗胆碱药、环境温度等都影响皮肤出汗。

(5) 消化系统：麻醉变浅时出现吞咽反射和唾液分泌增加。

(6) 骨骼肌体征：不用肌松药的患者，观察患者体动反应是判断麻醉深度的重要指标。麻醉深度适合时，患者切皮时无肢动反应。

(二) 脑电双频指数(bispectral index，BIS)

BIS 是通过计算机定量分析 EEG 不同频率间相互关系。BIS 数值范围为 0～100，数字变小表示大脑的抑制程度加深。1997 年被美国 FDA 批准作为监测麻醉深度及镇静水平的指标。

1. 适应证

①镇静深度监测，85～100 为清醒状态，65～85 为镇静状态，40～65 为麻醉状态，低于 40 为过深麻醉状态；②临床诊断上用于重度昏迷患者的脑死亡的诊断，其准确程度等同

于 EEG 和脑血管造影；③临床评价，在评价非镇静状态的神经功能方面，BIS 与 APCCHE Ⅱ和 GCS 的评分高度相关；④监测大脑低氧的发生；⑤用于判断睡眠的阶段，轻度睡眠 BIS 值为 75～90，快波睡眠 BIS 值为 75～92；慢波睡眠 BIS 值为 20～70。

2. 注意事项

①艾司洛尔可能使 BIS 值降低、外源性的肾上腺素可以使 BIS 值升高，影响麻醉深度的真实值；②氯胺酮静脉复合麻醉和体外循环状态下，BIS 值与麻醉深度不一致；③BIS 的计算速度慢，需 30～60s，而且对于不同的药物和个体，其差异性较大。

（三）听觉诱发电位（auditory evoked potentials，AEP）

AEP 是声音刺激听觉传导通路经脑干至听觉皮层到达联合皮层的生物电活动，清醒状态下个体间及个体本身的差异很小，而且与绝大多数麻醉药呈剂量相关的变化。所以 AEP 可以作为全麻中大脑皮层信息处理和认知功能状态的敏感指标，可作为术中知晓和麻醉深度不足的判断。

将 AEP 进行量化并转化为 ARX 指数（A－Line ARX－Index，AAI），能实时、快速监测麻醉（镇静）深度。AAI 60～100 为清醒状态；40～60 为睡眠状态；30～40 为浅麻醉状态；30 为临床麻醉。

第六节　全麻药浓度监测

测定呼吸气中挥发性麻醉药浓度，多用红外线分析仪。可监测恩氟烷、异氟烷、七氟烷、地氟烷和氧化亚氮等药的浓度。

临床监测吸入和呼出气中麻醉药浓度，以了解患者对麻醉药的摄取和分布特点，掌握麻醉深度，估计患者能耐受的麻醉药浓度和反应。

在低流量重复吸入或非重复吸入时，浓度监测可保证麻醉安全性。麻醉结束时浓度监测可确定吸入麻醉药排出时间，有利于掌握患者苏醒时间。

第七节　体温监测

体温升高增加机体代谢和耗氧量，增加心脏和呼吸的负荷；出汗增多可致体液丢失、容量下降。体温降低可致寒战、代谢增加、交感神经兴奋、血糖升高、心律失常、药物代谢减慢、中枢抑制、肾脏泌尿量减少、凝血障碍。

新生儿、婴幼儿体温易受环境因素的影响，老年、危重患者体温调节功能失常，麻醉中易发生体温波动，对长时间的小儿和高龄患者麻醉手术必须进行体温监测，并采取保温措施。心脏、颅脑等大手术，体外循环、低温下麻醉必须进行中心温度监测。

重症抢救，监测中心温度与末梢温度，若其温度差过大可作为病情恶化和预后的判断依据之一。

麻醉手术中体温升高，应除外有无环境温度过高、恶性高热、二氧化碳蓄积、输血输液反应、感染中毒性休克或败血症、甲状腺危象等。

麻醉手术中体温过低，应除外有无低温麻醉复温失控、肝移植术后肝功能障碍、病情恶化、低温环境下体腔暴露时间较长、大量输血输液等。

全麻术中体温监测：食管和鼻咽温度，与大脑温度接近；皮肤是最常用的监测外周体温的部位，休克患者中心体温与外周肢端皮肤温度差值对判断休克严重程度有帮助。膀胱和直肠温度可用于反映低灌注器官的温度，利于椎管内麻醉和镇静患者使用，但需注意导尿、膀胱冲洗及直肠内粪便的影响。中心体温正常范围：36.8℃～37.2℃，除非临床需要人工低温，手术中的中心温度不应低于 36℃。

第五章　麻醉并发症及处理

第一节　反流、误吸及吸入性肺炎

一、诱因

1. 患者因素

(1) 胃内容物增加：饱胃、胃排空障碍、肠梗阻、幽门部狭窄等。

(2) 食管下段括约肌张力低下：遗传性(如胃–食管反流病、食管裂孔疝、贲门失弛缓症)、妊娠、腹内压升高、神经肌肉疾病(如肌营养不良、吉兰–巴雷综合征)、内分泌疾病(如肢端肥大症)。

(3) 咽部反射功能低下：意识水平低下、延髓疾病、气道表面麻醉、长时间气管插管。

2. 手术因素

手术操作(如气管切开术、上消化道手术)、腹腔镜手术、特殊体位(如头低位、截石位)。

3. 麻醉因素

麻醉深度不足引起呛咳和躁动，诱发反流和呕吐；经面罩或喉罩正压通气造成胃膨胀；过早拔除气管导管。

二、临床表现

1. 有明确的呕吐和呃逆史，尤其是意识障碍、放置胃管和饱胃的患者。
2. 口咽部可见胃内容物，喉镜下可见声门和气管内有胃内容物或口腔分泌物。
3. 在气管插管位置正确、通气良好的情况下，仍出现低氧血症。
4. 机械通气时出现气道压升高。
5. 自主呼吸时出现呼吸急促、呼吸困难、呛咳、发绀或过度通气等。
6. 出现支气管痉挛或喉痉挛。
7. 出现肺部听诊异常，如散在性或局限性干、湿啰音，哮鸣音等。
8. 影像学检查：胸部X线检查，通常表现为肺下垂部位或双侧散在性、斑片状的渗出性改变。
9. 血常规检查：常表现为白细胞增多。

三、预防

1. 术前禁食与胃排空

2. 饱胃急诊手术患者的处理

(1) 全麻诱导前准备

①置入硬质粗大的胃管排空胃内容物，并于诱导前拔除，以免增加反流的风险。

②急诊饱胃患者可酌情考虑采用多种药物减少呕吐发生，提高胃液pH和减少胃内容物容量，如胃肠道兴奋药、胃酸分泌阻断剂、制酸剂、止吐剂和抗胆碱能药物等。

(2) 全麻诱导气管插管

①清醒气管内插管：预计困难气道的患者推荐采用。

②插管体位：采用头高脚低位，头抬高约 40 度。

③诱导前面罩纯氧去氮3～5分钟，避免快诱导过程中面罩正压通气引起胃膨胀的风险。

④快速诱导气管插管，Sellick 手法压迫环状软骨。

(3) 术后拔管

应在患者完全清醒、无肌松残余、通气功能良好的状态下进行；拔管前可放置粗大的胃管以排空胃内容物；拔管体位推荐采用左侧卧位，并在整个苏醒期保持该体位，密切监护。

四、处理

1. 发生反流和呕吐的处理

(1) 放置头低位和侧卧位。

(2) 尽量清理和吸引口咽部和气道。

(3) 吸入 100%纯氧，以免出现低氧血症而加重损伤。

(4) 酌情考虑迅速加深麻醉，以便于暴露和清理口咽部和气道。

(5) 尽快完成气管内插管。

2. 尽快明确或排除误吸的诊断

3. 手术室内的处理

(1) 呼叫帮助，通知手术医生。

(2) 维持足够的镇静、镇痛深度，以免出现知晓和加重应激刺激。

(3) 气管导管内选用粗大的吸引管快速清理气道，继以纯氧机械通气，并加用呼气末正压(PEEP5～10cmH_2O)。

(4) 酌情采用气管内冲洗或纤支镜支气管灌洗。

(5) 酌情静脉和(或)气管内使用支气管扩张药物。

(6) 适当补液，维持正常的血管内容量。

(7) 早期不推荐使用糖皮质激素和抗生素。

(8) 胸部 X 线检查，若未发现明显异常，且患者的氧合功能良好，可考虑早期气管拔管。

(9) 在 2 小时后，若病情稳定，可转入原病房，并密切随访，若病情尚未稳定或持续进展，需转入 ICU 进一步治疗。

第二节　急性上呼吸道梗阻

一、舌后坠

1. 病因

患者出现意识消失或障碍时，仰卧位状态下头颈部肌肉张力下降，咽腔出现狭窄的趋势，加上松弛的下颌骨和舌肌由于重力作用而坠向咽后壁，造成气道的部分或完全性梗阻。

2. 临床表现

(1) 不完全性气道梗阻时，患者发出强弱不等的鼾声，可出现不同程度的三凹征和喉头拖曳征。

(2) 完全性气道梗阻时，鼾声消失，早期即可出现明显的胸腹部反常呼吸、三凹征，口鼻部的呼吸气流无法探测到，随即迅速出现 SpO_2 进行性下降和发绀等，最终导致心跳骤停和死亡。

3. 处理

舌后坠处理的关键是迅速用手法将后坠的舌体抬离咽后壁或使用人工气道解除呼吸道的梗阻：

(1) 将头偏向一侧或将患者置于侧卧位。

(2) 单手抬下颌或双手托下颌法。

(3) 放置口咽通气管或鼻咽通气管。

(4) 以上措施仍不能解除梗阻，或出现面罩通气困难时，可采用必要的声门上通气工具缓解梗阻，再行气管内插管或紧急气管切开。

二、喉痉挛

喉痉挛是在喉部局部受刺激或全身性的刺激作用下，支配喉部的迷走神经张力增高，引起喉内肌群强烈收缩，导致真声带或真、假声带反射性关闭所致的急性上呼吸道梗阻。

1. 诱因

多发生于麻醉较浅的状态下，常见诱因包括：放置喉镜、咽部吸痰、气管内插管等操作的刺激，某些药物的作用，喉部局部及远隔部位的手术刺激(如腹腔内探查和牵拉、尿道和直肠肛门手术)，缺氧和高碳酸血症等。

2. 临床表现

根据声门关闭的严重程度可将喉痉挛分为轻、中、重度三级：

(1) 轻度患者出现不同程度的吸气性喉鸣。

(2) 中度喉痉挛时，吸气相和呼气相均可出现喉鸣音。

(3) 重度患者声门紧闭致上呼吸道完全梗阻，呼吸气流中断，呼吸音消失，无喉鸣音，很快出现窒息和缺氧的症状。

3. 处理

(1) 轻度：面罩高浓度吸氧或行适当的正压辅助通气。

(2) 中度：迅速行面罩正压通气，如梗阻或低氧血症不能迅速纠正，则应果断使用短效静脉麻醉药(多首选丙泊酚)加深麻醉；若仍不能纠正，即按重度喉痉挛处理，使用肌松剂并行气管内插管甚至气管切开。

(3) 重度：立刻以短效静脉麻醉药加深麻醉，使用快速起效的肌松药以松弛声带，0.1mg/kg 琥珀胆碱可迅速引起短暂(约 2min)的声带松弛。同时做好紧急气管内插管的准备，若插管困难，则需紧急行环甲膜穿刺置管高频喷射通气或气管切开术。

第三节　支气管痉挛

一、诱因

1. 刺激物的受体反应

误吸物的刺激、机械性刺激(如气管插管、气管内吸痰、支气管镜检等)。

2. 介质释放(变态反应性)

组胺、白三烯。

3. 5-羟色胺、慢反应物质

4. 病毒性感染

5. 药物因素

β-肾上腺素能受体拮抗剂、阿司匹林、吲哚美辛、抗胆碱酯酶药物(如新斯的明)、酒精(气道刺激)。

二、临床表现

1. 自主呼吸时出现呼气性呼吸困难。
2. 机械通气时气道压升高。
3. 双肺闻及广泛哮鸣音，以呼气时为著。
4. 低氧血症、$P_{ET}CO_2$ 升高、肺泡-动脉血 CO_2 分压差增加等。
5. 痉挛严重时，哮鸣音反而减轻，甚至消失(寂寞肺)。

三、处理

1. 去除病因

立即停止使用诱发变态反应性支气管痉挛的药物或生物制剂。

2. 加深麻醉

吸入麻醉药、氯胺酮均可扩张支气管。

3. 喷吸支气管扩张药

$β_2$ 受体兴奋药如沙丁胺醇等。

4. 静脉给药

(1) 等效剂量的氢化可的松 1～2mg/kg，术前长时间激素治疗的患者剂量可加倍。

(2) 当患者出现严重的支气管痉挛，静脉注射小剂量肾上腺素 25～100μg，以 $β_2$ 受体兴奋为主，可迅速起效，加大剂量则出现循环不良反应。

5. 改用 ICU 专用呼吸机

6. 积极防治伴随严重支气管痉挛出现的低氧血症、高碳酸血症以及水、电解质平衡紊乱

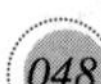

第四节　急性肺不张

一、影响因素

吸入氧浓度(FiO_2 越高，肺不张的发生越快、面积也越大)、肥胖、手术部位(胸腔和上腹部手术)、不完善的术后镇痛、呼吸道感染、过量使用镇痛药。

二、临床表现

最常见的症状是低氧血症，一般以术后苏醒期难以解释的低氧血症最常见。

三、预防及处理

1. 加用一定水平的 PEEP（至少 10cmH_2O，可酌情增加）。
2. 间歇性行肺复张手法（30cmH_2O 开始起效，40cmH_2O、持续 7～8s 可达最佳效果）。
3. 尽量避免使用 100%的 O_2 进行通气。
4. 麻醉诱导纯氧通气过程中加用一定水平的 CPAP 和（或）PEEP。
5. 尽量保留患者的自主呼吸，避免不必要地使用肌松剂。

第五节　张力性气胸

一、病因

1. 患者因素
(1) 肺大疱、肺气肿、支气管扩张等。
(2) 腹腔、胸腔和心包之间残存有胚胎发育时的潜在通道。
(3) 胸部外伤。
2. 颈部及附近部位的操作
(1) 中心静脉置管。
(2) 手术。
(3) 臂丛神经阻滞。
3. 胸壁及附近部位的操作
(1) 肋间阻滞。
(2) 椎旁阻滞。
(3) 腋部阻滞。
(4) 活检术。
(5) 心包穿刺。
4. 气管、支气管内操作
(1) 气管切开术。
(2) 气管切开导管更换。
(3) 环甲膜穿刺。
(4) 困难气管插管。
(5) 支气管镜检查。
(6) 活检术。
(7) 胸外心脏按压。
(8) 挤压伤。
5. 技术问题
(1) 气道压过高。
(2) 气管导管阻塞。
(3) 胸腔闭式引流（置管位置错误、引流管阻塞、扭曲、夹闭等）。

(4) 胸部手术损伤。
(5) 腹腔内手术损伤膈肌。

二、临床表现

1. 症状

与胸腔气体容量和增长速度有关，随着受压肺组织的增加，可出现呼吸急促、胸痛、呼吸困难、心率增加、烦躁不安、发绀、昏迷，甚至心跳骤停等；全身麻醉下，早期症状易被掩盖，仅在病情进展到一定程度时才表现出低血压和心动过速。

2. 体征

患侧呼吸活动度减弱、呼吸音减弱或消失、听诊呼吸音消失；自主呼吸时患者出现 SPO_2 下降，动脉血气分析出现 PaO_2 显著下降和 $PaCO_2$ 升高；机械通气时可出现气道压升高。

三、处理

停用 N_2O，胸腔穿刺排气，闭式引流；对症支持治疗（包括充分氧疗、呼吸支持、循环支持、镇痛镇咳、预防感染等）。

第六节　急性肺栓塞

一、病因

1. 肺血栓栓塞

血栓性静脉炎、静脉曲张、骨折或大的创伤、膝或髋关节置换术、外科大手术、脊髓损伤、心肺疾患、恶性肿瘤进展期、激素替代治疗、口服避孕药、妊娠及产后、有 DVT 病史、长期卧床等。

2. 空气栓塞

坐位手术时大静脉损伤为最常见原因，自主呼吸状态下行中心静脉穿刺，心内手术、腹腔镜手术意外亦可发生。

3. 脂肪栓塞

常见于骨盆或长管骨创伤性骨折患者，也可发生于人工关节置管术中。

4. 羊水栓塞

常见于急产或剖宫产手术中。

二、临床表现

对于有高危因素的患者，如实施大手术、长管骨骨折、心脏手术、长期卧床等，突然出现胸痛、咯血，不明原因的气急、窒息感，并出现严重休克和意识障碍，或在充分供氧和通气下，患者仍呈进展性发绀、低血压，应考虑有发生肺栓塞的可能。典型的临床表现可有咯血、胸痛、呼吸困难，有时仅表现为心动过速，肺动脉瓣第二心音亢进、心电图电轴右偏和肺性 P 波。脂肪栓塞时尿中可有脂肪颗粒，急性大面积栓塞时呼气末二氧化碳分压下降。CT 肺动脉造影（CTPA）是诊断肺栓塞重要无创检查技术，超声心动图检查、经食管超声(TEE)在肺栓塞的诊断中发挥着重要作用。

三、处理

吸氧、呼吸支持和循环支持。确诊肺血栓栓塞患者抗凝治疗。溶栓是高危患者的一线治疗方案，中危患者在充分考虑出血风险的前提下可选择性使用。巨大血栓有严重低氧和低血压，可考虑体外循环下取栓。放置下腔静脉滤器能预防下肢大块深静脉血栓的再次脱落。气栓可经中心静脉管抽吸心腔内气体，并禁吸氧化亚氮。羊水栓塞需抗过敏和处理DIC。

第七节　低 氧 血 症

一、病因

1. 吸入氧浓度(FiO_2)过低，氧供不足如气源故障、流量计不准或漏气、麻醉环路漏气或管道脱落等。

2. 肺泡通气不足，插管易位或导管梗阻，麻醉和肌松药残余等引起的限制性或弥散性通气功能障碍。

3. 肺通气/血流比例失调，肺病变、肺不张等。

4. 血液携氧能力或释氧能力下降，如氧离曲线左移等。

5. 组织低灌注如休克等。

6. 解剖分流增加，常见于先天性心脏病引起的右向左分流。

二、处理

1. 术中机械通气的患者发生低氧血症，立即改用纯氧手控通气，以判断气道阻力和肺顺应性，听双肺呼吸音，或确认胸腹部呼吸运动起伏情况，检查气道通畅情况。

2. 清除呼吸道分泌物。

3. 检查麻醉机、呼吸器、气管导管是否漏气。

4. 测定气道氧浓度。

5. 治疗休克和组织低灌注。

6. 先天性心脏病右向左分流的患者，防止通气压力过高导致的肺血管阻力增加，或外周血管阻力过低导致的右向左分流量增加。

第八节　高碳酸血症

一、病因

1. 通气不足

麻醉药、镇痛药、镇静药引起的中枢抑制，肌松药残余作用，呼吸道梗阻，机械通气参数设置量不足，重复吸入如二氧化碳吸收剂失效、活瓣失灵、应用紧闭麻醉系统时氧流量不足，中枢神经系统疾患或肺疾患等。

2. 二氧化碳产生及吸收过多

高代谢状态如恶性高热，二氧化碳气腹。

二、处理

1. 辅助或控制呼吸，维持足够的通气量

必要时手控呼吸，并增大新鲜气流量。

2. 保持气道通畅

3. 寻找原因，采取针对性措施

第九节 低 血 压

一、病因

1. 麻醉因素

各种麻醉药、辅助麻醉药的心肌抑制与血管扩张作用。过度通气所致的低 CO_2 血症，排尿过多所致的低血容量与低血钾，缺氧所致的酸中毒，以及低体温等。

2. 手术因素

术中失血过多而未能及时补充，在副交感神经分布丰富区域进行手术操作引起副交感神经反射，手术操作压迫心脏或大血管，以及直视心脏手术。

3. 患者因素

术前即有明显低血容量未予以纠正，肾上腺皮质功能衰竭，严重低血糖，血浆儿茶酚胺急剧降低(如嗜铬细胞瘤切除后)，心律紊乱或急性心梗等。

二、处理

1. 立即适当减浅麻醉。
2. 补充血容量。
3. 下肢抬高。
4. 应用血管收缩药或正性肌力药。
5. 充分给氧。
6. 纠正引起低血压的原因，手术牵拉引起低血压，暂停手术操作，肾上腺皮质功能不全性低血压，及时给予激素治疗，减小 PEEP，气胸时应予引流，解除静脉受压，治疗心律失常等。

第十节 高 血 压

一、病因

1. 原发性高血压病史，停降压药后血压反跳。
2. 术中应激反应，麻醉深度不足。

3. 低氧血症及高碳酸血症。

3. 颅内压增高。

4. 膀胱充盈。

5. 高容量或使用血管活性药物。

6. 肌松作用残余。

二、处理

1. 增加麻醉深度，充分供氧，改善通气不足。

2. 药物治疗：尼卡地平、拉贝洛尔、压宁定、硝酸甘油和硝普钠等。

3. 针对病因进行处理。

第十一节　心 肌 缺 血

一、病因

麻醉期间引起心肌氧耗量增加或心肌缺氧的原因有：

1. 患者精神紧张、恐惧和疼痛，引起体内儿茶酚胺释放增多，使心脏后负荷加大、心率增快，增加心肌耗氧。

2. 血压过低或过高均可影响心肌供血、供氧。

3. 麻醉药对心肌收缩力的抑制使心输出量减少，对血管的影响使回心血量减少。

4. 麻醉期间供氧不足或缺氧。

5. 各种原因引起的心率加快或心律失常。

二、临床表现

1. 循环功能不稳定，低血压及心输出量减少或 CVP 升高。

2. ECG 改变：①传导异常；②心律失常；③出现 Q 波，R 波进行性降低；④ST 段压低超过 lmm 或抬高超过 2mm；⑤T 波低平、双向或倒置。

三、处理

1. 治疗心动过速

适当加深麻醉，静脉注射 β 受体阻滞剂（例如艾司洛尔、美托洛尔、拉贝洛尔）。

2. 治疗高血压

加深麻醉，酌情使用 β 受体阻滞剂（艾司洛尔、美托洛尔、拉贝洛尔）或舒血管药物（如拉贝洛尔、尼卡地平及硝酸甘油），麻醉药物及硝酸甘油扩张血管可导致低血压甚至加重心肌缺血，协同使用去氧肾上腺素可有效维持血压。

3. 治疗低血压

减浅麻醉及加快液体输注，应用血管活性药物，强心治疗。

4. 维持血液携带氧的能力

维持适当的血红蛋白浓度及足够的氧供。

5. 防治低体温

液体加温输注，使用保温毯或空气加温装置。

第十二节　心 律 失 常

一、病因

1. 麻醉药及辅助药的作用

恩氟烷可增加心肌对儿茶酚胺的敏感性；吗啡、芬太尼及γ–羟丁酸钠可增加迷走神经兴奋性导致心动过缓或加重传导阻滞；泮库溴铵、氯胺酮可致心动过速。

2. 缺氧、二氧化碳潴留

3. 麻醉和手术操作的刺激

4. 高热或低温

5. 血容量改变、肺栓塞、心肌缺血或梗死、甲状腺危象等

6. 电解质紊乱

7. 术前存在的疾病或合并症

二、处理

积极纠正病因，同时采取必要的对症处理措施。

1. 窦性心动过速

纠正低氧和二氧化碳潴留，加深麻醉，追加镇痛药，保持血容量稳定，应用β–受体阻滞剂。

2. 窦性心动过缓

保证氧供和通气，解除迷走神经张力过高给予阿托品 0.25～0.5mg 静脉注射，或异丙肾上腺素，必要时用起搏器。

3. 房室传导阻滞

Ⅰ度或Ⅱ度Ⅰ型房室传导阻滞无低血压或严重心动过缓者无需治疗；伴心动过缓者用阿托品或异丙肾上腺素；莫氏Ⅱ型用临时起搏器，Ⅲ度房室传导阻滞者安装起搏器。

4. 房颤

药物复律常用胺碘酮 75～150mg 静脉缓慢注射；艾司洛尔、地尔硫䓬可控制心室率。

若房颤与低血压、心源性休克或肺水肿明显相关，需立即电复律以恢复窦性心律。

5. 室性期前收缩及心动过速

查明并纠正病因，如电解质异常、低血压、心肌缺血等，无效时考虑给予利多卡因，仍无效时可考虑应用适量β受体阻滞剂，必要时可行电复律。

6. 室颤

需要立即进行心脏电除颤及心肺复苏。纠正水、电解质失衡。如果复发，立即给予胺碘酮 150mg(或 2.5mg/kg)，以 5%葡萄糖稀释快速推注，再次除颤。如仍无效，可于 10～15min 后重复追加胺碘酮 150mg(或 2.5mg/kg)。室颤转复后，胺碘酮可静脉滴注维持剂量。在初始 6h 内以 0.5～1mg/min 速度给药，可维持 12h。

第六章 麻醉后恢复室的工作规范

麻醉后监测治疗是指对住院或非住院患者在麻醉或镇静镇痛下实施外科手术或诊断性、介入检查或治疗，在麻醉苏醒和恢复期以观察和处理麻醉和手术后早期并发症为重点的医疗活动。其实施场所是麻醉后恢复室或麻醉后监测治疗室(post-anesthesia care unit，PACU)。麻醉恢复室在麻醉科主任的领导下工作，日常监测治疗工作由麻醉科医师和护士负责。麻醉科医师负责制定患者的监测和治疗计划，并决定是否转送普通病房或ICU。

一、工作内容

1. 患者由手术室转往恢复室的过程中，麻醉科医师负责指导转运，确保患者安全。

2. 患者由手术组麻醉科医师、外科医师、手术室护士等护送入PACU，到达PACU时应交接下述事项：

(1) 提供完整的麻醉记录。

(2) 对术前重要病史、重要的内科并发症及其处理、困难气道、留置导管、术中输血与输液量、特殊用药等情况需要详细说明。

(3) 外科医师需提供重要的手术细节、对特殊外科情况观察如引流等进行交班。

(4) PACU医护人员确定安全接管患者后，手术组麻醉科医师才能离开。

(5) 责任手术医师应留下可及时联络的联系方式。

3. 患者应由麻醉科PACU主管医师和护士接收后，持续监护，至少每15min测定并记录一次患者麻醉恢复期的生命体征。对麻醉苏醒和恢复早期的患者，应观察与记录的基本信息包括：意识状态、瞳孔大小和对光反射、气道是否通畅、呼吸频率和通气量、给氧情况、脉搏氧饱和度、血压、心律和心率、疼痛评分、恶心和呕吐情况、静脉输液、创面出血情况、患者用药情况、体温、尿量和排尿功能、中心静脉压、呼气末二氧化碳、引流量。接受椎管内麻醉的患者还应观察麻醉平面、下肢感觉运动恢复情况。

4. 麻醉及术后早期并发症的发现和治疗，包括术后恶心呕吐、低氧血症、低体温、术后疼痛的治疗以及残余肌松药或麻醉性镇痛药的拮抗等。

5. 值班麻醉医师应全面检查患者并对麻醉后恢复情况作出评价，主要集中在神志、呼吸道、循环系统及肌力的恢复。

6. 当患者达到转出标准后或需要送往ICU 继续治疗，应详细记录各种检查结果，将患者及所有病历记录送到普通病房或ICU。

二、转出标准

1. 病情稳定、恢复良好且达到离室标准的患者可送回病房

目前一般根据Aldrete评分或者Steward评分来判定患者是否可以离开PACU返回普通病房。临床多采用Aldrete评分，离开PACU的患者评分至少要达到9分。

2. 建议的具体标准

(1) 神志清楚，定向能力恢复，平卧时抬头＞10秒。

(2) 能辨认时间、地点，能完成指令性动作。

(3) 肌张力恢复正常，无急性麻醉和手术并发症，如气道水肿、神经损伤、恶心呕吐等。

(4) 血压、心率改变不超过术前静息值 20%，且维持稳定 30 分钟以上。心电图正常，无明显的心律失常和 ST－T 改变。

(5) 呼吸道通畅，保护性吞咽、咳嗽反射恢复，通气功能正常，呼吸频率在 12～30 次/分，能自行咳嗽，排出呼吸道分泌物，$PaCO_2$ 能保持手术前正常范围内，吸空气下 SpO_2 不低于 95%。

(6) 电解质及血细胞比容在正常范围内。

(7) 无术后疼痛、恶心呕吐，体温正常。

(8) 椎管内麻醉患者出现感觉和运动阻滞消退的征象，且感觉阻滞平面不高于 T_{10} 水平。

(9) 非腹部或者其他需要禁食患者，嘱患者饮用少量清水且不出现呛咳反应。

第七章　不同手术患者的麻醉特点

第一节　神经外科麻醉

一、神经外科手术麻醉特点

1. 神经外科手术麻醉应注意颅脑生理的维护

重视颅内压、脑血流、脑氧供需平衡和灌注压的相互关系和调节。注意药物、$PaCO_2$、PaO_2变化对脑生理的影响。

2. 神经外科手术麻醉应把握的问题

(1) 麻醉前用药以不影响呼吸、不增加颅内压为原则。

(2) 麻醉诱导应平稳无呛咳，无颅内压增高。

(3) 麻醉药物应选择能降低颅内压和脑血流，术后无苏醒延迟和呼吸抑制的药物。

(4) 麻醉中应保持呼吸道通畅，避免缺氧和二氧化碳蓄积。

(5) 颅内高压患者麻醉手术中应用脱水药有助于减轻脑水肿，降低颅内压。

(6) 坐位手术的患者应警惕空气栓塞和脑缺血、缺氧。

(7) 限制液体入量：输液以平衡液或生理盐水为主，给予必要的胶体液，依据有无高热、脱水、血液浓缩及病情，掌握液体入量。一般不输糖，因糖代谢产生水，可加重脑水肿。输血视失血量而定。失血量在20%以下，血红蛋白高于70g/L可输血浆代用品。

(8) 皮质激素在缺血时能抑制毛细血管通渗性的增加，有稳定溶酶体酶的作用。并能改善脑代谢，对脑水肿有一定防治作用。但大剂量应用可导致感染率增加、消化道溃疡出血等并发症。

二、麻醉前准备

1. 病情评估

依据病史及体格检查判断病情对麻醉方法选择与手术中麻醉管理极为重要。

(1) 神志：意识障碍与脑损伤程度相关。脑皮质缺氧及脑干网状结构受损，可出现程度不同的意识障碍，如躁动不安、淡漠、呆板、嗜睡、昏迷。

用 Glasgow 昏迷计分判断昏迷程度，计分相加正常为 15 分。7 分以下，持续时间 6 小时以上，说明存在脑损害或严重损害，麻醉风险大。深昏迷患者开颅手术死亡率高，只要保持呼吸道通畅，肺换气功能正常则无需深麻醉或仅需局部麻醉。浅昏迷患者应注意有无不自主活动、躁动、肌张力增高，入手术室后应予固定，以防坠床。

(2) 瞳孔：瞳孔由小变大且固定不变或在未使用阿片类药的患者，缩小如针尖大，说明脑干受损。单侧瞳孔对光反应减弱或消失或瞳孔不等大时，提示有颞叶沟回疝。双瞳扩大，对光反应消失，提示为枕骨大孔疝。如两侧瞳孔不等大，提示小脑幕切迹疝。

(3) 患者如伴有头痛、眩晕、呕吐、视神经盘水肿，后期出现昏迷、呼吸循环紊乱，说明有颅内高压。

(4) 纠正水电解质失衡：颅脑疾病患者摄入量少，如伴颅内高压行脱水、利尿治疗，易造成容量不足，低钾血症。低钾血症患者术前应补充氯化钾，并置导尿管观察尿量、尿比重。

(5) 体温：中枢疾病患者，如伴高热，术前应控制体温，降低氧耗。

2. 麻醉前用药

一般不用镇痛、镇静药、抗胆碱药，以防呼吸抑制，颅内压升高。

3. 麻醉方法选择

应依病情轻重，手术大小及患者神志情况决定。

(1) 局部麻醉：适用于神志清楚，手术时间短，不影响呼吸中枢的手术，如硬膜外血肿、单纯脑室引流。

深昏迷危重患者疼痛反应减弱，可放置口咽通气道，面罩给氧，局部浸润麻醉，必要时给予镇静监护，但应注意呼吸抑制。

(2) 全身麻醉：不适于局部麻醉的患者均可选用静吸复合全麻或全凭静脉麻醉。

三、麻醉中管理

1. 呼吸管理

保持气道通畅，防止气管导管堵塞、扭曲，保持适当麻醉深度。术中避免呛咳、支气管痉挛，彻底清除气道分泌物，控制呼吸，潮气量为8～10ml/kg，呼吸频率10～14次/分，保持$PaCO_2$在30mmHg左右。

2. 循环管理

保持循环功能稳定，避免血压过高或过低。对于较大的脑膜瘤、动静脉畸形，为减少术中出血，可行控制性降压。

3. 脱水

颅骨钻孔时快速滴注甘露醇1～2mg/kg，可于10 分钟起效，持续1～2小时。

4. 围术期血液保护

有机结合术前贮血、血液稀释、止血药物、术野血回收、成分输血等血液保护措施。

四、术后管理

1. 术终应保持一定麻醉深度，以免血压升高，颅内压升高。

2. 拔管时应避免明显呛咳、憋气，在有一定麻醉深度时清除气道分泌物，拔除气管插管，放置口咽通气道，面罩给氧。有条件应送入麻醉后恢复室，待各项生理指标正常后送回病房。重症患者应回ICU监测治疗。

3. 术终血压过高可用压宁定、硝酸甘油适当降压。

4. 无麻醉后恢复室时，拔管后应观察10～20分钟，患者呼吸循环稳定，唤之睁眼，呼吸空气时，SPO_2在90%以上方可送回病房；必要时带气管导管回病房。

第二节　五官科耳鼻咽喉部手术的麻醉

一、耳鼻咽喉颈部手术麻醉的特点

1. 复杂的气道管理问题

(1) 麻醉医生和外科医生共用气道，需要和外科团队保持紧密沟通，共同应对气道管理的难题；

(2) 以小儿气道狭窄和畸形为代表的许多小儿咽喉手术需要保留自主呼吸的全身麻醉来进行检查和手术，以评估气道病变所在以及评价外科干预效果，如婴幼儿喉–气管软化症行声门上成形术，气道管理相当困难；

(3) 与气道相关的手术所造成的气道水肿、出血等可能加重术前已有的通气困难，给麻醉苏醒期气道管理的安全性带来挑战；

(4) 气道内病变的特殊性使气道建立的传统原则受到挑战，比如，纤维支气管镜下进行气管插管对于声门周围疾患，如声门周围血管瘤，可能出现血管瘤破裂出血等更大的风险。

2. 大量精细的手术需要“无血”的手术野，例如耳显微手术和功能性鼻内镜手术需要进行适度的控制性低血压以维持术野的清晰或者减少术中出血。

3. 激光手术造成气道烧伤的风险始终存在。

4. 需要高度重视麻醉苏醒期的管理，包括喉痉挛、气道黏膜水肿、气道周围血肿等麻醉和外科并发症的预防及管理，警惕麻醉苏醒拔管时呛咳影响内耳手术效果等。

二、常见耳鼻喉颈部手术的麻醉要点

(一) 耳科手术麻醉

1. 因手术要求，诱导后需将患者头转向健侧，注意避免颈部过度后伸或头颅过度扭转，关注气道压力的变化，确认气管导管或喉罩位置良好，维持术中气道的通畅。

2. N_2O 对中耳压力的改变可能影响手术效果，耳科手术避免使用。

3. 显微镜下耳科手术为保证术野清晰，需要控制性降压。

4. 面神经监测：避免在诱导时使用长效肌松药或应仅使用短效肌松药。

5. 平稳苏醒和恶心呕吐的预防：实施人工镫骨植入术或鼓膜成形术的患者，为减少植入物移位，或其他耳内重建结构的改变，应特别注意麻醉苏醒质量。

(二) 鼻科手术

1. 鼻息肉、哮喘和对阿司匹林过敏称为 Samter 三联征，又称“阿司匹林哮喘”，可见于以鼻或筛窦息肉就诊的患者，可疑患者避免在围术期使用该类药物。

2. 鼻科患者多以通气受阻就诊，如果为鼻腔阻塞合并阻塞性睡眠通气障碍，全麻诱导时可能出现通气困难，需仔细评估。

3. 部分鼻咽癌患者术前放射治疗，因破坏颞颌关节，而导致张口极度困难，需制定详细的气道建立方案。

4. 喉罩对位良好时，可弯曲喉罩用于鼻科手术可保护气道免受血液污染。手术结束后吸尽喉罩上方的血液或分泌物，待患者苏醒，张口拔除喉罩。

5. 麻醉维持并无特殊，由于鼻咽部丰富的血供，如何减少术中出血和保证清晰的内镜视野是麻醉实施过程中应关注的问题。

（三）咽科手术的麻醉

1. 扁桃体/腺样体手术的麻醉

(1) 术前应关注患儿是否合并上呼吸道感染、有无哮喘或其他过敏史，合并 OSA 者评估其严重程度。

(2) 气道管路选择经口/鼻气管插管。

(3) 为减少过量使用阿片类药物带来的呼吸抑制术后恶心呕吐等不良反应，镇痛可伍用非甾体类抗炎药。

(4) 术后恶心呕吐的发生高于其他类型手术，有效预防措施包括：避免使用笑气，减少禁食时间，使用多模式镇痛，联合使用昂丹司琼和地塞米松。

(5) 术后出血：对大量出血的患儿再次手术要评估低血容量、贫血、插管困难等情况。

2. 悬雍垂–腭咽成形术的麻醉

(1) 用于治疗重度阻塞性睡眠呼吸暂停综合征。

(2) 合并困难气道，需选择合理的困难气道处理工具，术后拔管要谨慎，可保留气管导管 1～2 天，在 ICU 呼吸支持一段时间后再考虑拔管。

(3) 麻醉医生需仔细评估因长期反复发作的低氧血症和高碳酸血症引起的病理生理改变对麻醉潜在的影响，制定相应的麻醉处理方案。

(4) 术前存在反复低氧血症的患者术后对镇痛药物的需求减少，不管使用何种麻醉镇痛方案，均需严密监测，高度警惕可能发生的呼吸抑制。

3. 青少年鼻咽纤维血管瘤切除术的麻醉

(1) 术前先行颈动脉栓塞治疗有助于减少肿瘤切除时的出血。

(2) 这一手术是咽科手术中面临多项挑战的大手术，主要表现在麻醉诱导时出血误吸、术中大量出血的液体管理以及拔管后组织水肿所致的气道阻塞。

4. 鼻咽癌手术的麻醉

(1) 经过放、化疗的鼻咽癌患者，面部肌肉和颞颌关节可因放射性炎症而导致关节僵硬、固定、张口受限，麻醉的难点主要集中在如何成功建立气道；

(2) 患者常常合并贫血、血小板降低，全身情况较差，术中循环管理及术后镇痛药物使用均需加以考虑。

（四）喉科手术的麻醉

1. 声带手术的麻醉

(1) 声带手术大都在纤维喉镜下进行，需要在支撑喉镜下清楚暴露声门结构，必须有较深的麻醉才能提供咽部肌肉松弛以及避免喉镜放置过程中剧烈的心血管反应；

(2) 气管插管尽量选择较细的气管导管以便于显露声门，如果细导管仍然妨碍手术，则可以采用严密监测下间断通气的方式，但必须确保再次插管没有困难；

(3) 声带手术后应高度关注麻醉恢复期的管理，应等待患者保护性反射完全恢复后再拔除气管导管，但应避免呛咳诱发喉痉挛而导致声带进一步损害。手术中于声门上和气管内注入 2–4%利多卡因 3–4ml（成人患者）有助于减轻拔管时的气道反应。

2. 喉切除术的麻醉

(1) 术前需认真评估患者有无喉阻塞及其分级，阅读术前纤维喉镜检查记录及照片，与外科医生共同确定气道建立方案，必要时先行气管造口，成功建立气道后再行全身麻醉；

(2) 绝大部分喉癌患者均可以在全麻诱导后实施气管插管，但应切实做好应对困难气道的准备，尤其要在诱导前确保外科医生在场，并做好紧急气管切开的准备；

(3) 喉癌手术患者以老年人居多，部分患者术前又可能存在进食困难，一般情况较差，术中应加强监测，长时间手术需做好体温及内环境的维护；

(4) 全喉切除术中在喉离断后，需将经口气管导管更换为经颈部造口处的气管导管，应注意听诊确认导管置入深度，避免置入过深造成单肺通气；

(5) 全喉切除术患者由于创伤大且无法言语交流，且手术又多处复杂缝合，需要提供良好的术后镇痛以帮助患者平稳恢复，避免剧烈呛咳。

3. 气道内 CO_2 激光手术的麻醉

(1) 常用于喉狭窄、喉乳头状瘤、喉血管瘤、喉部肉芽肿、声带白斑等治疗；

(2) 麻醉医生应高度警惕激光引发的气道烧伤，并做好应对突发事件的准备；

(3) 外科医生应尽量选择低功率和脉冲式激光发射，将激光束准确聚焦于治疗部位，并用盐水浸润的棉片覆盖于病变周围和激光照射远端，避免散射光束对周围组织的影响，密切关注显微镜下的激光照射野，第一时间发现局部点燃征象并做后续处理；

(4) 麻醉医生应尽可能选用抗激光导管以及降低吸入氧浓度至 30%以下，并避免使用包括 N_2O 在内的助燃气体，严密观察气道压力的变化，随时注意激光击穿套囊的可能；

(5) 发生激光燃烧后处理的“4 个 E”：Extract（拔除），即拔除所有可燃物，包括气管导管，棉片等；Elimination（清除），即清除所有助燃剂，如立即断开供氧导管；Extinguish（灭火），立即在气道内注入生理盐水熄灭余火；Evaluation（评估），应立即在直接喉镜和硬支气管镜下评估上下呼吸道的损伤情况，如果有明显损伤应重新气管插管，严重病例需要气管切开，并立即请相关专家会诊治疗。

4. 小儿复发性喉乳头瘤手术的麻醉

(1) 术前评估重点在于了解气道梗阻的程度，麻醉诱导前与外科医生充分沟通并做好应急准备；

(2) 如患儿无明显呼吸困难，可常规吸入或静脉诱导，如已存在呼吸困难，则麻醉诱导需慎重，必要时保留自主呼吸插管；

(3) 由于长期气道梗阻，体内 CO_2 慢性蓄积，喉乳头瘤切除术患者术后苏醒时间相对较长，可将患者置于头低侧卧位以利于气道分泌物引流，缓慢苏醒，尽可能减少气道激惹。

5. 硬支气管镜下气道异物检查和取出术的麻醉

(1) 异物吸入呼吸道最多发生于 1–3 岁幼儿，是 5 岁以下儿童致死、致残的主要原因；

(2) 所有异物取出均应在全麻下进行。麻醉医生需与外科医生共同制定急诊处理流程，根据异物类型、嵌顿位置、预计手术时间等确定诱导方案、异物取出过程中的通气方式和麻醉维持方案以及术后退出支气管镜后的气道维持方式等；

(3) 对于术前已有明显呼吸困难且异物梗阻位置不明确者，或者已高度怀疑异物嵌顿在声门下或声门周围，则尽可能先保留自主呼吸，如果考虑异物在一侧支气管内，则可以在手术中控制呼吸；

(4) 通气模式：随着临床麻醉的进步，绝大多数病例可在使用肌松药控制呼吸条件下完成手术。控制呼吸可经硬支气管镜侧孔通气或喷射通气，喷射通气需要强调良好的胸肺顺应性以及防止气压伤；存在明显异物嵌顿远端肺气肿或纵隔气肿、纵隔偏移患者容易因气道压升高发生肺泡破裂和气胸，建议保留自主呼吸，另外，异物存留时间长、有证据提示局部肉芽肿形成以及前次硬镜下取异物失败的患者，考虑手术操作时间长及钳夹肉芽肿部位黏膜出血给控制呼吸带来困难，建议保留自主呼吸；

(5) 其他需关注的问题：常规做好急救准备，备好气管插管用具和气管切开包；麻醉诱导及维持力求平稳；钳取异物过程中可能发生异物脱落、嵌顿于声门下造成窒息等紧急情况，可将异物推入一侧支气管或紧急气管插管，重新控制通气后再行支气管检查，较大异物钳取过声门时应暂停通气；较大异物会造成球阀阻塞或单向活瓣阻塞，尽可能采用保留自主呼吸通气方式；支气管镜多次进出声门会导致声门下水肿，可给予激素治疗，加强监测；异物取出后可发生负压性肺水肿，给予持续气道内正压通气，必要时采用速尿对症治疗。

(五) 颈部手术的麻醉

1. 颈部囊肿和瘘管手术的麻醉

一般不影响气道，全身麻醉无特殊，麻醉恢复期应保持平稳，注意颈部伤口引流，拔管后注意监测呼吸指标，警惕切口深部血肿压迫气道。一旦发生，须立即打开缝合切口，并迅速建立可靠气道。

2. 甲状腺手术的麻醉

(1) 术前评估　甲状腺疾病的性质和手术范围；甲状腺功能情况；有无声带麻痹，有无气管、大血管和神经受压及对通气功能的影响；患者全身状况及其他并发症；患者的精神状态和合作程度。

(2) 诱导　病变造成气道明显受累患者，采用表麻下清醒插管，其余多可采用常规诱导。

(3) 维持　术中保持合适的麻醉深度并充分镇痛，提供良好的肌松，绝对避免体动。

(4) 苏醒期管理　巨大甲状腺肿或甲状腺癌侵犯气管壁可能发生气管软化，手术伤及双侧喉返神经，拔除气管导管后即发生急性呼吸道梗阻，必须高度警惕。

(5) 其他术后并发症　甲状旁腺切除导致的低钙血症、术前甲亢控制不佳所致甲状腺危象。

第三节　口腔科颌面部手术的麻醉

一、口腔颌面部手术的患者和手术特点

1. 患者特点

(1) 年龄跨度大 ：小儿一般多因先天性颅颌面畸形而实施手术；青壮年患者以颌面部外伤、炎症治疗以及正畸修复手术居多，气道问题比较突出；老年患者以各种肿瘤性疾病为主，并常伴随高血压、缺血性心脏病、慢性阻塞性肺疾病等合并症，对手术和麻醉的耐受能力显著降低。

(2) 困难气道：口腔颌面外科患者中，困难气道十分常见且程度严重。术前应充分预测并选择合适的诱导方法和插管技术。

(3) 口腔颌面畸形与综合征：许多先天性畸形均可有口腔颌面部的表现，麻醉医生应充分认识到其不仅存在口腔颌面部畸形，而且可能伴有其他重要脏器的畸形以及这些缺陷引起的严重生理功能紊乱，针对各类患者不同的解剖、生理、病理特点作综合考虑。

(4) 常伴有各种心理问题：口腔颌面部外科疾病与心理问题密切相关。对于可能存在的诸多心理问题，麻醉医生术前访视应做好细致的解释工作，与家人及家属建立良好的医患关系，尽可能取得合作。

2. 手术特点

(1) 手术部位：手术部位在气道入口处，术中异物、血液、分泌物有误入气道的风险，术中患者头部位置多变动，给气道管理带来不便，术后还可因口咽部组织肿胀或解剖改变、失去颌骨支撑等拔管后易发生气道梗阻。另外，手术操作临近脑组织，分离和暴露过程中易使脑组织受到牵拉，造成脑损伤及脑积水，继而导致颅内压升高，甚至危及生命。

(2) 根治性外科与功能性外科：手术仍然是口腔颌面部肿瘤的主要有效治疗手段。以肿瘤根治手术为主，与修复手术结合，既使肿瘤得到根治，又能在功能和外形上获得一定程度的恢复。

(3) 综合与序列治疗：目前趋向于在口腔颌面部肿瘤患者中应用放疗、化疗等其他方法与手术结合进行综合治疗，以取得较好的疗效。许多肿瘤患者术前接受放疗和化疗后，机体的造血功能和免疫功能都会受到抑制，并可削弱机体调节生理功能和药物代谢的能力，放疗还可引起口咽部组织僵硬、固定，给气管内插管带来困难。

(4) 牙颌面畸形与正颌外科：正颌手术多经口内途径实施，术后张口困难和口内渗血可使患者在麻醉恢复期内发生上呼吸道梗阻的风险大大增加。

(5) 显微外科技术的广泛应用：手术过程中必须使患者保持合适的体位并严格制动以利于长时间手术的实施，还应保持充足的血容量并根据情况给予扩血管和抗凝处理。术后应尽可能使颈部制动，防止血管受压形成血栓，压迫静脉导致回流受阻等。此外维持正常的体温，对预防吻合小血管痉挛、提高游离组织的成活率也十分重要。

二、口腔颌面部手术麻醉方法的选择

1. 局部麻醉

一般由手术者自行操作，多用于智齿拔除或短小手术。对于紧张、焦虑者，可在局麻的基础上，经静脉辅助应用镇静、镇痛药物，以完善麻醉效果。

2. 全身麻醉

由于口腔颌面部手术的解剖部位特殊，多数手术时间较长且操作精细，而手术区域又毗邻呼吸道甚至颅底、眼眶、颈部重要的神经血管，术野周围血流丰富渗血较多，有些复杂手术还涉及重要组织和器官，因此，气管内插管全麻应是最理想的选择。

3. 全身麻醉复合神经阻滞

口腔颌面部外周神经阻滞可以提供超前及持续的镇痛。一般在麻醉诱导后，手术开始前是实施神经阻滞的最佳时机。全麻诱导后可行眶下神经阻滞。

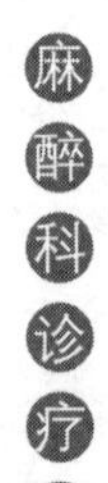

三、口腔颌面部手术麻醉术前评估及准备

1. 病史及体格检查

术前必须进行全面的病史采集和体格检查。了解患者是否合并其他的先天性畸形，评估有无困难气道存在，有无呼吸和循环代偿功能减退，有无营养不良和发育不全，是否存在呼吸道感染和严重贫血等。

2. 气道评估

了解有无喉鸣、打鼾、鼻出血病史；有无气道附近手术外伤史；有无头颈部放射治疗史；有无麻醉后困难气道病史等。行体格检查评估有无困难气道危险因素。此外，有些综合征伴有颌面畸形会明显影响气道的暴露，对该类患者的麻醉需要做好困难气管插管的充分思想准备和器械准备，要避免因准备不充分而导致的急症气道出现。

3. 心理疏导

对于可能出现的诸多心理问题，麻醉医师应予以高度重视。术前访视应做好耐心细致的解释工作，与患者家属建立良好的医患关系，尽可能取得他们的合作。

4. 术前准备

(1) 小儿患者：需特殊检查先天性颌面畸形患儿有无并存的重要脏器畸形及其功能的改变，检查先天性唇腭裂患儿有无喂养困难造成的营养不良、发育迟缓。

(2) 中老年患者：对已有内科合并症患者，与内科医生共同制定术前治疗方案，改善术前重要脏器功能，纠正水电解质紊乱和营养不良等，提高患者对麻醉和手术的耐受性。恶性肿瘤患者术前全身状况差，术前也应尽可能予以改善和纠正。

(3) 阻塞性睡眠呼吸暂停综合征患者： 应注意从病史、症状、体征上给予判断，明确引起上呼吸道阻塞的病因，评估上呼吸道阻塞程度和肺通气功能情况，检查有无低氧血症和高碳酸血症及心肺并发症等。

四、麻醉前用药

主要包括镇静药和抗胆碱药物。抗胆碱药物对于清醒插管尤为重要，干燥的气道能显著提高表面麻醉的效果。麻醉前用药要做到个体化，需结合患者的年龄、身体状况、焦虑程度、药物反应及手术麻醉史等作综合考虑。对于困难气道患者术前镇静药使用宜小心谨慎。

五、麻醉期间患者的管理

1. 插管路径选择

插管路径常根据手术需要而定，无特殊禁忌原则上应避免妨碍手术操作。相对而言，经鼻插管在口腔颌面外科麻醉中更为普遍。

2. 插管方式

在口腔颌面外科患者困难气道比例高，对于严重的困难气道患者往往需要考虑清醒插管。但在某些情况下需实行气管切开术后麻醉：

(1) 口、鼻、咽部有活动性出血；

(2) 会厌及声门部炎症、软组织肿胀或异物阻挡而妨碍显露声门；

(3) 出现上呼吸道梗阻无法维持通气；

(4) 全面部骨折者(上、下颌骨和鼻骨复合骨折)在手术复位过程中需多次改变气管插管路径。

3. 气管导管固定

口腔颌面手术中，口内的操作或搬动头部均会引起导管移位，甚至造成导管脱出，另外由于气管导管经过手术区域，所以常被手术巾所覆盖，导管的移位、折叠等不易被发现，所以导管固定非常重要。一般经鼻插管比经口插管易于固定，为了使导管固定更安全还可用缝线固定导管于鼻翼、口角或门齿上，或使用手术贴膜固定导管于皮肤。

4. 术中监测

包括麻醉机功能监测、患者基本生命体征监测，根据需要增加中心静脉压、有创动脉压、颅内压、心排量、体温等其他指标的监测。

5. 远距离麻醉管理

由于手术医生占据了患者的头端位置，而使麻醉机远离头部。术中应严密观察有无气管导管或静脉输液管的扭曲、折叠、脱出，以及麻醉机回路的脱落等异常情况。

6. 长时间手术的躯体保护

包括眼睛的保护、鼻翼的保护、外周神经的保护。

7. 控制性降压

控制性降压有利于减少组织的渗血并提供一个干燥的手术野，使组织解剖易于辨认，也适合某些精细操作，如血管吻合术的要求。降压的实施可以通过加深麻醉、应用降压药物等，降压的过程中必须实施有创动脉监护。

五、麻醉后患者的处理

1. 拔管术

为确保拔管安全，麻醉医生应首先考虑两个问题。第一，套囊放气后导管周围是否漏气；第二，如果患者在拔管过程中出现气道梗阻，紧急通气包括外科建立气道是否可行。如果以上答案是肯定，则可尝试拔管。拔管前应准备好困难气道抢救车。充分供氧并吸尽患者气道分泌物和胃内容物。确认患者已完全清醒并且没有残留肌松作用，潮气量和每分通气量基本正常，SPO_2 维持 95%以上。

2. 急性喉痉挛的处理

立即吸除声门和会厌附近的分泌物，然后进行如下处理：

(1) 用 100%氧进行持续气道正压通气，同时应注意将下颌托起，以除外机械型梗阻因素，直至喉痉挛消失；

(2) 小剂量的丙泊酚(20–50mg)加深麻醉，直至喉痉挛消失；

(3) 如果上述处理无效，可应用短效肌松药来改善氧合或协助进行气管插管。

3. 术后恶心呕吐

对于术后恶心呕吐高危患者，可采取一些预防措施，如：

(1) 术后清除咽部的分泌物和血液，术后常规胃肠减压。

(2) 避免术后低氧血症和低血压。

(3) 预防和治疗可给予三联抗呕吐药，如昂丹司琼、氟哌利多和地塞米松。

4. 术后镇静与镇痛

用于术后镇静和镇痛的药物包括咪达唑仑、丙泊酚、芬太尼、非甾体类镇痛药。

第四节 眼科手术的麻醉

一、眼科手术麻醉要求

不同的眼科手术对麻醉要求的侧重点不同。外眼手术麻醉的重点在于完善的镇痛、预防眼心反射，内眼手术则应精确控制眼内压和严格制动。

1. 眼科手术须有完善的镇痛，术中保持一定的麻醉深度。

2. 眼科手术精细，常在显微镜下实施，术中须保证患者头部绝对制动，眼球应固定在中央位置。

3. 有效控制呼吸道，特别是术中保留自主呼吸时，须确保通气和氧供。

4. 有效预防和控制眼心反射，维持眼内压的稳定。

5. 平稳诱导，保持围术期血流动力学的稳定。

6. 部分视网膜脱离复位手术，术毕要求立即或尽可能短时间内改为俯卧位，以提高复位手术成功率。因此要求术毕即刻清醒且自主呼吸恢复满意，以满足这种特殊体位的要求。

7. 有效预防或降低术后呼吸抑制、剧烈疼痛、恶心呕吐等并发症。

二、眼科麻醉术前评估及准备

1. 病史的了解

小儿应了解是否有遗传性的各种综合征，应对这些伴随疾病的病理生理有所了解。Pierre–Robin 综合征、唐氏综合征、黏多糖综合征等需对气道进行评估，Pierre–Robin 综合征还应了解心脏和甲状腺功能。婴幼儿需评估其营养发育状况，以及是否存在感染、贫血、容量不足等病史。老年人应关注是否并存心脑血管疾病、慢性肺部疾病和肝肾功能异常等，以及合作程度。

2. 了解全身用药情况

充分估计患者近期的眼科局部或全身用药的药理作用及可能发生的药物相互作用，确定术前是否需要继续使用或停用。术前接受抗血小板或抗凝治疗的患者，存在眼术后出血的风险，术前需要停用抗血小板药或抗凝药，但还应权衡利弊，签署知情同意书。

3. 心理干预

眼科手术的患者术前多存在一定程度的视力障碍，加之对手术效果的担心，常使手术患者的焦虑程度高于其他手术，在术前访视时，麻醉医生与患者及家属充分沟通，减轻患者的紧张、焦虑和恐惧。

三、麻醉前用药

麻醉前用药应以不影响眼内压为原则，除闭角型青光眼外，不应禁忌阿托品。阿托品不仅可有效抑制呼吸道分泌物，还可在一定程度上预防眼心反射。眼外肌手术患者可预防性应用止吐药。

四、麻醉方法选择

1. 局部麻醉

成人外眼手术和简单的内眼手术均可在局麻下进行，包括表面麻醉、筋膜下阻滞、球后阻滞、球周阻滞，监测生命体征。

2. 清醒镇静术

不仅降低患者的焦虑水平，增加合作程度，还可以减少对手术的不良记忆，增加患者和术者的满意度。在保持局部麻醉手术优势的同时，使其能够耐受更长、更复杂的手术，对术后需即刻俯卧位的患者尤为有益。

3. 全身麻醉

多数儿童以及不能交流合作的成年人及创伤大、疼痛明显的眼科手术需要全麻，眼科全麻首选喉罩通气。

五、麻醉管理

1. 局麻手术中慎重使用镇静药物，以能满足手术要求的适当镇静水平为安全。避免用量过大引起呼吸循环抑制。

2. 手术中头部被无菌单覆盖，术中维持呼吸道通畅，妥善固定气管导管或喉罩。

3. 术中严密监测，如出现眼心反射，立即暂停手术，静脉注射阿托品，并适当加深麻醉。

4. 保持足够的麻醉深度，防止眼球运动、咳嗽、屏气及高血压。

六、眼科手术术后镇痛

一般眼科手术后疼痛的程度并不剧烈，斜视、视网膜脱落复位和巩膜冷冻手术，睫状体光凝术后发生疼痛的机会较多。术中或术后加用局部麻醉如球后阻滞，是治疗眼科手术后疼痛的最直接有效的方法。最常用的眼科镇痛药物有非甾体类抗炎药，曲马多或阿片类制剂。

第五节　颈部手术的麻醉

颈部手术主要包括颈部肿瘤、甲状腺和甲状旁腺疾病、颈部淋巴结疾病、先天性畸形、颈椎疾病、血管性疾病以及外伤等手术。因毗邻气管、颈部大血管和神经，部分甲状腺和甲状旁腺疾病还伴有内分泌的变化，手术和麻醉处理有一定的难度。

一、麻醉方法选择

全身麻醉适用于绝大部分颈部手术；颈丛阻滞(包括颈深丛和颈浅丛阻滞)多用于短小手术；颈部硬膜外阻滞和针麻，也可选用。

二、颈丛神经阻滞术前准备

1. 对患者全身状况进行术前评估，以了解器官与系统的功能状态。

2. 了解病变与气管的位置关系，重点了解是否有气管压迫、对呼吸有无影响以及影响的程度。对于难以保持上呼吸道通畅者应禁用颈丛神经阻滞麻醉。

3. 了解病变与颈部血管的位置关系，评估术中出血的风险程度。

4. 通过超声引导技术提供精准的神经和局麻药定位，提高神经阻滞的成功率，减少并发症。

三、颈丛神经阻滞注意事项

1. 颈丛神经的周围有椎动脉，深处还有硬膜外间隙和蛛网膜下间隙，穿刺时须特别注意，切忌将针尖向内向后侧穿入过深；注药前必须回吸，反复确认无血液和脑脊液回流方可注药，并且保持针头位置不变，每注射 1～2ml 回抽一次，注药 2～3ml 后观察无全脊髓麻醉及局麻药中毒反应，然后再注入余药。

2. 颈部胸锁乳突肌下方为颈总动脉，在甲状软骨水平分为颈内、外动脉，在分叉处即是颈动脉窦，有维持机体血流动力学稳定的压力感受器。颈丛阻滞后可能由于颈动脉窦压力感受器反射的抑制而引起血压升高，特别是甲状腺手术更为多见，应引起重视。应备用艾司洛尔、尼卡地平等药物。

3. 双侧颈深丛阻滞时有可能阻滞双侧膈神经和(或)双侧喉返神经而引起呼吸抑制，原则上应避免双侧颈深丛阻滞。如必须行双侧颈深丛阻滞，则应先阻滞一侧颈深丛，观察 30 分钟后，如果未出现呼吸抑制，再行对侧颈深丛阻滞。

4. 在阻滞效果确切、自主呼吸充分的患者，如情绪紧张或有体位不适等难以耐受时，可辅以小剂量镇静镇痛药物。但在阻滞效果不佳、难以满足手术要求，而且又不能有效控制气道的患者，切忌反复加用镇静、镇痛药物，以免发生呼吸抑制，引起不良后果。此种情况下，应及时改行气管内插管全身麻醉。

5. 颈部富含血管、神经和感受器，手术刺激或牵拉常导致循环和呼吸功能紊乱，麻醉期间应密切监测并采取有效措施加以防治。

6. 甲状腺的血液供应十分丰富，手术期间或术后易发生出血，严重者可致呼吸道梗阻，因此应建立通畅的静脉通路，以应对术中误伤颈部血管导致大量出血，一旦发生切口深部血肿压迫气道须立即打开缝合切口，并迅速建立可靠气道。

7. 来自迷走神经的喉返神经支配声带的活动，喉上神经的内支支配喉黏膜感觉，其外支则支配环甲肌运动，使声带紧张。手术操作若损伤喉返神经则可造成声音嘶哑，甚至呼吸困难。

8. 器质性心脏病、高血压、冠状动脉病变、糖尿病患者局麻药内禁用或慎用肾上腺素。

四、全身麻醉操作要点

1. 颈动脉手术中，特别在实施颈内(总)动脉阻断期间，应监测脑供血和中枢神经功能

脑电图描记、脑干诱发电位、脑血流多普勒测定仪、脑氧饱和度监测仪以及颈内静脉氧分压测定等，均可从不同侧面评价脑血供情况。

2. 麻醉诱导和建立人工气道。

(1) 在无强迫体位、无呼吸道受累的颈部手术患者，麻醉诱导和气管插管可按常规方案进行。

(2) 对于有气管受压，特别是已出现呼吸困难的患者，宜在充分表面麻醉的条件下，行清醒气管插管；或是在适度镇静、镇痛复合表面麻醉的条件下，行“遗忘镇痛慢诱导”气管插管。估计术后还须较长时间带管的患者，应行经鼻气管插管。

(3) 对估计有“困难气道”的患者，可选用纤维支气管镜、硬质纤维喉镜、插管型喉罩、可视插管型喉罩等特殊气管插管器械予以解决。

3. 麻醉维持

吸入麻醉、全静脉麻醉以及静吸复合麻醉均可有效、安全地用于颈部手术的麻醉维持，但在某些特殊手术中，药物选择有其特殊性：

(1) 甲状腺功能亢进和甲状旁腺功能亢进患者不宜使用有拟交感作用的药物如氯胺酮、哌替啶、氟烷等。术中维持适宜麻醉深度，避免麻醉过浅。甲状腺功能减退患者可能对麻醉及镇痛药物比较敏感，应使血压和心率处于适当水平。

(2) 如术中须借助神经刺激仪识别神经时，则不宜使用肌肉松弛药。

(3) 如术中牵拉、挤压甲状腺时出现心率增快，可静脉泵注短效 β–受体阻滞剂如艾司洛尔。

(4) 小儿斜颈手术因术后须使用石膏固定，故麻醉维持应选用可控性好、恢复快而平顺的药物，以免麻醉恢复期发生恶心、呕吐时因头部固定导致误吸。

(5) 在某些出血风险较大的手术，术中可通过控制性降压以减少失血。

4. 麻醉恢复

(1) 手术结束后，应待患者完全清醒、咽喉保护性反射恢复后方可考虑拔除气管导管。

(2) 由于诸多因素影响，部分患者拔除气管导管后，可能出现急性呼吸道梗阻。为预防此种严重并发症，必须等患者完全清醒后，首先放入可通气的气管交换导管，观察患者呼吸道是否通畅，呼吸是否平稳。如果情况良好，则可考虑完全拔除气管导管，并继续观察是否出现呼吸道梗阻。如果拔管后出现呼吸困难可立即沿交换导管重新置入气管导管。

(3) 麻醉恢复期拔除气管导管时，多种因素可能导致气道梗阻，如血肿压迫、气管塌陷、双侧喉返神经损伤以及喉头水肿、喉痉挛等。故在拔除气管导管的同时，应准备好再次建立人工气道(气管插管或切开)，包括药品、器具和心理的准备。

(4) 对于发生气道梗阻风险较大的患者，应保留气管导管至术后 24 小时，经治疗、处理后，再考虑拔除气管导管。

五、全身麻醉注意事项

1. 为防止术中导管受压变形导致呼吸道梗阻，应选用带有金属环丝的“加强型气管导管”。

2. 对有呼吸道狭窄的患者，应多准备几种型号的气管导管；气管插管的前端应越过狭窄部位；导管插入时应轻柔，以免损伤气管，特别是软化和变薄的气管壁更易被损伤。

3. 颈部手术在分离、牵拉或压迫颈动脉窦时，可引起血压降低、心动过缓，甚至心脏骤停。术中为了避免此严重并发症的发生，可用少许局麻药液在颈动脉窦周围行浸润阻滞；一旦出现此并发症，应立即停止手术，并静脉注射阿托品，必要时采取心肺复苏措施。

4. 颈动脉手术中，常须暂时阻断颈总动脉或颈内动脉，但阻断时间不应长于 20 分钟。阻断期间，应采用前述监测方法监测脑血流和中枢神经功能，同时应避免过度通气，并适当增加动脉压，以利于颅内侧支循环的血流灌注。

5. 甲状腺功能亢进症患者使用肌肉松弛药时应特别慎重，因甲状腺功能亢进症患者常合并有肌病或肌无力。肌肉松弛药应选用对心血管影响小、作用时间短的药物。术后应尽量避免出现肌肉松弛药的残余作用。如需对肌肉松弛药的残余作用进行拮抗时，也应避免使用阿托品而改用格隆溴铵与抗胆碱酯酶药复合使用。

6. 甲状旁腺功能亢进患者尽管存在肌无力症状，但由于高钙血症，对非去极化肌肉松弛药呈抵抗效应，而对去极化肌肉松弛药可能敏感。故术中应注意神经–肌肉接头功能的监测，并以此指导肌肉松弛药的使用。

7. 颈部椎管狭窄手术中，颈部脊髓在解除压迫后，术后有发生反应性水肿的可能，特别是在术前脊髓受压比较严重的患者。术中须与术者及时沟通，了解发生此并发症的风险程度。必要时保留气管导管至术后24～48小时，经激素、脱水等治疗，待水肿减轻或消除后，再考虑拔除气管导管。

六、全身麻醉并发症

1. 喉返神经或喉上神经损伤

(1) 因手术中切断、缝扎或钳夹喉返神经可造成其永久性或暂时性损伤。喉返神经主干损伤者，声带处于中间部位；前支损伤者，内收肌瘫痪使声带外展；后支损伤则外展肌瘫痪致声带内收。双侧喉返神经损伤时，可出现呼吸困难甚至窒息，须立即行气管造口以解除呼吸道梗阻。

(2) 喉上神经内支损伤使喉部黏膜感觉丧失而易发生误吸，而外支损伤则使环甲肌瘫痪而使声调降低，一般经理疗或神经营养药物治疗后可逐渐恢复。

2. 低钙血症

甲状旁腺切除术后或甲状腺手术操作误伤甲状旁腺或使其血液供给受累，术后24～48小时后出现甲状旁腺功能低下，可使血钙浓度降至2.0mmol/L以下，导致神经、肌肉的应激性增高，而在术中或术后发生手足抽搐，严重者可发生喉和膈肌痉挛，引起窒息甚至死亡。故麻醉后应予以注意，事先做好气管插管的准备。发生手足抽搐后，应立即静脉注射10%葡萄糖酸钙或静脉输入氯化钙溶液。

3. 甲状腺危象

在甲状腺功能亢进症术中、术后均可出现，但多发生于术后12～36小时。患者通常出现心动过速或房颤等严重心律失常；高代谢状态，发生呼吸性和代谢性酸中毒；心力衰竭、肺水肿；循环休克；恶心、呕吐、腹痛、腹泻；重度烦躁甚至昏迷。甲亢危象死亡率极高，防治的关键在于术前的充分准备。治疗包括应用抗甲状腺药物，口服碘剂，应用β受体阻滞药、糖皮质激素，纠正水、电解质及酸碱平衡紊乱，呼吸支持，降温等对症治疗。

第六节　胸科手术的麻醉

一、对患者的评估与术前准备

1. 患者评估

开胸非心脏手术的麻醉，由于体位的改变，开胸后胸内压的变化、纵隔移位及单肺通气等对呼吸功能和循环功能均产生影响。术前评估的重点是了解呼吸和循环的代偿状态。

⑴ 病史与体检：重点了解有无心肺疾病史、症状与体征。

肺部疾病主要表现为咳嗽、痰量增多、呼吸困难、胸痛、咯血、肺内哮鸣音、啰音等。

对气道分泌物较多者，应了解 24 小时的排痰量及性质。注意支气管扩张或肺脓肿的严重程度。术前应给予抗生素治疗、雾化吸入、体位引流，待感染控制，排痰量明显减少后，方可安排手术麻醉。

呼吸困难者，说明病情较重，应明确肺部疾病的性质、程度，判断肺部疾病属阻塞性肺损害亦或限制性和混合性肺损害，同时应注意有无心脏疾病引起的呼吸困难。

咯血：应注意咯血量。急性大量咯血可阻塞呼吸道导致窒息。术前应正确评价患者心血管功能状况及代偿能力，对伴有高血压病且血压未得到有效控制、糖尿病、肥胖、心脏病、慢性心力衰竭者会降低麻醉的耐受性，应给予高度重视。

原发性高血压病：如血压持续高于 180/110mmHg 时，心脑血管意外发生率明显增加，术前应给予系统内科治疗和准备。

糖尿病：存在机体代谢紊乱、心血管及肾脏损害，以及易感染等危险因素。术前空腹血糖应控制在 8mmol/L 左右，酮体应为阴性。急诊患者亦应防止发生酮症酸中毒，以免发生不可逆昏迷。

⑵ 实验室及特殊检查：除常规检查及肝肾功能检查外，术前应做动脉血气分析，了解肺通气和换气功能。

心电图如有 P 波＞2.5mm、电轴右偏、右室肥大、完全性或不完全右束支传导阻滞，表明患者存在右心超负荷。

开胸手术前麻醉医师应亲自阅读胸片（正侧位）或 CT，以了解患者有无气道受压及偏移，估计气管插管难度及气道通畅度；有无肺不张、肺部感染、肺大疱、肺脓肿，明确健侧肺或非开胸侧肺保护问题。

2. 术前准备

控制急性呼吸道感染和治疗慢性肺疾病：

⑴ 急性呼吸系统感染治愈至少 2 周后方可安排择期手术。

⑵ 戒烟：理想的戒烟时间为 8 周。

⑶ 应用抗生素治疗。

⑷ 药物控制支气管哮喘或喘息性支气管炎。

⑸ 平喘祛痰治疗。

⑹ 体位引流。

⑺ 持续低浓度（25%～35%）吸氧。

⑻ 治疗肺心病。

⑼ 纠正营养状态。

二、麻醉选择与处理

1. 麻醉前用药

胸内手术患者麻醉前应依据患者年龄、全身状态、麻醉方法，在药物种类、给药时间和给药途径上实行个体化方案。手术前一晚可依据患者精神状态给予适量的地西泮或咪达唑仑，促其入睡。

肺、肝功能好的患者应常规给予术前用药。已有低氧血症和高碳酸血症的患者，术前禁用有呼吸抑制作用的药物。

2. 麻醉选择

可选择全身麻醉(静吸复合或全凭静脉麻醉)，或全身麻醉联合胸段硬膜外阻滞或椎旁神经阻滞。全麻药物应选择镇痛、镇静作用好，对心血管系统抑制轻，术毕清醒快，无组胺释放，对气道无刺激，不增加分泌物的药物。

3. 术中监测

基本监测包括：血压、心率、心电图、SpO_2、心前区或食管内脉率、吸入氧浓度、体温、尿量等。对高危和有特殊难度的患者，可选用有创动脉监测、CVP、$P_{ET}CO_2$、血气分析，必要时测肺动脉压和心排血量。

三、气管手术麻醉特点

包括气管部分切除及隆突成形术。由于气管狭窄(肿瘤占位或气管创伤)导致麻醉插管困难，必须选择两次插管。第 1 次将气管插管放置于狭窄部位上方解决通气；第 2 次插管应在肿瘤或狭窄部位下方气管切一环状口，在手术台上由医师将气管插管经切口处插入气管或支气管再进行通气。两侧气管断端吻合时，拔除第 2 次插管，将原气管插管小心通过吻合口进行通气(图 7-1)。由于该手术在一段时间内气管开放，单纯吸入麻醉较难维持，应做全静脉麻醉。气管手术后患者苏醒应平稳，除采用 PCA 镇痛外，还应在 ICU 监护治疗。

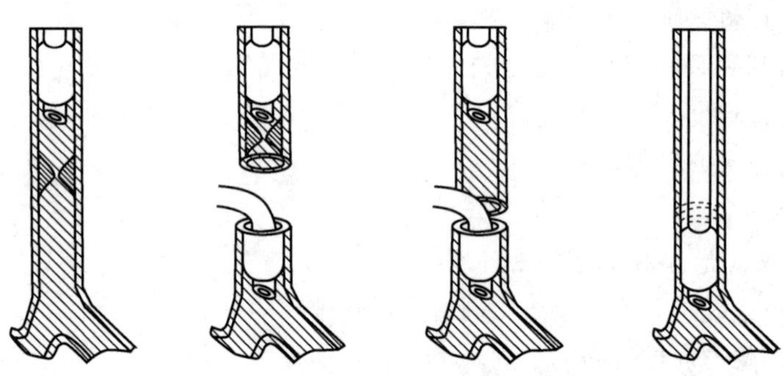

图 7-1　气管部分切除术二次插管

四、单肺麻醉

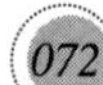

1. 单肺麻醉的适应证

(1) 防止肺内感染物播散到健肺；

(2) 大咯血；

(3) 支气管胸膜瘘；

(4) 肺囊肿，肺大疱；

(5) 气管、支气管断裂或重建术；

(6) 肺泡蛋白沉积症；

(7) 胸腔镜手术；

(8) 肺叶或全肺切除术。

2. 单肺麻醉的实施

单肺麻醉多数采用双腔支气管插管，少数采用单侧支气管插管或支气管堵塞器。

双腔管的选择：

(1) 右肺手术选左侧双腔管行左肺通气；

(2) 左肺手术选右侧双腔管行右肺通气；

(3) 右侧支气管插管有可能堵塞右上肺叶开口而通气不良，故左侧双腔支气管插管较常用于单肺通气。

双腔管插入后，双肺分别通气，经听诊及纤维支气管镜检查确定导管位置后再摆体位，并再次听诊及纤维支气管镜检查确定导管的位置是否到位。

单肺通气时由于气体交换的改变(由双肺变为单肺)和肺动静脉分流的增加，可导致低氧血症。因此单肺通气初期 15 分钟，应严密观察患者对单肺通气的耐受性，如 $SpO_2 \leqslant 90\%$，采用其他方法后，仍不能改善者，应恢复双肺通气。

单肺通气的管理尚应注意以下问题：

(1) 术前进行呼吸锻炼、戒烟、治疗呼吸道感染等肺部疾病。

(2)-保护性肺通气策略避免单肺通气中低氧血症的发生。可采用小潮气量、低气道压通气等保护肺免遭机械通气的损伤。

(3) 定时做动脉血气分析，以调整单肺通气的呼吸参数，保证其效果。

(4) 健肺加用 PEEP ($5cmH_2O$)后，低氧血症仍无改善，可采用术侧肺加用 CPAP 持续吹氧或高频通气给氧，必要时间断行双肺通气。

(5) 全肺切除时，应尽早行术侧肺动脉结扎，消除肺内右向左分流，$PaCO_2$ 亦可下降。

(6) 尽量缩短单肺通气的时间，单肺通气 1 小时左右，可间断行短时间的双肺通气，对预防术后肺不张有益。

(7) 双腔插管并发症：主要为喉头损伤；气管、支气管损伤破裂；导管对位不正，影响通气。

五、胸腔镜手术麻醉

其特点是比单纯开胸手术创伤小，除行探查、获取病理标本等小手术可双肺通气外，肺叶切除、食管癌切除等手术必须行全麻下的单肺通气。一些手术在术毕时仍需切小口开胸取标本，该情况下通气等管理应等同于前述开胸术。

六、胸内手术的术后处理

1. 胸内手术麻醉后

应加强神志意识、呼吸、循环、酸碱平衡、出血和渗血量、尿量等全面的生理监测，及时发现、处理异常情况。

2. 呼吸功能维护与处理

胸内术后肺功能的改变与术前患者肺功能受损程度、手术大小、手术时间、呼吸力学改变有关。可能存在肺膨胀不全、肺容积下降、功能残气量下降、肺泡通气/血流(V_A/Q)比值失调、肺内右向左分流、呼吸做功增加、肺顺应性下降、肌松药和镇痛药残余作用、分泌物排除不畅等情况。

胸内术后有 40%～60%的患者可能发生呼吸功能不全。多数患者术后可清醒并拔除气管插管，少数有较重的慢性肺疾病患者术后出现明显低氧血症，需进一步的治疗。

拔管前吸氧，适当膨肺，拔管后面罩吸氧，如患者已清醒，可鼓励深吸气、咳嗽交替进行后面罩吸氧。

3. 术后早期严重并发症

(1) 心包疝形成：胸内手术如需打开心包会形成一缺损，下列因素可形成心包疝：较强的胸内负压引流、较高的通气压力、体位不当。临床表现为突然血压下降、心律紊乱、上腔静脉综合征。处理：立即开胸探查。预防：患者取患侧卧位，行低压通气。

(2) 术后大出血：由于肺血管结扎线脱落所致，需立即开胸止血。

(3) 支气管胸膜瘘和张力性气胸：多为支气管残端脱结，导致严重通气不足。应立即解除张力性气胸，需再次开胸探查。

4. 术后镇痛

术后镇痛有利于减少呼吸并发症，利于患者做深呼吸、咳嗽、排痰和下床活动。方法有患者自控镇痛、胸膜间镇痛、肋间神经阻滞等。

第七节　心脏直视手术的麻醉

一、麻醉前检查与准备要点

1. 阅读病历

重点了解心脏病史、心功能、肺功能、肺动脉高压程度，以及各种特殊造影、功能检查及血生化结果、营养状况、近期有无感染等。

2. 体检

主要为浅表静脉、颈部静脉充盈程度及桡动脉搏动情况，做双侧 Allen 试验。

3. 详细了解患者应用利尿剂、洋地黄制剂、钙通道阻滞剂及 β-受体阻滞剂的时间和剂量。

4. 交待术前常规禁食 8 小时，1 岁以下婴儿术前 2 小时可给适量糖水。

5. 术前足够镇静，但要注意对呼吸、循环的影响。

6. 麻醉前药物准备包括麻醉药物、血管活性药物、抗心律失常药物、肝素、鱼精蛋白及心肌保护药物等。

二、麻醉维持与管理要点

1. 选择对心肌抑制轻，对血流动力学影响小的麻醉药物，维持循环稳定。

2. 经中心静脉采血查激活凝血时间(ACT)生理值。转流前查动脉血气、电解质、血糖、血细胞比容作为基础值。

3. 输液种类依病情需要，输液速度与量参考中心静脉压、动脉压及尿量。婴幼儿用量约为 2～4ml/(kg•h)，并参考监测指标。

4. 开始体外循环前，经全身肝素化后 5～8 分钟查 ACT，ACT＞300s 时可行心内插管，

ACT＞480s 可转机。转机后由于血液稀释，为避免麻醉过浅而引起机体不良应激反应和术中知晓，转机前及体外循环中应及时用麻醉药物加深麻醉。

5. 开始体外循环后，依手术要求和对心、脑保护的需要，可选择中度低温（26℃～28℃）；浅深低温（24℃～26℃）；深低温（20℃～22℃）；超低温（20℃～16℃）。

6. 开始体外循环后停止静脉输液。维持平均动脉压（MAP）6.6～9.3kPa（50～70mmHg），中心静脉压：0～0.04kPa（0～0.3mmHg）。定时查血气、血红蛋白、血细胞比容、电解质、ACT，记录尿量及性状，并及时予以调整在生理范围。

7. 开始体外循环后达正常流量时应停止机械通气，呼吸囊内充气维持气道压力为5cmH_2O，如有肺动脉高压，可维持 20cmH_2O 压力，以减少回心血量，有利于心内操作。在左心切开至缝合过程中，不应有患者自主呼吸或辅助呼吸，因可使空气进入肺静脉，引起脑血管和冠状动脉的空气栓塞。

8. 观察患者面部颜色，颈部、腮腺及球结膜有无肿胀，瞳孔大小、形状，随时与灌注师和术者沟通。

9. 主动脉开放前在循环机内注入利多卡因 2mg/kg，有利于心脏自动复跳及室颤消除。室颤粗大可用电除颤。

10. 主动脉开放后如果心脏膨胀，心室细颤，可适量应用肾上腺素或异丙肾上腺素；如心脏复跳困难，低血压，除用上述药外，应尽量提高灌注压。

11. 恢复机械通气，检查体温、动脉压、中心静脉压、尿量及尿性状、心律、心率、血气及电解质、血红蛋白、血细胞比容。准备升压药及血管扩张药。

12. 辅助循环时间应依循环功能恢复情况决定，基于心肌氧供考虑，辅助循环时间为阻断时间的 1/4 左右为佳。

13. 停体外循环，拔除心内导管后，按肝素量 1～1.5 倍鱼精蛋白拮抗，注意静推速度，避免血压下降。如需要，可输入新鲜血或成分输血，维持平均动脉压＞60mmHg，CVP10～15cmH_2O，复查 ACT、血气分析及电解质。尿量每 100ml 补 10%氯化钾 1.5ml。低镁血症可给予 0.13～0.5g 氯化镁纠正。

14. 手术结束吸除呼吸道及口腔分泌物后，送患者回 SICU。

15. 运送患者应由麻醉医师和手术医师参加，应备氧气瓶，用简易呼吸囊，严密观察生命体征，保护并维持好静脉通路及升压药、降压药及输液速度，到达 ICU 应详细交接，待病情稳定方可离开。

三、二尖瓣狭窄的病情及麻醉特点

1. 左心房压力和容量负荷增加，左心房扩张，易发生房颤和形成血栓。心动过速减少舒张期充盈时间，左心房压力增加，易出现肺水肿。左心室充盈受损，心排血量下降。

2. 肺静脉压和肺血管阻力增高，右心室压力增加。长期肺动脉高压，引起三尖瓣反流，进一步发展，导致右心衰竭。

3. 临床表现，伴有充血性心衰的表现如咯血、端坐呼吸、下肢水肿、两颊发绀。

麻醉处理

1. 术前用药

原则是在不影响患者呼吸、循环功能的前提下，给患者以充分的镇静，预防心动过速。

2. 维持适当的左心室前负荷

低血压可因低血容量引起，但要避免补液过快，发生肺水肿。

3. 避免心率过快

控制房颤患者的心室率，可以给予洋地黄、β-受体阻滞剂或钙通道阻滞剂。

4. 体外循环前慎用血管扩张药

血管扩张药对体循环的降压作用强于肺循环，因此血管扩张药可因灌注压的降低引起右室心肌缺血，加重心功能不全。

5. 术前尽可能纠正心衰

房颤心室率控制在100次/分以内，补充血容量，维持酸碱平衡和电解质平衡。

6. 缓慢麻醉诱导

狭窄未解除前不宜使用强效强心药与升压药。

7. 心肌收缩力

许多患者在体外循环后需要强心药物支持。

8. 体循环阻力

宜维持后负荷在正常水平。

9. 肺血管阻力

避免缺氧和二氧化碳蓄积等原因引起的肺动脉压升高。

四、二尖瓣关闭不全的病情及麻醉特点

1. 病因有二尖瓣脱垂、缺血性心脏病、风湿性心脏病及心内膜炎致乳头肌断裂。

2. 左心房和左心室容量负荷增加，室壁张力增加。急性导致左心室功能障碍，慢性引起左心室扩张和肥厚。

3. 反流量取决于左心室和左心房的压力梯度、瓣口面积和射血时间。

4. 后期临床表现为充血性心衰症状。

麻醉处理

1. 维持足够的左心室前负荷，避免外周血管阻力增高。

2. 正常或相对的心率增快，有助于降低心室容积，使反流减少。

3. 避免心肌抑制，许多患者在体外循环前、后需要强心药物支持。

4. 减轻后负荷有助于缓解病情，避免体循环阻力增加。

5. 保证足够血容量。

五、主动脉瓣狭窄的病情及麻醉特点

1. 病因有风湿性心脏病、二瓣叶狭窄及瓣膜进行性钙化。

2. 呼吸困难、疲劳和心悸、心绞痛、晕厥和猝死。

3. 左心室(压力)后负荷增加，心肌肥厚、韧性增加。心房收缩在维持左心室充盈方面非常重要。

4. 心室内压的增加、左室的肥厚加上冠状动脉灌注压的下降，可导致心肌缺血。

5. 重度主动脉瓣狭窄的患者若合并ST-T继发改变和左束支传导阻滞，警惕心律失常恶化可能。

麻醉处理

1. 麻醉诱导与维持

尤其是主动脉瓣严重狭窄的患者，应特别小心维持血流动力学稳定，维持冠状动脉灌注压。麻醉诱导时备好血管收缩药，如去氧肾上腺素或去甲肾上腺素，及时并积极治疗因血管扩张引起的低血压。

2. 左心室前负荷

避免前负荷过低。慎用扩血管药物，因其降低前负荷而减少心排血量。

3. 心率、心律

重度主动脉瓣狭窄患者心率过慢时每搏量受限无法达到正常的心输出量，心率过快使舒张期缩短，增加心肌氧耗，因此维持窦性心律和正常心率(50～70 次/min)十分重要。

4. 体循环阻力

重度主动脉瓣狭窄患者左心室射血阻力主要来自狭窄的主动脉瓣，降低后负荷不能减少左心室射血阻力，反而会由于血管扩张降低血压及冠状动脉灌注压，减少心肌灌注而诱发心肌缺血。因此要维持一定的后负荷，以保证冠状动脉灌注。

5. 心肌保护

对有心肌肥厚者，可进行冠状静脉窦逆行灌注来保证充分的心肌保护。

6. 缓慢进行麻醉诱导，避免强烈的插管应激反应

7. 避免应用强效正性肌力药提升血压，因会加重心肌缺血

六、主动脉瓣关闭不全的病情及麻醉特点

1. 病因有风湿性心脏病、心内膜炎、创伤及主动脉扩张性疾病(动脉瘤、梅毒和马方综合征)。

2. 左心室容量负荷增加，室壁张力增加。急性主动脉瓣关闭不全可导致左心室功能障碍；慢性者多引起左心室向心性肥厚，伴左心室容积增加和左心室压力轻度增加。进一步发展，导致左心室功能不全。

3. 终末期表现为充血性心衰，表现为心脏扩大及脉压增宽。

麻醉处理

1. 麻醉诱导与维持

高度依赖内源性交感张力。避免使用任何有心肌抑制和心率减慢的药物。麻醉诱导时一旦出现低血压，宜使用正性肌力药如小剂量麻黄碱或多巴胺，不宜单纯使用血管收缩药，必要时在麻醉诱导前就给予正性肌力药物支持。

2. 左心室前负荷

维持充足的前负荷。

3. 心率

保持正常心率或轻度升高，维持稍快的心率(80～90 次/min)较为理想。

4. 心肌收缩力

维持心肌收缩力。

5. 体循环阻力

宜降低后负荷，改善前向血流。避用血管收缩药以免加重反流。

6. 补充血容量

七、冠状动脉旁路移植术的麻醉特点

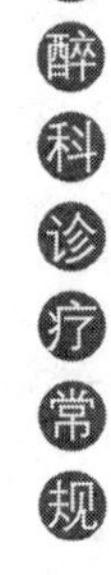

1. 概念及治疗原则

(1) 冠状动脉粥样硬化性心脏病是由冠状动脉粥样硬化斑块所导致的冠状动脉管腔狭窄，甚至完全堵塞，使冠状动脉血流不同程度地减少，引起心肌氧供与氧需失去平衡，而导致的心脏病，简称冠心病。作为全身动脉粥样硬化的一部分，冠状动脉粥样硬化表现为冠状动脉某部位的脂质、黏多糖、血小板及钙等的沉着，形成粥样硬化斑块，导致冠状动脉狭窄、血流储备能力下降，当心肌耗氧量增加时，产生心绞痛，甚至发生心肌梗死。另外，冠状动脉痉挛也是心肌缺血发生的一重要原因。

(2) 目前冠心病的治疗主要包括 3 种，即药物治疗、介入治疗和冠状动脉旁路移植术。药物治疗是最经典的治疗方法，仍然占据重要地位。冠心病经药物治疗无效，介入治疗后再狭窄或不适于介入治疗，心肌梗死后发生严重并发症如室壁瘤、室间隔穿孔和乳头肌断裂，经冠状动脉造影发现其主干或主要分支明显狭窄而远端血管通畅时，均适于外科手术治疗。主要方法包括冠状动脉旁路移植术(CABG)、室壁瘤切除或折叠术及室间隔穿孔修补术等。

2. 心肌氧供与氧耗的决定因素及左、右心室冠状动脉供血的时相差异

(1) 心肌氧供的主要决定因素：动脉血氧含量和冠状动脉血流(CBF)。动脉血氧含量取决于血红蛋白浓度、血氧饱和度和氧分压；CBF=冠状动脉灌注压(CPP)/冠状血管的阻力(CVR)。心肌代谢产物、自主神经张力、内分泌激素水平及冠脉解剖等因素均可影响 CVR，CPP 主要受血流动力学因素的影响。

(2) 心肌氧耗的决定因素：心率、心肌收缩力和心室壁张力。其中心率是最主要的影响因素，室壁张力受心室内压(后负荷)、心室腔大小(前负荷)及室壁厚度等因素的影响。

(3) 左、右心室冠状动脉供血时相的差异：供应左心室的冠状动脉血流 85%来自舒张期，只有 15%来自收缩期；大部分血流供应左心室心外膜和心肌中层，而左心室心内膜下血流则全部来自舒张期。心肌收缩时，室内压增加，内膜下心肌收缩，导致内膜下小动脉关闭，故左心室心内膜下最易发生缺血。大多数人的冠状动脉为右优势(后降支起源于右冠状动脉)，由于右冠状动脉主要供应右室壁，故其收缩期与舒张期均有供血。

3. 冠心病心绞痛的分类和药物治疗

(1) 根据 WHO 将心绞痛分为两型，劳力性心绞痛和自发性心绞痛。劳力性心绞痛又分稳定劳力、初发劳力及恶化劳力性心绞痛；自发性心绞痛根据发作时 ST 段压低或抬高分为单纯自发型(ST 段压低)和变异型心绞痛(ST 段抬高)。

(2) 稳定劳力性心绞痛治疗以 β-受体阻滞剂为主，辅以硝酸酯类血管扩张药。初发劳力性心绞痛，由于病程短，临床表现差异大，常采用硝酸酯类、钙拮抗剂、β-受体阻滞剂、抗血小板药等多种药物的联合治疗。对恶化劳力性心绞痛，常并用硝酸酯类及钙拮抗药以预防冠状动脉收缩，疼痛发作频繁时，常持续静脉滴注硝酸甘油。自发性心绞痛治疗药物以钙拮抗剂主，有时需两种钙拮抗剂联合应用。对变异型心绞痛一般不主张单独应用 β-受体阻滞剂。

麻醉处理

1. 术前用药

(1) 一般情况下，术前治疗用药如 β-受体阻滞剂、钙离子拮抗剂及硝酸酯类药物应持续应用至手术当日，并根据术前心绞痛的性质、心绞痛控制的程度及心率、血压等调整药物的剂量，必要时适时加量。术前应停用血管紧张素转换酶抑制剂(ACEI)和血管紧张素Ⅱ受体拮抗剂，防止围手术期发生顽固性低血压。

(2) 应用镇静类药物应根据患者用药史及年龄等具体情况，特别是心功能状况合理选择，以消除患者的紧张情绪，给予充分镇静。

2. 麻醉诱导与维持

(1) 麻醉诱导：原则是根据患者的具体情况选择合理的药物与剂量，避免血流动力学的明显波动，维持心肌氧供需平衡及机体重要脏器的有效灌注。目前临床上最常用的阿片类药物是芬太尼(诱导剂量 5～20μg/kg)或舒芬太尼(诱导剂量 1～3μg/kg)，对于拟在手术结束后早期快速拔管的患者可选用瑞芬太尼［0.2～0.5μg/(kg•min)］。根据具体情况可选用咪达唑仑(3～5mg)、依托咪酯(0.3mg/kg)或丙泊酚(0.5～1mg/kg)给予镇静。为达到适宜的麻醉深度，并抑制气管插管时的应激反应，避免气管插管前低血压，应缓慢、间断地推注药物，同时，注意心电及有创动脉压的变化。如麻醉诱导期间出现不可耐受的低血压，可静脉给予小剂量麻黄碱(3～6mg)或去氧肾上腺素(0.05～0.2mg)。

(2) 麻醉维持：冠心病患者的麻醉维持要求循环稳定，血压和心率不应随着手术刺激的强弱而明显上下波动。一般而言，术前心功能较好的患者，只要尿量满意，内环境稳定，无代谢紊乱，混合静脉血氧饱和度(SvO_2)＞70%，体外循环前心率可维持于 50 次/min 左右，但应注意容量的控制，避免容量过度。血流重建前控制心率(50 次/min 左右)，维持血压偏低状态(收缩压 90～100mmHg，对无高血压病史的患者，更有利于心肌的氧供需平衡及氧储备。对于心功能较差，需要较高的交感张力来维持心排血量的患者，则应努力避免对心肌的任何抑制，必要时给予正性肌力药物来辅助循环，也可以主动脉内球囊反搏辅助治疗。

3. 体外循环冠状动脉分流移植术(CABG)的麻醉

(1) 心肌保护和重要脏器灌注：大多数患者体外循环期间采用主动脉根部插管正行灌注冷晶体停跳液；冠状动脉病变严重患者为加强心肌保护可采用主动脉根部插管和冠状静脉窦插管行正行、逆行灌注。体外循环期间机体其他重要脏器的保护依赖于低温及较高的灌注压(50～80mmHg)，维持 SvO_2 在 75%以上。

(2) 体外循环期间低血压与高血压的处理　转流开始后由于多种因素的影响，灌注压往往较低(30～40mmHg)，一般可通过增加体外循环流量维持血压在可接受的水平，如血压持续在低水平，可通过体外循环给予单纯 α 受体兴奋剂，如去氧肾上腺素 50～100μg，往往可获得满意效果，但应注意患者对去氧肾上腺素的反应差异很大。由于多数冠心病患者年龄较大，常合并高血压及全身动脉硬化，转流中应根据患者的年龄、体温、有无合并症等多种因素确定合适的血压，一般应维持较高的流量和较高的灌注压。体外循环期间高血压一般可通过加深麻醉、应用血管扩张药处理。

(3) 停机后的处理：停机后的处理主要包括正性肌力药物、血管扩张药、β-受体阻滞剂或钙通道阻滞剂等的应用，这是冠心病麻醉的重要环节之一。

①冠心病患者由于心肌缺血、心肌梗死或室壁瘤等原因，往往存在有不同程度的心功

能不全，这使不少医师在麻醉处理中顾虑心功能受抑制，常给予正性肌力药物来增强心肌收缩力。但任何正性肌力药物均增加心肌氧耗，常规或预防性使用正性肌力药物，对患者并无益处。应用正性肌力药物的适应证：肺毛细血管楔压(PCWP)＞16mmHg，而平均动脉压(MAP)＜70mmHg或收缩压＜90mmHg，心脏指数(CI)＜2.2L/(min•m^2)，SvO_2＜65%。正性肌力药可选用多巴酚丁胺、多巴胺、肾上腺素、米力农等。

②硝酸甘油扩张冠状动脉、降低心肌氧耗、降低肺动脉压和PCWP，可用于冠心病患者，特别是高血压、PCWP高、急性左、右心室功能不全的患者；但需注意硝酸甘油易发生早期耐受，而且随着年龄的增长，效力也逐渐减弱。

③β－受体阻滞剂对冠心病患者有益，可根据具体情况选用艾司洛尔、美托洛尔等。由于β－受体阻滞剂的负性肌力、负性变时等作用，应在严密监测下，深静脉(颈内或锁骨下)途径稀释或小剂量缓慢给药，一旦心率出现下降趋势即刻停药。对于高度依赖交感张力或依赖快速心率来维持心排血量的患者，因易促发心力衰竭，应避免应用。钙通道阻滞药地尔硫䓬可扩张冠状动脉、防治冠状动脉痉挛、增加冠状动脉血流、改善心肌缺血，对心肌收缩力抑制不明显，常用剂量1～3μg/(kg•min)。二氢吡啶类钙通道阻滞药尼卡地平也常用。

4. 非体外循环下CABG的麻醉

非体外循环下CABG，由于手术是在跳动的心脏、无机械辅助循环的情况下进行，麻醉处理较困难。冠状动脉吻合期间，维持稳定的血流动力学、保持冠脉血流量，是麻醉处理的关键。麻醉处理需注意以下事项：

(1) 容量控制：一般情况下，非体外循环CABG远端吻合口的吻合循序是前降支、回旋支、右冠状动脉。吻合回旋支之前应限制液体输入量，因过多的前负荷增加心脏左心室舒张末容量，心室室壁张力增加，进而增加心肌氧耗，而且也降低心肌的灌注压，减少心肌血供，对冠心病患者极为不利。同时，心室过度膨胀增加外科医师操作的难度。容量应在吻合右冠状动脉时根据当时的心率、血压及失血量等适时补充。

(2) 低血压的处理：冠状动脉远端吻合期间，因搬动心脏干扰循环，血压一般有所下降，特别是在吻合回旋支时，如收缩压能维持在80mmHg、平均动脉压在60mmHg以上，可暂时不进行处理。如血压低于上述水平，同时出现心律失常或ST段改变，须立即告知外科医师，暂缓搬动心脏，使心脏恢复原位。可选择去甲肾上腺素(5～20μg单次静脉注射)、去氧肾上腺素(50～200μg单次静脉注射)或麻黄碱(3～5mg)纠正低血压。一般情况下再次搬动心脏时，血压下降、恶性心律失常的发生往往会有所减轻，循环动力学可趋于稳定。冠状动脉固定器有压迫和吸引两种类型，后者对血流动力学的影响较前者要小。固定回旋支和下壁血管对血流动力学的影响最大，宜采取头低位和向右侧倾斜，不但有利于心脏射血和增加心排血量，而且利于暴露术野和吻合。

(3) 硝酸甘油：为避免在冠状动脉吻合期间冠状动脉张力增加及冠状动脉痉挛，避免血管收缩药物增加外周阻力的同时增加冠状动脉的张力，可持续静脉注射硝酸甘油，剂量以不干扰动脉血压为宜。

(4) 保温：低温增加外周血管阻力，降低心肌的室颤阈值，使心肌应激性增加，易发生心律失常。同时低温还增加手术期间的失血量，因此注意保温。可以使用变温毯和呼吸道气体保温、保湿设备，尽量保持合适的室温(＞25℃)，患者的中心和外周温度均应维持在36℃以上。

(5) 心脏复跳不顺利应分析寻找可能的原因，并给予相应处理。其中若由于心肌缺乏兴奋性和收缩能力，可考虑给予肾上腺素 10～100μg，促进心肌兴奋，使细颤变为粗颤。

八、肥厚型梗阻性心肌病手术的麻醉

肥厚型梗阻性心肌病(hypertrophic obstructive cardiomyopathy，HOCM)属原发性心肌病，病因未明。主要特征为左心室肥厚，以室间隔为甚。由于室间隔高度肥厚向左心室腔内突出，收缩时引起左心室流出道梗阻。

心室肌和室间隔增厚，收缩期二尖瓣前向运动，也使收缩期左心室流出道狭窄，致左心室排血受阻。此类患者的流出道梗阻与瓣膜狭窄引起的梗阻不同，梗阻程度随每次心搏而变化。由于心肌病理性增厚，心室舒张顺应性降低，左心室舒张末压上升，妨碍左心室充盈。正常人左心室舒张末压在等容舒张期降至最低点，随之心室快速充盈，而此类患者舒张压力下降延长到舒张中期，使心室充盈时间缩短。凡增强心肌收缩力、减少心室容量、降低血压的因素均可加重流出道梗阻，而抑制心肌收缩力、增加前负荷和后负荷的因素则可减轻流出道梗阻。

麻醉处理

1. 术前用药

术前服用的β-受体阻滞剂和钙通道阻滞剂不宜停用，术日晨应给予足量镇静药物，以消除患者的紧张和恐惧情绪，使患者入手术室时进入浅睡眠状态。

2. 术中监测

术中除常规监测心电图、有创动脉压及中心静脉压外，应放置食管超声。食管超声可评价心室的收缩和舒张功能、瓣膜的形态和功能、左心室流出道的疏通效果及异常征象的改善程度等。

3. 麻醉原则

(1) 适当的麻醉深度可抑制心肌收缩力，降低应激反应。此类患者的左心室收缩功能多较正常人强，对麻醉药物、β-受体阻滞剂及钙通道阻滞剂的耐受力较强，虽术前已服大量的β-受体阻滞剂和(或)钙通道阻滞剂，心脏仍能耐受较深的麻醉。

(2) 保持心脏的前、后负荷，避免使用血管扩张药。此类患者前负荷下降可使左心室腔容积缩小而加重流出道梗阻。后负荷降低不仅可反射性增强心肌收缩力，而且增加了左心室与主动脉之间的压力差，也可加重流出道梗阻。如用血管扩张药来降低肺毛细血管嵌压以求达到"正常值"，则可能会促发低血压，加重流出道梗阻。如术中血压较高，应首先加深麻醉；如血压仍高，可静脉注射 β-受体阻滞剂美托洛尔(0.1～0.3mg/kg)或艾司洛尔(0.5～2mg/kg)，也可静脉注射钙通道阻滞剂维拉帕米(0.05～0.1mg/kg)或地尔硫䓬(0.1～0.2mg/kg)。

(3) 维持"满意"的心率和血压，避免使用增强心肌收缩力的药物。此类患者的心率，应维持在术前或略低于术前安静时的水平。麻醉诱导和维持期除保持较深的麻醉外，应避免使用增快心率的药物。心率增快使舒张期缩短，心室充盈减少，加重流出道梗阻。一旦发生，须立即治疗。首选药物为美托洛尔，如血压也高，可静脉注射地尔硫䓬。心房收缩对这类患者的左心室充盈至关重要，如出现异位心律(如房颤等)时，需积极治疗以恢复窦性心律。由于此类患者对麻醉的耐受性较强，一般不会因循环抑制而发生低血压。如术中、术后出现血压下降，应首先补足容量，若无效，可用 α 受体兴奋剂增加外周阻力，如小量去氧肾上腺素（苯福林，0.1～0.2mg）或甲氧胺 3～5mg 即可奏效，并可消除或减少左心室与主动脉之间的压力阶差而明显缓解流出道梗阻。

九、慢性缩窄性心包炎的麻醉

慢性缩窄性心包炎是心包的慢性炎性病变，可引起心包增厚、粘连、缩窄甚至钙化，使心脏的舒张活动受限，从而影响心脏功能，导致心排血量下降，发生循环障碍。多由结核性心包炎所致，其次为急性心包炎迁延不愈，由病毒、寄生虫、纵隔放疗、类风湿或创伤所致的占少数，部分病例属特发性，原因不明。其自然预后不良，最终因循环衰竭而死亡。确诊后尽早手术是治疗缩窄性心包炎的唯一有效办法。

1. 由于缩窄的心包限制双侧心室的正常活动，右心室的舒张充盈受限，腔静脉回流受阻，静脉压升高。肝脏由于慢性淤血而肿大，还可出现腹水、胸腔积液和下肢水肿。左心室舒张充盈受限，引起肺循环淤血和肺动脉高压力，临床上可出现呼吸困难。

2. 由于心脏舒张充盈功能受限，导致每搏量下降、心排血量下降、体循环血压下降，心室舒张末压增高。交感神经反射性兴奋，出现代偿性心率增快，这是唯一的代偿机制。心率增快不足以满足需要时，则出现心源性休克。

麻醉处理

1. 术前准备。加强全身支持，如低盐及高蛋白饮食，输注清蛋白和少量新鲜血液。心率过快者可给予小剂量洋地黄，控制心率不超过 120 次/min。利尿、补钾，及时纠正水、电解质失调。针对原发感染应积极抗感染治疗。

2. 气管插管全身麻醉。麻醉管理的目的是避免心动过缓和心肌抑制。选择对循环功能抑制最小的药物，用依托咪酯 0.15～0.3mg/kg，或咪达唑仑 0.05～0.1mg/kg，芬太尼 10～20μg/kg 进行麻醉诱导，肌松药选择应根据心率决定，避免心动过速或过缓，维持适当心率对保持心排血量很重要。

3. 术中应严密监测心电图、脉搏氧饱和度、无创和有创动脉压、呼气末二氧化碳分压、中心静脉压、心率及体温的变化。手术开始即可使用较大量的利尿药。心包切除前注意补充容量，维持血压；心包切除后控制输液，较好地维持容量负平衡，维护心功能。

4. 应密切观察术野的状况。锯开胸骨后，牵开器应逐渐撑开，过快或过度的牵拉可使心包更加绷紧，心室充盈骤减，血压下降。游离两侧胸膜附近的心包时应手控呼吸配合外科医师操作。游离下腔静脉入口处及心尖部时常发生较明显的低血压，应密切监测血压并随时与外科医师沟通，防止长时间低血压而诱发室颤。心包尚未剥离之前发生室颤时无法放置除颤电极，使心脏复苏更加困难。同时密切注意可能出现的膈神经损伤、冠状动脉损伤和心肌破裂等其他手术并发症。

5. 体位宜采用适当头高位，防止心包剥离后静脉回流骤增，失去心包的脆弱心肌难以代偿，导致急性心力衰竭。此时，应限制液体输入，立即应用洋地黄和利尿药，必要时可用多巴胺 3～5μg/(kg·min)泵入，维持循环平稳。尽管氯胺酮可增加心肌氧耗，但可通过增加心率使心排血量增加，可以选择应用。

6. 心肌长久受压，活动受限，心肌萎缩，心包剥离后室壁水肿，收缩无力易于扩张，因此术后充血性心力衰竭是死亡的主要原因。术后应严密监测中心静脉压，继续强心利尿，严格控制液体输入量。多巴胺可持续到术后 2～3d，必要时适当延长呼吸支持和气管插管时间。

十、原发性心脏肿瘤手术的麻醉

原发性心脏肿瘤是指起源于心壁或心腔的肿瘤，不包括转移至心脏的肿瘤，可分为良性和恶性，前者约占 70%，包括黏液瘤和非黏液瘤，黏液瘤占 40%～50%，后者以肉瘤为主。

肿瘤的性质与位置不同，所引起的病理生理与血流动力学改变亦不同。黏液瘤通常带蒂，突入心腔，质脆，瘤组织易脱落引起栓塞，可随心内血流运动，导致瓣膜启闭异常，主要的特点是心脏杂音随体位的改变而变化。其他类型肿瘤可挤压或浸润心肌，引起心脏舒缩功能障碍，突入心腔能使血流梗阻。一些肿瘤能导致心包积液，产生心脏压塞(心包填塞)症状。

原发性心脏肿瘤麻醉风险包括

1. 左心房黏液瘤因体位变动可堵塞二尖瓣口，导致急性肺水肿。右心房、右心室肿瘤可引起反复发生的肺动脉栓塞，而导致肺动脉高压。

2. 肿瘤脱入瓣口造成梗阻时，或大量心包积液发生心脏压塞时，常需急诊手术，此时术前准备常常不完善。

麻醉处理

1. 术前用药

在避免抑制呼吸、循环的前提下，消除患者紧张情绪。

2. 术中监测

除心脏手术的常规监测外，有条件者应监测术中食管超声(TEE)，可确定肿瘤位置，及瘤体随血流运动的情况。对于右心房肿瘤患者，可指导手术医师静脉插管，以免肿瘤脱落引起栓塞等并发症。注意监测激活凝血时间(ACT)，一些左心房黏液瘤患者可发生肝素耐药，主要原因是血浆抗凝血酶Ⅲ的含量和活性降低。

3. 麻醉特点

因肿瘤引起的血流动力学改变不同而异，左心房黏液瘤的麻醉与二尖瓣狭窄麻醉处理原则相似。

(1) 从麻醉诱导至建立体外循环这段时间，应尽量避免患者体位过多变动。麻醉诱导时，手术医师应到手术间，体外循环机器要准备好，以备发生严重血流梗阻时紧急建立体外循环。

(2) 对于肝素耐受患者，在追加肝素的同时给予新鲜冰冻血浆 2U。

(3) 体外循环开始后维持适当偏低的血压，并尽早使心脏停搏，防止肿瘤脱落。

(4) 围手术期注意观察和监测患者的中枢神经系统功能。

(5) 有些少见的心脏嗜铬细胞瘤患者，术前根据其分泌成分不同，选择应用 α、β-受体阻滞剂，控制血压和心率。手术操作触及瘤体会发生严重高血压，可根据血压升高情况输注酚妥拉明，而切除肿瘤后会出现严重低血压，除补液外，可能还需要使用 α-受体兴奋剂。

十一、再次心脏手术的麻醉

因原发疾病不同，病理生理也不同。然而，所有再次心脏手术有一些共同点：

1. 再次手术原因多为原发疾病的继续治疗或恶化。

2. 与初次手术相比，再次手术时患者年龄增大，原有疾病如先天性心脏病、瓣膜病和冠心病恶化，多数伴有心功能受损，存在心肌缺血，血流动力学不稳定。

3. 有时需急诊手术，术前准备不足。

4. 手术时间较长，术中心脏表面游离操作时，心肌损伤严重。

5. 严重心血管事件发生率增加，死亡率增加。

麻醉风险包括

1. 渗血及大出血

原因有术前抗凝药物应用不当，患者自身凝血机制障碍，术中游离粘连组织致创面广泛渗血，术后鱼精蛋白中和不足。开胸时可出现右心房、右心室或主动脉撕裂，造成致命性大出血。

2. 体外循环前发生室颤

心脏表面游离操作、电刀刺激等因素是室颤的主要原因；其次，术中大出血、过敏反应，灌注压下降，也可导致室颤发生；术前消化系统淤血，营养不良，长期应用利尿药，内环境紊乱，亦可能是室颤高发的原因。心脏完全游离前除颤困难，多需心脏按摩紧急建立体外循环，心功能受损严重，围手术期循环衰竭，死亡率增加。

3. 心功能损伤

术前心功能差、术中游离心脏表面、心肌保护不佳、心脏负荷改变、合并或类似于缩窄性心包炎剥脱后或瓣膜置换后的心室前负荷突然增加等均可发生心功能损伤。

4. 过敏反应发生率增高

心脏手术中较易发生过敏反应的药物有抑肽酶、鱼精蛋白等。再次手术患者是发生过敏反应的高危人群，尤其是半年内再次应用上述药物者。再次应用抑肽酶过敏反应发生率为 2.5%。

麻醉处理

再次手术麻醉处理与其首次手术基本原则相同，但因麻醉风险不同而有其特殊性。

1. 术前评估及用药

了解病史、各种检查结果及术前治疗情况。初步评估患者对手术麻醉耐受情况。术前 1 周停用阿司匹林，瓣膜病术前 3 天停用华法林，可改用低分子肝素抗凝。

2. 麻醉前准备及术中监测

备好抢救药物及体外除颤器，除颤电极最好选用粘贴于患者背部的软式除颤电极。监测 ECG、有创动脉压(穿刺部位应选择上肢，因此类手术多需股动、静脉建立体外循环)、中心静脉压、SpO_2、鼻咽与直肠温度，必要时使用肺动脉导管。有条件者可应用 TEE。

3. 血液保护

(1) 术前积极治疗凝血紊乱，合理停用抗凝药物。

(2) 合理应用肝素；采用自体血回收装置；预先备好体外循环机。

(3) 外科医师可先游离出股动、静脉，一旦出现致命性大出血，如升主动脉破裂，应立即给予肝素，建立体外循环，转机后应采用深低温停循环，继续开胸，这样可避免继续开胸时血液从破裂口流出，而无有效血液循环。注意监测 ACT，因肝素有可能从破裂的心脏或大血管流失，造成抗凝不足，此时可在体外循环机中预充肝素。

(4) 合理使用血液保护药物。

4. 体外循环前处理室颤及心肌保护

(1) 术前调整好心脏功能，稳定内环境，保持水、电解质平衡。

(2) 术中小心使用电凝和电刀，避免引发室颤，尤其在游离心包粘连时，及时提醒外科医师。

(3) 积极预防及处理术中突发心血管事件，如大出血、过敏反应。

(4) 大剂量芬太尼麻醉能减少应激反应，维持循环稳定，避免使用循环抑制药物，体外循环前可以给予低浓度吸入麻醉药。

十二、心脏急症或外伤手术的麻醉

心脏急症手术的主要特点是病情紧急，没有足够的准备时间，有时甚至边抢救边了解病情。

(一) 急性室间隔穿孔

(1) 室间隔梗死通常发生在急性心肌梗死后的 2～6 天，室间隔穿孔最常发生在首次透壁性心肌梗死而侧支循环缺乏者，最常见部位是室间隔前部。由于室间隔缺损导致左向右的分流，使右心室容量超负荷、肺水肿、双心室衰竭，最终引起心源性休克。通过超声心动图可以确定。超过 1/4 的患者同时需要心肌再血管化。

(2) 麻醉处理原则

1) 稳定病情并做好手术准备。左向右分流的程度决定手术的紧急性。大多数患者需要 IABP 和心脏支持药物。

2) 维持前负荷和心肌收缩力。

3) 保持灌注压的同时降低后负荷。

4) 避免心肌抑制。

5) 避免增高或降低肺血管阻力的操作。

6) CABG 后维持较低后负荷。

(3) 手术病死率与手术时的心功能状态有关，术后持续心源性休克状态的患者预后较差。

(二) 心脏外伤

1. 急救处理

(1) 抗休克治疗：尽快放置中心静脉测压管，快速静脉输血和补液，补充血容量，支持血液循环，适当使用强心缩血管药物。心脏外伤患者常规准备血液回输装置。

(2) 保持呼吸道通畅，支持呼吸功能：迅速气管插管建立人工气道，人工呼吸。血胸或(和)气胸者，胸腔插管行闭式引流。

(3) 心包穿刺：确诊心脏压塞者，紧急行心包穿刺术。经心包穿刺急救后，尽快准备手术。术前准备以快速大量输血为主，辅助其他抗休克措施。低血压时，可适量给予强心缩血管药物(如多巴胺等)，以增加心肌收缩力，维持体循环血压。

2. 麻醉处理原则

(1) 特殊处理。刺入心脏的刺伤物如尖刀留在胸壁，术前不宜拔出。手术前发生心脏骤停，需紧急开胸做心脏挤压，解除心脏压塞，并以手指暂时控制出血部位，改善心排血量。体外心脏按压不仅无效，而且加重心脏压塞。

(2) 快速建立监测和静脉通路，迅速补充血容量，稳定循环。

(3) 麻醉诱导和维持。麻醉诱导时可因扩张周围血管诱发心脏停搏，因此要准备紧急开胸。手术开始时浅麻醉，病情危急、神志不清者，可不用麻醉或采用局部麻醉。

(4) 在心脏压塞时，因心包张力极高，一旦切开减压，血液涌出，患者可有血流动力学改善，但应迅速补充血容量。显露心脏伤口后可用手指按压暂时止血，然后进行修补缝合。

十三、先天性心脏病的麻醉

先天性心脏病(简称先心病)种类繁多，同种病变之间的差别也很大。其病理生理取决于心内分流和阻塞性病变引起的解剖和生理变化。从血流动力学角度可以分以下4种类型：分流性、梗阻性、反流性和混合性病变。

(一) 动脉导管未闭(PDA)

1. 出生后3个月仍未关闭一般被认为是动脉导管未闭，始终为左向右分流。

2. 分流量的大小取决于导管的直径和体循环血管阻力(SVR)与肺循环血管阻力(PVR)比值(SVR/PVR)。

3. 动脉导管分流，使主动脉舒张压降低，心肌灌注减少。

4. 主动脉分流使肺血增多，左心室舒张末容量增大，导致左心室扩张、肥厚和舒张末压力升高。

5. 当左心房压增高时导致肺水肿，肺血管阻力增高，从而使右心后负荷增加。

麻醉处理原则

1. 同时监测右上肢和股动脉血压，辅助判断主动脉缩窄和避免外科误操作。

2. 结扎动脉导管时，应施行控制性降压。

3. 深低温低流量体外循环经肺动脉缝闭时，注意防止主动脉进气。

(二) 主-肺动脉间隔缺损

1. 与动脉导管未闭相似。

2. 分流直接从主动脉灌入肺动脉。

3. 缺损较大时，分流量多，早期即出现充血性心力衰竭。

4. 肺动脉高压和肺血管阻塞性病变发生早。

麻醉处理要点

1. 应降低或避免麻醉手术对心肺功能的不良影响，尤其应注意心肌氧供需的平衡和避免肺血管阻力的进一步增高。

2. 术前存在营养不良和肺血管病变者，麻醉诱导时吸高浓度氧。避免诱发肺动脉高压危象。

3. 手术修补缺损转流期间重点预防灌注肺的发生。

4. 手术麻醉过程中加强呼吸管理，特别强调适当过度通气和静态膨肺。

5. 手术期间以及术后应酌情使用血管扩张药、激素和呼吸机支持，降低肺血管阻力，适当过度通气。

(三) 共同动脉干

1. 主动脉和肺动脉共干，同时给冠状动脉、肺动脉和体循环动脉供血。根据肺动脉在共干上的发出位置不同分为4型。一组半月瓣连接两个心室。

2. 新生儿初期，随着 PVR 的下降，肺血流逐渐增加，最后导致充血性心力衰竭（CHF）。

3. 肺静脉血和体循环静脉血通过室间隔缺损不同程度双向混合。

4. 肺血过多，心脏做功增加，舒张压降低，容易发生心肌供血不足。

5. 婴儿早期即可发生肺血管梗阻性病变。

麻醉处理要点

1. 体外循环前的管理与主–肺动脉间隔缺损相似。

2. 存在 CHF 可给予正性肌力药物支持。

3. 使用大剂量芬太尼麻醉（＞50μg/kg），以保持血流动力学稳定。

4. 术中尽量维持肺循环血量/体循环血量（Qp/Qs）平衡，避免过度通气和吸入高浓度氧。

5. 当平衡难以调整时，手术者可暂时压迫肺动脉来限制肺血流，以改善体循环和冠状动脉灌注。

6. 已经有明显肺动脉高压的较大婴儿，麻醉中吸入氧浓度可提高到 80%以上。

7. 体外循环后，大部分患儿需要正性肌力药物支持，降低心脏前后负荷，维护心脏的功能。

8. 由于此类患儿常合并有 Di George 综合征，静脉持续输注钙剂有利于维持循环稳定。

9. 体外循环后，要适当过度通气，纯氧通气，纠正酸中毒和吸入一氧化氮（NO）。

10. 术后镇静和机械通气至少 24h，以避免发生肺动脉高压危象。

（四）房间隔缺损（ASD）

1. 分流量取决于缺损的大小和右心室与左心室的相对顺应性。

2. 右心室容量超负荷，导致右心室肥厚，顺应性逐渐下降。

3. 肺血增多，随年龄增长，肺血管发生病变。

4. 分流量大的发生房性心律失常的比例增加。

5. 肺动脉高压发生较晚，一般 20 岁以内多无明显的肺动脉高压。

麻醉处理要点

1. 由于婴幼儿期很少有心肺功能改变，麻醉无特殊要求。

2. 体外循环后中心静脉压数值对液体补充指导意义不大，避免液体超负荷发生急性肺水肿。

3. 手术在全麻下进行，注意保温。

4. 放置封堵器过程中，位置不当时可引起二尖瓣位置异常，血压会发生明显变化。

（五）室间隔缺损（VSD）

1. 室间隔缺损是最常见的先天性心脏畸形。缺损分 4 种类型：膜周型、肺动脉干下型、肌型和混合型。

2. 缺损大小与临床症状相关。缺损部位不同对血流动力学影响的差异不大。

3. 心脏杂音由强变弱甚至消失，为肺动脉压进行性增高的发展过程。

4. 限制性 VSD 分流量取决于缺损的大小和左右心室间压力差。

5. 非限制性 VSD 分流量仅依赖于 PVR/SVR 之比，左右心室间无压差。

6. 15%的患者在 20 岁左右发展为不可逆的严重肺血管梗阻性病变。

7. 非限制性 VSD 婴儿在生后 3 个月内可发生 CHF。

麻醉处理要点

1. 非限制 VSD 小婴儿麻醉处理中，体外循环前要适当限制肺血流，避免肺损伤和体循环灌注不足。

2. 严重肺动脉高压患儿

(1) 要防止 $PaCO_2$ 增高，以避免肺动脉压进一步升高，肺血流减少。

(2) 脱离体外循环机困难时，首先排除外科因素(残留 VSD 和存在 PDA)，联合使用正性肌力药物和血管活性药物。

(3) 留置左房管为脱离体外循环机时泵入药物使用。

(4) 术后早期加强镇静、镇痛，降低肺血管的反应性。

3. 如发生房室传导阻滞，可试用山莨菪碱和异丙肾上腺素治疗，无效时安置起搏器。

4. 有明显心室肥厚和扩大者，常需使用多巴胺、多巴酚丁胺、米力农和硝酸甘油等药物。

(六) 心内膜垫缺损

1. 可分为部分、过渡和完全三型。

2. 部分型心内膜垫缺损(PECD)发生 CHF 取决于左向右分流量和二尖瓣反流程度。

3. 过渡型的症状相对最轻。

4. 完全型心内膜垫缺损(TECD)早期即可出现肺动脉高压或 CHF。

麻醉处理要点

1. 体外循环前控制肺血流，限制吸入氧浓度和防止过度通气。

2. 用 TEE 评估矫治后房室瓣功能和心室功能。

3. 术中放置左心房测压管，指导容量管理和使用正性肌力药等血管活性药物。

4. 体外循环后肺动脉高压的处理。

(1) 吸入 100%氧气，过度通气。

(2) 吸入 NO。

(3) 静脉泵入硝酸甘油和米力农等药物

5. 脱离体外循时存在心室功能紊乱、肺循环阻力增加和房室瓣反流风险应在体外循环变温阶段提前泵入多巴合剂，肾上腺素等正性肌力药物。

6. 房室传导出现问题需使用房室起搏器。

7. 房室传导功能异常者，进行房室顺序性起搏，对于减少房室传导异常和改善心脏功能有益。

(七) 右心室双出口

1. 大动脉转位型(Taussig–Bing 畸形)

肺动脉瓣下 VSD，伴有或不伴有肺动脉狭窄。临床表现类似伴有 VSD 的大动脉转位(TGA)。肺血流增加，易发生 CHF 和肺血管病变。

2. 艾森曼格型

右心室双出口合并主动脉瓣下室间隔缺损，无肺动脉狭窄。

3. 法洛四联症型

主动脉瓣下 VSD，伴有肺动脉狭窄。肺血流梗阻为固定性。

麻醉处理要点

1. 肺血过多者应注意维持或增加肺血管阻力。

2. 肺血少者应注意改善肺血流。

3. 围手术期肺动脉高压者须过度通气、吸入 100%氧气、适当碱化血液、深度镇静。

4. 及时诊断和处理心律失常。

5. 常需使用正性肌力药物支持。

（八）肺静脉畸形引流

1. 部分性肺静脉畸形引流

(1) 病理生理变化与单纯的房间隔缺损类似。

(2) 左向右分流导致肺血增加，右心房和右心室扩大，肺动脉扩张。

(3) 分流量大小取决于参与畸形引流的肺静脉支数、畸形引流的肺叶、肺血管阻力和右心房室的顺应性。

2. 完全性肺静脉畸形引流

(1) 完全性肺静脉畸形引流分四型：心上型、心内型、心下型和混合型。

(2) 存在梗阻肺静脉畸形引流，梗阻原因可以是先天狭窄、发育不良或外在器官压迫，以心下型更为常见。梗阻引起肺水肿导致肺静脉高压，肺动脉血管代偿性收缩。右心室收缩压和舒张末压增高，导致右心房压增高产生心房水平的右向左分流。体循环逐渐低氧，进而发生代谢性酸中毒，脏器功能受累。因动脉血氧饱和度低，大量血流从左向右分流，右心和肺循环负荷增加，容易导致右心衰竭和肺动脉高压，使病情急剧恶化。

3. 无梗阻性肺静脉畸形引流

(1) 肺静脉血回流引起左向右分流，使右心房、右心室扩大，肺循环血量过多，最后导致右心衰竭。

(2) 绝大多数患者合并卵圆孔未闭或房间隔缺损，左心发育情况与心房水平分流密切相关，如果右向左分流少，则左心发育障碍，左心功能不全，预后差。

(3) 右心扩大，室间隔向左侧移位，导致左心室排血量进一步减少。

(4) 80%为卵圆孔未闭或限制性房间隔缺损，不治疗会早期死亡。有 20%的患者是非限制性房间隔缺损，未经治疗在 30～40 岁发展为右心衰竭和肺动脉高压。

麻醉处理要点

1. 部分性肺静脉畸形引流的麻醉类似于肺血多的 ASD。

2. 完全性肺静脉畸形引流的麻醉

(1) 体外循环前吸入 100%的氧，过度通气，纠正代谢性酸中毒，使用正性肌力药物维持循环稳定。

(2) 禁忌使用 TEE，以防加重或造成肺静脉的梗阻。

(3) 体外循环后梗阻性可选择性使用吸入 NO，而非梗阻性的须常规吸 NO。

(4) 过度通气可防止肺动脉高压危象，吸入 100%的氧，碱化血液，充分镇静。严重肺动脉高压可以使用硫酸镁和前列腺素 E_1。

(5) 反常性的肺动脉高压和体循环低血压。术前存在梗阻的和左心室顺应性差的患儿，吸入 NO 后导致肺血流增加与左心室出现负荷不适应，引起肺动脉高压和体循环低血压改变。

(6) 脱离体外循环早期，维持低水平血压有助于防止未适应的左心过度负荷所致的损伤。

(7) 肺功能受损。术前存在肺水肿，体外循环产生的炎性反应。采用压力控制通气的方式，给予适当的 PEEP，改善肺的顺应性。

(8) 左心功能的维护。使用正性肌力药物支持如多巴胺、多巴酚丁胺和肾上腺素等，也可以米力农减少心脏做功而增加心排血量。

(9) 液体管理。矫治后左心房压可能较高，是左心室对于负荷不适应的表现。液体的输入必须参考左心房压调整。

(十) 主动脉瓣下狭窄

1. 主动脉瓣下狭窄常在出生后 1 年内发现，是进行性发展的疾病。

2. 梗阻程度与年龄相关。

3. 50%的患儿伴有主动脉反流。

麻醉处理要点

1. 管理类似于主动脉瓣狭窄。

2. 降低心肌氧耗，维持氧供需平衡。

3. 保证心脏的前后负荷，避免低血压。

(十一) 主动脉瓣上狭窄

1. 常合并脏器动脉狭窄，部分患者合并 William 综合征(智力低下、特殊面容和高钙血症)。

2. 狭窄部常累及到冠状动脉窦，易造成冠状动脉缺血。有猝死的危险。

3. 麻醉处理要点同主动脉瓣狭窄。

(十二) 主动脉缩窄

1. 典型的主动脉缩窄位于左锁骨下动脉远端到动脉导管开口的周围。

2. 中度缩窄出现症状较晚，逐渐出现缩窄近端体循环高血压和左心功能不全。

3. 严重主动脉缩窄

(1) 出生后的最初几周内可出现呼吸困难和呼吸衰竭。

(2) 狭窄远端体循环低灌注、代谢性酸中毒。

(3) 动脉导管的闭合可以导致左心室后负荷急剧增加，引起 CHF 和心源性休克。

(4) 缩窄发生在动脉导管前和肺动脉高压的患儿，下肢供血可能来自肺动脉，出现差异性发绀。

(5) 晚期心肌失代偿可导致心脏扩大和心力衰竭。长期严重高血压还可致高血压脑病、眼底损伤及肝、肾功能障碍。

麻醉处理要点

1. 新生儿最初几天，由于动脉导管未闭，上、下肢的压差不明显。

2. 新生儿左心室衰竭须静脉持续输注前列腺素 E_1 来维持动脉导管开放。

3. 重度狭窄的小儿术前需要气管插管机械通气，以减轻心肺做功。

4. 减少肺血的呼吸管理(高二氧化碳通气、限制吸入氧浓度)。

5. 术中监测右侧上肢动脉压和下肢动脉压。

6. 术后早期可出现高血压，持续 2 周左右，可使用血管扩张药和 β-受体阻滞药。

（十三）主动脉弓中断

1. 分型。

⑴ A 型：中断末端紧靠左锁骨下动脉远端。

⑵ B 型：中断位于左锁骨下动脉和左颈总动脉之间。

⑶ C 型：中断位于无名动脉和左颈总动脉之间。

2. 新生儿早期可无症状，一旦动脉导管闭塞，则出现 CHF 和代谢性酸中毒。

3. 27%的患儿合并 DiGeorge 综合征（低钙血症、胸腺缺如、面部发育异常）。

麻醉处理要点

1. 一经诊断静脉持续输注前列腺素 E_1，使用正性肌力药和利尿药。

2. 麻醉选择以大剂量阿片类药为主，维持循环的稳定。

3. 动脉压选择左、右上肢和下肢同时监测。

4. 体外循环后需要正性肌力药物支持。

5. DiGeorge 综合征体外循环后需要补充大剂量钙。

（十四）三尖瓣下移

1. 三尖瓣瓣叶下移至右心室腔，右心房扩大，右心室房化，右心室腔发育异常。可发生右心功能不全。常有卵圆孔未闭和房间隔缺损，可产生右向左分流。

2. 新生儿早期血流动力学不稳定，随着肺动脉阻力的降低，可有改善。

3. 易发生室上性心律失常、右束支传导阻滞和预激综合征（10%～15%）。

麻醉处理要点

1. 维持前负荷，避免心肌抑制和外周血管扩张。

2. 注意防治体外循环后的室性心律失常。

3. 使用正性肌力药米力农、多巴酚丁胺等改善右心功能。

（十五）法洛四联症

1. 法洛四联症是最常见的发绀型先心病，占先心病的 12%～14%。

2. 病理解剖特点为非限制性室间隔缺损，肺动脉狭窄，主动脉骑跨，右心室肥厚。其中肺动脉狭窄和室间隔缺损是最主要的病变。

3. 右心室流出道梗阻程度不同。

4. 缺氧发作与右心室流出道梗阻性质有关。

⑴ 动力性梗阻：梗阻是由于漏斗部肥厚和心室异常肌束形成。漏斗部痉挛引起急性的肺血减少，低氧的静脉血分流至体循环，表现为缺氧发绀。

⑵ 固定性梗阻：由肺动脉瓣增厚、发育不良和二瓣化导致肺血减少引起。

5. 肺动脉瓣完全梗阻（肺动脉瓣闭锁）时，肺血流来源于 PDA、支气管动脉和体肺侧支。

6. 常有主肺动脉或分支不同程度的发育不良。

7. 常合并的畸形有房间隔缺损、动脉导管未闭、完全性的心内膜垫缺损、多发室间隔缺损。

8. 少见的合并畸形有永存左上腔、冠状动脉起源异常和左、右肺动脉起源异常。

麻醉处理要点

1. 保持充足的前负荷。

2. 麻醉诱导时注意维持 SVR，降低 PVR，可以选择氯胺酮和芬太尼。

3. 缺氧发作时

(1) 纯氧通气，纠正酸中毒。

(2) 使用去氧肾上腺素升高 SVR。

(3) 降低 PVR、缓解漏斗部痉挛和增加肺血流措施。

(4) 给予 β-受体阻滞剂。

4. 体外循环后支持右心室功能，并设法降低 PVR，大多需要使用正性肌力药物。

5. 对房室传导紊乱，需要安置临时起搏器。

(十六) 大动脉转位(TGA)

1. TGA 是胚胎发育过程中出现的主动脉与肺动脉异位，可分为矫治型和完全型两种

2. 循环特点

肺循环与体循环关系为平行循环，而非顺序循环。两循环之间的交通有房间隔、室间隔或动脉导管未闭，是患儿赖以生存的条件。两循环之间的交通通常为双向分流。

3. 分类

(1) 室间隔完整 TGA(TGA-IVS)：限制性的房水平分流量是影响动脉氧饱和度的重要因素。在伴有非限制性的 PDA 时，动脉氧饱和度较高，但容易发生 CHF。在伴有 ASD 和 PDA 分流不能满足机体氧需要时，患儿表现为酸中毒和循环衰竭。

(2) 室间隔缺损 TGA(TGA-VSD)：房水平的混合是左心房到右心房；室水平的混合是从右心室到左心室，但也存在双向分流；易发生 CHF。一般 4～6 周肺血管阻力达到生后最低，故是有症状 CHF 期。伴有主动脉梗阻的易早期发生肺血管病变。

(3) 室间隔缺损和解剖左心室流出道梗阻 TGA(TGA-VSD/LVOTO)：伴有室间隔缺损，LVOTO 限制肺血流，并决定肺循环和体循环血流的平衡。梗阻导致肺血减少，可发生发绀。

麻醉处理要点

1. ASO 手术

(1) 多为新生儿和婴儿手术，注意保温，避免酸中毒。

(2) 前列腺素 E_1 使用到开始体外循环。

(3) 避免使用对心脏功能抑制作用较强的药物。

(4) 体外循环后避免高血压，收缩压维持在 50～75mmHg。

(5) 尽量低的左心房压(4～6mmHg)，来维持适当的心排血量。

(6) 维持较快心率，避免心动过缓。

(7) 体外循环后需要正性肌力药物和血管活性药物支持。

2. REV、Nikaidoh 和 Rastelli 手术

(1) 一般为 TGA(VSD 和 LVOTO)，患儿年龄相对较大，心脏功能较好。

(2) 手术难度大，时间较长，创伤面大，术中止血较困难，需要输入血小板、凝血酶原复合物和血浆等。

(3) 备洗血球机，鱼精蛋白中和后使用。

(4) 需要血管活性药支持，如多巴胺和多巴酚丁胺等。

(5) 较易发生肺动脉瓣反流，给予降低肺血管阻力处理。

3. 肺动脉环缩术+BT 分流术

(1) 全麻下手术，备自体血回输装置。

(2) 动脉压力监测在非锁骨下动脉分流侧(一般在左侧)或股动脉。

(3) 环缩后右室收缩压为主动脉收缩压的 60%～80%。

(4) 需要正性肌力药支持。

(十七) 左心发育不良综合征

1. 病理特征为左心室腔变小，主动脉瓣口和(或)二尖瓣口狭窄或闭锁，升主动脉发育不良，常伴有心内膜弹力纤维增生。新生儿期即发生心力衰竭，25%在出生后第 1 周死亡，如果不治疗基本上在 6 周内死亡。

2. 在心房水平(通常血液完全混合后)存在左向右的分流。体循环血流完全依赖于通过动脉导管的右向左分流。由于体循环灌注不足，导致代谢性酸中毒和器官功能紊乱。右室做功超负荷引起心力衰竭。

麻醉处理要点

1. 避免心肌抑制。麻醉以阿片类为优。

2. 维持 PVR 和 SVR 间平衡，保证充分氧合和体循环灌注是麻醉处理的关键。既要保证体循环灌注，又要不减少肺血流，维持 SaO_2 接近 80%比较理想。

3. 需要正性肌力药物支持。

4. 调节 PVR 与 SVR 的平衡。术后早期维持适度过度通气，增加肺血流。但要限制吸入氧浓度，维持 SaO_2 在 80%～85%。通过采用大潮气量低频率机械通气方式，使 $PaCO_2$ 逐渐正常，预防肺血流过多。

5. 适度镇静预防出现肺高压危象。

第八节　胸、腹主动脉瘤手术的麻醉

胸、腹主动脉瘤是指因胸、腹主动脉中层损伤，主动脉壁在管腔内高压血流冲击下形成局部或广泛性的永久扩张。病因为先天性主动脉发育异常(如 Marfan 综合征)、动脉粥样硬化、创伤和感染等。病理学分类包括夹层动脉瘤、真性动脉瘤和假性动脉瘤。麻醉处理要求充分了解病理生理改变、熟悉复杂的手术过程，掌握血流动力学剧烈变化的处理方法，同时要具有单肺通气、体外循环(深低温停循环)、重要脏器(脑、肾等)和血液保护等方面的临床经验。

一、动脉瘤的病理生理变化

与病变的部位、性质和程度，以及所累及的重要脏器直接相关。

1. 动脉瘤增大和破裂

动脉瘤逐渐增大，随时可因血压的突然升高而破裂，导致死亡。

2. 主动脉瓣关闭不全、左心功能不全

根部动脉瘤多伴有主动脉瓣关闭不全，可累及冠状动脉。

3. 周围脏器的局部压迫

压迫神经、支气管等。

4. 压迫近端血压增高

尤其是夹层动脉瘤，可以导致左、右或上、下肢体的血压差别很大。

5. 粘连、血栓形成和栓塞

6. 重要脏器供血障碍

累及到主动脉弓及其分支可引起大脑缺血，累及肾、肠系膜动脉可造成肾功能障碍和肠坏死等。

二、麻醉处理要点

1. 常用技术

(1) 常温阻断技术：用于非体外循环下全弓置换术，以及阻断部位在左锁骨下动脉开口以远，且心功能良好的胸主动脉或腹主动脉手术。

(2) 常规体外循环(股动脉–右房插管)：用于主动脉根部和升主动脉手术。

(3) 部分体外循环(股–股转流)：用于弓降部以远的近端可阻断的胸、腹主动脉手术。

(4) 深低温停循环(右腋动脉–右心房、股–股转流)：用于弓部手术和弓降部以下的近端不可阻断的胸、腹主动脉手术。

2. 升主动脉瘤麻醉处理

(1) 监测：病变和手术操作往往累及右锁骨下动脉，须行左桡动脉或股动脉部位监测血压。高龄或心功能不良、伴有严重系统性疾病者，可放置肺动脉漂浮导管。在升主动脉瘤较大时放置 TEE 探头要格外慎重，以防瘤体不慎破裂。鼻咽温度探头要正确到位，以便对脑温有准确的评估。

(2) 降温与复温：升主动脉瘤手术多采用低温体外循环，术中鼻温降至 28℃～32℃，如果累及主动脉弓则需要深低温停循环。如采用股动脉插管，降温与复温会较慢。

(3) 涉及冠状动脉的手术要特别注意有无心肌缺血，尤其在脱离体外循环困难时，要严密观察心电图的变化。

(4) 诱导要平稳，高血压可导致瘤体破裂，低血压可致心肌缺血；心率维持在接近术前的基础水平。

(5) 对于存在心功能障碍者，依托咪酯诱导优于丙泊酚和硫喷妥钠。麻醉维持以阿片类药物、吸入麻醉药辅助静脉麻醉药为主。

3. 主动脉弓部手术麻醉处理

(1) 监测：如果无名动脉或左锁骨下动脉未被累及，可选择左、右桡动脉穿刺置管；如果均已累及，需同时行股动脉置管监测血压；如果对动脉压力有任何怀疑，检查主动脉根部压力作对照。选择性采取必要的脑监测措施。

(2) 多数病例需要采取深低温停循环和选择性局部脑灌注技术，须将鼻咽温度降至 15℃～22℃，取头低位和头部冰帽，给予必要的脑保护药物，避免使用含糖溶液等。

4. 胸降主动脉瘤麻醉处理

(1) 监测：阻断近端主动脉时可能累及左锁骨下动脉，用右桡动脉置管监测阻断处以上的血压，同时监测阻断部位以下的血压(股动脉或足背动脉置管)。对心功能欠佳者，可放置 Swan–Ganz 导管。注意尿量，尤其累及肾动脉手术时。

(2) 单肺通气：为便于外科术野显露、肺保护、提高手术的安全性，通常采用双腔气管插管行单肺通气，宜使用右侧双腔管，因为瘤体常常压迫左主支气管。手术结束时在充分吸痰后可将双腔管换成单腔气管导管，以利于术后呼吸管理。

(3) 主动脉阻断：主动脉阻断所引起的病理生理改变与许多因素有关，包括阻断水平、心功能状态、阻断近端和远端的侧支循环、血容量、交感神经系统活性及麻醉药物和技术等。

①阻断近端血压显著增高，远端明显低血压，阻断远端的平均动脉压仅为近端的10%～20%。阻断的位置越高，血流动力学波动越大，对生理干扰也大。可导致急性左心衰竭、灾难性脑血管意外（脑动脉瘤破裂）、肾血流量和脊髓血流量下降及内脏器官缺血。

②高位阻断时由于动脉血管床的急剧减少，外周血管阻力急剧升高，同时肝、脾等内脏器官血供减少，体内儿茶酚胺升高，导致肝、脾等内脏储血池收缩，血容量重新分布，由阻断远端转移到阻断近端。

③处理措施。由于胸主动脉阻断是维持循环稳定的最大挑战，应减轻后负荷、维持正常的前负荷、保证冠状动脉血供。为保证阻断远端脏器的灌注，应维持阻断近端较高水平的平均动脉压。

(4) 主动脉开放

①主动脉开放引起的血流动力学及代谢的改变主要取决于阻断水平、阻断时间、血容量等。以低血压最常见，原因有阻断远端反应性充血、手术野血液的大量丢失导致相对或绝对低血容量、外周阻力的突然下降等，从缺血组织中冲洗出来的乳酸、氧自由基、前列腺素、中性粒细胞、激活的补体、细胞因子和心肌抑制因子等的毒性，也是引起低血压和器官功能障碍的重要原因。

②处理措施包括补足血容量、纠正酸中毒，暂时停止强效吸入麻醉药和停用扩血管药物，必要时给予缩血管药物，使血压回升至一定水平，在开放前快速补充500ml以上的液体，缓慢开放主动脉可缓解开放后血流动力学变化。如果出现严重低血压，可用手指夹闭主动脉、重新阻断，再补充更多血容量。

(5) 重要器官的保护措施

脊髓保护措施：①限制阻断时间。②低温。③保持远端灌注。④脑脊液引流。⑤药物，如巴比妥类药、糖皮质激素、钙通道阻断剂、氧自由基清除剂和镁离子等。⑥加强脊髓缺血的监护。

脑保护措施：①低温。②限制深低温停循环时间。在12℃～15℃时脑部停循环的安全时间仅30～45min。③选择性脑逆行灌注。④选择性脑正行灌注。通过右腋动脉或左颈总动脉插管，以10～15ml/(min·kg)的流量向脑部供血，维持灌注压在40～60mmHg。⑤药物，如硫喷妥钠、丙泊酚、糖皮质激素、钙通道阻断剂、氧自由基清除剂、镁离子和利多卡因等。

3) 肾脏保护措施：①低温。②选择性肾脏动脉灌注。③药物，如甘露醇、利尿药、多巴胺3～5μg/(kg·min)等。

4) 肺保护措施：①减少体外循环的炎性反应。②减少肺和其他脏器的缺血性损伤。③术中积极维护左心功能和左心引流。④避免和减少肺机械性损伤。⑤减少血液制品的应用。

第九节　肺动脉栓塞内膜剥脱术的麻醉

慢性血栓栓塞性肺动脉高压是由于肺动脉内反复栓塞和血栓形成而造成的肺动脉高压

（平均肺动脉压≥25mmHg）。可由急性肺栓塞演变而成，也可因下肢静脉血栓等反复栓塞肺动脉所致。肺动脉栓塞内膜剥脱术可增加肺血流量，降低肺动脉压，改善右心功能。是有效的治疗手段之一。

一、疾病和手术特点

1. 慢性肺栓塞导致右心室压力负荷增加，右心室显著扩张、肥厚，右室收缩功能减低。

2. 右心室扩大造成三尖瓣瓣环扩大，三尖瓣反流，右室有效排血量减少。

3. 扩张的右心室使室间隔左移，致使左室舒张功能受损，左心排血量减低。

4. 肺动脉栓塞内膜剥脱术在深低温间断停循环下进行，在血栓起始部位将肺动脉内膜和中层之间剥离到亚肺段水平。

5. 手术可引起肺再灌注损伤、神经系统并发症和反应性肺动脉高压。

二、麻醉处理要点

麻醉处理的基本原则包括：维护右心功能、改善肺的气体交换和氧合功能、降低肺动脉压力及肺血管阻力、避免增加肺动脉压及损害右心功能的因素，同时注意脑及肺的保护。

1. 麻醉诱导及维持

以依托咪酯、咪达唑仑、芬太尼类药物复合诱导，可采用大剂量芬太尼辅以低浓度吸入麻醉药维持麻醉。

2. 监测

常规监测 ECG、桡动脉压及中心静脉压。大部分情况下需要放置 Swan－Ganz 导管，监测肺动脉压、连续心排血量（CCO）和混合静脉血氧饱和度（SvO_2）等，以便更全面地观察患者的血流动力学指标及氧供耗情况。TEE 在术中不仅可指导肺动脉导管的放置，也可用来评价右心功能，评估三尖瓣反流的原因和程度。脑氧饱和度实时监测可通过近红外光谱学技术，监测脑局部组织混合血氧饱和度，间接反映全身灌注情况。

3. 体外循环

预充以胶体液（血浆和血浆代用品）为主。手术需要在深低温停循环或深低温低流量下完成。

4. 由于大多数患者术前存在右心功能不全

术中尤其是体外循环撤离后一般须使用正性肌力药例如多巴胺/多巴酚丁胺，或血管活性药物例如硝酸甘油持续泵入辅助降低肺动脉压（国外医疗中心可选用吸入或静脉使用前列腺素类药物）。

5. 联合使用肺血管扩张药

降低肺动脉压以降低右心后负荷。

6. 积极纠正低氧血症和酸中毒

术中适当过度通气，维持 $PaCO_2$＜35mmHg。

7. 脑保护

肺动脉栓塞范围广泛者，需要在深低温低流量或深低温间断停循环下施行手术，易导致脑损伤。尽量缩短停循环或低流量时间，每次停循环的时间不宜过长，以 20～25min 为宜。恢复流量灌注期间使混合静脉血氧饱和度达 75%以上。

8. 肺保护

(1) 限制液体入量，并在体外循环预充液中增加胶体含量，复温时超滤和利尿，停机后输注血浆或人血白蛋白。

(2) 机械通气时使用 PEEP。严重肺出血患者，有时机械通气难以适应气体交换和氧合的需要，须改用手控通气。手控通气时采取大潮气量，高气道压（40～50cmH_2O），并在吸气末停顿以增加吸气时间，使气体较好氧合和交换。术后机械通气目标：SaO_2＞95%，$PaCO_2$＜35mmHg。早期须吸入高浓度氧（80%～100%），同时给予 PEEP 5～10cmH_2O。

(3) 必要时纤维支气管镜下充分清理气道分泌物。

第十节　骨科手术的麻醉

骨科手术的部位主要包括脊柱、四肢骨骼和肌肉系统。因骨科手术具有病种复杂、术式多变、手术繁简不一等特点，对麻醉的要求也具有其特殊性。

一、骨科手术相关的特点

（一）止血带充气期间的反应

1. 产生机制及临床表现

止血带充气期间局部组织缺氧，可产生细胞内酸中毒（pH＜6.5）。缺氧和酸中毒导致肌红蛋白、细胞内酶和钾离子的释放。如果止血带应用时间超过 60min，血管内皮完整性受到损害，会产生组织水肿，以至切口愈合困难。由于止血带下面的肌肉受压，可能延迟患者康复。与此同时回心血量增多，外周血管阻力增加，临床上表现为中心静脉压或动脉压轻、中度增高。若双侧下肢止血带同时充气，可导致中心静脉压力明显增高。

2. 预防及处理措施

(1) 止血带充气时间及压力。止血带充气的压力因人而异，上肢一般要高于收缩压 30～50mmHg，下肢须高于收缩压 50～70mmHg；一般上肢压力成人不超过 300mmHg，小儿不超过 200mmHg，下肢压力成人不超过 600mmHg，小儿不超过 250mmHg。阻断血流的时间上肢 60min，下肢 90min 为限，每隔 1h（上肢或下肢）放松 2～3min，放松期间应用指压法暂时止血。寒冷季节时应每隔 30min 放松一次。

(2) 若出现止血带反应，应及时放松止血带。时间大于 2h 可导致短暂肌肉功能障碍，甚至外周神经永久性损伤及横纹肌溶解症。

（二）松止血带后的反应

1. 产生机制及临床表现

松止血带后缺血的肢体发生再灌注，可导致中心静脉压和动脉压降低，若血压下降明显可导致心脏骤停。发生原因包括外周血管阻力突然下降，急性失血以及代谢产物对循环的抑制。松止血带后，肢体得到灌注，代谢产物进入血循环。氧自由基进入循环系统可损害多器官。静脉氧饱和度在 30～60s 下降 20%，中心体温在 90s 内降低 0.7℃，呼气末二氧化碳明显增高。临床表现为出汗、恶心、血压降低、周围血管阻力降低、血钾升高和代谢性酸中毒等，即“止血带休克”。

2. 预防及处理措施

(1) 松止血带前应及时补充血容量。

(2) 松止血带的速度宜慢，一般应超过 1min，并密切观察血压、心率、面色的变化。若两侧肢体同时手术，则不能同时放松两侧止血带，以防回心血量不足而引起血压剧烈下降。应先放一侧，间隔 3～5min，再放另一侧。

(3) 出现症状时，可给予快速输液，补充血容量。面罩给氧及用升压药等处理。

(三) 止血带疼痛

1. 产生机制及临床表现

若止血带充气压力过大，时间过久，尤其在麻醉作用不够完全时，极易出现止血带疼痛，系肢体缺血引起。多数患者难以忍受，烦躁不安，常难以控制。上肢或下肢麻醉后的患者，在止血带充气 30～60min，66%以上的患者出现止血带部位的疼痛。

2. 预防及处理措施

(1) 根据患者年龄、肢体周径、患者体质等因素选用合适的止血带。

(2) 放置准确：下肢应放在大腿近腹股沟处，上肢应放在上臂中上 1/3 处。

(3) 压力和时间正确。

(4) 绑止血带时，止血带下要垫一个小单(布)，并使接触皮肤面保持平整。止血带要绑的松紧适宜。

(5) 对反应强烈的患者，应用镇静、止痛等药物，加深麻醉，可减轻患者的不适感。

(四) 深部静脉栓塞(DVT)

下肢深部静脉栓塞是骨科患者围手术期的常见并发症，并易继发肺栓塞、下肢静脉功能不全等。

导致深部静脉栓塞发生的内在机制主要有三方面：静脉血流淤滞、静脉内膜损伤和血液高凝状态，其中以静脉血流淤滞和静脉内膜损伤最为重要。下肢肿胀、疼痛和浅静脉曲张是下肢深静脉栓塞的三大症状。应及早加以预防。

1. 除了做好术前高危人群评估、术后物理促进静脉回流(如穿弹力袜、驱动装置)、早期积极活动、减少局部压迫等常规预防外，围手术期也可进行预防性应用低分子肝素，能够显著减少 DVT 发生，且无明显不良反应。

2. 缩短手术时间、术中增加下肢血供，减少静脉淤滞及术中使用抗凝药。

3. 选用硬膜外麻醉，应用硬膜外麻醉可以降低深部静脉栓塞的发生率，可能是硬膜外麻醉不影响血小板功能、纤维蛋白溶解作用，而且在术中及术后增加了下肢血流，使静脉血流淤滞减少而降低深部静脉栓塞的发生率。硬膜外麻醉时辅以小量肾上腺素可以降低深部静脉栓塞的发生率，肾上腺素用于硬膜外麻醉可以增加下肢血流。

(五) 脂肪栓塞

脂肪栓塞是骨折(特别是长管骨骨折)引起的严重并发症。由于在骨折死亡病理检查中高达 90%～100%而引起重视，目前在各类骨折中，平均发生率为 7%左右，病死率为 8%。如与创伤性休克、感染等并发，病死率则高达 50%～62%。

1. 产生机制及临床表现

脂肪栓塞的机制尚存在争议，一种学说认为是创伤骨折后骨髓内脂肪微粒进入血液，或在髋和膝的人工关节置换术中，由于髓内压骤升，可导致脂肪微粒进入静脉，发生脂肪栓塞。轻者症状轻微，常被忽视，重者可突发缺氧、心动过速、意识障碍。

2. 预防措施

早期手术处理骨折、手术操作轻柔、注意缓慢放松止血带，可以减少脂肪栓塞的发生，预防休克。

3. 处理

迄今尚无有效的特异性治疗方法，支持疗法主要包括维持水电解质和酸碱平衡、补充热量、广谱抗生素及对症治疗。

(六) 骨水泥植入反应

骨水泥依据其组成成分不同可分为聚甲基丙烯酸甲酯类、磷酸钙类、磷酸镁类、氪石骨水泥等，已成为全髋置换、人工股骨头置换或其他关节置换术中不可缺少的重要材料。尽管近数十年来骨水泥的发展已取得长足进步，但目前尚无任何一种骨水泥达到理想状态。骨水泥可引起全身严重并发症。

1. 产生机制

(1) 组胺释放引起外周血管广泛扩张。

(2) 对心肌的毒性作用、直接抑制心肌。

(3) 促进血小板聚集。

(4) 骨髓腔内操作时，骨水泥、脂肪微粒以及碎骨屑等进入血液循环形成微栓或因产热使气体膨胀进入血液循环形成气栓。

其主要表现为低血压、心律失常、弥漫性肺微血管栓塞、休克，甚至心跳骤停、死亡，此即骨水泥置入综合征。

2. 预防措施

采用腰–硬联合麻醉，并将麻醉平面控制在 T_{10} 以下可良好地兼顾麻醉效果与麻醉安全。此外，在植入骨水泥前要补足血容量。填入骨水泥前吸入高浓度氧，以提高组织氧储备。

3. 处理

应用骨水泥时，一般血压变化幅度为 10～30mmHg，持续 1～20min，一般 5min 内恢复正常。如患者血压下降超过 30mmHg 或持续下降，应及时处理，可给予麻黄碱 10～15mg 单次静脉注射或去甲肾上腺素静脉输注。同时给予高浓度吸氧，加快输血、输液速度，必要时建立 2 条静脉通路。

二、常见骨科手术的麻醉特点

(一) 股骨颈骨折内固定术的麻醉

1. 特点

(1) 多发生于老年人，60 岁以上者约占 80%。老年患者大多数合并其他疾病，如糖尿病、高血压、冠心病及肺部疾病，麻醉风险较高。

(2) 因创伤引起的血肿、局部水肿及入量不足，存在术前低血容量。

(3) 对创伤的应激反应可引起血液流变学的改变，血液多呈高凝状态。

2. 注意事项

(1) 多主张在连续硬膜外阻滞下手术，镇痛好，失血量少，并减少术后深静脉血栓的发生率。麻醉时摆放体位动作要轻柔，侧卧位时患肢下垫软垫，防止患肢受压引起疼痛不适、

血压上升等。麻醉应严格无菌操作，正确确定穿刺部位，麻醉剂量要适当，防止过量、麻醉平面过宽。全麻术后发生低氧血症及肺部并发症者较多。

(2) 对于术前合并冠心病患者，入院后给予扩冠、营养心肌治疗，合理降压；术中维持血流动力学稳定，保证冠脉灌注。对于合并慢性支气管炎等肺部疾患者，应积极控制肺部感染，提高手术麻醉耐受力。

(3) 老年人心肺功能较差，应予以常规面罩给氧，避免低氧血症，辅助用药要对呼吸循环影响轻微并且少量缓慢推注。

(4) 对术前的体液不足及术中失血量的估计较困难，麻醉期间易发生低血压，应及时补充容量。必要时监测 CVP、HCT 及尿量。

(5) 术前血液高凝状态是血栓形成和肺栓塞的重要原因，术中应行适当的血液稀释，避免过多异体输血。

（二）全髋关节置换术的麻醉

1. 特点

(1) 多为老年人，常伴有全身疾病，心肺功能差，且术前长期卧床增加肺部感染风险。

(2) 手术创伤大，失血量多，止血困难。

(3) 合并类风湿关节炎或强直性脊柱炎者，可增加麻醉穿刺或气管内插管的困难。

(4) 术中骨粘合剂的应用可能引起低血压，一般在骨粘合剂充填后 30～60s 或假体置入后 10min 内易发生低血压，应引起注意。

2. 注意事项

(1) 近年来多选用腰-硬联合阻滞麻醉，可减少术中失血量、术后深静脉血栓及低氧血症的发生率。

(2) 椎管内麻醉时应给患者适当镇静，减少围术期紧张焦虑。

(3) 对失血和麻醉的耐受差，容易发生低血压，因此应注意补充血容量。

(4) 对椎管内麻醉禁忌者，应选用全麻。全麻有利于呼吸功能的维持。

(5) 加强循环功能监测。应常规监测 ECG、SpO_2、血压和尿量；必要时应监测直接动脉压、CVP 和动脉血气分析。全髋关节置换期间出现骨水泥反应、出血、静脉血栓、肺栓塞等风险，应密切观察患者生命体征变化。

(6) 术中严防骨水泥反应、静脉血栓、肺栓塞的发生。

（三）脊柱侧凸畸形矫正术的麻醉

1. 特点

(1) 脊柱侧凸畸形多是青春期前或骨骼成熟前发生的脊柱侧凸，是小儿骨骼肌肉系统中最常见的畸形之一。

(2) 引起胸廓变形，可损害心肺功能。

(3) 先天性脊柱畸形患儿可能合并心脏畸形。

(4) 手术切口长，暴露范围广，出血较多。

(5) 手术矫形过程可能会引起脊髓损伤，术中要求监测脊髓功能。

2. 注意事项

(1) 术前对患者进行全面体检，正确评价心肺功能，应拍摄胸部 X 线片、肺功能及动脉血气分析。病程长、有慢性缺氧者，可继发肺源性心脏病和肺动脉高压症。

(2) 术前有呼吸道炎症者应积极治疗，并加强呼吸功能训练。

(3) 术前开放静脉应尽量选粗的静脉，充分备血，维持一定的液体负荷。为减少出血，患者体位一定要安置好，腹部不能受压。如果腹部受压，腹压增高，下腔静脉回流障碍，可导致椎旁静脉丛扩张，出血量增大。

(4) 恰当的控制性降压和成功的唤醒试验是脊柱侧凸畸形矫正术麻醉处理的关键。术中进行唤醒试验者，麻醉不宜太深，同时保证镇痛强度。唤醒结束后，需确保麻醉深度，避免出现术中知晓。

(5) 做好自体血回输和输血准备，备好抢救药物如血管活性药物、抗心律失常药等，备好多种尺寸插管用具，以应对困难插管的发生。

(6) 术后疼痛剧烈，常规进行患者自控镇痛。

(四) 椎管狭窄椎板切除减压术的麻醉

1. 特点

(1) 手术时常取俯卧位，而手术部位高于其他部位，因而对呼吸和循环的影响较大，且有发生空气栓塞的危险。

(2) 颈椎病变使头部活动受限，气管内插管较困难；腰椎病变也可能给椎管内麻醉的穿刺带来困难。

(3) 手术创伤大，失血较多。

(4) 合并不同程度截瘫者，有长期卧床史，可影响心肺功能。

2. 注意事项

(1) 腰椎管狭窄手术一般时间较长，连续硬膜外阻滞是脊柱外科常用的麻醉方法。它既能连续有效止痛，又能保持患者清醒，有助于判断是否损伤脊神经；还可以降低中心静脉压，使血压轻度降低及术野渗血减少，有利于手术操作。但对于年老体弱或体胖者，难以耐受俯卧位对生理的影响，宜选用全麻。

(2) 颈椎手术一般在全麻下施行。头部活动受限者可行清醒插管，以免加重脊髓或脊神经的损伤。术中要求麻醉平稳，维持头部稳定，避免患者移动。截瘫严重者，全麻诱导禁用琥珀胆碱，避免因血钾突然升高而发生心律失常、心搏骤停等。

(3) 麻醉中，监测尤为重要，即使局麻下颈椎管狭窄减压术亦应做好麻醉监测。

(4) 俯卧位时应确保呼吸道通畅，防止导管扭折、脱出或滑入。在体位变更前后均应检查导管位置。

(5) 在头高位时，血压不宜维持过低，以免发生脑供血不足。

(五) 骨科显微外科手术的麻醉

1. 特点

(1) 手术时间长，操作精细，要求麻醉平稳、镇痛完善。

(2) 断肢再植者多为创伤患者，有的合并多处创伤，因而应注意对全身的检查和处理。

(3) 术中常用抗凝药。

2. 注意事项

(1) 大多数可在阻滞麻醉下手术，尤其是连续硬膜外阻滞，还可用于术后镇痛和防止吻合血管痉挛。对于手术范围广泛、复合伤及不能合作者，宜选用全麻。

(2) 避免发生低血压，可行适当血液稀释以降低血液黏稠度，有利于恢复组织的血运。

(3) 为防止移植血管痉挛，尽量避免使用血管收缩药和防止发生低体温。

(4) 注意创伤患者的监测和处理。

(六) 强直性脊柱炎患者的麻醉

1. 对该类患者做好术前检查、评估。严重强直性脊柱炎患者病程迁延较长，除患有关节疾病外，还常合并有心脏、血管疾病，部分患者可伴有限制性通气困难、营养不良等。须根据患者的具体情况最终确定麻醉方案。

2. 对于颈部活动度尚可的患者，椎骨的融合可能是不完全的，可成功地实施椎管内麻醉。穿刺操作时，尤其是在置入硬膜外导管时动作要轻柔，以免损伤血管与神经。

3. 对脊柱骨折和颈椎不稳定的患者应选择合适的体位。

4. 准备纤维支气管镜及经口、经鼻插管和气管切开的物品。常须采用纤维支气管镜引导下气管插管。

5. 由于长期患病，年老、体弱、贫血，对麻醉手术耐受性相对较差，而手术创伤大、时间长或出血多，会影响到患者围手术期的安全。因此，术中应加强监测，注意维护呼吸、循环稳定，防止术中患者通气不足引起缺氧等一系列改变。

6. 对插管困难的患者术毕气管内导管拔管，必须十分慎重。因拔管后有可能出现呼吸困难，有可能需要再次插管，这时将会遇到极度困难，甚至导致生命危险。拔管的原则是自主呼吸完全恢复，神志清醒，生命体征平稳。

第十一节　妇产科手术的麻醉

妇科手术麻醉包括腹腔镜手术、经腹手术及妇科急症手术的麻醉。对于产妇而言，由于妊娠期女性患者机体发生一系列生理变化，全身各系统器官功能也相应改变，因此麻醉医生应综合考虑妊娠期变化对麻醉处理的影响及麻醉用药对母婴的影响。

一、妇科手术相关的特点

(一) 腹腔巨大肿瘤手术对腹内压的影响

1. 产生机制及临床表现

腹腔巨大肿瘤会对腹腔的大血管(如腹主动脉、下腔静脉)造成压迫，再加上下腔静脉的张力本身就低于腹主动脉，因此更易受压引起静脉回流障碍。患者会出现类似妊娠晚期的下腔静脉压迫综合征，表现为下肢水肿、腹壁静脉曲张等。当肿瘤切除后，肿瘤对腹腔大血管的压力突然消失，腹腔及下肢的血管压力解除后，周身血液会短时间内流向压力解除后扩张的腹腔及下肢的血管床，造成有效循环血容量急剧下降，出现低血容量性休克、心律失常或心搏骤停现象。

2. 预防及处理措施

(1) 解除腹部巨大肿瘤压迫前快速给予容量补充，预防切除后的有效循环血容量急剧下降。

(2) 必要时使用缩血管药物，例如去甲肾上腺素、去氧肾上腺素等，避免血压出现剧烈下降。

(3) 术中严密监测各项生命体征，发现血液循环剧烈波动及心律失常及时提醒术者停止操作，随时做好抢救工作。

(二) 人工气腹对循环及呼吸的影响

1. 产生机制及临床表现

建立 CO_2 人工气腹已成为腹腔镜手术的必要步骤，气腹可使膈肌上移，肺底部肺段受压，最终影响通气功能。同时腹内压增加后，静脉血管壁受压，静脉压力上升，心脏前负荷增加。CO_2 经腹膜吸收入血后，引起交感神经兴奋，缩血管物质释放增加，造成血流动力学改变。此外，Trendelenburg 体位(头低 25°～30°)进一步使膈肌上移，肺顺应性再度下降，使肺通气进一步减少。

2. 预防及处理措施

(1) 气腹前应快速扩充及头低位可减少气腹所致的高血压。

(2) 严密监测腹内压，当腹内压高于 15mmHg 时应手术减压。

(3) 维持较高的氧饱和度可减少 CO_2 导致的心律失常。

(4) 腹腔镜手术期间应持续监测呼气末二氧化碳分压，发现二氧化碳分压增加时可以通过调节呼吸机参数降低二氧化碳分压，必要时进行血气分析。

二、产科手术相关的特点

(一) 妊娠高血压综合征

1. 产生机制及临床表现

妊娠高血压综合征发生机制尚不清楚，基本病理生理改变为全身小动脉痉挛。临床可出现高血压、蛋白尿、水肿等表现，严重者可发生子痫。

2. 预防及处理措施

(1) 由于大多数产科手术属急症手术，因此首先应对产妇一般情况、手术史、麻醉史、心肺功能、凝血系统、腰椎解剖及胎儿情况进行全面评估。

(2) 对于存在血流动力学及凝血功能异常的产妇禁忌行硬膜外腔阻滞，可考虑选择全身麻醉。

(3) 麻醉过程力求平稳，术中维持血压在合理水平，充分供氧，抽搐发作时可用镁剂治疗，但应注意观察患者的呼吸频率、膝反射以及监测血镁浓度。出现镁中毒时，使用葡萄糖酸钙进行拮抗。

(4) 重度先兆子痫或子痫时，术中术后易发生心肾功能不全、肺水肿、脑出血、凝血障碍甚至 DIC，应及时对症处理，胎儿娩出后随时准备抢救。

(二) 产前出血及产后出血

产前出血指孕 28 周后至产前发生的阴道出血，其中前置胎盘和胎盘早剥的产妇均易发生失血性休克、DIC 等并发症，严重者可危及生命。产后出血指由于宫缩无力、胎盘滞留、产道损伤等原因导致产后出血量超过 500ml。因此，对于该类患者麻醉医师应密切关注病情，提高警惕。

1. 除了做好术前循环功能状态和贫血程度评估，还应重视血小板计数，纤维蛋白原定量、凝血相关检查，警惕 DIC 和急性肾衰竭的发生。

2. 麻醉选择应根据病情轻重、胎心率情况等综合考虑。凡是有循环不稳定、凝血功能较差、或 DIC 的患者，全身麻醉是较安全的选择。

3. 开放两条以上静脉或行深静脉穿刺置管，以及有创动脉压监测。尿量若少于 30ml/h 应补充血容量，如少于 17ml/h 应考虑存在肾衰可能。

4. 对怀疑有 DIC 倾向的产妇，胎盘滞留时胎盘绒毛和蜕膜组织可大量释放组织凝血活酶进入母体循环，激活凝血系统导致 DIC。因此在高凝期间可以使用小剂量肝素，并输入红细胞、血小板、新鲜冰冻血浆等。

（三）误吸

剖宫产术中恶心呕吐是最常见的麻醉后并发症之一，主要原因可能与低血压、术中牵拉、子宫收缩药物的应用等因素有关。呕吐可导致产妇误吸。预防误吸的方法包括麻醉前严格禁饮食至少 6 小时。术前服用抑酸剂、H_2 受体拮抗剂等药物预防。

二、常见妇产科手术的麻醉特点

（一）经腹子宫肌瘤切除术的麻醉

1. 特点

⑴ 多发生于中、老年人，可能伴有呼吸或循环系统疾病，且由于长期失血而伴有不同程度贫血，因此应重视麻醉前纠正。

⑵ 老年患者合并心、肺疾病应常规进行心电图、呼吸功能检测，维持呼吸、血压稳定，注意血容量动态平衡。因创伤引起的血肿、局部水肿及入量不足，存在术前低血容量。

⑶ 对于存在巨大肿瘤压迫胃肠道患者，长期可发生营养不良，继发贫血、低蛋白血症、水与电解质紊乱等。

2. 注意事项

⑴ 盆腔手术麻醉时，椎管内麻醉的平面应达到 T_6 以上。

⑵ 对于术前合并冠心病患者，入院后给予扩冠、营养心肌治疗，合理降压；对于合并慢性支气管炎等肺部疾病者，应积极控制肺部感染，提高手术麻醉耐受力。

⑶ 老年人心肺功能较差，应予以常规面罩给氧，避免低氧血症，辅助用药要对呼吸、循环影响轻微并且少量缓慢推注。

⑷ 对术前的体液不足及术中失血量的估计较困难，麻醉期间易发生低血压，应及时补充血容量。必要时监测 CVP、HCT 及尿量。

⑸ 合并卵巢巨大肿瘤时，应密切关注摘除后腹腔内压的变化，维持循环血量稳定，随时做好抗休克准备。

⑹ 妇科腔镜手术时应控制 CO_2 气腹压力在 13～15mmHg 之间，并维持较高血氧饱和度。

⑺ 妇科急症手术的麻醉处理取决于失血程度，除诱导时严防呕吐误吸，术中还要根据失血量进行自体血回输、补充浓缩红细胞、新鲜冰冻血浆等治疗。术后预防心、肺、肾的继发性损害。

（二）经阴道宫腔镜检查术的麻醉

1. 特点

⑴ 此类手术通常采取截石位，椎管内麻醉后要重视体位摆放对呼吸、循环的影响。

⑵ 术中反复牵拉宫颈刺激迷走神经反射可引起心率减慢。

⑶ 多数宫腔镜手术时间较短，术后疼痛发生率低，采用无需肌松药的喉罩全身麻醉可

满足手术要求，患者舒适度高，并且可减少迷走神经紧张综合征的发生率。

2. 注意事项

(1) 阴式子宫肌瘤剔除术时间较长，出血较多，术前应完善凝血等功能检查，术中根据失血量及时输血补液。

(2) 迷走神经紧张综合征表现为恶心、出汗、低血压、心动过缓，严重者可发生心跳骤停。阿托品有一定预防和治疗作用。

(3) 宫颈锥切、无痛人流、取环术等短小手术可于静脉麻醉下进行，给予适量镇静镇痛药，可保留自主呼吸或置入喉罩进行机械通气。

(三) 剖宫产手术的麻醉

1. 特点

(1) 孕妇妊娠期间呼吸、循环、神经等系统都发生了改变，特别是心血管系统的变化最大，因此麻醉医生要对产妇、胎儿做出综合评估。

(2) 多为急症手术，因此要尽早禁食禁饮，并以葡萄糖液静脉滴注维持能量。

(3) 合并妊娠期高血压者，多有脱水、血容量不足、肾功能不全等并发症，可增加麻醉管理的难度。

2. 注意事项

(1) 对大多数剖宫产患者而言，椎管内麻醉优于全身麻醉。但对休克、DIC、昏迷、抽搐、凝血功能异常者，禁忌行硬膜外腔阻滞，可考虑选择全身麻醉。

(2) 应提前备好产妇和新生儿抢救设备。

(3) 麻黄碱和去氧肾上腺素为治疗椎管内麻醉引起的低血压的经典药物。其中，对于无心动过缓的产妇优先使用去氧肾上腺素。

(4) 顽固性大出血的患者可考虑术中使用自体血回输技术。

(5) 大出血产妇应常规开放两条以上静脉，有条件者行深静脉穿刺监测中心静脉压。

(6) 胎盘早剥易诱发 DIC，可预防性给予小剂量肝素。

(7) 妊娠高血压的产妇术前可能已进行利尿治疗，因此麻醉前往往存在脱水，低钠血症、低血容量。

(8) 妊娠高血压的产妇术前已采用硫酸镁镇静解痉后，要注意血镁浓度。

(9) 重度先兆子痫或子痫的产妇，要注意高血压心脏病、肺水肿、DIC 等。

(四) 妊娠合并心血管疾病的麻醉

1. 特点

(1) 患有心血管疾病产妇的预后与其心功能状态有关。重度肺动脉高压和明显左心室功能不全的患者，妊娠风险极高。

(2) 左向右分流型先心病包括房间隔缺损、室间隔缺损、动脉导管未闭。

(3) 右向左分流型先心病包括艾森曼格综合征、法洛四联症等。

(4) 合并心脏瓣膜病最常累及二尖瓣，其次为二尖瓣合并主动脉瓣病变。

2. 注意事项

(1) 尽早由内科医师提供心血管系统的诊断和治疗建议。

(2) 自然分娩时，应尽早行硬膜外镇痛，以免疼痛应激引起儿茶酚胺水平升高及外周血管阻力增加，左向右分流加重，导致肺动脉高压和右心衰。

(3) 围术期密切监测产妇呼吸、循环功能，必要时采用有创动脉压及中心静脉压监测。

(4) 静脉输液或用药时避免将空气注入静脉，以免发生空气栓塞。

(5) 艾森曼格综合征可由左向右分流型先心病发展至右向左分流，应慎用椎管内麻醉，避免仰卧位综合征，预防疼痛导致的肺动脉压增加及全麻期间的心肌抑制。

(6) 法洛四联症的麻醉应避免任何可能导致外周血管阻力降低的因素，维持足够血容量和静脉回流。全麻原则基本同艾森曼格综合征。

(7) 二尖瓣狭窄应维持较慢心率、窦性节律，维持一定外周血管阻力，维持静脉回流和肺动脉楔压，在预防肺水肿基础上最大限度提高左室舒张末期容积。

(8) 二尖瓣关闭不全应避免外周血管阻力增加，维持正常或较快心率和窦性心率。避免全麻期间的心肌抑制和增加肺血管阻力的因素。

(9) 中至重度主动脉狭窄禁忌行单次腰麻，麻醉处理原则与二尖瓣狭窄相似。全麻维持用药应避免心肌抑制和降低外周血管阻力。

(10) 主动脉关闭不全产妇不能耐受心动过缓，麻醉处理原则与二尖瓣关闭不全相似。全麻时应采用短效瑞芬太尼用于剖宫产的全麻维持。

第十二节　老年人手术的麻醉

老年人机体细胞逐渐退化，各器官功能储备能力明显减低，40 岁以后机体主要脏器功能每年约减低 1%，应激能力降低，免疫、防御功能下降，导致老年人对手术和麻醉的耐受力差。而且老年人常并存心、肺、脑、肾等多种重要器官疾病，手术和麻醉的并发症及死亡率明显高于青壮年。值得注意的是，对老年人造成威胁的是其合并症，而非年龄本身。老年人手术的麻醉前处理、麻醉中监测与治疗、麻醉后观察要更加细致和及时。

一、麻醉前准备

1. 评估患者全身状况和心、肺、肝、肾等重要脏器的功能

询问病史，完善各项检查。

2. 对下列异常者，应给予足够的重视及正确处理

(1) ECG 表现为心肌缺血、梗死、房颤或房扑、左束支传导阻滞、Q-T 间期延长、频发室性早搏、Ⅱ或Ⅲ度房室传导阻滞、肺型 P 波。

(2) 血压 160/95mmHg 以上。

(3) 心胸比值＞0.5 或超声心动图显示有瓣膜功能障碍或心腔及室间隔大小异常。

(4) 眼底动脉硬化Ⅲ度以上。

(5) 血浆胆固醇 270mg/dl 以上。

(6) 呼吸功能异常：长期哮喘史，屏气试验值在 30s 以内，肺活量 1s 率＜0.60，实测肺活量/预测肺活量＜0.85。

(7) 肾功能不全：尿素氮(BUN)＞230mg/L 以上，肾血浆流量(RPF)＜225ml/min，肾小球滤过率(GFR)＜40ml/min。由于老年人肌肉萎缩，体内肌酐生成减少，尿中肌酐排除减少，血肌酐不能作为肾功能异常的标志，应测定肌酐清除率。

(8) 肝功能不全：白蛋白＜30g/L。

(9) 其他：血红蛋白＜90g/L，血清总蛋白＜50g/L；有脑血管意外、糖尿病、心肌梗死及肝肾功能衰竭史；老年患者术前如存在营养不良、水电解质紊乱、血容量不足等情况，麻醉前应尽可能给予纠正。

3. 麻醉危险因素评估

主要与原发病的轻重、并存疾病的多少及其严重程度密切相关。

(1) 术前的病情和体格状态：发病率和病死率 ASA Ⅴ级＞ASA Ⅳ级＞ASA Ⅲ级＞ASA Ⅱ级和Ⅰ级。

(2) 合并症的多少和严重程度：老年人有 4 种以上疾病者约占 78%，有 6 种以上疾病者约占 38%，有 8 种以上疾病占 3%。合并症越多，病情越严重，手术和麻醉的风险就越大。

(3) 急诊手术：急诊手术的危险比择期手术增加 3～10 倍。

(4) 手术部位和手术创伤大小：体表和创伤小的手术与体腔、颅内等创伤大手术相比，危险性相差 10～20 倍。

(5) 年龄：年龄越高，全身性生理功能减低越明显，对手术和麻醉的耐受力越差。

4. 麻醉前用药

(1) 老年人对药物的反应性增高，麻醉前用药剂量约比青年人减少 1/3～1/2。

(2) 麻醉性镇痛药容易产生呼吸、循环抑制，导致呼吸频率减少、潮气量不足和低血压，除非麻醉前患者存在剧烈疼痛，一般情况下应尽量避免使用。

(3) 老年人对镇静、催眠药的反应性明显增高，易致意识丧失出现呼吸抑制，应减量慎用。

(4) 老年人迷走神经张力明显增强，麻醉前应给予阿托品，有利于麻醉的实施和调整心率。若患者心率快、有明显心肌缺血时应避免使用。长托宁有中枢抗胆碱作用，可能与术后认知功能障碍相关，慎用于老年人。

二、麻醉方法的选择

麻醉方法选择原则为在满足手术要求的前提下，选用对生理干扰较少，麻醉停止后能迅速恢复生理功能的药物和方法。

1. 局部麻醉

简便易行，能保持意识清醒，对全身生理功能尤其是呼吸功能干扰极小，麻醉后机体功能恢复迅速。适应于体表短小手术和门诊小手术。老年人对局麻药的耐量降低，应减少剂量，采用最低有效浓度，避免局麻药中毒。

2. 神经(丛、干)阻滞

适应于颈部和上、下肢手术。局麻药的剂量要比青年人减少。

3. 椎管内麻醉

(1) 硬膜外阻滞

适用于体格状况及心肺功能较好老年患者的腹部及下肢手术。

老年人脊椎韧带钙化、纤维性退变和骨质增生，常使硬膜外穿刺、置管操作困难，侧入法和旁正中法成功概率更高。

避免大剂量用药，老年人硬膜外间隙变窄，椎间孔闭缩，对局麻药的需要量普遍减小，为青壮年的 1/2～2/3，以防止麻醉平面过宽、过广。局麻药中避免加入过量肾上腺素，防止脊髓缺血损伤。

老年人硬膜外隙静脉丛充血，穿刺和置管易致损伤出血，加之老年人椎间孔缩合，硬膜外出血更易导致局部血肿形成并压迫脊髓。

常规术中吸氧，防止缺氧的发生。

(2) 蛛网膜下隙阻滞：适用于下肢、肛门、会阴部手术。老年人对蛛网膜下隙阻滞敏感性增高，麻醉作用起效快、阻滞平面扩散广、作用时间延长，因此用药量应酌减 1/2～1/3，避免阻滞平面过高。

(3) 蛛网膜下隙–硬膜外隙联合阻滞：具有起效快，作用完全，作用时间长和阻滞范广等优势。适用于腹会阴联合手术、髋关节及下肢手术。

4. 全身麻醉

(1) 适应证：老年患者全身情况较差，心肺功能严重受损以及并存症复杂者；上腹部手术、开胸、颅脑等复杂、创伤大的手术。

(2) 注意事项

1) 麻醉诱导：全麻诱导药的用药量酌减，从小剂量开始，逐渐加大用量，分次缓慢给予。减轻气管插管时的心血管应激反应。老年人多存在血容量不足、自主神经调控能力降低，全麻后体位的改变容易引起剧烈的血压波动，应高度警惕。老年人容易出现气管插管困难的原因有肥胖、颈短、无牙；颈椎活动受限、头不易后仰；舌根组织弹性差，声门暴露困难；门齿脱落或活动，使喉镜操作困难。

2) 麻醉维持

①防止麻醉过深：因老年人药物分布容积减少、清除率减低以及脏器功能减退，在同样剂量下容易发生循环和呼吸抑制，故全麻维持用药须减少。老年患者麻醉维持不宜太深，但也要避免过浅麻醉出现镇痛不全和术中知晓。

②避免二氧化碳蓄积和过度通气：老年人对缺氧耐受力差，保证足够的通气量和氧供极其关键，避免缺氧和二氧化碳蓄积。但过度通气也会引起冠状动脉和脑动脉痉挛，易促发心肌缺血和脑缺血。

③维持液体平衡：老年人对失血的耐受力差，多存在血容量不足，术中应注意及时输血和补液。由于老年人造血功能减退，术中和术后即使出血量不大，也易形成术后贫血。

三、术中监测

应全面而详尽地监测各项生理功能，常规监测无创血压、ECG、脉率、SpO_2、$P_{ET}CO_2$、尿量，用神经刺激仪监测肌松。其中心电图电极的安放应能适时显示 ST 段的变化，以便及早发现心肌缺血；监测呼气末二氧化碳分压能及时发现和避免低二氧化碳血症以防冠状动脉的收缩和痉挛；肌松监测对于老年人全麻时肌松的恢复判断很重要。必要时需要监测直接动脉压、中心静脉压、血气、血糖和体温等。

四、麻醉后管理

1. 力求术后苏醒完全

老年人对麻醉药的敏感性增高，代谢降低，容易出现术后苏醒延迟或呼吸恢复不满意，最好在恢复室或 ICU 继续观察待其完全苏醒。

2. 严格掌握拔管指征

在患者肌力充分恢复、咳嗽反射正常、自主呼吸规则有效、意识完全清醒、血流动力学平稳后方可拔管。必要时要监测肌松程度，待肌力恢复90%以上方可拔管。

3. 维持生命体征平稳

术后必须持续监测循环及呼吸功能，保证呼吸道通畅，必要时给予氧疗。

4. 慎用肌松药和麻醉性镇痛药的拮抗药

老年人应用拮抗药容易出现心血管系统的不良反应。

5. 及时发现和正确处理术后麻醉并发症

6. 老年人对麻醉药的需求量下降

肝肾功能衰减，容易出现术后苏醒延迟。

7. 老年人术后出现长期认知功能障碍与麻醉药物及低氧血症有关

应慎用安定类、东莨菪碱、异氟烷、异丙酚等影响老年人精神运动功能的药物。

第十三节　小儿手术的麻醉

小儿年龄范围自出生至14岁。年龄在1个月以内称新生儿，1个月～1岁以内称婴儿，1～3岁称幼儿，4～14岁为儿童。婴幼儿的解剖、生理和药理学特点与成人有差异，年龄越小差异越大，新生儿又多因先天畸形而需手术和麻醉。

一、与麻醉有关的小儿解剖生理特点

1. 呼吸系统

婴幼儿头部及舌相对较大，颈短；新生儿声门位置高，会厌软骨较大，呈V形与声门呈45°角；气管直径小，最狭窄部位在环状软骨水平(6岁以后最狭窄部位在声门)。声门至隆突仅4cm，气管导管易误入支气管或意外脱出。婴儿每公斤体重有效肺泡面积是成人1/3，每公斤体重耗氧量是成人两倍，换气效率低，呼吸储备有限，需要通过增加呼吸频率来满足高代谢的需要。

2. 循环系统

新生儿心脏每搏量低，心率为120～160次/min，1岁以内为110～130次/min，6岁以上与成人接近。小儿心排血量具有心率依赖性，只能通过增加心率来提高心排血量；若心率超出生理范围，心排血量则会下降。

3. 中枢神经系统与体温调节

新生儿及婴幼儿中枢神经系统发育不完善，神经髓鞘发育未成熟，自主神经系统占优势，迷走神经张力较高，麻醉中易发生心率变化，对呼吸抑制药耐受性差。新生儿体温调节功能发育不全，常随环境温度变化，加之新生儿及婴幼儿缺乏皮下脂肪，体表面积相对较大，易引起体温下降，使麻醉苏醒延迟，故应加强体温监测。

4. 体液平衡及代谢

年龄愈小体液占体重比例愈大。1个月的新生儿体内水占体重80%，1岁以后降至65%，成人约为60%。婴儿水转换率为100ml/(kg·d)，成人为35ml/(kg·d)，故婴儿易脱水。

刚出生的新生儿，在1小时内有轻度酸血症(pH 7.3，PaO_2 67.5mmHg，$PaCO_2$ 33.75mmHg)。如新生儿Apgar评分在6分以下，存在低氧血症，其代谢性酸血症更为明显。

新生儿术前禁食时间过长可引起低血糖和代谢性酸血症，故应适当缩短术前禁食水时间，手术时应适量输注5%葡萄糖。

二、麻醉前准备及用药

1. 麻醉前准备

(1) 详阅病历：注意体重与营养状态是否相符，为用药及输液量提供参考。小儿体重计算法：出生体重3kg左右；1～6个月，月龄×0.6+3；7～12个月，月龄×0.5+3；1～12岁：年龄×2+8。麻醉前应注意实测体重和标准的差异。

(2) 追问病史：追问与疾病相关的家族史和既往麻醉手术史。了解患儿有无先天畸形、抽搐、癫痫、先心病、哮喘、发热、肾病、脊柱畸形、过敏性疾患、出血性疾患等。注意有无恶性高热家族史。

(3) 体检：全面检查各系统，重点突出与麻醉有关的脏器和部位。

(4) 术前病情评估：综合评估麻醉手术耐受性及可能发生的并发症。

2. 麻醉前用药

(1) 小儿麻醉前通常给予抗胆碱药和(或)抗焦虑药，以降低迷走神经张力、减轻术前焦虑。

(2) 预计难以与家长分离患儿，麻醉前30分钟口服或滴鼻给予抗焦虑药。

(3) 已开放静脉患儿，可采用静脉滴注给药。

(4) 危重衰竭、颅脑外伤或有呼吸功能代偿不全及呼吸困难患儿禁用阿片类药。

(5) 高热、心动过速患儿不用阿托品，以东莨菪碱或长托宁替代。

3. 胃肠道准备

由于小儿食管短，食管下段括约肌发育不全，胃内压力高，胃液酸度大等特点，容易发生反流误吸。择期手术患儿，清饮料、母乳、乳制品(奶粉、牛奶等)、固体食物禁食水时间分布为2、4、6、8小时。婴幼儿因体液交换率高，如长时间限制液体摄入，会导致脱水及低血糖，禁食水期间可由静脉补充5%葡萄糖作为生理维持量。

三、麻醉方法及装置

1. 基础麻醉

使患儿处于浅睡眠状态。主要用于不合作小儿或为全身麻醉、局部麻醉、神经阻滞建立良好基础。常用药有氯胺酮、咪达唑仑、丙泊酚等。术前有呼吸道梗阻、饱胃、肠梗阻者慎用基础麻醉。

2. 非气管插管全麻

适用于非俯卧位的短小手术、诊断性检查，不行气管插管。常用药有：

(1) 氯胺酮2mg/kg静脉注射，维持10～15分钟。辅以小剂量咪达唑仑，可减少氯胺酮用量，并预防氯胺酮副作用。

(2) 丙泊酚复合氯胺酮麻醉：丙泊酚可单次追加或静脉持续泵入，复合使用氯胺酮可降低丙泊酚用量，并提供较好的镇痛作用。

(3) 实施静脉麻醉期间，应常规给氧，监测生命体征。必备麻醉机、气管插管、吸引器等抢救设备。

3. 气管插管全身麻醉

⑴ 静脉麻醉药：静脉麻醉诱导可选择氯胺酮 2mg/kg，依托咪酯 0.3～0.4mg/kg 或丙泊酚 2～4mg/kg。丙泊酚持续输注可用于相对短小手术麻醉维持。

⑵ 吸入麻醉药：

①七氟烷：血/气分配系数低，对气道无刺激性，麻醉诱导和苏醒快，6 个月以下婴儿和新生儿 MAC 3.1%，7 个月以上婴儿和儿童 MAC2.5%，适用于小儿麻醉诱导与维持。

②地氟烷：在所有强效吸入麻醉药中，血气分配系数和组织血液分配系数最低，洗入、洗出和消除速度最快，适用于婴儿和儿童麻醉维持。对呼吸道刺激较七氟烷更强烈，用于吸入麻醉诱导时，可导致屏气和喉痉挛。在婴儿中的 MAC 为 9.2%～10%，2 岁儿童 MAC 为 9.1%，7 岁儿童 MAC 为 8.1%。

③氧化亚氮：麻醉效能极弱，MAC 为 105%，不足以单纯诱导和维持麻醉，与其他麻醉药复合可降低吸入麻醉药浓度，减少其用量。通常与等量氧混合作为全麻辅助用药。氧化亚氮弥散性能强，可使体内含气腔隙增大，气胸、肠梗阻、气脑造影为禁忌。

⑶ 气管插管的选择：最适合的导管直径能通过环状软骨水平，加压呼吸时导管周围有轻度漏气。不同月、年龄与体重选择导管规格与插管深度参考表 7-1。

除查表外，尚有以下公式粗略计算(用于>2 岁的小儿)：

$$导管内径(ID)mm=4+年龄(岁)/4$$

$$插管距门齿深度(cm)=12+年龄(岁)/2$$

通常以查表或公式计算导管为基础，再选相邻较大和较小的两根导管备用。经鼻插入深度比经口长 2cm。

表 7-1 不同月、年龄与体重选择导管尺寸及深度

年龄(月、岁)	体重(kg)	导管内径(mm)	导管深度(cm)*	
			经口	经鼻
早产儿	<3.5	2.5	9.5	11
新生儿	2.5～5	3.0	10.5	12
6 个月	5～8	3.5	11.5	13
1 岁	8～10	4.0	12	14
2～3 岁	10～15	4.5	12.5	14.5
4～5 岁	15～20	5.0	15.5	17.5
6～7 岁	20～22	5.5	16.5	18.5
8～9 岁	24～30	6.0	17.5	19.5
10～11 岁	28～30	6.5	19.5	21
12～13 岁		7.0	20	22
14 岁以上		7.5	22	23

* 导管深度是指从门齿龈至气管中段的距离

4. 小儿麻醉器械与装置

小儿麻醉所需的器械也较特殊，如大小不同的面罩和口咽通气道、小呼吸囊、小儿呼吸回路及小儿麻醉机等。一般有以下几种呼吸回路：

(1) 半开放式回路（又称 CO_2 冲洗回路）：常用的有 Mapleson A 回路、Bain 回路等。均属于改良式的 T 形装置，气流量＞每分钟通气量的 2.5～3 倍，才能排出 CO_2，防止呼吸气体重复吸入所致的高二氧化碳血症。

(2) 改良亚利装置：T 形管内径为 1mm，供气口一端接一呼吸囊，优点为无效腔小，呼吸阻力低，气流量是患儿每分钟通气量的 2 倍，避免重吸入。适用体重小的小儿。

(3) 紧闭循环装置：通常设定新鲜气流量≥2L/min，潮气量 8～10ml/kg，呼吸频率，呼吸比可调，带有 PEEP 功能，可监测呼气末 CO_2 分压等。

5. 小儿椎管内阻滞

包括硬膜外阻滞、蛛网膜下隙阻滞和骶管阻滞。需在基础麻醉或全身麻醉后进行。

(1) 硬膜外阻滞：局麻药浓度与剂量依年龄不同而存在差异。利多卡因用于新生儿和婴儿浓度为 0.5%～1%，用于 1～14 岁儿童浓度为 1%～1.5%，单次最大剂量 5～6mg/kg，在婴儿和儿童中的最大持续输注剂量分别为 1mg/kg/h 和 1.5mg/kg/h。长效局麻药布比卡因、罗哌卡因和左旋布比卡因，用于新生儿和婴儿浓度为 0.1%～0.15%，用于 1～14 岁儿童浓度为 0.15%～0.3%，单次最大剂量 2.5mg/kg，在婴儿和儿童中的最大持续输注剂量分别为 0.2 和 0.4mg/(kg•h)。

(2) 小儿腰麻：蛛网膜下隙阻滞（腰麻）用于小儿，血流动力学稳定，术后肺部并发症低，术后恢复快。与全身麻醉相比，腰麻可降低早产儿和新生儿术后早期呼吸暂停发生率。通常使用 22G 或 25G 腰麻针，单次给予等比重 0.5%布比卡因 0.2ml/kg，作用时间约 60～90 分钟，失败率约 10%。

(3) 骶管阻滞：在新生儿及婴幼儿可满足腹部以下手术，用药浓度同硬膜外阻滞，剂量以阻滞平面要求不同，可按 0.5～1ml/kg 用药。

四、小儿围手术期体液治疗及输血

小儿术中输液应包括以下几方面：①生理需要量；②术前缺失量（包括病理丢失、禁食缺失）；③术中体液丢失与转移量。

（一）术中输液

1. 液体需要量

(1) 生理需要量：遵从 4-2-1 法则，即第 1 个 10kg 体重 4ml/(kg•h)，第 2 个 10kg 体重 2ml/(kg•h)，第 3 个 10kg 及以上体重 1ml/(kg•h)。如体重 25kg 患儿每小时液体生理需要量为 $10\times4+10\times2+5\times1=65$ml。

(2) 术前缺失量：根据皮肤弹性、囟门和眼窝凹陷、循环、呼吸、意识、尿量和辅助检查结果，综合判断术前缺失量。通常在手术第 1 小时内补充预计缺失量的一半，其余液量在随后手术和术后 24～48 小时内补充。

(3) 手术创伤引起的丢失与转移量：浅表手术 1～3ml/kg，开胸手术约 3～5ml/kg，剖腹手术 5～7ml/kg，大面积创伤手术可达 7～10ml/kg。

2. 液体种类的选择

小儿术前缺失量、生理需要量和术中继续损失量的补充均宜从等张晶体溶液开始。已存在电解质、酸碱平衡紊乱时，应依血气和电解质分析结果确定输液种类。新生儿糖原储备低，每日糖需要量约为 5g/kg，维持量中应含有 5%～10%葡萄糖。由于小儿输液安全范围小，尤以新生儿和婴幼儿最显著，应使用输液泵调节流量。

（二）输血

术前血容量估计：早产儿为 90ml/kg，足月新生儿和婴幼儿为 80ml/kg，年长儿童为 70ml/kg。临床可耐受的最大失血量为估测血容量的 20%～30%。也可结合 Hct、Hb 计算小儿最大允许失血量(MABL)，MABL＝估计血容量(EBV)×(患儿 Hct－25)/患儿 Hct。当失血量在 MABL 以内时，可用平衡液和胶体液补充；失血量超过 MABL 时应进行输血。

五、小儿围术期监测

小儿围术期应时刻关注口唇、甲床、手野出血颜色，放置胸前固定听诊器，以监听呼吸音变化。除此之外，还应常规监测心电图(ECG)、脉搏氧饱和度(S_pO_2)、血压、呼气末二氧化碳分压($P_{ET}CO_2$)和体温。复杂危重手术患儿应进行有创动静脉压力监测和血气分析。小儿体表面积相对较大，体温调节中枢发育不完善，术中容易出现低体温和高体温。调高手术间温度，对裸露部位(如头部、四肢)进行包裹，使用恒温毯、暖风机和输液加温仪等主动加温措施，有助于预防术中低体温，同时应警惕术中高体温的发生。

第十四节　休克患者手术的麻醉

一、麻醉前估计

（一）临床常见休克的类型

1. 失血性休克

如肝、脾破裂，宫外孕。

2. 感染中毒性休克

如化脓性胆管炎、肠梗阻。

3. 创伤性休克

如颅脑外伤、胸腹外伤。

（二）临床表现

1. 休克初期患者可表现为烦躁、焦虑或激动。休克加重时，患者由兴奋转为抑制，表现为表情淡漠或意识模糊，甚至昏迷。

2. 患者有口渴感提示血容量不足或脱水。

3. 皮肤颜色、温度、湿度和弹性，大多数患者表现为皮肤苍白、发绀、湿凉。但“高排低阻”型休克表现为皮肤干燥温暖，故应结合临床其他表现进行综合分析。

4. 甲皱微循环障碍。

5. 外周静脉充盈度差，可观察颈静脉、肢体远端静脉。

6. 休克患者常有呼吸困难和发绀。

7. 尿量减少。

（三）血流动力学检查

1. 血压和脉压

收缩压低于 80mmHg 或较平时低 30mmHg，脉压小于 20mmHg。

2. 脉搏

早期即可表现为细速，严重时将不能触及。

3. 中心静脉压

休克时低于 6cmH_2O。

4. 心排血量及肺毛细血管楔压

心排血量及肺毛细血管楔压异常。

(四) 实验室检查

(1) 全血细胞计数、Hb 及 Hct。

(2) 血气分析和电解质测定。

(3) 弥散性血管内凝血实验室检查：常用指标有血小板计数、出凝血时间、凝血酶原时间、凝血酶时间、部分凝血活酶时间、优球蛋白溶解试验，3P 试验及其他凝血因子测定。

(4) 尿检查：尿量、尿比重、尿素氮、肌酐等。

必须强调的是多数休克患者病情危重，部分患者必须经过外科手术方能纠正产生休克的病因，因此各种检查要根据实际情况选择。

二、休克的治疗

休克治疗贯穿于术前、术中和术后的全过程。术前抗休克治疗有助于增加麻醉和手术的安全性，对于失血性休克的患者，紧急手术方能纠正产生休克的病因，因此不能片面强调术前抗休克治疗。即使对于感染中毒性休克和低血容量性休克，在适当的抗休克处理后，应尽早手术。

1. 血容量的补充和血液稀释

除心源性休克外都存在有效循环血容量绝对或相对不足，补充血容量并使血液稀释是改进循环、增进组织血液灌流量的根本措施。平衡盐液常被用来作为补充血容量和血液稀释治疗的首选溶液。但在血液稀释的同时，应注意维持血浆胶体渗透压，一般晶胶比为 2:1～3:1。

2. 血管活性药物的应用

(1) 血管收缩药　当外周血管功能衰竭时可用，常用药物有间羟胺(阿拉明)、去氧肾上腺素和去甲肾上腺素等。

(2) 血管扩张药　根据具体情况可选用硝酸甘油、酚妥拉明及硝普钠等。应用血管扩张药的指征：①心源性休克前负荷增加而血压仍不理想；②用血管收缩药虽能维持血压，但末梢循环未见改善；③氧分压正常而 SpO_2 较低；④急性肺水肿。

3. 改善心肌收缩功能

任何休克都可使心肌受抑制，因而要用正性肌力药，可选用多巴胺或多巴酚丁胺。

4. 纠正酸中毒，改善微循环

5. 并发症的防治

快速补液时应注意肺水肿的发生；晚期应防治弥散性血管内凝血和急性肾衰竭。

6. 改善呼吸功能

保持呼吸道通畅，必要时气管内插管以充分供氧，并行呼吸机治疗。

7. 其他

如抗感染治疗等。

三、麻醉处理

（一）麻醉准备

1. 麻醉前采取妥善措施，对危及生命的病变或创伤应急救处理。

2. 必要时气管内插管或气管切开。

3. 血容量不足时快速补液，如外周静脉不易穿刺则行深静脉置管，导管的内径要足够粗。

4. 测定中心静脉压、留置导尿管并准备其他急救药品和用具。

（二）麻醉选择

1. 局部麻醉

范围小的手术，局部浸润、局部神经阻滞麻醉能完成的手术。

2. 椎管内麻醉

休克纠正前禁用椎管内麻醉。术前治疗已使低血容量休克得到纠正的患者，低、中平面的椎管内麻醉可选用，但应在严密监护下实施，严格控制麻醉阻滞平面。

3. 全身麻醉

休克患者原则上应选用全麻，尤其遇到以下情况时必须选用全身麻醉：

(1) 高热，意识模糊，合作欠佳。

(2) 低血压休克患者，扩容治疗和正性肌力药效果不良。

(3) 饱胃患者。

4. 麻醉诱导

可采用芬太尼联合地西泮、咪达唑仑、依托咪酯或氯胺酮，亦可加用吸入麻醉和肌松药诱导。

5. 麻醉维持

以阿片类和苯二氮䓬类药相结合，必要时吸入低浓度恩氟烷、异氟烷或七氟烷加深麻醉。肌松药可选用维库溴铵、阿曲库铵、泮库溴铵等。

（三）术中监测

休克患者术中监测原则同创伤患者的麻醉。

第十五节　创伤患者手术的麻醉

一、麻醉前病情估计和紧急处理

（一）麻醉前病情估计

1. 创伤严重程度、范围、受伤时间及原因。

2. 意识状况

瞳孔大小，光反射等，以估计是否有颅脑外伤。

3. 呼吸状况

是否有胸部创伤及气胸、血胸、误吸。

4. 循环状况

判断是否有休克与休克程度，如有无面色苍白、心率增快、低血压、四肢厥冷，烦躁、呼吸浅速、呼吸困难，表示有休克存在。

5. 活动情况

了解有无脊柱、四肢损伤、骨盆骨折、后腹膜血肿等。

6. 腹部情况

内脏破裂出血。

7. 泌尿系统损伤、血尿等

8. 估计出血量，了解输血、补液情况

9. 最后进食时间

10. 原来健康状况

11. 有关的急诊实验室及其他检查结果

12. 外科手术情况

了解拟施手术的部位、范围、时间、对麻醉的特殊要求。

(二) 紧急处理

包括动、静脉穿刺置管，输血补液，供氧及其他麻醉前准备。

1. 气道处理

(1) 任何创伤患者必须注意呼吸的情况、气管的位置及双侧呼吸音；创伤患者都应被视为饱胃，发生误吸的风险增加。如遇以下情况应紧急处理。

①意识丧失后舌根下垂所致的上呼吸道梗阻。

②因呕吐物、异物或其他碎片等误吸引起的气道阻塞。

③因口腔外伤如上、下颌骨骨折所致的急性软组织水肿或出血引起的气道梗阻。

(2) 处理原则：解除气道梗阻，建立通畅的呼吸道，以便充分供氧，具体如下：

①对能保持自主呼吸的患者，可采用清洁口腔，吸出血块或呕吐物，结扎口腔内活动性出血点，头部后仰和托起下颌骨以及放置口腔或鼻咽通气道等措施。

②深昏迷患者或下颌骨骨折者应行气管插管。

③对存在口腔解剖变形，声门暴露困难或喉头水肿而不能插管者应做气管切开，情况紧急时可用粗针头行环甲膜穿刺或经皮气管穿刺切开，行气道喷射通气(TTV)。

④在保持呼吸道通畅时应注意鉴别患者是否存在颈椎损伤，并注意防止颈椎损伤的进一步加重。

2. 急诊气胸处理

(1) 张力性气胸：常表现为呼吸浅快，纵隔、气管移位，气胸侧呼吸音减弱或消失。一旦确立诊断应立即行胸腔穿刺，穿刺点在锁骨中线第 2 肋间，然后用水封瓶引流。若患者已有闭合性气胸未能及时发现处理，则全麻诱导后由于正压通气将发展为张力性气胸，造成致命性并发症。麻醉医生应迅速采取措施，将闭合性气胸变为开放性气胸，切勿因等待胸外科医生而耽误抢救时间。

(2) 大量血胸：表现为呼吸音降低，气管、纵隔移位，常伴有低血压、心动过速和呼吸困难，应做胸腔引流。若引流量大于 1500ml 或出血持续超过 200ml/h，应行剖胸探查。

(3) 连枷胸：呼吸困难，经给氧、镇痛难以纠正低氧血症则应行机械通气。

(4) 开放性气胸：应置胸腔引流为闭合性气胸后再进一步处理。

3. 循环管理

创伤性休克早期血容量不足，是造成全身性生理紊乱的主要原因。在处理呼吸衰竭的同时积极纠正低血容量，维持循环稳定。

(1) 低血容量分级(表 7-2)：

表 7-2 低血容量分级

	Ⅰ级	Ⅱ级	Ⅲ级	Ⅳ级
失血占循环容量的百分比(%)	＜15	15～30	30～40	＞40
估计失血量(ml)	＜750	750～1500	1500～2000	＞2000
脉搏(次/分钟)	正常	100～120	120，弱	＞120，极弱
收缩压	正常	正常	低	极低
舒张压	正常	高	低	极低
毛细血管再充盈	正常	慢	慢	消失
意识状态	正常稍烦躁	烦躁	躁动	冷漠、神志不清
呼吸频率	正常	正常	气促	气促
尿量(ml/h)	＞50	20～30	5～20	＜5

(2) 麻醉手术前准备：

1) 开放静脉：如周围静脉穿刺困难，应立即行静脉切开或建立中心静脉通路。

2) 补充血容量：低血容量Ⅰ～Ⅱ级的患者应先补充晶体液(常用乳酸钠林格液)，用量为估计失血量的 3 倍，并适当用胶体液；Ⅲ～Ⅳ级患者所补晶体液与输血量之比为 1:1。

3) Ⅳ级患者需立即复苏，进行气管内插管。

二、麻醉处理

(一) 局麻和神经阻滞麻醉

仅适用于创伤范围小、失血少、复苏满意的患者以及单纯四肢外伤。

(二) 全身麻醉

适用于各种创伤手术，尤其适用于严重外伤、头部、躯干、胸腹部及复合伤。

轻至中度创伤手术效果满意，患者意识清楚，呼吸、循环稳定，血气分析和电解质正常，术毕可拔管；严重创伤，呼吸、循环功能不稳定，术后应保留气管导管送 ICU 继续严密观察和治疗。

第十六节　心脏病患者行非心脏手术的麻醉

心脏患者接受非心脏手术，麻醉与手术并发症及死亡率显著高于无心脏病者。其危险性不仅取决于心脏病变本身的性质、程度和心功能状态，而且还取决于非心脏病变对呼吸、循环及其他脏器功能的影响，手术创伤的大小，麻醉和手术者的技术水平，术中、术后监测条件，及医师判断和处理的能力。

一、麻醉前评估

在对患者麻醉前常规检查评估的基础上，还须全面了解心血管系统病变的严重程度和代偿功能，评估其功能状态，以预计承受麻醉与手术的能力，提出相应的处理方案。

1. 病史

重点了解：

①出现心脏疾病相关症状或发现心脏疾病的时间、病程经过；

②是否出现过心肺功能不全或休克等，既往治疗情况与效果；

③既往疾病史与治疗情况，如风湿热、高血压、脑血管意外、冠心病、哮喘、肺炎等；

④既往与近期药物治疗，如β–受体阻滞药、钙通道阻滞药、皮质激素、洋地黄、利尿药、镇静安定药等。

2. 体检

除常规项目外，应检查动脉血压、脉搏、皮肤与黏膜颜色和温度、发育与合作程度，要注意心脏和双肺听诊，有无颈静脉怒张、呼吸急促、肝大、腹腔积液，周围性水肿等慢性心力衰竭表现。

3. 特殊检查

(1) 常规心电图配合24h动态心电图或运动试验心电图：通过检测心率、心律，发现有无心律失常、传导异常和心肌缺血。

(2) X线胸片：注意观察心脏大小、心胸比例、肺淤血及肺水肿等。

(3) 超声心动图：可观察心脏瓣膜、先天畸形的种类和缺损程度、局部室壁运动，并可测定血流量、射血分数等，左室射血分数小于 35%提示心功能差。术中应用经食管超声心动图(TEE)实时动态观察，可纠正经胸检查时误诊及漏诊的病情，及时发现心内畸形矫治的状况等。

(4) 冠状动脉造影：是判断冠状动脉病变的金标准，可观察到冠状动脉精确的解剖结构及冠状动脉粥样硬化的部位与程度。同样可进行左心室造影，了解左心室收缩功能，射血分数和左心室舒张末充盈压。

4. 心功能分级及危险因素判断

心功能分级及危险因素判断的目的，是通过对心脏病患者行非心脏手术的评估，以预示麻醉与手术的安全性，并使危险性降到最低。

二、麻醉前准备与用药

尽可能改善患者的心脏功能和全身状况，对并发症予以治疗和控制，减轻或解除患者的焦虑、恐惧和紧张情绪。

1. 调整心血管治疗用药

(1) 洋地黄类药物：用于充血性心力衰竭、房颤或房扑等以改善心功能，控制心室率。目前多采用口服地高辛。由于该药的安全范围较窄，逾量易引起心律失常或房室传导阻滞，尤其是伴有低钾血症时。目前主张在术前1 天或手术当天停止服用地高辛，术中或术后视情况改经静脉用药。

(2) β–受体阻滞药和钙通道阻滞药：主要用于治疗缺血性心脏病、频繁性心绞痛、室性和房性心律失常及中、重度高血压。尤其适用于高血压并发心绞痛、心肌梗死后的患者以及心率较快者。长期应用β–受体阻滞药，突然停药可加剧心绞痛或诱发心肌梗死。钙通道阻滞药也同样可出现撤药综合征。对已使用此类药的患者，一般不主张术前停药，必要时可适当调整剂量。在麻醉处理上也应注意这一因素的存在。

(3) 抗高血压药：术前应将高血压患者的血压控制在适当水平。理想的血压控制在140/90mmHg。一般不主张术前停用抗高血压药物。

(4) 利尿药：常用来治疗心功能不全、充血性心力衰竭。但长时间使用利尿药可引起血容量不足或低钾，应在术前调整血容量和补充氯化钾，维持血钾在 3.5mmol/L 以上。

2. 麻醉前用药

防止或解除患者对手术的焦虑、紧张与恐惧情绪。除心功能不全、房室传导阻滞等外，一般都应给予有足够镇静作用的麻醉前用药，但应避免对呼吸、循环的抑制。

3. 术前准备和监测

心功能良好的患者，拟行中、低危择期手术，常规监测即可；而较重患者或施行大手术时，还应在 SICU 连续监测动脉压和中心静脉压，并行尿量和体温监测。心脏病变严重或心功能不全，特别是左、右侧心脏功能不一致时，须增做肺动脉压、肺毛细血管楔压和心排血量的监测，从而对血流动力学的评判提供较全面的依据，有利于调整麻醉和指导临床治疗用药。所有患者均应随时按需做血气、pH、血液生化和电解质测定。备好各种抢救药品及设备，建立良好的静脉通路。有条件时可利用经食管超声心动图(TEE)监测心室大小改变、收缩效能、新旧心肌异常活动区和急性、慢性瓣膜病变等。

三、麻醉原则

麻醉过程平稳，循环状态稳定，通气适度，保持心肌供氧和需氧之间的平衡。

麻醉实施时应特别注意①预防和积极处理心动过速；②避免心律失常；③保持适当的前负荷，避免血压显著升高或下降；④避免缺氧和二氧化碳蓄积，或 $PaCO_2$ 长时间低于30mmHg；⑤及时纠正电解质和酸碱平衡紊乱；避免输血、输液过多引起心脏前负荷增加。⑥加强监测，及时发现与处理并发症。

麻醉深浅适度，既达到良好的镇痛又不抑制循环，能将应激反应控制在适当水平，术中不出现知晓。

四、麻醉选择

依据手术部位、类型、手术大小以及对血流动力学影响、心脏病患者的具体情况(病情、全身情况、精神状态)、麻醉者的专业水平和条件进行麻醉选择。

1. 患者情绪稳定，或能达到充分镇静，可酌情选用非全身麻醉

骶管阻滞对循环无明显影响，适用于肛门、会阴、膀胱镜检查等手术。低平面蛛网膜下隙阻滞只适用于肛门、会阴和下肢手术，且麻醉平面必须控制在 L_{10} 以下。连续硬膜外阻滞可以安全地用于中、下腹部手术。

病情严重、心功能较差、手术复杂或创伤较大，可能引起明显的血流动力学变化，或患者情绪紧张，预计术时冗长，以采用全身麻醉并做气管内插管妥善管理呼吸为宜。

2. 全身麻醉时，全身麻醉药和肌肉松弛药的选择应首先取决于患者的心功能状况

吸入麻醉药中，异氟烷对心肌收缩力的抑制较轻。麻醉性镇痛药芬太尼、舒芬太尼等对心肌收缩力和血压无明显影响，可使心率减慢，适用于心脏储备功能差的患者。依托咪酯对循环功能无明显影响，常用于心功能较差患者的诱导。维库溴铵、阿曲库铵对心率无

明显影响，适用于须避免心动过速的患者。

五、注意事项

1. 全麻诱导中应尽量减轻气管插管所致的心血管反应，包括加用适量的阿片类药如芬太尼或β-受体阻滞药如艾司洛尔等。

2. 各种全身麻醉药对血流动力学的影响均与剂量有关。

3. 维持呼吸道通畅，根据患者情况合理通气，避免缺氧或二氧化碳蓄积。麻醉中也应避免较长时间 $PaCO_2$ 低于 30mmHg。

4. 输血、输液适当，保持适当的前负荷，避免血压明显波动。血管活性药物要注意适应证与用法，要及时纠正电解质和酸碱平衡失常。

5. 加强监测，及早处理循环功能不全的先兆和各种并发症。要避免心律失常。一旦出现，除进行对症处理外，还须处理发生的原因。

6. 尽可能缩短手术时间并减轻手术创伤。

六、各类心脏病患者非心脏手术麻醉的特点

1. 先天性心脏病

(1) 心肺受损有较大危险性的临界指标包括：①慢性缺氧（SaO_2＜75%）；②肺循环/体循环血流比＞2.0；③左或右心室流出道压力差＞50mmHg；④重度肺动脉高压；⑤红细胞增多，HCT＞60%。

(2) 临床症状较轻的先天性心脏病患者，手术与麻醉的耐受较好。

(3) 通常发绀型比非发绀型麻醉和手术风险性大。左向右分流性疾病（动脉导管、室间隔或房间隔缺损）心功能良好，无严重肺动脉高压，麻醉处理和正常人相似。右向左分流的患者如法洛四联症等，当肺血管阻力增加或外周血管阻力降低均可加重右向左的分流而使发绀加重。因此，气管内麻醉的气道压力不宜持续过高，椎管内麻醉要预防血压下降，全身麻醉药物可选用氯胺酮。如血压过度下降可选用血管活性药物。左心室流出道梗阻的患者，麻醉期间应注意维持冠状动脉灌注压和心肌正性肌力的平衡，保持氧供和氧需平衡，维持外周血管阻力以保持足够的冠状动脉灌注压，较浅的静脉复合麻醉有益于此类患者。

2. 瓣膜性心脏病

麻醉要点见表 7-3。

表 7-3 瓣膜性心脏病患者行非心脏手术实施麻醉要点

病变	目标心率（次/min）	节律	前负荷	外周血管阻力	心肌变（肌）力	应避免
主动脉瓣狭窄	70～85	窦性	增加	不变或增加	不变或减弱	心动过速、低血压
主动脉瓣关闭不全	85～100	窦性	不变或增加	不变或降低	不变	心动过缓
二尖瓣狭窄	65～80	稳定	不变或增加	不变或增加	不变	心动过速、肺血管收缩
二尖瓣关闭不全	85～95	稳定	不变	降低	不变或减弱	心肌抑制

3. 冠状动脉粥样硬化性心脏病

增加病死率的因素包括：①多次发生心肌梗死；②有心力衰竭的症状与体征；③左

心室舒张末压＞18mmHg；④心脏指数＜2.2L/(min•m²)；⑤左心室射血分数＜40%；⑥左心室造影显示多部位心室运动障碍；⑦全身情况差。

心肌梗死后择期手术应延迟至梗死后 6 个月；病情危及生命的急诊手术，必须全面监测血流动力学，尽量维持循环稳定、调整应激反应，并且保持心肌氧供需平衡；估计可切除的恶性肿瘤，如患者属低危，一般在梗死后 4～6 周可考虑手术，仅在高危患者须在心导管、超声心动图或心脏核素检查后决定是否预先行经皮冠脉成形术，或同时做冠状动脉旁路移植术。围手术期判断心肌缺血的临床评估方法的比较见表 7–4。

表 7–4　围手术期心肌缺血的临床估计方法的比较

	心电图	经食管超声心动图	肺动脉楔压
缺血表现	ST–T 段改变	室壁运动顺应性改变	顺应性改变(高)
其他用途	心脏节律、传导	容量、收缩性、心输出量	心输出量、压力、阻力
创伤程度	低	中	高
局限性	束支或其他传导阻滞	食管病变、技术因素	瓣膜病变严重
	开胸患者	心与食管间隙的关系	动脉高压
对缺血敏感性	中	高	低
对缺血特殊性	高	中	低
结果分析	容易、可自动	困难、不能自动	中
使用范围	围手术期	术中	围手术期

麻醉期间除采用阿片类及其他麻醉药维持适宜的麻醉深度外，还须合理应用血管活性药物以稳定血流动力学，避免心肌缺血、心肌梗死等危及生命(表 7–5)。

表 7–5　麻醉期间急性心肌缺血的药物治疗

药物	常用剂量
硝酸甘油	33～300μg/min
硝酸异山梨酯(消心痛)	33～100μg/min
艾司洛尔	10～100mg，静脉注射； 50～200μg/(kg•min)
美托洛尔(倍他洛克)	0.5～5mg，静脉注射
拉贝洛尔(柳氨苄心定)	5～25mg，静脉注射
普萘洛尔(心得安)	5～10mg/次，tid
地尔硫䓬(硫氮䓬酮)	5～15ml，静脉注射； 5～15μg/(kg•min)
尼卡地平(佩尔地平)	100～200μg，静脉注射； 1～3mg /h
硝苯地平(心痛定)	10mg，舌下含服
肝素(heparin)*	2000～5000U，静脉注射

注：* 使 PTT 为正常的 1.5～2 倍

围手术期应力争达到的主要目标：①预防或减轻交感神经系统的活动增强，以降低心肌的耗氧量。若患者手术前应用 β–受体阻滞药，则术中应继续使用并维持至术后。②维持适宜的冠状动脉灌注压。可通过补充液体、应用苯肾上腺素或降低吸入麻醉药的浓度维持适当的舒张压以保障冠状动脉的灌注。

4. 慢性缩窄性心包炎

麻醉期间要避免动脉压降低、心率减慢和心肌抑制，尤其在诱导期。病情严重者应先解除缩窄的心包才能进行择期手术。

5. 肥厚型梗阻塞性心肌病

(1) 重症患者在麻醉期间保持窦性节律十分重要。

(2) 必须保持心室充盈压高于正常范围，并避免使用增强心肌收缩力的药物。

(3) 可采用对外周阻力影响较小的吸入麻醉药加深麻醉，分次小量应用 β-受体阻滞药或(和)去氧肾上腺素提升动脉血压，达到预防和治疗左心流出道阻塞的目的。

(4) 一般不宜采用椎管内麻醉，因其可引起血管扩张、血压下降。

6. 心脏传导阻滞

(1) 术前须有安装心脏起搏器的适应证：①完全性房室传导阻滞，停搏期＞3.0s 或基本节律＜40 次/分钟；②房室结功能不全，心动过缓已引起临床症状；③急性心肌梗死后持续进行性Ⅱ度房室传导阻滞或完全性房室传导阻滞；④Ⅱ度房室传导阻滞伴有临床症状；⑤有症状的双束支传导阻滞等。

(2) 单纯双束支传导阻滞，患者无症状，一般不必安装临时起搏器，麻醉选择与处理并无困难。

7. 预激综合征

(1) 心电图特征为：①P-R 间期缩短至 0.12s 以下；②QRS 时间延长达 0.11s 以上；③QRS 波起始部粗钝，与其余部分形成顿挫，及所谓的预激波或 δ 波；④继发性 ST-T 波改变。不同的预激综合征患者可仅表现为上述部分特征。

(2) 一般不需特殊治疗。若伴发室上性心动过速时，可以采用①刺激迷走神经，术前一般不用阿托品。②维拉帕米(异搏定)、普萘洛尔、普鲁卡因胺或胺碘酮缓慢静推；③可用普萘洛尔或其他 β-受体阻滞药长期口服预防室上性阵发性心动过速发作；④药物不能控制，电生理检查确定旁路不应期短或房颤发作时心率达 200 次/min 左右时，可用射频、激光或冷冻法消融，或手术切断旁路。

第十七节　肝移植术患者的麻醉

一、概述

终末期肝病患者术前常伴有严重的多系统的病理生理改变，导致重要器官功能不全或者衰竭，同时肝脏移植手术本身对患者生理带来剧烈干扰，进一步加重器官功能障碍和损伤，主要表现为血流动力学的剧烈波动和内环境与凝血功能紊乱，并累及重要器官的功能。

二、术前评估

1. 一般情况

年龄越大，合并症越多，肝移植并发症的发生率越高。术前对高龄患者更应治疗各种并发症。营养不良的患者术后抵抗感染的能力下降，易发生难以控制的感染。术前应给予支持疗法，尽量改善患者的肝功能及全身情况。

2. 肝脏功能的评估

①以 Child–Pugh 分级评价，术前低蛋白、腹水及黄疸的程度越重，术中风险越大，麻醉管理越困难，术后并发症，尤其是肺部并发症越多。②门脉高压：门静脉大于 10mmHg 即为门脉高压，压力大于 16mmHg 则出血和死亡率明显增加。对门脉高压的评估包括：侧支循环状态、食管胃底静脉出血情况、腹水等，主要是有助于指导和预测无肝期血流动力学的稳定、消化道水肿和出血、开放后再灌注综合征的发生的可能性和严重程度、提醒小心可能导致出血的操作，如放置胃管和食管超声。

3. 中枢神经系统

①肝性脑病及其严重程度；②颅内压(intracranial pressure，ICP)和脑灌注压(cerebral perfusion pressure，CPP)。中枢神经系统评估对于控制颅内压、提高脑灌注压和平均动脉压、预防术后神经系统并发症、调整围术期液体治疗、合理应用血管活性药物以及是否应用人工肝脏等具有重要意义。

4. 循环功能

高排低阻是晚期肝硬化患者循环系统的主要病理生理改变，大多还合并不同程度的心肌病。后负荷降低会掩盖心室功能不良导致循环系统功能评估出现偏差。术前需要对心肌病的严重程度、是否合并冠状动脉疾病、心血管对肾上腺素能药物的敏感性以及心脏的储备功能等进行全面评估。ECG、超声心动图是必须的检查，因为心律失常、瓣膜病变以及心衰能显著增加手术的风险。怀疑有冠心病的患者，必要时应行冠状动脉造影检查，严重的冠状血管病变可首先考虑做 PTCA 或 CABG。循环系统的评估有助于预测与循环系统相关的各种风险，如心衰、再灌注综合征的发生、移植后肝脏功能的恢复等，也有助于围术期的液体管理、血管活性药物的使用、肾功能保护，甚至改变手术术式等，保证顺利度过围术期，降低并发症和提高肝脏移植手术质量。

5. 肺功能

肝肺综合征(hepatopulmonary syndrome，HPS)：诊断标准为肝病患者因肺血管扩张，呼吸室内空气时氧分压下降(PaO_2＜70mmHg 或肺泡动脉血氧分压差 PAO_2-PaO_2＞20mmHg)。还可能伴有胸腔积液、大量腹水、肺不张、肺炎、低氧性肺血管收缩反应降低、ARDS、肺泡通气量降低和弥散障碍等。其特点是直立性低氧血症(从仰卧位到坐立位 PaO_2 下降＞3mmHg)。只要吸入 100%的氧气后 20 分钟 PaO_2 升高显著(PaO_2＞400mmHg)肝移植后的风险较小，应当是肝移植的指征。当吸空气的 PaO_2＜50mmHg，或吸纯氧 20 分钟后 PaO_2 改善不明显(PaO_2＜300mmHg)可能是因肝肺综合征严重，或肺部合并其他损害，肝移植后不能改善这种肺部病变，愈后差。

6. 肾功能评估

肝肾综合征(hepatorenal syndrome HRS)： 对单纯的 HRS 患者，肾脏本身没有器质性病变，肝移植是良好的治疗手段。

7. 凝血功能

术前结合所有的实验室检查和临床症状及体征对患者凝血功能进行全面细致的评估，对于预测术中可能出现的与凝血有关的各种风险、针对性制定围术期调控方案、凝血药物和血液制品的准备、调整液体治疗的方案、减少出血和输血，减少围术期并发症等诸多方面和不同层面具有重要意义。

8. 水、电解质和酸碱平衡

终末期肝病患者大多存在不同程度的酸碱失衡和电解质紊乱。经过术前评估，找到可能导致酸碱失衡和电解质紊乱的原因，针对性进行调控，为手术和麻醉提供良好的内环境基础。同时也为围麻醉期的内环境调控提供依据。亦应对血糖水平以及术中可能出现的血糖变化趋势进行评估，便于术中采取预防性的应对措施。

三、麻醉前准备

1. 肝脏移植专用设备

除恶性肿瘤患者，均应该在手术前备好红细胞回收仪，目的是减少输入异体血的机会和总量，降低输血相关并发症的发生。随着移植外科的发展，经典肝脏移植术式(转流)越来越少。有条件的肝脏移植中心静脉–静脉转流泵仍需处于备用状态。

2. 血制品的准备

术前对常用的血液制品必须做好准备，如悬浮红细胞(2000ml)，FFP(2000ml)，单采血小板(1～2 袋)，纤维蛋白原和凝血酶原复合物等。

3. 麻醉治疗用药

去甲肾上腺素(10μg/ml)、苯肾上腺素(40μg/ml)、肾上腺素(10μg/ml)、硝酸甘油(20μg/ml)、速尿、阿托品、甘露醇、多巴胺(1mg/ml)、胰岛素、碳酸氢钠、氯化钙、氯化钾等药物应当常规准备。白蛋白、琥珀酰明胶或羟乙基淀粉等胶体液也应备用。

四、预防性用药

1. 预防炎症反应药物

围术期预防性应用抑制炎性介质的药物(乌司他丁)可能是有益的。

2. 抗过敏药物。

3. 抗纤溶药物

氨甲环酸、6–氨基己酸等。

4. 抑酸药物

奥美拉唑，西咪替丁，洛赛克。预防性应用可明显减少肝脏移植围术期应激性溃疡和消化道出血。

五、麻醉管理

1. 麻醉前准备

①术前 1 小时患者转运至手术间；②面罩吸氧，连接心电图、脉搏氧饱和度和无创血压监测；③双肘各开一路 16–14G 静脉通道(亦可建立一路外周静脉通道)，确保输液的畅通，连接加温器；④ASA Ⅲ级，心功能Ⅲ–Ⅳ级患者麻醉诱导前桡动脉置入套管针，连续监测动脉内血压；一般情况良好的患者于麻醉诱导后再建立有创动脉压监测；⑤先开放一路静脉，待麻醉诱导后再完成其他有创操作。⑥各种保温措施应当在手术开始前安置完毕。⑦室温调节在 23℃～25℃；⑧手术台铺保温垫，四肢用棉垫裹好，下肢覆盖防水层以防止

台上的冰水溢洒侵入棉垫而影响保温，体表覆盖热风毯，输血输液管道连接输血加温仪；⑨连续监测鼻咽温和(或)肛温。

2. 麻醉方法

①肝脏移植麻醉方法本身与其他全身麻醉无明显特殊性。②采用静吸复合全麻、全凭吸入麻醉或者全凭静脉均可。③麻醉诱导可选择咪唑安定、芬太尼、舒芬太尼、异丙酚、依托咪酯、阿曲库铵、罗库溴铵或维库溴铵等。④大量腹水和低蛋白血症患者麻醉用药量相对减少，诱导速度减慢，避免严重循环抑制，同时应警惕误吸的发生。⑤麻醉维持可选择吸入麻醉剂七氟烷、异氟烷，也可持续泵入异丙酚，静脉间断按需给予芬太尼。⑥肌松药定时或持续静脉输注。⑦诱导后或者插管后直视下放置胃管。尤其是凝血功能异常或者严重门脉高压患者，即可避免黏膜或者曲张静脉破裂出血，又可减少因意外出血导致误吸等严重并发症。⑧气管插管后完成中心静脉穿刺，置入三腔静脉导管和肺动脉漂浮导管。凝血功能异常患者穿刺部位选择颈内静脉，凝血功能正常者可选择锁骨下静脉。肺动脉导管原则上均应经右侧颈内静脉置入；⑨动、静脉穿刺应由经验丰富的高年资医师完成；⑩手术开始前除微量输注通路外所有液路均应使用输液加温装置，同时应用加温床垫和(或)覆盖加温吹风毯。

3. 麻醉监测

(1) 心血管功能监测：必须具备的监测包括①有创动脉压力；②中心静脉压力；③心电图。其他监测还应包括①心排量；②肺动脉压力和肺毛细血管楔压；③氧代谢和血管阻力监测；④心室舒张末容量（肺动脉导管监测）。

(2) 呼吸功能监测：通气功能监测、通气效应、脉搏氧饱和度、呼气末二氧化碳、潮气量、气道压、PEEP、$ETCO_2$图形，以及SaO_2和血气结果。

(3) 出凝血功能监测：常规监测包括PT(INR)、APTT、Fib、D-Dimer。凝血功能监测还包括Sonoclot分析仪(SCA)或TEG监测

(4) 肝肾功能和水、电解质、酸碱平衡监测：血气和生化指标包括pH、BE、PaO_2、$PaCO_2$、Hct、Na^+、K^+、Ca^{2+}、血糖、乳酸、Cr、BUN等。采用精密尿袋测量每小时尿量、尿的颜色和比重。

监测时点：手术开始前、无肝前期1小时、无肝期前20分钟、无肝期20分钟、新肝期前5分钟、新肝期20～30分钟、新肝期1小时、2小时和手术结束前，是血气、血常规、血生化(电解质、肝肾功)、凝血功能监测的必要和可行的监测时点。

(5) 体温监测：鼻温、肛温。

(6) 颅内压力监测：①Ⅲ期脑病；②可能存在颅内压增高的患者。控制标准：ICP≤25mmHg，CPP≥50mmHg，MAP≥60mmHg。

(7) 胃黏膜pH值(pHi)监测：胃黏膜pH可以间接反映无肝期胃肠道淤血情况，正确指导无肝期液体治疗和血管活性药物的合理使用，正确指导新肝开放的时机和顺序，减轻再灌注综合征发生率和严重程度，有利于改善患者愈后。pHi监测是肝脏移植术中氧供和氧耗监测的重要组成部分。

(8) 其他监测：麻醉深度、食管超声、血管外肺水监测、渗透压监测、血糖监测。

4. 血管通路

①两上肢肘正中静脉(16-14G)用于输血、输液，如血浆、红细胞、血小板、蛋白液

和人工胶体等；②漂浮导管的侧鞘管用于临时单次给药和抽取各种化验血样；⑨三腔中心静脉导管的中央通路用于围麻醉期需要输注的药物；两个侧孔通路接各种微量泵，分别持续输注麻醉药物和麻醉辅助药；④桡动脉置管连续监测动脉压，也可间断采血样。⑤肺动脉漂浮导管连续监测 CVP、PAP、SO_2、CCO、EF 及其计算值（DO_2、VO_2、EDV）。

5. 肝脏移植液体治疗基本原则

以胶体为主，5%白蛋白或人造血浆代用品。胶体液应按照血容量的需求补充，严格以 CVP 和 PAWP 的变化指导输液，也可以按照舒张末期容量（EDV）、胸腔内血容量（ITBV）和血管外肺水（EVLW）等容量指标指导输入。胶体液以 5%白蛋白为主，若患者凝血功能及肾功能较好，可适量使用人造血浆代用品。晶体液可以恒速输入，在补充尿量的基础上恒速输入 1～2ml/（kg•h）。

6. 围术期成分输血

①新鲜冰冻血浆（FFP）是肝移植手术补充凝血因子的有效途径，TEG 和 Sonoclot 结果显示少量的 FFP 即可明显改善凝血功能。FFP 不用于纠正低血容量和胶体渗透压，只有当凝血因子和血容量同时不足时才可使用 FFP 来补充血容量。宜在凝血功能监测指导下输入 FFP，防止盲目滥用，如 INR＜2.5，或 Clot Rate＞7signat/min 时不必输入 FFP。②术中应参照患者基础值控制红细胞的输入量，将 Hct 控制在 21%～30%。为节约用血和实现血液保护，宜根据 SO_2、氧供、氧耗和血液乳酸水平进行综合分析，做到个体化输血，既满足患者组织对氧的需要又要减少浪费。③血小板计数（Plt）＞30000/mm^3，或 SCA 测定的血小板功能（Plt Function）＞1 就可以不输血小板。理论上讲，每 10kg 体重输注 2 单位血小板可增加血小板数（10～20）×10^9/L，但在出血的情况下，按理论计算的剂量远远不能达到预期的目的。特别是在肝脏移植时有大量出血的情况下，血小板的输注应增加数倍才能达到止血的目的。④当纤维蛋白原浓度（Fbg）＞1g/L 时，不需要输入纤维蛋白原。

7. 无肝前期的麻醉管理

根据血流动力学变化、心脏功能、放腹水的量和速度、凝血功能状态、血生化、血气检查、肺功能、肾功能、酸碱平衡和电解质紊乱情况、晶胶体渗透压以及手术进程等因素，对容量进行管理和调控，合理使用血管活性药物和主要脏器功能的保护药物。麻醉管理目标：血流动力学动态稳定、容量合理、合适的 Hb、不会加重创面出血的凝血功能状态、肺功能和肾功能得到适当的保护、酸碱平衡和电解质稳定。此期指导容量管理的指标参考顺序：CVP 和 ABP＞Hb＞凝血功能＞晶胶体渗透压＞肺功能＞酸碱平衡＞肾功能。

按照以上原则要求，在放腹水时应高度重视循环稳定，在容量监测指导下准备快速补充血容量以维持一定有效循环血量，缩血管药（去甲肾上腺素）和正性肌力药（小剂量的多巴胺）持续泵入。同时与手术医师密切沟通，减慢放腹水的速度，以防止突然的腹腔内脏血流再分布导致的低容量性休克。注意纠正电解质紊乱及酸碱失衡，预防性应用抗纤溶药物，加强自体血回收，或给予成分输血，预防性应用抗生素，维持尿量在 1ml/（kg•h）以上。呼吸管理：吸入氧浓度 50%，气道压＜30cmH_2O；若气道压＞30cmH_2O 或氧合指数＜300，则采用保护性通气策略，即小潮气量，较高的频率和适当的 PEEP。

8. 无肝期的麻醉管理

夹闭下腔静脉和门静脉前首先进行阻断试验。①试阻断下腔静脉 5min 内 MAP 下降大于 30%、CI 下降大于 50%，SBP＜80mmHg 者，为阻断试验阳性。②此时应松开阻断钳，给予头低位、适量补液及增加去甲肾上腺素用量等调整措施并观察十几分钟后，再次阻断试验仍为阳性表现者应考虑采用 V–V 转流或行背驮式肝移植。③进入无肝期后应当减少通气量，通过泵入去甲肾上腺素提高体循环阻力(SVR)，同时维持适当的血容量来维持血流动力学稳定。本期尽量避免输库血或血浆，以防止枸橼酸堆积加重代谢性酸中毒。可以输入自体回收的红细胞，仍贫血严重的应输入洗涤红细胞(来自于血库或床边经红细胞回收仪清洗)。④无肝期要加强保温措施，如提高室温、提高保温垫的温度、使用输液加温器，力争开放前体温维持在 36℃以上。⑤在血管吻合完毕准备开放前，应用温盐水冲洗腹腔和肝脏，可以有效地防止低温对循环的影响。

无肝期对肾功能的影响显著，术中要精确监测尿量和颜色，补足血容量，维持适当体温，对尿量较少者应使用甘露醇和速尿，小剂量多巴胺，前列腺素 E_1 (PGE_1)等，血管加压素(可立新)适合于合并肝肾综合征的患者，也有利于维持循环稳定。门静脉开放前给予免疫抑制剂，如甲基强的松龙 500mg。

9. 新肝期的麻醉管理

新肝期主要任务是预防再灌注综合征。再灌注综合征是指新肝血管开放后 5min 内，MBP 下降 30%，持续 1min 以上。再灌注综合征发生的原因主要包括低温血液回流后对循环的抑制、酸中毒、炎性介质释放、高血钾等电解质紊乱、心脏不能适应大量血液的突然回流、低体温等。预防再灌注综合征的基本原则是：将引起再灌注综合征的各种因素的影响降到最低，同时尽可能错开各因素对循环的抑制时机。具体做法有：①在无肝期末维持体温在 36℃以上；②开放前 10min 查血气，根据血气指标预先调整酸碱平衡和电解质紊乱，输入碳酸氢钠纠正酸血症，维持 pH 7.40～7.44，BE 在 0–3 范围。③维持一定的有效循环血量，充分冲洗供肝(尤其是 UW 液灌注保护的供肝)，酌情门脉放血和/或下腔静脉放血 100～300ml(红细胞回收洗涤)。④准备好急救药物：肾上腺素(10～30μg，分次)、氯化钙、去氧肾上腺素等，必要时开放前先用阿托品或肾上腺素等药物提高心脏的兴奋性，增强其对各因素产生的抑制的抵抗能力。⑤若患者情况较重应与外科医师沟通，分次开放肝上、下腔和门静脉，首先开放腔静脉，待 1～2min 血压升高后再缓慢开放门静脉。⑥应用硝酸甘油或前列腺素 E 降低 CVP 和 PAP，容量控制在能满足灌注和血流动力学基本稳定的最低 CVP 状态；⑦必要时持续泵入多巴胺、多巴酚丁胺或肾上腺素增加心脏功能。

预防肾功能损害和促进肾功能恢复是新肝期另一任务。新肝开放后应积极促进肾功能恢复，主要方法有：①积极处理再灌注综合征，提高肾灌注压力；②根据术前肾功能和无肝前期以及无肝期的尿量情况给予呋塞米等利尿剂，容量许可情况下可给予甘露醇；③开放 20 分钟后根据血气结果适当纠正酸中毒；④如容量不足，结合血流动力学和容量监测结果调控容量；⑤保持体温；⑥术前肾功能衰竭无尿患者，必要时给予超滤治疗。

凝血功能的监测及其调控尽管贯穿于肝脏移植围术期全程，但新肝期是凝血功能调控最重要阶段。①凝血功能调控依据实验室检查，如 PT、KPTT、INR、D–Dimer 等，有条件的移植中心应依据 TEG 和 Sonoclot 的监测结果进行针对性调控，既可以保证调控的效果，又可以减少不必要的浪费；②原则上各种凝血因子的浓度不应低于正常值的 30%。INR 增加提示凝血因子的缺乏，应当输入 FFP(或凝血酶原复合物)使 INR 小于 2.5。纤维蛋白原的浓度低于 1g/L 时，应当输入纤维蛋白原制剂；③白蛋白浓度明显降低时应输入人血白蛋白制剂或 FFP，以提高血浆胶体渗透压，维持循环血容量并减少渗出；④血小板低于 $15 \times 10^9/L$

时有自发性出血的可能，应输入血小板。术中尽可能维持血小板计数在 30×10^9/L 以上。当血小板计数大于 50×10^9/L 时，如果仍有明显的出血可能存在纤溶亢进而抑制了血小板的功能，首先考虑抗纤溶治疗；⑤实验室检测发现 D-二聚体可明显增高。如果纤溶亢进持续存在可用止血环酸（tranexamic acid）进行抗纤溶治疗。止血环酸可在纤溶状态形成后治疗性给药；⑥无肝期和再灌注早期少量肝素可能入血，加之供体组织内含有肝素，开放后可用鱼精蛋白 20～50mg 拮抗，10 分钟后再根据 ACT 测定值进行进一步拮抗；⑦Sonoelot 和 TEG 检测结果和临床实践表明，临床上纤维蛋白原低于 1g/L，需要补充适量的纤维蛋白原。如新肝功能良好，纤维蛋白原在 1.5g/L 以上，临床上创面无明显渗血可不补充纤维蛋白原；⑧轻度的低凝状态对预防血管吻合口的血栓形成是有益的，避免矫枉过正，出现高凝状态；⑨新肝期如果新移植肝脏功能良好，ACT＜300 秒，纤维蛋白原＞1g/L，血小板计数＞40×10^9/L，临床上无明显渗血可以不输入凝血物质；⑩基因重组活化Ⅶ因子（actived recombinant factor Ⅶ，rFⅦa）近年来越来越多的人将其应用于因肝功能异常而导致的凝血功能障碍的患者身上以期达到凝血效果。rFⅦa 的作用局限于血管损伤部位，损失的血管组织可以产生组织因子和激活血小板功能。药理剂量的 rFⅦa 在局部产生凝血酶生成，进而纤维白凝胶形成。

六、出手术室的条件

1. 患者体温正常，血流动力学稳定；

2. Hb 8～9g/dl 以上，Hct 达到 28%～30%；

3. 凝血功能：新肝功能良好，直视下无明显出血，ACT＜300 秒，纤维蛋白原 1g/L 以上，血小板（30～40）$\times 10^9$/L 以上，可以离开手术室；新肝功能不佳（冷、热缺血时间长、脂肪肝、灌注不良、再灌注综合征等原因引起）病例，ACT 应调控到接近正常水平，纤维蛋白原含量达到 1.5g/L 以上，血小板 50×10^9/L 以上。

4. 无明显水电酸碱紊乱，血糖基本正常。

第十八节　肾移植术患者的麻醉

一、术前准备要点

1. 术前访视和患者准备

(1) 仔细阅读病历，掌握病史、全身状况、治疗经过及器官功能。了解各项检查结果，着重于水、电解质及酸碱平衡，贫血状况，肝、肾、心、肺和凝血功能。

(2) 术前血液透析：通常要求血液透析 30 次，腹膜透析 3 个月，确保水、电解质、酸碱度正常；术前 24～48h 须血液透析，使血钾降至 5mmol/L 以下，尿素氮降至 7mmol/L 以下，血清肌酐降到 133μmol/L 以下。

(3) 纠正严重贫血：术前应用叶酸、维生素及促红细胞生成素改善贫血，必要时间断输新鲜去白细胞红细胞，不宜输全血，尽量使血红蛋白升至 70g/L 以上。

(4) 纠正循环功能异常

①降压：选择联合用药方案，钙拮抗剂、血管紧张素转换酶抑制剂或血管紧张素Ⅱ受

体拮抗剂为降压治疗的一线药物，尽量使血压控制在<160/90mmHg，治疗持续到术前，应注意血管紧张素转换酶抑制剂有增加肾移植术中血压波动的风险。

②改善心功能：充分透析、纠正水钠潴留、强心，保证心功能处于最佳状态。

③治疗心肌缺血：改善冠脉血供，降低心肌氧耗，营养心肌。如怀疑患者存在严重的心肌缺血，还应行冠状动脉造影，根据结果行冠状动脉球囊扩张、支架植入或冠状动脉旁路移植术。

④纠正心律失常：对恶性心律失常要了解病因，治疗原发病，选择性使用抗心律失常药物。

⑤治疗胸膜或心包积液：积极透析，纠正低蛋白血症。

(5) 控制感染，包括细菌、真菌、病毒和寄生虫等感染，感染治愈或控制后方可考虑肾移植术。

(6) 长期应用激素的患者考虑应用“冲击”剂量，甲泼尼龙（甲基强的松龙）500～1000mg术前静脉滴注。

(7) 合并糖尿病患者的准备：术前停用口服降糖药，改用胰岛素控制血糖，控制血糖正常水平，防治酮症酸中毒。

(8) 术前应用免疫抑制剂，预防排异反应。群体反应性抗体（PRA）阳性的患者，术前应用抗淋巴细胞球蛋白及抗淋巴细胞血清，但应警惕血小板减少和出血倾向。

(9) 术前谈话，签署麻醉同意书。

(10) 肾移植前应至少禁食 12h、禁饮 4h，但尿毒症患者胃排空延迟，应警惕麻醉期间可能发生反流误吸。

2. 麻醉准备

(1) 器械、用具准备：麻醉机（必须具备性能可靠的呼吸机和具呼吸参数监测的麻醉机，按照检查程序认真进行性能检查，检查吸入麻醉药挥发罐和供氧报警装置）、气管插管用具、气道吸引装置。

(2) 监护设备准备

①无创监测设备：ECG、血压、SpO_2、体温（口/鼻咽）。

②有创监测设备（视情况准备）：CVP、动脉内连续测压和肺动脉测压（用于严重心血管病变者）。

③实验室检查：术中根据病情监测血气、电解质、血糖、血细胞比容及渗透压等。

(3) 建立中心静脉通道用物。

(4) 特殊用物准备：保温毯、加温输血输液设备等。

(5) 药品准备

①局麻药品准备：利多卡因、布比卡因、丁卡因、罗哌卡因等。

②急救药品准备：阿托品、利多卡因、肾上腺素等。

③心血管活性药品：降压药（硝酸甘油、硝普钠、尼卡地平、乌拉地尔等）、艾司洛尔、美托洛尔、多巴胺、氨力农、呋塞米等。

④特殊药品准备：环磷酰胺、甲泼尼龙、葡萄糖酸钙、巴利昔单抗（舒莱）、鱼精蛋白等。

(6) 核对患者身份、禁食时间、免疫抑制药等药物应用情况，术前须备血。

(7) 四肢动–静脉瘘吻合处应有相应标识，造口侧肢体避免放置无创血压袖带和静脉输液。

二、麻醉选择

肾移植术的麻醉选择可选用硬膜外阻滞、全身麻醉或硬膜外阻滞复合全身麻醉，麻醉医师可根据患者的情况选择合适的麻醉方法。

(一) 硬膜外阻滞

1. 适应证

体质较好、并发症较轻的多数肾移植患者。

2. 禁忌证

患者拒绝应用；精神极度萎靡或不合作者；严重凝血功能障碍、正在抗凝治疗或伴有重度贫血者；严重低血容量者；穿刺部位皮肤或骨骼有感染者；脊柱病变或结构异常者；伴有颅内或脊髓病变者。

3. 麻醉操作要点

(1) 确定PT、APTT、PLT在正常范围。

(2) 穿刺点选择，单管法(胸$_{12}$～腰$_{1}$间隙或腰$_{1\sim2}$间隙向头侧置管)或双管法(上管穿刺点选择胸$_{11\sim12}$或胸$_{12}$～腰$_{1}$间隙向头侧置管；下管穿刺点选择腰$_{2\sim3}$或腰$_{3\sim4}$间隙向尾侧置管)。

(3) 严格遵守无菌操作原则。

(4) 局麻药中禁忌加用肾上腺素。

(5) 麻醉平面控制在胸$_{10}$以上，不超过胸$_{6}$。

(二) 全身麻醉

1. 适应证

有硬膜外阻滞禁忌证者；多器官联合移植患者(胰肾联合移植、肝肾联合移植等)。

2. 药物选择

尽量选用不经肾脏排泄、对肾没有直接毒性、体内代谢产物对肾无毒性作用以及不减少肾血流量和肾小球滤过率的药物。

(1) 静脉麻醉药可选择丙泊酚、依托咪酯、咪达唑仑等，慎用硫喷妥钠和氯胺酮。

(2) 吸入麻醉药首选N_2O、异氟烷、地氟烷等，避免应用安氟烷、七氟烷。

(3) 肌肉松弛药首选阿曲库铵、顺式阿曲库铵、罗库溴铵等，维库溴铵、泮库溴铵也适用于肾移植术。慎用琥珀胆碱、筒箭毒碱等。

(4) 麻醉性镇痛药可选用瑞芬太尼、芬太尼、舒芬太尼等。吗啡、哌替啶宜慎用。

(5) 镇静安定类药物异丙嗪、氯丙嗪、氟哌啶均可用于肾移植患者。禁用苯巴比妥。

(6) 其他急救药品和特殊药品准备同本章硬膜外阻滞。

三、麻醉管理要点

1. 无论术前禁食时间多久，肾移植患者都应以饱胃对待

2. 监测

(1) 常规监测：BP、ECG、SpO_2、CVP、体温、血气分析和电解质等。

(2) 有创监测：对合并严重心血管病变者，应进行直接动脉压监测，必要时监测肺动脉压(PAP)及肺动脉楔压(PCWP)、经食管超声心动图(TEE)等。

3. 麻醉处理

应以维护循环功能、纠正严重贫血和电解质紊乱为主。

(1) 充分供氧。

(2) 根据动脉血气分析或呼气末二氧化碳分压调整机械通气的通气参数，避免通气不足或过度通气。

(3) 维持血流动力学稳定：术中血压宜维持在较高水平，特别是在血管吻合完毕开放血流前，不宜低于术前血压的 85%(一般要求收缩压维持在 130～160mmHg 或 MAP≥110mmHg、CVP 维持在 10～15cmH_2O)，以保证移植肾有足够的灌注压。血压的维持应与术中分离髂内外动脉、阻断髂总血管、移植肾与受体血管的吻合和开放等操作相配合。

(4) 血管活性药物：尽可能不用，尤其不宜大剂量使用强 α 受体激动剂，必要时可用多巴胺、美芬丁胺(恢压敏)等升压药。若术中心动过速，在排除急性左心衰后，可使用超短效 β 受体阻滞剂艾司洛尔控制心率。术中出现严重高血压者，可使用硝普钠、尼卡地平控制性降压。

(5) 输血、输液管理：术中出入量的掌握是肾移植麻醉处理的关键。应在 CVP、TEE 监测指导下输血、输液；24h 尿量超过 1000ml 者术中输液量可适当放宽；对少尿或无尿及有高血压、体循环水肿和稀释性低钠血症者应严格控制入量，按体表面积蒸发量计算补液量；补液时应注意晶体液与胶体液的比例，可适量输注白蛋白(10～20g)，避免短时输入大量晶体液；失血过多时须补充浓缩红细胞，使血红蛋白达到 80g/L。

(6) 电解质及酸碱平衡：监测血清钾，高钾血症应立即处理，如静脉输注碳酸氢钠、葡萄糖酸钙和含胰岛素的高渗葡萄糖。术中若出现严重代谢性酸中毒时，可适量输注 5%碳酸氢钠。

(7) 控制血糖：术中应严格控制糖的输注，常规监测血糖和尿糖，及时纠正术中低血糖并控制高血糖。

(8) 配合手术步骤用药：移植肾血管吻合开放前，静脉缓慢注射甲泼尼龙 500mg、环磷酰胺 200mg，根据动脉血压，静脉泵入多巴胺，最好维持肾脏灌注压在 110mmHg 以上。移植肾恢复血流灌注后给予呋塞米 100mg 和相对低剂量的甘露醇，通常为 0.25～0.5mg/kg。移植肾早期功能障碍则只给呋塞米，不用甘露醇，以免发生甘露醇肾病。

(9) 注意尿量：移植肾循环建立后，应重新记录尿量，如尿量偏少或无尿，移植肾恢复灌注后 30min～1h 可静脉再次注射呋塞米 100mg。

(10) 防治心律失常：肾脏保存液含高浓度钾离子，移植肾血管吻合开放后，冰冷的高钾保存液进入血液循环，可造成严重的低血压和心律失常，因此肾血管开放前要静脉注射葡萄糖酸钙或氯化钙，并根据血压静脉注射血管活性药(如多巴胺)。

(11) 供肾的处理：供肾切除之前应静脉注入适量肝素(1mg/kg)；供肾切除后立即用鱼精蛋白中和；在供肾取出前要保证肾有良好的循环灌注，尽量缩短热缺血和冷缺血时间，热缺血时间应限制在 10～40min，冷缺血时间最好不超过 20h，以免发生不可逆性肾损害；离体肾需要合理冷藏保存。

(12) 积极防治并发症：常见并发症为术后疼痛、高血压、术后急性肺水肿、移植肾功能障碍、酸碱失衡及电解质紊乱、免疫排斥反应、感染等。术后镇痛用药可选择芬太尼、舒芬太尼、阿芬太尼、曲马朵、可乐定、布比卡因等。吗啡、哌替啶等镇痛药应谨慎使用。

第十九节　心脏移植术患者的麻醉

一、术前准备

1. 术前评估

接受心脏移植术的患者多为心脏疾病终末期，包括各种原因导致的终末期心力衰竭、或顽固心律失常，严重影响生存质量、不适合手术矫正的复杂先天性心脏畸形，还有少部分难以切除的心脏肿瘤，病情危重且术前准备时间有限，麻醉风险极大。患者术前常服用多种药物，而且有些患者呈恶病质状，因此术前评估应注意心血管系统及其他重要器官受损程度。麻醉前，根据术前体检情况(生命体征、体重、气道检查、周围血管及桡动脉 Allen 试验等)及辅助检查(如心导管检查、冠状动脉造影、左心室造影、心电图、超声心动图、血液生化检查、凝血功能、胸片检查结果)等资料，全面评估患者对麻醉与手术的耐受性和危险性，采用适合患者的麻醉方案，并做好处理意外的各项准备。

2. 术前用药

(1) 心功能维护：术前将心功能调整至最佳状态。术前心功能维护以强心、利尿、扩血管、营养心肌为主，必要时应进行机械辅助，如主动脉内球囊反搏(IABP)或左心辅助装置等。

(2) 预防误吸：心脏移植手术为抢救性手术，禁食时间难以得到保证；免疫抑制剂环孢素 A 一般在移植前口服，应对患者做饱胃处理。

(3) 镇静药：一般在麻醉前可不用镇静药，以免抑制心功能。对于精神紧张、焦虑者麻醉前可适当使用小剂量咪达唑仑、肌注吗啡或东莨菪碱，同时密切监测患者的呼吸和循环变化。

(4) 血制品的准备：为减轻输血相关免疫反应，心脏移植受体宜输注少白细胞红细胞。另外 CMV 对受体可产生严重影响，对术前查无 CMV 抗体证据的受体，除少白红细胞外，还可选择 CMV 血清阴性供体的血制品。

3. 监测

(1) 监测项目与其他心内直视手术相同。

(2) 此类患者的循环变化非常迅速，循环功能代偿能力极为有限。因此，标准的麻醉监护应包括外周动脉、中心静脉、肺动脉压力和经食管超声心动图(TEE)监测。麻醉诱导前开放静脉通路，动脉置管通常在诱导之前完成。

(3) 可能情况下进行连续心排血量(CCO)、混合静脉血氧饱和度、脑氧饱和度监测。

4. 时间的选择

由于这类患者术前常有比较严重的心力衰竭，麻醉及手术操作对患者的血流动力学均有一定的影响，易引起心脏及其他器官的缺血，因此应尽量准确估计供体到达的时间，一旦麻醉，应尽快开始手术并建立体外循环，以免循环衰竭而伤及重要器官。为提高供体心肌质量，应尽量缩短供体心脏缺血时间，一旦确定供体心脏可供移植后，即可开始受体麻醉诱导。

二、麻醉诱导和维持

该类患者对麻醉药的耐受力较差，原则上应避免对心肌的抑制或影响心率的药物。诱导中分次、缓慢推注药物，密切注意血压及心率的变化，切忌操之过急，以免造成循环功能衰竭。气管插管每一步须严格遵循无菌操作。不提倡鼻腔插管。

由于接受心脏移植手术的患者心功能都受到严重的损害，其代偿储备能力比一般心内直视手术的患者差。一些患者术前即已采用辅助循环的措施如主动脉内球囊反搏治疗。因而，对各种麻醉药物的耐受性、对缺氧、CO_2 蓄积、电解质紊乱和各种应激反应的耐受力都很差，故对麻醉药物的选择和麻醉处理的要求都更加严格。麻醉维持可采用静吸复合麻醉或全凭静脉麻醉，以麻醉性镇痛药如芬太尼或效能更强的舒芬太尼加肌松药为主，可有效减少喉镜暴露、气管插管、切皮及锯胸骨等强烈刺激所致的应激反应，并且对心脏抑制轻。吸入麻醉药异氟烷、七氟烷、地氟烷可降低外周阻力，有助于维持心排血量，有一定程度心脏保护作用。麻醉维持的原则是既要保持患者代偿所必须的应激反应能力，又要抑制手术刺激所致的过度心血管反应，保持充分镇静和循环系统稳定。

三、术中管理注意事项

1. 低血压。麻醉诱导至体外循环前常见的危险情况为低血压，其发生与受体的心脏功能、全身状况、麻醉药物的选择及给药速度有关。为预防低血压的发生，应选择以麻醉性镇痛药为主的麻醉方法，并应注意给药速度。体外循环前根据 CVP、PCWP、TEE、尿量等，适时补充血容量，必要时加用正性肌力药、扩血管药等。终末期心衰患者的心输出量维持依赖心率，应避免麻醉后、体外循环前心率明显降低。

2. 由于该类患者术前脏器常处于低灌注状态，体外循环中应保证足够的灌注压，根据混合静脉血氧饱和度、尿量和 BE 值等，监测并调整灌注流量。CPB 后可能出现肾功能损害，出现少尿、肌酐升高，尤其是术前合并肾功能不全或术前慢性低心排、使用环孢素以及造影剂的患者，治疗主要靠维持足够的前负荷和心排血量，可使用利尿剂。

3. 注意电解质和酸碱平衡。低钾比较常见，特别是术前长期服用利尿剂的患者，CPB 后尿量过多可能引起低血钾，可通过静脉补钾，维持血清钾在 3.5～5.0mmol/L。

4. 移植心脏复苏后循环动力学的维持，应遵循生理学原则。移植心脏是去神经支配的，经电除颤或自动复跳后心率往往缓慢，常表现为心动过缓、结性心律及心肌收缩无力。针对 CPB 后心率减慢的治疗，包括安装心脏起搏导线、静脉持续输注直接作用于心脏的药物，如异丙肾上腺素、肾上腺素，调整并维持心率在 90～110bpm。

5. 心脏移植后右心室功能容易受损，严重时可致移植心脏右心急性扩张、右心功能衰竭。其原因是患者术前多有长期心力衰竭史，导致慢性肺动脉高压。肺动脉高压对心脏移植手术非常不利，长期适应正常肺血管阻力的供心经低温、缺血、再灌注后已有一定损伤，难以适应突然增高的肺阻力，移植后右心面对过高的后负荷，易导致右心功能衰竭。部分患者术前合并一定程度肺动脉高压，移植后心排血量增加、肺血管痉挛、肺血管栓塞以及缺氧和高碳酸血症都可进一步增加肺动脉压力。治疗包括保持充分氧合和良好通气，使用非选择性血管扩张剂以及磷酸二酯酶抑制剂。选择性的肺血管扩张剂，包括前列腺素

E_1(PGE$_1$)、吸入一氧化氮，对治疗心脏移植后肺动脉高压有特殊疗效，对体循环影响较小。如果药物治疗效果不明显，可考虑用机械支持，包括右心辅助装置和体外膜肺氧合(ECMO)。短暂的动静脉右至左分流已被成功地应用于治疗严重的移植后右心室衰竭，使术后早期肺血管动力学得以改善。

6. 心脏移植术后心律失常比较常见，包括室上性和室性心律失常，与血流动力学的改变有关，一般常规抗心律失常药物有效。这些患者常有无症状心肌缺血，应用 ST 段趋势分析仔细观察心电图。

第二十节　肺移植手术患者的麻醉

一、适应证

1. 经药物或其他内外科治疗方法均无效，病情进行性恶化的终末期肺疾病患者，可以考虑进行肺移植手术。

2. 进展至终末期肺疾患的常见疾病，包括慢性阻塞性肺病(COPD)、特发性肺纤维化和非特异性肺炎、肺囊性纤维化和其他原因导致的支气管扩张症、原发性肺动脉高压或继发于先天性心脏病所致的肺动脉高压、结节病、肺淋巴管肌瘤病、胶原血管病相关肺纤维化、α_1 抗胰蛋白酶缺乏症、嗜酸性肉芽肿、肺尘埃沉着症(如石棉肺、矽肺)等。

3. 肺移植受体的确定，是非常慎重的，必须经过内科、外科、影像科、精神科、麻醉科、ICU 等多学科专家的会诊、评估、确认，并经伦理委员会的讨论通过，患者及家属的知情同意。由于供体的匮乏，必须考虑供体的利他性。在选择受体的时候应考虑病情，而不能仅依据登记排序。此外，患者必须具有稳定的精神状态，能够服从手术后的抗排异治疗。

4. 受体年龄的选择：高龄(65 岁以上)为肺移植的相对禁忌证。随着技术的进步，年龄可有所放宽。

二、禁忌证

绝对禁忌证包括：进展期恶性肿瘤；严重的内科疾病(包括慢性肾功能或肝功能不全、严重的左心功能损害)患者；不可治愈的慢性肺外感染；严重的胸壁和(或)脊柱畸形；吸毒、酗酒等。

三、术前评估和术前准备

1. 术前评估

全面了解患者终末期肺病程度以及其他器官功能不全或衰竭情况，重点了解患者目前肺功能情况、活动耐量以及对氧气的依赖程度。术前检查除包括常规检查如血常规、血生化、心电图、超声心动图等以外，应重点检查肺功能、肺通气灌注扫描、纤维支气管镜、病原学检查等。

2. 术前准备

(1) 采用综合方法改善患者的呼吸功能，避免支气管、肺血管的进一步收缩，减轻 V/Q

比失调等。制定呼吸功能锻炼计划，改善肺功能，提高运动耐量，增强机体抵抗力，促进术后排痰。

(2) 改善循环及其他系统功能：针对肺疾病所致循环功能改变的病理生理特点进行调整，如减轻应激反应，扩张肺血管，减轻心脏前、后负荷等，给予氧疗增加心脏的储备功能。应针对患者营养、水电解质平衡、酸碱平衡、血糖情况进行调整，尽可能使内环境接近于生理状况以增加麻醉、手术的安全性。缺氧可使脑组织乳酸、腺苷等增加而使脑血管代偿性扩张，高碳酸血症也可使脑血管扩张，造成高颅内压症状。因此，术前氧疗对减轻中枢神经系统的损害有益。

(3) 心理准备

终末期肺疾病患者长期饱受疾病的折磨，虽对肺移植手术充满期待，但对手术的风险、手术后的疼痛及手术后长期的医疗费用等会产生众多疑虑。对肺移植患者术前精神、心理准备包括两个方面：首先判断其是否有潜在的精神病学疾病及药物治疗的依从性，以确定接受移植手术后的患者是否能够服从药物治疗并自觉戒烟。第二，对术前紧张、焦虑的心理状态进行疏导。通过与患者的访谈、沟通，耐心讲解手术和麻醉相关问题，解除患者的疑虑，并获取患者的信任，鼓励患者及家属增强手术成功的信心，使其能积极配合医护人员做好术后恢复时呼吸等训练工作。

四、麻醉处理

1. 麻醉方法

(1) 全身麻醉(全凭静脉或静吸复合)。

(2) 全身麻醉联合硬膜外阻滞或胸椎旁阻滞：可减少术中麻醉药物用量，缓解术后疼痛，但由于麻醉平面过高可导致长时间严重低血压，且体外循环中的肝素可导致硬膜外血肿形成，应慎重考虑使用。

2. 监测项目

(1) 全身麻醉的基本监测：ECG、NIBP、SpO_2、呼吸参数、体温、尿量、麻醉深度。

(2) 有创血流动力学监测：包含 IBP、PAP、CVP、PAWP 等。血气分析和电解质、血糖、ACT 测定。可应用 CCO、混合静脉血氧饱和度及 TEE 监测。

(3) 纤维支气管镜检查：应贯穿于整个术中，以便及时发现观察支气管吻合口，排除任何黏膜或分泌物阻塞、破裂或缺血。

3. 麻醉管理

(1) 术前用药：取决于受体的基础疾病。术前常用的氧疗、吸入性支气管扩张剂、糖皮质激素和血管活性药物应持续到术前。免疫抑制药根据各个单位抗排异协议，按照规定给药。预防性抗生素在切皮前 30min 用药。肺移植患者一般合并慢性高碳酸血症，镇静药一般不用，以避免入室前的呼吸抑制，引起低氧，从而进一步加重肺动脉高压。对严重焦虑患者，必须在麻醉医生监护、吸氧下滴定使用。

(2) 麻醉诱导：此类患者普遍对麻醉耐受性差、氧储备少、血流循环缓慢、麻醉诱导时容易出现缺氧和低血压，应提高吸入氧浓度、充分吸氧去氮，增加氧储备；诱导用药须谨慎，密切监测下，小剂量、缓慢注射，避免血压过大波动。可选用芬太尼、舒芬太尼、依托咪酯以及非去极化肌松药(泮库溴铵或维库溴铵等)。根据麻醉药物血管扩张的程度适当补充液体，以避免低血容量或过多输液；诱导期间挤压呼吸皮囊时宜柔和，忌用力过度，以使患者从呼吸负压状态逐渐向正压状态下平稳过渡。

(3) 常规插入左双腔支气管导管，也可使用支气管封堵导管。但对某些肺内感染、分泌物多的患者，宜先插入单腔气管导管，经反复变换体位、充分吸引后再更换双腔支气管导管。操作应在纤维支气管镜辅助下进行，严格无菌操作。

(4) 麻醉维持：关键在于保持心肌正常收缩力，避免外周循环阻力及肺动脉压力的增加。可选择静吸复合或者全凭静脉麻醉，吸入性麻醉药耐受性较好，且有一定扩张肺血管作用，但氧化亚氮不应作为选择。

(5) 术后镇痛：良好的术后镇痛有利于维持患者足够的呼吸深度、有利于肺扩张，从而降低术后肺部并发症。

五、注意事项

1. 术中呼吸管理

单肺通气下维持氧合、避免二氧化碳蓄积是麻醉管理的重点。一般采用小潮气量(5～8ml/kg)、快频率(15～20 次/min)通气模式，避免气道压过高导致气压伤。多数肺移植受体对二氧化碳蓄积耐受性强，允许一定程度的高碳酸血症。如单肺通气时出现顽固性低氧，可考虑暂时行双肺通气，必要时选择体外循环(CPB)支持。

2. 术中循环管理

肺移植受体术前常存在肺动脉高压及右心室肥厚，术中完全阻断肺动脉前应试行阻断，判断患者的反应。同时密切监测 CVP、肺动脉压以及心排血量，避免低氧和高碳酸血症、维持正常体温、使用血管扩张剂(如硝普钠、硝酸甘油)或选择性肺动脉扩张剂(如吸入一氧化氮、伊洛前列腺素等)控制肺动脉压。严重肺动脉高压治疗无明显效果时需要 CPB 支持。肺移植手术中，移植肺容易发生肺水肿，应以胶体液为主，维持正常或偏少的血容量，避免过量输液。同时也要避免因限制性输液造成的术中和术后肾功能不全。

3. 肺移植中的体外循环

某些肺移植，如活体供体肺移植手术以及严重的肺动脉高压患者，常需要体外循环支持，管理原则与其他手术基本类似。体外循环可降低肺再灌注损伤，但增加了出血量和输血量，应用 ACT 及凝血与血小板功能监测，有针对性补充血小板和凝血因子，减轻对凝血功能的影响。

4. 移植肺再灌注、通气后缺血再灌注损伤的防治

移植肺再灌注时可释放大量血管活性物质，同时可能出现肺动脉高压和右心衰，引起严重低血压，是肺移植麻醉管理的关键时刻。再灌注前应对气管和支气管内的分泌物进行充分吸引。移植肺再灌注时可采用控制性降压(收缩压 80～90mmHg)、应用正性肌力药物、小潮气量、低吸入氧浓度、吸入一氧化氮等。再灌注后，应用手法缓慢膨肺，压力不超过 25cmH_2O。改为机械通气后，采用压力控制模式，PEEP5～8cmH_2O，气道峰压控制在 16～22cmH_2O，$FiO_2 \leqslant 0.6$，维持 $PaO_2 > 70$mmHg，防止移植肺损伤。

第二十一节　合并呼吸系统疾病患者手术的麻醉

一、术前评估

合并呼吸系统疾病的手术患者，围手术期处理的目的是减少或预防术后肺部并发症(Postoperative Pulmonary Complications，PPCs)，包括肺不张、肺炎、支气管炎、支气管痉挛、低氧血症以及呼吸衰竭。合并呼吸系统疾患的患者手术前需明确：①患何类肺、支气管疾病；②肺功能损害程度及其储备能力；③咳痰能力的削弱程度。

1. 病史要点

①咳嗽、咳痰：了解病程时间长短，咳嗽、咳痰症状的性质及变化情况，是否合并咯血；②呼吸困难：呼吸困难的性质(吸气性、呼气性或混合性)以及严重程度分级；③吸烟史；④疾病诱发、缓解因素：如哮喘患者是否有特定致敏因素；⑤重视既往手术史及术后肺部并发症；⑥治疗和用药史：包括具体用药、治疗反应及因呼吸系统疾病入院治疗次数。

2. 呼吸困难程度分级

①根据体力活动受限程度将呼吸困难程度分为0～4级，0级：平地正常行走无呼吸困难；1级：能按需行走，但易疲劳；2级：行走距离有限，行走一定距离后需休息；3级：短距离行走即出现呼吸困难；4级：静息时出现呼吸困难；②静息时出现呼吸困难提示心肺功能代偿差，对麻醉、手术耐受不佳；③进一步确诊需依靠心肺功能测定。

3. 影响肺功能的危险因素

①吸烟：可致支气管黏膜水肿、痉挛、纤毛活动障碍、分泌物增多、碳氧血红蛋白增高、血携氧能力减退，术后肺部并发症比不吸烟者高2～6倍；②年龄：随年龄增大，肺功能损害增多；③肥胖：体重超过理想体重30%者，围术期肺部并发症增多，与肥胖所致肺容量减小、胸壁顺应性下降、呼吸肌功能低下及呼吸做功增高有关。

4. 体征

1)视诊：胸廓异常，如COPD可表现为桶状胸；肥胖、脊柱侧弯提示肺顺应性下降；胸壁活动两侧不对称提示既往有胸膜疾病史；辅助呼吸肌参与呼吸动作，提示膈肌功能减弱或呼吸系统存在超负荷；反常呼吸指吸气时胸抬腹沉，呼气时胸沉腹抬，提示膈肌功能严重减退或麻痹；杵状指(趾)提示并存慢性缺氧。

2)叩诊与听诊：叩诊浊音，听诊呼吸音减弱，提示胸膜粘连增厚；叩诊浊音，听诊无呼吸音，提示胸腔积液、占位病变或肺胸膜纤维化；听诊啰音、支气管音或哮鸣音，提示存在心肺病理情况，需进一步确诊；第二心音亢进，伴颈静脉怒张、肝大、外周水肿等右心衰竭体征，提示存在肺动脉高压或肺源性心脏病。

5. 实验室检查

包括血常规、血生化、心电图、胸部正侧位X线检查。胸部影像学检查有助于确诊肺疾病性质、部位和范围；发现无症状肺实质病变和胸膜异常等；提供心脏大小、肺门结构和血管分布等术后对照资料。

动脉血气分析是评价肺功能有效指标，能够反映机体的通气情况、酸碱平衡、氧合状况以及血红蛋白含量。$PaCO_2$＞45mmHg者，提示通气不全，术后肺部并发症发生率增高。

6. 肺功能试验

对下列病情术前宜常规行肺功能测定：年龄＞60 岁、合并肺部疾病、吸烟史以及拟行肺叶切除者。

简易肺功能试验：①屏气试验：正常情况下屏气可持续 30 秒以上，低于 10 秒提示患者心肺储备能力差。②胸腔周径测量：深吸气与深呼气时胸腔周径的差别，超过 4cm 以上提示患者没有严重的肺部疾病或肺功能不全。③吹气试验：嘱患者尽力吸气后，可在 3 秒内全部呼出者，提示用力肺活量基本正常，如需 5 秒以上，提示合并阻塞性通气功能障碍。

肺功能测定：通过肺量计进行，从时间–容量曲线可以得出一系列重要指标，有助于预测术后肺部并发症的风险。

①最大用力肺活量（FVC）异常提示存在限制性或阻塞性肺疾病，FVC＜预计值的 50% 为中度危险指标，＜15ml/kg 为高度危险指标。

②1 秒用力呼气量（FEV_1）是测定气管阻力、预测肺切除后耐受能力的指标。FEV_1＜1L、FEV_1/FVC＜35%为高度危险指标，需进一步查动脉血气分析，判明是否存在低氧血症及高碳酸血症。

③最大呼气中期流速（MMEF）指用力肺活量测定中，容量从 25%到 75%这一段变化的气体流速，反应小气道通气状况，评估气道阻塞更为敏感，MMEF＜1.4L/s 为术后并发症的高危指标。

④最大自主通气量（MVV）可反映呼吸肌强度、呼吸道阻力、胸–肺顺应性，预测术后恢复过程和肺部并发症等。MVV＜预计值 50%可视为危险指标。

⑤残气量/肺总量（RV/TLC）反应肺内残余气体占肺总量的比例，随年龄增长，RV/TLC＞预计值 50%为 PPCs 危险指标。

⑥一氧化碳弥散量（D_LCO）评估肺部气体交换功能，D_LCO 小于预计值 50%为术后肺部并发症的危险指标。

放射性核素定量肺显像：^{99m}TC 肺灌注显像可预测肺切除术后肺功能，即 FEV_1 的术后预计值（Predicted Postoperative Forced Expiratory Volume in one second，PPO–FEV1），PPO–FEV_1＜1L 提示术后肺部并发症率明显升高，较 FEV_1 更为敏感。

二、术后肺部并发症的危险因素

术后患者肺功能变化通常包括膈肌功能障碍、通气/血流（V/Q）失调以及功能残气量（FRC）下降。临床上术后肺部并发症的危险因素包括：

1. 术前存在肺部疾病

如 COPD、哮喘、阻塞性睡眠呼吸暂停综合征，其中 COPD 是最重要的危险因素，重度 COPD 患者 PPC_S 发生率明显增加。控制良好的哮喘不增加术后肺部并发症的发生率。

2. 手术类型

胸部或上腹部手术患者术后肺部并发症发生率较高。上腹部手术后肺活量减低、咳痰受限可能与术后发生膈肌功能障碍咳痰受限相关，肺切除手术对肺功能影响主要取决于剩余肺组织储备功能。全肺切除术后病死率较高，呼吸衰竭和肺动脉高压是两项主要死亡原因。有研究认为患者术前 MMV＞预计值 50%、FEV_1＞2.0L 可接受全肺切除，MMV＞预计值 40%、FEV_1＞1.0L 可接受肺叶切除术，也可通过计算预计术后 FEV_1 评估术后并发症风险。广泛肺切除后全部心排血量将由余肺血管承受。如若不能承受则出现肺动脉高压，甚至右心衰竭。应用 Swan-Ganz 导管肺动脉插管，测定平均肺动脉压(Mean Pulmonary Artery Pressure，mPAP)，若 mPAP＞35mmHg 且 PaO_2＜45mmHg，提示面临死亡危险。

3. 吸烟

吸烟者的术后肺部并发症风险增加；至少术前 4 周戒烟可减少术后并发症的风险，推荐患者术前尽早开始戒烟。

4. 肥胖

伴随病态肥胖的生理改变包括：肺容积减小、V/Q 失调和相对低氧血症。可能增加肺部并发症风险。

5. 高龄

年龄超过 60 岁，随年龄增长，肺泡总面积减少、闭合气量增加、肺顺应性下降，并发症发生率增加。

6. 麻醉对肺功能的影响

①全身麻醉较椎管内麻醉和区域阻滞更易出现肺部并发症：气管内插管和吸入干燥麻醉气体都抑制纤毛活动，易致分泌物潴留和肺不张，麻醉的残余作用和阿片类镇痛药都可减弱呼吸驱动力；②全身麻醉时间超过 3h、侧卧体位下肺受压致局部通气不足、阿托品抑制腺体分泌使痰黏稠等都促使肺不张形成。术后易出现呼吸功能不全的高危指标包括：3～4 级呼吸困难；肺功能严重减退：肺活量和最大肺通气量小于预计值 60%、FEV_1＜0.5L、FEV_1/FVC＜60%；血气分析：PaO_2＜65mmHg、$PaCO_2$＞45mmHg。

三、麻醉前准备

1. 常规准备

①戒烟：吸烟是重要的术前危险因素。术前应至少戒烟两周，以减少气道分泌物和改善通气。术前戒烟超过 8 周可明显减低 PPCs 发生率。

②呼吸功能锻炼：指导患者进行呼吸功能锻炼，如咳嗽、自主深呼吸等。对于中度以上 COPD 患者，还应根据个体情况，进行康复训练，包括教育患者使用正确咳嗽、排痰方式，进行力量训练、有氧运动等心肺功能训练。

③加强营养支持：部分 COPD 患者合并一定程度营养不良，需要加强营养支持，维持体重指数在 20～25kg/m^2。

2. 肺部疾病治疗及肺功能优化

①哮喘：非发作期哮喘患者围术期发生支气管痉挛风险较低，发生 PPCs 的危险因素包括近期有哮喘症状或住院治疗、曾因哮喘行气管插管等。哮喘治疗常用药物包括 β_2-受体激动剂、类固醇激素、抗胆碱药物和肥大细胞稳定剂等。对于有 PPCs 风险的患者应在手术前 24～48 小时使用类固醇激素治疗，成人每日强的松剂量通常为 40～60mg，如无支气管痉挛，术后可停用。术前发现哮鸣音的患者应用 β_2-受体激动剂和类固醇激素雾化吸入，症状无改善的择期手术患者应延期手术。

②COPD：以支持治疗为主，术前给予支气管扩张剂治疗可减轻症状、改善肺功能。但需注意药物相关的副作用。例如 β_2-受体激动剂可导致心动过速和血压波动；抗胆碱药物可能增加谵妄风险；氨茶碱的治疗窗很窄，药物过量易诱发恶性心律失常、发热和惊厥等，

需要定期监测药物浓度；术前持续使用吸入支气管扩张剂的患者推荐维持吸入至手术当日。如患者有明确咳嗽咳痰，应长期应用祛痰药。低流量吸氧治疗（1～2L/min）维持静息状态 PaO_2≥60mmHg 或 SpO_2＞90%。COPD 急性加重的患者需在支气管扩张剂基础上加用糖皮质激素和抗生素治疗。

③ 肺部感染及其他：急性肺部疾病、急性上呼吸道感染患者择期手术应在治疗好转、症状改善后进行，急诊手术应术前吸氧、机械通气，使肺功能达到最佳状态。抗感染同时注意充分清除气道分泌物。合并胸腔积液、张力性气胸患者应先行穿刺或闭式引流，改善肺功能。

3. 术中监测

术中除常规监测血压、脉搏、心电图外，应重点监测 FiO_2、脉搏血氧饱和度（SpO_2）、呼气末 CO_2 分压（$P_{ET}CO_2$）、潮气量、气道压、动脉血气分析等呼吸功能指标。

四、麻醉管理

1. 麻醉方式选择

①全身麻醉与区域阻滞：神经和神经丛阻滞对呼吸功能的影响较轻，可保留自主呼吸，在降低术后肺部并发症发生率和围术期死亡率方面优于全身麻醉，条件允许时应尽可能选用。但应注意颈丛阻滞和肌间沟臂丛阻滞可能阻滞膈神经，降低肺功能。

②全身麻醉和硬膜外复合全麻：为胸腹部大手术的首选麻醉方法。硬膜外复合全麻可减少全麻药尤其是阿片类用量，尽早拔除气管导管，术后镇痛效果好，肺功能恢复快。需控制麻醉平面，不宜高于 T_6 水平，否则出现运动阻滞，导致呼吸功能不全。

③全身麻醉和外周神经阻滞复合全身麻醉：椎旁阻滞、腰骶丛等外周神经阻滞等复合全身麻醉可减少麻醉药的需求、术毕恢复较快、镇痛效果好，对合并呼吸系统疾病的患者具有优势。

2. 麻醉处理

合并呼吸系统疾患患者麻醉处理总原则是强调呼吸管理，包括保持呼吸道通畅、改善气体交换、避免呼吸系统并发症和防止呼吸功能衰竭。呼吸管理效果满意的指标是 SpO_2≥95%，$PaCO_2$ 维持在 35～45mmHg，无心排血量和血压的明显降低。

对合并呼吸系统疾患患者术中管理要点特别强调以下方面：

①呼吸机的调控

通气量：对于非 COPD 患者，保护性通气策略推荐小潮气量（6～8ml/kg）机械通气，COPD 患者本身存在气体潴留，为避免肺过度膨胀，需设置更小的潮气量。根据 PaO_2、$PaCO_2$ 和 pH 值调节适宜的通气量。呼吸频率成人为 12～20 次/分，儿童为 18～25 次/分，COPD 患者 8～12 次/分，肺水肿、肺间质纤维化者频率稍快。

吸/呼时间比率（I/E）：无肺部疾患者 I/E 为 1:1.5～2；阻塞性通气功能障碍者，在采用较慢呼吸频率基础上，可将 I/E 定为 1:3～4；限制性通气功能障碍者，I/E 可调到 1:1～1.5；心功能不全者宜选用小潮气量，较快呼吸频率，I/E 为 1:1.5。

通气压力：为防止气压伤，一般需限制气道压在 30cmH_2O 以下。压力控制通气模式通过限制气道压力和气体流速，可获得更低的气道峰压和更好的通气-血流比，在 COPD 患者中有一定优势。

吸入氧浓度：CPOD 患者一般在 40%左右；ARDS 患者一般为 60%～100%。原则上要求机械通气时 PaO_2 在 80～100mmHg；若吸入氧浓度＞60%而 PaO_2 仍低于 80mmHg，可加用 PEEP。

②允许性高碳酸血症：全身麻醉时应维持 $P_{ET}CO_2$ 30～40mmHg，对于气流严重受限的 COPD 患者，可接受容许性高碳酸血症(pH7.20～7.25)，$PaCO_2$ 维持在术前水平。

③拔管时机：除肺移植外，早拔管要比晚拔管优点和好处多，但这类患者肺功能和全身情况差，对于无麻醉药残留作用、且能将氧合维持在基线或可接受水平的患者，可考虑安全拔管。

五、并发症处理

麻醉处理恰当与否，与术后低氧血症、肺不张、肺炎等并发症的发生率有密切关系。即使术前已充分准备，术后肺并发症率仍有 20%以上，多系通气不足、咳痰无力、排痰不畅所致，须采取主动防治措施。

1. 低氧血症

一个大气压下吸空气时 PaO_2 低于 60mmHg。常见原因为肺不张或通气不足。首先应严格把握气管拔管指征、术后短期常规吸氧、完善镇痛、及时清除气道分泌物、解除呼吸道梗阻，积极针对病因治疗。同时给予适当氧疗，方法包括①鼻导管法：方便安全，FiO_2=21%+4×氧流量(L/min)%，适用于轻度及恢复期呼吸衰竭患者；②面罩法：包括普通面罩和储氧面罩，对清醒合作的患者，应用面罩持续气道正压通气(CPAP)可有效改善氧合，常用于顽固性肺不张患者；③管道内给氧：适用于保留气管导管，需要机械通气患者。

2. 肺不张

据统计，全身麻醉患者中肺不张的发生率可达 90%，是导致术后低氧、通气障碍的常见原因。肺段或肺叶不张可用 X 线检查确诊，微小肺不张无 X 线阳性发现。肺不张如不予处理，易转为肺炎。相关影响因素包括高吸入氧浓度、肥胖患者、合并 COPD、使用吸入麻醉药以及手术部位、切口疼痛、过度使用镇痛药物等。预防和处理措施包括：①降低吸入氧浓度；②术中间歇进行肺复张、加用一定水平的 PEEP(6～10cmH_2O)，减轻肺不张的形成；③尽量保留呼吸肌张力和自主呼吸，避免不必要地使用肌松剂。

3. 肺炎

可在术后第 2～3 天出现高热、脓痰和胸部 X 线异常。处理措施是根据痰液细菌培养选用抗生素，同时加强气管清理。

4. 反流、误吸

全麻术后神志未清醒前，或急症饱胃，易致胃内容物反流而误吸。处理原则为：①重视术前禁饮、禁食；②恰当掌握拔管时机，宜在清醒、吞咽咳嗽反射活跃后拔管；③右侧卧位、充分清理气道异物，异物阻塞气管时，用直形支气管镜清除或吸引；④积极氧治疗和呼吸支持，重者机械通气。⑤适当补液，维持正常血管内容量，酌情使用支气管扩张药，不推荐早期常规使用抗生素和糖皮质激素。

第二十二节　合并糖尿病患者手术的麻醉

糖尿病是由于胰岛素相对或绝对缺乏以及不同程度的胰岛素抵抗，以及碳水化合物、脂肪及蛋白质代谢紊乱的综合征，表现为血糖增高和(或)糖尿为特征的慢性全身性疾病。糖尿病是临床常见病，同时也是围术期并发症发生率增加的原因之一。充分术前评估和准备，选择适当的麻醉方法和麻醉用药，才能保证患者平稳、安全地度过围手术期。

一、糖尿病的病理生理特点及临床表现

1. 糖尿病的病理生理特点

胰岛素由胰岛 β 细胞合成，促进葡萄糖的吸收利用，促进肝糖原合成，抑制脂类分解，促进蛋白质合成。胰岛素合成或分泌减少及其受体功能改变可引起一系列病理生理变化，包括糖代谢异常，血糖升高；脂肪分解增加，严重者可出现酮症酸中毒；抑制蛋白质合成，加快蛋白质分解；以及全身微血管病变，引起冠心病、心肌病、脑血管病变、下肢缺血、肾功能不全等。

2. 糖尿病的临床分类

糖尿病可分为四种临床类型：①1 型糖尿病：也称胰岛素依赖型糖尿病，患者年龄一般在 30 岁以下，表现为胰岛素绝对缺乏、“三多一少”症状明显，即多饮、多尿、体重下降，易于发生酮症酸中毒。②2 型糖尿病：也称非胰岛素依赖型糖尿病，起病隐匿、缓慢，首发症状多样，如多饮多尿、皮肤及会阴部瘙痒、视物模糊、腰痛以及经久不愈的感染、间歇性跛行、非酮症高渗性昏迷等。③营养不良性糖尿病：多发生于贫困地区。④其他：继发于胰腺疾病及其他内分泌疾病，如胰腺囊性纤维化、慢性胰腺炎引起的胰岛素分泌不足；嗜铬细胞瘤、糖皮质激素分泌过量的患者，胰岛素相对不足。

二、糖尿病相关并发症

1. 糖尿病相关急性并发症

①低血糖：指血糖低于 2.8mmol/L。术前口服降糖药、胰岛素用量过大或应用中长效胰岛素不适是围手术期低血糖的主要原因。一般表现为交感神经兴奋，如大汗、视力模糊、饥饿、心悸和中枢神经系统抑制症状，如意识模糊、头晕甚至昏迷，全身麻醉下可出现苏醒延迟。围术期应尽量维持患者血糖在正常或稍高水平，怀疑低血糖时应及时测定血糖并迅速处理。

②酮症酸中毒：糖尿病患者在各种诱因下，如手术、外伤、感染等，出现胰岛素明显不足，升糖激素不适当升高，导致代谢以及水、电解质紊乱导致高血糖(血糖通常在 16.7～27.8mmol/L)、高血酮、脱水、高血钾、代谢性酸中毒等。应补充胰岛素控制血糖、扩容，纠正电解质、酸中毒，同时解除相关诱因。

③高渗性非酮症高血糖昏迷：表现为严重高血糖(血糖＞33mmol/L)、脱水、血浆渗透压增加而无明显酮症，常有意识障碍或昏迷。2 型糖尿病患者在创伤、感染等诱因时可出现。宜采用小剂量胰岛素，缓解高血糖状态，同时纠正电解质异常。

2. 糖尿病相关慢性并发症

长期高血糖状态导致多脏器功能损害，糖尿病慢性并发症是围手术期糖尿病患者死亡的主要原因。

①心血管系统疾病：糖尿病患者围手术期各种心血管疾病的发生率和死亡率是非糖尿病患者的2～3倍，包括高血压、冠心病、外周动脉疾病、心衰等。糖尿病患者更易出现无症状性心肌缺血，易延误治疗。

②自主神经病变：是糖尿病的常见严重并发症之一，可造成多器官功能障碍，如消化系统、心血管系统功能障碍等，表现为胃排空延迟、静息状态下心动过速、体位性低血压等。

③肾病：表现为高血压、蛋白尿、周围性水肿、肾小球滤过率进行性降低，部分患者可发展为终末期肾病。控制高血压可显著缓解肾病进展。

④感染和伤口愈合不良：糖尿病患者由于巨噬细胞功能减低、毛细血管数量减少、胶原合成减少等原因，常并发各种感染，血糖控制不佳与术后伤口愈合不良相关。

三、术前评估和术前准备

轻型或控制良好的糖尿病患者，无糖尿病并发症，对手术和麻醉耐受性较好，不增加围术期死亡率，但病情较重或已出现糖尿病并发症的患者，如合并心血管疾病，手术和麻醉风险增加。因此，术前需要充分的全面评估，重点了解各系统并发症和功能情况，提高患者对手术麻醉的耐受性。血糖控制应采取“个体化原则”。制定合理的手术方案，以利于糖尿病术后恢复。

1. 术前评估

(1) 了解患者的糖尿病类型、病史，包括急性并发症、血糖最高水平、目前治疗(饮食、口服降糖药、胰岛素)及血糖控制情况。

(2) 判断有无糖尿病并发症、水电解质紊乱及酸碱失衡。根据 ECG、血生化、血气等术前检查结果，了解重要脏器功能受损情况。

(3) 对伴有其他器官功能损害者，应逐项检查和了解。

①心血管系统：糖尿病患者约有1/3合并有心血管疾病。合并高血压的患者，常用血管紧张素转化酶抑制剂和(或)β-受体阻滞剂，将血压控制在130/80mmHg以内。合并缺血性心脏病、外周动脉粥样硬化的患者，手术和麻醉期间血流动力学波动较大。如患者具有两个及以上的心脏风险因素并且要接受大型手术，应考虑做负荷试验。术前使用 β_1-受体阻滞剂可降低糖尿病合并冠心病患者围手术期的发病率和死亡率。

②自主神经及外周神经病变：合并自主神经病变的患者易出现围手术期心律失常、低血压、无症状心肌缺血、胃轻瘫和无症状低血糖，心脏应激反应能力降低，手术麻醉风险增加。可通过心电图R-R变异性检测、Valsalva试验、体位血压测量评估自主神经功能。对已有外周神经病变患者，应了解是否存在运动神经障碍，如运动神经病变严重，可对肌松药反应异常。对合并胃排空延迟、胃食管反流的患者，应警惕反流误吸风险。

③气道：糖尿病患者可出现后颈部和上背部僵硬、非凹陷性水肿，颈部伸展困难，同时关节强直综合征也是糖尿病慢性并发症之一，可增加气管插管的难度，应充分评估颈部活动情况和气道分级。

④手术种类与麻醉术前评估：手术应激反应可导致高血糖、交感神经激活、儿茶酚胺、皮质醇释放，同时降低机体的胰岛素的敏感性，导致血糖升高。因此应根据手术类型调整围术期血糖控制方案，甲状腺、腹腔手术、大的骨折创伤、脓肿切开引流等手术应激反应大，可适当增加胰岛素用量。

2. 血糖控制

(1) 血糖控制目标：目前对于糖尿病患者术前血糖应达到多少尚无一致意见，一般不要求控制到完全正常水平，以免发生低血糖。一般认为：择期手术患者术前①空腹时血糖在8.3mmol/L(150mg/dl)以下，最高不超过11.1mmol/L(200mg/dl)，或餐后血糖不超过13.9mmol/L(250mg/dl)；②尿糖检查阴性，24h尿糖在0.5g/dl以下；③尿酮体阴性。合并酮症酸中毒及高渗性昏迷患者、大型手术术前血糖高于15mmol/L的糖尿病患者，均应推迟择期手术，控制血糖。

择期手术糖尿病患者术前血糖控制：①术前口服降糖药的患者接受短小手术时，可继续原治疗方案，术中及术后反复测定血糖水平。②如拟行较大手术，口服降糖药的患者应于术前1～2d改用常规胰岛素。③控制不佳的2型糖尿病患者和所有1型糖尿病患者，以及行大手术的糖尿病患者需使用胰岛素控制围术期血糖。④对于术前使用长效或中效胰岛素的患者，于术前1～3d改用常规胰岛素。

急诊手术麻醉前准备：急诊手术可增加糖尿病发展为酮症酸中毒或高血糖高渗状态的风险，应尽可能了解病情及相关实验室检查，优化患者的代谢状况。①酮症酸中毒多由1型糖尿病发展而来，治疗包括给予大量生理盐水和胰岛素，胰岛素初始剂量为0.1U/kg，而后调整为每小时输注0.1U/kg，直至酸中毒纠正。密切监测血糖及电解质，血糖低于13.9mmol/L时，补充葡萄糖。pH＜7.10时，补充碳酸氢钠。②高血糖高渗状态通常见于2型糖尿病的老年患者，治疗应包括给予大量生理盐水，补充与酮症酸中毒相当剂量的胰岛素，在12～24小时内逐渐纠正血糖和渗透压，避免脑水肿。

四、麻醉前用药

为减少患者麻醉前的紧张情绪，可适当给予镇静药，但剂量不宜过大。一般可用地西泮或苯巴比妥，吗啡可升高血糖并导致呕吐，应避免使用。并发青光眼者抗胆碱药不宜应用。术前用药最好采用H_2受体拮抗药和甲氧氯普胺，在术前2h口服雷尼替丁150mg或西咪替丁与甲氧氯普胺10mg，可以有效地减少胃酸分泌和防止反流、误吸。

五、麻醉管理

(1) 区域阻滞麻醉对机体的应激反应影响较小，可以有效避免反流、误吸和插管困难，故属最佳。但应根据手术部位及病情而定。对于有周围神经病变者，选用阻滞麻醉前应仔细了解病变部位及程度，以便与神经阻滞并发症相鉴别，术中的体位应妥善安置与保护。注意低血压的发生，要确保输液量充足。接受蛛网膜下隙阻滞或硬膜外阻滞的患者，如果存在自主神经的损害，易出现明显低血压，避免麻醉平面过广。当收缩压低于术前值的25%时，可以单次静脉给予麻黄碱6mg。

(2) 选用全身麻醉时，如果怀疑胃潴留应采用快速诱导、放置鼻胃管以防止反流与误吸的发生。糖尿病患者对气管插管的心血管反应较强，诱导期间应维持适宜的麻醉深度。苯二氮䓬类药物可减少皮质醇和胰岛素分泌量，但常规镇静剂量下此种作用可忽略。依托咪酯抑制肾上腺皮质激素分泌，减弱机体对围手术期的血糖调节。丙泊酚对胰岛素分泌的影响尚未知，诱导剂量的丙泊酚对糖尿病患者无不良影响。吸入麻醉药中安氟醚、异氟醚可抑制机体对胰岛素的敏感性，呈剂量依赖性。阿片类药物可抑制围手术期代谢激素的分泌，有利于糖尿病患者的血糖控制。

(3) 围术期可接受的血糖低限是不引起低血糖发作，高限是不引起渗透性利尿和高渗性昏迷。术中一般不输注含糖液体，可选择复方林格液或生理盐水，避免高血糖。如需输注葡萄糖液，应根据患者血糖水平，按一定比例同时输注胰岛素。

(4) 手术刺激可引起机体应激反应，使血糖升高，而疼痛、缺氧、CO_2蓄积等可通过兴奋垂体–肾上腺系统而加重高血糖反应，应予以避免。术中应连续记录血压和脉搏，必要时加强有创性监测，及时了解血流动力学变化，监测尿量，以了解肾功能状态。根据病情反复测定血糖、尿糖、尿酮体和电解质，根据检测结果给予适当治疗。

六、妊娠糖尿病

1. 妊娠糖尿病

是指妊娠前糖代谢正常或有潜在糖耐量降低，妊娠期才出现或发现糖尿病。妊娠前已有糖尿病的患者被称为糖尿病合并妊娠。妊娠糖尿病的主要原因是激素环境的改变使机体对胰岛素产生抵抗。一般若妊娠期严格控制血糖，围产期均较平稳。

2. 糖尿病对孕妇和胎儿的影响

糖尿病合并妊娠或妊娠糖尿病均易发生妊娠高血压和羊水过多，增加剖宫产率。

3. 产科处理原则

应控制血糖于正常范围，预防并减少并发症。一旦诊断为妊娠糖尿病，必须进行严格的产前检查，接受糖尿病宣教和血糖监测等。对这类患者应定期行尿培养以检测有无尿道感染，并警惕高血压及先兆子痫的发生。

4. 麻醉处理

术前评估要充分：确定糖尿病的类型、围生期药物治疗情况，有无伴发先兆子痫、肾功能不全及病态肥胖、心功能是否受损等。

①气道评估：孕妇困难插管的发生率较一般人群高 10 倍，但糖尿病患者还伴有一些其他的气道问题，如青少年型糖尿病孕妇，28%出现小关节、颈椎及寰椎齿样关节活动受限，且还伴其他表现如身材矮小、发育延迟等。如并存先兆子痫或病态肥胖，其危险性进一步加大，严重的先兆子痫引起全身水肿，累及气道及咽喉组织导致喉镜直视下暴露声门较困难，甚至于严重的气道水肿可导致上呼吸道梗阻。

②自主神经及周围神经病变：伴自主神经功能不全的患者表现为血压容易波动、区域麻醉后出现严重的低血压或循环不稳定，预防性补液、应用血管活性药物及放置合适的体位防止下腔静脉受压，可减少低血压的发生或持续时间。对于此类患者应于手术前详细记录感觉或运动缺失的程度及范围。另外，阴道分娩及剖宫产时均应注意防止不良体位所致的神经损伤。

③胎儿氧合：糖尿病母亲的胎儿较大，孕妇的血管阻力增加，应注意维持孕产期血压于正常范围及母体氧供。

④实验室检查：包括血红蛋白水平、血清电解质、尿素氮、肌酐水平。先兆子痫的患者必须检查凝血功能，伴心功能受损的患者须有近期心电图检查。

⑤择期行剖宫产的患者最好选择早晨手术，以便于围术期血糖的控制。手术前1天 晚仍须用常量胰岛素，术晨禁食、停用胰岛素以维持正常血糖。

⑥麻醉选择：在产程早期，可应用小量阿片类药以缓解疼痛，但必须注意阿片类药易透过胎盘引起新生儿呼吸抑制。硬膜外麻醉和腰硬联合麻醉可较好地缓解疼痛，对胎儿影响小，在确保母体血糖控制满意，应用乳酸林格液预扩容和纠正低血压前提下，一般不会导致新生儿中毒。但有研究显示硬膜外阻滞和腰硬联合麻醉可使孕妇血糖下降，分娩过程中应监测血糖。

⑦麻醉过程中除血压、心电图、脉搏氧饱和度外，还应加强呼吸管理，避免缺氧和 CO_2 蓄积，监测尿量，及时测定血糖并进行调整。

第二十三节　肝功能损害患者手术的麻醉

肝脏是机体维持生命活动、进行物质和能量代谢、对有毒物质和药物进行生物转化和排除的重要器官。其主要功能为：①糖类代谢，肝糖原存储，糖异生，维持血糖浓度；②脂肪代谢，胆固醇代谢，脂肪酸的 β 氧化作用；③胆盐和胆红素排泄；④蛋白质合成，氨基酸的脱氨基作用；⑤药物代谢，失去生物活性，内源及外源性化合物的代谢；⑥吞噬细菌的作用。

造成肝功能损害的主要原因是肝脏原发疾病，如肝炎、肝癌、肝硬化等。心功能不全、休克、败血症、贫血和肾脏疾病等肝外因素亦可以导致肝功能损害。严重肝功能损害患者手术麻醉的核心问题是维护肝脏功能，首先是维持血流动力学稳定、尽可能保持有效的肝脏血流和保证氧供/氧耗平衡，防止肝脏功能的进一步损害。

一、肝功能不全的病理生理变化

1. 肝功能损害患者的病理生理

(1) 心血管系统：严重肝功能损害患者大多处于高动力循环状态，典型表现为“高排低阻”。可能与一氧化氮、胰高血糖素和前列腺素水平升高导致小动脉舒张有关。心血管系统对儿茶酚胺的敏感性降低，因此对缩血管药物的反应性降低。

血管舒张和门静脉–全身静脉循环分流可减少有效血容量。但低蛋白血症、醛固酮水平增加和抗利尿激素的分泌，增加全身液体总量，加重腹腔积液和全身性水肿。

(2) 肝脏：严重肝功能损害患者容易发生急性肝功能衰竭。短期内大量肝细胞坏死和脂肪变性，黄疸急剧加深，肝脏进行性缩小，出现肝性脑病、脑水肿、肝肾综合征和心肺功能衰竭。胆红素在肝脏代谢，严重肝功能损害患者多伴有黄疸。而高胆红素的毒性作用降低肝细胞线粒体的氧化磷酸化活性，导致产能障碍，损害库普弗细胞功能，使肝脏对细菌清除能力下降，发生肠道细菌移位，肠道细菌大量繁殖，内毒素产生增加，最终导致内毒素血症。内毒素激活库普弗细胞，而库普弗细胞进一步激活多核粒细胞，产生氧自由基和细胞因子，进一步损害肝功能。

(3) 肾脏：有效血容量的下降，可能会导致肾前性肾衰竭。但肝脏合成尿素的能力下降，会产生低血浆尿素氮的假象。由于利尿药的使用，可能导致代碱、低钾、低钠等电解质和酸碱失衡。尽管肝功能不全时心排血量增加、循环阻力下降，但是内毒素血症使血管反应性改变，其中肾血管收缩，导致肾内血流重新分布和肾皮质缺血；同时细胞因子使肾交感神经兴奋，激活肾素－血管紧张素系统，引起血管收缩，肾缺血缺氧，导致肾衰竭，最终产生肝肾综合征。

(4) 呼吸系统：严重肝功能损害导致低氧血症，多由肺血管系统紊乱合并肺实质病变引起。大量腹腔积液和胸膜渗出导致肺膨胀不全和限制肺的生理功能。肺血管缺氧性收缩功能下降引起明显的通气血流比例失调和肺内分流。肺动脉高压，可能的机制是由于心排血量增加，肺循环和体液中某些肺血管收缩因子活性增加所致。

(5) 凝血功能：最常见的是血浆Ⅱ、Ⅴ、Ⅶ、Ⅹ和因子减少，纤维蛋白原消耗增加，凝血酶原时间和部分凝血活酶时间延长。其中胆汁淤积影响肠黏膜对脂溶性维生素 K(合成凝血因子的重要因子)的吸收，影响Ⅱ、Ⅶ、Ⅸ、Ⅹ因子合成。另外血小板数量减少、纤溶活性增强及弥散性血管内凝血等都影响凝血功能。

(6) 中枢神经系统：肝功能严重损害导致肝性脑病的确切原因还不清楚，神经传导损害、内源性 γ 氨基丁酸能物质升高和脑代谢改变可能参与其病理过程。肝性脑病患者血氨水平升高，但与肝性脑病的严重性和预后并没有相关性。肝性脑病可因食管下端曲张静脉出血、其他部位的胃肠道出血或蛋白质负荷增加等诱发并加重病情。

(7) 代谢：蛋白质合成障碍，常发生低蛋白血症。糖耐量降低，易发生低血糖。血中乳酸和丙酮酸增多，导致酸血症。肝细胞对醛固酮、血管升压素(抗利尿激素)、降钙素等激素灭活减弱。

2. 肝功能异常对麻醉药代谢的影响

肝脏疾病主要通过三个方面影响药物代谢：①低蛋白血症影响了麻醉药的体内代谢过程，血浆清蛋白降低，可供药物结合的位点减少，血浆游离药物浓度增高，从而增强了药物的作用，药物的作用时间延长。②肝脏疾病损害了药物代谢能力：琥珀胆碱和酯类局麻药等麻醉药的酯键水解需要血浆假性胆碱酯酶，而严重肝功能损害的患者血浆假性胆碱酯酶的合成减少，所以这类药物作用的时间可能会延长。肝细胞滑面内质网产生的微粒体酶，将脂溶性药物转化成水溶性，消除药物活性。含微粒体酶肝细胞数量减少和肝血流下降将影响药物代谢，延长药物消除的半衰期，如吗啡、阿芬太尼、利多卡因、罗库溴铵等。③有效循环血量分布改变和血流灌注改变，可间接的使药物代谢异常，严重肝功能损害的患者多次给药可能会产生积累效应。另外，吸入麻醉药减少肝血流量和抑制药物代谢酶的活性，所以可能减少药物清除。

二、术前评估及术前准备

1. 术前评估

(1) 病史和体格检查：详细、全面了解病史，特别是要掌握肝脏疾病及其合并疾病病史。了解患者的相关症状包括疲乏、恶心、呕吐、黄疸、凝血异常等及用药情况。相关体征如腹水、巩膜黄染、蜘蛛痣、精神异常等可以提示肝功能障碍。

(2) 肝功能状态的实验室检查

蛋白质代谢试验：肝脏合成大部分血浆蛋白、酶蛋白、凝血因子，检测血浆蛋白水平可作为评估肝功能的指标之一，肝功能障碍患者通常表现为血清白蛋白降低、球蛋白增多，总蛋白正常或降低。

胆红素代谢试验：正常血清内总胆红素浓度为3.4～18.8μmol/L，可了解患者有无黄疸、程度以及动态演变。一般主张采用血浆白蛋白与胆红素检测，同时结合临床表现，评估术前肝功能障碍的程度(表7-6)。

表7-6 肝损害程度评估

	轻度损害	中度损害	重度损害
血清胆红素(μmol/L)	＜34.2	34.2～51.3	＞51.3
血清白蛋白(g/L)	＞35	30～35	＜30
腹水	无	易控制	不易控制
神经症状	无	轻度	昏迷前期
营养状态	好	尚好	差
手术危险性	小	中	大

还可采用记分法评估患者手术风险，包括终末期肝病模型评分(model for end-stage liver disease，MELD)和Child-Turcotte-Pugh(CTP表7-7)分级。其中CTP应用最为广泛，5～6分，相当于轻度肝损害，手术风险较小；8～9分，为中度肝损害，10～15分为重度损害，评分越高，预后越差。CTP和MELD是评估严重疾病、进行大手术患者肝功能不全程度的主要方法，对于病变程度不重或低风险患者，一般采取酶学检查。

表7-7 Child-Turcotte-Pugh分级

临床与生化检查	疾病严重程度		
	1	2	3
脑病程度分级	无	1～2	3～4
胆红素(μmol/L)	＜35	35～40	＞40
白蛋白(g/L)	＞35	28～35	＜28
凝血酶原延长时间(s)	1～4	4～6	＞6

肝功能相关酶学检查：病理状况下，血液内酶浓度变化可用于辅助诊断肝胆系统疾病，包括反应肝细胞损害为主的酶类：谷丙转氨酶、谷草转氨酶、胆碱酯酶；反应胆汁淤积为主的酶类：碱性磷酸酶、γ-谷氨酰转氨酶；反应肝内纤维组织增生的酶类：单胺氧化酶等。

凝血检查：除von Willerbrand因子外，其他所有凝血因子均在肝脏合成，凝血试验是更具价值的肝功能评价指标，主要有PT/INR和APTT。FⅦ半衰期短，使得PT成为检测肝功能的有效工具。

定量肝功能试验：上述生化功能测定在肝脏疾病诊断中具有重要意义，但仅是筛选性、定性或半定量的，近年来根据肝脏的代谢特点，发展了一些可用于定量的评估肝细胞和吞噬细胞损害程度的指标，包括染料排泄试验、药物代谢试验和半乳糖耐量试验等。

(3)其他系统相关检查：包括心电图、超声心动图、动脉血气分析、术前内镜检查，评估患者心肺储备、胃肠道受累情况。

2. 术前准备

综合手术方式和患者的整体状况，进行相应的术前准备，以达到最佳的术前状态。

(1) 肝功能不全患者行手术治疗可分为两种情况，一是非肝脏及其继发病相关手术，如阑尾炎、外伤等，如难以进行较好的术前准备，应尽量采用对肝损伤较小的麻醉方法和药物，对于肝脏疾病或其继发疾病需手术治疗，特别是广泛肝切除术合并肝硬化或需要开胸手术的患者，需要积极术前准备，改善患者全身状况和肝功能。积极进行以“保肝”为主的术前准备，包括：

①增加营养，进高蛋白、高糖类、低脂肪饮食，口服多种维生素，适当补充葡萄糖。

②改善凝血功能，口服维生素 K_3 或静脉注射维生素 K_1，促进凝血因子合成。

③纠正低蛋白血症，必要时输注适量血浆或清蛋白。

④纠正贫血，必要时可少量多次输新鲜红细胞；并根据手术范围和失血情况备好术中用血。

⑤消除腹腔积液，必要时于术前 24～48h 行腹腔穿刺，放出适量腹腔积液，改善呼吸功能，以一次量一般不超过 3000ml 为原则。

⑥纠正水、电解质平衡紊乱与酸碱失衡。

(2) 术前用药：严重肝功能损害的患者术前用药宜少；个别病情重或肝性脑病前期的患者，仅用抗胆碱药阿托品或东莨菪碱即可。

三、麻醉管理

1. 术中监测

包括常规心电图、无创血压、脉搏氧饱和度、呼吸功能监测。术前存在低血压、手术创伤较大的患者，需行有创动脉监测，以保证器官灌注、监测患者电解质、血红蛋白变化情况。严重肝功能衰竭或并发肝肺综合征患者，可能需要肺动脉导管进一步监测血流动力学变化，与经食管超声心动图联合，用于评估患者术中心肺功能状态。中心静脉置管可监测中心静脉压、指导术中液体管理、输注血管活性药。此外，大手术时体热流失导致患者低体温，进一步凝血障碍，增加术中失血，需监测并维持正常体温。

2. 麻醉方法的选择

应根据手术的类型、患者的全身情况以及肝功能的状况等全面考虑。因为麻醉药物不同程度地在肝脏完成分解代谢，所以肝功能损害的患者的麻醉只要满足手术要求，应尽可能选择简单、对肝脏功能和循环干扰小的麻醉方法。

①局部麻醉与神经阻滞麻醉：局部小手术、不合并凝血功能障碍患者的手术，尽可能选择局部麻醉或区域神经阻滞麻醉，复合小剂量短效镇静药，可以减少交感神经兴奋引起的肝血流下降。如上肢手术选臂丛神经阻滞；颈部手术选颈丛神经阻滞。

②椎管内麻醉：对不合并凝血功能障碍的患者中腹部、下腹部、肛门会阴部和下肢手术选连续硬膜外阻滞或蛛网膜下隙阻滞。上腹部手术，可考虑采用全身麻醉复合硬膜外阻滞更佳，硬膜外阻滞可提供良好的镇痛和肌松，而全麻插管可以控制呼吸、确保氧供、便于呼吸管理以及减少内脏牵拉反应等，这样可以减少镇痛药和肌松药的用量，避免苏醒延迟。但由于个体差异，即使凝血功能正常患者，也可能出现硬膜外出血和血肿形成，所以严重肝功能障碍患者选硬膜外阻滞或蛛网膜下隙阻滞一定要慎重。

③全身麻醉：对于全身情况较差以及颅脑、脊柱、心胸等手术或不宜选择硬膜外阻滞的手术应选全身麻醉。

3. 麻醉药物的选择

首先要考虑到麻醉药物与肝脏的相互作用。尽可能选用对肝毒性较低、非经肝脏代谢、作用时间短、苏醒快的短时效麻醉药物。

①全身麻醉药：长期高心排血量造成血管扩张、麻醉药物的选择和剂量应考虑维持血压稳定和保护重要脏器的灌注，避免药物对肝脏及其合并症的影响。丙泊酚不仅无明显的肝脏损害作用，而且由于其本身是一种外源性抗氧化药，其对肝脏缺血再灌注损伤具有一定的保护作用。因此，丙泊酚可作为肝脏严重损害患者手术麻醉的诱导和维持药物，用于肝功能障碍患者，持续输注半衰期延长，且注射初期会导致血压下降，使用时应注意。肝性脑病患者避免使用苯二氮䓬类药物。麻醉性镇痛药物中吗啡、哌替啶需完全经肝脏代谢，血浆半衰期延长。芬太尼经肝脏代谢，但受肝脏影响较小，长时间输注的影响尚未知。瑞芬太尼不受肝功能障碍影响，可持续输注。肌肉松弛药选择非经肝脏转化降解的阿曲库铵较为合适。吸入麻醉药异氟烷、七氟烷对肝脏几乎没有毒副作用，均可用于全麻维持。严重肝脏功能损害患者静吸复合麻醉时，肌肉松弛药应适当减量。

②局部麻醉药：硬膜外阻滞选择 2%利多卡因和 0.75%罗哌卡因各等量的混合液，毒性小，麻醉效果确切。

4. 麻醉处理要点

①保证肝脏血流：肝血流量受心排血量减少、血流再分布，手术操作的局部刺激，以及微循环水平上血管收缩和舒张因子的影响。无论选择什么麻醉方式，术中均应保证肝脏血流，避免低血压和缺氧造成的肝细胞损害。手术操作和麻醉引起的短暂的围术期肝脏缺血会加重原有的肝脏疾病。低血压、出血和升压药都会减少肝脏的氧供，增加术后肝衰竭的发生。正压通气和呼吸末正压通气会增加肝静脉压，从而减少心排血量和肝的血流总量。低 CO_2 也会依赖性的减少肝血流，应避免过度通气。手术牵拉和患者体位也会减少肝血流。另外，CVP 升高超过门静脉的临界闭合压(接近 3～5mmHg)时，肝血流量均会减少。

②肝硬化合并食管静脉曲张患者，气管插管要动作轻柔，对腹内压高和有误吸危险的患者，注意胃内容物反流。

③术中液体管理和血液保护：术中过量使用以淀粉为基础的胶体溶液，可能削弱库普弗细胞功能，增加患者发生感染的风险。血液保护技术包括暂时性肝门阻断、降低中心静脉压、及时纠正凝血功能障碍、针对性补充凝血因子、防止低体温引起的凝血功能异常、低中心静脉压控制麻醉技术，减轻肝静脉内淤血，可以减少出血和输血。术中应用小剂量多巴酚丁胺和去甲肾上腺素维持低 CVP 下的器官灌注。

④术中液体管理：术中血流动力学稳定主要依靠血管中有效血容量来维持，而后者受术中失血和大血管阻断与放松的影响。术中液体管理包括输注晶体液、胶体液和血制品。晶体液可快速补充血管内和组织间液体缺失。胶体液在低蛋白血症时更常用，防止肺水肿和周围性水肿。合并肝脏疾病患者输血阈值与其他患者相同，应注意大量输血导致的电解质紊乱和凝血功能改变。

⑤积极防治术中并发症，如出血性休克、渗血不止、心律失常和酸碱失衡、术后苏醒延迟和肝性脑病等。肝脏手术中低中心静脉压技术可增加术中气栓的发生，常见的是通过

肝静脉和下腔静脉进入气体，当气体量较大或快速进入静脉时，气栓进入肺循环，增加肺动脉压力，降低左心室前负荷，心排血量减少。

⑥黄疸患者麻醉管理：梗阻性黄疸不仅表现为胆红素升高引起的皮肤巩膜黄染，还表现为低灌注以及心、脑、肾等多系统损害。这类患者对吸入麻醉药敏感性增加，应注意监测麻醉深度。内源性阿片肽水平升高，术中及术后镇痛时应减少阿片类药物用量。心血管系统方面，患者自主神经功能降低，对缩血管药物不敏感，对扩血管药物敏感性增加，围术期应密切监测血流动力学，维持循环稳定。

⑦硬膜外复合全身麻醉：患者凝血功能正常才能够选择硬膜外阻滞，术毕应监测患者硬膜外阻滞平面，平面低于 T_6 水平，才能拔除气管内导管，避免麻醉平面过高引起的呼吸抑制。

四、麻醉手术后的处理

1. 手术结束后，仍应密切观察患者的病情，观察生命体征，掌握好拔管时机；对相对复杂的手术，术后可能会发生肺水肿，可适当保留气管内插管。

2. 监测尿量、体温、血糖、电解质、酸碱状态和凝血功能等；根据监测结果，及时纠正维持水、电解质和酸碱平衡。

3. 保证充足氧供，防止低氧血症。

4. 观察黄疸、腹腔积液情况变化，继续保肝治疗，加强营养支持，保证热量和能量。防治随时可能发生的肝功能衰竭。

5. 手术后长时间意识未能恢复，应考虑急性肝衰竭、肝性脑病，合并血氨水平升高应给予精氨酸处理。

6. 术后疼痛会限制患者呼吸，导致通气不足；还会增强炎性反应，导致术后恢复和伤口愈合延迟。镇痛药物种类和量的选择，要注意参考肝脏对药物清除能力的改变。应用硬膜外患者自控镇痛（PCEA）更为理想，但合并凝血功能障碍时不宜选用。

第二十四节　嗜铬细胞瘤患者手术的麻醉

嗜铬细胞瘤是一种起源于肾上腺髓质能够产生儿茶酚胺的嗜铬细胞的肿瘤，在所有分泌儿茶酚胺的肿瘤中占 85%～90%，在高血压患者中的发生率为 0.2%～0.6%。大多数嗜铬细胞瘤可分泌儿茶酚胺类物质，导致一系列临床症状，典型的三联症为发作性头痛、大汗、心悸，85%以上的患者伴有持续或阵发高血压及其他一系列代谢紊乱综合征。

一、术前评估及术前准备

1. 术前检查

(1) 实验室检查：包括血常规、血生化等常规检查和儿茶酚胺相关检查，包括血或 24h 尿儿茶酚胺测定、24h 尿甲氧基肾上腺素类物质（metanephrines，MNs）或血游离 MNs 测定，明确肿瘤分泌儿茶酚胺类型。

(2) 影像学检查：包括胸腹腔和盆腔 CT、^{123}碘–间碘苄胍（^{123}I–MIBG）、生长抑素受体显像等。

(3) 其他特殊检查：疑似儿茶酚胺心肌病的患者，应完善超声心动图、血浆脑钠尿肽及肌钙蛋白测定；疑似多发性内分泌腺瘤病 2 型的患者需完善甲状腺、甲状旁腺超声，以及相关腺体功能检查。

2. 药物及饮食准备

(1) 药物准备：除少数明确仅分泌多巴胺的嗜铬细胞瘤患者外，其余患者均推荐完善的术前药物准备，控制高血压、恢复血管内容量。药物准备尚无公认标准方案，联合 α 及 β 肾上腺素受体阻滞剂最为常用。目前推荐至少术前 14 日开始使用 α 受体阻滞药，首选酚苄明，该药为长效、不可逆、非特异性 α 肾上腺素能受体阻滞剂，其他可选药物包括哌唑嗪、拉唑嗪、多沙唑嗪。患者血压控制后，伴有心动过速、控制稳定的儿茶酚胺心肌病或心肌缺血病史的患者，可加用 β 肾上腺素能受体阻滞剂。钙通道阻滞药可作为 α 及 β 肾上腺素能受体阻滞剂联合用药的补充方案。

(2) 饮食准备：血压控制和心功能改善基础上，可给予患者高钠饮食，有助于减轻 α-肾上腺素能受体阻滞剂相关的体位性低血压，恢复血管内容量。避免可引起儿茶酚胺释放的药物和饮食。

3. 术前评估

(1) 肿瘤相关评估：肿瘤大小、位置及与周围脏器的关系，评估包括心脑血管系统、呼吸系统等各个靶器官受累情况。

(2) 评估术前准备是否充分：标准包括：血压和心率是否达标，有无体位性低血压；一般认为坐位血压应低于 120/80mmHg，心率 60～70 次/分；立位收缩压高于 90mmHg，心率 70～80 次/分；术前 1 周心电图无 ST-T 段改变，室性期前收缩＜1 次/5 分钟；血管扩张、血容量恢复，血细胞比容降低，体重增加，肢端皮肤温暖；高代谢症候群及糖代谢异常得到改善。

二、麻醉管理

1. 麻醉方法选择

目前嗜铬细胞瘤切除术多在全身麻醉下进行，也有研究显示，对腹腔镜嗜铬细胞瘤切除术患者，应用全身麻醉复合硬膜外麻醉可使患者术中血流动力学更稳定、硬膜外置管还可用于术后镇痛，减少围术期阿片类药物用量。

对于全身麻醉药物的选择，在吸入麻醉药中，推荐使用七氟醚，因其对心血管抑制轻，不易导致心律失常。静脉麻醉药中，丙泊酚是目前嗜铬细胞瘤手术麻醉最常用的静脉药物，但应注意其可能导致低血容量或心功能不全患者血压显著降低。阿片类药物中，可选择瑞芬太尼、芬太尼、舒芬太尼、氢吗啡酮。肌肉松弛剂中，维库溴铵、罗库溴铵、顺阿曲库铵在嗜铬细胞瘤中应用较多。

2. 术中监测

常规监测包括心电图、血压、脉搏氧饱和度、呼气末二氧化碳、体温及尿量。嗜铬细胞瘤手术伴随血流动力学剧烈波动风险，麻醉诱导前先行桡动脉有创动脉压监测。同时所有患者均应进行中心静脉穿刺置管，监测中心静脉压，并作为血管活性药给药通路。部分嗜铬细胞瘤患者心功能储备差、合并基础心脏疾病或可疑儿茶酚胺心肌病，有条件可进行经食管超声心动图、或肺动脉置管，监测肺动脉压和肺动脉楔压。嗜铬细胞瘤患者术前及术中多伴有血糖升高，切除肿瘤后，少数患者会出现低血糖，围术期需定期监测血糖，并作出及时调整。

3. 术中血流动力学调控

(1) 肿瘤切除前，可能导致儿茶酚胺释放，发生血流动力学改变，常见于以下情况：气管插管、正压通气、手术体位改变时压迫肿瘤、手术切皮、气腹导致腹压升高、手术操作中对肿瘤的机械刺激，出现高血压、快速性心律失常等，需要保证足够的麻醉深度、使用血管活性药控制血压和心率。

(2) 肿瘤切除后，血浆中儿茶酚胺释放终止，术前血容量不足、术中出血以及血管扩张均会引起持续的低血压。需密切关注手术进程，保证患者有足够循环血容量，及时减少并停止扩血管药，必要时使用血管活性药，维持血流动力学稳定。根据肿瘤分泌的儿茶酚胺类型，补充相关血管活性药物。常规备用血管收缩药物去氧肾上腺素、去甲肾上腺素、肾上腺素、垂体后叶素。

(3) 液体治疗：术前扩血管及充分补液的基础上，术中在监测血流动力学的同时，进行目标导向的液体治疗。评估指标可选择传统的肺动脉导管、热稀释法等，也可以选择基于有创动脉压的容量监测方法，包括 FloTrac/Vigileo 监测等。也可行补液试验，根据血压和 CVP 的反应来调整补液。

三、特殊类型嗜铬细胞瘤麻醉

1. 嗜铬细胞瘤合并儿茶酚胺性心肌病

患者血液中大量儿茶酚胺长期刺激心肌，可导致心肌细胞内钙离子浓度过高，心肌肌节长期过度收缩，心肌纤维化，最终并发儿茶酚胺性心肌病。诊断标准为：存在嗜铬细胞瘤或副神经节瘤；患者存在急性胸痛或需要住院治疗的心力衰竭；心肌酶、ECG、超声心动图提示存在心肌缺血、左室收缩功能异常的证据；且不存在冠状动脉阻塞性疾病。

对术前可疑儿茶酚胺性心肌病的患者，应完善心脏相关检查、明确诊断。充分术前准备，改善心功能。术中避免低血容量，维持适当的前负荷；避免过高的后负荷以降低心肌氧耗；尽量维持窦性心律；避免使用抑制心肌收缩力的药物。

2. 嗜铬细胞瘤合并多发性神经内分泌肿瘤(MEN)

对于伴有甲状腺髓样癌、家族性嗜铬细胞瘤、双侧嗜铬细胞瘤患者，应警惕合并 MEN。围术期管理与其他嗜铬细胞瘤患者相同，但应注意如需行双侧肾上腺切除，需在围术期进行激素替代治疗，避免肾上腺皮质功能低下。

3. 嗜铬细胞合并妊娠

极为罕见。患者平卧位时子宫压迫肾上腺，可能导致儿茶酚胺释放入血，形成反常的平卧位高血压。目前认为孕 24 周前发现的嗜铬细胞瘤，充分准备后行择期腹腔镜嗜铬细胞瘤切除术，孕 24 周后发现的嗜铬细胞瘤，则用药物控制症状并充分准备后，待足月后同时行嗜铬细胞瘤切除术和剖宫产术。围术期管理需注意监测胎儿状态，避免血流动力学波动导致胎盘灌注不足、胎儿缺氧等问题。

4. 术前未诊断的嗜铬细胞瘤

如在麻醉期间怀疑嗜铬细胞瘤，并出现高血压危象，处理原则包括加深麻醉；应用降压药物，首选酚妥拉明或硝普钠；如血压仍无法控制，应考虑暂停手术，待血压控制良好并充分补充血容量后再行手术治疗。

四、并发症防治

1. 高血压危象

表现有阵发性或持续性血压增高超过 250mmHg，持续 1 分钟以上；心电图出现心动过速、心律失常，严重者可出现室颤或心脏停搏；还可发生颅内出血、蛛网膜下隙出血、昏迷、偏瘫及高热等。

预防处理要点：

(1) 积极预防，避免发生。

(2) 控制血压：分析和排除诱因，使用酚妥拉明 1～5mg 静脉注射或硝普钠 0.5～1.5μg/(kg•min)泵注，根据血压变化情况随时调整，其他药物也可选择乌拉地尔、尼卡地平等。高血压时常伴有心率增快，应根据情况选择β-受体阻滞剂降低心率，其中艾司洛尔作用时间短、起效快，最为常用。

(3)-血压波动时可引发心律失常，可使用心得安、利多卡因等抗心律失常药。

2. 急性肺水肿

嗜铬细胞瘤患者在发生高血压危象时，体内大量释放去甲肾上腺素，收缩周围血管使血管阻力增加，加重左心负担，容易产生心力衰竭，诱发肺水肿。颅内出血或蛛网膜下隙出血，可引起神经性肺水肿。目标导向性补液，避免液体过多的不良效应，一旦发生容量负荷过重，应及时调整输液速度，必要时使用速尿 20～100mg 使多余水分排出体外。

3. 术后并发症

包括血流动力学不稳定、反射性低血糖、肾上腺功能减退等。因此术后应转入 ICU 密切监测并维持血压、心率、血糖、电解质水平稳定，对可能出现肾上腺功能减退患者，及时进行糖皮质激素替代治疗。

第二十五节　凝血机制异常患者手术的麻醉

一、围手术期出凝血功能的评估

1. 出凝血异常的临床表现

①自发性和轻微创伤后出血难止。

②广泛性出血。

③出血反复发作，出血持续时间较长。

④围手术期无法解释的顽固性出血或渗血。

⑤一般的止血药物治疗效果较差。

⑥患者有出血史或家族性出血史。

2. 传统的实验室检查方法

血小板计数、出血时间(BT)、部分凝血活酶时间(APTT)、凝血酶原时间(PT)、激活凝血时间(ACT)、凝血酶时间(TCT)、D-二聚物、纤维蛋白裂解产物(3P 试验)等。

3. 血栓弹力图(TEG)

TEG 能动态连续评估血小板和凝血级联反应相互作用，以及血液中其他细胞成分(如红细胞、白细胞)对血浆因子活性的影响，全面分析血液凝固与纤溶的整个过程。临床上 TEG 主要用于①监测血小板功能；②测定纤维蛋白溶解活性；③明确并诊断凝血因子缺乏或不足；④指导和观察血液成分用于出凝血异常的治疗和效果；⑤高凝状态、DIC 的诊断。

4. Sonoclot 分析仪

和 TEG 相似，可监测血栓形成黏滞动力的变化过程。其核心是一套极敏感的弹性检测系统，从凝血的机械角度对血栓形成(凝血)做出直观曲线，自动定量和定性测定。曲线可反映初期凝血形成时间、纤维蛋白形成速率(凝血速率，Clot rate，正常值 15～45U/min)和血小板功能(凝血收缩达峰值时间，Time to peak，TP，正常值＜30min)。

二、常见的凝血功能异常

1. PLT 异常

任何手术前都要进行 PLT 检测，确定 PLT 数量或质量异常。①PLT＞80×10^9/L 且 PLT 功能正常者，术中和术后发生异常出血的可能性小；②PLT 在 50×10^9/L～100×10^9/L 者，应根据是否有自发出血或创面渗血决定是否需要输注血小板；③PLT＜50×10^9/L 者有可能会发生创面渗血难止；④PLT＜20×10^9/L 者常有严重出血，即使不实施手术也会发生自发性出血。通常术前血小板计数＜50×10^9/L 应考虑输注血小板，最好能达到 80×10^9/L。血小板功能异常的患者如术中出现不可控的创面出血，即使血小板计数正常，也应输注血小板。对于抗血小板药物引起的血小板功能低下，在实施较大创伤的手术前，应停药数天，如阿司匹林、氯吡格雷应停用 1 周。

原发免疫性血小板减少性症(Idiopathic Thrombocytopenic Purpura，ITP)是免疫介导的血小板过度破坏，与多种病毒感染相关，以皮肤黏膜广泛出血、血小板减少、特异性自身抗体等为特征。可通过免疫球蛋白、激素治疗和输注血小板改善凝血功能。血栓性血小板减少性紫癜(Thrombotic Thrombocytopenic Purpura，TTP)是一种少见的弥散性微血管血栓－出血综合征，包括遗传性和获得性两类，可继发于妊娠、药物、感染、肿瘤等。临床上以血小板减少性紫癜、微血管病性溶血、神经精神症状、肾损伤和发热为特征。血浆置换为首选治疗，其他治疗包括激素、免疫球蛋白等。

2. 遗传性出血性毛细血管扩张症

遗传性血管壁结构异常所导致的出血性疾病，患者部分毛细血管、小血管壁变薄，局部血管扩张、扭曲，常见于口腔、鼻黏膜、手掌、消化道。可出现自发性或外伤后反复出血。术前无需特殊处理，对症治疗即可。手术、麻醉期间是否会发生异常出血，取决于手术、麻醉操作所涉及的部位有无扩张的毛细血管存在，以及术中止血是否完善。此类患者术中异常出血的发生率近 60%。

3. 肝脏疾病

是获得性凝血因子(维生素 K 依赖因子)缺乏的常见原因之一。非手术时出血的发生率为 15%～20%，创伤和手术时出血的发生率和严重程度显著增加。此类患者术前应在积极改善肝功能的同时，通过输注 FFP 纠正凝血因子缺乏，避免使用凝血酶原复合物，以防血栓形成。对肝功能障碍特别是终末期肝病患者行肝叶切除或肝移植术时，应准备 FFP，同时补充维生素 K 或给予纤维蛋白原，必要时可辅用抗纤溶药如氨基己酸(EACA)等。

4. DIC

围手术期并发 DIC 者，手术创面严重渗血，伴有身体其他部位广泛出血的发生率高达 90%，血压降低或休克的发生率约 74%。

5. 血友病

血友病是一组因遗传性凝血活酶生成障碍引起的出血性疾病，包括血友病 A(FⅧ缺乏)、血友病 B(FIX 缺乏)和遗传性凝血因子 XⅠ缺乏症(也称血友病 C)。血友病 A 最为常见，出血较重。临床上当 FⅧ活性达到 30%，可使 APTT 在正常值范围内。当 FⅧ水平低于正常活性的 1%时，为重型血友病，往往会表现出关节、肌肉和内脏的自发性出血。未纠正的凝血障碍是手术禁忌，术前准备应充分补充凝血因子，使之达到一定水平，纠正凝血功能障碍。注意①血友病 A 首选抗血友病球蛋白制剂(AHG，FⅧ浓缩物)或冷沉淀(含 FⅧ复合物)；②血友病 B 首选富含 FⅡ、FⅦ、FⅨ、FⅩ的凝血酶原复合物(prothrombin complex concentrate，PCC)或浓缩 FIX。在计算使用剂量和输注方法时，要考虑凝血因子的半衰期。对反复应用血制品治疗的患者或替代治疗后，APTT、凝血因子活性仍不能满足手术要求的患者，应检查 FⅧ或 FⅨ抑制物。有抑制物的血友病患者应暂缓手术。目前认为血友病 A 在实施小手术时，应将 FⅧ活性提高到 30%，较大手术需提高到 60%以上，且术后维持 FⅧ至少在 30%以上持续 10～14 天，直至创口愈合。血友病 B 手术要求 FⅨ活性达正常的 60%，术后至少维持 20% 10～14 天，大型矫形外科手术应适当延长。

血管性血友病是血管性血友病因子(von Willebrand factor，vWF)异常的遗传性出血性疾病。vWF 延长 FⅧ半衰期、促进 FⅧ生成和释放、诱导活化的血小板聚集并粘附于受损部位。临床上患者以皮肤黏膜出血倾向为主要表现。术前给予新鲜冷冻血浆(FFP)、冷沉淀物、FⅧ浓缩制剂等均可提高 vWF 水平。去氨加压素也可用于提高血浆 vWF 浓度。

6. 维生素 K 缺乏症

是最常见的获得性凝血因子缺乏的病因。人体内维生素 K 贮存量十分有限，当患者长期禁食、进食量明显减少、大量使用抗生素、消化道吸收不良或口服抗凝药时，短时间(1～3 周)便会迅速出现维生素 K 缺乏，随之维生素 K 依赖性凝血因子(FⅡ、FⅦ、FⅨ、FⅩ)水平下降。早期表现为 PT 延长，长期维生素 K 缺乏患者 APTT 也将延长。

7. 高凝状态

是由于体内止血与抗血栓机制(抗凝血酶Ⅲ、蛋白 C 系统、蛋白 S 系统、组织因子途径抑制物的平衡失调所致。术前高凝状态患者有易于围术期形成血栓的倾向，特别是术后容易发生深静脉血栓(DVT)和肺栓塞，导致手术患者出现严重并发症或死亡。

三、凝血功能异常的处理

1. 围手术期出凝血异常的治疗原则

①原发性出凝血障碍的患者术前必须找到原因，并进行相应的补充治疗后实施手术；②术中不明原因的出血，在积极寻找原因的同时，对症处理，同时兼顾止血药的不良反应；③无出凝血障碍的患者没必要预防性应用止血药物。

2. 常用药物和方法

①浓缩血小板(PC)：用于血小板数量减少或功能异常伴严重渗血的患者。术前血小板

计数＜50×10^9/L 应考虑输注血小板，而血小板计数在 50×10^9/L～100×10^9/L，应根据是否合并自发出血或伤口渗血决定。术中出现不可控性渗血，经实验室检查明确有血小板功能低下，输注血小板不受血小板数量水平限制。手术类型、范围、出血速度和出血所导致的潜在后果以及影响血小板功能的相关因素，都是决定是否输注血小板的指征。每单位浓缩血小板可使成人外周血小板数量增加(3～5)×10^9/L。

②新鲜冷冻血浆(FFP)：含有全血中所有凝血因子，用于围术期凝血因子缺乏患者。正常人凝血因子浓度的30%就可以达到正常凝血状况。每单位(200ml)FFP 可使其增加2%～3%凝血因子，首次剂量为 10～15ml/kg，维持剂量需要根据患者的出血情况和实验室检查结果决定，一般为5～10ml/kg。

③凝血酶原复合物浓缩剂(PCC)：其中主要含有维生素K依赖性凝血因子Ⅱ、Ⅶ、Ⅸ、Ⅹ和蛋白C，临床上适用于预防或治疗FⅡ、FⅦ、FⅨ、FⅩ缺乏引起的出凝血异常，尤其是重型血友病B。所用剂量取决于出凝血异常程度，以及期望达到的血浆FⅨ水平。一般情况下对于有急性出血的血友病B患者，常用剂量为10～20U/kg，每隔8～12h重复注射。

④FⅧ浓缩剂：主要用于血友病A出血患者的防治。输入FⅧ浓缩剂1U/kg体重，可提高血浆FⅧ2%，剂量取决于FⅧ：C的缺乏程度及有无合并症，计算公式：所需剂量(U)＝体重(kg)×所需提高的水平(%)×0.5。轻度、中度和重度Ⅷ因子水平低下或缺乏时，补充剂量分别为10～15IU/kg、20～30IU/kg和40～50IU/kg。

⑤冷沉淀物：内含丰富的FⅧ、vWF和纤维蛋白原，主要用于凝血因子尤其是FⅧ和纤维蛋白原缺乏所致的出凝血异常患者(血友病、vWD、纤维蛋白原缺乏症、尿毒症性血小板功能紊乱)。200ml FFP 制备的冷沉淀物为1个包装单位(含80～100国际单位，U)，含FⅧ90IU、纤维蛋白原150mg。

⑥维生素K：补充维生素K是纠正因维生素K缺乏所致出凝血异常的有效方法。若患者无出血倾向或手术可择期进行，可皮下或肌注维生素$K_1$10mg。尽量避免静脉注射，必须静脉注射时应以生理盐水或葡萄糖液稀释，缓慢注射(1mg/min)。用药后24h内PT可恢复正常，否则可重复给药。对术前出血严重或急诊手术患者，在注射维生素K同时可给予FFP，以迅速补充缺少的凝血因子。

⑦鱼精蛋白(protamine，PTM)：静脉注射肝素500U (相当于50mg)可使CT延长2倍，维持 3～4h 逐渐自动恢复正常。此间若须施行急诊手术，术前可用 PTM 终止肝素抗凝作用。用药时应注意①刚静脉注射肝素不久者，PTM剂量(mg)仅相当于末次肝素剂量(U)的1/100；②静脉注射肝素30min以上者，因肝素半衰期不到12h，所需PTM剂量仅为上述剂量的1/2；③注射肝素4～6h者，通常无需再用PTM拮抗；④皮下注射肝素吸收慢，PTM剂量只需静脉注射肝素剂量(mg)的50%～75%，但由于肝素仍在不断吸收，故须重复注射PTM；⑤PTM必须缓慢静脉注射(最好是经外周静脉缓慢滴注)，注射速度过快可引起PLT减少和(或)严重循环功能抑制导致血压骤降且不易回升；⑥PTM过量其本身可转变为弱抗凝药。

⑧去氨加压素(desmopressin，商品名弥凝)：静脉或皮下注射可增加血浆中FⅧ活性2～4倍，也可增加循环血中血管性血友病抗原因子(vWF：Ag)，同时释出组织型纤溶酶原激活物(t-PA)。可用于减少甲型血友病和血管性血友病患者的术中出血。术前预防出血可静脉注射0.3μg/kg(用0.9%氯化钠注射液稀释至50～100ml，15～30min输完)，作用可持续8～

12h。若效果不显著，可每6～12h重复1次。

⑨高凝状态：在术前积极去除高凝状态的诱因，如提前数周停用避孕药、纠正心力衰竭、降低血液黏稠度等前提下，对高凝状态手术患者可给予适量低分子肝素治疗，预防围术期深静脉血栓风险。

四、麻醉相关处理

1. 麻醉前评估和准备

麻醉前通过术前评估，对手术患者出凝血的危险程度做出正确评估，对需要治疗的及时补充相应的血液成分，使手术患者的出凝血功能满足手术的要求。麻醉前用药尽量采用口服或静脉注射，避免肌内或皮下注射，以防皮下血肿，对血友病患者尤需注意。

2. 麻醉方法的选择

有出凝血障碍者在没有充分术前准备情况下，不宜选用椎管内麻醉，以避免硬膜外血肿。对于有出凝血障碍的患者如何进行区域阻滞麻醉，应根据患者围术期并发症和手术转归风险与收益而决定，目前无明确指南。通常情况下，在无出血顾虑凝血功能正常情况下，椎管内麻醉安全血小板计数为80×10^9/L，且血小板功能正常。选用全身麻醉气管内插管时要注意保护口咽部黏膜，选用材质良好的气管导管，避免气管黏膜损伤出血。

3. 原发免疫性血小板减少症患者的麻醉

此类患者术前经皮质激素、免疫球蛋白和血小板输注治疗，手术麻醉的耐受性可显著增强。术前综合评估患者病情、手术出血情况，对于大手术和有出血倾向的患者选用气管内插管全麻更为安全，要求插管操作谨慎轻柔，以避免黏膜损伤。原发免疫性血小板减少症患者选用椎管内麻醉应慎重，个体化选择，避免出现硬膜外血肿。术中根据出血情况和血小板检测结果，酌情输注红细胞和血小板制剂。对于血栓性血小板减少性紫癜，当血小板严重减少、为防治严重出血并发症时，可输注血小板。术中出血时应输注新鲜冰冻血浆。

4. 血友病患者的麻醉

血友病并非手术禁忌证，该类患者可以接受各类外科手术，但必须于围手术期定时检测FⅧ和FⅨ的水平，指导围术期替代治疗。手术前后须避免使用抗凝药物以及影响血小板功能的药物，如阿司匹林、吲哚美辛(消炎痛)、双嘧达莫(潘生丁)等，以免影响凝血功能，导致术中和术后出血。硬膜外阻滞或蛛网膜下隙阻滞易发生血肿，危险性很大，多选用全身麻醉。可采用有创动脉压监测，有利于维持血流动力学平稳，避免无创测压对上肢血管的损害。FⅧ半衰期为8～12h，术后必须继续补充凝血因子。

第八章　手术室外的麻醉

第一节　无痛诊疗的麻醉

一、常见手术室外无痛诊疗项目

随着医学技术的不断进步，越来越多的专科检查操作需要在手术室以外的区域开展。同时，社会发展和百姓健康意识的提升，也使得患者就医的舒适化需求大大增加。麻醉医师走出传统的工作区域，广泛参与手术室外无痛诊疗将成为未来医学和麻醉学科发展的趋势。

在手术室外区域，需要麻醉医师参与的工作常包括：

—放射：CT/MRI 室，介入性放射操作。

—心脏病学：心导管置入，起搏器/心内自动除颤器植入、心脏电复律。

—放射肿瘤学：PET，质子束，伽马刀。

—呼吸诊疗学：气管镜检查。

—胃肠病学：结肠镜检查，上消化道内镜检查，内镜下逆行胆道胰胆管造影术，超声内镜，小肠镜检查。

—神经病学：电休克治疗。

—妇产科：辅助生殖技术(体外受精、无痛取卵等)、无痛人流。

—整形外科手术

—疼痛介入治疗

—口腔科：口腔操作

—小儿：影像学检查、功能检查、穿刺性检查、内镜检查、介入检查和治疗、小儿门诊手术

二、麻醉术前评估

(一) 手术室外麻醉的准则

开展工作前，麻醉医生应对工作空间、仪器设备、人员配置、工作流程、麻醉方案、术后恢复、应急抢救措施等诸多环节进行充分评估和熟悉，以保证安全。为减少术中误吸的危险，常规要求患者在术前禁食固体食物至少 6～8 小时，术前禁清饮至少 2 小时。

(二) 麻醉前访视与评估

1. 麻醉前评估主要包括以下内容

患者的现病史、既往史、过敏史和用药史。

既往史应重点评估患者是否存在恶性高热易感性；是否存在未控制的高血压、心律失常和心力衰竭等可能导致围手术期严重心血管事件的情况；是否有肥胖、哮喘、吸烟和未禁食等可能导致围手术期严重呼吸系统并发症的情况；是否有胃肠道潴留、反流或梗阻等

可能导致反流误吸的情况。

患者的医疗记录，特别是既往麻醉记录。

患者的体格检查，重点包括意识状态、心肺和气道情况，并记录生命体征。

患者的术前化验和检查情况，有无需要继续完善的项目。

对于病情轻或者手术创伤小的患者，评估可在手术前一天或手术当天进行。对于病情较重和(或)手术创伤较大的患者，推荐至少应在手术/操作前一天进行评估。

2. 患者知情告知

应向患者和(或)患者委托人告知和解释镇静/麻醉的操作方案及其风险，并签署知情同意书。

(三) 常见手术室外麻醉项目的注意事项

胃肠道检查：

—接受深度镇静及全身麻醉的患者，应监测心电图、无创血压、脉搏氧饱和度、呼吸频率和幅度。气管插管全麻患者应行呼气末二氧化碳监测。术中需特别注意镇静/麻醉深度以及内镜操作对呼吸的影响。

气管镜检查：

—回顾和了解患者气道病变的位置和通气效果，对麻醉医师和气管镜操作医师都非常重要。

—应全面评估建立人工气道(气管插管、喉罩等)的必要性、可行性和难易程度。

放射诊疗学：

—麻醉的患者，主要是针对儿童、以及由于紧张焦虑或其他原因，难以配合完成操作检查的患者。

—常借助声门上通气装置来保证检查过程中的气道通畅。

核磁共振成像检查(MRI)：

—所有在 MRI 室使用的设备必须是非磁铁磁，这包括麻醉机、麻醉车及所有的相关抢救物品，应当制定详细的设备、监护及急救程序方案，且室内所有人员可及时就位。

—所有参与麻醉的人员都应当只使用 MRI 安全的物品。

—提供镇静服务的麻醉人员在给予任何麻醉药物之前都必须进行 MRI 相关知识培训。

—扫描时 MRI 机器噪音极大，几乎不可能听到麻醉机和患者监护仪的报警声，麻醉医生应能在操作区域外，实时了解患者的生命体征监护信息以及麻醉机工作情况。

血管造影、X 透视、CT：

—在射线暴露的区域，参与麻醉人员应当加强自身射线防护，保护胸部、性腺、甲状腺和眼睛(需要时)。

—麻醉机通常与患者相距较远，应保证各种管路、线缆的有效连接和信号传输。

—麻醉医生应能在操作区域外，实时了解患者的生命体征监护信息以及麻醉机工作情况。

小儿：

—建立静脉通道，可能存在困难。

—儿科患者耐受缺氧的能力有限，易发生气道痉挛和喉痉挛。副交感神经系统活跃，操作刺激后易出现心率下降。易受环境温度影响出现低体温。

一警惕术中分泌物增加，苏醒拔管前及时清除口咽部的分泌物。

三、麻醉管理

（一）麻醉方法

1. 中度镇静

患者神智淡漠、有意识、对语言和触觉刺激有反应，无需气道干预，心血管功能可维持。中度镇静能降低患者的恐惧，减少不良事件的发生。主要适用于 ASA Ⅰ～Ⅲ级、能够合作的患者。

2. 深度镇静/麻醉

使患者入睡或意识消失，但保留自主呼吸的浅麻醉。有发生呼吸抑制的可能，应监测呼吸并采用辅助给氧及通气设备。因未行气管插管或喉罩，可能需要人工辅助/控制呼吸，主要适用于呼吸功能储备良好的患者和气道可控性强的手术。

3. 气管插管全身麻醉

适用于操作时间长、有潜在误吸风险及可能影响气体交换的手术。

（二）麻醉药物

手术麻醉应选择起效快、消除快、镇痛镇静效果好、心肺功能影响小的药物，常用的药物包括以下几类：

1. 镇静药

可选择咪达唑仑、右美托咪定。右美托咪定具有抑制交感神经、镇静、催眠、镇痛和麻醉的作用，不良反应少，呼吸抑制作用轻微。

2. 麻醉性镇痛药

可选择芬太尼、舒芬太尼、瑞芬太尼、阿芬太尼以及纳布啡。纳布啡对 κ 受体完全激动，镇痛效果强、镇痛起效快、镇痛时间久；对 μ 受体具有部分拮抗作用，呼吸抑制和药物依赖性的发生率较低。

3. 全麻药

可选择依托咪酯或丙泊酚。依托咪酯对呼吸无明显抑制作用，对心血管功能影响很小，适用于老年患者及心血管代偿功能受限的患者。

4. 肌肉松弛药

根据手术时长，可选择中效非去极化肌松药罗库溴铵或维库溴铵，肝肾功能异常患者可选用顺式阿曲库铵。短小手术可选择美维松。

（三）麻醉实施

1. 中度镇静

以镇痛为目标的中度镇静方案，静脉给予舒芬太尼 0.1μg/kg，咪达唑仑 1～2mg；术中可根据患者及手术情况酌情调整剂量，也可复合小剂量瑞芬太尼滴定法给药或静脉泵注右美托咪定等其他方法。

2. 深度镇静/麻醉

自主呼吸下充分吸氧去氮（8～10L/min，3～5min），静脉给予舒芬太尼 0.1～0.2μg/kg；或瑞芬太尼 0.4～0.6μg/kg，每 2～5 分钟追加 10～20μg；或纳布啡 0.1mg/kg，复合丙泊酚持续输注达到深度镇静/麻醉状态。

靶控输注(target controlled infusion，TCI)可采用以下方式：①舒芬太尼 0.1～0.15μg/kg，设定丙泊酚效应室靶浓度为 1.0μg/ml，2min 后靶浓度递加 0.5μg/ml，直到睫毛反射消失。②可用丙泊酚 0.5～2.0μg/ml 复合瑞芬太尼 0.75～2.0ng/ml 至目标效应室靶浓度。

3. 气管插管全身麻醉

适用于操作时间长、有潜在误吸风险及可能影响气体交换的手术，如经内镜逆行性胰胆管造影术(ERCP)、经口内镜下肌切开术(POEM)、上消化道内镜下黏膜剥离(ESD)和超声内镜检查(EUS)等。针对反流误吸发生率高的患者。麻醉诱导可采用静脉注射：咪达唑仑 1～2mg，舒芬太尼 0.3～0.5μg/kg，丙泊酚 1.5～2.5mg/kg，罗库溴铵 0.6～1.0mg/kg。麻醉维持可采用静吸复合全身麻醉，也可采用全凭静脉麻醉。无禁忌证患者，推荐术毕使用肌松拮抗药物，消除药物残余作用。对于此类患者应特别加强术后的恢复观察。

四、术中常见不良反应及其处理

(一) 呼吸抑制

镇静/麻醉及麻醉恢复期间应密切观察患者的呼吸频率与呼吸幅度，监测呼吸末二氧化碳。如怀疑舌后坠引起的气道梗阻，应予托下颌处理，必要时放置口咽或鼻咽通气道；同时应增加吸氧流量或经麻醉面罩给予高浓度氧。必要时嘱医师停止操作。如患者脉搏血氧饱和度低于 90%，应给予辅助或控制呼吸，必要时建立人工气道，放置喉罩或行气管内插管。

(二) 反流与误吸

镇静/麻醉能使胃肠道蠕动减弱，一旦发生误吸，则应立即停止操作，立即使患者处于头低足高位，迅速充分吸引，必要时及时行气管内插管。在纤维支气管镜明视下吸尽气管内误吸液体及异物，机械通气治疗，纠正低氧血症。

(三) 血压下降

患者血压下降可加快输液速度，必要时可给予去氧肾上腺素 25～100μg 或去甲肾上腺素 4～8μg，可反复使用。明显窦性心动过缓合并低血压时，可酌情静脉注射麻黄碱 5～15mg。对于操作时间较长、深度镇静/麻醉的患者，宜常规于操作开始前，适当补充液体。

(四) 坠床

坠床是镇静/麻醉的严重并发症之一，应严密监护。始终妥善固定与加强防护，是防止患者坠床的关键。

(五) 心律失常

手术操作本身对自主神经的刺激，以及镇静/麻醉药物的作用均可能引起心律失常。突发的窦性心动过速应排查原因，除外心脏原因后，适当加深麻醉多能缓解。如心率小于 50 次/min，可酌情静脉注射阿托品 0.2～0.5mg，必要时可静脉给予肾上腺素 0.02～0.1mg。诊治心律失常，重点在于防范诱因，及时发现，及时处理。

(五) 心肌缺血

无论是否采取镇静/麻醉方式，手术操作均可能诱发或加重心肌缺血。在操作过程中吸氧和适度镇静，可以显著减少心肌缺血的发生。应加强监测，减少应激，维持良好的心肌氧供与氧耗平衡。

五、镇静/麻醉后恢复

1. 麻醉恢复室是镇静/麻醉结束后，继续观察病情、防治镇静/麻醉后近期并发症、保障患者安全的重要场所。凡镇静/麻醉结束后尚未清醒(含嗜睡)、或虽已清醒但肌张力恢复不满意的患者，均应进入麻醉恢复室。麻醉恢复室应配备专业的麻醉护士，协助麻醉医师负责病情监护与记录以及处理。

2. 观察指标包括患者血压、心率、呼吸、脉搏血氧饱和度和神志状态以及有无恶心呕吐等并发症。

3. 严密监护，确保不发生坠床。

4. 离室标准：对于住院患者，建议在麻醉恢复室充分观察各项生命体征及意识状态平稳，达到规定的麻醉后恢复时间，由专业医护人员陪同下返回病房。而门诊患者，建议根据患者《镇静/麻醉后离院评分量表》(表 8-1)评分决定患者离院时机。评分超过 9 分，可由亲友陪同或专业护理人员陪同下离院。

表 8-1 镇静/麻醉后离院评分量表

生命体征(血压和心率)	疼痛
2＝术前数值变化 20%范围内	2＝轻微
1＝术前数值变化 21%～40%	1＝中等
0＝变化超出术前值的 41%以上	0＝严重
运动功能	手术出血
2＝步态稳定/没有头晕	2＝轻微
1＝需要帮助	1＝中等
0＝不能行走/头晕	0＝严重
恶心呕吐	
2＝轻微	
1＝中等	
0＝严重	

告知患者饮食、活动、用药和随访时间等注意事项，嘱咐患者当日不可从事驾驶、高空作业等，并给予文字指导，提供紧急情况联系电话。

第二节　日间手术的麻醉

近年来，日间手术因其可以缩短患者等待入院及住院时间，增加床位利用率，高效整合医疗资源，降低医疗费用等特点，得到了国内医疗机构及卫生行政部门的关注和肯定。

一、日间手术的定义、种类和设置条件

1. 定义

是指选择一定适应证的患者，在门诊完成手术前的各项检查，预约手术时间，在一个

工作日之内安排患者的住院、手术、手术后观察，患者通过短时间恢复，在医生评估后办理出院。特殊病例由于病情需要延期住院，住院时间最长不超过 48 小时。

2. 手术种类

日间病房收治患者主要来自普外科、胃肠科、肝胆外科、血管外科、乳腺外科、耳鼻喉科、眼科等。2015 年中国日间手术合作联盟首批推荐 56 个适宜日间手术的术种（表 8-2），但各医院仍应综合考虑本院设备条件、诊治和急救水平、患者一般情况及出院后在家中能否得到充足的观察等多方面因素来选择可开展的日间手术，宜选择对机体生理功能干扰小、手术风险相对较小、手术时间短（一般不超过 3～4 小时）、预计出血量少和术后并发症少、术后疼痛程度轻及恶心呕吐发生率低的手术。

3. 设置条件

1）术间及设备要求：日间手术室环境、设备、设施等条件同医院常规手术室，须配备各类常规麻醉与围术期管理用药及抢救药品，具备规范的抢救流程。

2）医务人员要求：医护人员应具备相应资质，并获得医院及相关部门授权，之后仍应持续进行定期培训，以维持处理紧急情况的能力。

二、日间手术患者的筛选

日间手术的患者均需经过严格的筛选。同时，考虑到绝大多数患者术后经过短暂的院内恢复即可离院，回到家中继续康复，需要患者家属或其他陪伴人员担任传统护理人员的角色，所以社会家庭支持也是筛选患者必须考量的因素之一。

1. 拟行日间手术的患者需具备以下要求

1）ASA Ⅰ～Ⅱ级患者；ASA Ⅲ级患者并存疾病稳定在 3 个月以上，经过严格评估及准备，亦可接受日间手术；

2）年龄：一般建议选择 1 岁以上至 65 岁以下的患者。65 岁以上应结合术式、麻醉方式、患者一般情况、合并症严重程度和控制情况综合判断；

3）预计患者术中及麻醉状态下生理功能变化小；

4）预计患者术后呼吸道梗阻、剧烈疼痛及严重恶心呕吐等并发症发生率低。

2. 以下患者不建议行日间手术

1）全身状况不稳定的 ASAⅢ～Ⅳ级患者，如糖尿病控制不佳、高血压控制不佳；

2）高危婴儿或早产儿；

3）估计术中失血多和手术创伤较大的患者；

4）因潜在或已并存的疾病可能会导致术中出现严重并发症的患者（如恶性高热家族史，过敏体质者等）；

5）近期出现急性上呼吸道感染未愈者、哮喘发作及持续状态；

6）重度肥胖（BMI＞40kg/m^2）

7）重度 OSA 综合征

8）可能的困难气道；

9）估计术后呼吸功能恢复时间长的病态肥胖或阻塞性睡眠呼吸暂停综合征患者（根据 ASA 推荐使用 STOP-BANG 筛查工具，表 8-3）；

10）吸毒、滥用药物者；

11）心理障碍、精神疾病及不配合的患者；

12）患者离院后 24 小时无成人陪护。

三、麻醉前评估及准备

1. 麻醉前访视及评估

1）评估方法：手术医生按照患者准入标准评估选择患者后，为患者开具相关术前检查，如血常规、肝肾功能、凝血常规、心电图、胸部 X 线片等。而后患者携检验检查结果在术前到麻醉门诊进行评估及准备，制定个体化麻醉方案。

2）评估内容：麻醉前评估主要通过病史、体格检查、辅助检查来进行。对于日间手术麻醉前评估，尤其要注意辨别出患者术中可能出现的特殊麻醉问题，包括困难气道、恶性高热易感者、过敏体质、肥胖症、血液系统疾病、心脏病、呼吸系统疾病以及胃食管反流性疾病等。

2. 麻醉前禁食水建议

术前常规禁食、禁饮、戒烟。推荐参照 ASA 术前禁食规定：术前 6 小时禁食固体食物，术前至少 2 小时禁止摄取清亮液体。

3. 麻醉前准备

做好患者的术前宣教以及咨询工作，同时履行告知义务，签署手术、麻醉知情同意书。原则上不需要麻醉前用药。对明显焦虑、迷走张力偏高等患者可酌情用药。根据手术种类判断是否预防性使用抗生素，如需使用应在切皮前 30～60 分钟给予。

四、麻醉方案的选择

麻醉方式的选择需考虑手术和患者两方面因素，应选择既能满足手术需求，又能保证患者安全并快速从麻醉药物的作用中恢复，早期离院的麻醉方式。

1. 术中监测

常规监测项目包括心电图、无创血压、脉搏血氧饱和度，插管/喉罩全身麻醉时监测呼气末二氧化碳分压、麻醉深度，根据患者情况及手术类型决定是否进一步进行有创动脉血压、神经肌肉功能等监测。

2. 全身麻醉

全身麻醉是应用最广泛的日间手术麻醉方法。气道管理一般可选择气管插管、喉罩或口咽/鼻咽通气道。麻醉药物选择起效迅速、消除快、作用时间短、镇痛镇静效果好、心肺功能影响轻微、无明显副作用和不适感的药物。丙泊酚、依托咪酯、瑞芬太尼、七氟烷和地氟烷等全麻药物，具有起效快、作用时间短、恢复迅速、无蓄积等优点，特别适用于日间手术，同时可根据手术需求选择中、短效的肌肉松弛药。

3. 局部浸润和区域神经阻滞

包括切口局部浸润麻醉、外周神经阻滞麻醉、腹横肌平面阻滞麻醉、椎旁阻滞麻醉、蛛网膜下隙阻滞麻醉和硬膜外阻滞麻醉等。区域神经阻滞推荐在超声引导下进行，局部麻醉药物选择运动阻滞作用弱、长效、副作用少的药物，如罗哌卡因。全麻患者复合区域神经阻滞或仅在镇静下联合局部麻醉时，除满足手术需要，还可减少全麻药物用量，降低术后常见的副作用（如恶心、呕吐、眩晕、乏力等）发生率。

4. 监测下麻醉(MAC)

监测下的麻醉管理(monitored anesthesia care，MAC)：MAC 一般指在局麻手术中，由麻醉科医师实施镇静或(和)镇痛，并监测患者生命体征，诊断和处理 MAC 中的临床问题。其主要目的是保证患者术中的安全、舒适、满意。

五、麻醉后管理

1. 术后恢复及离院标准

1）术后恢复：日间手术的患者术后恢复可分为 3 个阶段，第一阶段即恢复早期，此阶段通常在麻醉后恢复室(PACU)进行，经改良 Aldrete 评分(表 8-4)达到离开 PACU 标准后转至日间病房；第二阶段恢复中期，患者在日间病房完成临床恢复，达到出院标准后离院；第三阶段为恢复后期，患者离院后，回到家中完全恢复至术前生理状态。

2）出院标准：由于日间手术及麻醉的特殊性，患者能否安全地恢复和离院有赖于合理的术后监测。对于呼吸事件、麻醉苏醒延迟、疼痛、恶心或呕吐、尿潴留和低体温等并发症，必须及时发现并处理。严格的出院评估是保障患者出院后医疗质量和安全的重要举措：

①符合相应专科疾病的出院要求

②按麻醉后离院评分标准(post-anesthesia discharge score，PADS)(表 8-5)，判定患者能否离院，总分为 10 分，≥9 分者方可离院。

③出院后至少 48 小时内有能负责任的成人陪护，并留有准确的联系电话。

④椎管内麻醉的患者离院前必须确保感觉、运动和交感神经阻滞已经完全消退。

⑤能够进流质饮食。

2. 术后多模式镇痛

术后疼痛是导致患者住院时间延长、出院后非计划就诊和入院的主要因素，有效的疼痛管理是促进患者尽早康复的重要措施。日间手术镇痛原则为：在确保安全的前提下，达到有效的镇痛；无不良反应或不良反应发生率低且轻微，患者易于耐受；镇痛不妨碍日常活动或功能锻炼的进行；方法简单、实用。镇痛方案需涵盖术前、术中及术后三个阶段。术前评估时可让患者阅读宣传手册或结合视频讲解，使患者了解有关手术和疼痛的信息，有利于患者做好术后的心理准备；同时根据手术、患者一般情况制定围术期个体化疼痛处理方案，建议采用多模式镇痛，原则上以口服、局部镇痛为主，包括切口局部浸润和区域阻滞，联合使用 NSAIDs 药物，必要时辅助小剂量的阿片类药物，以达到满意的镇痛疗效。术后应及时进行疼痛评估，如果疼痛 NRS 评分＞3 分，需立即予以治疗。

3. 术后恶心呕吐的防治

术后恶心呕吐(postoperative nausea and vomiting，PONV)是影响日间手术患者满意度、延长住院时间、出院后非计划再就诊或再入院的另一常见因素，因此 PONV 的防治非常重要，应从术前准备开始贯彻至手术麻醉全程。降低 PONV 风险基线的措施包括：尽可能避免全麻，应用区域阻滞；使用丙泊酚进行麻醉诱导和维持；术中辅助吸氧；补液治疗；避免使用笑气；避免使用挥发性麻醉药；术中、术后使用最低剂量的阿片类药物；使用最低剂量的新斯的明(＜5mg)等。对于未接受预防性药物治疗或者预防性治疗失败的 PONV 患者，应给予止吐药治疗。

4. 术后随访

患者出院后 24 小时内应进行术后随访，如患者病情需要，应延长术后随访时间；随访形式包括电话随访、互联网随访(APP，微信等)及上门访视等。电话随访是最常用的随访方式，可与患者直接沟通且节约随访时间。随访内容包括但不限于：离院后是否出现恶心呕吐、头晕头痛、意识改变等不良反应，全麻患者术后是否出现声嘶、呛咳，椎管内麻醉患者术后是否新发腰背痛、头痛、尿潴留等并发症，并给予处理意见，情况严重者建议尽快到医院就诊，以免延误病情。

表 8–2　适宜日间手术的术种

序号	手术名称	CCHI 编码
1	甲状腺腺瘤摘除术	HDC73303
2	甲状腺部分切除术	HDC73304
3	甲状腺次全切除术	HDC73306
4	甲状腺全切术	HDC75301
5	翼状胬肉切除组织移植术	HEH89309
6	外路经巩膜激光睫状体光凝术	HEM72301
7	睫状体冷冻术	HEM72302
8	白内障超声乳化吸除+人工晶状体植入术	HEP61302
9	小瞳孔白内障超声乳化吸除+人工晶状体植入术	HEP61303
10	白内障超声乳化摘除术	HEP65302
11	耳前瘘管切除术	HFA73301
12	I 型鼓室成形术	HFE83301
13	经耳内镜 I 型鼓室成形术	HFE83601
14	经支撑喉镜会厌良性肿瘤切除术	HGN73401
15	经支撑喉镜激光辅助声带肿物切除术	HGP73601
16	颌面皮肤瘘管病灶切除术	HHB73304
17	鳃裂瘘管切除术	HHZ73301
18	普通室上性心动过速射频消融术	HKT72201
19	经皮冠状动脉支架置入术	HKU80202
20	大隐静脉腔内激光闭合术	HM559301
21	大隐静脉高位结扎＋剥脱术	HM573301
22	经腹腔镜阑尾切除术	HPR75501
23	经电子内镜结肠息肉微波切除术	HPS72602
24	经电子内镜结肠息肉激光切除术	HPS72604
25	经内镜直肠良性肿物切除术	HPU73602
26	肛裂切除术	HPV73304
27	脐茸烧灼术	HQQ72301
28	脐茸手术切除	HQQ73301
29	脐窦切除术	HQQ73302

续表

序号	手术名称	CCHI 编码
30	腹股沟疝修补术	HQS83301
31	无张力腹股沟疝修补术	HQS83302
32	经皮肾镜超声碎石取石术	HRB65506
33	经尿道输尿管镜激光碎石取石术	HRF65604
34	经尿道输尿管镜气压弹道碎石取石术	HRF65607
35	经尿道输尿管镜超声碎石取石术	HRF65610
36	经尿道膀胱肿瘤电切治疗	HRG73401
37	睾丸鞘膜翻转术	HSB70301
38	隐睾下降固定术	HSB71302
39	经腹腔镜隐睾下降固定术	HSB71501
40	精索静脉曲张高位结扎术	HSH59301
41	经腹腔镜精索静脉曲张高位结扎术	HSH59501
42	经尿道前列腺激光气化切除术	HSK73401
43	经尿道膀胱镜前列腺电切术	HSK73601
44	经腹腔镜单侧卵巢囊肿剥除术	HTB73501
45	经椎间盘镜髓核摘除术(MED)	HVF56501
46	多指/趾切除矫形术	HW273301
47	肱骨干骨折切开复位钢板螺丝钉内固定术	HWH70310
48	尺骨鹰嘴骨折切开复位内固定术	HWM70302
49	尺骨干骨折闭合复位钢板螺丝钉内固定术	HWM70304
50	肌肉松解术	HX857301
51	腱鞘囊肿切除术	HX873303
52	髌骨骨折闭合复位内固定术	HXH70303
53	腘窝囊肿切除术	HXJ73304
54	关节镜下膝关节清理术	HXJ73501
55	乳腺肿物切除术	HYA73307
56	高位复杂肛瘘挂线治疗	PBEA1201

表 8-3　阻塞性呼吸睡眠综合征术前 STOP-BANG 筛查诊断

项目	回答	
1. 打鼾(S)：您的鼾声大吗(高于谈话声或隔着房间门就能听到)？	是	否
2. 疲劳(T)：您经常在白天疲劳、乏力或困倦吗？	是	否
3. 观察(O)：曾经有旁人观察到睡眠中有呼吸停止的情况吗？	是	否
4. 血压(P)：您患有高血压或目前正在进行高血压治疗吗？	是	否
5. BMI(B)：BMI＞$35kg/m^2$？	是	否

续表

项目	回答	
6. 年龄(A)：＞50 岁？	是	否
7. 颈围(N)：＞40cm？	是	否
8. 性别(G)：男性？	是	否

注：各条目回答“是”者计 1 分，“否”者计 0 分；

OSAS 风险增高：≥3 分；中至重度 OSAS 风险：≥6 分

表 8－4　改良 Aldrete 评分

项目	具体表现
意识水平	0＝只对触觉刺激有反应 1＝轻微刺激可唤醒 2＝清醒定向力好
肢体活动	0＝不能自主活动 1＝肢体活动减弱 2＝各肢体能完成指令动作
呼吸	0＝呼吸困难且咳嗽无力 1＝呼吸急促且咳嗽有力 2＝可深呼吸
SpO_2	0＝吸氧时 SpO_2＞90% 1＝需鼻导管吸氧 2＝吸空气时能维持 SpO_2＞90%
血流动力学	0＝血压波动＞基础 MAP 值 30% 1＝血压波动在基础 MAP 值 15%～30% 2＝血压波动＜基础 MAP 值 15%
术后疼痛	0＝持续严重疼痛 1＝中至重度疼痛需用止疼药控制 2＝无或轻微不适
术后恶心呕吐	0＝持续中至重度恶心呕吐 1＝短暂呕吐或干呕 2＝无、或轻微恶心、无呕吐

表 8－5　麻醉后离院评分标准(post-anesthesia discharge score，PADS)

观察项目	测试水平	评分
生命体征(要求稳定在术前水平)		
	血压与心率波动在术前基础值 20%以内	2
	20%～40%	1
	40%以上	0
活动水平(要求恢复到术前水平)		
	步态平稳，无头晕	2
	需要搀扶	1
	平能行走	0

续表

观察项目	测试水平	评分
恶心呕吐(离院时仅有轻度恶心呕吐)		
	轻度：经口服给药治疗有效	2
	中度：经肌肉注药治疗有效	1
	重度：需连续反复治疗	0
疼痛		
疼痛程度患者能接受，口服用药能止痛，且疼痛部位、类型及范围与手术相符合		
	是	2
	否	0
外科出血(须与手术预期失血量相符)		
	轻度：无需更换敷料	2
	中度：需更换 2 次敷料	1
	重度：需更换 3 次以上敷料	0

累计总分≥9 分者，符合离院标准。

第九章　介入治疗的麻醉

介入治疗学是近年迅速发展起来的一门融合了影像诊断和临床治疗于一体的新兴学科。介入治疗是在数字减影血管造影机、CT、超声和磁共振等影像设备的引导和监视下，利用穿刺针、导管及其他介入器材，通过人体自然孔道或微小创口将特定器械导入人体病变部位，实施诊断性或治疗性操作。

该治疗方式创伤较小，具有准确、安全、高效、适应证广、并发症少等优点，现已成为一些疾病的首选治疗方法。介入诊断性操作如血管造影术，可在局部麻醉或监护麻醉下实施，而介入治疗性操作需要选择全身麻醉的机会较多，如颅内动－静脉畸形或动脉瘤的栓塞造影、颈动脉狭窄介入治疗和一些心脏内、外科及血管外科的治疗性操作等。

虽然大多数介入检查性操作导致的疼痛感并不强烈，但仍可能给患者带来精神紧张等不适感。虽然多数成年患者不用镇静药也可耐受影像检查或血管造影，而治疗性操作则建议适当的应用镇静药物或选择全身麻醉。全身麻醉不仅可使患者舒适地耐受手术操作，而且可保证在长时间手术时，患者能够耐受体位的不适。全身麻醉多用于小儿、成人幽闭恐惧症、智力低下、难以交流和合作的患者；对于有不自主运动疾患的患者，全身麻醉可以减少不自主运动对术者操作的影响，还可以保证长时间手术的进行；病情危重、严重创伤或心肺功能不全的患者，难以维持气道通畅，介入操作时需要麻醉医师严密监护生命体征，必要时建立有创监护，指导临床；对造影剂有严重过敏反应的患者也需麻醉医师及时参与处理。

麻醉前评估与其他手术患者相同，这些患者的评估和术前准备可与主管医师讨论，以合理安排麻醉前评估、麻醉同意书签字，制订麻醉计划和麻醉后恢复计划，对可能发生的意外做好充分的预案准备。麻醉前还需对介入手术相应检查操作和可能出现的问题有清楚的了解，包括：患者病变手术部位、患者一般状况及并发症、介入手术体位、是否需用造影剂、麻醉机监护仪的位置如何摆放、操作期间麻醉医师可否留在操作间、诊断或治疗仪器对麻醉监护仪、麻醉医师观察患者的影响等。

麻醉方式的选择根据患者需要、医疗条件、特殊操作及麻醉医师的经验，没有一种药物或剂量适用于所有患者，单纯镇静只适用于一部分患者，而其他患者则需加用阿片类镇痛药或镇静催眠药，有些患者还需要适当使用血管活性药物等。熟悉相关操作步骤有助于优化药物应用和药物时效性的选择。静脉麻醉或吸入麻醉是最常采用的全身麻醉方式，诱导时间短、成功率高、副作用少且恢复迅速，麻醉维持可选择静注异丙酚或吸入麻醉药物，气道管理可选择口鼻咽通气道、喉罩或气管内插管。

一些介入手术室空间较为局限，以及放射源、摄影机、血管造影仪器、C 臂透视仪、扫描仪及激光等大型设备均可妨碍麻醉医师接近患者，造成安全隐患。麻醉期间要尽可能接近患者，需要麻醉前了解工作场地，做好相应准备。介入操作时放射线照射增加，若需要留在患者身边观察，建议穿射线防护衣。血管造影或一些治疗性操作期间，麻醉医师不需要与患者同处一室观察时，必须通过观察窗或闭路电视观察患者和麻醉监护设备，以便及时发现患者安全问题；在暗室内操作，必须配备合适灯光观察患者皮肤颜色、呼吸运动、麻醉机和监护仪、钢瓶内气体等情况。

血管造影及其他放射学检查常使用造影剂作增强扫描，目前所用造影剂多数为非离子等渗造影剂，过敏发生率相对以往已经大大降低。除造影剂种类外，注射速度、剂量及造影部位等因素均可影响全身反应的发生；有特异反应史或对贝类和海产品有变态反应的患者更容易发生造影剂反应；术前访视需要特别问询，给予积极的预防及处理。造影剂肾病占医源性肾功能衰竭的第三位，其危险因素包括肾疾病史、糖尿病、高剂量造影剂、液体缺乏或同时服用肾损害药物等。已有肾功能不全的患者应注意应用非离子造影剂，同时行合理液体治疗以确保容量正常，高风险患者可应用N－乙酰半胱氨酸、输注等张的重碳酸盐碱化液体以减轻肾小管损害；一旦出现无尿或尿颜色出现改变等情况，需要第一时间处理，必要时透析。

第一节　神经外科介入治疗的麻醉

神经外科介入血管内治疗是利用血管内导管操作技术，在计算机控制的数字减影血管造影(DSA 系统)支持下，对累及人体神经系统血管病变进行诊断和治疗，从而达到控制、消除病痛，恢复正常功能的效果。神经外科介入治疗包括脑血管造影检查术、颅内动脉瘤、颅脑动静脉畸形和急性缺血性脑卒中介入治疗等。麻醉对于神经外科患者的介入治疗具有关键的作用，良好的麻醉管理能够确保手术治疗的效果，助力患者的优质转归。

一、脑血管造影检查术的麻醉

脑血管造影是注射造影剂到颈内动脉以观察脑部解剖异常情况，动脉置管注射造影剂后，当造影剂通过血管网时可获得系列影像。既往有脑血管病、中风、糖尿病、短暂性脑缺血发作(TIA)的患者，脑血管造影并发症风险增加。一般血管造影在局部麻醉下即可完成，介入性操作时为缓解患者紧张、不能长时间平卧、不能配合等，可选用镇静镇痛或全身麻醉。由于患者禁食和造影剂的渗透性利尿作用，麻醉中根据患者情况补充液体，必要时留置导尿管。

麻醉管理：

1. 注入造影剂可能会出现脑血管烧灼感及头痛，长时间固定体位亦会使患者感觉不适。选择监护性麻醉时可应用短效麻醉药物使麻醉深度易于掌控，以达到镇静、镇痛、无不适感、制动、快速苏醒的目的。监护性麻醉术中可全面有效监测神经功能状态，对生命体征影响小，对术中可能发生脑血管破裂、血管阻塞和心律失常等紧急情况应随时做好呼吸、循环支持、急救等准备。

2. 麻醉选择需要考虑患者的病理情况，对于颅内压升高、蛛网膜下隙出血和脑动脉瘤患者，麻醉可选择喉罩替代气管内插管或操作时对颅内压和血压影响较小的药物及器械，切记术中任何操作均应考虑避免血压升高、增加颅内出血的风险。

3. 吸入全麻可引起脑血管扩张，增加脑血流和ICP，而复合应用 N_2O、麻醉性镇静镇痛药和肌松药方法优于单纯吸入麻醉。异丙酚引起脑血流、脑代谢率和颅内压显著降低，也常被用于脑血管造影的麻醉药物选择。气管插管机械通气能提供可靠的气道管理并可控

制 $PaCO_2$，许多颅内病变患者脑血管造影可使颅内压进一步升高，过度通气能使脑血管收缩，帮助降低脑血流和颅内压，但目前有证据显示不主张选择此方法。

4. 与脑血管造影相关的循环改变较常见，可发生心动过速或心动过缓，注射造影剂能引起与低渗有关的循环改变，部分一般状况较差、有严重过敏史、有严重心肺疾病患者，除标准监测外尚需行连续动脉压监测。

5. 脑血管造影后的神经并发症时有发生，常见于老年患者和有中风、脑缺血病史、高血压、糖尿病和肾功能不全的患者，操作时间长、造影剂用量大及应用较粗的动脉内导管等也增加神经并发症，麻醉药物的选择应注意用短效药，便于术后患者快速苏醒。

二、颅内动脉瘤介入治疗的麻醉管理

颅内动脉瘤病因包括先天因素如脑动脉管壁中层缺少弹力纤维，平滑肌减少，以及后天因素如动脉硬化、感染、创伤等。术前常合并颅内出血、高血压、脑水肿、迟发性脑缺血、电解质紊乱、脑积水、癫痫以及心肺功能异常。麻醉管理目标是控制过高血压导致动脉瘤破裂或加重颅内出血风险，同时注意维持足够的灌注压防止脑缺血。

颅内再出血及脑血管痉挛导致的脑缺血、低血容量和颅内压升高均可增加脑血管痉挛和脑缺血风险。对于术前高血压、糖尿病患者、老年患者，建议控制收缩压低于 160mmHg，推荐降压药物包括尼卡地平、拉贝洛尔或艾司洛尔，应避免使用硝普钠；控制血糖。对所有动脉瘤患者，推荐使用尼莫地平缓解脑血管痉挛，其可减少迟发性缺血及改善神经功能。血管痉挛引起的迟发性脑缺血是引起患者死亡和致残的重要原因。推荐目标导向液体治疗维持合理血容量，而不是预防性高血容量预防迟发性脑缺血，必要时可给予血管收缩药物提升血压以降低脑缺血风险。根据心肺功能状态推荐使用去氧肾上腺素、甲氧明、去甲肾上腺素和多巴胺。蛛网膜下隙出血可致大量儿茶酚胺释放，易引起心肌损害，应检测心电图、肌钙蛋白水平及肌酸激酶。术中应注意监护心源性的血流动力学异常波动，对于紧张焦虑患者应权衡高血压和出血风险，术前谨慎使用镇静剂，吸氧并检查氧饱和度。

麻醉管理：

1. 全身麻醉是颅内动脉瘤介入治疗的首选麻醉方案。喉罩全麻对血流动力学干扰小，但不推荐用于急诊饱胃患者以及 Hunt－Hess 分级Ⅲ级或Ⅲ级以上的动脉瘤患者。急诊饱胃患者推荐实施快速顺序全身麻醉诱导气管插管。

2. 对所有动脉瘤介入手术患者常规建立 5 导联心电图、有创动脉血压、脉搏血氧饱和度、呼气末二氧化碳分压、尿量以及体温监测。如果条件允许，可监测心排量指数、每搏量指数、每搏量变异率、以精确管理术中血流动力学。

3. 围术期应防止低血压，因其会增加神经功能损害风险。围麻醉期应该重视颅内压管理，可应用甘露醇降低颅内压，注意输注时间长于 20min，避免短暂升高颅内压，对肾功能不全患者应谨慎使用。

4. 笑气以及高浓度吸入麻醉药因扩张脑血管应避免使用；术中维持呼气末二氧化碳分压 30～35mmHg，可以通过脑血管收缩效应减少脑容积，适用于轻中度颅内压增高患者。除氯胺酮外，大部分静脉麻醉药均抑制脑代谢，减少脑容积。围术期需保证患者足够的肌肉松弛。使用弹簧圈进行动脉瘤栓塞过程中，应确保患者充分肌肉松弛，无体动反应。

5. 围手术期应有效控制平均动脉压和颅内压波动，以预防颅内再出血或动脉瘤破裂。

可给予利多卡因、艾司洛尔或拉贝洛尔减少气管插管反应，穿刺部位局部麻醉药物浸润可减少疼痛刺激，拔管期间可以给予适当的镇痛药物或抗高血压等药物，维持稳定的平均动脉压和颅内压，术中静脉输注右美托咪啶有助于维持气管拔管期间循环稳定；艾司洛尔静脉注射也可减轻拔管期间循环波动。存在儿茶酚胺风暴导致心律失常以及血流动力学不稳定的患者，可以考虑持续输注 β_1 受体阻滞剂控制窦性心动过速。

三、脑动静脉畸形介入栓塞治疗的麻醉管理

脑动静脉畸形属于先天性疾病，发病年龄多见于儿童和青少年。除常规评估外，还应注意神经功能状态、有无凝血功能异常、有无过敏反应史、是否应用类固醇激素和是否合并癫痫发作等。麻醉管理目标核心是在生物胶栓塞动静脉畸形时严格控制血压，减少通过动静脉畸形的血流以及防止生物胶扩散引起的肺栓塞。

麻醉管理：

1. 除常规监测外，应建立有创动脉血压监测。放置尿管监测尿量，注意观察造影剂高渗利尿作用对血容量的影响。

2. 术中栓塞动静脉畸形所用的生物胶可能导致潜在过敏反应，甚至过敏性休克和严重支气管痉挛，可在麻醉诱导前静脉注射甲基泼尼松龙。使用 Onxy 胶栓塞血管畸形时易致心动过缓和高血压，也可发生过敏反应致气道痉挛，因此在注胶栓塞脑动静脉畸形血管前，预防性加深麻醉或使用阿托品降低不良反应；对于严重过敏反应，应用肾上腺素纠正低血压，缓解气道痉挛。

3. 麻醉药物选择以血流动力学稳定和介入操作结束后快速苏醒为目标，以利于快速进行神经学检查。麻醉诱导和维持期间保持血流动力学平稳，有利于快速苏醒。应在栓塞后特别是在麻醉清醒气管拔管期间，使用艾司洛尔以及乌拉地尔严格控制血压。栓塞所致的颅内出血需要立即使用硝普钠控制降压，鱼精蛋白中和肝素，其他处理要依据患者的临床表现和影像学检查。

4. 脑动静脉畸形较少发生血管痉挛，注射栓塞剂前可以实施控制性降压，以减少动静脉畸形的血流及防止全身性生物胶栓塞，建议收缩压不超过 100mmHg，或平均动脉压低于术前基线血压的 20%。必要时可用腺苷减少动静脉畸形的血流。

四、急性缺血性脑卒中介入治疗的麻醉管理

缺血性脑血管病介入治疗主要包括颈动脉支架、椎基底动脉支架植入术和急诊动脉溶栓术等。麻醉方式的选择应与神经介入医师密切沟通，采用监护麻醉或全身麻醉。患者的意识状态、合作程度、循环呼吸状态是选择何种麻醉方式的主要考虑因素。监护麻醉有利于介入治疗期间神经学评估，但患者易发生误吸、呼吸抑制以及体动等风险。全身麻醉有利于控制气道以及患者制动，但要注意麻醉诱导及维持期间发生低血压，且术中无法进行神经学评估。建议对不合作患者、大部分后循环脑卒中患者以及饱胃患者实施全身麻醉。术毕是否拔管依据患者临床表现和血管内治疗情况，与神经介入医师沟通确定。

麻醉管理：

1. 核心是目标血压管理，最好采用有创动脉压力监测。血管再通前应维持收缩压在

140～180mmHg，舒张压在 105mmHg 以下。麻醉诱导期间避免血压下降幅度超过基础值的 20%，对于低血压应根据原因进行及时治疗。血管升压药物的选择应基于个体化，推荐使用去甲肾上腺素、去氧肾上腺素，对于心功能不全患者可给予正性肌力药物，如多巴胺等。闭塞血管再通后，与神经介入医师沟通确定降压目标，但控制血压下降程度不应低于基础值 20%。

2. 气道管理首选气管插管，通气管理目标是避免过度通气，推荐维持正常的呼气末二氧化碳分压水平，避免高碳酸血症。

3. 液体管理建议维持等容量输液，避免使用含糖溶液。

第二节　心脏内科介入治疗的麻醉

心脏介入治疗是在影像学方法的引导下，经过穿刺体表血管，借助某些器械将导管送到病变部位，通过特定的心脏导管操作技术对心脏病进行诊断性和治疗性操作。大多数心脏内科介入治疗操作在局部麻醉或监护性麻醉下即可完成，血管成形术、动脉粥样硬化斑块切除、瓣膜成形术及危重患者多需要全身麻醉。

一、冠状动脉造影术

操作者注射造影剂使冠状动脉显影，目的是确定冠状动脉解剖关系和通畅程度，判断是否存在冠状动脉狭窄及狭窄位置，是否存在冠状动脉痉挛。一般无需全身麻醉，术中常规监护，需要监测直接动脉压时，可将换能器连接动脉置入导管侧孔，穿刺前行局部麻醉可减少患者痛苦，术中可经静脉给予心血管药物和镇静镇痛药物缓解。术中充分供氧，严密观察患者，发生心肌缺血时可舌下含服或静脉给予硝酸甘油，发现心绞痛或心衰时及时与心内科医师沟通并予以相应处理。

二、冠状动脉介入手术

此类手术通常在监护性麻醉下实施，经皮腔内冠状动脉成形术（PTCA）是使用头部带有球囊的导管穿过冠状动脉的狭窄处，然后用球囊使狭窄部位扩张，冠状动脉开放，从而改善狭窄冠状动脉的血供。在球囊扩张时会导致冠状动脉阻塞，此时需要严密监测患者的血流动力学状态。缺血期或冠脉扩张后再灌注期间可发生室性心律失常，从而影响血流动力学，治疗时首选利多卡因，更严重的心律失常要在全麻下行心脏电复律；冠状动脉破裂可导致心包内出血和心包填塞，紧急情况下需行心包穿刺或手术止血。

PTCA 和冠状动脉粥样斑块切除术后再狭窄率高达 30%～40%，部分原因是冠状动脉内皮功能紊乱。目前用冠脉内支架保持血管通畅越来越多，在 PTCA 或冠状动脉粥样斑块切除时将支架放在狭窄部位，术后保留体内。麻醉的处理与 PTCA 相同。

急诊手术患者可能有心绞痛和心律失常，此时需给予正性肌力药，同时行气管内插管，主动脉内球囊反搏可以增加主动脉舒张压，改善冠状的脉灌注；硝酸甘油可以增加冠状动脉侧支的血流，降低心脏前负荷，可以酌情选用。导管若能通过狭窄部分，就可能在该部位放置灌注导管，使部分血流通过病变部位，限制缺血区域的范围。

心肌梗死的患者溶栓治疗有效，也可行 PTCA 或放置支架，而治疗必须在心肌梗死后的 6～12 小时内进行，但患者可能发生循环不稳定，焦虑、疼痛或呼吸困难而不能耐受局麻手术者可选用全麻，注意饱胃患者可采用快速序贯诱导进行气管插管全麻。对于会导致严重心肌缺血的冠状动脉主干狭窄进行 PTCA 或支架治疗时，体外循环能保证血流动力学稳定。体外循环是在全麻和肝素化后，经股动脉和股静脉插管进行，监护与一般体外循环时相同，病情允许，要尽早拔除气管导管。麻醉期间要保证血流动力学稳定，尽可能早期拔管。

三、心脏电生理检查和异常传导通路导管消融术

心脏电生理检查是将专用的多电极导管放置到心腔内，诊断异常心律的起源、通路等，并确定合适的治疗方案。通常选用股动脉和股静脉进行血管穿刺放置导管，在颈内静脉放置另一根导管。使用标准的血管内导管，在右室或左室的顶部 His 束附近进行程序刺激，通过特殊的定时脉冲刺激，诱发心律失常，并使用导管电极和体表电极进行心电监测。再经过准确定位的导管对异位心律起搏点或附属旁路进行消融，也可将植入式除颤仪的电极准确放置到适当的位置。

心脏电生理手术常要使用多种导管，持续时间长，为保证患者舒适，常需辅助给予镇静镇痛药。吸入麻醉和静脉麻醉均可用于电生理检查，麻醉中应注意使用抗心律失常药物可能影响对异位心律起搏点以及附属旁路的监测，所以检查前及术中不宜使用抗心律失常药。

消融时室上性心动过速若不能通过导管超速抑制终止，则需电复律，可给予异丙酚维持短时间的全身麻醉，呼吸抑制时需用面罩辅助控制呼吸，此时需注意避免颈内静脉导管滑脱。

四、球囊瓣膜成形术

先天性肺动脉瓣狭窄、肺动脉狭窄、主动脉缩窄，以及后天性三尖瓣、肺动脉瓣、主动脉瓣和二尖瓣狭窄均可应用球囊导管来扩张狭窄部位。外科手术危险性高的患者常采用球囊导管扩张狭窄的心瓣膜或大血管的瓣膜，当球囊扩张狭窄部位时会阻断循环，从而引发严重低血压。此类患者身体常常较弱，球囊放气后不能立即恢复循环稳定性，需要应用正性肌力药、抗心律失常药和液体治疗改善前负荷。操作中也可能发生瓣膜功能不全，在扩张主动脉瓣时，需要两条静脉通路，其他瓣膜手术一条静脉通路即可。如果操作期间出现血流动力学不稳定，立即将球囊放气。此外，在球囊充气时，可能会刺激迷走神经导致心率减慢，需给予阿托品进行对症处理。

五、置入起搏器或转复-除颤仪的手术

在心导管检查室内越来越多地置入永久性心脏起搏器或转复-除颤仪。这两种手术都需要通过静脉将电极置入右心房和/或右心室，然后将起搏器埋置在皮下。局部麻醉可以减少放置起搏器期间患者的不适感，但全身麻醉气管内插管或喉罩控制通气时操作者可以更顺畅地实施手术。对永久性转复-除颤仪进行测试时一般须对患者进行全身麻醉，有严重心室功能障碍、血流动力学不稳定患者应该作直接动脉压监测。

第三节 血管外科介入治疗的麻醉

血管外科是外科学的一个分支学科，主要针对除脑血管、心脏血管以外的外周血管疾病的预防、诊断和治疗，微创外科及腔内血管外科的发展使该领域逐渐拓宽。满意的麻醉管理对于维护患者围术期安全起着至关重要的作用。

一、颈动脉支架手术的麻醉

围术期脑卒中风险与颈动脉狭窄的程度及其代偿程度密切相关。术前评估患者是否合并高血压、冠心病、糖尿病等慢性疾病，详细了解用药情况及控制情况。对于已发生脑梗死的患者应密切注意神经功能状态，有无吞咽困难，饮水呛咳等，术中应设定个体化的监护标准及术中心、脑、肾共保护的管理方案。

麻醉管理：

1. 能合作的患者可以在局部麻醉或者监护性麻醉下完成介入治疗。高龄、焦虑、合并冠心病、糖尿病、已经发生脑梗死或不合作患者常需实施全身麻醉。喉罩可用于颈动脉狭窄支架手术，但禁用于饱胃及胃食管反流患者，此类患者可以实施快速顺序诱导进行气管插管。

2. 术前应注意维持基础血压水平，监测双上臂血压，取较高一侧作为血压测定部位，同时注意患者有无锁骨下动脉狭窄，有创动脉血压监测通道应建立在非狭窄侧。颈动脉狭窄解除前，需要将血压控制在不低于基础值水平至基础值水平的120%，双侧颈动脉狭窄超过70%的患者收缩压不宜低于160mmHg。

3. 麻醉诱导期间应避免低血压。支架打开前实施球囊扩张常会引起心动过缓甚至心搏骤停，预防性应用阿托品可减轻迷走神经张力，提升心率。血管再通后，宜确定合理的血压控制范围，尤其对于高龄或合并冠心病的患者，低于基线血压 20%可能导致围手术期心肌损伤，甚至急性心肌梗死。术后目标血压宜控制在术前水平或收缩压在 140～160mmHg，当出现脑过度灌注综合征时，宜控制收缩压在 110～140mmHg。

4. 对颈动脉狭窄的患者给予高流量吸氧有助于增加缺血区域的脑灌注，维持正常的呼气末二氧化碳分压，可以增加局部脑组织氧饱和度。术中采用脑氧饱和度监测有助于观察患者脑灌注情况。

二、主动脉夹层动脉瘤的麻醉

主动脉瘤指主动脉壁局部或弥漫性的异常扩张，压迫周围器官而引起症状，扩张超过正常血管直径的 50%，称之为主动脉瘤。动脉瘤破裂为其主要危险，常发生在升主动脉主动脉弓、胸部降主动脉、胸腹主动脉和腹主动脉。主动脉夹层动脉瘤腔内隔绝术作为一种微创手术，治疗效果明确，操作简单，术后并发症低，已广泛应用于临床。麻醉的关键是保持术中血流动力学的稳定和重要脏器的灌注，静脉复合气管插管麻醉具有安全性高、镇痛完善、麻醉深度易调控、术后患者清醒快和拔管早等优点，是理想的麻醉方法。

麻醉管理：

1. 麻醉前充分了解病史、脏器功能及用药情况，对病情作出正确评估。麻醉诱导应充分镇静镇痛，尤其是放置喉镜和气管插管时要求维持血流动力学稳定，应避免因麻醉过浅造成血压过高导致主动脉瘤破裂，可经静脉给予硝酸甘油或硝普钠等控制血压，心率快时可应用艾司洛尔。

2. 有创动脉血压监测避免左桡动脉穿刺。因为如果主动脉破口靠近左锁骨下动脉，覆膜支架必要时可覆盖左锁骨下动脉。尽管不会引起左上肢的缺血坏死，但会使左桡动脉压力明显降低，影响实际血压的判断。

3. 术中突然大量失血的防范措施和放置支架时控制性低血压是麻醉管理的核心，术中突然大量失血的防范主要是加强监测，同时准备好快速补液通路。覆膜支架释放时可使用硝酸甘油或硝普钠等短效降压药，控制平均动脉压在 60～80mmHg，可避免支架因血压过高而移位，支架释放后，应避免持续低血压，以免影响脏器灌注，若无意外出血，术中仅需补充平衡盐溶液及少量代血浆。

4. 术中在血管造影时，为避免呼吸运动对影像的影响需暂停通气，应适当过度通气防止自主呼吸恢复。放置支架时常阻断双侧股动脉，产生的酸性代谢产物可引起酸中毒，还可损害肾脏。因此应及时进行血气分析，并给予碱性液体。

5. 支架植入术属于微创手术，采用全麻时不宜麻醉太深，阿片类药物推荐瑞芬太尼，因其时量相关、半衰期短，可保证术后患者迅速清醒。应注意麻醉药物的选择和脏器功能的维护。急性肾损伤可能来源于术中低血压、支架覆盖肾动脉开口、肾动脉栓塞或造影剂肾损伤，应确保适当的循环容量、维持适宜的心输出量、控制造影剂的剂量，并注意观察尿量。

第二篇

重症患者的监测和诊疗

第十章　循环系统监测

第一节　心 电 监 测

心电监护的目的主要是连续测量心率、发现心律失常和心肌缺血。借助于计算机辅助功能，可以对过去一段时间所收集记录的心电信息进行动态回顾和趋势分析。

一、适应证

1. 重症监护病房(ICU)常规监测。
2. 普通病房里生命体征不稳定或有潜在高危因素的患者。
3. 围手术期监护，包括麻醉及其恢复阶段。
4. 在介入导管室进行的各种介入检查和治疗。
5. 高危患者疼痛治疗期间。

二、操作方法及程序

1. 监护系统

常用监护系统有五电极和三电极系统，主要由中心监护仪和床边监护仪及电极系统组成。五电极系统由一个胸前电极和四个肢体导联组成。三电极系统由一个正极、一个负极和一个第三电极组成。

2. 监护导联的命名方法

五电极监护系统肢体导联命名方法与常规心电图完全一致，分别为Ⅰ、Ⅱ、Ⅲ、aVR、aVL 和 aVF；胸前导联为“改良的胸前导联”。

3. 操作方法

(1) 打开监护仪电源开关：确认仪器正常工作后，输入患者相关信息。

(2) 放置标准导联：三电极的贴放位置可根据监护系统的具体提示选择。五电极系统肢体导联电极片常贴在肩部和胸部，手臂电极分别贴在左、右锁骨内上方，腿部电极分别贴在双侧肋骨缘与髂棘连线中点的腋前线；胸前电极一般选择 V_5 导联，方法是通过定位胸骨角及其紧邻下方的第 2 肋间隙，向下数至胸前壁第 5 肋间隙，再向外侧移至腋前线。

(3) 选择监护仪显示的导联：可根据病情的特点选择持续显示的导联。如果重点观察或诊断心律失常和传导异常，就需要清楚地显示 P 波，常选下壁导联(Ⅰ、Ⅱ、aVF)和心前导联(V_1)；如果监护重点为发现心肌缺血，选择 V_5 导联或与之相当的改良肢体双极导联。先进的床边监护仪可以同时选择两个或更多的导联，此时最好选择Ⅱ导联和 V_5 导联，可以同时监测心律失常和心肌缺血。

(4) 滤波选择：现代床边监护仪有低频和高频两种滤波器处理心电图信号。增加低频滤波，可以消除患者活动和呼吸带来的基线漂移、防止心电图波形从显示屏上消失；高频滤波可以减少电源基线噪声造成的信号变形。先进的监护仪配备了数字信号处理技术，采用多种滤波模式，可使记录到的心电图基线稳定、ST 段无扭曲。

(5) 增益调节：最适合的增益应能保证显示与监护屏大小最匹配的最佳 QRS 波群。开始心电监护时，监护仪常常自动选择信号增益；如果所使用的监护仪没有自动增益功能，需要根据实际情况予以调节。

(6) 报警设置：主要是根据病情设定最快与最慢心率范围、设定对心律失常及 ST 段的报警等。当患者的心率超出设定范围或出现心律失常时，监护仪会自动发出声音和(或)颜色警报。

三、注意事项

1. 肢体导联电极无论是贴在四肢还是躯干，对心电图信号影响甚微；胸前导联的位置对 ST 段移位会产生明显影响，需要准确放置。

2. 在胸骨切开手术时，可以选择 V_1 导联(胸骨右缘第 4 肋间隙)；当怀疑右心室或下壁缺血或梗死，可以选择 V_{4R} 导联(胸骨右侧 V_4 导联位置)。

3. 心率监测与脉率监测相互补充，心率监测有时需要参考脉率监测数据。

4. 患者活动和肌肉抽动、电干扰、起搏心律、监护导联选择不当等可以造成心电图曲线扭曲而影响心率监测的准确性，其中以电干扰最为常见，使用电刀电凝、电源性噪声、使用某些医疗器械如碎石机和体外循环时使用液体加热器等均可以产生电干扰。

5. 分析心律失常需要与其他血流动力学监测包括直接动脉血压、肺动脉压(PAP)或中心静脉压(CVP)等的压力曲线结合起来进行综合考虑，当根据心电图曲线不易识别心律失常时，动脉压和静脉压力曲线可以帮助判断心动周期。

6. 应用 ST 段移位诊断心肌缺血时，应该保证电极放置准确、导联选择正确、滤波器选择恰当和增益调节适当。

7. 高频滤波可能使记录到的 ST 段扭曲、导致 ST 段明显抬高或下移，容易误诊为心肌缺血。

8. 计算机辅助 ST 段监测、自动计算并显示的 ST 段异常，必须与模拟的心电图波形吻合。

9. 诊断心肌缺血除依赖 ST 段移位外，需要结合患者的病史、症状和其他辅助检查资料进行综合分析。左心室肥厚、左束支传导阻滞、陈旧性心肌梗死、左心室起搏、预激综合征、二尖瓣脱垂、电解质紊乱和应用洋地黄类药物等可以混淆心肌缺血的心电图。此时需要与基线心电图进行对比，确认其是否为新出现的 ST 段移位，或与其他血流动力学曲线结合分析。

第二节　动脉压监测

动脉压(ABP)主要反映心排出量和外周血管总阻力，并与血容量、血管壁弹性、血液黏滞度等因素有关，还间接地反映组织器官的灌注、心脏的氧供需平衡及微循环等。

一、无创测量法

无创测量法可分为手动测压法和自动测压法两大类，前者包括搏动显示法、听诊法和触诊法；后者分为自动间断测压法与自动连续测压法。

（一）适应证

1. 需要严密监测血压变化的高危患者。

2. 需要诊断和分级、预后判断、选择用药、调整剂量和用药次数，以及判定药物治疗效果者。

3. 麻醉和疼痛治疗术中。

（二）禁忌证

无绝对禁忌证。放置袖带部位骨折、感染、畸形、开放性损伤时不能选择。

（三）操作方法及程序

1. 手动测压法

为经典的血压测量方法，即袖套测压法；该法所用的设备简单，费用低，便于携带，适用于一般患者的监测。但用手法控制袖套充气，费时费力，不能连续监测，不能及时反映患者血压的变化。袖套常选择上臂，特殊时可放置在大腿。

⑴ 搏动显示法：使用弹簧血压表袖带充气后慢慢放气观察指针摆动最大点为收缩压，而指针摆动不明显时为舒张压。

⑵ 听诊法：是临床上使用最普遍的方法，利用柯氏音的原理。柯氏音是血压计袖套放气后在其远端听到的声音。当袖套充气后放气，开始听到响亮的柯氏音，即为收缩压；柯氏音变音时(音调变低)为舒张压。至于舒张压测量究竟是在柯氏音减弱还是消失时读数，尚有争议。

⑶ 触诊法：将袖套充气至动脉搏动消失，再缓慢放气，当搏动再次出现时的压力值为收缩压，继续放气后出现水冲样搏动，后突然转为正常，此转折点为舒张压。此法适用于低血压、低温及听诊有困难者，触诊法读数的血压值较听诊法低。

2. 自动测压法

⑴ 自动间断测压法：主要采用振荡技术，即上臂缚上普通橡胶袖套，测量仪内装有压力换能器、充气泵和微机等，能够定时地使袖套自动充气和排气，当袖套充气压迫动脉时，动脉搏动消失，接着逐渐排气，由于动脉的搏动强弱就形成袖套压力的变化。通过压力换能器又形成振荡电信号，经放大器将信号放大，振荡最大时为平均动脉压。而收缩压和舒张压的数值是通过检测压力振荡变化计算而得。

⑵ 自动连续测压法：与动脉穿刺直接测压相比，操作简便无创伤性，其最大的优点是能够即时反映血压的变化。

（四）注意事项

⑴ 手动测压法导致误差的因素有以下几种。

1) 袖套：袖套使用不当是导致测压出现误差的最常见原因。袖套太窄或包裹太松，压力读数偏高；袖套太宽，读数相对较低。肥胖者因脂肪组织对压力传导的影响，可造成读数不准确。小儿袖套宽度应覆盖上臂长度的2/3。

2) 放气速度：放气过快导致测量值偏低，尤其在心率偏慢时。以3mmHg/s或每次心跳放气2mmHg的速度可提高测压的准确性。

⑵ 虽然自动测压法具有无创伤性的优点，但如不合理使用，仍可导致一定程度的损伤。如：频繁测压、测压时间过长或间隔太短，可引起疼痛、肢体瘀点和瘀斑、肢体水肿、静

脉淤血、血栓性静脉炎、外周神经病变等并发症。因此，对意识不清、有外周神经病变、动静脉功能不全者，使用时应予注意。

二、有创测量法

(一) 适应证

1. 血流动力学不稳定或有潜在危险的患者。
2. 危重患者、复杂大手术的术中和术后监护。
3. 需低温或控制性降压的患者。
4. 需反复取动脉血样的患者。
5. 需用血管活性药进行循环调控的患者。
6. 呼吸、心跳停止后复苏的患者。

(二) 禁忌证

相对禁忌证为严重凝血功能障碍和穿刺部位血管病变，或远端供血不足者。

(三) 操作方法及程序

1. 外周动脉只要内径够大、可扪及搏动，均可供插管。桡动脉为首选，此外股、肱、足背和腋动脉均可采用。

2. 置管方法以经皮桡动脉穿刺置管法为例。

(1) 患者准备：①向患者解释操作目的和意义，以取得其配合。②检查尺动脉侧支循环情况，进行 Allen 试验。将穿刺侧的前臂抬高，用双手同时按压桡动脉和尺动脉，让患者反复用力握拳和张开手指 5～7 次至手掌变白后将前臂放平，解除对尺动脉的压迫，继续保持压迫桡动脉，观察手部的转红时间，正常＜5～7s，8～15s 为可疑(说明尺动脉充盈延迟、不畅)，＞15s 系血供不足。一般＞7s 者属 Allen 试验阳性，不宜选择桡动脉穿刺。

(2) 穿刺与置管：有直接穿刺法、穿透法和钢丝导入法。

直接穿刺法：①患者取平卧位，前臂伸直，掌心向上并固定，腕部垫一小枕，手背屈曲 60°；②摸清桡动脉搏动，常规消毒、铺巾，必要时可在桡动脉搏动最强点的远端用 1% 普鲁卡因做浸润局麻至桡动脉两侧，以免穿刺时引起桡动脉痉挛；③在腕褶痕上方 1cm 处摸清桡动脉后，套管针与皮肤呈 30°角，与桡动脉走行相平行进针，当针头穿过桡动脉壁时有突破坚韧组织的脱空感，并有血液呈搏动状涌出，证明穿刺成功，此时即将套管针放低，与皮肤呈 10°角，再将其向前推进 2mm，使外套管的圆锥口全部进入血管腔内，用手固定针芯，将外套管送入桡动脉内并推至所需深度，拔出针芯；④将外套管连接测压装置，将压力传感器置于无菌治疗巾中防止污染；⑤固定好穿刺针。

穿透法：进针点、进针方向和角度同上。当见有回血时再向前推进 0.5cm 左右，后撤针芯，将套管缓慢后退，当出现射血时停止退针，并立即将套管向前推进，送入时无阻力并且喷血说明置入成功。

钢丝导入法：采用专用的动脉穿刺针，穿刺方法同上两种方法，当有明显回血时停止进针并送入专用钢丝。如遇阻力应调整针的角度或方向直至送钢丝无阻力，钢丝留在动脉内，撤出穿刺针，再沿钢丝送入套管，拔出钢丝可见血喷出，表示穿刺成功。

3. 动脉内压力图形的识别与分析：正常动脉压力波分为升支、降支和重搏波。升支表示心室快速射血进入主动脉，至顶峰为收缩压；降支表示血液经大动脉流向外周，当心室内压力低于主动脉时，主动脉瓣关闭与大动脉弹性回缩同时形成重搏波，之后动脉内压力继续下降至最低点，为舒张压。从主动脉到周围动脉，随着动脉管径和血管弹性的降低，动脉压力波形也随之变化，表现为升支逐渐陡峭，波幅逐渐增加，因此股动脉的收缩压要比主动脉高，下肢动脉的收缩压比上肢高，舒张压所受的影响较小，不同部位的平均动脉压比较接近。

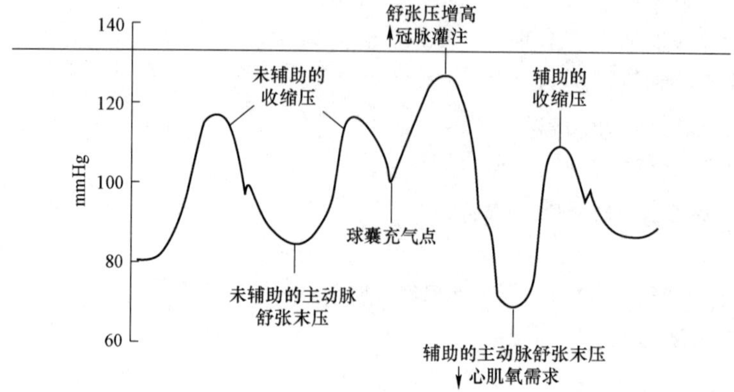

（四）注意事项

1. 预防和及时发现远端肢体缺血

主要原因有血栓形成，其他如血管痉挛及局部长时间包扎过紧等也可引起。应加强预防措施并尽可能及时发现，具体措施如下：

（1）桡动脉置管前需做 Allen 试验，判断尺动脉是否有足够的血液供应及侧支循环是否良好。

（2）穿刺动作轻柔稳准，避免反复穿刺造成血管壁损伤，必要时行超声引导下桡动脉穿刺置管。

（3）选择适当的穿刺针，切勿太粗及反复使用。

（4）密切观察穿刺远端手指的颜色与温度，当发现有缺血征象如肤色苍白、发凉及有疼痛感等异常变化，应及时拔管。

（5）固定置管肢体时，切勿行环形包扎或包扎过紧。

（6）避免将刺激性药物误注入动脉。

2. 预防局部出血、血肿

穿刺失败及拔管后要有效地压迫止血，尤其对应用抗凝药的患者，压迫止血应在 5min 以上，并用宽胶布加压覆盖。必要时局部用绷带加压包扎，30min 后观察无出血，可予以解除。

3. 保证管路通畅

（1）可应用持续性加压冲洗装置。

（2）每次经测压管抽取动脉血后，应立即用含肝素的生理盐水对管路进行冲洗，肝素盐水浓度一般为 2～5U/ml。

（3）管道内如有血块堵塞时应及时予以抽出，切勿将血块推入，以防发生动脉栓塞。

（4）血栓形成风险与动脉置管时间呈正相关，在患者循环功能稳定后，应及早拔除。

4. 严格执行无菌操作技术

5. 防止气栓发生

6. 其他

妥善固定套管、延长管及测压肢体，防止穿刺针及测压管受压、扭曲或脱落。

第三节　中心静脉穿刺术

一、适应证

1. 需要开放静脉通路，但又不能经外周静脉置管者。
2. 需要多腔同时输注几种不相容药物者。
3. 需要输注有刺激性、腐蚀性或高渗性药液者。
4. 需要血流动力学监测的危重患者。
5. 需要为快速容量复苏提供静脉通路的患者。
6. 外周静脉穿刺困难者，如小儿、烧伤患者。

二、禁忌证

一般禁忌证包括穿刺静脉局部感染或血栓形成。相对禁忌证为凝血功能障碍，但这并非绝对禁忌证。

三、操作方法及程序

常用的穿刺部位有锁骨下静脉、颈内静脉和股静脉。

(一) 锁骨下静脉穿刺技术

1. 锁骨下路

(1) 体位：平卧，最好取头低足高位，床尾抬高 15°～25°。在两肩胛骨之间直放一小枕，使双肩下垂，锁骨中段抬高，借此使锁骨下静脉与肺尖分开。患者面部转向穿刺者对侧，借以减小锁骨下静脉与颈内静脉的夹角，使导管易于向心脏方向送入，而不致误入颈内静脉。

(2) 穿刺点选择：如选右锁骨下静脉穿刺，穿刺点为锁骨与第 1 肋骨相交处，即锁骨中外 1/3 交界处，锁骨下缘 1～2cm 处，也可由锁骨中点附近进行穿刺。如选左锁骨下静脉穿刺，穿刺点可较右侧稍偏内，可于左侧锁骨内 1/3～1/4 处，沿锁骨下缘进针。

(3) 操作步骤

①术野常规消毒、铺巾。

②局部麻醉后，用 5ml 注射器细针做试探性穿刺，针头与皮肤呈 30°～45°角向内向上穿刺，针头保持朝向胸骨上窝的方向，紧靠锁骨内下缘徐徐推进，边进针边抽动针筒使管内形成负压，一般进针 4cm 可抽到回血(深度与患者的体形有关)。如果以此方向进针已达 4～5cm 时仍不见回血时，不要再向前推进，以免误伤锁骨下动脉。应慢慢向后撤针并边退边抽回血。在撤针过程中仍无回血，可将针尖撤至皮下后改变进针方向，使针尖指向甲状软骨，以同样的方法徐徐进针。

③试穿确定锁骨下静脉的位置后，即可换用穿刺针置管，穿刺针方向与试探性穿刺相同，一旦进入锁骨下静脉的位置后即可抽得大量回血，此时再轻轻推进 0.1～0.2cm，使穿

刺针的整个斜面在静脉腔内，并保持斜面向下。将导丝自穿刺针尾部插孔缓缓送入，使导丝达上腔静脉，退出穿刺针。将导管沿导丝引入锁骨下静脉后退出导丝。抽吸与导管连接的注射器，如回血通畅，说明管端位于静脉内。导管深度：左侧一般不宜超过 15cm，右侧一般不宜超过 12cm，以能进入上腔静脉为宜。

④取下注射器将导管与输液器连接。妥善固定导管，敷贴覆盖穿刺部位。

2. 锁骨上路

(1) 体位：同锁骨下路。

(2) 穿刺点选择：在胸锁乳突肌的锁骨头外侧缘，锁骨上缘约 1.0cm 处进针。以选择右侧穿刺为宜，因在左侧穿刺容易损伤胸导管。

(3) 进针方法：穿刺针与身体正中线呈 45°角，与冠状面保持水平或稍向前呈 15°角，针尖指向胸锁关节，缓慢向前推进，且边进针边回抽，一般进针 2～3cm 即可进入锁骨下静脉，直到有暗红色回血为止。然后穿刺针由原来的方向变为水平，以使穿刺针与静脉的走向一致。

(4) 基本操作：同锁骨下路。

(二) 颈内静脉穿刺术

颈内静脉穿刺的进针点和方向可分为前路、中路、后路三种。

体位：患者仰卧，头低位 15°～20°，右肩部垫起，头后仰使颈部充分伸展，面部略转向对侧。

1. 前路

操作者以左手示指和中指在气管中线旁开 3cm，于胸锁乳突肌的中点前缘相当于甲状软骨上缘水平触及颈总动脉搏动，并向内侧推开颈总动脉，在颈总动脉外缘约 0.5cm 处进针，针干与皮肤呈 30°～40°角，针尖指向同侧乳头或锁骨的中、内 1/3 交界处。前路进针造成气胸的机会不多，但易误入颈总动脉。

2. 中路

锁骨与胸锁乳突肌的锁骨头和胸骨头所形成的三角区的顶点，颈内静脉正好位于此三角形的中心位置，该点距锁骨上缘 3～5cm，进针时针干与皮肤呈 30°角，与中线平行直接指向足端。如果穿刺未成功，将针尖退至皮下，再向外倾斜 10°左右，指向胸锁乳突肌锁骨头的内侧后缘，常能成功。临床上目前一般选用中路穿刺。因为此点可直接触及颈总动脉，误伤动脉的机会较少。另外，此处颈内静脉较浅，穿刺成功率高。

3. 后路

在胸锁乳突肌的后外缘中、下 1/3 的交点或在锁骨上缘 3～5cm 处作为进针点。在此处颈内静脉位于胸锁乳突肌的下方略偏外侧，穿刺针头一般保持水平，在胸锁乳突肌的深部指向锁骨上窝方向。针尖不宜过分向内侧深入，以免损伤颈总动脉。

(三) 股静脉穿刺术

1. 体位

患者取仰卧位，膝关节微屈，臀部稍垫高，髋关节伸直并稍外展外旋。

2. 穿刺点选择

穿刺点选在髂前上棘与耻骨结节连线的中、内段交界点下方 2～3cm 处，股动脉搏动处的内侧 0.5～1.0cm。

3. 进针方法

右手持穿刺针，针尖朝脐侧，斜面向上，针体与皮肤成 30°～45°角。肥胖患者角度宜偏大。沿股动脉走行进针，一般进针深度 2～5cm。持续负压。见到回血后宜再稍进或退一点进行微调。同时下压针柄 10°～20°，以确保导丝顺利进入。

4. 基本操作同锁骨下静脉穿刺或颈内静脉穿刺

四、注意事项

1. 穿刺时，针尖的落点不一定正巧在血管的中央，有时可能偏向一侧；或者穿刺针进入过深，顶于血管的对侧壁。此时虽能抽得回血，但导丝或外套管推进会有困难。遇此情况不能用暴力强行推进，可将穿刺针连接注射器慢慢地边抽吸边退出导管，直至回血畅通，再重新置入导丝或外套管，经几次进退仍无法顺利插入，则需重行穿刺。

2. 掌握多种入路，不要片面强调某一入路的成功率而进行反复多次的穿刺。

3. 预防和及时发现中心静脉置管的并发症。

(1) 空气栓塞：空气经穿刺针或导管进入血管，多发生在经针孔或套管内插入导引钢丝或导管时，常在取下注射器而准备置入导管前 1～2s 内有大量的空气经针孔进入血管。患者取头低位穿刺，多可避免此种意外。若头低位有困难时，操作应特别小心。

(2) 气胸、血胸：为了能及时发现气胸、血胸，穿刺后除严密观察外，必要时做胸部 X 线片或 B 超检查确诊。

(3) 血肿：由于动静脉紧邻，操作中误伤动脉的机会必然存在。尤其对于抗凝治疗中的患者，血肿形成的机会就比较多见，穿刺置管应慎重。

(4) 感染：无菌操作技术欠妥，多次穿刺，导管在体内留置时间过久，局部组织损伤、血肿，经中心静脉导管进行静脉营养疗法等可增加导管相关感染的机会。另外，导管留置期间无菌护理对预防感染很重要，当临床上出现不能解释的寒战、发热、白细胞数升高、局部压痛和炎症等，应考虑拔除导管并做细菌培养。

(5) 心包填塞：极少发生，一旦发生后果严重。患者突然出现发绀、面颈部静脉怒张、恶心、胸骨后或上腹部痛、不安和呼吸困难，继而低血压、脉压变窄、心动过速、心音低远，都提示有心包填塞的可能。遇有上述征象应①立即中断静脉输注；②降低输液容器的高度，使之低于患者的心脏水平，利用重力尽量吸出心包腔或纵隔内积血或液体，然后慢慢地拔出导管；③如经由导管吸出的液体很少，病情未得到改善，应考虑做心包穿刺减压。

(6) 导丝置留体内：导丝置入过深，没有撤出，遗留在体内，应在置管后核对物品。

五、超声引导下的深静脉穿刺术

超声可提供实时清晰的图像，并可显示彩色血流信号，在引导各种血管穿刺和监测置管中得到越来越广泛的应用。其主要优点为操作简易、定位准确，特别对困难深静脉置管，可减少徒手穿刺操作中深度与角度的困难把握，很大程度上降低了并发症风险且减少了损伤，增加了操作的成功率，提高了安全性。

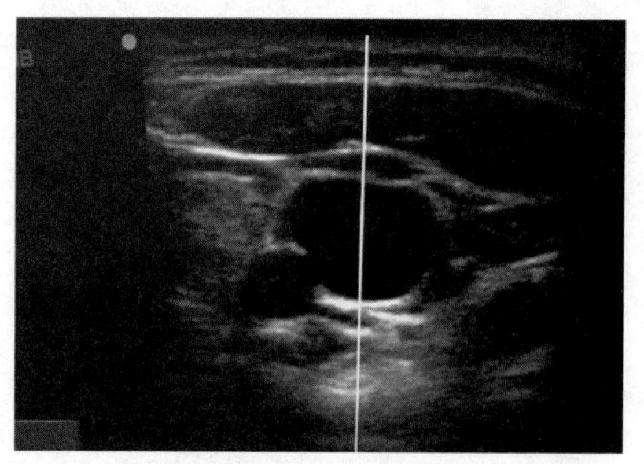

（一）适应证

1. 预计穿刺困难，需要导向的血管穿刺或置管术。包括特殊体形、生理或病理性异常的血管内置管困难者和高危穿刺并发症发生者。

2. 血管内留置导管的监测。

3. 四肢急性动脉血管疾病的诊断、监测与介入治疗。

（二）禁忌证

1. 严重出凝血功能障碍者。

2. 穿刺部位有特殊禁忌证者，如感染、畸形等。

（三）操作方法及程序

1. 体位

(1) 颈部血管超声体位：平卧，头朝穿刺对侧扭转。

(2) 锁骨下血管超声体位：平卧，头朝穿刺对侧扭转，穿刺肩部略垫高，或适当头低脚高位。

(3) 上肢超声体位：仰卧，上肢外展，掌心朝上。腋窝血管探测上肢外展约 90°。

(4) 下肢超声体位：仰卧，下肢外展 30°～60°。

(5) 腘窝血管超声体位：俯卧位。

2. 超声探头与频率

选择根据所探测血管部位和血管深浅不同选择探头频率与形状，一般情况下，浅表血管探测选用高频探头；位置较深选择低频探头。上肢浅表静脉宜采用 7.5～10MHz 高频探头；锁骨下静脉采用 3.5～5MHz；下肢髂静脉 3～5MHz；下肢深静脉 5～7MHz；下肢表浅细小静脉可使用 10MHz 以上探头。普通患者首选线阵探头，体形肥胖者宜采用凸阵、扇形或扇形相控阵低频探头。

在探头上附加穿刺导向器更有利于直观下穿刺导向的准确性。

3. 导向穿刺步骤

(1) 调试、校正超声设备，包括预置功能选取、功能键(深度、增益、压缩、速度、聚焦与清晰度等)调整。

(2) 先用普通探头获得超声显示的理想二维图像。依穿刺血管的解剖部位，多角度纵切面和多水平横切面进行综合超声扫查，通过不同切面确认血管位置、走行、内径、与相邻组织关系，估测进针深度与角度，距体表穿刺点的距离。可进一步启动彩色多普勒血流程序显示真实彩色血流图像，必要时测定血流动力学参数，特别是存在病变的情况下。

(3) 对穿刺部位进行严格消毒、铺巾。探头应当严格消毒。可采用消毒液消毒探头，也可用无菌袖套包裹。穿刺导向器应高压灭菌，可用生理盐水替代耦合剂。

(4) 确定穿刺点，用 0.25%～0.5%利多卡因做局部麻醉。用穿刺针按超声导向器或超声指示的方向与角度进针。当超声导向显示针尖到达靶血管腔内时，轻轻回抽针芯，查看回血情况。如果回血良好，将导丝置入 15～20cm，退出穿刺针，顺导丝植入导管。超声再次确认导管位置后，抽出导丝，用适量肝素生理盐水查看管路的通畅性。肝素生理盐水封管，用肝素帽锁紧备用或接治疗液体。

(5) 用敷料或护理薄膜粘贴固定导管，保持局部皮肤干燥，定时查看穿刺点，发现渗出或有污染时应及时更换敷料与护膜。

第四节　中心静脉压监测

中心静脉压(central venous pressure，CVP)是指腔静脉与右房交界处的压力，是反映右心前负荷的指标。CVP 与血容量、静脉张力、右心功能等有关。正常值为：5～10cmH_2O。

一、适应证

1. 严重创伤、各种休克及急性循环功能衰竭等危重患者。
2. 各类大、中手术，尤其是心血管、脑和腹部大手术的患者。
3. 需大量、快速输血、补液的患者。

二、禁忌证

同中心静脉置管，即穿刺静脉局部感染或血栓形成、凝血功能障碍等，但并非绝对禁忌证。

三、操作方法及程序

1. 穿刺置管方法

见本章第三节。

2. 测压方法

(1) 换能器测压：应用换能器测压可连续记录静脉压和描记静脉压力波形。

(2) 水压力计测压：由于结构简单、使用方便且经济，一般医疗单位均可实施。测压装置是由 T 形管或三通开关分别连接患者的中心静脉导管、测压计的玻璃(或塑料)测压管和静脉输液系统。零点通常是第 4 肋间腋中线部位。

四、注意事项

1. 穿刺置管相关注意事项见本章第三节中心静脉穿刺置管部分。
2. 确定导管位置正确测定中心静脉压，导管尖端必须位于右心房或近右心房的上、下腔静脉内。导管位置不正确则使测压不准。临床上依据液柱界面随呼吸上下波动可初步判断导管位置，但不完全可靠。置管后摄 X 线片可判断导管的准确位置。

3. 正确调节零点，一般均以右心房中部水平线作为理想的标准零点。仰卧位时，基本相当于第 4 肋间前、后胸径中点(腋中线)的水平线；侧卧位时则相当于胸骨右缘第 4 肋间水平。零点确定后，牢固固定。若患者体位发生改变，应随即调整零点。

4. 注意胸膜腔内压的影响，影响中心静脉压的因素除了心功能、血容量和血管张力外，首先是胸膜腔内压。患者咳嗽、屏气、伤口疼痛、呼吸受限以及麻醉和手术等因素均可通过影响胸膜腔内压而改变中心静脉压的测量数值。机械通气时常会使胸腔内平均压升高，因此测压时如患者情况许可，最好暂停机械通气。

5. 保持管道畅通、无空气较长时间测压，由于血液反流、血凝块堵管或管端存在活瓣状的血凝块造成通道不畅，常影响测压值的准确性。当需要较长时间监测中心静脉压，输液速度又较缓慢时，可于每 500ml 液体内加肝素 3～5mg，以预防管端形成血凝块，保持测压系统的通畅。

第五节　肺动脉漂浮导管的放置

肺动脉漂浮导管也被称为 Swan－Ganz 导管。

一、适应证

任何原因引起的严重血流动力学不稳定及氧合功能改变，需要监测和指导治疗者，都是应用 Swan－Ganz 导管的指征。包括判断患者容量、监测心排血量、血流动力学监测和呼吸监测或氧供监测。

二、绝对禁忌证

三尖瓣和肺动脉瓣狭窄是放置肺动脉导管的禁忌证。肺动脉导管很难通过狭窄的瓣膜，如果通过后可能加重血流梗阻。

右心房或右心室肿物(如肿瘤或血栓)也是绝对禁忌证。肺动脉导管可能会导致部分肿物脱落而造成肺栓塞或逆向栓塞。

法洛四联征的患者，其右心室流出道非常敏感，肺动脉导管可能引起右心室动脉圆锥痉挛从而诱发严重发绀的发作。

三、相对禁忌证

患者在放置肺动脉导管的过程中可能会出现短暂的房性或室性心律失常。对于已有严重心律失常的患者，其诱发的心律失常可能会转为恶性心律失常，所以应当权衡利弊，慎重选择放置肺动脉导管。在放置肺动脉导管前要做好充分的准备工作，包括准备抗心律失常药物，心脏电复律、除颤器和起搏器，及心肺复苏措施。

凝血障碍的患者也应谨慎选择放置肺动脉导管。这同凝血障碍的患者建立中心静脉通路的潜在风险相似。肺动脉导管放置过深或气囊过度膨胀可能增加支气管内出血危险。

新近植入的起搏器导丝也可能是放置肺动脉导管的相对禁忌，因为肺动脉导管的置入或拔出都可能导致起搏导丝移位。大约 4～6 周后起搏导丝便更加牢固地埋置在心内膜中，此时就不大会发生起搏导丝移位的情况了。

四、置管前准备

1. 向患者或家属充分解释相关问题。

2. 患者应适当镇痛镇静。

3. 准备急救设备及药品，如除颤器、利多卡因、多巴胺、肾上腺素等。

4. 检查置管所需的器械是否齐全、配套。

5. 预先用 5U/ml 的肝素生理盐水冲洗导管并排除导管内空气，检查气囊有无漏气，并分别封闭导管的各个接口。

6. 如果拟在压力波形引导下插管，将压力传感器与导管的远端接口相连接，并检查压力监测仪上的压力曲线是否显示良好。

五、置管途径的选择

选择置入 Swan－Ganz 导管途径时应考虑距右心房的距离、导管是否容易通过、是否容易调整导管位置、操作者的熟练程度、患者的耐受程度、体表固定是否容易以及局部受污染的可能性等因素。常用的插管部位有颈内静脉、锁骨下静脉、颈外静脉、贵要静脉、股静脉。

六、导管的插入步骤

1. 需要接受血流动力学监测的患者往往都是危重患者，不宜被搬动。插入 Swan－Ganz 导管的操作多是在床旁进行。中心静脉穿刺同前述。

(1) 将外套管插入静脉内，然后把 Swan－Ganz 导管经外套管小心送至中心静脉内。

(2) 确认监测仪上显示导管远端开口处的压力变化波形，根据压力波形的变化判断导管尖端的位置。

(3) 逐渐送入导管，当导管尖端进入右心房后，压力显示则出现典型的心房压力波形，表现为 a、c、v 波，压力波动的幅度为 0～8mmHg。

(4) 将气囊充气 1ml，继续向前送入导管。在一部分患者，由于三尖瓣的病理性或生理性因素，可能会导致充气的气囊通过困难。这种情况下，可在导管尖端通过三尖瓣后再立即将气囊充气。

(5) 如压力波形突然出现明显改变：收缩压明显升高，可达 25mmHg 左右，舒张压不变或略有下降，可达 0～5mmHg，脉压明显增大，压力曲线的上升支带有顿挫，提示导管的尖端已经进入右心室。

(6) 在确保气囊充气的条件下，迅速而轻柔地送入导管，让导管在气囊的引导下随血流返折向上经过右心室流出道，到达肺动脉。

(7) 进入肺动脉后，压力波形的收缩压基本保持不变，舒张压明显升高，平均压升高，压力曲线的下降支出现顿挫。压力大约为 25/12mmHg。

(8) 继续向前缓慢送入导管，则可以发现压力波形再次发生改变，出现收缩压下降，舒张压下降，脉压明显减小。压力波动范围为 6～8mmHg，平均压力低于肺动脉平均压。如果无干扰波形，可分辨出 a、c、v 波形。这种波形为典型的肺动脉嵌顿压力波形。

(9) 停止继续移动导管，立即放开气囊。放开气囊后压力波形会马上变为肺动脉压力波形。再次将气囊充气 1ml 之后排空气囊，压力波形重复出现由肺动脉嵌顿压力波形到肺动脉压力波形的转换，提示导管位置良好。

(10) 如果放开气囊后肺动脉嵌顿压力波形不能立即转变为肺动脉压力波形，或气囊充气不到 0.6ml 即出现肺动脉嵌顿压力波形，则提示导管位置过深。如气囊充气 1.2ml 以上才出现肺动脉嵌顿压力波形，则提示导管位置过浅。可据此对导管的位置做适当调整。

(11) 固定导管，进行胸部 X 线检查。

2. 在为一些插管困难的患者置管或条件允许的情况下，也可以选择在 X 线透视引导下置入 Swan－Ganz 导管。

七、常见并发症

肺动脉导管放置的并发症包括了几乎所有中心静脉置管的并发症。这里主要介绍肺动脉导管特有的并发症。据美国麻醉学会的肺动脉置管工作组统计，建立肺动脉导管监测的患者中约 0.1%～0.5%会出现严重的并发症。有的文献显示更高的发生率，可能与不同患者群体的院内情况、医生对于应用肺动脉导管的经验以及其他因素有关。

(1) 心律失常。放置肺动脉导管最常见的并发症就是短暂的心律失常，尤其是室性期前收缩，但很少发生致命性的心律失常。可以尝试静脉内应用利多卡因来预防心律失常的发生。有研究显示与头低脚高位相比，改变患者体位为头高及右侧倾斜位，在放置肺动脉导管时恶性心律失常的发生率明显减少。

(2) 完全性心脏传导阻滞。存在左束支传导阻滞(LBBB)的患者在放置肺动脉导管的过程中可能发生完全性心脏传导阻滞。这一潜在的致命并发症是由于肺动脉导管顶端通过右心室流出道时对心脏产生的电刺激诱发右束支传导阻滞(RBBB)而引起的。前瞻性研究显示放置肺动脉导管的一组患者 RBBB 的发生率为 3%。另外一项对 47 名有 LBBB 的患者的研究中发现，有 2 名近期发作 LBBB 的患者发生完全性心脏传导阻滞。因此存在 LBBB 的患者放置肺动脉导管前应当预备好体外起搏器或使用具备起搏功能的肺动脉导管。

(3) 支气管内出血。因肺动脉导管监测导致原发性肺动脉破裂而产生的支气管内出血的发生率为 0.064%～0.20%。肺动脉破裂诱发产生的支气管内出血的死亡率为 46%，但抗凝患者的死亡率为 75%。相关的危险因素包括高龄、女性、肺动脉高压、二尖瓣狭窄、凝血障碍、置管过深以及气囊充气过度。大多数情况下，充气的气囊在远端肺动脉内对其产生的压迫可能是造成肺动脉破裂的主要因素。低温体外循环时，由于搬动心脏使导管顶端向远端移位以及 PAC 导管变硬，也可能增加肺动脉破裂的危险。现在普遍的做法是，在建立好体外循环后就将肺动脉导管拔出 3～5cm。在治疗方面，首要任务就是要保护另一侧肺。通过改变体位使患者向患侧倾斜，插入双腔气管导管将两侧肺分隔以保护健肺。如果出血很少但合并有凝血障碍，则只需纠正凝血障碍。其他止血的方法包括：使用 PEEP、使用支气管隔离装置以及肺切除。但在实施手术治疗前必须明确出血的位置。如果出血量大或出现再次出血，可进行经导管填塞止血。而这也是现在推荐的治疗手段。

(4) 肺梗死。肺梗死是肺动脉导管监测中较为罕见的并发症。在不测定 PCWP 时保持气囊处于充气状态会增加肺梗死风险。由于右心室收缩舒张、导管未固定以及导管软化，都会发生术中肺动脉导管向远端移动的情况。体外循环期间由于右心室容积变小，以及术中的心脏退缩，常常会发生导管顶端不慎被嵌塞。肺动脉导管上形成的血栓同样也会造成肺梗死。

(5) 导管打结及难以退出。肺动脉导管在右心室内绕圈通常会导致导管打结。使用合适型号的导引钢丝在荧光镜导引下可防止导管打结的发生。如果没有心内组织被缠入的话可以沿导引装置将导管退回。如果心内结构如乳头肌被缠入打结的导管，则需要外科手术处理。心脏的缝线可能也会不慎将肺动脉导管固定。

(6) 瓣膜损伤。在气囊充气的情况下回退导管可能导致三尖瓣或肺动脉瓣的损伤。而在放置肺动脉导管的过程中气囊未充气可能会增加导管进入腱索间的危险。感染性心内膜炎也可能是由于心内肺动脉导管造成的。

(7) 血小板减少。有报道指出放置肺动脉导管的狗和人都有轻微的血小板减少的情况发生。这可能与血小板消耗增加有关。也有报道显示心脏手术患者使用外涂肝素的肺动脉导管可能会触发肝素介导的血小板减少。

(8) 血栓形成。由于肺动脉导管是外源性的异物，因此可触发血栓形成。有肝素涂层的肺动脉导管出现血栓形成的情况已经延长到导管置入后的 72 小时。然而，即使是这样，大剂量的抑肽酶治疗也会导致血栓形成。经食管超声可以有效地探查和监测这一相对较少的并发症。

(9) 放置位置错误。肺动脉导管可能通过房缺或室缺进入左心，随后可能越过左心室流出道而进入主动脉。可通过识别肺动脉波形同体循环动脉波形的区别来避免这一并发症。经食管超声对于确保肺动脉导管的正确放置是非常有价值的。

(10) 气囊破裂肺。动脉导管留置时间过长或气囊充气大于 1.5ml 便可能发生气囊破裂，而且很普遍。如果注入的气体不能被抽出就表明气囊已破裂。小气泡进入肺动脉导管的后果并不是很严重。但存在右向左分流的患者要特别小心，防止气囊破裂导致气体进入体循环而产生气栓，可用二氧化碳对气囊进行充气。

八、监测参数

通过 Swan－Ganz 导管可获得压力参数(包括右房压、肺动脉嵌顿压、肺动脉压)、流量参数(主要为心输出量)和氧代谢方面的参数(混合静脉血标本)。常用的血流动力学参数及参考正常范围见表 10－1。

表 10－1　常用血流动力学参数

参数	缩写	单位	计算方法	参考正常值
平均动脉压	MAP	mmHg	直接测量	82～102
中心静脉压	CVP	mmHg	直接测量	6～12
肺动脉嵌顿压	PAWP	mmHg	直接测量	6～12
平均肺动脉压	MPAP	mmHg	直接测量	11～16
心率	HR	BPM	直接测量	60～100
血红蛋白含量	Hb	g/dl	直接测量	12～16
心输出量	CO	L/min	直接测量	5～6
每搏输出量	SV	ml/beat	CO/HR	60～90
心脏指数	CI	L/(min•M^2)	CO/BSA	2.8～3.6

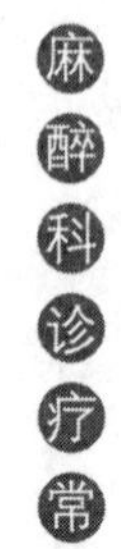

续表

参数	缩写	单位	计算方法	参考正常值
每搏输出量指数	SVI	ml/(beat•M^2)	SV/BSA	30～50
体循环阻力指数	SVRI	(Dyne•sec)/(cm5•M^2)	79.92(MAP－CVP)/CI	1760～2600
肺循环阻力指数	PVRI	(dyne•sec)/(cm5•M^2)	79.92(MPAP－PAWP)/CI	45～225
右心室做功指数	RVSWI	(g•m)/M^2	SVI(MPAP－CVP)•0.0143	4～8
左心室做功指数	LVSWI	(g•m)/M^2	SVI(MPAP－PAWP)•0.0143	44～68
氧输送指数	DO_2I	ml/(min•M^2)	CI•CaO_2•10	520～720
氧耗量指数	VO_2I	ml/(min•M^2)	CI(CaO_2－CvO_2)•10	100～180
氧摄取率	O_2ext	%	(CaO_2－CvO_2)/CaO_2	22～30

九、注意事项

1. 导管尖端在右心室的这段时间是置管过程中最容易引起致命并发症的阶段，应确保气囊已充气，操作要轻柔、迅速，尽可能减少导管的尖端在心室内停留的时间。

2. 导管的尖端进入右侧肺动脉是较好的选择。进入左肺动脉同样可以进行正常的血流动力学指标的测量。但由于在导管的行程中出现再次反方向转折，导管的位置不易固定。尤其是在患者活动时，导管的尖端极易脱出。

3. 应注意校正压力监测系统的零点水平，对整个管路进行常规冲洗，保证压力传导通路通畅。

4. 应用压力指标反映心脏前负荷时，应注意心室顺应性、胸腔内压力改变等相关影响因素。

5. 抽取混合静脉血标本时应首先确定 Swan－Ganz 导管的尖端在肺动脉内，压力波形显示典型的肺动脉压力波形。气囊应排空，在气囊嵌顿状态下所抽取的血标本不是混合静脉血标本。

第六节　PiCCO 持续心输出量及 FloTrac 血流动力学监测

PiCCO 持续心输出量监测用于监测和计算血流动力学参数。心输出量可以通过动脉脉搏轮廓分析法连续测量，也可以通过经肺热稀释技术间断测量。另外，PiCCO 还监测心率、动脉收缩压、舒张压和平均压。分析热稀释曲线的平均传输时间(MTt)和下降时间(DSt)用于计算血管内和血管外的液体容积，PiCCO 可监测胸腔内血容量(ITBV)、血管外肺水含量(EVLW)及每搏排出量变异度(SVV)等容量指标来反映机体容量状态，指导临床容量管理。临床研究证实，ITBV、SVV、EVLW 等指标可以更准确地反映心脏前负荷和肺水肿情况，优于传统的中心静脉压和肺动脉嵌顿压。

一、适应证

任何原因引起的血流动力学不稳定，或存在可能引起这些改变的危险因素，并且任何原因引起的血管外肺水增加，或存在可能引起血管外肺水增加的危险因素，均为 PiCCO 监测的适应证。

二、相对禁忌证

PiCCO 血流动力学监测无绝对禁忌证，对于下列情况应慎用。

1. 肝素过敏。
2. 穿刺局部疑有感染或已有感染。
3. 严重出血性疾病，或溶栓和应用大剂量肝素抗凝。
4. 接受主动脉内球囊反搏治疗(IABP)患者，不能使用本设备的脉搏轮廓分析方式进行监测。
5. 房颤等心律失常患者
6. 一侧肺全切的患者

三、操作步骤

1. 插入上腔静脉导管。
2. 大动脉插入 PiCCO 动脉导管。
3. 连接地线和电源线。
4. 温度探头与中心静脉导管连接。
5. 准备好 PULSION 压力传感器套装，并将其与 PiCCO 机器连接。
6. 连接动脉压力导线。
7. 打开机器电源开关。
8. 输入患者参数。
9. 换能器压力“调零”，并将换能器参考点置于腋中线第 4 肋间心房水平。
10. 准备好合适注射溶液，注射速度应快速、均匀，以 5s 为佳，从中心静脉导管注射，PiCCO 监测仪通过热稀释法测量心输出量(建议测量 3 次)，取平均值。
11. 切换到脉搏轮廓测量法的显示界面。

四、注意事项

1. PiCCO 导管有 5F、4F、3F 三种型号可供选择，可置于股动脉、肱动脉或腋动脉，一般多选择股动脉，3F 导管用于儿科患者，置于股动脉。
2. 导管尖端不能进入主动脉。
3. 置管和留管过程中注意无菌操作。
4. 保持管路通畅。
5. 换能器压力“调零”，并将换能器参考点置于腋中线第 4 肋间心房水平，一般每 6～8h 进行一次“调零”。
6. 每次动脉压修正后，都必须通过热稀释测量法对脉搏指示分析法进行重新校正。
7. 注意选择合适的注射液温度和容积，注射液体容量必须与心输出量仪器预设液体容积一致，注射时间在 5s 以内。
8. 有主动脉瘤存在时，ITBV/GEDV 数值不准确。

9. 动脉导管留置一般不超过 10d，如出现导管相关性感染征象，应及时将导管拔出并且留取血标本进行培养。

10. 长时间动脉留管，注意肢体局部缺血和栓塞。

11. 接受主动脉内球囊反搏治疗的患者，脉搏指示分析法不能准确监测各项指标。

微截流技术(Vigileo)是经外周动脉连续心排量监测技术。它的基本技术与 PiCCO 中使用的连续动脉脉搏轮廓分析类似。Vigileo 监护仪通过放置动脉导管(桡动脉、股动脉、足背动脉等)，与 FloTrac 相连接，分析外周动脉压力波形信息连续计算。获取 CO、SV、SVV 等参数，实现对高危患者的液体管理。

一、适应证

麻醉中对患者进行目标导向的液体管理，在休克患者进行血流动力学监测，适用于脊柱融合术，全髋关节置换术、腹部胃肠大手术、肝胆外科大手术、神经外科手术、血管外科——腹主动脉瘤修复术、老年患者高危非心脏手术等。

二、禁忌证

体重在 18kg 以下的患者，严重心律失常的患者，使用 IABP 的患者，主动脉瓣关闭不全的患者。

三、Vigileo 提供的参数

缩写	名称	正常范围/单位
CO	心排量	4.8～8L/min
$ScvO_2$	中心静脉血氧饱和度	60%～80%
SvO_2	混合静脉血氧饱和度	60%～80%
CI	心指数	2.3～4.0L/(min•m^2)
SV	每搏量	60～100ml/beat
SVI	每博指数	33～47ml/(beat•m^2)
SVV	每搏量变异度	＜13%
SVR	全身血管阻力	800～1200dynes－sec/cm^5
SVRI	全身血管阻力指数	1970～2390dn－s/cm^5

四、操作

1. 插入动脉(桡动脉、股动脉、足背动脉)置管。

2. FloTrac 放入传感器托架，连接输液管路，在非加压状态下冲刷 FloTrac 及连接管路，排出气泡

3. 压力袋加压至 300mmHg，再次快速冲刷管路

4. FloTrac 白色端口连接到压力传感连接线，再连到床旁监护仪

5. FloTrac 绿色端口连接到绿色导线(APCO9)

6. 导联线(APCO9)另一端连接 Vigileo

7. 启动机器并输入患者信息
8. 在 CO 菜单下调零
9. CCO 和 SVV 会在 40 秒左右后出现第一个读数。

第七节 NICO 无创心输出量监测

NICO 无创心输出量监测技术又称为 CO_2 重复呼吸技术，其基本原理是依照间接 Fick 原理(indirect Fick method)，即与呼吸机管路相连的 CO_2 重复呼吸环为 150ml 的死腔，当呼吸环内的气体与肺泡及肺毛细血管达到一个平衡状态时则可测出环路内的 CO_2 含量，假设在整个重复呼吸过程中混合静脉的 CO_2 浓度是无显著变化的，经过间接 Fick 公式

$$CO(L/min) = \frac{VCO_2(ml/min)}{CvCO_2 - CaCO_2(ml/L)}$$

进而通过环路中 CO_2 含量计算出 CO。该种方法能连续地监测 CO(平均每 4min)、VCO_2、$Pa\ CO_2$、$P_{ET}\ CO_2$。

一、适应证

气管插管或气管切开的有创机械通气患者。

二、禁忌证

不能应用于无气管插管或气管切开的患者。

三、操作方法及程序

1. 准备：准确测量患者的身高和体重。
2. 测出有创或无创平均动脉压(MBP)。
3. 颈内或锁骨下静脉穿刺置管，连接压力传感器，校零后测出 CVP。
4. 取动脉血查血气分析和血常规。
5. 将二氧化碳传感器及呼吸环按顺序与患者气管插管及呼吸机管路相连，氧合指套夹在患者示指上。
6. 打开电源，通过自检后，按“DATA ENTRY”键，输入吸氧浓度、身高、体重、血气分析指标、血红蛋白等数值，全部设定后按“EXIT”退出。
7. 按“STOP/CONTINUE REBREATHING”键开始测量，待 CI、CO、SV 值显示后，按“MENU”键，转动旋钮选择“SVR CALCULATION”项后确认，输入 MBP 和 CVP 值后自动显示外周血管阻力(SVR)计算值。
8. 根据二氧化碳浓度监护仪提示延长或缩短呼吸环长度。
9. 机器自动进入下一次测量，共测量 3～4 次，第 1 次测量值弃去不用，记录后几次测量结果。
10. 拆除传感器，关闭电源，测量结束。

四、注意事项

1. 呼气末二氧化碳分压过低时（$P_{ET}CO_2$＜25mmHg 时）不能进行测量。
2. 根据二氧化碳浓度确定呼吸环长短。
3. 呼吸环为一次性耗材，不可反复使用，以免交叉感染。
4. 更换二氧化碳传感器或长期不用或对测量结果有疑问时需重新定标。
5. 定标可用专用测量窗，也可在空气中定标。
6. 勿只做一次测量，需取多次平均值，以减少误差。
7. 重复呼吸环增加死腔，增加呼吸负荷，长时间测量将使 $PaCO_2$ 轻度升高。

第八节　阻抗法血流动力学监测

随着心脏收缩和舒张活动，主动脉内的容积随血流量而变化，故其阻抗也随血流量而变化。用心阻抗血流图（impedance cardiography，ICG）仪可实时、连续监测血流动力学参数和对心功能进行评价，具有无创、操作简便、患者可接受等特点，适用范围广。

一、适应证

1. 急、危重症患者的血流动力学状态监测评价。
2. 围手术期高危外科患者的血流动力学监护。
3. 患者心脏功能评价和动态监护，指导治疗。

二、禁忌证

心阻抗血流图血流动力学监测系无创监测，无绝对禁忌证。相对禁忌证为过度肥胖和颈短的患者、新生儿、婴幼儿。

三、操作方法及程序

1. 将心阻抗血流图仪主机放置好，接通电源，开主机。

2. 患者取仰卧位，用 75%乙醇将患者双侧颈部及胸部贴电极片部位皮肤擦拭干净，并保证干燥。

3. 将电极片分别贴在患者的双侧颈部齐耳垂水平对称和双侧胸部腋中线平剑突处，按仪器说明分别将与心阻抗血流图仪连接的导线与相对应的电极连接，按下软键“开始监护”。

4. 输入患者信息（性别、身高、体重、年龄、血压、中心静脉压、肺动脉嵌顿压等），再次按下软键“开始监护”，显示监测屏幕，开始持续监测。

5. 通过心阻抗血流图测得胸液成分（TFC）、心室加速指数（ACI）、射血前期（PEP）、左心室射血时间（LVET）、心率（HR）、血压（BP），计算可得心排量（CO）、搏出量（SV）、心排指数（CI）、体血管阻力（SVR）、左心室做功量（LCW）等血流动力学参数，综合评估患者的血流动力学状况和功能，观察患者状况趋势图，观察存储，回顾收集的数据和波形，打印注有相应的时间和日期的血流动力学参数报告。

6. 监测完毕，按下“停止监护”键结束监测。

四、注意事项

1. 利用胸腔阻抗法测定的心阻抗血流图的适用范围为监测胸腔基础阻抗 $Z_0>15\Omega$的患者，即胸腔液体指数 TFI<2 的患者。当广泛的肺水肿、胸腔积液、血胸、胸壁水肿等晶体液浸渗情况严重，使 TFI>2 时，与心排量相关的 SV、CO、CI 等参数的监测值只可用于动态观察，其绝对值缺乏可靠性。

2. 二尖瓣关闭不全、扩张性心肌病等患者以及房颤、房早、室早、传导阻滞、心动过速、心动过缓、心律不齐等心律失常患者亦不适用心阻抗血流图监测 PCWP(肺毛细血管楔压)和 TPR(总外周阻力)。

3. 活动、焦虑不安、颤抖以及连续激烈的咳嗽和大幅摆动等会影响监测参数的准确性和稳定性，故被监测者需保持平静。

4. 其他影响因素，如肥胖、放置胸腔引流管、机械通气、发热或低体温、血流动力学不稳定等因素均会导致监测结果的准确性下降。

第九节　经食管超声心动图

经食管超声心动图(TEE)可在患者床旁进行，直接得到有关心脏解剖、心功能及血流动力学方面的信息，可为重症患者心脏及大血管相关疾病的诊断、治疗方法的选择、术中监测和预后的评价提供依据。若需出具诊断报告，TEE 需由医学影像科超声专业医师完成。若仅进行临床监测，也可由经过 TEE 专门培训的临床医师完成。

一、适应证

1. 心脏及大血管梗阻引起的休克。
2. 急性瓣膜功能障碍。
3. 感染性心内膜炎。
4. 心源性栓塞的病因诊断。
5. 围术期心功能监测。
6. 胸痛的鉴别诊断，如夹层动脉瘤和心肌梗死后并发症的鉴别。
7. 胸部外伤时心脏和大血管的并发症，如心脏破裂、主动脉离断等。
8. 经胸超声检查显像困难或显示有关结构不够满意，难以明确诊断的各种心脏大血管疾病。

二、禁忌证

1. 活动性上消化道出血、食管狭窄、食管占位性病变、食管撕裂和穿孔、食管憩室、先天性食管畸形、食管静脉曲张、近期食管手术后。
2. 咽部脓肿、咽部占位性病变。
3. 严重的颈椎病变。

三、操作方法

1. 检查并清除患者口腔内和食管内活动性异物。

2. 采用左侧卧位，特殊情况下可用坐位或仰卧位。

3. 用2%利多卡因或1%丁卡因喷雾行咽部表面麻醉，若患者烦躁不能配合检查可给予适量镇静剂。

4. 受检者头部后仰，尽量使口咽和食管成直线，放置牙垫，在经过消毒的探头前端换能器面涂上超声耦合剂。

5. 右手持探头管体，左手中指、示指包裹无菌纱布压迫舌根，将探头送至咽部让患者做吞咽动作，在患者吞咽时迅速、轻柔地将探头送入食管。术中监测时，可在全麻气管插管后喉镜直视下置入超声探头。

6. 探头的操控方法为整体进退探头调整探头深度；整体旋转探头调整声束指向；旋转手轮调整探头前端的前曲、后伸、左曲、右曲；用按键旋转声平面。

7. 对食管上段、中段和胃底各主要切面进行系统观察和详细记录。

四、注意事项

1. 检查中应严密观察患者，监测心率、血压、血氧饱和度。

2. 插送探头时动作应轻柔，如阻力较大，可适当调整探头顶端角度、方向、位置后小心进退，必要时撤出探头重新操作。

3. 退出探头时遇到阻力，多因探头顶端过于弯曲，可将探头轻柔送入胃内，待探头调整成直线后方可重新退出，切忌施暴力。

4. 使用镇静药物时应严密观察呼吸和氧饱和度，防止缺氧，饱胃患者镇静过深后插入食管超声探头，有反流误吸的危险。

5. 检查者应尽量减少移动探头的幅度，缩短操作时间，及时用吸引器清除口腔分泌物。

6. 对血液传播性疾病的患者必须用保护套隔离超声探头，防止血液传播性疾病经超声探头传播。

7. 除了大型的超声仪可做 TEE 外，市场上也有专门的连续 TEE 心输出量监测仪供临床选择使用，多通过检测降主动脉的直径和血流速度，推算出心输出量等参数，用于比较治疗前后的相对变化具有一定的临床价值。

第十节　氧代谢的监测

氧代谢监测用于评价全身性氧合或局部氧合。

一、适应证

任何原因导致的组织灌注改变或有潜在危险的患者，主要包括：休克、多器官功能衰竭、大量失血或体液改变、严重缺血性心脏病、严重低氧血症、低心排综合征、心脏手术后等。

二、禁忌证

无特殊的禁忌证。

三、操作方法

1. 按前述方法置入 Swan–Ganz 导管，测得心排血量(CO)。

2. 抽动脉血，进行血气分析。获得动脉血氧饱和度(SaO_2)、动脉血氧分压(PaO_2)、动脉血乳酸值。通过测量进入 ICU 时及一定时间(如 12h)后的血乳酸含量，计算乳酸清除率。

$$乳酸清除率=\frac{进入ICU时血乳酸值-12h后血乳酸值}{进入ICU时血乳酸值}\times 100\%$$

3. 通过 Swan–Ganz 导管的肺动脉开口，抽取混和静脉血标本，进行血气分析获得 SvO_2。

4. 经上腔静脉导管抽取静脉血标本，进行血气分析。获得 SvO_2 或置入可测量血氧饱和度的中心静脉导管，获得 SvO_2。

5. 抽静脉血经血常规分析仪，测血红蛋白(Hb)。

6. 根据下列公式计算，获得相应指标。

$$\begin{aligned}供氧量(DO_2)&=CO\times CaO_2\times 10\\&=CO\times[1.34\times Hb\times SaO_2+0.0031\times PaO_2]\times 10\end{aligned}$$

$$\begin{aligned}耗氧量(VO_2)&=CO\times(CaO_2-CvO_2)\times 10\\&=CO\times[(SaO_2-SvO_2)\times 1.34\times Hb+0.0031\times(PaO_2-PvO_2)\times 10\end{aligned}$$

$$耗氧比(O_2ER)=VO_2/DO_2$$

7. 血乳酸正常值$<$0.5mmol/L。

四、注意事项

1. 氧消耗与氧输送的监测均要求患者安静状态下进行，测量期间避免可能导致代谢变化的操作，而且尽可能缩短测量时间。

2. 心内分流、动静脉分流等情况可影响监测指标的实际意义。

3. 结果判定时应注意不同指标的具体意义和局限性，结合患者情况进行综合判断。

4. 若从局部动脉和静脉获得血标本和血流量，可计算出局部器官的氧供和氧耗。

第十一章　呼吸系统监测

第一节　气道压力

气道压力监测常用的指标包括气道峰压(Ppeak)、平均气道压(Pmean)、平台压(Pplat)等。

一、操作方法

将压力换能器与呼吸道连接，在呼吸机或麻醉机面板或其他呼吸监护设备上显示各种压力数值及波形。在压力控制模式下常用监测指标为最高气道压(P_{high})，平均气道压(P_{mean})以及呼气末正压(PEEP)。在定容控制通气时，可获得气道峰压(P_{peak})、平均气道压(P_{mean})、平台压(P_{plat})、呼气末正压(PEEP)。

二、注意事项

1. 监测需在患者自主呼吸完全抑制或较微弱、相对平稳状态下进行。平台压的准确测量需采用吸气末阻断法进行。

2. 不同的监护设备所提供的压力监测点有所不同，各种压力采用的缩略符也有所不同，应参考仪器使用说明分析数据。

3. 因受人工气道、机械通气管路和呼吸机活瓣的影响，测量的数值与真实的肺力学情况可能存在一定的差异。而且，需要定期校定压力检查是否准确。

4. 机械通气时应设定安全的压力报警上限以保证通气安全，一般情况下气道峰压不应超过 40cmH_2O，气道平台压应控制在 30～35cmH_2O 以内。

5. 在正压通气条件下，很多生理指标将发生改变，如中心静脉压、肺动脉嵌顿压等，应结合临床分析上述参数的实际意义。

第二节　气道阻力

气道阻力是气体通过气道进入肺泡所消耗的压力。

一、操作方法

在机械通气情况下，常采用吸气末阻断法：定容控制通气下，给予恒流速(方波)送气，在吸气末阻断气流，使气道压维持在平台压。在吸气末阻断后，峰压迅速下降，3～5s 后达到平台压。同时监测流速(F)的变化，根据公式，气道阻力(Raw)＝(Ppeak－Pplat)/F，单位是 cmH_2O/s，即可计算出气道阻力。目前大部分呼吸机可在定容控制通气时，通过持续按压“吸气末屏气(inspiration hold)键”，激活吸气末屏气，呼吸机可自动计算阻力值，并在屏幕上显示。

二、注意事项

1. 由于人工气道、呼吸机活瓣等因素的干扰，实测的气道阻力要高于真正的阻力数值。

2. 吸气末阻断法要求除流速恒定和呼吸肌放松外，还必须有一定的平衡时间（3～5s），对自主呼吸较强和非恒流的情况不适用。

3. 气道阻力只是反映呼吸过程中的黏滞阻力，而呼吸过程中还有其他的阻力，如肺和胸廓运动所产生的弹性阻力和惯性阻力。

4. 气道阻力过高可能由于疾病本身所致，也有可能是人为或机械因素所致，应加以区分人工气道、管路所产生的阻力。

5. 气道阻力具有流速与容积依赖性，测量时应保证送气流速和肺容积在测定前后基本一致。

第三节 顺 应 性

顺应性为单位压力的容量变化。分静态顺应性与动态顺应性。

一、操作方法

呼吸系统总静态顺应性（Cst）= V_T/（Pplat－PEEPtot）。PEEPtot 为总体的呼气末正压。

简易的公式为：（Cst）= V_T/（P_{plat}－PEEP）。此公式受到内源性 PEEP（PEEPi）的影响。

呼吸系统总动态顺应性（Cdyn）= V_T/（P_{peak}－PEEP－PEEPi）。

二、注意事项

1. 应用吸气末阻断法测量肺顺应性时，除需要流速恒定和呼吸肌松弛外，还必须有一定的平衡时间（3～5s），对自主呼吸较强和非恒流的情况不适用。

2. 所测得的顺应性值为平均值，不能反映呼吸系统在整个通气过程中的变化。

3. 顺应性监测时应注意 PEEPi 对其数值的影响，PEEPi 过高时可导致顺应性值的异常降低，导致临床判断失误。

第四节 内源性呼气末正压

呼气气流受限造成了呼气末肺泡内压高于大气压，产生内源性呼气末正压（PEEPi）。PEEPi 也称为自主 PEEI（autoPEEP），临床分为静态与动态 PEEPi。

一、适应证

机械通气应常规检测 PEEPi，尤其是存在气道阻塞性疾病（如 COPD、支气管哮喘）、呼气时间短、高分钟通气量、气道压过高、人－机不同步、不可用循环因素解释的血流动力学不稳定等情况时。

二、禁忌证

没有绝对禁忌证，当存在气胸或纵隔气肿、心功能不全尤其是严重右心功能不全时需慎重。

三、操作方法

1. 对于无自主呼吸的患者，通常采用呼气末阻断法(end-expiratory occlusion)测定，此时所测 PEEPi 为静态 PEEPi，为所有肺泡的平均 PEEPi。

(1) 在机械通气条件下，将患者适当镇静、处于肌松状态。

(2) 将外源性 PEEP 调节为 0(也有学者主张将呼吸机与患者断开)，患者呼气后再与呼吸机接上。

(3) 按“呼气末暂停”键，监测开始，显示的数值即为静态 PEEPi。

2. 对于有自主呼吸的患者，可采用食管囊压技术测定，此时所测 PEEPi 为动态 PEEPi，为最小的 PEEPi。其操作过程为：

(1) 食管内放置食管气囊导管，连接压力传感器，连续显示胸腔内压力。

(2) 从吸气开始至吸气流速产生之前的食管压下降即为动态 PEEPi。

四、注意事项

1. 测定静态 PEEPi 时应保证患者完全镇静，甚至肌松，否则数值不准。

2. 测量前需将 PEEP 调至 0cmH_2O。

3. 为准确起见，可重复监测 2～3 次后取平均值。

第五节　气道闭合压

气道闭合压($P_{0.1}$)是吸气开始后关闭气道 0.1s 所测得的压力。此指标反映呼吸中枢驱动强度。在自主呼吸期间，$P_{0.1}$ 异常升高可以提示中枢驱动增加，但神经-肌肉功能不良时，$P_{0.1}$ 可能低估中枢驱动的增加。

一、适应证

1. $P_{0.1}$ 可作为反映中枢驱动力的指标。

2. 自主呼吸模式下，可以更好地了解自主呼吸能力并调节适宜支持水平。

3. 在脱机过程中根据动态监测 $P_{0.1}$ 的变化调节支持水平。

4. 作为预测成功脱机的指标之一。

5. 在辅助通气条件下，测定 $P_{0.1}$ 可以了解呼吸机支持的程度，以防支持不足或支持过度。

二、禁忌证

无禁忌证。

三、操作方法

1. 在测定前需稳定呼吸，为消除体位的影响(平卧位，半坐位)，每次测定应取相同的体位，以便动态观察比较。

2. $P_{0.1}$ 临床有两种测定方法。

(1) 单呼吸测定法：通过呼吸机备有的测量程序(手工操作)，单次进行呼吸末气道闭合压的测定。每次取值至少 3 次，算出平均值。

(2) 连续测定法：当呼吸机为压力触发并且没有 flow－by 时，呼吸机自动连续分析最小的气道闭合压，可连续显示 $P_{0.1}$ 数值。

四、注意事项

1. 测定 $P_{0.1}$ 时，患者需有相对稳定的自主呼吸。

2. 不同体位可影响 $P_{0.1}$ 的测定结果。

3. $P_{0.1}$ 的测定不应在流速触发或有 flow－by 的情况下测定，此时明显干扰测定值。

第六节　呼吸力学曲线与呼吸环

将压力、容积和流速三个指标中的两种指标相结合，可得到每个呼吸周期的呼吸环，常用的呼吸环为压力－容积环、容积－流速环、压力－流速环。

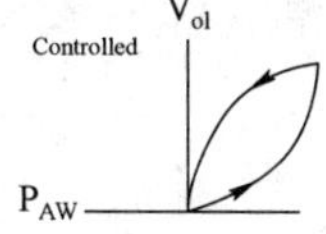

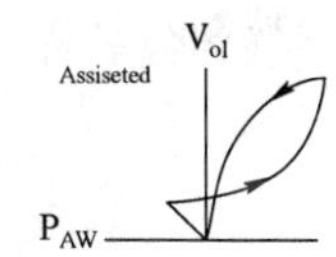

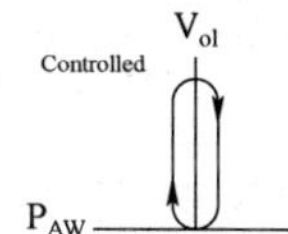

一、适应证

适用于机械通气患者，尤其适用于以下患者。

1. 呼吸衰竭诊断未明的患者。
2. 急性呼吸窘迫综合征患者。
3. 慢性阻塞性肺疾病患者。
4. 急性心源性肺水肿患者。
5. 呼吸机依赖患者。
6. 困难脱机的患者。
7. 心肺手术或移植的患者。
8. 有肺损伤的高危患者。
9. 有严重心肺疾患的患者。
10. 老年患者。

二、流速、压力、容积波形的监测

(一) 流速–时间波形

1. 自主呼吸时为正弦波；控制通气时可有方波、减速波或加速波。

2. 呼气气流波形反映呼吸系统的机械特性、通气机管路和患者气管阻力的变化。

3. 当存在呼气气流限制，呼气气流不能到达基线时，提示肺过度膨胀和PEEPi的存在。

4. 波形的异常可提示通气管路有阻抗或阻塞。

(1) 呼气时间延长，吸气气流–时间波形正常，提示呼气阻力增加。

(2) 吸气气流减小，吸气时间延长，呼气气流波形正常，提示吸气阻力增加。

(二) 压力–时间波形

选择呼吸机的波形监测为压力–时间波形或应用床边呼吸功能监测仪器监测。

(三) 容积–时间波形

选择呼吸机的波形监测为容积–时间波形或应用床边呼吸功能监测仪器监测。

三、呼吸环的监测

(一) 流速–容积环(F–V环)

1. 选择监测F–V环，其吸气部分反映呼吸机的设定，呼气部分由患者呼吸系统弹性回缩力、气道和气管导管的阻力等因素决定。

2. 当存在呼出气流限制，呼气潮气量曲线显示特征性的形状(凸向容量轴)，并在下一次机械吸气开始吸气时气流突然终止，提示存在PEEPi及动态肺过度膨胀。

3. 连续最大F–V环可用于评价对治疗(如支气管扩张药)的反应。

4. F–V环外形突然变化说明急性临床状况恶化(如急性支气管痉挛、大气道黏液栓、气管导管扭结增加上气道阻力)。

5. 存有大量分泌物患者F–V环呼气部分呈特征性锯齿样外形，经过吸痰后可以恢复正常。

6. 最大F–V环可用于判断肺功能。在阻塞性、限制性疾病及上气道阻塞发生时会出现特征性F–V外形异常。

7. 最大F–V环测定需要患者合作重复用力呼吸。

(二) 静态压力–容积环(P–V环)

P–V环能描记整个呼吸系统静态机械特征，用于测定肺功能。曲线两个特殊点作为机械通气的目标。LIP：代表吸气顺应性改善的点及萎陷肺泡复张点。UIP：代表肺过度膨胀点。目前床旁描记P–V环业已作为监测、诊断和呼吸机治疗研究的重要手段。

描记P–V曲线的方法有吸气末阻断法、低流速方法(<10L/min)、超大注射器方法。临床常用低流速法和吸气末阻断法描记P–V曲线。

1. 低流速法操作步骤

(1) 在充分镇静的基础上，应用肌松药，以完全抑制患者的自主呼吸。确认血流动力学稳定和自主呼吸消失后继续以下操作。

(2) 机械通气模式设为压力控制通气(PCV)，FiO_2=100%，PEEP=0cmH_2O，调节压力控制水平和吸呼比(I/E)，使潮气量和通气频率(RR)与初始设置近似。若在此过程中脉搏血氧饱和度(SpO_2)下降至88%以下，应停止P–V曲线测量。

(3) 调节PCV至35cmH_2O，测量此时的V_T，再调回初始位置。

(4) 将模式改为容积控制通气(VCV)，调节V_T与PCV时的V_T相等，RR=6～8次/min，PEEP=0cmH_2O，I/E=4:1，FiO_2=100%，流速波形为方波，测定此时的P–V曲线。

(5) 将模式和参数转回到初始 PCV 的设置。

(6) 部分呼吸机设有低流速法测定 P－V 曲线的快捷方式：从＜5L/min 流速描记 P－V 曲线，临床操作方便，准确。

2. 吸气末阻断法操作步骤

(1) 镇静。患者充分镇静的前提下，给予肌松药。

(2) 将通气方式设为容积控制通气。

(3) 待患者自主呼吸完全消失及各项生理学指标稳定后，记录基础通气参数，测定 PEEPi，共 3 次。

(4) 预设潮气量的确定：最低 50ml，最大不超过 800ml，或不能使相应的平台压超过 35cmH_2O。以 50～100ml 为间隔，设置 12～15 个测量点。以随机的方式安排测量点的顺序。

(5) 将 PEEP 调为 0cmH_2O，按随机提供的潮气量大小设置不同的潮气量，在各潮气量通气 3～5 次后，通过持续按压 inspiration hold 键 3s 以上，测定相应的平台压。

(6) 每完成一次测量后需返回基础通气状态 10～15 次通气后，再输入下一个潮气量并测定相应的平台压，直到完成所有的测量。

(7) 待肌松药效基本消除后，停用镇静药。

(8) 按测定的平台压和相应的潮气量描记 P－V 环。

3. 临床意义

(1) 在正常呼吸范围，弹性回缩力产生的压力(Pel)与肺容量呈线性关系。弹性回缩力的倒数是顺应性，即 P－V 曲线的斜率。呼吸系统弹性(指肺与胸壁)回缩力平均 10cmH_2O/L 相当呼吸系统顺应性 0.1L/cmH_2O。

(2) 呼吸系统在容量的两个极端曲线变平反映了肺顺应性下降，正常呼吸系统完全膨胀压力大约 35cmH_2O。

(3) 呼吸环的任何改变都可能包括机械性和病理、生理改变两方面原因。这两方面原因可能分别或同时存在，应注意鉴别并采取合适的处理方法。

(4) 不同的通气模式(压力控制模式、容量控制模式和自主呼吸模式)下对于呼吸环的解释是不同的。

第七节　呼吸功监测

危重患者呼吸支持既要防止支持过度，导致呼吸肌废用性萎缩(医源性呼吸机依赖)，又应防止支持不足，导致呼吸肌疲劳，呼吸氧耗增加。呼吸功实际上是对呼吸肌后负荷的一种评估。

吸气时影响肺膨胀的主要因素为胸肺弹性阻力(胸肺顺应性)和非弹性阻力(气道阻力和组织韧性)。呼吸肌收缩产生的力，用于克服上述两种阻力，使肺泡容量增加。呼吸功(WOB)即为变化的压力(P)和变化的容量(dv)的积分。即 $WOB=\int Pdv$。压力容量环反映呼吸做功，其面积可以计算呼吸功。

一、临床价值

1. 帮助选择最佳通气方式和呼吸参数，指导呼吸支持治疗。

(1) 用 PSV 给患者部分呼吸支持时，可以通过测定 WOB 了解患者的最佳压力支持水平，使患者承担正常的生理呼吸功，促进呼吸肌的自身调节。若 PSV 压力过小，呼吸支持不充分将加重呼吸肌负荷，过大则不利于呼吸肌的锻炼和恢复。

(2) 慢性呼吸衰竭患者，若呼吸肌已经出现疲劳时，应提高呼吸支持压力，使得 WOB 全部由呼吸机完成，让呼吸肌完全处于休息状态，避免肌肉缺血，以利于其日后恢复。但若 PSV 的压力过大，或全部呼吸支持的时间过长，可引起呼吸肌萎缩，反而使机械通气的时间延长，造成撤机困难。

2. 判断呼吸功增加的原因，有利于判断是由于弹性功和阻力功增加，还是由于呼吸机的附加功增加。

3. 监测患者呼吸功能恢复程度，指导呼吸机撤离。

4. 了解各种通气模式和呼吸设备对呼吸功的影响：呼吸功的监测可以准确反映呼吸机的设备和通气模式对患者呼吸肌负荷的影响。

二、操作方法

1. 监测参数

(1) 生理功：生理功(WOBp)包括患者自主呼吸时克服弹性阻力所做的弹性功和克服气道阻力所做的阻力功。正常约 0.5J/L(0.3～0.6J/L)。当肺容积过高时，胸廓产生向内的弹性回缩力，扩张胸廓就需克服其弹性回缩力做功。当气道阻力增高、气流速度过快时，气道阻力功增高。当气道阻力、组织阻力明显增加及深呼吸时，呼气过程需呼吸肌参与而做功，有时甚至超过吸气功。

(2) 附加功：附加功(WOBi)是患者自主呼吸时，为克服呼吸设备(气管内导管、呼吸机回路、按需气流等)的阻力负荷所做的阻力功。这是强加于生理功上的额外负荷。在某些情况下，附加功可以等于，甚至大于生理功。

2. 监测方法

(1) 将食管气囊导管插入食管测胸腔内压，阻塞法确认位置。

(2) 流量传感器连接于气管插管和呼吸机 Y 管之间，测定气体流率和气道压力。若气管插管已拔除，则用鼻夹夹住双鼻，口器置于口唇和牙龈之间形成闭合回路，流量感受器接于口器。

(3) 根据气管插管长度，将内径 1.5mm 硅胶管插入气管插管远端，硅胶管与食管压力延长管相连，测定气管插管远端的压力(P_{ETT})。

(4) 通过胸腔内压变化与容积改变的积分获得患者所做的总呼吸功(WOBt)(J/L)，将 WOBt(J/L)乘以分钟通气量，则得到 WOB(J/min)。

(5) 将 P_{ETT} 的改变和容积改变积分可获得器械导致的附加功(WOBi)。

(6) 患者自主呼吸时(CPAP 和 T 管条件下)，WOBt 减去器械导致的 WOBi，剩余部分为克服自身气道阻力和弹性阻力所做的功，即生理呼吸功(WOBp)。

三、注意事项

1. 呼吸功常用于指导脱机

正常值为 0.3～0.6J/L，一般认为：①呼吸功＜0.75J/L，脱机多能成功。②呼吸功＞

0.75J/L，可导致呼吸肌疲劳，呼吸功 0.85～1.15J/L 是典型的运动负荷增加，而呼吸功>1.25J/L 提示严重呼吸肌疲劳的高负荷状态。因此，积极降低或调整呼吸功是十分必要的。

2. 导致呼吸功增加的因素

①气道阻力增高；②肺、胸廓顺应性降低；③内源性 PEEP；④呼吸机回路的阻力过高；⑤气管导管内径过小、打折、弯曲度大等。

第八节 呼气末 CO_2 监测技术

一、适应证

呼气末 CO_2(ETCO_2) 的监测可间接反映动脉血 CO_2 分压(Pa CO_2) 的水平。

二、操作方法

一般分为主流式与旁流式。

1. 首先将 CO_2 传感器定标。

2. 将 CO_2 测量设置为“开”。

3. 将 CO_2 测量窗传感器接头连接在接近人工气道侧的呼吸机管路上(主流式)。或在接近人工气道侧呼吸机管路上连接带有侧孔的细管通过负压吸出气道内的气体到 CO_2 传感器进行测定(旁流式)。

4. 观察呼气末 CO_2 波形的变化以观察其数值的准确性。

三、注意事项

1. 更换呼吸机或长时间不用呼气末 CO_2 监测功能时，在使用前要重新定标(打开 CO_2 定标功能键，取下 CO_2 传感器放置在呼吸机侧方的定标架上，点击开始，定标成功后取下 CO_2 传感器重新连接。也可以在空气中定标。

2. 肺通气/血流影响数值的准确性，故在开始检测时同时取动脉血做血气分析以了解与 Pa CO_2 的关系。呼吸机正压通气时 ET CO_2 一般比 Pa CO_2 低 4～6mmHg。

3. 影响 ET CO_2 的因素：

(1) 气管插管囊周围漏气时数值偏低。

(2) 发热、代谢率加快等 CO_2 产生增加时 ETCO_2 偏高。

(3) 低体温、低灌注、失血、肺栓塞时 ET CO_2 偏低。

第九节 脉搏血氧饱和度监测

监测脉搏血氧饱和度(SpO_2) 可实时连续评价血氧饱和度状态，了解机体氧合功能，尽早发现低氧血症，以提高危重患者的安全性。正常 SpO_2 为 96%～98%。SpO_2 的变化受循环与氧合的双重影响。

一、适应证

1. 具有氧合功能障碍的患者。

2. 具有潜在氧合功能障碍的重症患者。

3. 在麻醉和诊疗(如支气管镜检查、吸痰等)过程中需连续监测血氧变化者。

二、操作方法

1. 检测部位：通常安置于手指或脚趾的甲床。也可用特殊传感器放置在皮肤、耳垂等处。

2. 一般应用指套或指夹方法，将传感器的光源对准甲床。

3. 识别脉搏波形：正常信号、低灌注波形、噪声与运动伪像。

4. 正常脉搏信号是有一尖的波形，其下降支有一明显的切迹；此时记录数值能反映动脉血氧合变化，即 $SpO_2$90%，相当 $PaO_2$60mmHg；$SpO_2$95%，相当 $PaO_2$70mmHg。

三、注意事项

1. 下列因素可能影响 SpO_2 判读的准确性。

(1) 运动伪像。

(2) 存在异常血红蛋白(主要是碳氧血红蛋白和高铁血红蛋白)。

(3) 血管内的有色物质(如甲基蓝、荧光素等)。

(4) 测量电极暴露于外来光及手术电灼之中可干扰测定。

(5) 组织低灌注及低温状态。

(6) 皮肤色素沉着。

(7) 指甲有指甲膏或别的覆盖物。

(8) 血氧饱和度低于 90%时，SpO_2 准确度下降。

(9) 受氧解离曲线的影响，在高血氧饱和度水平时，SpO_2 对血氧分压的变化相对不敏感。

2. 若 SpO_2 探头重复使用，探头应该在每次使用后根据厂商建议进行清洁、消毒。

第十节　血 气 分 析

血气分析用于判断机体是否存在酸碱平衡失调，是否存在缺氧和缺氧的程度。

一、适应证

1. 凡可疑呼吸道、心肺、胸膜、呼吸肌或中枢病变导致肺通气、换气障碍的患者。

2. 可疑电解质、酸碱代谢失衡患者。

(1) 摄入过多酸(NH_4CL、水杨酸盐)或碱($NaHCO_3$、乳酸钠、枸橼酸钠)。

(2) 酸碱产生或失去过多：产生酸过多即出现酸中毒；失去酸过多出现碱中毒。

(3) 排出 HCO_3^-过多：肾小管性酸中毒、高钾、碳酸酐酶抑制药、腹泻。

(4) 排出酸减少：肾衰竭。

(5) 血清钾异常。

二、操作方法

1. 告知患者放松。

2. 戴帽子、口罩，操作前洗手，必要时戴手套。

3. 触摸动脉搏动，选取穿刺点。可选择股动脉、桡动脉、足背动脉、肱动脉等动脉搏动明显部位。

4. 以选择的动脉穿刺点为中心直径 3cm 进行消毒，同时消毒穿刺时进行按压动脉搏动的手指(一般为示指及中指)或戴无菌手套操作。

5. 应用一次性血气针或肝素浸润的注射器。设置肝素抗凝注射器针栓位置，以 1～2ml 为宜。

6. 于指尖动脉波动最明显处，应用肝素抗凝注射器穿刺，垂直皮肤进针，见鲜红色动脉血顶入注射器即针尖进入动脉，待动脉血充满针栓即穿刺成功。

7. 采血后将针头刺入橡皮盖与空气隔离，把注射器放在两手手掌之间转动，混匀抗凝。

8. 穿刺成功后立即送检。

9. 送检时应标明吸入氧浓度(FiO_2)及其他相关信息(如体温、血红蛋白等)。

三、注意事项

1. 穿刺区皮肤如有破溃、感染、硬结、皮肤病等，不能进行穿刺取血。

2. 抗凝。可用一次性血气针，内含抗凝剂。如应用普通注射器，应使用肝素浸润注射器；禁止应用乙二胺四乙酸(EDTA)、柠檬酸盐、草酸盐或者氟化钠等抗凝剂，以免对血气机的检测电极性能造成不良影响。同时防止抗凝剂对标本产生稀释作用，高浓度肝素钠会导致结果中钠读数的升高。

3. 采血后针头刺入橡皮盖与空气隔离，再把注射器放在两手手掌之间转动 5～15s，使血液与抗凝剂充分混匀。凝血将影响血气检查结果。对血样进行分析前，务必使标本充分混合以使标本各部分内容一致，应轻轻倒置、摇晃标本至少 30s 以使标本充分混合。

4. 采取标本不能出现气泡，一旦出现气泡，取得的标本必须放弃。

5. 时间。抽血后立即测定，从采集标本到完成测定，期间最好不超过 30min。用于血气电解质、葡萄糖、乳酸盐分析的标本应于采集后尽快得到分析(如分析指标为血气、电解质、HCT 须在样本采集后 15min 内完成分析，如分析包括葡萄糖和乳酸盐，则必须在采集后 5min 内完成分析)如不能立即测定，应留置 4℃冰箱保存，以减慢新陈代谢的速度，保存时间不超过 2h。

6. 对使用呼吸机或需要补充氧气的患者，在呼吸机参数或 FiO_2 发生变动后至少 20min 才能再次采集样本。

7. 室温、血样采集及分析时间间隔过长、白细胞或网状细胞增多、血样混合不充分、未经肝素化处理，以及血气分析仪分析包安装不正确均可影响结果的准确性。

8. 应用血气仪检测，应根据使用说明书要求进行操作。

9. 血气分析结果的判定参见表 11－1。

表 11-1　血气分析结果的判定

项目	正常值	异常结果评价	
pH	7.35～7.45	pH<7.35	酸中毒
		pH>7.45	碱中毒
$PaCO_2$	35～45mmHg	<35mmHg	肺泡过度换气和呼吸性碱中毒
		>45mmHg	换气不足和呼吸性酸中毒标准
标准 HCO_3^-	22～27mmol/L	代酸：预计 $PaCO_2=1.5\times[HCO_3^-]+8\pm2$，代偿极限 10mmHg	
		代碱：预计 $PaCO_2=0.7\times[HCO_3^-]+20\pm1.5$，代偿极限 55mmHg	
		急性呼酸：$[HCO_3^-]=PaCO_2\times0.1$，代偿极限 30mmol/L	
		慢性呼酸：$\Delta[HCO_3^-]=\Delta PaCO_2\times0.4\pm2.5$，代偿极限 45mmol/L	
		急性呼碱：$\Delta[HCO_3^-]=\Delta PaCO_2\times0.2$，代偿极限 18mmol/L	
		慢性呼碱：$\Delta[HCO_3^-]=\Delta PaCO_2\times0.5$，代偿极限 15mmol/L	
碱剩余（BEect）	（0±3）mmol/L	BEect<－3mmol/L	代谢性酸中毒
		BEect>＋3mmol/L	代谢性碱中毒
PaO_2	80～100mmHg	PaO_2 60～80mmHg	轻度低氧血症
SaO_2	96%～100%	SaO_2 91%～96%	
		PaO_2 40～60mmHg	中度低氧血症
		SaO_2 75%～91%	
		PaO_2<40mmHg	重度低氧血症
		SaO_2<75%	

第十二章　神经系统监测

第一节　颅内压监测

一、适应证

急性颅脑创伤、脑血管意外、颅内肿瘤及其他脑功能受损的疾病需要监测颅内压(ICP)，指导临床治疗者。

二、有创颅内压监测

1. 操作方法

根据传感器放置位置的不同，可将颅内压监测分为脑室内、脑实质内、硬膜下和硬膜外测压。其准确性和可行性依次为脑室内导管＞脑实质内光纤传感器＞硬膜下传感器＞硬膜外传感器。

(1) 脑室内压力监测：是目前测量颅内压的金标准。它能准确地测定颅内压与波形，便于调零与校准，可行脑脊液引流，便于取脑脊液化验与脑内注射药物，安装技术较简单。无菌条件下，选侧脑室前角穿刺，于发际后2cm(或眉弓上9cm)、中线旁2.5cm处颅骨钻孔，穿刺方向垂直于两外耳道连线，深度一般为4～7cm，置入内径1～1.5mm的塑胶导管，将导管置入侧脑室前角，导管的颅外端与传感器及监测仪相连接。将传感器固定，并保持在室间孔水平。如选用光导纤维传感器须预先调零，持续监测不会发生零点漂移。如选用液压传感器，则监测过程中应及时调整零点。适用于有脑室梗阻和需要引流脑脊液的患者。缺点包括易引起颅内感染、颅内出血、脑脊液漏、脑组织损伤等并发症，置管时间一般不超过1周；脑室受压、塌陷变小时置管困难；脑室消失时不能通过脑脊液间接测压；气泡、血液、组织可能堵塞导管；患者头位变动后需要调整零点。

(2) 脑实质测压：是目前国外使用较多的一种颅内压监测方法。操作方便，技术要求不高。在额区颅骨钻孔，将光纤探头插入脑实质(非优势半球额叶)内2～3cm即可。优点为测压准确，不易发生零点漂移；创伤小、操作简便；容易固定；颅内感染发生率低。缺点为创伤稍大；拔出后不能重新放回原处；价格较昂贵；当脑组织肿胀、脑脊液停止流动时，颅内压分布不均衡，脑实质测压反应的仅为监测区域压力而非真正的颅内压。

(3) 硬脑膜下(或蛛网膜下隙)压力监测(亦称脑表面液压监测)：开颅术中或颅骨钻孔，打开硬脑膜，将微型传感器置于蛛网膜表面或蛛网膜下隙，可对术中和术后患者进行颅内压监测。因为没有硬脑膜的张力和减幅作用，测量结果比硬膜外法更可靠。优点为颅内压测定准确，误差小。缺点包括传感器置入过程复杂、置入时间一般不超过1周、易引起颅内感染、脑脊液漏、脑组织损伤、颅内出血等并发症。

(4) 硬脑膜外压力监测：颅骨钻孔或开颅术中，将光纤传感器或电子传感器置于硬脑膜与颅骨之间，紧贴硬脑膜。硬脑膜外压力比脑室内压力高2～3mmHg。优点是能保持硬脑

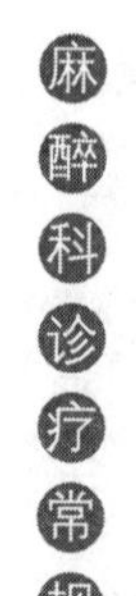

膜的完整性，减少颅内感染、出血等并发症；监测时间较长；不必担心导管堵塞；患者活动不影响测压，监测期间易于管理。缺点：由于硬脑膜的影响有时不够敏感，影响监测的准确性；光纤传感器价格昂贵。

2. 临床意义

(1) 颅内压分级：参见表 12-1。

表 12-1　颅内压分级

分级	颅内压
正常	5～15mmHg (0.67～2.00kPa)
轻度增高	15～20mmHg (2.00～2.67kPa)
中度增高	20～40mmHg，20mmHg 为需要降低颅内压的临界值
重度增高	>40mmHg (5.33kPa)

(2) 颅内压监测波形分析：监测颅内压的同时可记录到相应的波形，有 A、B、C 三种类型。根据波形的变化可以了解颅内压增高的程度和特性。

①A 波 (高原波)：为颅内压增高特有的病理波型，即颅内压突然升至 50～100mmHg，持续 5～20min，后骤然下降至原水平或更低。可间隔数分钟至数小时不等反复出现，也可间隔相同时间反复出现。提示颅腔的代偿功能濒于衰竭，脑血管舒缩的自动调节趋于消失，颅内血容量增加致 ICP 骤升。此种波型除见于脑水肿外，还可见于脑血管麻痹、颅内静脉回流障碍。反复的 A 型波发作提示脑干压迫和扭曲严重，脑血液循环障碍，部分脑组织出现“不再灌流”现象，脑功能发生不可逆的损害。

②B 波：为振荡波中较多见的一种，呈较恒定的节律性振荡，没有其他波夹杂其间，颅内压可高达 20～30mmHg，振幅>5mmHg，每分钟 0.5～2 次，颅内压上升呈较缓的坡度，而下降则较陡峭，顶端多呈明显尖峰，亦多发生于晚间与睡眠时。“斜坡”波 (ramp wave) 为 B 波的变异，可见于脑积水的患者。B 波的发生常与周期性的呼吸变化而改变的 $PaCO_2$ 有关。因此 B 波的发生也与脑血容量的增减有关。上升支开始时呼吸较慢，而后逐渐加快，下降支呼吸也较快，当呼吸节律快到足以使 $PaCO_2$ 下降时，则脑血管收缩，颅内压迅速下降。

③C 波：正常或接近正常压力波型，压力曲线较平坦，存在与呼吸、心跳相一致的小的起伏。呼吸运动时胸腔内压力影响上腔静脉回流，导致静脉压力变化，脑血容量发生变化，颅内压亦随之波动，波幅为 5～10mmHg。由于心脏的每一次搏出引起动脉扩张，因而颅内压亦随心跳波动，波幅为 2～4mmHg。

三、无创颅内压监测

1. 经颅多普勒 (transcranial Doppler，TCD)

TCD 并不能定量的反映颅内压的数值，但是连续监测可以动态反映颅内压增高的变化。大脑中动脉的血流速度和颅内压成反比关系。颅内压增高，脑血流量减少，大脑中动脉的血流速度减慢。脑血流速度的波动与颅内压的变化呈平行关系。颅内压增高时，TCD 频谱的收缩峰血流速度 (Vsys)、舒张末期血流速度 (Vdis) 和平均血流速度 (Vmean) 均降低，其中以 Vdis 降低最为明显，而搏动指数(pulsatility index，PI)和阻力指数(RI)明显升高，频谱形态也有一定变化。因此临床上可用 TCD 观察脑血流动力学变化，从而间接监测 ICP，可用于评价药物对 ICP 的治疗作用。

(1) 优点：技术操作方便、无创、快速、可重复，能床旁监测；能反映脑血流动态变化；可观察 ICP 增高时脑血管自动调节功能的变化，提示临床积极治疗的时机。

(2) 缺点：TCD 测量的是流速而非流量指标，当脑血管舒缩受多种因素($PaCO_2$、PaO_2、pH、血压、脑血管的自身调节)影响时，ICP 和脑血流速度的关系会发生变化，用 TCD 准确算出 ICP 有一定困难；TCD 表现血流速度增加时，须鉴别是脑血管痉挛还是脑功能损伤后脑过度灌注。

2. 视网膜静脉压

在正常情况下，由于视网膜静脉经视神经基底部回流到海绵窦，视网膜中央静脉压≥ICP。ICP 影响视网膜静脉压的部位为视神经基底鞘部。ICP 增高将导致视盘水肿和视网膜静脉搏动消失。视网膜静脉压测定为瞬间测定 ICP 提供了方便，可以容易地重复测定，使用范围较广，但不适合长期持续监测。

四、并发症

1. 感染

监测过程中应始终注意无菌操作，一般监测 3～4d 为宜，长时间监测会增加感染机会。轻者为伤口感染，重者可发生脑膜炎、脑室炎和脑脓肿等。

2. 颅内出血

虽然其发生率较低(0.2%～1.4%)，但却为 ICP 监测中的严重致命性并发症。其发生率与监测方法直接相关。与脑实质内监测装置相比，脑室内监测装置更易发生出血并发症。另外，颅内出血亦与凝血机制障碍或监测系统安置中的多次穿刺有关。

预防：在安置 ICP 监测系统前，应纠正存在的凝血功能异常。在安装技术方面，应避免反复穿刺，并应防止 CSF 引流过快或将 ICP 降至不合理的低水平。对于进行 CSF 引流的清醒患者，防止其随意变动 CSF 引流系统的状态极为重要。

3. 医源性颅内高压

由于颅内容量增加所致的医源性 ICP 增高是应用脑室穿刺和空心螺栓时潜在的并发症，通常发生在技术失误的情况下。因此在 ICP 监测中，应仔细标记监测系统的每一根管道，并严格按照操作规程处理。输液系统不能与 ICP 监测系统相连接，以防止其意外性开放而将液体输入颅内。

4. 脑实质损伤

主要由穿刺方向失误或监测装置放置过深引起，最常发生在脑室穿刺患者。脑室穿刺方向不当常可损伤尾核、内囊或丘脑前部的神经核群，而监测装置放入过深，常损伤下丘脑。

五、注意事项

1. 调零

ICP 监测系统的组成包括光导纤维及颅内压力换能系统或外部充液换能系统。颅内换能ICP监测系统常将换能器置于ICP导管内，因而无需调零；而外部充液换能系统，因换能器位于颅外，需要将液体充满导管，并需将换能器固定在正确的位置以便调零。外部传感器正确的调零位置应与颅内导管或螺栓的尖端相对应。硬膜外/下螺栓对应于颅外传感器；脑室内导管的外部传感器的体表标志应对应室间孔位置，建议以耳尖和外眦的假想连线中点为零参照点的位置。

2. 测定数据失真

(1) 基线漂移或结果失真：此类问题常发生在电子传感器或其相应的连接系统，如脑室穿刺套管针或硬膜外/下 Richmond 螺栓的连接管出现轻微渗漏。光纤导管ICP监测系统的基线漂移不应超过1mmHg/d，而且基线趋应向压力升高方向漂移，如果确信光纤导管的读数存在错误，应立即拔除并在无菌状态下更换另一新的导管。

(2) 信号消失：监测系统导管中液体阻尼增加可使ICP信号消失。阻尼增加的原因有：①导管系统中存有气泡；②脑室导管或空心螺栓出现阻塞或漏液；③光纤导管损坏等。

3. 引流过度

行控制性持续性闭式引流术时，压力控制在15～20mmHg很重要，不能将颅内压过度降低，否则会引起脑室塌陷。

4. 非颅内因素

应避免非颅内情况而引起的颅内压增高，如呼吸道不通畅、躁动、体位不正、高热等。

第二节　经颅多普勒脑血流监测(TCD)

一、适应证

1. 危重患者的脑血流动力学监测。

2. 对脑血管意外、脑外伤等危重患者进行长时间监护，以发现脑血管痉挛、脑血流减少、颅内高压和颅内循环停止。

3. 脑死亡。TCD是诊断脑循环停止的一个高度特异性的无创性辅助检查。脑循环停止的TCD特征性表现为颅内动脉、颈内动脉颅外段、椎动脉颅外段、眼动脉、颈总动脉呈振荡血流或无血流信号。

4. 评价外科手术、药物治疗或颈交感神经阻滞的治疗效果。

5. 颈内动脉内膜剥脱术、脑血管内介入治疗期间脑血流和栓子监测。

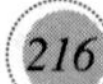

二、操作方法及程序

1. 超声窗的选择

超声波的衰减和散射与颅骨的厚度有关，选择颅骨骨质较薄的部位能通过超声束并准确探及血管的部位称为“超声窗”。

(1) 颞窗：位于颧弓上方，从眼眶外侧至耳之间的区域内，根据监测的位置不同，分为前窗、中窗和后窗。颞窗是最常用的监测窗口，可以观察大脑前动脉、前交通动脉、大脑中动脉、颈内动脉终末段、后交通动脉、大脑后动脉和基底动脉分叉处。

(2) 眼窗：探头经眼眶途径，可以观察颈内动脉虹吸段和眼动脉。

(3) 枕窗：检测时，头应尽量前倾，加大头颅与环椎之间的空隙。探头放在枕骨粗隆下方 1～1.5cm 处，超声束指向眉弓。可以观察椎动脉颅内段，小脑下后动脉和基底动脉。

2. 颅内动脉的识别

(1) 大脑中动脉（MCA）

①经颞窗前、中、后三个窗口均能监测，取样深度为 4.0～5.5cm，确定了大脑中动脉的走行，就可以从浅至深 3.5～5.5cm，间距取样来追踪脑底动脉网。一般在 6.0cm 以上大脑中动脉信号消失。

②透射角为探头向上、向后方向。

③血流朝向探头，是正向多普勒频移信号。

④压迫颈总动脉时信号明显减弱或消失，放开后迅速恢复。

(2) 大脑前动脉（ACA）

①经颞窗监测，一般以中、后窗为主，取样深度为 5.5～7.5cm。如监测其近端信号，取样深度宜采用 5.5～6.0cm。

②血流方向背向探头，所以信号是负向多普勒频移。

③压迫颈总动脉时负向多普勒频移信号明显减弱或消失，同时可出现正向多普勒频移信号，这是大脑前动脉判别的主要依据之一。

(3) 大脑后动脉（PCA）

①经颞窗监测，取样深度为 6.0～6.5cm，向上跟踪信号不会超过 7.0cm。最佳投射角为探头向后、向下倾斜。

②大脑后动脉前交通段的血流方向是朝向探头，所得信号是正向多普勒频移。而后交通段的血流方向是背向探头，所得信号是负向多普勒频移。继续增加取样深度，可追踪到基底动脉分叉处，出现双向血流。

③压迫颈总动脉时大脑后动脉多普勒频移信号无明显影响。

(4) 颈内动脉颅内段

①经颞窗监测，取样深度为 5.5～6.5cm。

②当在颈内动脉终末端，大脑中动脉及大脑前动脉的分叉处时可见到正向和负向同时并存的多普勒频移信号。如在分叉之上的颈内动脉，则为正向多普勒频移信号。

③压迫颈总动脉时，正向多普勒频移信号明显减弱或消失，放开后恢复。

3. 常用脑血流动力学参数

为了对多普勒频谱图像进行定量分析，以减少对疾病判断的误差。目前多数仪器能对多普勒频谱图像进行计算机分析，并显示各参数的计算结果。

(1) 收缩期峰血流速度（Vsys）：指收缩期内的最高血流速度，也反映整个心动周期的最高血流速度。

(2) 平均流速（Vmean）：指一个心动周期的多普勒频谱图像中，最高血流速度及最低血流速度之间的平均值。

(3) 舒张末期血流速度（Vdis）：指心动周期末期的最高血流速度，在一定程度上反映了脑血管的弹性阻力。

(4) 阻力指数（RI）：反映脑血管的舒缩功能、阻力状况。

(5) 搏动指数（PI）：反映脑血管弹性。

(6) 栓子数量：将探头用特殊头带固定在颞窗，持续监测手术侧的 MCA 或颈内动脉颅内段的血流，可计数栓子的数量和血流速度的变化。

三、注意事项

1. 对操作人员的技术要求很高，必须具备相当水平者方可胜任。
2. TCD 测定的是脑动脉的血流速度，而不是脑血流量。
3. 不同仪器分析的参数可能会有差异。
4. 由于不同心动周期所持续的时间不等，所测得的频谱图像持续时间也会不等。
5. 监测结果必须结合临床症状进行分析，才能获得准确的结论。

第三节　无创脑血氧饱和度监测

无创脑血氧饱和度监测可连续监测局部脑组织的氧饱和度($rScO_2$)。目前应用较多的是经颅红外线频谱法(NIRS)，它的基本原理是利用血红蛋白对可见近红外光有特殊吸收光谱的特性，进行血氧定量和血流动力学监测，无需动脉搏动，直接测量大脑局部的氧饱和度。$rScO_2$ 实质是局部大脑血红蛋白混合氧饱和度，主要代表静脉部分，可为临床治疗和脑氧供需平衡的监测提供重要依据。

一、适应证

1. 脑缺氧(缺血)的监测
2. 心血管手术时的监测

(1) 颈动脉内膜切除术：术中或在建立旁路循环时需阻断病变血管，判定侧支血流充足与否需要持续监测。

(2) 心脏手术：心脏外科手术中应用脑血氧饱和度仪监测，可敏感地测定脑氧供和(或)氧耗，甚至当其他监测参数尚在正常范围时，即可监测出突发的脑缺血，提醒尽早采取脑保护措施。

(3) 深低温停循环手术：由于 75%的信号来自静脉血，故不受低温引起的动脉血管收缩的影响，也不受有无搏动血流、低血压甚至循环停止的影响，为深低温停循环手术期间提供脑氧代谢的连续监测。

3. 机械通气期间的监测

机械通气时脑血氧饱和度仪是可靠和灵敏的脑氧代谢监测仪。

二、应用评价

1. 优点

脑血氧饱和度仪具有无创、连续、方法简便、灵敏度高的特点，在低血压、脉搏搏动减弱、低温、甚至心脏骤停等情况下使用不受限制。在脑缺氧的诊断上与脑电图相比，反应更迅速而较少受药物影响。

2. 缺点

由于目前对红外光在头部这个复杂介质中的特性还缺乏认识，光在组织界面的反射作用未能全部了解，存在潜在的误差。大脑硬膜下、硬膜外和脑室积血会影响测量结果。

第四节　颈静脉球血氧饱和度监测

一、原理

颅内大脑静脉窦的血液通过颈静脉孔引流入颈内静脉，紧靠颈静脉孔外部的静脉扩张，形成颈静脉球（jugular bulb）。临床常以颈静脉球血氧饱和度（$SjvO_2$）代表脑混合静脉血氧饱和度。根据Fick公式，在SaO_2和Hb 稳定的情况下，$SjvO_2$与同期的SaO_2结合分析就能够反映出大脑氧供和氧耗之间的平衡情况。任何使脑氧消耗增加和（或）脑氧供减少的因素都可使$SjvO_2$降低。应用$SjvO_2$进行脑组织氧监测比应用SpO_2和SaO_2更加合理准确。

氧供和氧耗可由以下公式计算得出：

$$\text{氧供}=\text{脑血流量(CBF)}\times\text{动脉血氧含量}(CaO_2) \quad (1)$$

$$\text{氧耗}(CMRO_2)=\text{脑血流量(CBF)}\times[\text{动脉血氧含量}(CaO_2)-\text{静脉血氧含量}(CjO_2)] \quad (2)$$

由公式（2）得出

$$\text{静脉血氧含量}(CjO_2)=\text{动脉血氧含量}(CaO_2)-\text{氧耗}(CMRO_2)/\text{脑血流量(CBF)} \quad (3)$$

$SjvO_2$的正常范围是55%～75%，有时高达85%，它反映了大脑氧供和氧耗的匹配程度。$SjvO_2$＜50%提示大脑氧供不足以维持代谢需要，造成这种情况的原因可能是脑血流降低时没有相应的脑氧耗的降低，也可能是动脉血氧含量降低所致。供应给脑代谢需要的氧量增加时，$SjvO_2$可增高至75%以上。因而，对脑静脉血氧饱和度进行测定有望获得有关大脑氧代谢动力学的信息，为临床处理处于脑缺血危险状态的患者提供帮助。

二、操作方法

$SjvO_2$监测是有创技术，需做颈内静脉逆行穿刺，放置导管使顶端达颈内静脉球部，根据监测的需要，间断采取血样测定$SjvO_2$，也可置入带有光纤探头的$SjvO_2$测定导管，连接测量仪，进行连续实时$SjvO_2$监测。

1. 穿刺与置管行颈内静脉逆行穿刺，放置导管使顶端达颈内静脉球部，常采用颈内静脉穿刺中路法逆行穿刺，在胸锁乳突肌三角顶点颈动脉搏动外侧向颅底方向进针。穿刺成功后，置管直至遇阻力后回撤1cm，使导管顶端约在第2颈椎椎体水平，X线下可见位于乳突中点附近。若撤管超过2cm，血样可能会受颅外血（主要是面静脉和下颌后静脉）掺杂的影响。成人通常从穿刺点至导管顶端为10～15cm。导管接肝素生理盐水（1000U/L），2～3ml/h以维持通畅。

若为光纤探头持续测量，则将光纤测定导管直接连接于测量仪即可；若为间断采取血样测定$SjvO_2$，则自颈静脉球取血时，回抽血液的速度不能太快。否则会影响$SjvO_2$测定值的准确性。

2. 血管选择①如果只是脑内局灶性病变或损伤，则应选择病变侧颈内静脉；②监测颅内多发病变或广泛颅脑损伤时，应选择引流颅内血占主导地位的一侧颈内静脉置管。

三、适应证

1. 脑梗死。
2. 颅内静脉窦血栓。
3. 脑外伤。
4. 颅脑手术。
5. 颈动脉手术。
6. 低温体外循环。
7. 脑死亡的判断。

四、注意事项

$SjvO_2$ 监测可反映脑氧供需平衡，当脑氧消耗、全脑缺血缺氧的症状体征尚未表现出来时，往往 $SjvO_2$ 已有下降，从而可发现临床难以注意到的短暂、早期的脑缺血缺氧，为早期诊断和治疗提供依据。

局限性：①$SjvO_2$ 对全脑氧合程度反映良好，而对局部脑缺血缺氧反映较差；②两侧 $SjvO_2$ 值往往不同，尤其是脑外伤患者，两侧可有 5%的差异；③当 CBF 严重减少时，颅外血的掺杂成比例增长，使 $SjvO_2$ 值相对升高；④用光纤导管连续监测时如果固定不牢固，可产生误差。

第五节　脑电图监测

脑电图(EEG)描记的是脑细胞群的自发性、节律性的生物电活动，主要反映皮质锥体细胞产生的突触后电位的总和。随着电子技术的发展，脑电图的持续监测及数字化分析成为可能。

一、适应证

1. 用于脑缺血、缺氧的监测。
2. 用于昏迷患者的监测。EEG 对判断昏迷的严重程度，特别对判断患者的病情及预后有重要意义；视频脑电图对于鉴别癫痫的发作类型与假性癫痫发作具有重要价值。
3. 用于脑功能判断与预后预测。
4. 用于诊断、监测大脑癫痫放电及预后评估。动态 EEG 对无抽搐样发作性癫痫进行诊断具有较好的优越性，可及时发现病情变化并进行及时处理。
5. 监测全麻深度。
6. 脑死亡的判定。

二、操作方法

1. 脑电图监测目前通用国际 10/20 导联系统。各电极安放位置如下：

鼻根与枕骨粗隆连线为 100%距离，为纵轴；双侧外耳道连线为 100%距离，为横轴；两轴相交处即 C_Z，距 C_Z 20%处为 C_3、C_4；双侧外耳道上方 10%距离处为 T_3、T_4；鼻根向上 10%为 FP_Z，Fp_1、Fp_2 为距 FP_Z 左右各 10%距离，枕外粗隆至鼻根过 T_3、T_4 的连线全长 100%，O_1，O_2 分别距 O_Z 左右 10%；其余点分别取两点之间连线的中点位置。

FP_Z：位于前额正中；P_Z：顶中央中线。

C_Z：头顶正中，双侧外耳道连线与经过眉心正中枕骨粗隆正中连线的相交点。

O_Z：枕骨粗隆向上 10%的距离。

Fp_1、Fp_2(左右额极)：位于 FP_Z 旁 10%，向上 10%的距离，一般正对瞳孔上方。

C_3、C_4(左右中央区)：位于 C_Z 旁 20%的距离。

T_3、T_4(左右中颞)：位于左右外耳道上方 10%的距离。

O_1、O_2(左右枕区)：位于枕外粗隆向外，向上各 10%的距离。

F_3、F_4(左右额区)：位于 Fp_1，Fp_2 与 C_3，C_4 之间。

P_3、P_4(左右顶区)：位于 C_3，C_4 与 O_1，O_2 之间。

F_7、F_8(左右前颞区)：位于 Fp_1，Fp_2 与 T_3，T_4 之间。

T_5，T_6(左右后颞区)：位于 T_3，T_4 与 O_1，O_2 之间。

A_1、A_2(耳电极)：置于左右耳垂上或乳突上。

2. 电极数目可根据需要增减，重症患者的脑电图监测最好不少于 8 个电极。

3. 每次记录至少 30min。

4. 在记录最平稳时段给予声音刺激或疼痛刺激，观察是否存在 EEG 反应性。

三、注意事项

1. 电极放置要准确无误，并与 EEG 监测仪正确连接。

2. 检查电极与患者头皮连接是否完好，尽量减少电极阻抗。

3. 注意 EEG 是否存在心电及脉搏的干扰。

4. 脑电监测仪和前置放大器尽可能远离各种干扰源，避免各种电源线或电缆与 EEG 电极导联交叉。

第六节 脑电双频谱指数监测

脑电双频谱指数(bispectral index，BIS)是应用非线性相位锁定原理对原始 EEG 波形进行处理并数字化的持续脑电图监测技术，能反映大脑皮质功能状况。

一、适应证

BIS 主要用于麻醉镇静催眠深度监测。在 ICU 主要用于镇静水平的监测。是目前最为常用的客观指标之一。

二、操作方法

1. 患者额部、颞部皮肤用酒精进行清洁、脱脂。

2. 将 BIS 传感器(电极片)贴在患者额颞相应的部位，传感器与数字信号转换器连接，将转换器固定于患者头部附近。

3. 将转换器与 BIS 监护仪连接，开始进行监测。

4. 监测数值范围为0～100，数值越大，患者越趋于清醒，数值越小，则提示患者大脑皮质的抑制愈严重。BIS值在85～100表示清醒状态；65～84表示镇静状态，40～64表示适当的麻醉状态，低于40表示深度催眠和各种意识不清的麻醉状态并可能呈现爆发抑制。

三、注意事项

1. BIS传感器、转换器及连线等，尽量不要与其他传导物体连接，以减少干扰。

2. BIS能够为临床提供许多有价值的趋势信息，但BIS像主观评分一样也存在个体化，BIS用于ICU镇静监测应该将主观与客观评估相结合。

3. 不推荐用于小儿镇静监测。

4. 由于BIS受肌肉活动的影响较大，因此在患者烦躁或其他原因导致患者的"体动"均可使得BIS值假性增高。

5. 低血糖、低血容量、低体温以及中枢神经系统的疾病会导致BIS值下降。

6. BIS不能反映氯胺酮的催眠镇痛深度。

第七节　熵指数监测

熵指数是一种新型麻醉监测方法，首次将脑电与肌电信号结合判断麻醉深度，包括反应熵(RE)和状态熵(SE)，更适合麻醉深度判断与药物作用评价。熵指数用非线性分析方法分析脑电信号，量化麻醉深度，随着麻醉深度加深，熵指数逐渐下降。熵指数可以有效监测麻醉深度，预测意识状态和切皮反应，在麻醉检测中有较好的指导意义。

一、适应证

熵指数适用于麻醉深度监测、意识状态预测和恶性刺激反应预测。

二、局限性

1. 熵指数对笑气不敏感，笑气浓度与RE和SE值均无关。

2. 麻醉深度监测受氯胺酮影响，使用氯胺酮加深麻醉时RE和SE值未见明显下降，甚至出现增加。

3. 熵指数监测电极昂贵。

4. 在<1岁的婴儿中的麻醉监测应用尚不明确。

第八节　小波指数(WLI)监测

小波指数(wavelet index，WLI)是用小波分析的方法计算脑电图变化，同时在时间域和频谱域进行局部分析，得到0～100的指数值，从而反映麻醉深度。相关研究表明，小波指数与BIS之间均有良好的一致性。小波指数这种时、频域的分析方法在排除信号干扰方面具有独创性。

一、基本方法

选择满足时域积分为 0 的函数作为小波基，将小波基伸缩、平移来生成函数族，该函数族可以构成函数空间框架，待分析的脑电信号向该框架投影，即可在多尺度对低频信号部分进行分解，并对高频干扰信号部分进行消除。小波分析可以在减少有效信号损失的情况下尽量消除干扰，从而对信号进行显著分离，得到信号的时间尺度表达，有效实现了对脑电节律的提取和脑电功率谱的分析。通过小波分析得到一个 0～100 的指数，即为 WLI，反应麻醉深度和镇静程度，0 表示完全无脑电活动，100 表示完全清醒。

二、适应证

小波指数监测适用于麻醉深度监测、意识状态预测、镇静深度监测。

三、优势

1. 小波指数监测的优势在于其提取脑电信号不受前额肌电图(frontal electromyogram，fEMG)信号干扰。

2. 小波指数的计算速度更快，只需要 2.5 秒，能即时反应患者脑电状态。

第九节　肌电图(EMG)监测

肌电图测定肌肉的电活动，其变化反映运动系统中各个环节的损害，包括上运动神经元(皮质和脊髓)、下运动神经元(前角细胞和神经轴索)、神经–肌肉接头和肌肉。

一、适应证

1. 肌萎缩。鉴别其为神经源性肌萎缩、肌源性肌萎缩或其他原因肌萎缩。
2. 周围神经损伤。周围神经外伤、神经根压迫等。
3. 与系统疾病相关的多发性周围神经损伤。
4. 肌无力综合征、内分泌疾病和营养不良等引起的肌无力。
5. 呼吸机脱机困难者。

二、操作方法

1. 设备要求

(1) 仪器：肌电诱发电位仪要具备较强的抗干扰能力，接地良好。

(2) 刺激电极：粗、细、长、短各种型号不等。

(3) 记录电极：检测不同部位的电极针、表面电极。

2. 操作方法

(1) 检测前，应仔细复习病历，认真行神经系统临床检查，使肌电图测定的目的明确、方法恰当。

(2) 把检测可能引起的不适向患者讲清楚。

(3) 按选用电极不同实施无菌操作或清洁被检部位或应用导电膏。

(4) 按检测部位正确安置仪器，注意仪器电极的正确连接。

(5) 接地电极置于检测肢体刺激电极与记录电极之间。

(6) 嘱患者将肌肉完全放松，观察有无自发电位及其变化。

(7) 重复电刺激可选择近端肌和远端肌，一般近端肌阳性诊断率高，必要时选择几块肌肉进行测定。

(8) 选择所需刺激频率而进行电刺激，如要再次重复试验需间隔 30s。

(9) 肌肉小力自主收缩状态：嘱患者做不引起关节活动的肌肉收缩，测定运动单位动作电位时限、波幅、波形及多相波百分比。

(10) 肌肉大力自主收缩状态：嘱患者做最大用力收缩，观察募集现象，指肌肉在大力收缩时运动单位多少及发放频率快慢。

三、注意事项

1. 有凝血功能障碍或易感染者，原则上不使用经皮穿刺。
2. 对使用的电极应严格消毒，提倡使用一次性电极。
3. 良好地固定记录电极，避免因肌肉收缩而使之移位。
4. 重复电刺激试验前应尽量停止服用影响神经肌肉传递的药物，如溴吡斯的明(停用至少 3～6h，最好 24h 以上)。

第十节　诱发电位监测

一、适应证

诱发电位(evoked potential，EP)在麻醉和 ICU 中主要用于以下几种情况。

1. 监测神经系统的结构和功能完整性。
2. 监测脑功能，判断脑功能损伤程度和预测预后。
3. 判断脑梗死和脑外伤患者的预后。
4. 脑死亡的判断。
5. 全麻镇静深度监测。
6. 神经外科手术神经刺激和损伤程度的监测。

二、操作方法

1. 躯体感觉诱发电位

刺激部位	腕横纹上正中神经	踝后胫后神经
记录部位	C3、C4 后 2.0 或 2.5cm	Cz′(Cz 后 2.0cm)、Cv2
参考部位	F_2F_2	
接地电极	靠近刺激电极	靠近刺激电极

滤波带通 100～2000Hz 或 100～3000Hz，分析时间上肢 50ms，下肢 100ms，平均叠加次数 500 次，刺激强度 5～20mA，刺激间隔 0.2ms，增益 40000。

2. 听觉诱发电位

脑干听觉诱发电位(BAEP)记录电极一般置于 Cz 或 Fpz，参考电极置于刺激同侧耳垂或乳突。

刺激形式：Click 短声刺激

记录部位：Cz

参考部位：A_1、A_2

接地电极：FP_Z

滤波带通 100～1500Hz，分析时间 12.8ms，平均叠加次数 1000 次，刺激强度 60～80dB，增益 16 万。

3. 视觉诱发电位

刺激形式：红光闪烁刺激

记录部位：O_1、O_2

参考部位：Fz

接地电极：Fp_Z

滤波带通 1.5～50Hz，分析时间 300ms，平均叠加次数 100 次，增益 20000。

三、注意事项

1. 诱发电位应在安静环境内完成，排除外界各种干扰。
2. 受试者应尽可能处于放松状态，以避免眼电、肌电伪迹。
3. 受试者躁动不能配合检测时，可给予镇静药。

第十一节　脑死亡判定方法

一、适应证

昏迷原因明确的不可逆性深昏迷。

二、禁忌证

1. 昏迷原因不明确。
2. 可逆性病因(药物、低温、电解质或代谢紊乱等)未纠正。
3. 血流动力学不稳定未纠正。

三、操作方法

1. 临床判定以下 3 项必须全部具备

(1) 深昏迷：①用拇指分别强力压迫患者两侧眶上切迹或针刺面部，没有任何面部肌肉活动；②格拉斯哥昏迷量表(GCS)测定昏迷评分为 3 分。

(2) 脑干反射全部消失：①瞳孔对光反射消失；②角膜反射消失；③头眼反射消失；④前庭眼反射消失；⑤咳嗽反射消失。上述 5 项脑干反射全部消失，即可判定为脑干反射消失。若 5 项脑干反射中有不能判定的项目时，应增加确认试验项目。

(3) 无自主呼吸：通过观察胸腹部无呼吸运动和自主呼吸诱发试验证实无自主呼吸。

①先决条件：肛温≥36.5℃(如体温低下，可升温)；收缩压≥90mmHg 或平均动脉压≥60mmHg(如血压低，可用药物升压)；$PaCO_2$ 位于基础水平，肺通气功能正常者为 35～45mmHg(不足时，可减少每分钟通气量)，慢性二氧化碳潴留者 $PaCO_2$ 可大于 45mm Hg；PaO_2≥200mmHg(不足时应吸入 100%纯氧 10～15min)。

②试验方法及步骤：脱离呼吸机 8～10min；将输氧导管通过气管插管插至隆突水平，输入 100%氧气 6L/min；观察腹部及胸部有无呼吸运动；脱离呼吸机 8～10min 抽取动脉血检测 $PaCO_2$，恢复机械通气。

③结果判定：若 $PaCO_2$≥60mmHg 或超过基线水平 20mmHg，仍无呼吸运动，即可确定无自主呼吸。

2. 确认试验

确认试验的优选顺序依次为 SLSEP、脑电图、TCD。确认试验应至少 2 项符合脑死亡判定标准。

(1) SLSEP：双侧 N9 和(或)N13 存在，P14、N18 和 N20 消失；

(2) 脑电图呈电静息（脑电波活动≤2Hz)；

(3) TCD：显示颅内前循环和后循环血流呈振荡波、尖小收缩波或血流信号消失。

3. 脑死亡观察时间首次判定后，观察 12h，复查。

4. 脑死亡判定首次检查及复查的临床判定及确认试验均符合上述结果，判定为脑死亡。

四、注意事项

1. 脊髓反射的存在不影响脑死亡判定。

2. 脑死亡者不应有去大脑强直、去皮质强直、痉挛或其他不自主运动。

3. 自主呼吸诱发试验期间如出现严重低氧血症、低血压、心律失常或其他危险时，应立即终止试验。

第十三章　胃肠功能监测

第一节　胃肠动力监测

一、适应证

发生或可能发生胃肠动力障碍的重症患者，即有如下表现之一者。

(1) 腹胀。

(2) 胃肠引流液量过多。

(3) 肠鸣音消失或微弱。

(4) 无排气、排便。

(5) 肠道喂养时胃残余量过多。

(6) 腹内压增高。

二、胃肠动力检测的客观检查项目

1. 消化间期移行性复合运动(MMC)是反映胃肠运动直接而客观的指标

手术后禁食阶段 MMC 是唯一胃肠收缩原动力，在胃肠麻痹的研究中具有特殊价值。术后小肠 MMCIII 相活动(一种强有力的规律收缩，具有向消化管远端移行的特点)出现标志着胃肠动力恢复的开始，但并不等同于胃肠功能的完全恢复。MMC 的检测需借用胃十二指肠测压系统。

(1) 胃十二指肠测压系统：由 5 部分组成。

①导管：多通道灌注式，根据测压目的不同，导管结构亦不相同，但至少应有 3 个感受器。

②多通道记录仪或动态记录仪。

③应用毛细管液体灌注系统，灌注速度取决于测压通道管腔内径(成人胃窦十二指肠测压，灌注速度常为 0.25ml/min)，每一测压通道均需与外部压力传感器连接。

④计算机。

⑤分析软件。

(2) 检查步骤与方法：经鼻腔插管，然后取右侧屈膝卧位，以便测压导管能通过幽门进入十二指肠。灌注式导管较软，置入时可利用导丝。使用胃管或上胃肠道内镜，将导丝插至屈氏韧带部位，再借助导丝插入测压导管。测压至少需维持 6h。

(3) 测定结果的简单评价：MMC 可分为 3 相，I 相为绝对静止期，持续 45～60min；II 相为不规则收缩期，这一阶段胃肠有少量间断的蠕动收缩波，持续 30～45min；III 相为强力收缩期，此时收缩频率达到最大(胃 3 次/min，十二指肠 12 次/min)，收缩强度也达到最大值，持续 5～10min。

(4) 禁忌证：具有上消化道置管禁忌者。

2. 胃电慢波的频率和波幅，已被广泛用于胃动力的研究

但有时胃电活动正常，仍可存在胃肠运动障碍。

(1) 仪器：①EGG 记录仪。②皮肤摩擦剂。③EGG 电极及电极片。④导电糊。⑤电脑。⑥分析软件。⑦4cm×4cm 纱布。

(2) 检查步骤与方法：①剃去放置电极部位的体毛。②用摩擦剂清洁皮肤。③电极中央放导电糊，静置 1min。④擦去电极外多余的导电糊。⑤沿胃窦轴线方向放置检测电极，一电极置于腹部正中线上，剑突与脐连线中点处，另一检测电极置于其左上方 45°、5cm 处。参考电极置于正中电极同一水平，距正中电极 10～15cm 处。⑥先空腹检查 30～60min。首先测定空腹胃电频率与振幅。⑦给患者进标准餐(如鸡蛋三明治加水 200ml)。餐后、餐前分别进行标记(某些设备上有记事键，可用于标记)。⑧餐后 60～90min 再次检查，检查餐后胃电频率和振幅(不能进食者可仅检测空腹胃电频率及振幅)。⑨检查完毕，移去检测电极。

(3) 资料分析：①正常胃电频率为 2～4 周/min，餐后应占 75%以上。②正常情况下餐后胃电信号功率或幅度常增加；餐前、餐后胃电主功率比＞1，否则，提示餐后胃动力低下，或空腹情况下存在胃过度扩张，而致餐后胃不能进一步扩张。③胃窦动力低下时，可出现胃动过速(＞4/min)，或胃动过缓(＜2/min)。

(4) 禁忌证：不能静坐或静卧的患者为相对禁忌证。

3. 超声检查目前普遍采用 Bolondi 法

(1) 禁忌证：腹腔、肠腔积气因影响结果而成为相对禁忌证。胃肠道手术不能进食为绝对禁忌证。

(2) 检查步骤和方法：①空腹 12h，取坐位或半坐位，探头频率 3.5MHz，先将超声探头置于腹主动脉和肠系膜上静脉水平，测定空腹胃窦矢状面的长径(L)和宽径(W)，按公式计算胃窦截面积［胃窦截面积=(π/4)×L×W］。②进食试餐(500ml 液体食物)，要求 5min 内完成。③采用同样方法分别测定餐后不同时间点的胃窦面积。一般餐后第 1 小时每 15min 测定 1 次，第 2 小时后每 30min 测定 1 次，依据试餐的量及胃排空的情况决定测定总时间。④观察指标包括：空腹胃窦面积、餐后即刻胃窦面积、餐后胃窦最大充盈倍数和时间、胃内食物存留率、胃半排空时间和全排空时间。

第二节　胃液 pH 监测

一、适应证

1. 严重创伤、感染、休克等应激状态的重症患者。
2. 严重颅脑损伤、脑出血、高位脊髓损伤(截瘫)患者。
3. 重度烧伤患者。
4. 重大手术后，高度应激状态患者。
5. 重症胰腺炎患者。
6. COPD 合并呼吸衰竭、冠心病合并心衰患者。

二、操作方法

1. 试纸检测法

(1) 禁忌证：无。

(2) 检查步骤：放置胃管，禁食1～2h，夹闭胃管30min，取胃液(前1ml弃去)用广泛pH(1～14)试纸测pH，根据需要重复测定。

2. pH仪测定法

(1) 禁忌证：插管禁忌者。

(2) 仪器：①动态pH监测仪及pH电极。②缓冲液(pH7.0及pH1.0两种)。③分析软件。④计算机。

(3) 检查步骤：①定标。②经鼻腔插入pH导管，电极应置于食管下括约肌下方5～8cm处。③在鼻部及颊部用胶带固定pH导管，导管绕过耳后再于颈后部固定导管。④如需使用外置参考电极，需涂上电极糊，将外置参考电极置于患者运动时最不易脱落的位置，如胸部。连接前，剃去毛发并用乙醇擦洗局部皮肤，使电极与皮肤紧密接触。⑤连接导管与记录仪，调节记录仪至“开始检测”，调节pH值至正确起始值，填写开始时间，每小时观察并记录pH值。

第三节　腹腔压力监测

一、适应证

1. 脓毒症/全身炎症反应综合征(SIRS)/缺血再灌注损伤

(1) 脓毒症且应用6L以上晶(胶)体液/24h，或8h输血制品＞4U。

(2) 急性重症胰腺炎。

(3) 腹膜炎。

(4) 肠麻痹、肠梗阻。

(5) 肠系膜缺血/坏死。

2. 内脏受压

(1) 大量腹腔积液/腹膜透析。

(2) 腹膜后/腹壁出血。

(3) 巨大腹腔肿瘤。

(4) 腹部手术应用张力缝线后。

(5) 腹裂/脐膨出。

3. 外科手术

(1) 手术中液体平衡＞6L。

(2) 腹主动脉瘤修补术。

4. 严重创伤

(1) 休克液体复苏后(缺血–再灌注)。

(2) 损伤控制剖腹术。

(3) 腹部或非腹部的多发创伤液体复苏需 6L 以上晶(胶)体液，或 8h 输血制品>4U。

(4) 大面积烧伤。

二、禁忌证

1. 经膀胱测压法禁忌证

(1) 膀胱损伤。

(2) 神经性膀胱。

(3) 膀胱挛缩。

2. 经股静脉测压无绝对禁忌证

三、操作方法

1. 经膀胱间接测压法

应用最为普遍、最简单及重复性最好的方法。

(1) 放置三腔或双腔 Foley 尿管。

(2) 测压前保证尿液引流通畅，排空膀胱后，夹闭尿管。

(3) 通过 18 号针一头(双腔)或连接 Y 形管(三腔)连接测压管或传感器。

(4) 患者取平卧位，以耻骨联合(或腋中线)为零点。

(5) 应用注射器向膀胱内注入生理盐水 50ml 或 100ml。

(6) 关闭注射器连接阀，读取测压管中水柱读数，或通过传感器连接监护仪读取监护仪上压力读数，即为腹腔平均压力。

2. 经股静脉置管测压

(1) 通过股静脉(或下腔静脉)置管测定下腔静脉压力，其与腹内压力变化有较好的相关性。

(2) 放置股静脉插管，方法同深静脉置管操作。

(3) 插管深度：导管尖端应达腹腔位置(30cm 左右为宜)。

(4) 通过三通连接股静脉插管并测压(同 CVP 监测)。

(5) 测压管路连接及抗凝见中心静脉压监测。

四、注意事项

1. 确保测压前尿管通畅并排空膀胱。

2. 确保每次测量前膀胱内注入液体量相等。

3. 应用机械通气患者应排除正压通气的影响，测压时可脱机片刻，或将 PEEP 降至 0cmH_2O。

4. 于呼气末读取压力读数。

5. 膀胱测压回路无需肝素抗凝。

6. 测压过程中注意无菌操作。

7. 腹腔压力需动态监测。

第十四章　出凝血功能监测

第一节　试管法全血凝血时间

一、适应证

1. 出血性疾病

(1) 先天性凝血因子异常：①血友病；②vW 因子疾病；③家族性复合性凝血因子缺乏。

(2) 获得性凝血异常：①应用肝素；②维生素 K 缺乏和使用香豆素类抗凝药；③肝脏疾病；④肾脏疾病。

2. 血栓和栓塞性疾病

3. 术野渗血不止

二、禁忌证

无绝对禁忌证。

三、操作方法

1. 静脉取血 3ml，将血抽入注射器的同时开动秒表计时。

2. 去掉针头，将血分别注入试管中各 1ml(试管内径 6～8mm)，勿产生泡沫。

3. 5min 后持起第 1 管轻轻倾斜，观察血液是否仍然流动，如此每隔 30s 观察 1 次。直至轻轻摇动试管，血不再流动即为凝血。

4. 此时立即用上法观察第 2 管，直到第 2 管也凝血为止，即停秒表。

5. 自血液进入注射器内开始到第 2 管凝血为止所需的时间为凝血时间，凝血时间过长时可再加一管，待第 3 管血液凝固后即为凝血时间。

四、注意事项

1. 静脉穿刺要顺利进行，不得混入组织液，血液不能产生泡沫，否则应重新采血。

2. 观察试管动作要轻，倾斜角度要小，减少血液与玻璃管接触。

3. 注射器必须干燥，以免溶血。

4. 试管口径应适当。

第二节　活化凝血时间

一、适应证

活化凝血时间(activated clotting time，ACT)，用于检测内源性凝血系统异常，主要用于使用肝素后凝血功能的监测。

二、禁忌证

无绝对禁忌证。

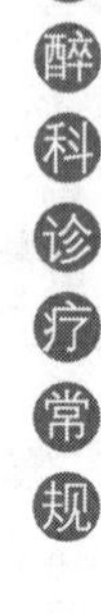

三、操作方法

1. 取 2 支小试管，内置 40g/L 白陶土部分凝血活酶悬液各 0.2ml。
2. 于上述 2 只小试管内，各注入受检全血 0.2ml。
3. 混匀，置 37℃水浴锅中，启动秒表，每隔 10s 摇动 1 次，待试管中出现凝固即为终点。

四、注意事项

1. 静脉穿刺要顺利进行，不得混入组织液，血液不能产生泡沫，否则应重新采血。
2. 试管内加入血液动作需轻柔，量要准确，减少血液与玻璃管接触。
3. 注射器必须干燥，以免溶血。
4. 试管口径应适当。
5. 也可用便携式 ACT 监测仪测定。

第三节　血栓弹力图

血栓弹力图计能够记录血液凝固过程的动态变化，描计的图形称为血栓弹力图(thrombelastogram，TEG)。血栓弹力图计主要由圆筒和圆柱轴两部分组成。

一、适应证

主要用于高凝状态、低凝状态和纤维蛋白溶解现象的检测。

二、禁忌证

无绝对禁忌证。

三、操作方法及程序

1. 测定前圆筒预热 5min。
2. 将血液标本注到圆筒中(标本量为 0.36ml)。
3. 放下圆柱轴，在圆筒中血液标本表面加 2～3 滴液状石蜡，以隔绝与空气的接触。
4. 打开记录，按动记号标志，记下开始时间，描计 1.5～2h。

四、注意事项

1. 仪器应放置在稳定的台上，避免震动。
2. 静脉穿刺要顺利进行，不得混入组织液。
3. 标本存放不应超过 4h。

五、图示结果解读

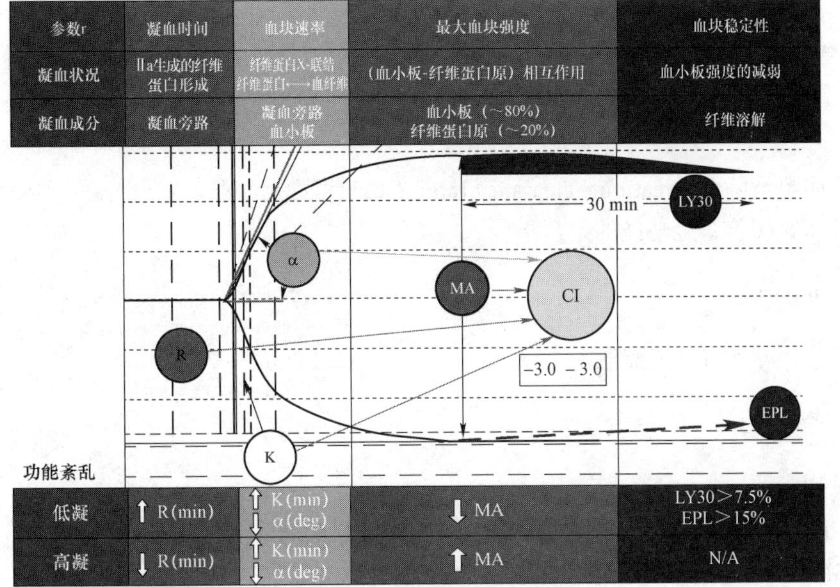

参数r
凝血时间
血块速率
最大血块强度
血块稳定性
凝血状况
Ⅱa生成的纤维蛋白形成
纤维蛋白X-联结 纤维蛋白→血纤维
（血小板-纤维蛋白原）相互作用
血小板强度的减弱
凝血成分
凝血旁路
凝血旁路 血小板
血小板（~80%） 纤维蛋白原（~20%）
纤维溶解
30 min
LY30
α
MA
CI
R
-3.0 - 3.0
EPL
K
功能紊乱
低凝
R(min)
K(min)
α(deg)
MA
LY30＞7.5%
EPL＞15%
高凝
R(min)
K(min)
α(deg)
MA
N/A

第十五章　泌尿系统监测

第一节　内生肌酐清除率

内生肌酐清除率（creatinine clearance rate，CCr）代表单位时间内肾脏清除血浆内生肌酐的毫升数，是评价肾脏功能的定量指标。

一、适应证

用于肾小球滤过功能监测。

二、操作方法

1. 24h 法

(1) 集 24h 全部尿液，必要时加入甲苯 4～5ml 以防腐。

(2) 混合 24h 尿液样本送检，测定尿液中的肌酐浓度。

(3) 收集尿液结束的同时，采 2～3ml 抗凝血送检，测定血浆肌酐浓度。

(4) 按公式计算 24h 肌酐清除率和矫正清除率：

$$24h\text{肌酐清除率}=\frac{\text{尿肌酐浓度（μmol/L）}\times 24h\text{尿量（L）}}{\text{血浆肌酐浓度（μmol/L）}}$$

$$\text{矫正清除率}=\frac{1.73\text{（标准体表面积）}\times 24h\text{清除率}}{\text{实际体表面积（}m^2\text{）}}$$

(5) 结果判定：正常值为 109～148L/24h，平均为 128L/24h。

2. 短时间法(4h 法)

(1) 试验前的尿液弃去，然后准确地收集 4h(精确到分钟)尿，计算出分钟尿量。并送检尿标本，测定尿液中的肌酐浓度。

(2) 收集尿液结束时采取血标本，测定血浆肌酐浓度。

(3) 按公式计算每分钟肌酐清除率：

$$\text{每分钟肌酐清除率}=\frac{\text{尿肌酐浓度（μmol/L）}\times\text{分钟尿量（ml）}}{\text{血肌酐浓度（μmol/L）}}$$

(4) 结果判定：正常值为 80～120ml/min，平均 100ml/min。

3. Cockcroft 推算法

用于无法测定尿肌酐时，用 SCr 推算 CCr。此方法不适宜老人、儿童和肥胖者。

(1) 测定血肌酐浓度。

(2) 按公式计算男/女肌酐清除率。

男性：
$$\text{肌酐清除率（ml/min）}=\frac{(140-\text{年龄})\times\text{体重（kg）}}{72\times\text{血肌酐（mg/dl）}}$$

女性：
$$\text{肌酐清除率（ml/min）}=\frac{(140-\text{年龄})\times\text{体重（kg）}}{85\times\text{血肌酐（mg/dl）}}$$

三、注意事项

1. 重症患者在测定内生肌酐清除率期间，应当注意每日氮的摄入与分解对检查结果产生的影响。

2. 部分患者的肌酐清除率可能会受影响，如：慢性肾炎的氮质血症期受肾小管排泌肌酐增加的影响，肾炎肾病型受基底膜通透性增加的影响等。

3. 时间法需进行体液负荷试验，以除外因入量不足导致的肾前性肾功能障碍。对严重肾功能障碍、水肿和心衰患者不宜采用 24 小时法。

四、临床意义

肌酐清除率的降低程度，基本上能反映肾小球滤过率和肾实质损害程度。低于其正常值 80%时表示肾小球滤过功能已经开始减退；70～51ml/min 表示功能轻度降低；50～31ml/min 为中度降低；＜30ml/min 为重度降低，即可出现尿毒症临床症状。

第二节　单位时间尿量监测

尿量是反映机体重要脏器血流灌注状态的敏感指标之一。

一、适应证

1. 各种危重患者的容量监测。
2. 肾脏滤过与排泄功能监测。
3. 循环功能与器官灌注状态的监测。
3. 超过 2 小时的麻醉手术中。

二、操作方法

1. 患者留置尿管，连接床旁闭式引流袋，或一次性尿量监测器，确保尿管通畅。
2. 准确收集和测量每小时尿量的毫升数并记录。

三、注意事项

采用普通导尿管有时会有侧漏而影响计量，最好使用 Foley 尿管。

四、临床意义

正常成人单位时间尿量为 40～100ml/h（1000～2000ml/24h，平均 1500ml）；若尿量＞250ml/h（或＞2500ml/24h）为多尿；若尿量＜17ml/h（或＜400ml/24h）为少尿；若尿量＜10ml/h 需警惕无尿，而尿量＜100ml/24h 则为无尿。肾移植患者尿量＜40ml/h 时应判断为少尿。

重症患者尿量变化波动较大，影响因素复杂，包括饮食、血流动力学状态、血浆渗透压、肾脏功能、垂体功能、体内代谢以及治疗策略等。故应结合患者的全身状况、血压、末梢循环、血清肌酐和尿素氮、电解质等情况综合评价。

第三节 尿比重监测

尿比重反映单位容积尿液中溶质的质量，并与所含溶质的浓度成正比，可部分反映肾脏浓缩和稀释功能。

一、适应证

1. 用于各种肾脏功能障碍监测，主要了解肾脏远曲小管和集合管的重吸收功能。
2. 肾功能正常情况下容量不足的简单参考指标。

二、操作方法

尿比重测定方法有：比重计法、称量法、超声波法、折射仪法、化学试带法等。尿比重计法因其简单、便捷，适用于床旁操作，简介如下。

1. 将尿液充分混合后，沿管壁慢慢倒入专用的比重筒内，如有气泡，须吸除表面泡沫。
2. 然后将比重计(上有 1.000～1.060 刻度)轻轻悬浮入尿液，勿触及筒边。
3. 待比重计停稳后，读取筒内尿凹面与尿比重计处相切的刻度标记数，即为该尿液的比重。
4. 如果尿量过少，可用蒸馏水稀释 2 倍或 3 倍后再按上述方法测定其比重。最后将测得的读数(第 2、3 位小数)乘以 2 或 3。该结果值一般高 0.001～0.002。

三、注意事项

1. 尿比重与尿液中的排泄颗粒物质的重量、数量以及温度相关。因此，在比重计方法中，尿液中的葡萄糖、蛋白质、电解质、尿素、甘露醇及造影剂可对尿比重产生影响。必要时可将测得的比重读数减去每 100ml 尿中蛋白克数乘 0.003；再减去每 100ml 尿中糖含量克数乘 0.004，予以校正。
2. 各种尿比重计规定的标准温度略有不同，可在 15℃～25℃不等。如尿液温度上下改变 3℃，比重可增加或减少 0.001。

四、临床意义

正常值范围：1.015～1.025。

正常人的尿比重可因饮食(水)、出汗和排尿等情况的不同而有较大的波动，即：尿比重随单位时间尿量的多少和所排泄的溶质含量而变化。生理状态下，尿比重与尿液排出的水分、有机物、盐类的含量有关；病理状态下，可受尿蛋白、尿糖、细胞与管型等病理成分的影响。婴儿的尿比重多低于成人。尿比重结果的临床参考：①尿比重增高示尿液浓缩或异常排泄物增加，见于急性肾炎、心衰或循环衰竭时的尿量减少、高热、脱水、蛋白尿、血尿、糖尿、酮症、造影剂排泄、渗透性利尿等；②尿比重减低提示肾脏的浓缩功能降低，见于肾衰竭恢复期或慢性肾炎、肾盂肾炎的远端肾小管浓缩功能障碍、尿崩症、原发性醛固酮增多症、精神性多饮多尿以及使用利尿药治疗后等；③尿比重固定不变提示肾小管浓缩功能极差，应考虑肾实质受损。

第四节　尿钠排泄分数

一、适应证

尿钠排泄分数(Fractional excretion of sodium，FE_{Na})用于肾前性和肾性肾功能障碍的鉴别诊断。

二、方法

1. 收集 24h 或 4h 尿量送检，测定尿钠与尿肌酐浓度。
2. 同时测定血钠与血肌酐浓度。
3. 下述试验结果带入公式计算，其计算公式如下

$$FE_{Na}=\frac{\text{尿钠/血钠}}{\text{尿肌酐/血肌酐}}\times 100\%$$

三、临床意义

正常值为 1%。若＜0.01(1%)提示为血容量不足引起的肾前性氮质血症，肾小管的钠重吸收活跃；若＞0.03(3%)时提示肾小管损伤，考虑肾性可能。

第五节　自由水清除率

正常尿液含两部分内容，含溶质的等渗液，又称渗透清除部分(Cosm)，和不含溶质的纯水即自由水，又称自由水清除。自由水清除率(free water clearance，CH_2O)是单位时间(分钟或小时)内从血浆中清除到尿中不含溶质的水量。因此，又称之为无溶质水清除率，是反映肾小管浓缩与稀释功能的试验。

一、适应证

1. 对远曲肾小管浓缩功能的监测。
2. 对急性肾小管坏死恢复期肾小管恢复情况的追踪监测。
3. 可作为肾移植患者早期排异的监测指标之一。

二、方法

1. 同时分别测定尿渗透压(Uosm)和血渗透压(Posm)值
2. 先计算出 Cosm 值：

Cosm＝Uosm(尿渗透压)×V(尿量)/Posm(血渗透压)

CH_2O 计算公式为：$CH_2O = V - Cosm$

三、临床意义

正常尿液因其为含溶质的浓缩尿致使自由水清除率为负值(≥25ml/h)，尿为高渗。若

负值≤25ml/h，则说明不能浓缩尿；自由水清除率为 0 时，常见于急性或慢性肾衰竭；若为正值，表明尿为低渗，常见于尿崩症。

第六节 肾衰指数

一、适应证

肾衰指数(renal failure index，RFI)用于肾前性和肾性肾功能障碍的鉴别诊断。

二、方法

1. 收集 24h 或 4h 尿量送检，测定尿钠与尿肌酐浓度。
2. 同时测定血肌酐浓度。
3. 上述试验结果带入公式计算，其计算公式如下：

$$RF_I = \frac{\text{尿钠（mmol/L）}}{\text{尿/血浆肌酐（μmol/L）}}$$

三、临床意义

正常值和判断与尿钠排泄类似。

第十六章　内分泌与代谢功能的监测

第一节　肾上腺皮质功能不全的诊断

在感染、创伤、休克等严重应激情况下，部分危重患者可出现急性肾上腺皮质功能不全，并导致病死率增加，小量糖皮质激素替代治疗可显著降低其病死率。但对于无急性肾上腺功能不全的严重感染患者，糖皮质激素应用则可能增加感染、消化道出血等并发症的风险。因此，尽早判断危重患者的肾上腺皮质功能状态，对其休克后复苏及进一步的治疗非常重要。

一、适应证

1. 感染性休克，经过充分液体复苏后仍依赖血管活性药物维持血压者。

2. 颅脑损伤、垂体梗死、肾上腺出血、恶性肿瘤危重期。

3. 患病前曾接受皮质激素治疗的患者。

4. 临床上出现难以解释的发热、精神状态改变和高动力循环状态，以及疲劳、虚弱、恶心、厌食、呕吐、腹泻、贫血和代谢性酸中毒等临床表现。

5. 正在使用可能影响皮质功能的药物，如酮康唑、苯妥英钠（抗癫痫药）或依托咪酯。长时间使用上述药物的重症患者应注意进行肾上腺皮质功能状态的监测。

二、操作方法

肾上腺皮质功能检测通常包括基础血清皮质醇水平测定及ACTH（促肾上腺皮质激素）刺激试验。

1. 血清皮质醇测定

正常血清氢化可的松水平为5～24μg/dl。严重感染、创伤、出血等应激后下丘脑－垂体－肾上腺轴（HPA轴）被激活，皮质醇丧失了正常的昼夜分泌节律和分泌波峰，故可在任意时间测定皮质醇水平。

(1) 标本留取：外周血4ml，无需抗凝，静置送检。目前多采用化学发光免疫法测定。

(2) 意义：非应激状态下基础皮质醇＜3μg/dl，或250μgACTH刺激试验后皮质醇＜18～20μg/dl，可确诊为肾上腺皮质功能不全；应激状态下，任意血清皮质醇＜25μg/dl，提示肾上腺皮质功能不全。

2. ACTH刺激试验是评价患者肾上腺皮质功能状态的重要手段

包括HD－ACTH（大剂量ACTH）和LD－ACTH（低剂量ACTH）试验。

(1) HD－ACTH试验：任意时间取血测定基础血浆皮质醇浓度后，静脉注射ACTH 250μg，于30min和60min后再次取血测定血浆皮质醇浓度，若其浓度变化低于（是指两次测定中任何一个测定低于该值）9μg/dl（250nmol/L），提示肾上腺皮质功能不全。

(2) LD－ACTH试验：任意时间取血测定基础血浆皮质醇浓度后，静脉注射ACTH 1μg，

60min 后再次取血测定血浆皮质醇浓度，若其浓度变化低于 9μg/dl(250nmo1/L)，提示肾上腺皮质功能不全。

LD-ACTH 试验与 HD-ACTH 试验相比较，诊断重症患者肾上腺皮质功能不全的敏感性和特异性更高推荐应用于非应激状态下肾上腺皮质储备功能的评估。

三、急性肾上腺皮质功能不全的诊断标准

合并急性肾上腺皮质功能不全的危重症患者，严重应激状态下可表现以下几种情况：

1. 任意血清皮质醇浓度＜15μg/dl 和(或)Δcortisol≤9μg/dl。

2. 不管基础皮质醇水平，Δcortisol≤9μg/dl，或低血压，任意 cortisol≤20μg/dl。

3. 合并严重低蛋白血症时，基础血清游离皮质醇水平(free cortisol)≤2μg/dl，或 ACTH 刺激试验游离皮质醇≤2μg/dl。

第二节　血糖监测

一、适应证

1. 严重创伤、感染、出血、大手术等应激状态的重症患者。
2. 合并有糖尿病。
3. 接受任何形式的营养支持。
4. 应用较大剂量的糖皮质激素时(如氢化可的松＞90mg)。
5. 应用生长激素、生长抑素治疗时。
6. 连续肾脏替代疗法(CRRT)治疗过程中。

二、操作方法及程序

1. 检测原理目前常用经生化分析系统定量测定血液中的血糖含量，以及通过血糖仪测定指血中的血糖含量

(1) 生化分析系统定量血糖测定。通过酶电极法测定葡萄糖含量。葡萄糖经葡萄糖氧化酶(GOD)催化生成过氧化氢和葡萄糖酸。此过程为等分子消耗氧，用电极法测定耗氧率，可以计算葡萄糖浓度。

(2) 血糖试纸上的酶(氧化酶或己糖激酶)与血液中的葡萄糖发生反应，并显示颜色，颜色与糖的浓度成比例改变，血糖仪分辨后显示读数。

2. 检测方法

(1) 动脉或静脉取血(通常是静脉取血)2ml，不抗凝，静置送检。

(2) 取指尖血 1 滴，滴于快速血糖试纸上，插入快速血糖仪检测窗内，即刻显示血糖结果。

3. 测定间隔

(1) 血糖≥200mg/dl(11.1mmol/L)或＜99mg/dl(5.5mmol/L)，每 30min 检测 1 次血糖。

(2) 血糖在 100～200mg/dl(5.5～11.1mmol/L)，调整胰岛素用量后 1～2h 复查血糖，达标且稳定后(较上一次变化幅度＜20mg/dl 时 1.1mmol/L)，每隔 3～4h 复查，稳定后可酌情

延长检测间隔。

三、注意事项

1. 动脉血糖浓度比指尖血糖浓度约高 5mg/dl（0.28mmol/L），比静脉血糖浓度约高 10mg/dl（0.56mmol/L）。

2. 休克、PaO_2＞100mmHg 的患者可能会出现假性低血糖。

3. 额外使用糖及血液制品时酌情增加普通胰岛素用量。

4. CRRT 时置换液使用低糖配方。

5. 在使用胰岛素控制血糖时多采用持续泵注的方法。

第三节　葡萄糖耐量试验

正常人口服一定量葡萄糖或进食糖类（碳水化合物）后，血糖浓度暂时升高。生理状态下使血糖在短时间内即降至空腹水平，此现象称为耐糖现象。当糖代谢紊乱时，口服或注射一定量糖类或葡萄糖血糖急剧升高，且恢复至空腹水平的时间延长；或血糖升高虽不明显，但在短时间内不能降至原来的水平，称为耐糖异常或糖耐量降低。临床上对空腹血糖正常或稍高，偶有尿糖，但糖尿病症状又不明显的患者，常采用口服葡萄糖耐量试验（OGTT）来明确诊断。

一、适应证

适用于症状不明显或血糖升高不明显的可疑糖尿病、妊娠糖尿病、糖耐量减退患者。有机制不明的肾病、神经病或视网膜病变者，其随机血糖＜7.8mmol/L 时可用 OGTT 评价。可用于人群筛查以获取流行病学数据。

二、禁忌证

无绝对禁忌证。

三、操作方法及程序

1. 试验前数天，患者可正常饮食。

2. 停用胰岛素和糖皮质激素等药物。

3. 试验开始前 10～16h 停止进食，但可以饮水。

4. 试验当天患者应卧床休息，清晨空腹测血糖。然后，按 WHO 推荐的方法，对非妊娠成人，将葡萄糖负载量为 75g（儿童按每千克体重 1.75g 计算，总量不超过 75g）白糖溶于 300ml 水中，嘱患者在 5min 内服下（或 100g 馒头）。食用葡萄糖或馒头后 30min、60min、120min 分别各抽血 1 次行血糖定量测定。

四、注意事项

1. 试验过程中应要求患者不吸烟，不喝咖啡和茶。

2. 若患者平素进食量很少，在试验前 3 天每天进食糖类应不少于 250g。

3. 若患者已控制饮食(能量和糖类)，或近期体重很轻，则需调整饮食，使其每天进食糖类不少于250g，7天后方能试验。

4. 急性应激状态下出现的糖代谢异常，不需立即行糖耐量试验，待急性疾病缓解后仍有血糖升高者可考虑行此检测。

5. 因口服葡萄糖吸收不良可导致糖耐量曲线平坦，对某些不能承受大剂量口服葡萄糖或胃切除术后的患者，为排除影响葡萄糖吸收的因素，应按 WHO 的方法进行静脉葡萄糖耐量试验。

第四节　脂肪廓清试验

脂肪代谢障碍是指因脂肪清除速率下降导致脂肪在血液中蓄积，造成血清浑浊。

一、适应证

使用完全肠外营养(TPN)或单独经静脉输注脂肪乳的患者，尤其是合并脂代谢异常、重症胰腺炎及严重低蛋白血症需输注脂肪乳剂的重症患者。

二、禁忌证

不能使用脂肪乳剂者。

三、操作方法

1. 拟静脉输注单一脂肪乳剂或含脂肪乳剂的全合一营养液的患者，于输入前采集静脉血1ml。

2. 将1ml血样放入离心机内，以3000～3500r/min转速进行离心5min后，观察离心后血样的血清液浊度。浊度仪测定较为客观，可按比例稀释。

3. 判断标准。正常的血清液透明、清亮；轻度高脂血症可见极轻度浑浊；中度高脂血症轻度浑浊；重度高脂血症可见较明显浑浊，呈淡乳白色；更严重者可见乳糜血和重度乳糜血。

四、注意事项

1. 脂肪廓清试验呈阳性，表明患者不能很好地清除脂肪乳剂，需延缓脂肪乳剂的输入。

2. 当患者脂肪廓清能力下降时，应检测血清三酰甘油；对于婴儿和儿童，检测脂肪廓清能力的同时应测定血清三酰甘油水平。

3. 对需频繁取血行各项检验的危重患者，为避免医源性失血，可采用毛细管法末梢采血以代替试管法静脉取血进行检测。

4. 对于接受 TPN 治疗的患者，TPN 的营养液应采用全营养混合液输注。脂肪乳剂单瓶输注者，应在停止输注一段时间后再行检测。

第五节　握力测量

测量握力，可反映患者上肢肌力情况，间接体现机体营养状况的变化。

一、适应证

适用于患者肌力和营养状态的评价。

二、禁忌证

1. 上肢骨折未愈时。
2. 患有严重心肺疾病者慎用。

三、操作方法

以电子握力计为例。

1. 取下握力计仪器电池盒盖，按照正确的极性装入电池后关闭电池盒盖。
2. 根据受试者实际手形扭动螺母调节握距，以准备测量握力。
3. 按下开关键，液晶显示器显示 0000。
4. 按清零键，液晶显示 0.0 时，即进入测试状态。
5. 当液晶显示器显示不为 0.0 时，按下仪器面板清零键，即可清除当前数据，准备下一次握力测量。注意在清零时不可施加握力。
6. 受试者身体直立，两脚自然分开，两肩自然下垂，开始测试时用力握把，此时液晶显示器上的测量数据开始变化并显示峰值，直到不再有新的峰值出现为止，即可读取数据。

第十七章 体温监测

第一节 深部或中心体温监测

一、适应证

1. 所有危重患者。
2. 感染患者。
3. 休克患者，尤其是感染性休克患者。
4. 需要进行降温和复温的患者。
5. 应用外周温度监测不能真实反映中心温度的患者。
6. 长时间全麻手术中。

二、禁忌证

无绝对禁忌证。

三、操作方法及注意事项

理想的测温部位应能防止热量散失、无痛且方便，不影响患者活动，但尚无一个解剖部位能在各种临床情况下精准测试中心温度。测试中心温度最可靠的部位是直肠、膀胱和鼓膜。常用的方法有以下几种。

1. 口腔测温

口腔测温适用于一般患者的体温监测，将温度计置于舌下测得。其优点是所测温度值比较准确，测量也方便。注意患者张口呼吸、测温前冷热饮食可造成误差。如哭闹的小儿以及躁狂患者与不能配合者以及麻醉和昏迷患者不适宜口腔测温。

2. 直肠测温

直肠测温是临床上最常用的测试深部体温的方法，将温度计置于肛门深部测得，一般小儿为2～3cm，成人为6～10cm。如果将温度计置入直肠6cm以上，所测得的深度温度较接近中心温度。直肠测温反应较慢。直肠测温时，在插入探头或温度计前先检查肛门，因为粪便会影响测量的准确性。

3. 鼻咽测温

鼻咽测温是目前监测中心温度常用的方法，将测温探头置于鼻咽部或鼻腔顶部测得，可反映脑的温度变化。注意自主呼吸时测温可受呼吸气流温度影响。将测温探头置于鼻咽部时要操作轻柔，避免损伤黏膜。有明显出血倾向及已肝素化的患者不宜应用此法测量。

4. 食管测温

食管测温用柔软的电温度计测量。食管的不同部位温度也有不同。由于食管中段接近心脏和大血管，其温度可随着中心温度而迅速改变。

5. 鼓膜测温

鼓膜测温是测量中心温度最准确的方法。应用特殊的温度探头测得。鼓膜温度的变化大致与下丘脑温度的变化一致，与脑温相关性很好。测温时将探头放置在鼓膜旁，并用棉花堵塞外耳道以排除大气温度的影响。注意鼓膜脆弱易受损。

6. 膀胱测温

膀胱测温用特殊温度探头置于导尿管中测得。膀胱内测温可提供精确的中心温度数值。膀胱温度与大血管、直肠温度相关性很好，但与食管温度却有差距。该方法可便捷地测量所有留置导尿患者的温度。

7. 中心静脉测温

中心静脉测温由置于肺动脉导管上的温度计测量。当导管位于上腔静脉远端时，导管尖端的传感器可测得大血管温度。静脉注入冰盐水时，测得的温度不代表中心温度。

第二节　外周或末梢温度监测

操作方法及注意事项：

1. 腋窝测温

腋窝测温是临床最常用监测外周体温的方法。操作简便，与中心温度相差约2℃。腋窝皮肤表皮温度较低，只有让被检者上臂紧贴其胸廓，使腋窝紧闭形成人工体腔，机体内部的热量逐渐传导过来，测得的温度才接近中心温度。注意腋窝处应保持干燥。

2. 脚趾皮肤温度测量

脚趾皮肤温度测量是临床连续监测外周温度的方法。受影响的因素较多。其与中心温度的差可作为机体末梢循环灌注的判断依据，常用于评估末梢血流的灌注状态，与中心温度差>6℃时预示病情危重，预后不佳。

第十八章　常见重症的诊断和治疗

第一节　急性呼吸窘迫综合征

急性呼吸窘迫综合征(ARDS)是一种暴露于危险因素有关的急性弥漫性肺损伤。基本病理生理改变是肺泡上皮和肺毛细血管内皮通透性增加所致的非心源性肺水肿。由于肺泡水肿、肺泡塌陷导致严重通气/血流比例失调，特别是肺内分流明显增加，从而产生严重的低氧血症。肺血管痉挛和肺血管内血栓形成引发肺动脉高压。

ARDS 的早期，肺毛细血管内皮细胞与肺泡上皮细胞屏障的通透性增高，肺泡与肺间质内积聚大量的水肿液，其中富含蛋白和以中性粒细胞为主的多种炎症细胞。中性粒细胞黏附在受损的血管内皮细胞表面，进一步向间质和肺泡腔移行，释放大量促炎介质，如炎症性细胞因子、过氧化物、白三烯、蛋白酶、血小板活化因子等，参与中性粒细胞介导的肺损伤。肺泡上皮细胞以及成纤维细胞也能产生多种细胞因子，从而加剧炎症反应过程。同时，促凝机制增强，而纤溶过程受到抑制，引起广泛血栓形成和纤维蛋白的大量沉积，导致血管堵塞以及微循环结构受损。ARDS 早期在病理学上可见弥漫性肺损伤，透明膜形成及Ⅰ型肺泡上皮或内皮细胞坏死、水肿，Ⅱ型肺泡上皮细胞增生和间质纤维化等表现。

少数 ARDS 患者在发病第 1 周内可缓解，但多数患者在发病的 5～7 天后病情仍然进展，进入亚急性期，病理上可见肺间质和肺泡纤维化，Ⅱ型肺泡上皮细胞增生，部分微血管破坏并出现大量新生血管。部分患者呼吸衰竭持续超过 14 天，病理上常表现为严重的肺纤维化，肺泡结构破坏和重建。

一、临床特征与诊断

ARDS 具有以下临床特征：①急性起病，在直接或间接肺损伤后 12～48 小时内发病；②常规吸氧后低氧血症难以纠正；③肺部体征无特异性，急性期双肺可闻及湿啰音，或呼吸音减低；④早期病变以间质性为主，胸部 X 线片常无明显改变。病情进展后，可出现肺内实变，表现为双肺野普遍密度增高，透亮度减低，肺纹理增多、增粗，可见散在斑片状密度增高阴影，即弥漫性肺浸润影；⑤无心功能不全证据。

目前 ARDS 诊断仍广泛沿用 2012 年柏林定义：①起病时间：发病 1 周以内，有已知的呼吸系统受损的临床表现或新发/加重的呼吸系统疾病；②胸部影像：双肺透光度减弱，不能完全用肺内液体漏出，大叶/肺不张，或者结节病变解释的；③肺水肿原因：呼吸衰竭不能完全用心衰或液体输入过多解释的；在没有危险因素存在的情况下，需要做客观的检查(如：心脏超声心动图)以除外由于静水压增高所致的肺水肿。ARDS 分级：①轻度：$200mmHg < PaO_2/FiO_2 \leqslant 300mmHg$，同时 PEEP 或 CPAP$\geqslant 5cmH_2O$；②中度：$100mmHg < PaO_2/FiO_2 \leqslant 200mmHg$，同时 PEEP$\geqslant 5cmH_2O$；③重度：$PaO_2/FiO_2 \leqslant 100mmHg$，同时 PEEP $\geqslant 5cmH_2O$。

二、治疗要点

(一) 原发病治疗

积极控制原发病是遏制 ARDS 进展的必要措施。急性呼吸窘迫综合征的病因包括肺内原因和肺外原因两大类。肺内原因包括：肺炎、误吸、肺挫伤、淹溺和有毒物质吸入；肺外因素包括：全身严重感染、严重多发伤(多发骨折、连枷胸、严重脑外伤和烧伤)、休克、高危手术(心脏手术、大动脉手术等)、大量输血、药物中毒、胰腺炎和心肺转流术后等。

(二) 呼吸支持治疗

1. 氧疗

氧疗是纠正 ARDS 患者低氧血症的基本手段。目的是改善低氧血症，使动脉血氧分压(PaO_2)达到 60～80mmHg。可根据低氧血症改善的程度和治疗反应调整氧疗方式，首先使用鼻导管，当需要较高的吸氧浓度时，可采用可调节吸氧浓度的文丘里面罩或带贮氧袋的非重吸式氧气面罩。低氧血症严重时需要无创呼吸机或者有创机械通气。

2. 无创机械通气

无创机械通气(NIV)可以避免气管插管和气管切开引起的并发症。轻度的 ARDS 患者神志清楚、血流动力学稳定、气道自洁能力良好，并能够得到严密监测和随时可行气管插管时，可以尝试 NIV 治疗。预计病情能够短期缓解或合并免疫功能低下的轻度 ARDS 患者可考虑应用无创机械通气。应用 NIV 时应严密监测患者的生命体征及治疗反应，若低氧血症不能改善或全身情况恶化，提示 NIV 治疗失败，应及时改为有创通气。

ARDS 患者在以下情况时不适宜应用 NIV：①神志不清；②血流动力学不稳定；③气道分泌物明显增加而且气道自洁能力不足；④因脸部畸形、创伤或手术等不能佩戴鼻面罩；⑤上消化道出血、剧烈呕吐、肠梗阻和近期食管及上腹部手术；⑥危及生命的低氧血症。

3. 有创机械通气

(1) 机械通气的时机选择：ARDS 患者经高浓度吸氧仍不能改善低氧血症时，应气管插管进行有创机械通气。

(2) 肺保护性通气：对 ARDS 患者实施机械通气时应采用肺保护性通气策略，气道平台压不应超过 30～35cmH_2O，允许 $PaCO_2$ 稍高于正常，保持 pH 值＞7.20。

(3) 肺复张：可采用肺复张手法促进 ARDS 患者塌陷肺泡复张，改善氧合。常用的肺复张手法包括控制性肺膨胀、PEEP 递增法及压力控制法(PCV 法)。其中实施控制性肺膨胀采用恒压通气方式，推荐吸气压为 30～45cmH_2O、持续时间 30～40 秒。

(4) PEEP 的选择：应使用能防止肺泡塌陷的最低 PEEP，有条件的情况下，应根据静态 P-V 曲线低位转折点压力+2cmH_2O 来确定 PEEP。中度或重度 ARDS 患者推荐使用更高的 PEEP。

(5) 自主呼吸：自主呼吸过程中膈肌主动收缩可增加 ARDS 患者肺重力依赖区的通气，改善通气血流比例失调，改善氧合。ARDS 患者机械通气时应尽量保留自主呼吸。

(6) 半卧位：若无禁忌证，机械通气的 ARDS 患者应采用 30°～45°半卧位，以减少肺炎的发生。

(7) 俯卧位通气：常规机械通气治疗无效的重度 ARDS 患者，若无禁忌证，可考虑采用俯卧位通气，以降低胸腔内压力梯度、促进分泌物体位引流和促进肺内液体移动，改善氧合。严重的低血压、室性心律失常、颜面部创伤及未处理的不稳定性骨折为俯卧位通气的相对禁忌证。强烈建议重度 ARDS 患者使用俯卧位通气超过 12h/d。体位改变过程中需防止气管插管及中心静脉导管意外脱落等并发症的发生。

(8) 镇静镇痛与肌松：以 Ramsay 评分 3～4 分作为镇静目标，需要滴定式调节镇静药物到目标镇静深度。对机械通气的 ARDS 患者，不推荐常规使用肌松剂。

4. 体外膜氧合技术(ECMO)

重度 ARDS 的支持手段，对可逆病因造成的重度 ARDS，在机械通气无法保证通气维持氧合的情况下，采取 ECMO 支持治疗可以争取进一步治疗的时间，给患者增加生存的机会。

(三) ARDS 药物治疗

1. 液体管理

在保证组织器官灌注前提下，应实施限制性的液体管理，有助于改善 ARDS 患者的氧合和肺损伤。存在低蛋白血症的 ARDS 患者，可通过补充白蛋白等胶体溶液和应用利尿剂，有助于实现液体负平衡，并改善氧合。

2. 糖皮质激素

不推荐常规应用糖皮质激素预防和治疗 ARDS。

3. 一氧化氮(NO)吸入

不推荐吸入 NO 作为 ARDS 的常规治疗。

4. 肺泡表面活性物质

尽管早期补充肺表面活性物质，有助于改善氧合，但尚不能将其作为 ARDS 的常规治疗手段。需进一步研究，明确其对 ARDS 预后的影响。

5. 前列腺素 E_1(PGE_1)

只有在 ALI/ARDS 患者低氧血症难以纠正时，可以考虑吸入 PGE_1 治疗。

6. N-乙酰半胱氨酸和丙半胱氨酸

这两种化学物质能够清除体内氧自由基，从而减轻肺损伤。但尚无足够证据支持抗氧化剂用于治疗 ARDS。

7. 环氧化酶抑制剂

可抑制 ALI/ARDS 患者血栓素 A_2 的合成，对炎症反应有抑制作用。尚不推荐常规用于 ALI/ARDS 治疗。

8. 细胞因子单克隆抗体或拮抗剂

不推荐抗细胞因子单克隆抗体或拮抗剂用于 ARDS 治疗。

9. 己酮可可碱及其衍化物利索茶碱

理论上可抑制中性粒细胞的趋化和激活，减少促炎因子 TNFα、IL-1 和 IL-6 等释放，利索茶碱还可抑制氧自由基释放。但目前尚无临床随机对照试验证实对 ALI/ARDS 的疗效，不推荐使用。

10. 重组人活化蛋白 C

具有抗血栓、抗炎和纤溶特性，对于严重感染导致的重度 ARDS 患者，如果没有禁忌证，可考虑应用，但价格高昂。

11. 酮康唑

为抗真菌药，但可抑制白三烯和血栓素 A_2 合成，同时还可抑制肺泡巨噬细胞释放促炎因子，有可能用于 ARDS 治疗。目前仍没有证据支持酮康唑可用于 ARDS 常规治疗，同时为避免耐药，对于酮康唑的预防性使用也应慎重。

12. 鱼油

鱼油富含ω-3 脂肪酸，如二十二碳六烯酸(DHA)、二十碳五烯酸(EPA)等，也具有免疫调节作用，可抑制二十烷酸/花生酸样促炎因子释放，并促进 PGE_1 生成。补充 EPA 和γ-亚油酸，有助于改善 ALI/ARDS 患者氧合，缩短机械通气时间。

第二节　脓毒症与脓毒性休克

脓毒症和脓毒性休克是危重症领域的重大难题，全球每年脓毒症患者数超过 1900 万，其中有 600 万患者死亡，病死率超过 1/4。早期识别和恰当的处理可以改善脓毒症患者的预后。近年来，国内外对脓毒症领域的研究不断深入，临床实践及证据不断增加，2016 年美国重症医学科(SCCM)和欧洲重症医学科(ESICM)联合发布脓毒症 3.0 定义及诊断标准，拯救脓毒症运动国际指南委员会(SSCGC)颁布了 2016 年拯救脓毒症运动：脓毒症和脓毒性休克的管理国际指南。

一、定义和诊断

脓毒症是指因感染引起的宿主反应失调导致的危及生命的器官功能障碍。脓毒性休克定义为脓毒症合并严重的循环、细胞和代谢紊乱，其死亡风险较单纯脓毒症更高。对于感染或者疑似感染的患者，当脓毒症相关序贯器官衰竭(SOFA)评分较基线上升≥2 分可诊断为脓毒症(见表 18-1)，临床上也可以使用床旁快速 SOFA(qSOFA)标准识别重症患者。如果符合 qSOFA 标准中的至少 2 项，应进一步评估患者是否存在脏器功能障碍。脓毒性休克为脓毒症基础上，出现持续低血压，在充分容量复苏后仍需要血管活性药来维持平均动脉压(MAP)≥65mmHg 以及血乳酸浓度＞2mmol/L。全身炎症反应综合征(SIRS)标准因特异性和敏感性不足，已经从定义中剔除。

表 18-1　序贯器官衰竭评分(SOFA)

系统	变量	0 分	1 分	2 分	3 分	4 分
呼吸	PaO_2/FiO_2，mmHg	＞400	≤400	≤300	≤200	≤100
	呼吸机支持				是	是
血液	血小板，10^9/L	＞150	≤150	≤100	≤50	≤20
肝脏	胆红素，μmol/L	＜20.5	≤34.1	≤102.5	≤205.1	＞205.2
循环	平均动脉压，mmHg	≥70	＜70			
	多巴胺，μg/(kg•min)			≤5	＞5	＞15
	多巴酚丁胺，μg/(kg•min)			任何剂量		
	肾上腺素，μg/(kg•min)				≤0.1	＞0.1
	去甲肾上腺素，μg/(kg•min)				≤0.1	＞0.1
神经	GCS 评分	15	13～14	10～12	6～9	＜6
肾脏	肌酐，μmol/L	＜106	≤176	≤308	≤442	＞442
	尿量，ml/d				≤500	≤200

注：1. 每日评估应采取每日最差值；2.评分越高，预后越差。

二、血流动力学监测指标

1. 脓毒症和脓毒性休克患者应尽早收入ICU并进行严密的血流动力学监测。早期合理地选择监测指标并正确解读有助于指导脓毒症和脓毒性休克患者的治疗。

2. 常规血流动力学监测包括体循环的监测参数：心率、血压、中心静脉压（CVP）与心排血量（CO）和体循环阻力（SVR）等；肺循环监测参数：肺动脉压（PAP）、肺动脉楔压（PAWP）和肺循环阻力（PVR）等；氧动力学与代谢监测参数：氧输送（DO_2）、氧消耗（VO_2）等；氧代谢监测参数：血乳酸、脉搏氧饱和度、混合静脉血氧饱和度（SvO_2）或中心静脉血氧饱和度（$ScvO_2$）的监测等；局部组织灌注指标：尿量、胃黏膜pH测定或消化道黏膜PCO_2测定等。目前指南推荐使用动态指标预测液体反应性，包括被动抬腿试验、容量负荷试验、补液后每搏输出量的变化、收缩压变化、脉压变化及机械通气后胸内压变化等动态检测指标预测液体反应性。

3. 脓毒症和脓毒性休克具有一系列反映组织灌注降低的临床表现，如平均动脉压（MAP）和尿量减少、皮肤温度降低或花斑、毛细血管再充盈速度减慢和神志改变，这些征象可以作为感染性休克的诊断依据和观察指标。

4. 作为治疗目标，一般认为尿量必须达到0.5ml/（kg·h）以上。

5. MAP是组织灌注的驱动力，能更好地反映组织灌注水平，故一般以MAP低于65～70mmHg视为组织灌注不足。对于需要使用血管活性药物的脓毒性休克患者，推荐以MAP在65mmHg以上作为初始复苏目标。

6. CVP反映右心室舒张末压，PAWP则反映左心室的舒张末压。一般认为CVP 8～12mmHg、PAWP 12～15mmHg作为严重感染和感染性休克的治疗目标，应连续、动态观察。

7. SvO_2的变化趋势可反映组织灌注状态，对严重感染和感染性休克患者的诊断和治疗具有重要的临床意义。

8. 严重感染与感染性休克时组织缺氧使乳酸生成增加。在常规血流动力学监测指标改变之前，组织低灌注与缺氧已经存在，乳酸水平已经升高。应该监测动脉血乳酸及乳酸清除率的变化。对于乳酸升高的患者，建议以乳酸值指导复苏，将乳酸恢复至正常水平。

9. 对于严重感染或感染性休克患者，需动态观察与分析容量与心脏、血管的功能状态是否适应机体氧代谢的需要。

三、治疗要点

1. 早期液体复苏

脓毒症休克患者的液体复苏应该尽早开始。基于Rivers等提出的方案，较早的指南推荐了标准化的定量复苏，称之为早期目标导向性治疗（EGDT），内容为一旦临床诊断感染或感染性休克，应尽快积极液体复苏，6小时内达到复苏目标：①中心静脉压（CVP）8～12mmHg；②平均动脉压≥65mmHg；③尿量≥0.5ml/（kg·h）；④$ScvO_2$或SvO_2≥70%。若液体复苏后CVP达8～12mmHg，而$ScvO_2$或SvO_2仍未达到70%，需输注浓缩红细胞使血细胞比容达到30%以上，或输注多巴酚丁胺以达到复苏目标。2018年拯救脓毒症运动国际指南委员会(SSCGC)对脓毒症集束化治疗进行更新，提出“1 小时集束化治疗”策略。对脓毒症所致的低灌注，推荐在拟诊为脓毒症休克的患者 3h 内输注至少 30ml/kg 的晶体溶液进行初始复苏。完成初始复苏后，根据患者对液体复苏的反应及耐受性，评估血流动力学状态从而指导下一步的液体使用。

脓毒症和脓毒性休克患者液体复苏时晶、胶体液的选择仍存在很大的争议。目前关于感染性休克液体选择方面的多项研究显示，晶体液或胶体液的临床应用对患者预后的影响并没有差异。但是不推荐使用羟乙基淀粉进行容量复苏。脓毒症和脓毒性休克患者选用晶体液或白蛋白同样有效。但理论上讲胶体液的渗透压高于晶体液，能更好地维持血管内容量。

复苏液体包括天然胶体、人工胶体和晶体液，没有证据支持哪一种液体复苏效果更好。

2. 血管活性药物、正性肌力药物

严重感染和感染性休克的初始治疗应为积极的早期目标指导性的液体复苏，即便在容量复苏的同时，亦可考虑合并应用血管活性药物和(或)正性肌力药物以提高和保持组织器官的灌注压。必要时还应辅以应用低剂量的糖皮质激素。去甲肾上腺素及多巴胺均可作为感染性休克治疗首选的血管活性药物。常用的药物包括多巴胺、去甲肾上腺素、血管加压素和多巴酚丁胺。

(1) 去甲肾上腺素：其常用剂量为 0.03～1.5μg/(kg·min)。但剂量超过 1.0μg/(kg·min)，可由于对β受体的兴奋加强而增加心肌做功与氧耗。对于容量复苏效果不理想的感染性休克患者，去甲肾上腺素与多巴酚丁胺合用，可以改善组织灌注与氧输送，增加冠状动脉和肾脏的血流以及肌酐清除率、降低血乳酸水平，而不加重器官的缺血。

(2) 多巴胺：小剂量［＜5μg/(kg·min)］多巴胺主要作用于多巴胺受体(DA)，具有轻度的血管扩张作用。中等剂量［5～10μg/(kg·min)］以β_1受体兴奋作用为主，可以增加心肌收缩力及心率，从而增加心肌的做功与氧耗。大剂量多巴胺［10～20μg/(kg·min)］则以α_1受体兴奋作用为主，出现显著的血管收缩。

(3) 肾上腺素：目前不推荐作为脓毒性休克的一线治疗药物，仅在其他治疗手段无效时才可考虑尝试应用。

(4) 血管加压素：目前多主张在去甲肾上腺素等儿茶酚胺类药物无效时才考虑应用，且以小剂量给予(0.01～0.04U/min)，无需根据血压调整剂量。临床可选用精氨酸加压素(arginine vasopressin)以及特利加压素(terlipressin)。

(5) 多巴酚丁胺：具有强烈的β_1、β_2受体和中度的α受体兴奋作用，既可以增加氧输送，同时也增加(特别是心肌的)氧消耗。在脓毒性休克治疗中一般用于经过充分液体复苏后心脏功能仍未见改善的患者；对于合并低血压者，宜联合应用血管收缩药物。其常用剂量为 2～20μg/(kg·min)。

(6) 糖皮质激素对于依赖血管活性药物的脓毒性休克患者，可应用小剂量糖皮质激素。如氢化可的松，每日补充量不超过 300mg，分为 3～4 次给予，或持续输注。超过 300mg 以上的氢化可的松并未显示出更好的疗效。

四、集束化治疗

血流动力学紊乱是脓毒症和脓毒性休克中最突出的表现。血流动力学的支持是感染性休克重要的治疗手段，目的是改善血流动力学状态、改善器官灌注，逆转器官功能损害。

所谓集束化治疗，是指根据治疗指南，在脓毒症和脓毒性休克确诊后立即开始并应在短期内(如 6～24 小时)必须迅速完成的治疗措施，包括早期血清乳酸水平测定；抗生素使用前留取病原学标本；急诊在 3 小时内，ICU 在 1 小时内开始广谱的抗生素治疗；尽可能在 1～2 小时内放置中心静脉导管，监测 CVP 和 $ScvO_2$；如果有低血压或血乳酸＞4mmol/L，立即给予液体复苏(20ml/kg)，如低血压不能纠正，应加用血管活性药物，维持 MAP≥65mmHg；持续低血压或血乳酸＞4mmol/L，液体复苏使中心静脉压(CVP)≥8mmHg，中心静脉血氧饱和度($ScvO_2$)≥70%，6 小时内达到上述目标。在努力实现血流动力学稳定的同时，早期集束化治疗还包括：①积极的血糖控制；②糖皮质激素的应用；③机械通气患者平台压＜30cmH_2O；④有条件的医院可以使用活化蛋白 C(APC)。

第三节　低血容量性休克

低血容量性休克是指各种原因引起的循环容量丢失而导致的有效循环血量与心排血量减少、组织灌注不足、细胞代谢紊乱和功能受损的病理生理过程。主要病理生理改变是有效循环血容量急剧减少，导致组织低灌注、无氧代谢增加、乳酸性酸中毒、再灌注损伤以及内毒素易位，最终导致多器官功能障碍综合征(MODS)。低血容量性休克的主要死因是组织低灌注以及大出血、感染和再灌注损伤等原因导致的 MODS。

一、病因

循环容量丢失包括显性丢失和非显性丢失。显性丢失是指循环容量丢失至体外，如创伤、外科大手术的失血、消化道溃疡、食管静脉曲张破裂及产后大出血等疾病引起的急性大失血，以及呕吐、腹泻、脱水、利尿等原因所致体液丢失。非显性容量丢失是指循环容量丢失到循环系统之外，主要为循环容量的血管外渗出或循环容量进入体腔内以及其他方式的不显性体外丢失。大量失血是指 24 小时内失血超过患者的估计血容量或 3 小时内失血量超过估计血容量的一半。

二、诊断和监测

1. 传统的诊断主要依据为病史、症状、体征，包括精神状态改变、皮肤湿冷、收缩压下降(＜90mmHg 或较基础血压下降大于 40mmHg)或脉压减少(＜20mmHg)、尿量＜0.5ml/(kg•h)、心率＞100 次/分、中心静脉压(CVP)＜5mmHg 或肺动脉楔压(PAWP)＜8mmHg 等指标。

2. 氧代谢与组织灌注指标对低血容量性休克早期诊断有更重要的参考价值。血乳酸和碱缺失在低血容量性休克的监测和预后判断中具有重要意义。应当警惕低血容量性休克病程中生命体征正常状态下的组织细胞缺氧。

3. 在休克复苏中每搏量(SV)、心排量(CO)、氧输送(DO_2)、氧消耗(VO_2)、混合静脉血氧饱和度(SvO_2)等指标也具有一定程度的临床意义。低血容量性休克早期复苏过程中，要在 MODS 发生之前尽早改善氧输送。

三、监测

1. 一般临床监测包括皮温与色泽、心率、血压、尿量和精神状态等监测指标。然而，这些指标在休克早期阶段往往难以表现出明显的变化。尿量是反映肾灌注较好的指标，可以间接反映循环状态。当尿量＜0.5ml/(kg·h)时，应继续进行液体复苏。体温监测十分重要，低体温可引起心肌功能障碍和心律失常，当中心体温＜34℃时，可导致严重的凝血功能障碍。

2. 有创血流动力学监测低血容量性休克的患者需要严密的血流动力学监测并动态观察其变化，对于持续低血压患者，应采用有创动脉血压监测(IBP)。IBP 还可提供动脉采血通道。

3. 氧代谢监测包括全身灌注指标(DO_2、VO_2、血乳酸、SvO_2 或 $ScvO_2$ 等)、局部组织灌注指标(胃黏膜内 pH 值)、脉搏氧饱和度(SpO_2)、动脉血气分析、DO_2、SvO_2、动脉血乳酸。

4. 血常规监测动态观察红细胞计数、血红蛋白(Hb)及血细胞比容(Hct)的数值变化，可了解血液有无浓缩或稀释，对低血容量性休克的诊断和判断以及判别是否存在继续失血均有参考价值。Hct 在 4 小时内下降 10%提示有活动性出血。

5. 电解质监测与肾功能监测对了解病情变化和指导治疗十分重要。

6. 凝血功能监测包括血小板计数、凝血酶原时间(PT)、活化部分凝血活酶时间(APTT)、国际标准化比值(INR)和 D-二聚体。此外，还包括血栓弹力描记图(TEG)等。

四、治疗

1. 病因治疗

积极纠正低血容量性休克的病因是治疗的基本措施;应迅速利用包括超声和 CT 手段在内的各种必要方法，检查与评估出血部位不明确、存在活动性失血的患者；对于出血部位明确、存在活动性失血的休克患者，应尽快进行手术或介入止血。

2. 液体复苏

(1) 液体复苏治疗时可以选择晶体溶液(如生理盐水和等张平衡盐溶液)和胶体溶液(如白蛋白和人工胶体)。目前，尚无足够的证据表明晶体液与胶体液用于低血容量性休克液体复苏的疗效与安全性方面有明显差异。由于 5%葡萄糖溶液很快分布到细胞内间隙，因此不推荐用于液体复苏治疗。

(2) 必须尽快建立有效静脉通路，输液的速度应快到足以迅速补充丢失液体，以改善组织灌注。

(3) 功能性血流动力学指标：目前指南推荐使用动态指标预测液体反应性，包括被动抬腿试验、容量负荷试验、补液后每搏输出量的变化、收缩压变化、脉压变化及机械通气后胸内压变化等动态检测指标预测液体反应性。

(4) 对出血未控制的失血性休克患者，早期采用控制性复苏，收缩压维持在 80～90mmHg，以保证重要脏器的基本灌注，并尽快止血；出血控制后再进行积极容量复苏。

(5) 对合并颅脑损伤的多发伤患者、老年患者及高血压患者应避免控制性液体复苏。

3. 输血治疗

进行合理的成分输血。对于血红蛋白低于 70g/L 的失血性休克患者，可考虑输红细胞。大量失血时应注意凝血因子的补充。

4. 血管活性药与正性肌力药

低血容量性休克的患者一般不常规使用血管活性药，以免进一步加重器官灌注不足和缺氧的风险。临床通常仅对于足够的液体复苏后仍存在低血压或者输液还未开始的严重低血压患者，才考虑应用血管活性药与正性肌力药。

5. 纠正酸中毒

对代谢性酸中毒，强调积极病因处理与容量复苏，不主张常规使用碳酸氢钠。碳酸氢盐只用于紧急情况或 pH＜7.20 时。

6. 肠黏膜屏障功能的保护

失血性休克时，胃肠道黏膜低灌注、缺血缺氧发生得最早、最严重。胃肠黏膜屏障功能迅速减弱，肠腔内细菌或内毒素向肠腔外转移机会增加。保护肠黏膜屏障功能，减少细菌与毒素易位，是低血容量性休克治疗的重要内容。

7. 体温控制

严重低血容量性休克伴低体温的患者应及时复温，维持体温正常。

五、复苏终点与预后评估指标

1. 传统临床指标

如神志改善、心率减慢、血压升高和尿量增加，对于指导低血容量性休克治疗有一定的临床意义，但是，不能作为复苏的终点目标。

2. 心脏指数、氧输送及氧消耗

心脏指数＞4.5L/(min·m^2)、氧输送＞600ml/(min·m^2)及氧消耗＞170ml/(min·m^2)可作为预测预后的指标，而非复苏终点目标。

3. 血乳酸

血乳酸的水平、持续时间与低血容量性休克患者的预后密切相关，持续高水平的血乳酸(＞4mmol/L)预示患者的预后不佳。血乳酸清除率比单纯的血乳酸值能更好地反映患者的预后。以达到血乳酸浓度正常(≤2mmol/L)为标准，复苏的第一个 24 小时血乳酸浓度恢复正常(≤2mmol/L)极为关键，在此时间内血乳酸降至正常的患者，生存率明显增加。所以，动脉血乳酸恢复正常的时间和血乳酸清除率可作为复苏效果的评估指标。

4. 碱缺失

碱缺失可反映全身组织酸中毒的程度。碱缺失可分为三种程度：轻度(–2～–5mmol/L)，中度(–5～–15mmol/L)，重度(＜–15mmol/L)。碱缺失的水平与预后密切相关，复苏时应动态监测。

第四节　急性肾损伤

急性肾损伤(acute kidney injury，AKI)是指肾功能突然下降，导致尿素和其他含氮废物潴留以及细胞外液容量和电解质失调。主要表现为少尿或无尿、氮质血症、高钾血症和代谢性酸中毒。

一、病因

1. 肾前性如失血、休克、严重失水、电解质平衡紊乱、急性循环衰竭等。

2. 肾性如急性肾小球肾炎、急性肾小管坏死、大面积挤压伤等。

3. 肾后性如完全性尿路梗阻等。

其中以急性肾小管坏死最为常见，而且肾前性衰竭持续发展也会转化为急性肾小管坏死。引起急性肾小管坏死的病因多种多样，可概括为：

(1) 肾中毒：对肾脏有毒性的物质，如药物中的磺胺、四氯化碳、汞剂、铋剂、二氯磺胺；抗生素中的多黏菌素、万古霉素、卡那霉素、庆大霉素、先锋霉素Ⅰ、先锋霉素Ⅱ、新霉素、二性霉素 B；碘造影剂、甲氧氟烷等；生物毒素如蛇毒、蜂毒、鱼蕈等，都可在一定条件下引起急性肾小管坏死。

(2) 肾缺血：严重的肾缺血如重度外伤、大面积烧伤、大手术、大量失血、重症感染、败血症、脱水和电解质平衡失调，特别是合并休克者，均易导致急性肾小管坏死。

(3) 血管内溶血(血型不合的输血等)释放出的血红蛋白，以及肌肉大量创伤(如挤压伤、肌肉炎症)时的肌红蛋白，通过肾脏排泄，可损害肾小管而引起急性肾小管坏死。

二、临床表现

(一) 少尿期

1. 大多数在先驱症状 12～24 小时后开始出现少尿(每日尿量 50～400ml)或无尿。一般持续 2～4 周。

2. 可有厌食、恶心、呕吐、腹泻、呃逆、头昏、头痛、烦躁不安、贫血、出血倾向、呼吸深而快、甚至昏迷、抽搐。

3. 代谢产物的蓄积：血尿素氮、肌酐等升高。出现代谢性酸中毒。

4. 电解质紊乱：可有高血钾、低血钠、高血镁、高血磷、低血钙等。尤其是高钾血症。严重者可导致心跳骤停。

5. 水平衡失调，易产生过多的水潴溜；严重者导致心力衰竭、肺水肿或脑水肿。

6. 易继发呼吸系统及尿路感染。

(二) 多尿期

少尿期后尿量逐渐增加，当每日尿量超过 500ml 时，即进入多尿期。此后，尿量逐日成倍增加，最高尿量每日 3000～6000ml，甚至可达到 10000ml 以上。在多尿期初始，尿量虽增多，但肾脏清除率仍低，体内代谢产物的蓄积仍存在。约 4～5 天后，血尿素氮、肌酐等随尿量增多而逐渐下降，尿毒症症状也随之好转。钾、钠、氯等电解质从尿中大量排出可导致电解质紊乱或脱水，应注意多尿期的高峰阶段可能转变为低钾血症。此期持续 1～3 周。

(三) 恢复期

尿量逐渐恢复正常，3～12 个月肾功能逐渐复原，大部分患者肾功能可恢复到正常水平，只有少数患者转为慢性肾功能衰竭。

三、诊断

2012 年 KIDGO 指南定义急性肾损伤诊断标准为：(1)48 小时内 Scr 增长≥0.3mg/dl(≥26.5μmol/l)；或(2)发病初期的 7 天内，Scr 增长≥基础值的 1.5 倍；或(3)6 小时内尿量＜0.5ml/(kg•h)。KDIGO 标准允许在分期前纠正容量状态和 AKI 梗阻性病因。在 AKI 诊断和分期前，临床医生应评估并优化容量状态和排除梗阻。

采用 KDIGO 标准，AKI 分期如下：

1 期

血清肌酐升高至基线值的 1.5～1.9 倍，或血清肌酐升高≥0.3mg/dl(≥26.5μmol/L)，或尿量减少至＜0.5ml/(kg•h)，持续 6～12 小时。

2 期

血清肌酐升高至基线值的 2.0～2.9 倍，或尿量减少至＜0.5ml/(kg•h)，持续 12 小时及以上。

3 期

血清肌酐升高至基线值的 3.0 倍，或血清肌酐升高至≥4.0mg/dl(≥353.6μmol/L)，或尿量减少至＜0.3ml/(kg•h)，持续 24 小时及以上，或无尿持续 12 小时及以上，或开始肾脏替代治疗；或者对于小于 18 岁的患者，eGFR 下降到＜35ml/(min•1.73m^2)。

KDIGO 标准与 RIFLE 分期不同，KDIGO 只采用血清肌酐和尿量变化划分等级，而不根据 GFR 的变化，不过 18 岁以下儿童除外；对于 18 岁以下患者，KDIGO 标准将 eGFR 急性下降到＜35ml/(min•1.73m^2)列为 3 期 AKI 的标准。

与 RIFLE 和 AKIN 分期系统一样，KDIGO 建议应按照最高(即，最严重)损伤等级标准来确定患者的分期。

四、治疗

急性肾损伤总的治疗原则是去除病因，维持水电解质及酸碱平衡，减轻症状，改善肾功能，防止并发症发生。对肾前性 AKI 主要是补充液体，纠正细胞外液量及溶质成分异常，改善肾血流，防止演变为急性肾小管坏死。对肾后性 AKI 应积极消除病因，解除梗阻。

(一) 少尿期治疗

少尿期常因急性肺水肿、高钾血症、上消化道出血和并发感染等导致死亡。故治疗重点为调节水电解质和酸碱平衡、控制氮质潴留、供给适当营养、防治并发症和治疗原发病。

1. 卧床休息

所有明确诊断的患者都应严格卧床休息。

2. 饮食

能进食者，尽量利用胃肠道补充营养，给予清淡流质或半流质食物。酌情限制水分钠盐和钾盐。早期应限制蛋白质(高生物效价蛋白质 0.5g/kg)。重症患者常有明显胃肠道症状，从胃肠道补充部分营养，先让患者胃肠道适应，以不出现腹胀和腹泻为原则。然后循序渐进补充部分热量，以 2.2～4.4kJ/d 为度。过快过多补充食物多不能吸收，易导致腹泻。

3. 维持水平衡

少尿期患者应严格计算24h出入水量。24h补液量=显性失液量+不显性失液量-内生水量。显性失液量指前一天24h内的尿量、粪、呕吐、出汗、引流液及创面渗液等丢失液量的总和。不显性失液量指每天从呼气失去水分（为400～500ml）和从皮肤蒸发失去水分（为300～400ml）。不显性失液量估计有困难时，亦可按每天12ml/kg计算，考虑体温、气温和湿度等。一般认为体温每升高1℃，每小时失水量为0.1ml/kg，室温超过30℃，每升高1℃不显性失液量增加13%，呼吸困难或气管切开均增加呼吸道水分丢失。内生水系指24h内体内组织代谢、食物氧化和补液中葡萄糖氧化所生成的水总和。食物氧化生成水的计算为1g蛋白质产生0.43ml水，1g脂肪产生1.07ml水和1g葡萄糖产生0.55ml水。由于内生水的计算常被忽略，不显性失水量计算常属估计量，致使少尿期补液的准确性受到影响。为此，过去多采用"量出为入，宁少勿多"的补液原则，以防止体液过多。但必须注意有无血容量不足因素，以免过分限制补液量，加重缺血性肾损害使少尿期延长。

下列几点可作为观察补液量适中的指标：

(1) 皮下无脱水或水肿现象。

(2) 每天体重不增加，若＞0.5kg提示体液过多。

(3) 血清钠浓度正常，若偏低且无失盐基础提示体液潴留。

(4) 中心静脉压在4.42～7.35mmHg，若高于8.77mmHg提示体液过多。

(5) 胸部X片血管影正常，若显示肺充血征象提示体液潴留。

(6) 心率快，血压升高，呼吸增快，若无感染征象，应怀疑体液过多。

4. 高钾血症的处理

最有效的方法为血液透析或腹膜透析。若有严重高钾血症或高分解代谢状态，以血液透析为宜。高钾血症是临床危急情况，在准备透析治疗前应予以紧急处理：

(1) 伴代谢性酸中毒者可给5%碳酸氢钠250ml静脉滴注。

(2) 10%葡萄糖酸钙10ml静脉注射以拮抗钾离子对心肌的毒性作用。

(3) 25%葡萄糖液500ml加胰岛素16～20U静脉滴注可促使葡萄糖和钾离子等转移至细胞内合成糖原。

(4) 钠型或钙型离子交换树脂15～20g加入25%山梨醇溶液100ml口服3～4次/d。此外防治高钾血症的措施还有限制高钾的食物；纠正酸中毒；不输库存血；及时清除体内坏死组织。上述措施无效，血K^+仍＞6.5mmol/L时应急诊行透析治疗。

5. 低钠血症的处理

低钠血症一般为稀释性，体内钠总量并未减少。因此，仅在＜120mmol/L或虽在120～130mmol/L但有低钠症状时补给，应用3%氯化钠或5%碳酸氢钠，也可相互配合使用，先补半量后酌情再补剩余量。

6. 低钙血症与高磷血症

补钙可用10%葡萄糖酸钙。高磷血症应限含磷食物并可服用氢氧化铝。

7. 纠正代谢性酸中毒

对非高分解代谢的少尿期患者，补充足够热量，减少体内组织分解。当血浆实际碳酸氢根低于15mmol/L应予5%碳酸氢钠100～250ml静脉滴注。对严重代谢性酸中毒应尽早做血液透析较为安全。

8. 应用速尿和甘露醇

少尿病例在判定无血容量不足的因素后可以试用速尿，每天剂量一般为200～400mg，静脉滴注1～2次后无效即停止。目前血液净化技术已普遍应用对利尿治疗无反应者。有透析指征时应早期透析。甘露醇作为渗透性利尿药可应用于挤压伤病例的强迫性利尿。但对已确诊为少尿(无尿)患者应停止使用甘露醇，以免血容量过多诱发心力衰竭、肺水肿。

9. 抗感染治疗

开展早期预防性透析以来，少尿期患者死于急性肺水肿和高钾血症显著减少，而感染则成为少尿期重要死亡原因。可根据细菌培养和药物敏感试验合理选用对肾脏毒性作用较小的抗生素，注意在急性肾衰时根据肌酐清除率计算抗菌药物的剂量。

10. 营养支持疗法

急性肾衰患者，特别是败血症、严重创伤等伴有高分解代谢状态，每天热量摄入不足，易导致氮质血症快速进展。营养支持可提供足够热量，减少体内蛋白分解，从而减缓血氮质升高速度，增加机体抵抗力，降低少尿期死亡率，并可能减少透析次数。营养补充尽可能部分利用胃肠道循序渐进地增加热卡。但重度患者由于常有消化道症状或因外科手术后，常需经静脉补充部分或全部热卡。一般能量供给按 30～35kcal/(kg•d)计算(1cal=4.18J)，严重高分解代谢患者则给予40kcal/(kg•d)，其中以高渗葡萄糖提供约2/3热量，由脂类供应1/3热量。由于AKI患者常伴有糖代谢紊乱，高分解状态易引起机体对胰岛素的拮抗，肝葡萄糖产生增加，以及对葡萄糖转化为糖原的能力减退，这些均增加高糖血症。若静脉滴注 25%～50%葡萄糖溶液，可很快产生或加重高糖血症。通常机体对每天逐渐增加葡萄糖的耐受量为0.5g/(kg•h)，而不需要外源性胰岛素。因此可酌情从10%～15%开始，均匀等量给予，并密切随访血糖浓度。脂肪乳剂总热量高，总液量少，渗透压低，并可提供必需脂肪酸，减轻糖代谢紊乱。使用10%脂肪乳剂每500ml可提供500kcal的热量。但长链者在体内清除慢，可抑制中性白细胞的趋化和游走，并封闭网状内皮系统清除细菌能力。而中链者在血中清除快。以使用中长链混合液为宜。速度过快可引起胃肠道症状。关于氨基酸的补充，一般为0.5～1.0g/(kg•d)，包括必需和非必需氨基酸。

11. 血液透析或腹膜透析

透析疗法是急慢性肾衰和其他一些严重疾病的重要方法，分为血液透析和腹膜透析。严格来说两种疗法都无绝对禁忌证，临床一般从患者病情、经济条件及医疗设备各方面综合考虑选择透析方式。常见疾病的透析指征如下：

(1) 紧急透析指征：①急性肺水肿或充血性心力衰竭，且对利尿剂反应不佳；②严重高钾血症，血钾在6.5mmol/L以上或心电图已出现严重的心律失常；③没有给予碳酸氢钠指征的代谢性酸中毒(pH<7.1)，如容量过负荷的患者，或者乳酸酸中毒或酮症酸中毒的患者。

(2) 一般透析指征：①少尿持续24小时或无尿12小时以上；②已出现尿毒症症状，如呕吐、神志淡漠、烦躁或嗜睡；③高分解代谢状态；④出现体液潴留现象；⑤血pH在7.25以下，实际重碳酸氢盐在15mmol/L以下或二氧化碳结合力在13mmol/L以下；⑥血尿素氮17.8mol/L(50mg/dl)以上，除外单纯肾外因素引起，或血肌酐442μmol/L(5mg/dl)以上；⑦对非少尿患者出现体液过多，眼结膜水肿，奔马律或中心静脉压高于正常；血钾5.5mmol/L以上；心电图疑有高钾图形等任何一种情况者亦应透析治疗。

12. 连续性静脉–静脉血液滤过（CVVH）

由股静脉或颈内静脉插入留置静脉导管，选用前臂静脉内直接穿刺术建立血管通路。血液从股或颈内静脉用一血泵推动血液引入高效能小型滤过器，依赖血液在滤过器内存在静水压力差作为动力，每小时可滤过目标量的体液。然后血液经滤过器静脉端经前臂静脉回输到体内。24h不断进行超滤，可清除水分10～20L。这样可防止肾衰少尿期体液潴留，并保证了静脉内高营养疗法。该方法对心血管系统影响甚微。特别适用于既不能做血液透析亦不适宜腹膜透析的急性肾衰或多脏器衰竭患者。由于24h连续滤过，液体交换量大，且24h连续使用肝素，有引起或加重出血的可能。故必须强调24h监护密切观察，精细调节水和电解质平衡。对有活动性出血的病例，要控制血液滤过时肝素用量，或改用枸橼酸抗凝。个别危重患者接受血液透析治疗后，少尿期和急性肾功能损害可持续3个月或更长，故应耐心积极治疗等待肾功能恢复。

（二）多尿期治疗

多尿期开始时，威胁生命的并发症依然存在，治疗重点仍为维持水电解质和酸碱平衡，控制氮质血症，治疗原发病和防止各种并发症。部分急性肾小管坏死病例，多尿期持续较长，每天尿量多在4L以上，补充液体量应逐渐减少（比出量少500～1000ml），并尽可能经胃肠道补充，以缩短多尿期。

多尿期开始即使尿量超过2500ml/d，血尿素氮仍可继续上升，故已施行透析治疗者此时仍应继续透析，直至血肌酐降至265μmol/L（3mg/dl）以下，并稳定在此水平。临床一般情况明显改善者，可试暂停透析，观察病情稳定后停止透析。

（三）恢复期治疗

一般无需特殊处理，定期随访肾功能，避免使用对肾脏有损害的药物。

五、注意事项

1. 治疗期间密切观察病情变化，急性肾损伤常因心力衰竭、心律紊乱、感染、惊厥而死亡，应及时发现。

2. 一般少尿期、多尿期均应卧床休息，恢复期逐渐增加适当活动。

3. 少尿期应限制水、盐、钾、磷和蛋白质入量，供给足够的热量，以减少组织蛋白的分解。不能进食者从静脉中补充葡萄糖、氨基酸、脂肪乳等。透析治疗时丢失大量蛋白，所以不需限制蛋白质入量，长期透析时可输血浆、水解蛋白、氨基酸等。

4. 精确地记录出入液量，口服和静脉进入的液量要逐项记录，尿量和异常丢失量如呕吐物、胃肠引流液、腹泻时粪便内水分等都需要准确测量，每日定时测体重以检查有无水肿加重。

5. 严格执行静脉输液计划，输液过程中严密观察有无输液过多、过快引起肺水肿症状，并观察其他副作用。

6. 严格执行无菌操作，加强皮肤护理及口腔护理，定时翻身，拍背。病室每日紫外线消毒。

7. 做好患者思想工作、稳定情绪，解释病情及治疗方案，以取得合作。

六、预后

3 期急性肾损伤病死率较高，在 40%～50%。严重创伤、大面积烧伤、大手术等外科病因和败血症所致急性肾小管坏死的病死率高达 70%以上。预后常与原发病性质、年龄、原有慢性疾患、肾功能损害的严重程度、早期诊断和早期治疗、透析与否、有无多脏器功能衰竭和并发症等因素有关。肾前性肾衰如适当治疗多可恢复；肾性肾衰以急性肾小球肾炎预后最好；非少尿性急性肾衰预后较少尿或无尿型好。

第五节　急性左心衰竭

急性心力衰竭是指由于急性心血管病变引起心排血量急骤降低导致组织器官灌注不足和急性肺淤血综合征。临床上急性左心衰较常见，包括：①急性心源性肺水肿。②心源性休克。③慢性心衰急性失代偿。急性左心衰常危及生命，需紧急救治。

一、病因

心脏因素：心肌梗死和心肌缺血。患者通常有冠状动脉疾病，伴或不伴急性冠脉综合征；心脏瓣膜病(如急性或进行性二尖瓣关闭不全)；心房颤动和其他心律失常(窦性心动过速、心房扑动、其他室上性心动过速和室性心动过速)；基础的心功能不全进行性加重；应激诱导性(章鱼壶)心肌病；心脏毒性物质，如酒精、可卡因和某些化疗药；右室起搏，导致失同步等。

非心脏因素：液体过剩；严重高血压；肾衰竭；肺栓塞等。

二、临床表现

有劳累后呼吸困难或夜间阵发性呼吸困难的病史，有高血压、肺炎、过度输液等诱因。临床表现为严重呼吸困难、发绀、咳粉红色泡沫样痰，强迫坐位、大汗、口唇轻微发绀、两肺底可听到水泡音等，病情危急，可迅速发生心源性休克、昏迷而导致死亡。

三、检查和监测

生命体征(包括直立性血压)的监测频率应大于每日 1 次，体重、液体摄入量和排出量、淤血症状和体征、血清电解质、血尿素氮(BUN)、血清肌酐以及血氧饱和度每日应至少监测 1 次，直至病情稳定为止。每日至少应该监测 1 次血清钾和血清镁水平，当快速利尿时，可能需要增加监测频率。常规检查项目包括血糖、肌钙蛋白、全血细胞计数，如果使用华法林还应监测国际标准化比值(INR)。通常需要进行脑钠肽(BNP)或 N-端脑钠肽前体(NT-proBNP)评估、肝功能检查和尿液分析；偶尔需要进行动脉血气分析(例如，为了检测二氧化碳潴留)。遥测通常持续至少 24～48 小时。

血流动力学监测也是急性左心衰，尤其是伴有心源性休克的患者的有效监测手段。现在血流动力学监测手段众多，包括漂浮导管、重症超声、PICCO 导管等，可以及时的评估患者容量负荷、心排情况、血管阻力等，帮助指导临床更好的治疗。

四、治疗手段

急性左心衰危及生命，应迅速抢救，救治目标：改善组织供氧，减少静脉回流，缓解焦虑，治疗原发病和消除诱因。

1. 体位

减少静脉回流采取半卧位或坐位，两腿下垂以减少静脉回心血量。

2. 改善氧供

经鼻高流量吸氧或者传统氧疗方式吸氧，改善肺泡通气和氧合。

3. 当患者极度烦躁不安时

首选吗啡每次 0.1mg/kg，皮下或肌内注射，此药有抑制过度兴奋的呼吸中枢的作用，可以缓解呼吸困难，且可使周围血容量增加，减少静脉回流。休克、昏迷、呼吸衰竭禁用。

4. 强心剂

洋地黄类药物可选用地高辛或西地兰静脉注射；当不能肯定近期内是否用过洋地黄时，可选用西地兰 0.01mg/kg。多巴胺和多巴酚丁胺：适用于急性左心衰伴低血压者，可单独使用或两者合用，一般应中、小剂量［2～10μg/(kg•min)］开始，根据需要逐渐加大用量，最大剂量为 20μg/(kg•min)，血压显著降低者可短时联合加用间羟胺(阿拉明)，10～40mg+5%葡萄糖液 100ml 静脉滴注以迅速提高血压保证心、脑血液灌注。

5. 快速利尿

可选用呋塞米静脉注射，促使钠和水的排泄，消除水肿。

6. 血管扩张剂

可降低心脏前、后负荷及心肌耗氧量。常用药物：①硝酸甘油：尤其适用于急性心肌梗死合并高血压患者，可立即舌下含服 0.4～0.6mg，5～10 分钟后可重复，如效果不明显，应该用硝酸甘油 10～30μg/min 静脉滴注。②硝普钠：可降低心脏收缩期室壁张力和肺毛细血管压，对急性心源性肺水肿特别有效，初始剂量为 10～15μg/min，每 5～10min 增加 5～10μg/min，直至肺水肿缓解或动脉收缩压降至 100mmHg。

7. 其他措施

①主动脉内球囊反搏(IABP)应用于严重顽固的肺水肿、心源性休克。②对利尿剂无效的某些高容量患者，可采用静脉放血方法以减少过多容量，放血 250ml 即可奏效。③血液超滤也能迅速减少大量液体，尤其适用于长期血液透析患者。④冠状动脉介入治疗(PCI)对急性心肌梗死患者行血管重建才能缓解心力衰竭。⑤心包穿刺或开窗治疗急性心脏压塞。⑥需紧急手术治疗的心血管急症有：乳头肌断裂合并急性明显二尖瓣反流、急性主动脉夹层并近端冠状动脉阻塞和主动脉瓣关闭不全。

第六节　急性肺栓塞

急性肺栓塞(APE)是由于内源性或外源性栓子堵塞肺动脉主干或分支引起肺循环障碍的临床和病理生理综合征。死亡率较高。血管阻塞后发生肺组织坏死者称为肺梗死。

一、病因

绝大多数 APE 患者都有诱因，如下肢或盆腔静脉血栓形成，长期卧床或不活动，慢性心肺疾病、手术、创伤、恶性肿瘤、房颤、长期心衰、细菌性心内膜炎、肾周围充气造影、人工气腹、胫股骨及骨盆骨折、真性红细胞增多症、血小板增多症、糖尿病、妊娠及口服避孕药等。术后久病卧床者，由于血流淤滞、静脉损伤和血液高凝状态等因素，容易引起血栓形成，突然活动或用力排便均可使血栓脱落导致肺栓塞。肺栓塞的栓子多来源于下肢深静脉，也可来自盆腔静脉或右心。

二、肺栓塞的分类

肺血管床有较大的储备能力，而且肺具有血液的滤过功能，防止小血栓流入体循环。肺组织对血栓的自溶作用较强，对小血栓有溶解作用。所以临床上部分患者，当小血栓堵塞肺血管床时，由于肺组织的自身溶解作用，临床症状并不持续出现。

1. 按肺栓塞的临床诊断情况分类

(1) 临床隐匿性肺栓塞：临床不能诊断。

(2) 伴有一过性某种临床症状的肺栓塞：临床难以诊断。

(3) 临床显性肺栓塞：临床可以诊断，包括：

①急性广泛性肺栓塞：指血栓堵塞了两支以上肺叶动脉或同等肺血管床范围。

②急性亚广泛性肺栓塞：指血栓堵塞了一支以上肺段或两支以下肺叶动脉或相同范围的肺血管床。

③伴有肺动脉高压的慢性肺栓塞。

2. 按血流动力学是否稳定的分类

血流动力学不稳定的肺栓塞也称为大块或高危型肺栓塞。血流动力学稳定的肺栓塞，若伴有右心室劳损则称为次大块或中危型肺栓塞，无右心室劳损证据时则称为低危型肺栓塞。血流动力学稳定和不稳定肺栓塞的定义如下：

(1) 血流动力学不稳定肺栓塞是指引起低血压的肺栓塞。低血压有 2 种定义：收缩压＜90mmHg 或收缩压与基线相比下降≥40mmHg，且持续时间＞15 分钟；或者需要血管加压药或正性肌力药支持，并且用其他原因(例如脓毒症、心律失常、低血容量，或者急性心肌缺血或梗死所致左心室功能不全)不能解释的低血压。

(2) 血流动力学稳定的肺栓塞定义为：不符合血流动力学不稳定肺栓塞定义的肺栓塞。该患者群体中的严重程度不同，患者可表现为症状轻微或无症状的小块肺栓塞(也称为低危型肺栓塞)，也可表现为轻度或临界性低血压且经过补液治疗可以稳定，还可表现为右心室功能不全(也称为次大块或中危型肺栓塞)。

区分血流动力学稳定与血流动力学不稳定的肺栓塞很重要，因为血流动力学不稳定的肺栓塞患者更可能死于阻塞性休克(即严重的右心室衰竭)。应注意，血流动力学不稳定肺栓塞所致死亡通常发生在最初 2 小时内，并且在发病后长达 72 小时内风险仍然较高。

3. 按发病时间分类

(1) 急性：急性肺栓塞患者通常在肺血管阻塞后立即出现症状和体征。

(2) 亚急性：部分肺栓塞患者也可能在初始事件后数日或数周内呈亚急性起病。

(3) 慢性：慢性肺栓塞患者在多年间缓慢出现肺高压的症状，即慢性血栓栓塞性肺高压(chronic thromboembolic pulmonary hypertension，CTEPH)。

4. 按是否肺梗死分类

(1) 肺梗死型：急性肺栓塞合并肺组织的坏死称为肺梗死，病理学称为出血性坏死。血栓堵塞肺动脉末梢时，易引起肺梗死。

(2) 非梗死型：直径粗大的肺动脉干堵塞后，不易发生肺梗死。

急性肺梗死的重症程度决定于堵塞肺动脉的范围，堵塞血管床的范围愈大，病情愈重。

三、临床表现和实验室检查

1. 症状和体征

呼吸困难、剧烈胸痛、咯血、发热，胸部可闻及干湿啰音、胸膜摩擦音，可有胸腔积液征、休克、发绀等表现。严重者出现躁动或意识丧失。

2. 心电图

心电图变化的病理生理学基础是急性右心室扩张，其改变常是一过性的、多变的，需动态观察。常见的心电图改变是 QRS 电轴右偏，肺性 P 波，“SⅠQⅡTⅢ”(第Ⅰ导联 S 波变深，第Ⅱ导联出现 Q 波和第Ⅲ导联 T 波倒置)，右心前导联 T 波倒置，顺钟向转位，完全性或不完全性右束支传导阻滞。

3. 胸部 X 线平片

肺栓塞患者可能正常，也可表现为区域性肺血流减少或肺血分布不均，患侧膈肌抬高，横膈上方的外周楔形致密影(驼峰征)，肺部阴影或伴胸腔积液，右下肺动脉增宽。

4. 动脉血气分析

$PaCO_2$ 下降，PH 值升高，伴或不伴 PaO_2 下降。

5. 超声心动图在提示诊断、预后评估及除外其他心血管疾患方面有重要价值

超声心动图可提供急性 PE 的直接征象和间接征象。

6. 肺通气–灌注扫描

用放射性元素 ^{133}Xe 吸入扫描与肺灌注扫描同时进行，典型征象是与通气显像不匹配的肺段分布灌注缺损。其诊断 PE 的敏感性为 92%，特异性为 87%，且不受肺动脉直径的影响，尤其在诊断亚段及以远 PE 中具有特殊意义。

7. 肺动脉 CT 造影

CT 具有无创、扫描速度快、图像清晰、较经济的特点，可直观判断肺动脉栓塞的程度和形态，以及累及的部位和范围。敏感性为 83%，特异性为 78%～100%。PE 的直接征象为肺动脉内低密度充盈缺损，部分或完全包围在不透光的血流之内的“轨道征”，或者呈完全充盈缺损，远端血管不显影；间接征象包括肺野楔形条带状的高密度区或盘状肺不张，中心肺动脉扩张及远端血管分布减少或消失等。CT 肺动脉造影主要局限性是对亚段及以远肺动脉内血栓的敏感性较差。

8. 肺血管造影

以选择性肺动脉造影效果最好，如加放大技术(几何放大及斜位技术)能分辨直径 0.5mm 小动脉的阻塞。有条件者可行数字减影血管造影，图像更清晰。肺动脉压＞80mmHg

者禁忌。

9. 血浆D二聚体

急性血栓形成时，凝血和纤溶同时激活，可引起血浆D-二聚体的水平升高。D-二聚体检测的阴性预测价值很高，正常D-二聚体水平往往可以排除急性PE或DVT。许多其他情况下也会产生纤维蛋白，如肿瘤、炎症、出血、创伤、外科手术等，所以D-二聚体水平升高的阳性预测价值很低。因此血浆D-二聚体测定的主要价值在于能排除急性PE，尤其是低度可疑患者，而对确诊PE无益。

10. 下肢深静脉检查

PE和DVT为VTE的不同临床表现形式，90%PE患者栓子来源于下肢DVT，70%PE患者合并DVT。

四、治疗

急性肺栓塞的治疗原则为抢救生命并使疾病稳定，使肺血流再通，同时防止进展为慢性肺栓塞。急性期处理以抗凝治疗和溶栓治疗，纠正右心功能不全和低血压为主，同时纠正低氧血症、止痛和抗心律失常。当内科治疗难以奏效时选择介入治疗或外科治疗。PE的治疗方案需根据病情严重程度而定，因此必须迅速准确地对患者进行危险度分层以制定相应的治疗策略。如患者血液动力学不稳定，出现休克或低血压，应视为高危患者，立即进入紧急诊断流程，一旦确诊PE，迅速启动再灌注治疗。不伴休克或低血压为非高危患者，需应用有效的临床预后风险评分，推荐肺栓塞严重指数(pulmonary embolism severity index，PESI)，或其简化版本sPESI，以区分中危和低危患者。

(一) 急性期治疗

1. 一般治疗

肺栓塞发病后的1～3天内最危险，患者应收入监护病房，连续监测血压、心率、呼吸、心电图和动脉血气等。

2. 对症治疗

(1) 镇静止痛：使患者保持安静，保暖，吸氧，必要时可给吗啡或芬太尼止痛。

(2) 治疗急性右心功能不全：慎用快速洋地黄制剂(如西地兰)，一般多用多巴酚丁胺或多巴胺20～40mg，溶于5%葡萄糖250ml缓慢静脉滴注，以增加心搏出量。

(3) 抗休克治疗：首先补充液体，但注意避免发生肺水肿；如补液不奏效时，可静脉滴注多巴胺、阿拉明等。维持体循环收缩压在90mmHg以上。

(4) 改善呼吸：如合并支气管痉挛，可应用氨茶碱、喘定等支气管扩张剂和黏液溶解剂。

(二) 抗凝治疗

目的为预防肺动脉血栓的周围出现血栓扩大；抑制由血栓所致的神经、体液因素的分泌；阻止静脉血栓的进展。对于所有患者，都应根据具体情况来决定是否抗凝，并仔细权衡预防VTE的益处与出血风险。目前有工具能估计个体抗凝治疗的出血风险(如，HAS-BLED评分)。

抗凝治疗的选择包括以下：

1. 普通肝素

首先给予负荷剂量2000～5000IU或按80IU/kg静脉注射，继之以18IU/(kg·h)持续静脉滴注。抗凝必须充分，否则将严重影响疗效，导致血栓复发率明显增高。在初始24小时内需每4～6小时测定活化的部分凝血活酶时间(APTT)1次，并根据APTT调整普通肝素的剂量，每次调整剂量后3小时再测定APTT，使APTT尽快达到并维持于正常值的1.5～2.5倍。为预防新的血栓形成和血栓延伸，肝素使用时间为7～10天。肝素的最大副作用是出血，间歇静脉注射出血发生率达10%～12%，持续静脉滴注出血发生率为1%～5%，出血的概率与长期饮酒、女性及与抗血小板药物合用使血小板减少等有关，累积效果常在用药后第3天出现。

2. 低分子量肝素

所有低分子量肝素均应按照体重给药。一般不需常规监测。与普通肝素比较，半衰期长，出血倾向低，在临床被广泛应用。低分子量肝素的副作用除血小板减少比普通肝素少以外，其他与普通肝素基本相同，用药剂量一般在4000～8000单位/12h皮下注射。

3. 磺达肝癸钠

是选择性Xa因子抑制剂，2.5mg皮下注射，每天1次，无需监测，但由于其消除随体重减轻而降低，对体重＜50kg的患者慎用。

4. 华法林

肝素治疗后加用华法林的目的在于预防复发肺栓塞，预防静脉血栓的延伸。华法林的起效时间为2～3天，因此肝素停药前的3～4天开始给药，华法林的使用剂量使PT值比对照值延长1.5～2.5倍，国际标准化比率至2.0～2.5之间。华法林的副作用也是出血，出血率可达2.4%～10%，出血危险性增加的因素有：60岁以上、舒张期高血压、消化道溃疡、肝肾疾病、影响华法林代谢和增加疗效的药物合用等。华法林通过胎盘影响妊娠初期胎儿的发育，因此妊娠期间最好使用肝素代替华法林。

5. 非维生素K依赖的新型口服抗凝药

近年来大规模临床试验为非维生素K依赖的新型口服抗凝药(NOACs)用于PE或VTE急性期治疗提供了证据，包括达比加群、利伐沙班、阿哌沙班和依度沙班。NOACs治疗VTE的疗效不劣于标准的肝素/华法林方案，且更安全。但是以上4种新型口服抗凝药均不能用于严重肾功能损害患者。

(三) 溶栓治疗

急性肺栓塞的治疗其最终目标是去除血栓。溶栓治疗能改善深静脉瓣的功能，改善肺毛细血管的弥散能力，增加肺毛细血管的容积。

1. 溶栓治疗的适应证

(1) 广泛型急性肺栓塞。

(2) 非广泛型急性肺栓塞合并重症心肺疾病，抗凝疗法无效。

(3) 深静脉血栓形成。

2. 溶栓治疗的禁忌证

(1) 消化道溃疡伴有出血。

(2) 近期脑血管疾病或脑脊髓术后。

(3) 颅内肿瘤等。

3. 美国食品药品监督管理局(FDA)批准的溶栓药物和方案

(1) 链激酶(SK)：负荷量25万单位，30min静脉注射，然后10万单位/h，连续24h静脉给药。

(2) 尿激酶(UK)：负荷量4400单位/kg，10min静脉注射，然后4400单位/(kg•h)，连续12～24h静脉给药。

(3) t-PA：100mg，2h内连续静脉注射。或者按0.6mg/kg给药，静脉注射15min。

4. 国内常用溶栓方案

(1) UK：2万单位/kg，2小时静脉滴注；然后低分子量肝素抗凝持续1周。

(2) t-PA：50～100mg，2小时静脉滴注；

(3) SK：负荷量500000单位，后以10000单位/h，持续静脉滴注。

5. 溶栓治疗的主要并发症是出血，发生率为5%～7%

为减少其出血，可采用小剂量(25万～50万单位)尿激酶直接经导管注入肺动脉血栓处，溶栓效果更好。在反复发生急性肺栓塞的患者中，可以应用尿激酶大剂量(150万单位)一次静脉滴注(2h内)，然后中小剂量(25万～50万单位)每天持续静脉滴注(使用3天)，同时肝素抗凝，尿激酶总量达250～400万单位，也可收到预期的治疗效果。在溶栓治疗当中，应因人因病程度和肺栓塞的临床类型而异，重视治疗的个体化。

五、预防措施

采取适当措施预防可以降低肺栓塞的发生率和死亡率。

(一) 药物方法

应以防止深静脉血栓形成为目的。

(二) 手术方法

主要采用下腔静脉阻断的方法，以防止出现致死性大块肺栓塞或反复出现非致死性肺栓塞。主要适用于以下情况：①有抗凝禁忌：如大手术及严重外伤后迅速发生的较大深静脉血栓形成，肝素过敏或有出血素质等。②抗凝治疗中再发肺栓塞。③因先天性凝血机制异常而反复发生深静脉血栓形成和肺栓塞。④严重心肺疾病患者反复出现肺栓塞。⑤需行外科大手术，但患者存在急性髂、股静脉血栓形成。

下腔静脉置网术或安置特制的伞式滤器为常用的方法。适应于①下肢静脉近端血栓，抗凝治疗禁忌或有并发症。②经充分抗凝反复发作的肺栓塞。③伴血流动力学变化的大面积肺栓塞。安置静脉滤器的优点为既能防止较大栓子脱落引起致死性肺栓塞，又不致明显影响静脉回流，并发症也较少。下腔静脉置网术须在麻醉下进行，有较大的危险性。下腔静脉安置伞式滤器通过导管安置，相对容易。如安置得当，98%以上患者可长期保持下腔静脉血液的流通，复发性肺栓塞的发生率也较低。缺点是仍可出现下肢静脉淤滞表现，以及有滤器脱落、移行和静脉穿孔的危险。

第七节 弥散性血管内凝血

弥散性血管内凝血(DIC)是一个综合征，不是一个独立的疾病，是在各种致病因素的作用下，在毛细血管、小动脉、小静脉内的纤维蛋白沉积和血小板聚集，形成广泛的微血栓，继发性引起纤维蛋白溶解，产生休克、出血、溶血、栓塞等临床表现。

一、病因

(一) 血管内皮损伤和组织创伤

1. 感染

各种严重的细菌感染(如金黄色葡萄球菌、革兰阴性杆菌、中毒性菌痢、伤寒等)均可导致 DIC。细菌本身及其毒素均可损伤组织及血管内皮细胞，激活因子Ⅻ激肽释放酶及缓激肽，由此进一步激活凝血系统，后者还有强烈的舒血管作用，能使血管扩张，血压下降引起休克。激肽系统对凝血过程有强化作用。补体与凝血、纤溶及血浆激肽系统也有密切关系，也是血栓形成的因素之一。白细胞在激活凝血的机制中也占重要地位，它受内毒素影响，可释放组织因子，与因子Ⅶ共同激活因子 X 促进凝血。病毒感染(如流行性出血热、重症乙型脑炎等)、恶性疟疾、钩端螺旋体病、立克次体病及立克次体感染也均可引起 DIC。其发病机制与细菌感染大致相似。

2. 抗原–抗体复合物的形成

各种免疫反应及免疫性疾病能损伤血管内皮细胞，激活补体，也能引起血小板聚集及释放反应，激活凝血机制，如系统性红斑狼疮，移植物排斥反应或其他免疫性疾病。

3. 其他

如体温升高、酸中毒、休克或持续性低血压、缺氧等均可损伤血管壁内皮细胞。

(二) 大量促凝物质进入血液循环

常见于产科意外，如羊水栓塞、胎盘早期剥离、死胎滞留等病例。由于羊水、胎盘等释放的组织因子大量进入血循环，诱发 DIC。严重创伤，如严重烧伤、广泛性外科手术、挤压综合征、毒蛇咬伤等均可由受损的组织中释放出大量组织因子进入血液，促发凝血。此外，在癌症广泛转移及组织坏死(尤其是胰、胃、前列腺及支气管癌)，肿瘤细胞含有的组织凝血活性物质，激活外源性凝血系统，产生大量凝血酶而促发凝血。肿瘤细胞中的蛋白酶类物质也可以激活凝血因子，起促凝作用。化疗及放疗杀灭肿瘤细胞释出其中促凝物质，更易引发 DIC。

(三) 磷脂类物质

大量红细胞、血小板及白细胞的破坏或损伤红细胞及血小板破坏后释放类似组织因子的磷脂类物质，红细胞破坏后还释出红细胞素，有类似组织凝血活酶活性，血小板破坏后也可释出一系列促凝活性物质。中性粒细胞也参与 DIC 的发生，可能与因子Ⅻa 激活补体的作用有关。补体被激活后可损伤粒细胞，从中释出蛋白酶类凝血活性物质，促进血液凝固。

(四) 其他因素

1. 单核巨噬细胞功能受损可促进 DIC 的发生。急性肝坏死或肝硬化等病有肝功能损害，其吞噬及清除功能减弱，易发生 DIC。长期使用大量肾上腺皮质激素容易诱发 DIC，可能与单核–巨噬细胞系统受阻有关。

2. 亚健康状态患者的亚健康状态也有影响，如妊娠妇女常有高凝倾向，营养不良尤其是糖代谢紊乱，容易发生 DIC。

3. 纤维蛋白溶解系统受抑制如长期大量使用抗纤溶药物，如 6–氨基己酸、止血环酸可诱发 DIC。

4. 血流瘀滞、体内酸碱不平衡、电解质紊乱和内分泌失调等，均与DIC的发生有关。

二、发病机制

正常人体内有完整的凝血、抗凝及纤维蛋白溶解系统。凝血及抗凝，既对立又统一，保持着动态平衡。在正常人的血液中，如果有少量活性凝血中间产物形成，就迅速被单核-巨噬细胞系统消除，或被血液中的抗凝物质中和。纤溶系统能不断溶解在小血管破损处所形成的少量纤维蛋白。DIC 的发生是由于在各种致病因素的作用下，血循环内出现了促动和激活凝血的过程，产生过量的凝血酶。血液的凝固性过高，破坏了体内凝血与抗凝的平衡。其病理变化包括：①高凝期：全身微血管内有广泛的纤维蛋白沉着，形成微血栓，造成微循环障碍、红细胞机械性损伤及溶血，血液处于高凝状态；②消耗性低凝期：当微循环内发生凝血时，大量血小板和凝血因子被消耗，从而使血液从高凝状态转变为低凝状态，有出血表现；③继发性纤溶亢进期：体内的继发性纤维蛋白溶解产生大量纤溶酶，使纤维蛋白原裂解为X和A、B、C裂片，再进一步裂解为Y、D、E裂片。这些纤维蛋白(原)降解产物的抗凝作用可加重出血。除大量出血外，微循环内的血栓可引起微循环阻塞，导致肺、肾、肝、脑、心等器官的功能衰竭。

三、临床表现

DIC 的发病原因虽然不同，但其临床表现均相似，除原发病的征象外，主要有出血、休克、栓塞及溶血四方面的表现。

DIC 分急性、亚急性和慢性三种，其中急性占大多数，常见于革兰阴性杆菌感染、败血症、流行性出血热、产科意外、急性溶血、输血血型不合、毒蛇咬伤、广泛大手术、体外循环、重度挤压伤及复合创伤，病势凶险。亚急性DIC见于白血病、各种癌肿及癌转移或死胎滞留，病情较缓和。慢性者少见，临床表现可为原发性疾病所掩盖，容易漏诊或误诊，多见于系统性红斑狼疮、卵巢癌肿、巨大血管瘤、晚期糖尿病等。

1. 出血

DIC 患者约有 70%～80%以程度不同的出血为初发症状，如紫癜、血泡、皮下血肿、采血部位出血、手术创面出血、外伤性出血和内脏出血等。

2. 多系统器官功能衰竭

由于DIC发生的原因和受累脏器及各脏器中形成微血栓的严重程度不同，故不同器官系统发生代谢与功能障碍或缺血性坏死的程度也可不同，受累严重者可导致脏器功能不全甚至衰竭。临床上常同时或相继出现两种或两种以上脏器功能障碍的不同症状，如呼吸困难、少尿、无尿、恶心、呕吐、腹部或背部疼痛、发热、黄疸、低血压、意识障碍(严重者发生昏迷)及各种精神神经症状。DIC时引起多器官功能衰竭(MSOF)的机制，与微血栓形成和微循环灌流障碍、缺血再灌注损伤、白细胞激活和炎症介质的损伤作用以及器官功能障碍作为后果对其他脏器产生的影响等有关。MSOF常是DIC引起死亡的重要原因。

3. 休克

某些病因既可引起DIC也可引起休克，如内毒素血症、严重烧伤等。

4. 微血管病性溶血性贫血

DIC 时红细胞可被阻留于微血管内。当红细胞通过沉着的纤维蛋白细丝或裂隙处时受到血流冲击、挤压，引起对红细胞的机械性损伤，因而在循环中出现各种形态特殊的变形红细胞或呈盔形、星形、多角形、小球形等不同形态的红细胞碎片，称为裂细胞。这些红细胞及细胞碎片的脆性明显增高，很易破裂发生溶血。DIC 早期溶血较轻，不易察觉，后期易于在外周血发现各种具特殊形态的红细胞畸形。外周血破碎红细胞数大于 2%对 DIC 有辅助诊断意义。慢性 DIC 及有些亚急性 DIC 往往因出现溶血性贫血的临床症状，被称为微血管病性溶血性贫血。

5. 实验室辅助检查

由于 DIC 病情发展快，变化大，化验结果必须及时准确，必要时还要反复检查，动态观察，因为在 DIC 的不同阶段其检验的结果不尽相同。当检验结果与临床表现不一致时，要恰当评价检验结果的意义。有时临床表现可能比阳性的检验结果更为重要。DIC 的实验室检查主要分以下几种：

(1) 消耗性凝血障碍

①血小板减少：约 95%的病例都有血小板减少。血小板持续动态下降，诊断的意义较大。如 DIC 未经彻底治疗，虽经输新鲜全血或血小板，血小板计数仍不增加。反之，如血小板数在 150*10^9/L 以上，表示 DIC 的可能性不大。有些肝病或白血病患者，血小板在 DIC 发生前已有明显降低，因此血小板计数无助于 DIC 的诊断。

②凝血酶原时间延长：当外源系统因子Ⅱ、Ⅴ、Ⅶ、X 大量消耗，血浆中纤维蛋白原降解产物及抗凝物质增多，凝血酶原时间即明显延长，阳性率可达 90%以上。正常凝血酶原时间为 12.0±0.1 秒，延长 3 秒以上则有意义。

③纤维蛋白原减少：约在 70%左右的 DIC 病例，纤维蛋白原低于 200mg/dl。在原有较高纤维蛋白水平或 DIC 的早期阶段，纤维蛋白原降低不显著，定量测定正常，动态观察可见到纤维蛋白原有持续减少的倾向，一般低于 150mg/dl 时，即有诊断意义。

④其他：如出血时间延长、凝血时间延长、血块退缩不良、部分凝血时间延长，对诊断也有参考意义，有助于 DIC 的诊断。

(2) 纤维蛋白溶解亢进

①凝血酶时间延长：纤维蛋白原明显减少或纤维蛋白(原)降解产物(FDP)增多时，均使凝血酶时间延长，但测定的结果可受到肝素治疗的影响。采用连续凝血酶时间是诊断 FDP 的一项较敏感的指标。

②血浆蛇毒致凝时间：用从蛇毒中提取的酶(Reptilase)代替凝血酶进行凝血酶时间测定。当 FDP 增多时，凝血时间延长，该方法的优点是不受肝素的影响。

③纤维蛋白降解产物的检查：正常人血清中仅有微量 FDP。如 FDP 明显增多，即表示有纤维蛋白溶解亢进，间接地反映出 DIC。如果 FDP 增多，表示有急性 DIC 的可能。

④血浆鱼精蛋白副凝固试验(简称 3P 试验)及乙醇胶试验：这是反映血浆内可溶性纤维蛋白复合体的一种试验。当血管内凝血时，FDP 与纤维蛋白的单体结合形成可溶性复合物，不能被凝血酶凝固。鱼精蛋白可使复合物分离，重新析出纤维蛋白单体。结果发生纤维蛋白单体及 FDP 的自我聚合，形成肉眼可见的絮状沉淀，称为副凝固试验。乙醇胶试验与 3P 试验的原理相同。两种方法均可有假阳性或假阴性结果。相比之下，乙醇胶试验敏感性差，但较可靠；而 3P 试验特异性差，假阳性多，如 FDP 裂片分子量较小时，3P 试验也可为阴性。最好能把两者相互参考比较，意义就更大。

⑤优球蛋白溶解时间：优球蛋白是血浆在酸性环境中析出的蛋白成分，其中含纤维蛋白原、纤维蛋白溶解原及其活化素，但不含纤维蛋白溶解抑制物，可用以测定纤维蛋白溶酶原激活物是否增加。正常值应超过 2 小时。如在 2 小时内溶解，表示纤维蛋白溶解亢进。纤溶亢进时，纤溶酶原减少，纤溶酶增多，优球蛋白被大量纤溶酶加速溶解。

(3) 微血管病性的溶血：在血清中可见到畸形红细胞，如碎裂细胞、盔甲细胞等。血片检查见破碎及变形的红细胞比例超过 2%时，对 DIC 的诊断有参考价值。

(4) 其他新的实验方法

①抗凝血酶Ⅲ(ATⅢ)的含量测定：DIC 中，ATⅢ大量消耗，早期即有明显减少，测定结果不受 FDP 的影响，其测定方法有凝血活性及琼脂扩散法、免疫活性法。

②用 ^{51}Cr 标记血小板或用 ^{125}I 标记纤维蛋白原测定血小板寿命是否缩短。

③血小板β球蛋白(β－TG)及血小板第 4 因子(PF4)含量的测定：血小板聚集时β－TG及 PF4 可被释放至血循环中。β－TG 及 PF4 增高反映血管内血小板功能亢进，消耗时则见降低。

④纤维蛋白分解产物的测定：当血管内有凝血及凝血酶活性增高时，纤维蛋白原的分解增加，纤维蛋白肽 A(FPA)增加。可用放射免疫法测定。在色谱分析中可发现有纤维蛋白单体、双体及多聚体增加。

四、治疗

DIC 的病情严重，病势凶险，发展迅速，必须积极抢救，否则病情即可发展为不可逆性。原发病与 DIC 两者互为因果，治疗中必须同时兼顾，严密观察临床表现，及时检测实验室参数。

（一）消除病因及原发病的治疗

治疗原发病是治疗 DIC 的根本措施，例如积极控制感染、清除子宫内死胎、抗肿瘤治疗、补充血容量、防治休克、改善缺氧、纠正水和电解质紊乱等。在去除病因后，病情可迅速缓解。消除 DIC 的诱因也有利于防止 DIC 的发生和发展。

（二）肝素治疗

肝素和血液中的抗凝血酶Ⅲ（ATⅢ)形成复合体，加强 ATⅢ对凝血酶及活性凝血因子Ⅸa、Ⅹa、Ⅺa 及Ⅻa 的灭活，发生抗凝作用。故在肝素治疗时，必须考虑到血中的 ATⅢ水平。如 ATⅢ水平过低时，即使给予大量肝素也不易见效。肝素也有促进纤溶和阻碍血小板聚集的作用。

1. 应用肝素的指征

①DIC 诊断明确，包括原发病或病因不能控制或去除时，作为 DIC 的对症治疗；②如已证实发生 DIC 而准备去除病因时，为防止术中或术后促凝物质进入血循环而加重 DIC，也可短期适当使用；③当准备应用纤维蛋白溶解抑制剂或补充凝血物质时，如有促凝物质已在血液中发挥作用，也应先用肝素，后给纤溶抑制剂、输血及纤维蛋白原等。对急性 DIC，特别是伴有新鲜创口、创面等病情较复杂的病例，肝素的应用要谨慎，如果使用不当，有加重出血的危险；对慢性或亚急性 DIC，没有血管损伤及新鲜创面，使用比较安全。对疑似 DIC 的患者，例如有 DIC 的倾向而 3P 试验或其他化验检查阴性，或 3P 试验阳性而无临床出血症状者，可暂不用肝素，待检查结果及临床表现明确支持 DIC 时，再用肝素治疗。

2. 肝素治疗失败的因素包括

①用药指征不当，尤其是诊断不甚明确；②用药时间过晚，病情已成为不可逆性；③体内的 ATⅢ耗竭，使肝素不能发挥正常的作用；④剂量掌握不当；⑤酸中毒未纠正，使肝素丧失活性。

3. 肝素治疗的相对禁忌证

有下列情况时，应用肝素要特别谨慎，以免加重出血：①在 DIC 后期，病理变化已转为以纤维蛋白溶解为主，而不是凝血因子的消耗；②手术创口尚未愈合；③原有严重出血如肺结核咯血、溃疡病出血或脑溢血等；④有明显肝肾功能不良者；⑤原有造血功能障碍和血小板减少者。

4. 肝素的剂量及用法

(1) 一般采用中等剂量，每 4～6 小时静脉注射 50mg 或连续静脉滴注(每小时滴 10mg 左右)。24 小时用量为 200～300mg(每 100mg＝12500U)，每次静脉注射前需测凝血时间(试管法)，使其控制在 20～30 分钟之间，适当调整肝素剂量，一直用至 DIC 检查指标恢复正常。最近有主张肝素用量不宜太大，多用 80～120mg/d，对仍不能控制者，可能由于 ATⅢ减少，需要输血及血浆以提高 ATⅢ的水平，才能奏效。

(2) 小剂量肝素治疗：肝素 5000μl/次，每日皮下注射 2～3 次，也可静脉给药。用小剂量肝素后，血中浓度在 15～60 分钟后开始上升，1～5 小时达高峰，7 小时后逐渐消失，个体间可有差异。小剂量肝素治疗的优点是无出血并发症，不需要实验室的监测。预防血栓可采用超低剂量，每公斤每小时皮下注射 1 单位。

对肝素治疗有效者，一般在凝血缺陷纠正后，临床情况好转，如血压稳定，发绀消失，方可停药。如果凝血时间延长超出 30 分钟，出血加重，说明为肝素过量，应即停药，并静脉输入鱼精蛋白中和，其用量相当于最后一次肝素用量或为其 1/2 量，每 8～12 小时 1 次，1～2 次后即可纠正。停药后要检测凝血时间连续 3～5 天，了解有无复发情况。急性 DIC 经用肝素有效者，凝血酶原时间可在 24 小时内恢复正常，纤维蛋白原等在 1～3 天内上升，血小板上升较慢，约需 7 天。

(三) 抗血小板凝集药物

常用双嘧达莫，400～600mg/d，分 3 次口服，或将 100～200mg 置于 100ml 葡萄糖液体中静脉滴注，每 4～6 小时重复 1 次。阿司匹林 1.2～1.5g/d，分 3 次口服。两者合用则需减少剂量。适用于轻型 DIC 或高度怀疑 DIC 而未能肯定诊断者。低分子右旋糖酐降低血液黏滞度，抑制血小板聚集，一般用量为 500～1000ml 静脉滴注，主要用于早期 DIC，诊断尚未完全肯定者，也可与双嘧达莫合用。

(四) ATⅢ浓缩剂及合成抗凝血酶剂

ATⅢ水平低至正常的 50%时，应补充。在静脉滴注肝素 10000U/d，同时静脉滴注 ATⅢ1500U/d，相当于 1500ml 血浆的含量。

(五) 补充血小板及凝血因子

在未用肝素前输血或给纤维蛋白原时，可为微血栓提供凝血的基质，促进 DIC 的发展。但如凝血因子过低时，应用肝素可加重出血。应当输血(最好新鲜血)或补充纤维蛋白原，后者每克制剂可提高血浆纤维蛋白原 25mg/dl，纤维蛋白原浓度超过 100mg/dl 时才有止血作用。

（六）抗纤溶药物

在 DIC 早期，纤溶本身是一种生理性的保护机制，故一般不主张应用抗纤溶药物。早期使用反可能使病情恶化。但在 DIC 后期继发性纤溶成为出血的主要矛盾时，则可适当应用抗纤溶药物。这类药物应在足量肝素治疗下应用。只有当已无凝血消耗而主要为继发性纤溶继续进行时，方可单独应用抗纤溶药物。常用的药物包括氨基己酸 2～6g/d，静脉滴注；氨甲苯酸 200～400mg/d，或氨甲环酸 200～500mg/d，用葡萄糖液稀释后缓慢静脉滴注或注射。

（七）中医中药

常用的为活血化瘀的中药药物如复方丹参、川芎嗪、参附注射液及刺参酸性黏多糖等，对治疗 DIC 也有一定疗效。

（八）其他

在治疗 DIC 并发休克的病例中，可用山莨菪碱、东莨菪碱或酚苄明以解除血管痉挛。低分子右旋糖酐对疏通血脉有良好疗效。尿激酶、换血、血浆去除术、血液透析的疗效尚难肯定，有待进一步研究。

四、防治原则

1. 治疗原发病

预防和去除引起 DIC 的原发性疾病，终止促凝物质入血为治疗原则的首位，如及时有效地控制感染、去除滞留在宫腔内的死胎、切除肿瘤等。

2. 改善微循环

及时纠正微循环障碍，改善组织灌流是治疗 DIC 的第二位治疗原则，其中包括补充血容量、纠正酸中毒、应用血管活性药物、增强心功能。

3. 恢复凝血和纤溶的正常动态平衡

临床上 DIC 时凝血和纤溶两个病理过程往往交错在一起，但治疗以抗凝为主，即使在后期以纤溶为主的 DIC 患者也不主张单独使用抗纤溶药物。

第八节　羊 水 栓 塞

羊水栓塞综合征（amniotic fluid embolism syndrome，AFES）又称妊娠类过敏反应综合征，是一种妊娠期或分娩后短时间内发生的非常严重的疾病。其临床特点为起病急骤、病情凶险、难以预测，可导致母儿残疾甚至死亡等严重的不良结局。虽然 1926 年首先对该病进行了报道，但直至 1941 年该病才得到广泛认识；1941 年一项尸检病例系列研究纳入了 8 例临产中死于突然休克的女性，该研究报道，在母体肺血管中存在来自胎儿的鳞状细胞和黏蛋白。还有报道称，在母体肾、肝、脾、胰腺及脑的血管床中存在胎儿鳞状细胞。

AFES 很罕见，全球范围内 AFE 的发生率和死亡率存在很大的差异，根据现有的文献，AFE 的发生率为（1.9～7.7）/10 万，死亡率为 19%～86%。近些年来，由于各医学学科的发展及支持治疗能力的提高，AFE 孕产妇的死亡率已有明显的下降。

几项因素与 AFES 有关，这些因素包括急产、产妇高龄、剖宫产和器械助产、前置胎盘和胎盘早剥、多次经产（≥5 活产或死产）、宫颈撕裂伤、胎儿窘迫、子痫、药物引产。

AFES 可能与这些因素有关，但不是由这些因素直接导致的。目前认为 AFES 不可预知且无法预防。

一、病理生理学

1. 心源性休克

动物研究表明，羊水可引起母体肺血管阻塞和痉挛，导致迅速出现肺高压、急性肺源性心脏病及体循环低血压。然而，AFES 女性的侵入性血流动力学检测结果与这些动物研究的结果似乎不同。患者同时存在肺动脉压升高、肺毛细血管楔压升高、心输出量减少和心脏指数下降，提示人类羊水栓塞的主要血流动力学改变是左心衰竭，而不是肺动脉高压和右心衰竭。

目前已提出 AFES 中的心源性休克存在双相模式，以尝试解释动物和人类研究中的不同结果。根据该假设，最初出现急性肺高压和右心衰竭(通常持续 15～30 分钟)，之后出现左心室功能不全。一些研究支持这种双相假说，此类研究在 AFES 早期采用经食管超声心动图，以无创方法测量了血流动力学参数，结果发现，患者存在弥漫性肺血管痉挛、肺动脉压升高和右心室衰竭。

目前尚不明确后期发生左心室衰竭的机制。动物研究数据表明，左心室衰竭的原因可能包括：左心室缺氧性损伤、母体炎症介质的释放、羊水对心肌的直接抑制作用。

2. 呼吸衰竭

低氧血症是 AFES 患者呼吸衰竭的最常见表现。患者也可出现通气不足。

严重通气–血流(ventilation/perfusion，V/Q)比例失调似乎是低氧血症的主要原因。导致 V/Q 比例失调的因素包括心源性休克第一阶段的急性肺高压和第二阶段的心源性肺水肿。其他促发因素可能包括支气管痉挛(约 15%的患者)和非心源性肺水肿。

在最初存活数小时的患者中，非心源性肺水肿的发生率高达 70%。其通常在左心室功能不全改善时发生。水肿液中蛋白浓度较高及痰和肺泡腔内存在羊水中的有形物质，可证明存在毛细血管内皮细胞–肺泡膜损伤和毛细血管渗漏综合征。

虽然 AFES 的非心源性肺水肿似乎是由肺泡–毛细血管膜广泛损伤导致的，但此类水肿通常不导致急性呼吸窘迫综合征(acute respiratory distress syndrome，ARDS)的典型临床模式。AFES 最初数小时存活的患者通常很快恢复，但 ARDS 的病程往往较长。

3. 免疫反应

肺血管阻塞似乎不太可能是 AFES 的唯一原因，因为在羊水进入母体循环后，经过数小时才出现 AFES 的症状和体征。目前已有人提出，该时间差可能反映机体对羊水产生免疫反应或炎症反应的过程。母体对胎儿抗原和羊水成分发生免疫反应，当胎儿的异体抗原激活母体的炎症介质时，发生炎症、免疫等“瀑布样”级联反应，从而发生类似全身炎症反应综合征，引起肺动脉高压、肺水肿、严重低氧血症、呼吸衰竭、循环衰竭、心脏骤停及孕产妇严重出血、DIC、多器官功能衰竭等一系列表现。在这个过程中，补体系统的活化可能发挥着重要作用。支持该观点的报告称，一些 AFES 患者的补体减少且炎性标志物升高，包括血清类胰蛋白酶水平和肺肥大细胞活性升高。根据该假设，胎儿抗原是通过羊水进入母体循环的。临床表现的严重程度可能与免疫刺激的程度，或羊水中白三烯和其他花生四烯酸代谢物的平衡情况有关。

二、临床表现

AFES 的症状和体征最常发生于临产和分娩时，或在产后即刻出现。也有一些报告称，在罕见情况下，晚至剖宫产后或产后 48 小时、早期或中期妊娠流产后、羊膜穿刺术后或腹部/子宫创伤后可发生 AFES。很多病例(但不是所有病例)的临床症状似乎存在不同阶段；第一阶段的特征是急性呼吸衰竭和心搏骤停；如果患者继续存活至第二阶段，可出现严重出血性休克伴 DIC 的证据。

主要临床表现是突然暴发性出现如下情况：①心源性休克导致的低血压；②低氧血症和呼吸衰竭；③弥散性血管内凝血(disseminated intravascular coagulation，DIC)。

根据一项纳入 272 例 AFES 病例的回顾性研究，多数患者表现为快速出现心肺功能衰竭。30%～40%的 AFE 孕产妇会出现非特异性的前驱症状，主要表现为憋气、呛咳、呼吸急促、心慌、胸痛、寒颤、头晕、恶心、呕吐、乏力、麻木、针刺样感觉、焦虑、烦躁、精神状态的改变及濒死感等，临床上需重视这些前驱症状。

患者可能出现严重程度较低的 AFES 表现(即部分性 AFES)，此时患者仅存在一些主要症状和体征。此类患者通常表现为突然出现较轻微的呼吸困难和低血压。与完全性综合征的女性相比，部分性综合征的女性临床病程往往更短且预后好得多。

AFE 如在胎儿娩出前发生，胎心电子监护可显示胎心减速、胎心基线变异消失等异常，严重的胎儿心动过缓可为 AFE 的首发表现。

(1) 低血压

心源性休克导致的低血压是 AFES 的突出特征。约 85%的 AFES 患者死于心源性休克或其并发症。心律失常(包括无脉电活动、心动过缓、心室颤动、心搏停止等)可能使心源性休克的处理变得复杂。

(2) 低氧血症

严重的低氧血症是呼吸衰竭最常见的临床表现，是 AFES 的常见早期表现。其最常通过脉搏血氧测定发现，但临床表现可能包括突发呼吸困难和(或)口唇发绀、氧饱和度下降、肺底部较早出现湿罗音、插管者的呼气末二氧化碳分压测不出、意识丧失或昏迷、抽搐、心动过速等。患者可能存在心源性或非心源性肺水肿的证据，包括肺湿啰音及影像学检查显示的气腔性病变。偶可闻及喘鸣。在最初 1 小时内发生的死亡中，50%是由低氧血症导致的。严重或长时间低氧血症可导致永久的严重神经系统损伤或母体脑死亡。

(3) 凝血异常

高达 83%的 AFES 患者可发生 DIC。DIC 可早在心肺症状和体征出现后 10～30 分钟内发生，也可能晚至数小时后出现。DIC 最常见的表现是出现瘀斑和侵入性操作部位出血时间延长，某些病例在临床上可能表现为大出血。医生可能全面检查出血的原因，从而延误 AFES 的诊断。

(4) 急性肾功能衰竭等多器官功能损害

AFE 孕产妇的全身器官均可受损，除心、肺功能衰竭及凝血功能障碍外，肾脏和中枢神经系统是最常受损的器官和系统，存活的 AFE 孕产妇可出现肾功能衰竭和中枢神经系统受损等表现。由于被累及的器官与系统不同，AFE 的临床表现具有多样性和复杂性。

三、诊断

AFES 本质上是一种临床诊断，其诊断依据是一系列临床表现，而不是单独的症状和体征。只要在临产中或产后即刻出现休克和/或呼吸功能损害，临床医生应怀疑 AFES。必须排除突发产时或产后心肺衰竭的其他原因。

目前尚无国际统一的 AFE 诊断标准和有效的实验室诊断证据。诊断 AFE 需以下 5 条全部符合：

1. 急性发生的低血压或心脏骤停；

2. 急性低氧血症：呼吸困难、发绀或呼吸停止；

3. 凝血功能障碍：有血管内凝血因子消耗或纤溶亢进的实验室证据，或临床上表现为严重的出血，但无其他可以解释的原因；

4. 上述症状发生在分娩、剖宫产术、刮宫术或是产后短时间内（多数发生在胎盘娩出后 30min 内）；

5. 对于上述出现的症状和体征不能用其他疾病来解释。

当其他原因不能解释的急性孕产妇心、肺功能衰竭伴以下 1 种或几种情况：低血压、心律失常、呼吸短促、抽搐、急性胎儿窘迫、心脏骤停、凝血功能障碍、孕产妇出血、前驱症状（乏力、麻木、烦躁、针刺感）等，可考虑为 AFE。这不包括产后出血但没有早期凝血功能障碍证据者，或其他原因的心肺功能衰竭者。

在从肺动脉导管远端端口采集的血液样本中，有时可发现羊水有形物质（鳞状细胞、滋养细胞、黏蛋白、毳毛）。然而，由于在无 AFES 女性的循环中常见此类有形物质，不能认为发现羊水有形物质即可诊断为 AFES。AFES 患者的尸检组织学诊断发现，其肺循环中存在羊水成分，例如上皮鳞状细胞、胎粪或毳毛。然而，该结果未得到公认，因为也有尸检发现，在一系列典型 AFE 症状导致死亡的女性中，其肺循环中无任何羊水成分的组织学证据。

通过血清学分析检测 TKH－2（一种在母体肺样本中也可见的胎儿抗原）或胰岛素样生长因子结合蛋白－1，似乎对检测 AFES 的敏感性很高。然而，这些方法尚未得到充分验证，不能推荐用于常规临床实践。

四、鉴别诊断

妊娠期或产后女性出现低血压、低氧血症和/或出血的原因很多。这可分为产科原因、麻醉原因及非产科原因。产科原因包括胎盘早剥、子宫破裂、子宫收缩乏力、子痫、围产期心肌病。麻醉原因包括高位脊椎麻醉和局部麻醉药毒性。非产科原因包括肺栓塞、空气栓塞、全身性过敏反应、脓毒性休克、大量误吸、输血反应、心肌梗死。

AFE 需特别注意与严重产后出血引起的凝血功能异常相鉴别。一旦产后很快发生阴道流血且为不凝血，或大量阴道流血及与出血量不符的血压下降或氧饱和度下降，应立即进行凝血功能的相关检查，如出现急性凝血功能障碍，特别是有低纤维蛋白原血症时，应高度怀疑 AFE 或者胎盘早剥。在分娩过程中或产后出现心肺、凝血功能异常等表现时，在保证基本的呼吸循环支持治疗的同时，充分结合病史、发病特征及凝血功能等辅助检查结果，多数情况下做出正确的鉴别诊断并不困难，重要的是能考虑到 AFE 的诊断。

五、处理方法

目前没有 AFES 的特异性治疗方法。治疗目的是纠正低氧血症和低血压，以防母体出现缺血性损伤(例如低氧性脑损伤、急性肾损伤)；对于尚未分娩的女性，确保为胎儿提供足够的氧。AFE 的治疗主要采取生命支持、对症治疗和保护器官功能，高质量的心肺复苏和纠正 DIC 至为重要。

1. 初步评估

对于所有疑似 AFES 的患者，应立即开始持续监测母体血氧饱和度、心率、心律和呼吸频率。应采用无创方法频繁测量血压，目的是最终实现持续性血压监测。需对胎心率进行持续监测。

2. 有创监测

在初步评估后，应制定动脉置管和中心静脉置管的计划。需要重点指出的是，不能因置管(比较耗时)而延迟启动下述治疗。

动脉导管可用于持续监测血压。也可通过动脉导管获取动脉血频繁监测动脉血气。

中心静脉导管可用于输注静脉内液体、药物(包括血管加压药和正性肌力药)、血液制品，并可采集静脉血。此外，通过测量中心静脉压和中心静脉血氧饱和度还可进行有限的血液动力学监测。

不应常规通过肺动脉导管等手段进行血流动力学监测。然而，这些方法对特定患者可能有用，尤其是对于存在休克、肺水肿且血管内容量状态不明确的患者。对于此类患者，侵入性血流动力学监测可确保所给予的静脉内液体足够纠正血管内低血容量且使心输出量最佳，但不会过多从而导致肺水肿加重。一项病例系列研究显示，5 例进行侵入性血流动力学监测的 AFES 患者均存活。

3. 呼吸支持治疗

立即保持气道通畅，充分给氧，尽早保持良好的通气状态是成功的关键，包括面罩给氧、无创面罩或气管插管辅助呼吸等。合理的目标是母体动脉血氧分压(arterial oxygen tension，PaO_2)大于 65mmHg。有创机械通气为临床医生提供了其他改善氧合的方法，这些方法包括增加吸入氧分数、增加呼气末正压通气、延长或逆转吸气–呼气比。妊娠期应避免进行无创正压通气，因为该方法发生误吸的风险高。

对于所有尚未分娩的妊娠女性，应纠正损害胎儿氧供的因素，例如贫血、心输出量降低。这可能需输注红细胞和使用正性肌力药。对于已分娩的女性，如果有证据表明虽然 PaO_2 达到最优，但仍持续存在血流灌注不足，也应纠正这些危险因素。血流灌注不足的常见体征包括：血流重新分配至核心器官引起的皮肤血管收缩、发凉花斑、意识混沌或躁动、少尿或无尿、乳酸酸中毒。

4. 循环支持

AFES 患者无论是否已分娩，其低血压的治疗方法均相同。对于低血压患者，应立即通过病史和体格检查评估其血管内容量状态：对于血容量正常或偏高的患者，血管活性药物是首选的初步治疗。

(1) 液体复苏：由于在 AFES 患者中，肺水肿较常见，且肺水肿也是治疗后期发生严重感染、脓毒血症的诱因之一，选择尝试静脉内补液时需谨慎。应多次少量补液，并需持续进行容量反应性评估。一旦血容量恢复正常，应停止静脉内补液。如果出现新发肺水肿或肺水肿加重，应立即停止静脉内补液。液体复苏以晶体液为基础，常用林格液。

(2) 血管活性药物：首选的初始药物是去甲肾上腺素和正性肌力药物，去甲肾上腺素0.05～3.30μg/(kg•min)。评估心功能受损的患者加用正性肌力药多巴酚丁胺可能有益，因为该药可使较低的心输出量增加并使较高的后负荷降低，而心输出量低和后负荷高是心源性休克的特征。然而，只有在血管加压药已改善血压后，才可使用多巴酚丁胺。当单独使用多巴酚丁胺时，该药往往通过降低全身血管阻力(与增加心输出量不成比例)而降低血压。使用多巴酚丁胺 2.5～5.0μg/(kg•min)，静脉泵入；磷酸二酯酶抑制剂(米力农)0.25～0.75μg/(kg•min)，静脉泵入。

(3) 解除肺动脉高压：使用前列环素、西地那非、一氧化氮及内皮素受体拮抗剂等特异性舒张肺血管平滑肌的药物。前列环素即依前列醇 10～50ng/(kg•min)，吸入；或伊洛前列素 10～20μg/次，吸入，6～9 次/d；或曲前列尼尔 1～2ng/(kg•min)起始剂量，静脉泵入，逐步增加直至达到效果；西地那非 20mg/次，口服，3 次/d，或通过鼻饲和(或)胃管给药；一氧化氮 5～40ppm，吸入。也可给予罂粟碱、阿托品、氨茶碱、酚妥拉明等药物。

(4) 心肺复苏：当孕产妇出现 AFE 相关的心脏骤停时，应首先、即刻进行标准的基础心脏生命支持(BCLS)和高级心脏生命支持(ACLS)等高质量的心肺复苏。心脏骤停复苏初期不需要明确 AFE 的诊断，此时，最关键的紧急行动是高质量的心肺复苏。对未分娩的孕妇，应保持仰卧位，手动子宫左牵防止负重子宫压迫下腔静脉。

(5) 糖皮质激素：糖皮质激素用于 AFE 的治疗存在争议。基于临床实践的经验，尽早使用大剂量糖皮质激素，应作为有益的尝试。氢化可的松 500～1000mg/d，静脉滴注；或甲泼尼龙 80～160mg/d，静脉滴注；或地塞米松 20mg 静脉推注，然后再予 20mg 静脉滴注。

5. 处理凝血功能障碍

凝血功能障碍可在 AFE 并发心血管系统异常后出现，也可为首发表现，推荐早期进行凝血状态的评估。AFE 引发的产后出血、DIC 往往较严重，应积极处理，快速补充红细胞和凝血因子(新鲜冰冻血浆、冷沉淀、纤维蛋白原、血小板等)至关重要，尤其需要注意补充纤维蛋白原。同时进行抗纤溶治疗，如静脉输注氨甲环酸等。如有条件，早期即按大量输血方案进行输血治疗可使抢救更有效；有条件者可使用床旁血栓弹力图指导血液成分的输注。

AFE 常伴有宫缩乏力，需要积极治疗，必要时使用宫缩剂，例如缩宫素、麦角新碱和前列腺素。经阴道分娩者要注意检查是否存在子宫颈、阴道等产道裂伤。

临床上对于肝素治疗 AFE 引起的 DIC 的争议很大。由于 AFE 进展迅速，难以掌握何时是 DIC 的高凝阶段，使用肝素治疗弊大于利，因此不常规推荐肝素治疗，除非有早期高凝状态的依据。

6. 产科处理

若 AFE 发生在胎儿娩出前，抢救孕妇的同时应及时终止妊娠，行阴道助产或短时间内行剖宫产术。当孕产妇发生心脏骤停，胎儿已达妊娠 23 周以上，立即进行心肺复苏的同时准备紧急剖宫产术；如孕产妇心肺复苏 4min 后仍无自主心率，可以考虑行紧急剖宫产术，这不仅可能会拯救胎儿的生命，而且在理论上可以通过去除孕产妇下腔静脉的压力从而有利于其复苏。但当 AFE 孕产妇发生心脏骤停时，在孕产妇围死亡期做出剖宫产术的决定是比较困难的，须根据抢救现场的具体情况做出决策，并无统一的处理标准。

子宫切除不是治疗 AFE 的必要措施，不应实施预防性子宫切除术。若产后出血难以控制，危及产妇生命时，果断、快速地切除子宫是必要的。

7. 新的干预措施

吸入性一氧化氮和右心室辅助装置已用于治疗肺高压伴右心衰竭的患者。

体外循环、主动脉内球囊反搏和体外膜肺氧合(extracorporeal membrane oxygenation，ECMO)已用于治疗重度左心衰竭伴低氧血症的患者。

8. 器官功能支持与保护

AFE 急救成功后往往会发生急性肾功能衰竭、急性呼吸窘迫综合征、缺血缺氧性脑损伤等多器官功能衰竭及脓毒症等。

心肺复苏后要给予适当的呼吸、循环等对症支持治疗，以继续维持孕产妇的生命体征和内环境稳定，包括神经系统保护、亚低温治疗、稳定血流动力。维持足够的血氧饱和度、血糖水平的控制、血液透析和(或)滤过的应用、积极防治感染、胃肠功能的维护、微循环的监测与改善、免疫调节与抗氧化治疗等。

六、结局

据报道，AFES 导致的母体死亡率范围为 10%～90%，但最近来自大型非特定人群的数据显示，总体死亡率可能接近 20%。即使幸存的患者结局也通常欠佳，高达 85%的患者存在脑缺氧导致的严重神经系统损伤。AFES 是母体死亡的主要原因之一，据报道在发达国家，AFES 导致的母体死亡占母体总死亡的 10%。

新生儿的结局也欠佳。据估计，其死亡率为 20%～60%。只有 50%的存活者神经功能完好。如果胎儿在子宫内且母体发生了羊水栓塞导致的心搏骤停，立即分娩可改善新生儿总体结局。

第九节　恶 性 高 热

恶性高热是一种具有家族遗传史的肌肉病，是主要由挥发性吸入麻醉药和去极化肌松药激发的骨骼肌异常高代谢状态，表现为全身肌肉痉挛、体温急剧升高、耗氧量迅速增加、二氧化碳大量生成，进而引起酸中毒及循环功能衰竭。国内外文献报道发病率约为 1～2/10 万，病死率达 70%～80%，及时有效治疗可使病死率降至 15%。

一、病因

触发恶性高热的麻醉药包括所有强效吸入麻醉药(如氟烷、恩氟烷、异氟烷、地氟烷、七氟烷)和去极化肌松药。恶性高热是骨骼肌细胞的钙离子调节障碍导致细胞内钙离子水平异常升高而引起的一系列功能障碍。目前认为，恶性高热易感者肌浆网膜上的 Ryanodine 受体存在异常。在触发因素作用下，钙离子释放增加而不能有效再摄取，导致肌浆内钙离子浓度异常升高，骨骼肌细胞发生强直收缩，产热增加，氧耗和二氧化碳代谢增加，进而出现一系列高代谢症候群，如酸中毒、高钾血症、心律失常、肌红蛋白尿、脑水肿、心肾功能衰竭等。

二、临床特征和诊断

(一) 早期的临床特征

1. 代谢方面

(1) 二氧化碳生成异常增多：可表现为机械通气患者呼气末二氧化碳升高或自主呼吸患者出现呼吸急促；混合静脉血与动脉血之间 CO_2 分压差差异巨大；(2) 氧耗增加；(3) 代谢性酸中毒合并呼吸性酸中毒(BE 常小于－8.0mEq/L)；(4) 大量出汗；(5) 皮肤花斑。

2. 心血管方面

(1) 心动过速；(2) 心律失常：尤其常见室性心律失常；(3) 低血压或循环波动。

3. 肌肉方面

(1) 若使用了琥珀酰胆碱，可出现咬肌痉挛；(2) 全身肌肉强直，肌松药不能使之减轻。

(二) 晚期的临床特征

1. 高钾血症；
2. 核心体温升高；
3. 血清肌酸磷酸激酶(CPK)极度升高；
4. 血清肌红蛋白极度升高，并有肌红蛋白尿；
5. 严重心律失常或心跳骤停；
6. 弥散性血管内凝血(DIC)。

(三) 诊断

可通过临床表现和血生化检测进行恶性高热的诊断评估。目前，国际上公认咖啡因－氟烷骨骼肌收缩试验为确诊恶性高热易感者的金标准。

三、治疗要点

(一) 即刻处理

1. 停止一切触发药物；
2. 用纯氧高流量(10L/min)过度通气(相当于正常分钟通气量的 2～3 倍)；
3. 宣布紧急情况寻求帮助；
4. 改为全凭静脉麻醉；
5. 与外科医生沟通尽快结束手术；
6. 尽快更换麻醉机和呼吸回路。

(二) 监护方面

1. 继续常规麻醉监护(如 ECG，$ETCO_2$)；
2. 监测核心体温；
3. 用宽口径导管建立良好的静脉通路；
4. 进行有创动脉压监测，实施中心静脉穿刺置管，置入导尿管；
5. 监测电解质、肌酸激酶、动脉血气、肌红蛋白、血糖；
6. 复查肝功能、肾功能和凝血功能；
7. 至少持续监测 24 小时。

（三）丹曲林治疗

先静脉注射首剂量2.5mg/kg，每5分钟可追加1次，可重复给药直到恶性高热完全缓解。总量可达10mg/kg或更多，一般不超过40mg/kg。这是已知的特异性治疗恶性高热的唯一方法。其治疗机制可能是通过抑制肌浆网内钙离子释放，在骨骼肌兴奋–收缩耦联水平发挥作用，使骨骼肌松弛。一般抢救一个成年患者至少需要准备36～50个安瓿的丹曲林（每个安瓿含有丹曲林20mg）。

（四）对症治疗

1. 治疗高热

(1) 静脉输注50～60ml/kg 4℃的冰生理盐水；

(2) 用冰袋、冰毯等进行体表物理降温；

(3) 如果有其他降温装置，可尽量使用；

(4) 当体温小于38.5℃时可停止降温。

2. 治疗高钾血症

(1) 50%葡萄糖和胰岛素纠正；

(2) 氯化钙 0.1mmol/kg静脉注射（一般7mmol=10ml）；

(3) 必要时透析治疗。

3. 治疗酸中毒

(1) 过度通气；

(2) 静脉滴入碳酸氢钠（PH＜7.2时）。

4. 治疗心律失常

通常在解除恶性高热高代谢时得到缓解。可使用胺碘酮治疗。持续心律失常可用β–受体阻滞剂治疗。

5. 维持尿量大于2ml/(kg·h)

以免肌红蛋白对肾小管的损伤。补充晶体液，可使用速尿或甘露醇利尿治疗。

四、预防策略

对于恶性高热易感者，关键是避免恶性高热的发作，应做到以下几点：

1. 仔细询问家族麻醉史，如麻醉中有无无法解释的发热或死亡等。

2. 评估患者对恶性高热敏感性：有异常高代谢性麻醉不良反应病史的患者、恶性高热易感者的一级亲属和患有先天性骨骼肌肉病（如肌营养不良、King–Denborough综合征或中央核疾病等）的患者，是术中发生恶性高热的高危患者。如术前有不明原因乳酸脱氢酶（LDH）或肌酸磷酸激酶（CPK）显著升高，也需提高警惕。

3. 充足、适合的人员和设备

(1) 配备训练有素的应急小组，随时准备应对和治疗恶性高热危象；

(2) 实验室应可快速进行电解质等监测，配备适用实施设备，用于对症处理恶性高热发作；

(3) 使用二氧化碳监测仪、核心体温监测仪，心电监护等进行监测；

(4) 如有条件可准备一台未使用过吸入麻醉药的麻醉机或呼吸机，使用新的呼吸回路；

(5) 如设备不足以治疗恶性高热发作，应选择合适医院安排手术；

(6) 如有条件，可依法合规备好治疗恶性高热的特效药物丹曲林。

4. 避免使用诱发恶性高热的药物：区域阻滞是较好的选择。如需全身麻醉，应避免使用触发恶性高热的药物。安全用药包括巴比妥类药、丙泊酚、苯二氮䓬类药、麻醉性镇痛药、氧化亚氮、非去极化肌松药等。

5. 如果麻醉过程无异常，术后观察患者至少 3 小时。如果观察到任何恶性高热反应的显著征象，在恶性高热征象消失后应继续观察 12～24 小时。

6. 建议恶性高热患者及家属进行实验室诊断及基因检测。

7. 告知患者及其家属恶性高热相关信息并进行随访。

第十节　过敏性休克

过敏性休克是外界某些物质进入已致敏的机体后，在短时间内发生的威胁生命的急性多系统综合征。其机制包括 IgE 介导、免疫复合物/补体介导或其他原因导致的肥大细胞、嗜碱性粒细胞活化，释放包括组胺、类胰蛋白酶、肝素、组胺释放因子和血小板活化因子在内的多种介质，导致静脉张力降低、心肌功能抑制。

引起过敏性休克的主要因素包括食品、药品和昆虫叮咬，其中高达 20%的因素是不确定的。流行病学显示，食物是儿童严重过敏反应最常见的原因，是引起花粉过敏和支气管哮喘的重要危险因素。药物和膜翅目毒液引发严重过敏反应在成人比儿童更常见。成年女性过敏性休克的发生率要高于男性，尤其是素食者和使用非类固醇抗炎药物(NSAID)的女性。

一、临床特征与诊断

过敏性休克的临床表现取决于受影响的器官和系统，其症状和体征通常在接触过敏原后 2h 内发生，食物过敏、昆虫毒液过敏及注射用药过敏从症状出现到发生严重过敏反应的中位时间分别为 30min、15min 和 5min。需要注意其临床特点是快速出现且危及生命的呼吸循环系统症状，伴有或者不伴有相关的皮肤黏膜改变。

符合以下 3 条中的任何一条即极有可能是过敏性休克：

(1) 急性起病(几分钟到数小时)，累及皮肤和(或)黏膜组织(如全身荨麻疹、全身瘙痒、潮红，口、唇、舌及悬雍垂水肿)，以及下述至少 1 项：①呼吸系统受累(如呼吸困难、喘息、气道痉挛、喘鸣、呼气峰流速下降、低氧血症)；或②血压降低或出现终末器官灌注不良的症状和体征，例如肌张力下降、晕厥、大小便失禁；

(2) 接触可疑变应原或其他激发因素后(几分钟到数小时)出现下述至少 2 项症状：①皮肤黏膜受累(如全身荨麻疹、全身瘙痒、潮红，口、唇、舌及悬雍垂水肿)；②呼吸系统受累(如呼吸困难、喘息、气道痉挛、喘鸣、峰流速下降、低氧血症)；③血压降低或出现终末器官灌注不良的症状和体征(如肌张力下降、晕厥、大小便失禁)；④持续性胃肠道症状和体征，例如痉挛性腹痛、呕吐等。

(3) 暴露于已知变应原后(几分钟到数小时)出现低血压：①婴幼儿：低收缩压(1～12 个月：70mmHg；＞1～10 岁：70+(2×年龄)mmHg；10～17 岁低于 90mmHg)或收缩压下降＞30%。②成人：收缩压低于 90mmHg 或较基线水平下降 30%。

过敏性休克是临床诊断，类胰蛋白酶、血浆组胺、特异性 IgE 抗体、皮肤点刺试验有助于回顾性支持诊断，但不是必要的诊断条件。

二、治疗要点

发生过敏性休克患者应立即评估气道、呼吸、循环及神志情况，评估口咽部及唇舌水肿情况，检查皮肤，密切监测血压、心率、呼吸频率、血氧饱和度。

初始治疗原则包括：

(1) 清除刺激性抗原(停止可疑药物输注)；

(2) 寻求团队帮助(若在医院则召集急救队，或者若在社区环境则拨打 120 或类似的急诊医疗服务电话)；

(3) 尽快肌注肾上腺素，之后通过肌内注射或静脉注射再给予肾上腺素；

(4) 除了有明显的上呼吸道肿胀提示患者保持直立位并且身体通常前倾，仰卧位抬高下肢；

(5) 辅助供氧，氧气吸入；

(6) 液体复苏。

初始评估和治疗有许多关键措施需要同时进行，总结如以下：

(一) 气道管理

应给予高流量面罩吸氧。如早期出现气道受累、口咽组织(包括悬雍垂)明显水肿、声音发生改变表现，代表气道损害发展迅速，应做好早期插管的准备。如果有明显的喘鸣或呼吸骤停，应立即进行气管插管。如果上呼吸道水肿导致插管困难，则可能需要紧急环甲膜切开以开放气道。

(二) 静脉输液

应开放两路静脉(成人理想静脉导管口径为 14～16G)，为迅速给予液体和药物做准备。由于血管通透性增加，大量液体转移至血管外间隙。对于表现出低血压或对肌注肾上腺素反应不完全的患者，应立即开始液体复苏。成人应在治疗最开始的数分钟内以最快流速输注 1～2L 生理盐水。对于儿童，应快速输注 20ml/kg 的生理盐水，每次输注持续 5～10 分钟，需要时重复给予，最大液体量 100ml/kg。同时需密切监测患者临床反应及容量负荷情况。

(三) 药物治疗

1. 肾上腺素

肾上腺素是过敏性休克首要的治疗措施。一经确诊应立即给予肾上腺素，临床高度怀疑而未满足正式诊断标准的，也应给予肾上腺素。

肌内注射是初始应用肾上腺素治疗过敏性休克的首选给药途径。任何年龄患者的肾上腺素单次推荐剂量均为 0.01mg/kg(最大剂量 0.5mg)，应采用 1mg/ml(1:1000)肾上腺素制剂，通过 1ml 注射器来抽取，肌内注射注入股外侧肌。

如果患者对首次肌注肾上腺素无反应或反应不佳，可每 5～15 分钟重复给药 1 次，按临床需要可缩短间隔时间。对于初始肌注肾上腺素后持续存在低血压的患者，应给予静脉补液，并尽早开始准备用于连续静脉输注的肾上腺素溶液。静脉应用肾上腺素首选中心静脉管路给药，在中心静脉通道建立之前，可暂时通过大口径外周静脉导管进行输注。

缓慢静脉推注肾上腺素发生药物过量、不良心血管事件的风险更高。在成年患者对肌注肾上腺素和容量复苏反应均不佳，循环衰竭难以应对，且尚不能开始连续输注肾上腺素时，可缓慢推入 0.5～1ml 的 0.1mg/ml(1:10，000)肾上腺素溶液，给药持续 1～3 分钟，密切观察反应，在重复给药前至少观察 3 分钟。一旦可进行连续输注，则应停止静脉推注并改为连续输注。初始输注速率 0.1ug/(kg•min)，每 2～3 分钟增加 0.05ug/(kg•min)，直到血压及灌注改善。

如给予最大限度肾上腺素和液体治疗但患者仍持续存在低血压，应考虑加用另一种血管活性药，如去甲肾上腺素、多巴胺。对接受 β 受体阻滞剂治疗，可能对肾上腺素治疗抵抗的患者，应给予胰高血糖素，成人剂量 1～5mg、儿童 20～30μg/kg(最大 1mg)，单次缓慢静推 5 分钟，之后可以 5～15μg/min 的速率输注，逐步调整剂量至起效，过程中需警惕快速给予胰高血糖素引起的呕吐。对于传统治疗措施无效的患者，应在发生不可逆的缺血性酸中毒之前早期考虑是否启动 ECMO。

对于发生室颤/无脉室速/心跳骤停的患者应立即开始心肺复苏，此时应按照心脏骤停的药物治疗剂量应用肾上腺素(即成人 1mg/ml 肾上腺素静推 1mg、儿童 0.1mg/ml 肾上腺素按 0.1mg/kg 静脉推注或 1mg/ml 肾上腺素按 0.1mg/kg 气管内给药，每 3～5 分钟重复一次)。

2. 其他药物

可用于辅助肾上腺素治疗的药物包括支气管扩张剂、H_1 抗组胺药、H_2 抗组胺药和糖皮质激素，需注意这些药物均不应用作初始治疗或单独治疗。

1) 支气管扩张剂：对于肾上腺素治疗无效的支气管痉挛，可吸入短效β_2受体激动剂(如沙丁胺醇)。

2) H_1 抗组胺药：用于缓解瘙痒和荨麻疹，可给予西替利嗪(仅有口服剂型)或苯海拉明(成人 25～50mg、儿童 1mg/kg 不超过 50mg，静脉持续 5 分钟给药，可重复应用，24h 最大剂量成人 400mg、儿童 200mg 或 5mg/kg)。

3) H_2 抗组胺药：与 H_1 抗组胺药联用促进荨麻疹缓解，可给予雷尼替丁(成人 50mg、儿童 1mg/kg 最大 50mg，静脉持续 5 分钟给药)。

4) 糖皮质激素：可能降低迟发相呼吸道疾病风险，可静脉注射氢化可的松 1～2mg/kg(6h 后可重复 1 次，24h 最大剂量 300mg)；或甲泼尼龙 1mg/(kg•d)(最大剂量 1g)，1～2 日后停用(不需逐渐减量)。

(四) 缓解后处理

1. 观察

发生过敏性休克的患者应收入观察室或住院治疗。发生呼吸系统损伤的，应至少监护 6～8h；循环不稳定的，应监护 12～24h。在撤离监护前，应对未来发生过敏的风险进行评估。

2. 患者教育

所有出现过敏性休克的患者，离院前应给予以下医嘱单及患者教育材料：关于过敏反应及其治疗的纸质资料(包括避免过敏原的措施及过敏紧急应对方案)；1 针以上的肾上腺素自动注射器处方及肾上腺素自动注射器的应用说明；变态反应专科随诊及转诊建议；给予患者提供支持的医疗机构联系方式。

第十九章　ICU患者的镇痛镇静治疗

镇痛与镇静治疗特指应用药物手段消除患者疼痛、减轻患者焦虑和躁动、催眠并诱导顺行性遗忘的治疗。

由于自身严重疾病的影响、ICU环境的干扰、隐匿性疼痛、对未来命运的忧虑等原因，使重症患者处于强烈的应激状态，会使患者感觉到极度的“无助”和“恐惧”，加重病情。因此，应给予患者合适的镇痛与镇静治疗。

第一节　目的和适应证

一、镇痛与镇静治疗的目的

1. 消除或减轻患者的疼痛及躯体不适感，减少不良刺激及交感神经系统的过度兴奋。

2. 帮助和改善患者睡眠，诱导遗忘，减少或消除患者对其在ICU治疗期间病痛的记忆。

3. 减轻或消除患者焦虑、躁动甚至谵妄，防止患者的无意识行为，保护患者的生命安全。

4. 降低患者的代谢速率，减少其氧耗氧需要，使得机体组织氧耗的需求变化尽可能适应已受损的氧输送状态，并减轻各器官的代谢负担。

二、适应证

1. 疼痛

神志清楚的ICU重症患者均有程度不同的疼痛和不适感。

2. 焦虑

是一种强烈的忧虑、不确定或恐惧状态。特征包括躯体症状（如心慌、出汗）和紧张感。

3. 躁动

躁动是一种伴有不停动作的易激惹状态，或伴随着挣扎动作的极度焦虑状态。躁动可导致患者与呼吸机对抗，耗氧量增加，意外拔除身上各种装置和导管，甚至危及生命。

4. 谵妄

谵妄是多种原因引起的一过性的意识混乱状态。谵妄的临床特征是短时间内出现意识障碍和认知功能改变，诊断的关键是意识清晰度下降或觉醒程度降低。临床表现为精神状态突然改变或情绪波动，注意力不集中，思维紊乱和意识状态改变，伴有或不伴有躁动状态；还可以出现整个白天醒觉状态波动，睡眠清醒周期失衡或昼夜睡眠周期颠倒。谵妄也可表现为情绪过于低沉或过于兴奋或两者兼有。情绪低沉型谵妄往往预后较差，情绪活跃型谵妄更容易识别。

5. 睡眠障碍

睡眠是人体不可或缺的生理过程。睡眠障碍可延缓组织修复、减低细胞免疫功能。睡眠障碍的类型包括失眠、过度睡眠和睡眠–觉醒节律障碍等。失眠是一种睡眠质量或数量达不到正常需要的主观感觉体验。患者在 ICU 睡眠的特点是短暂睡眠，醒觉和快速动眼(REM)睡眠交替。患者快动眼睡眠明显减少，非快动眼睡眠期占总睡眠时间的比例增加，睡眠质量下降，使得患者焦虑、抑郁或恐惧，甚至躁动，延缓疾病的恢复。

第二节　意识状态及疗效的评估

对疼痛程度和意识状态的评估是进行镇痛镇静治疗的基础，是治疗方案合理恰当的保证。

一、疼痛评估

疼痛评估包括疼痛的部位、特点、加重及减轻因素和强度。常用评分方法包括语言评分法(VRS)、视觉模拟评分(VAS)、数字评分法(NRS)、面部表情评分法(FPS)和术后疼痛评分法(Prince-Henry 评分法)等，具体方法参见本书第十九章第二节疼痛的定性和定量诊断。

二、镇静评估

1. 镇静和躁动的主观评估

(1) Ramsay 镇静评分：临床最常用，分为六级，分别反映三个层次的清醒状态和三个层次的睡眠状态(表 19-1)。该评分实用但缺乏特征性的指标来区分不同的镇静水平。

表 19-1　Ramsay 镇静评分

分级	状态描述
1	患者焦虑、躁动不安
2	患者配合，有定向力、安静
3	患者对指令有反应
4	嗜睡，对轻叩眉间或大声听觉刺激反应敏捷
5	嗜睡，对轻叩眉间或大声听觉刺激反应迟钝
6	嗜睡，无任何反应

(2) Riker 镇静、躁动评分(SAS)：根据患者不同的行为对其意识和躁动程度进行评分(表 19-2)。

表 19-2　Riker 镇静和躁动评分(SAS)

分值	描述	定义
7	危险躁动	拉拽气管内插管，试图拔除各种导管，翻越床栏，攻击医护人员，在床上辗转挣扎
6	非常躁动	需要保护性束缚并反复语言提示劝阻，咬气管导管
5	躁动	焦虑或身体躁动，经言语提示劝阻可安静
4	安静合作	安静，容易唤醒，服从指令
3	镇静	嗜睡，语言刺激或轻轻摇动可唤醒并能服从简单指令，但又迅即入睡
2	非常镇静	对躯体刺激有反应，不能交流及服从指令，有自主运动
1	不能唤醒	对恶性刺激无或仅有轻微反应，不能交流及服从指令

注：恶性刺激指吸痰或用力按压眼眶、胸骨或甲床 5 秒钟

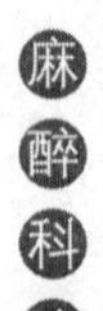
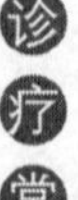

(3) Richmond 躁动–镇静评分(RASS，表 19–3)

表 19–3　Richmond 躁动–镇静评分(RASS)

分值	描述	定义
+4	好斗	好斗的，暴力的，对工作人员构成即刻危险
+3	非常躁动	拉扯或拔除引流管或导管，有攻击性
+2	躁动	频繁的无目的的活动，与呼吸机对抗
+1	不安	焦虑，但活动无强烈的攻击性
0	清醒且冷静	
–1	嗜睡	不完全清醒，但可被声音持续唤醒(睁眼/眼神接触≥10 秒)
–2	轻度镇静	可被声音短暂唤醒并有眼神接触(<10 秒)
–3	中度镇静	对声音有活动或睁眼反应(但无眼神接触)
–4	深度镇静	对声音无反应，但对身体刺激有活动或睁眼反应
–5	无法唤醒	对声音或身体刺激均无反应

(4) 肌肉活动评分法(MAAS)：自 SAS 演化而来，通过七项指标来描述患者对刺激的行为反应(表 19–4)，对危重患者也有很好的可靠性和安全性。

表 19–4　肌肉运动镇静评分法(MAAS)

分值	定义	描述
6	危险躁动	无外界刺激就有活动，不配合，拉扯气管导管及各种导管，在床上翻来覆去，攻击医务人员，试图翻越床栏，不能按要求安静下来
5	躁动	无外界刺激就有活动，试图坐起或将肢体伸出床沿。不能始终服从指令(如能按要求躺下，但很快又坐起来或将肢体伸出床沿)
4	烦躁但能配合	无外界刺激就有活动，摆弄床单或插管，不能盖好被子，能服从指令
3	安静、配合	无外界刺激就有活动，有目的的整理床单或衣服，能服从指令
2	触摸、叫姓名有反应	可睁眼，抬眉，向刺激方向转头，触摸或大声叫名字时有肢体运动
1	仅对恶性刺激有反应	可睁眼，抬眉，向刺激方向转头，恶性刺激时有肢体运动
0	无反应	恶性刺激时无运动

注：恶性刺激指吸痰或用力按压眼眶、胸骨或甲床 5 秒钟

2. 镇静的客观评估

目前临床采用的方法有脑电双频指数(BIS)、心率变异系数及食管下段收缩性等，参见本书第十章。

对 ICU 患者应制定个体化的镇静目标，利用相同的方法进行评估。

三、谵妄评估

谵妄诊断的主要依据是临床检查及病史。目前推荐使用“ICU 谵妄诊断的意识状态评估法(CAM–ICU)”。CAM–ICU 主要包含患者出现突然的意识状态改变或波动、注意力不集中、思维紊乱和意识清晰度下降(表 19–5)。

表 19-5 ICU 患者谵妄诊断的意识状态评估法(CAM-ICU)

临床特征	评价指标
1. 精神状态突然改变或起伏不定	患者是否出现精神状态的突然改变? 过去 24 小时是否有反常行为。如:时有时无或者时而加重时而减轻? 过去 24 小时镇静评分(SAS 或 MAAS)或 Glasgow 昏迷评分(GCS)是否有波动?
2. 注意力散漫	患者是否有注意力集中困难? 患者是否有保持或转移注意力的能力下降? 患者注意力筛查(ASE)得分多少?(如:ASE 的视觉测试是对 10 个画面的回忆准确度;ASE 的听觉测试患者对一连串随机字母读音中出现“A”时点头或捏手示意。)
3. 思维无序	若患者已经脱机拔管,需要判断其是否存在思维无序或不连贯。常表现为对话散漫离题、思维逻辑不清或主题变化无常 若患者在带呼吸机状态下,检查其能否正确回答以下问题: (1)石头会浮在水面上吗? (2)海里有鱼吗? (3)1 斤比 2 斤重吗? (4)你能用锤子砸烂一颗钉子吗? 在整个评估过程中,患者能否跟得上回答问题和执行指令? (1)你是否有一些不太清楚的想法? (2)举这几个手指头(检查者在患者面前举两个手指头)。 (3)现在换只手做同样的动作(检查者不用再重复动作)。
4. 意识程度变化(指清醒以外的任何意识状态,如:警醒、嗜睡、木僵或昏迷)	清醒:正常、自主地感知周围环境,反应适度 警醒:过于兴奋 嗜睡:瞌睡但易于唤醒,对某些事物没有意识,不能自主、适当地交谈,给予轻微刺激就能完全觉醒并应答适当 昏睡:难以唤醒,对外界部分或完全无感知,对交谈无自主、适当的应答。当予强烈刺激时,有不完全清醒和不适当的应答,强刺激一旦停止,又重新进入无反应状态 昏迷:不可唤醒,对外界完全无意识,给予强烈刺激也无法进行交流

注:若患者有特征 1 和 2,或者特征 3,或者特征 4,就可诊断为谵妄

四、睡眠评估

患者主诉是睡眠评估最重要的指标,应重视对病人睡眠状态的观察及患者主诉(主动地询问与观察)。如果患者没有自诉能力,由护士系统观察患者睡眠时间不失为一种有效措施,也可采用图片示意等方式来评估睡眠质量。

第三节 治疗的方法和注意事项

一、治疗原则

1. 实施镇痛镇静治疗之前,应尽可能去除或减轻导致疼痛、焦虑和躁动的诱因。导致重症患者焦虑、躁动的原因依次为:疼痛、失眠、经鼻或经口腔的各种插管、失去支配自

身能力的恐惧感以及身体其他部位的各种管道限制活动。

2. 对于合并疼痛因素的患者，在实施镇静之前应首先给予充分镇痛。观察与疼痛相关的行为(运动、面部表情和姿势)和生理指标(心率、血压和呼吸频率)，并且监测镇痛治疗后这些参数的变化，尤其是对不能交流的患者。

3. 在充分去除可逆诱因的前提下，躁动的患者应该尽快接受镇静治疗。

4. 为改善机械通气患者的舒适度和人–机同步性，可给予镇静镇痛治疗。

5. 为提高诊断和治疗操作的安全性和依从性，可预防性采取镇静镇痛治疗。

6. ICU 患者一旦出现谵妄，应及时处理。不适当地使用镇静镇痛药物可能会加重谵妄症状，有些谵妄患者接受镇静剂后会出现迟钝或思维混乱，躁动。

7. 应采取适当措施提高 ICU 患者的睡眠质量，包括改善环境、非药物疗法舒缓紧张情绪。采用非药物措施后仍然存在睡眠障碍者，可应用药物诱导睡眠。

二、镇痛治疗

疼痛治疗包括药物治疗和非药物治疗。药物治疗主要包括阿片类镇痛药、非阿片类中枢性镇痛药、非甾体抗炎药(NSAIDs)及局麻药。非药物治疗主要包括心理治疗和物理治疗。

1. 应考虑患者对镇痛药耐受性的个体差异，为患者制定个体化治疗计划和镇痛目标。

2. 对血流动力学稳定者，镇痛应首选吗啡；对血流动力学不稳定和肾功能不全患者，可考虑选择芬太尼或瑞芬太尼。

3. 急性疼痛患者的短期镇痛可选用芬太尼。

4. 瑞芬太尼是新的短效镇痛药，可用于短时间镇痛或持续输注的患者，也可用于肝肾功能不全患者。

5. 持续静脉注射阿片类镇痛药物是 ICU 常用的方法，可通过评估镇痛效果不断调整用药剂量，以达到满意镇痛。

6. 曲马多属于非阿片类中枢性镇痛药，治疗剂量不抑制呼吸，大剂量则可使呼吸频率减慢，但程度较吗啡轻，可用于老年人。主要用于术后轻度和中度的急性疼痛治疗。

7. 对乙酰氨基酚可用于治疗轻度至中度疼痛，它和阿片类联合使用时有协同作用，可减少阿片类药物的用量。该药可用于缓解长期卧床的轻度疼痛和不适。该药易对肝功能衰竭或营养不良所致谷胱甘肽储备枯竭的患者产生肝毒性，应予警惕。对于那些有明显饮酒史或营养不良的患者使用对乙酰氨基酚剂量应小于 2g/d，其他情况小于 4g/d。NSAIDs 的主要不良反应包括胃肠道出血、血小板抑制后继发出血和肾功能不全。对于低血容量或低灌注患者、老年人和有肾功能不全的患者，更易引发肾功能损害。

8. 局麻药主要用于术后切口镇痛和硬膜外镇痛，其优点是药物剂量小、镇痛时间长及镇痛效果好。目前常用药物为布比卡因和罗哌卡因。局麻药物联合阿片类药物经硬膜外镇痛可作为胸腹部和下肢术后患者的镇痛，但应合理选择药物、适时调整剂量并加强监测。

三、镇静治疗

1. 理想的镇静水平是既能保证患者安静入睡又易被唤醒。应在治疗前就明确所需的镇静水平，定时系统地进行评估和记录，并随时调整镇静用药以达到并维持目标水平。

2. 理想的镇静药应具备以下特点：起效快，剂量–效应可预测；半衰期短，无蓄积；

对呼吸循环抑制最小；代谢方式不依赖肝肾功能；抗焦虑与遗忘作用同样可预测；停药后能迅速恢复；价格低廉等。

3. 目前常用的镇静药物见表 19-6。对急性躁动患者可以选用右美托咪定；需要快速苏醒可选择丙泊酚；癫痫或抽搐患者首选咪达唑仑。

表 19-6　常用镇静药物的负荷剂量与维持剂量参考

药物名称	负荷剂量	维持剂量
咪达唑仑	0.03～0.3mg/kg	0.04～0.2mg/(kg•h)
右美托咪定	0.5～1.0μg/kg	0.2～0.7μg/(kg•h)
丙泊酚	1～3mg/kg	0.5～4mg/(kg•h)

4. 镇静药物的给予以持续静脉输注为主，可先给予负荷剂量以尽快达到镇静目标。短期(≤3 天)镇静，丙泊酚与咪达唑仑产生的临床镇静效果相似。丙泊酚停药后清醒快，拔管时间明显早于咪达唑仑。长期(>3 天)镇静可使用右美托咪定和咪达唑仑。丙泊酚的苏醒快而完全，可在后期使用。长期镇静治疗若使用丙泊酚，应监测血三酰甘油水平，并将丙泊酚的热量计入营养支持的总热量中。目前更推荐应用非苯二氮䓬类药物进行长期镇静。

5. 为避免药物蓄积和药效延长，可在镇静过程中实施每日唤醒计划，即每日定时中断镇静药物输注(宜在白天进行)，以评估患者的精神与神经功能状态，该方案可减少用药量，减少机械通气时间和 ICU 停留时间。但患者清醒期须严密监测和护理，以防止患者自行拔除气管插管或其他装置。目前更推荐实施浅镇静，在充分镇痛的情况下日间可不镇静。

6. 大剂量使用镇静药治疗超过 1 周，可产生药物依赖性和戒断症状。苯二氮䓬类药物的戒断症状表现为：躁动、睡眠障碍、肌肉痉挛、肌阵挛、注意力不集中、经常打哈欠、焦虑、躁动、震颤、恶心、呕吐、出汗、流涕、声光敏感性增加、感觉异常、谵妄和癫痫发作。因此，为防止戒断症状，停药不应快速中断，而是有计划地逐渐减量。

7. α_2 受体激动剂有镇静、抗焦虑作用，且同时具有镇痛作用，可减少阿片类药物的用量，其亦具有抗交感神经作用，可导致心动过缓和(或)低血压。右美托咪定(dexmedetomidine)半衰期较短，可单独应用，也可与阿片类或苯二氮䓬类药物合用。

四、谵妄的治疗

谵妄状态必须及时治疗。一般少用镇静药物，以免加重意识障碍。但对于躁动或有其他精神症状的患者则必须给药予以控制，防止意外发生。镇静镇痛药使用不当可能会加重谵妄症状。

氟哌啶醇(haloperidol)是治疗谵妄的常用药物。其副作用为锥体外系症状(EPS)，还可引起剂量相关的 Q-T 间期延长，增加室性心律失常的危险。应用过程中须监测 ECG。既往有心脏病史的患者更易出现此类副作用。临床使用氟哌啶醇的方式通常是间断静脉注射。氟哌啶醇半衰期长，对急性发作谵妄的患者需给予负荷剂量，以快速起效。

躁动型谵妄也可给予右美托咪定输注治疗，可缩短谵妄持续时间。对于因酒精或药物戒断引起谵妄的患者，可给予咪达唑仑。对于谵妄症状持续的患者，可在精神科医生指导下给予抗精神病药物治疗。

五、注意事项

1. 在实施镇痛镇静治疗过程中应对患者进行严密监测，以达到最好的个体化治疗效果，最小的毒副作用和最佳的效价比。

2. 加强护理及呼吸治疗，预防肺部并发症，在患者清醒期间鼓励其肢体运动与咳痰。在患者接受镇痛镇静治疗的过程中，应加强护理，缩短翻身、拍背的间隔时间，酌情给予背部叩击治疗和肺部理疗，结合体位引流，促进呼吸道分泌物排出，必要时可应用纤维支气管镜协助治疗。

3. 镇痛镇静治疗期间加强循环功能监测，严密监测血压、心率和心电节律，尤其给予负荷剂量时，应根据患者的血流动力学变化调整给药速度，并适当进行液体复苏治疗，力求维持血流动力学平稳，必要时应给予血管活性药物。接受氟哌啶醇治疗时定期复查标准导联心电图。镇痛镇静不足时，患者可表现为血压高、心率快，此时不要盲目给予药物降低血压或减慢心率，应结合临床综合评估，充分镇痛，适当镇静，并酌情采取进一步的治疗措施。

4. ICU 患者应尽量避免使用肌松药物。只有在充分镇痛镇静治疗的基础上，方可以考虑使用肌松药物。长时间镇痛镇静治疗的 ICU 患者可出现骨骼肌无力。个别患者发生急性四肢软瘫性肌病综合征（AQMS），表现为急性轻瘫、肌肉坏死致磷酸肌酸激酶升高和肌电图异常三联征。初始是神经功能障碍，数天或数周后发展为肌肉萎缩和坏死。AQMS 与长时间神经肌肉阻滞有关。同时接受皮质激素和神经肌肉阻滞治疗的患者 AQMS 发生率高达30%。因此，对同时接受神经肌肉阻滞和皮质激素治疗的患者，应尽一切努力及早停止使用神经肌肉阻滞剂。

长时间制动、长时间神经肌肉阻滞治疗使患者关节和肌肉活动减少，增加深静脉血栓（DVT）形成的危险，应给予积极的物理治疗预防深静脉血栓形成并保护关节和肌肉的运动功能。

5. 保护消化功能，重症患者易发生消化道黏膜损伤、胃肠功能紊乱，可预防性使用 H_2 受体拮抗剂和前列腺素抑制剂，并减少和缩短非甾体抗炎药的使用。

6. 丙泊酚以脂肪乳剂为载体，长时间或大剂量应用时应监测血三酰甘油水平，并根据丙泊酚用量相应减少营养支持中的脂肪乳剂供给量。极个别患者发生丙泊酚输注综合征，由于线粒体呼吸链功能衰竭而导致脂肪酸氧化障碍，发生在长时间大剂量应用丙泊酚的患者［>5mg/(kg•h)］，表现为进展性心脏功能衰竭、心动过速、横纹肌溶解、代谢性酸中毒、高钾血症。唯一有效的治疗措施是立即停药并进行血液净化治疗，同时加强对症支持。

7. 非甾体抗炎药可引发肾功能损害，尤其低血容量或低灌注患者、高龄、既往有肾功能障碍的患者用药更应慎重。非甾体抗炎药可抑制血小板凝聚，导致出血时间延长，大剂量可引起低凝血酶原血症，可考虑补充维生素 K 以防治。

8. 在进行疼痛治疗时，镇痛药物能够缓解疼痛所致的免疫抑制，同时镇痛药物本身可导致免疫抑制，应加强监测，调节好疼痛、镇痛药物、免疫三者之间的关系。

第二十章　危重患者的营养支持

第一节　营养支持的基本原则

一、危重患者营养支持的目的

1. 供给细胞代谢所需要的能量与营养维持组织器官的结构与功能。

2. 通过营养素的药理作用调理代谢紊乱，调节免疫功能，增强机体免疫力从而影响疾病的发展与转归。

3. 合理的营养支持，可减少蛋白的分解并促进合成，改善潜在和已发生的营养不良，防治其并发症。

二、危重患者营养支持的原则

1. 重症患者常合并代谢紊乱与营养不良，需要给予营养支持。

2. 重症患者的营养支持应尽早开始。

3. 重症患者的营养支持应充分考虑到受损器官的耐受能力。

4. 营养支持分为肠外营养支持（PN，通过外周或中心静脉途径）与肠内营养支持（EN，通过喂养管经胃肠道途径）。只要胃肠道解剖与功能允许，并能安全使用，应积极采用肠内营养支持。

5. 任何原因导致胃肠道功能不全或功能丧失，应考虑肠外营养，或联合应用肠内营养（PN，PN+EN）。

6. 重症患者急性应激期营养支持应掌握“允许性低热量”原则，20～25kcal/(kg·d)；在应激与代谢状态稳定后，能量供给量需要适当地增加，30～35kcal/(kg·d)。

7. 应激性高糖血症是ICU患者普遍存在的问题。任何形式的营养支持（EN、PN），应配合应用胰岛素，控制血糖水平≤8.3mmol/L，以降低碳水化合物或葡萄糖对糖代谢的影响。

第二节　肠外营养支持

一、适应证

不能耐受肠内营养和肠内营养禁忌的重症患者，主要包括：

1. 胃肠道功能障碍的重症患者。

2. 由于手术或解剖问题禁止使用胃肠道的重症患者。

3. 存在尚未控制的腹部情况，如腹腔感染、肠梗阻、肠瘘等。

4. 胃肠道仅能接受部分营养物质补充的重症患者，可采用肠内与肠外营养（PPN）相结合的联合营养支持方式，目的在于既支持肠功能又可保证足够的营养供给。一旦患者胃肠道可以安全使用，便逐渐减少直至停止肠外营养支持，联合肠道喂养或开始经口摄食。

二、相对禁忌证

1. 早期复苏阶段、血流动力学尚未稳定或存在严重水电解质与酸碱失衡。
2. 严重肝功能衰竭，肝性脑病。
3. 急性肾功能衰竭存在严重氮质血症。
4. 严重高血糖尚未控制。

三、经肠外补充的主要营养素

1. 碳水化合物

碳水化合物是非蛋白质热量(NPC)的主要部分，临床常用的是葡萄糖。葡萄糖能够在所有组织中代谢，提供所需要的能量，是蛋白质合成代谢所必需的物质，是脑神经系统、红细胞等所必需的能量物质，每天需要量＞100g。葡萄糖是肠外营养中主要的碳水化合物来源，一般占非蛋白质热量的 50%～60%，应根据糖代谢状态进行调整。葡萄糖与脂肪比保持在 60:40～50:50，联合强化胰岛素治疗控制血糖水平。

严重应激时胰岛素受体与葡萄糖载体的作用受到抑制，导致其氧化代谢障碍和利用受限。胰岛素抵抗和糖异生增强导致高血糖是应激后糖代谢紊乱的特点。PN 时大量补充葡萄糖可增加血糖升高、糖代谢紊乱及脏器功能损害的危险。过多热量与葡萄糖的补充，增加 CO_2 的产生，增加呼吸肌做功、肝脏代谢负担和淤胆发生等。

其他乳果糖、山梨醇、木糖醇等亦可作为能量的来源，其代谢过程不需要胰岛素的参与，但代谢后产生乳酸、尿酸，输注量过大将发生高乳酸(果糖、山梨醇)或尿酸(木糖醇)血症。

2. 脂肪乳剂

脂肪乳剂是 PN 支持的重要营养物质和能量来源，提供必需脂肪酸并携带脂溶性维生素，参与细胞膜磷脂的构成。脂肪可供给较高的非蛋白质热量。其中亚油酸(ω-6PUFA，必需脂肪酸)和α-亚麻酸(ω-3FA)提供能量分别占总能量的 1%～2%和 0.5%时，即可满足人体的需要。

长链脂肪乳剂(LCT)和中长链混合脂肪乳剂(MCT/LCT)是目前临床上常选择的静脉脂肪乳剂类型(ω-6PUFA)。其浓度有：10%，20%，30%。LCT 提供必需脂肪酸(EFA)，由于 MCT 不依赖肉毒碱转运进入线粒体，有较高氧化利用率，更有助于改善应激与感染状态下的蛋白质合成。

脂肪补充量一般为非蛋白质热量的 40%～50%；摄入量可达 1～1.5g/(kg·d)，应根据血脂廓清能力进行调整，脂肪乳剂应匀速缓慢输注。含脂肪的全营养混合液(TNA)应 24 小时内匀速输注，如脂肪乳剂单瓶输注时，输注时间应＞12 小时。目前常用脂肪乳的特点见表 20-1。

表 20-1 常用脂肪乳剂注射液的性能特点

产品名称	浓度	总能量(kcal/L)	pH 值	渗透压 mOsm/(kg·H_2O)
英脱利匹特(Intralipid)	20%	2000	6.0～8.5	350
英脱利匹特(Intralipid)	30%	3000	6.0～9.0	310
力能(Lipovenis C6-24)	20%	1950	6.5～8.7	273
力保肪宁(Lipofundin MCT/LCT)	20%	1908	6.5～8.5	380
尤文(Omegaven，ω-3 鱼油脂肪乳)	10%	1120	7.5～8.7	308～376

3. 氨基酸/蛋白质

静脉输注的氨基酸液，含有各种必需氨基酸(EAA)及非必需氨基酸(NEAA)。EAA 与 NEAA 的比例为 1:1～1:3。重症患者肠外营养时蛋白质供给量一般为 1.2～1.5g/(kg·d)，约相当于氮 0.20～0.25g/(kg·d)；热氮比 100kcal:1gN～150kcal:1gN。目前常用氨基酸制剂的特点见表 20-2。

表 20-2 常用氨基酸注射液的性能特点

名称	含氮量	渗透压	特点
8.5%乐凡命(Novamin)	14g/L	约 810mOsm	18 种平衡氨基酸
11.4%乐凡命(Novamin)	18g/L	约 1130mOsm	18 种平衡氨基酸
绿支安(aminic)	15.2g/L		18 种氨基酸 高支链氨基酸占 35.9%，必需氨基酸/非必需氨基酸＝1.7
氨复命 15-HBC	9.75g/L	620mOsm/L	15 种氨基酸，高支链氨基酸(45%)pH6.5，碱性氨基酸采用醋酸或游离碱，可减少产生代谢性酸中毒
氨复命 14S	12.2g	1100mOsm/L	14 种氨基酸，必需氨基酸：非必需氨基酸＝1:1，含 5%山梨醇，pH5.5～7.6
5.6%肾病 AA	6.7g/L		8 种必需氨基酸(EAA)
肾必安复方氨基酸 9R	6.8g/L		9 种氨基酸，适用于肾功能不全者，可纠正体内必需氨基酸不足
支链 AA(3AA)	3.6g/L		亮氨酸，异亮氨酸，缬氨酸
安平 10%复方氨基酸注射液(Aminoplasmal)	15.3g	875mOsm	含有 20 种左旋结构氨基酸，满足肝功能衰竭状态下的特殊代谢需要
力太	3.87g	921mOsm	丙氨酰-谷氨酰胺

4. 水、电解质

每日常规所需要的电解质主要包括钾、钠、氯、钙、镁、磷。营养支持时应经常监测。

5. 维生素与微量元素

重症患者血清抗氧化剂含量降低，肠外和肠内营养时可添加维生素 C、维生素 E 和β-胡萝卜素等抗氧化物质。创伤、感染及 ARDS 患者，应适当增加抗氧化维生素及硒的补充量。

经中心静脉实施肠外营养首选锁骨下静脉置管途径。

第三节　肠内营养支持

一、适应证

胃肠道功能存在或部分存在，但不能经口正常摄食的重症患者，应优先考虑给予肠内营养，在条件允许时应尽早开始。只有肠内营养不可实施时才考虑肠外营养。

二、禁忌证

1. 当重症患者出现肠梗阻、肠道缺血时，肠内营养往往造成肠管过度扩张，肠道血运恶化，甚至肠坏死、肠穿孔。

2. 严重腹胀或腹腔间室综合征时，肠内营养增加腹腔内压力，高腹压将增加反流及吸入性肺炎的发生率，并使呼吸循环等功能进一步恶化。

3. 严重腹胀、腹泻，经一般处理无改善的患者，暂时停用肠内营养。

三、途径选择与营养管放置

1. 经鼻胃管途径

常用于胃肠功能正常，非昏迷以及经短时间管饲即可过渡到口服饮食的患者。优点是简单、易行。缺点是反流、误吸、鼻窦炎和上呼吸道感染的发生率增加。

2. 经鼻空肠置管喂养

优点在于因导管通过幽门进入十二指肠或空肠，使反流与误吸的发生率降低，患者对肠内营养的耐受性增加。但要求在喂养的开始阶段，营养液的渗透压不宜过高。

3. 经皮内镜下胃造口(PEG)

是指在纤维胃镜引导下行经皮胃造口，将营养管置入胃腔。优点是去除了鼻管，减少了鼻咽与上呼吸道的感染并发症，可长期留置营养管。适用于昏迷、食管梗阻等长时间不能进食，但胃排空良好的重症患者。

4. 经皮内镜下空肠造口术(PEJ)

在内镜引导下行经皮胃造口，并在内镜引导下，将营养管置入空肠上段，可以在空肠营养的同时行胃腔减压，可长期留置。其优点除有助于减少鼻咽与上呼吸道的感染并发症及反流与误吸风险外，并在喂养的同时可行胃十二指肠减压。对不耐受经胃营养或有反流和误吸高风险的重症患者，宜选择经空肠营养，如胃动力障碍、十二指肠淤滞等需要胃十二指肠减压者。

5. 重症患者在接受肠内营养(特别经胃)时应采取半卧位，最好达到30°～45°。

6. 经胃肠内营养的重症患者应定期监测胃内残留量。(E级)

四、肠内营养的制剂选择

常用肠内营养的制剂配方和特点见表20-3、表20-4。

表 20-3 不同配方肠内营养制剂的特点及其适用患者

配方	主要营养物组成			特点	适用患者
	碳水化合物	氮源	脂肪		
整蛋白配方	双糖	完整蛋白	长链或中链脂肪酸	营养完全，可口，价廉	胃肠道消化功能正常者
预消化配方	糊精	短肽或短肽＋氨基酸	植物油	易消化吸收，少渣	胃肠道有部分消化功能者
单体配方	葡萄糖	结晶氨基酸	植物油	易消化吸收	用于消化功能障碍患者
免疫营养配方	双糖	完整蛋白	植物油	添加谷氨酰胺、鱼油等	创伤患者、大手术后患者
匀浆膳	蔗糖	牛奶、鸡蛋	植物油	营养成分全面，接近正常饮食	肠道的消化吸收功能要求较高，基本上接近于正常功能
组件膳			植物油	单一的营养成分	适合补充某一营养成分
低糖高脂配方	双糖	完整蛋白	植物油	脂肪提供 50%以上热量	适合糖尿病、通气功能受限的重症患者
高能配方	双糖	完整蛋白	植物油	热量密度高	适合限制液体摄入的患者
膳食纤维配方	双糖	完整蛋白	植物油	添加膳食纤维	适合便秘或腹泻的重症患者

表 20-4 常用肠内营养制剂主要成分和特点

制剂	能量 (kcal/1000ml)	蛋白质 (g/L)	脂肪 (g/L)	碳水化合物 (g/L)	特点
安素	1000	35	35	137	整蛋型肠内营养制剂粉剂
瑞素	1000	38	34	138	整蛋型肠内营养制剂
瑞代	900	34	32	120	缓释淀粉为碳水化合物来源，适用于糖尿病及应激性高血糖患者
瑞先	1500	56	58	188	含膳食纤维
瑞能	1300	58.5	72	104	高脂肪、高能量、低碳水化合物，癌症患者的肠内营养，含有ω-3脂肪酸、改善免疫功能
瑞高	1500	75	58	170	高蛋白、高能量、易于消化的脂肪，适用于液体入量受限的患者
百普力	1000	40	10	188	短肽型（含有一定量氨基酸）液体制剂，预消化制剂，适于合并肠消化吸收障碍的患者
能全力	1000 (1cal/ml)	40	39	123	整蛋白制剂多种规格：0.75kcal/ml、1kcal/ml、1.5kcal/ml
能全素	1000	40	39	123	整蛋白制剂粉剂
益菲佳	1500	63	92	105	高能量、高脂肪、低糖营养配方，适用于 COPD、呼吸衰竭患者
益力佳	1000	42.5	54.4	85	高纤维、低糖营养配方，适用于糖尿病及应激性高血糖患者
维沃	1000	38.3	2.78	205.67	氨基酸型肠内营养制剂

第四节　营养支持的相关问题

一、特殊营养素

1. 谷氨酰胺

谷氨酰胺(Gln)是机体内含量最多的游离氨基酸，占肌肉中氨基酸量的60%。是肠黏膜细胞、淋巴细胞、肾小管细胞等快速生长细胞的能量底物，对蛋白质合成及机体免疫功能起调节与促进作用。

(1) 接受肠外营养的重症患者应早期补充药理剂量的谷氨酰胺。

(2) 静脉补充谷氨酰胺有助于降低急性胰腺炎、多发性创伤、急性腹膜炎和外科大手术后感染性并发症的发生率。

(3) 烧伤、创伤及合并肠屏障功能受损的重症患者，经肠道补充谷氨酰胺可使其获益。

(4) 谷氨酰胺补充应遵循早期足量(药理剂量)的原则，一般＞5～7 天。可通过中心静脉或周围静脉输注。

(5) 由于谷氨酰胺单体在溶液中不稳定，易分解为谷氨酸及氨，临床上常用甘氨酰-谷氨酰胺(Gly-Gln)，或丙氨酰-谷胺酰胺(Ala-Gln)进行补充。肠外途径补充谷氨酰胺的药理剂量为0.3～0.58g/(kg•d)。

2. 精氨酸

药理剂量的精氨酸能有效地促进细胞免疫功能，通过增强巨噬细胞的吞噬能力，增强NK细胞的活性等，使机体对感染的抵抗能力提高。此外，精氨酸还可促进生长激素、催乳素、胰岛素、生长抑素等多种内分泌激素分泌，具有促进蛋白及胶原合成的作用。

添加精氨酸的肠内营养对创伤和手术后患者有益。静脉补充量可占总氮量的2%～3%，一般为10～20g/d。

严重感染的患者，肠内营养不应添加精氨酸。

3. 鱼油(ω-3PUFA)

ω-3PUFAs 通过竞争方式影响传统脂肪乳剂(ω-6PUFAs)代谢的中间产物(花生四烯酸)的代谢，产生3系列前列腺素和5系列白三烯产物，从而有助于下调过度的炎症反应，促进巨噬细胞的吞噬功能，改善免疫功能。ω-3PUFAs还可影响细胞膜的完整性和稳定性，减少细胞因子的产生与释放，有助于维持危重疾病状态下血流动力学稳定。鱼油被认为是有效的免疫调理营养素。

对ARDS、创伤与腹部感染的重症患者，营养支持时可添加药理剂量[0.1～0.2g/(kg•d)]的鱼油。

二、血糖控制

应激性高血糖是ICU中普遍存在的一种临床现象，并成为一独立因素直接影响各类重症患者的预后。所以任何形式的营养支持，都应配合强化胰岛素治疗，严格控制血糖水平≤150mg/dl(8.3mmol/L)，并应避免低血糖发生。

在强化胰岛素治疗中应当注意：①由于应激性高血糖主要表现为以外周胰岛素抵抗为

特征的血糖升高，并且血糖增高的程度与应激程度呈正比。与此同时，常常伴随着病情变化而不稳定，使血糖控制难度增大。因此，在实施强化胰岛素治疗期间，应当密切监测血糖，及时调整胰岛素用量，防治低血糖发生。②重症患者的营养支持中，葡萄糖常作为非蛋白质热量的主要组成部分，葡萄糖摄入的量与速度，直接影响血糖水平。一般情况下，葡萄糖的输入量应当控制在≤200g/d。③营养液的输入应当注意持续、匀速输注，避免血糖波动。

三、生长激素

生长激素(GH)属于合成代谢激素，其主要生理作用是促进机体蛋白质合成，降低蛋白质分解，改善氮平衡。渡过急性应激期的创伤、大手术后患者，呼吸机依赖等重症患者，在营养物提供充足的前提下，可使用生长激素。但创伤和脓毒症患者早期存在严重应激，不推荐应用生长激素。

第三篇

疼痛诊疗常规

第二十一章　疼痛诊疗概述

第一节　疼痛的分类

国际疼痛研究协会2016年定义疼痛是一种与组织损伤或潜在组织损伤相关的感觉、情感、认知和社会维度的痛苦体验。

疼痛感觉是伤害性神经冲动通过复杂的机制从外周到脊髓再到脑部各级中枢整合的最后结果。疼痛的同时伴有躲避、哭叫、流泪、出汗、血压升高、心率增快等疼痛反应。

疼痛的分类方法有多种。临床常采用先按疼痛的部位，再按病因、发病机制、时间长短和疼痛程度等归类。

一、根据病因分类

(1) 外伤性疼痛：有明确的机械性和物理性创伤病史，包括术后急性疼痛。此类疼痛一般多表现为开始比较剧烈，随着时间的延长疼痛有所减轻。

(2) 病理性疼痛：分为炎性疼痛和缺血性疼痛。

(3) 代谢性疾病引起的疼痛。

(4) 神经病理性疼痛。

(5) 组织、器官畸形引起的疼痛。

(6) 心理性疼痛。

(7) 复合因素引起的疼痛。

二、根据病程分类

1. 短暂性疼痛

呈一过性疼痛发作。

2. 急性疼痛

与损伤有关的短时间疼痛。一般小于1个月。

3. 慢性疼痛

疼痛持续时间较长(>3个月)或长期(>6个月)间断性发作。

三、根据疼痛程度分类

1. 微痛

常与其他感觉如痒、麻、酸、沉等症状同时出现，大多不被患者重视。

2. 轻痛

疼痛局限且轻微。

3. 中度痛

疼痛较显著，患者要求止痛治疗。

4. 剧烈痛

疼痛难忍，疼痛反应剧烈，多需立即处理。

四、疼痛的临床综合分类

临床综合分类方法是以解剖部位为基础，并包含疼痛涉及的器官、病因、病理和诊断名称，在临床上较为常用。如头痛，包括颈源性头痛、紧张型头痛、偏头痛(先兆型偏头痛、非先兆型偏头痛)、丛集性头痛、损伤性头痛、血管源性头痛、颅压异常性头痛、炎性头痛、外伤后头痛等。

五、根据疼痛的发生性质分类

(一) 外周性疼痛

1. 浅表痛

疼痛大多剧烈，定位准确，呈局限性，如刀割、针刺样。

2. 深部痛

常表现为灼痛，定位不十分准确，多发生在内脏、关节。

3. 牵涉痛

指从疼痛刺激部位扩散至其他部位而呈现的疼痛，如：胆囊炎表现右肩痛；心肌梗死表现左肩痛等。

(二) 中枢性疼痛

由脊髓、脑干、丘脑、大脑皮层病变而引起的疼痛。一般神经阻滞无效，常需作用于大脑皮层的麻醉药和镇痛药方能有效。

(三) 心理性疼痛

无明确的病变和组织损害，但患者感到有顽固性疼痛，并受精神因素影响。

第二节　疼痛的定性和定量诊断

一、疼痛的定性诊断

(一) 询问疼痛的病史

应注意表 21-1 列出的内容。

(二) 体格检查

1. 精神状态

(1) 患者的意识、语言状态、能否合作。

(2) 识别物体能力、判断力和观察能力。

(3) 记忆力、计算和拼写能力。

2. 生命体征

呼吸、心率、体温、血压。

3. 一般检查

(1) 体位：自主体位、被动体位、强迫体位。

表 21-1　了解病史的主要内容

病史的主要内容	
1. 主诉：主要疼痛表述	4. 家族史
2. 现病史	家族成员是否有类似的疼痛症状
疼痛的发生过程	家族成员有无其他的疼痛症状
疼痛的部位	家族成员有无伤残性疾病
疼痛的性质	死亡家属的死亡原因
疼痛的程度	家族有无遗传性疾病
疼痛的诱发因素	5. 职业和社会环境
疼痛加重或缓解的因素	是否有过参加战争的经历
疼痛的伴随症状	曾接受过何种教育
目前的治疗	目前从事的职业
3. 既往史	目前是否因疼痛丧失了工作能力
过去身体健康状况	目前家庭经济状况
既往是否出现过类似症状	能否参加休闲娱乐活动
曾经是否有手术或外伤史	医疗费用能否满足需要
过去接受过何种治疗	疼痛是否影响了患者的人际关系
是否存在其他疾病	6. 婚姻状况
是否有药物过敏史和药物滥用史	
是否有烟酒嗜好	

(2) 姿势：正常人的姿态协调自如。由于疼痛的原因，患者常出现特殊的姿势。

(3) 皮肤颜色：可以显示可能存在的交感神经功能障碍、炎症、带状疱疹皮损等疾病。

(4) 不对称出汗、局部组织血液灌注不足、肌肉萎缩可能存在神经功能障碍。

(5) 步态有无共济失调、有无偏瘫。

4. 颅神经检查

对患有头痛和颈部疼痛的患者，应进行颅神经检查。

5. 感觉功能检查

(1) 浅感觉：浅感觉包括痛觉、温度觉、触觉。

(2) 深感觉：深感觉包括震动感、位置感(关节肌肉定位感或运动感)、两点辨别觉、压迫感觉、重量感觉。

(3) 本体感觉检查。

(4) 压痛点的检查：详见与疼痛相关的查体方法章节。

6. 四肢的肌力、肌张力和关节检查

详见与疼痛相关的查体方法章节。

7. 深浅反射

反射是神经活动的基本形式，深浅反射是检查神经功能的方法之一，包括肱二头肌和肱三头肌肌腱反射、腹壁反射、跟腱和膝腱反射等。检查反射时应注意两侧是否对称，如果出现不对称的反射，常常表示有器质性病变的存在。

8. 病理反射

详见与疼痛相关的查体方法章节。

疼痛的临床体检要点见表 21-2。

表 21-2　临床体检要点

疼痛类型	要点	举例	
局部疼痛	疼痛部位与病变部位相一致，是周围神经及感受器受冷、热、压、刺等刺激所致	一条周围神经受到损害时，该神经分布区感到疼痛，其部位与神经干的位置一致	
牵涉痛	内脏脏器有病变时，除有该脏器局部痛之外，还有远离该脏器的体表部位疼痛或深部组织痛	心脏(T_1～T_4)痛	投射到左胸前、左肩背、左手尺侧
		胃(T_7～T_8)痛	投射到上腹部
		幽门(T_8～T_9)痛	牵涉痛区为脐上
		小肠、阑尾(T_9～T_{10})痛	牵涉痛区为脐周
		升、横、降、乙状结肠、直肠(T_{12}，L_1，S_2～S_4)痛	牵涉痛区为耻骨、骨盆深部、肛门
		肝、胆(T_7～T_8)痛	牵涉痛区为右上腹、右肩部
		肾、输尿管(T_{12}，L_1～L_2)痛	牵涉痛区为腰、腹股沟
		膀胱底(T_{11}～T_{12}，L_1)痛	投射到耻骨上
		膀胱颈(S_2～S_4)痛	投射到会阴和阴茎
		子宫底、子宫颈(T_{11}～T_{12}，L_1，S_2～S_4)痛	投射到耻骨上、下腹、会阴
放射痛	从受累部位局部痛放射到该神经所支配的区域，临床上常见于神经干、神经根受刺激时	腰椎椎间盘突出时可引发坐骨神经痛	
扩散痛	神经干某一支受刺激时，疼痛可扩散至其他分支	三叉神经痛	
烧灼痛	临床见于交感神经不全性损伤时	上肢或下肢的交感神经纤维受损所致，表现为患肢局部发红、毛发增加、指或趾甲增厚等营养障碍表现	

二、疼痛的定量诊断

1. 疼痛程度简易描述

患者粗略地估计疼痛是轻微疼痛、中度疼痛、重度疼痛、剧烈疼痛。

2. 视觉模拟量表(VAS)

VAS 方法是在白纸上画一条 10cm 的粗直线，一端为无疼痛，另一端为难以忍受的剧烈疼痛，患者根据自己感受到的疼痛程度，在直线上的某一点上标示出来，然后使用直尺测量从起点到患者确定点的直线距离，用测量到的数字表达疼痛的强度。

3. 数字疼痛强度量表(NRS)

患者被要求用数字(0～10)表达出感受疼痛的强度，0 为无疼痛，10 为难以忍受的剧烈疼痛。

4. McGill 疼痛问卷(McGill Pain Questionnaire，MPQ)

因所使用的词汇中文表述有些抽象，难以理解和使用，且使用时耗时较多，我国临床较少使用。

5. 手术后疼痛评分(Prince-Henry 法)

Prince-Henry 法包含了不同状态下的疼痛情况，并分为 0～4 共 5 个等级。对于术后因气管切开或保留气管导管不能说话的患者，可在术前训练患者用 5 个手指来表达自己从 0～4 级的选择。

(1) 0 分：咳嗽时无疼痛。

(2) 1 分：咳嗽时才有疼痛。

(3) 2 分：深呼吸时即有疼痛发生，安静时无疼痛。

(4) 3 分：静息状态下即有疼痛，但较轻，可以忍受。

(5) 4 分：静息状态下即有剧烈疼痛，难以忍受。

6. 测痛仪

应用双极脉冲电刺激，逐渐增加电流量，可以测定皮肤的痛阈、耐痛阈。经皮穴位电刺激仪可以用于此测定。需采用连续刺激模式。重复对比时，需要固定测量部位。由于人体不同部位的痛阈是有差异的。此方法多用于药物的镇痛效果对比。

三、儿童疼痛的评估

由于小儿尤其是婴幼儿缺乏表达能力，疼痛评估较为困难。临床上可通过观察患儿的行为异常、生理改变来判断疼痛程度。对于 6 岁以上的儿童也可以使用视觉模拟尺来评估疼痛。

(一) 行为评估方法

1. 哭声

根据哭声的强弱、持续的时间、次数来评估疼痛程度。高调、紧张、无声的、强烈的哭闹具有代表性。

2. 面部表情

代表着婴幼儿对疼痛天生的反应，与疼痛有关的表情包括眉毛凸出、挤眼后闭上、鼻唇沟加深、张嘴、缩舌、撅嘴、口角歪斜、下颌抖动等。

3. 躯体疼痛行为表达

疼痛时婴幼儿肢体的反应包括：肢体的踢打、摆动、肢体的紧张、身体僵硬、肢体活动减少等。

(二) 生理评估方法

生理评估的内容包括心率、血压、出汗等指标。OPS (Objective Pain Scale) 评分法（表 21－3）不需小儿参与，根据血压、哭闹程度、运动、烦躁情况及语言或形体语言等进行疼痛的评估，每个指标分为三级，分别为 0、1、2 分。若各项积分之和≥6 分，就需要镇痛。此法常用于手术或治疗前后的对比观察。

表 21－3 OPS 评分表

观察指标	标准	分数
血压	超过基础值＜10%	0
	超过基础值 10%～20%	1
	超过基础值＞20%	2
哭闹	无	0
	哭－对安抚有反应	1
	哭－对安抚无反应	2

续表

观察指标	标准	分数
运动	安静	0
	不停地动	1
	折腾(乱动乱蹬)	2
烦躁	睡眠或安静	0
	轻度烦躁	1
	歇斯底里	2
语言或形体语言	睡眠或述无痛	0
	轻度痛－不能定位	1
	中度痛－能定位(指或说)	2

注：≥6 分为重度疼痛，需要镇痛

(三) 面部表情量表

是由一组表达不同痛苦程度表情的脸谱组成，可以用来测量 3～12 岁儿童疼痛程度。

将疼痛程度用 0～10 之间的数字表示，数字旁有从笑至哭不同的脸谱，0 为无痛，10 为最痛，让小儿选择与疼痛相当的脸谱或数字(图 21－1)。

0
不痛
2
微痛
4
有些痛
6
很痛
8
痛疼剧烈
10
疼痛难忍

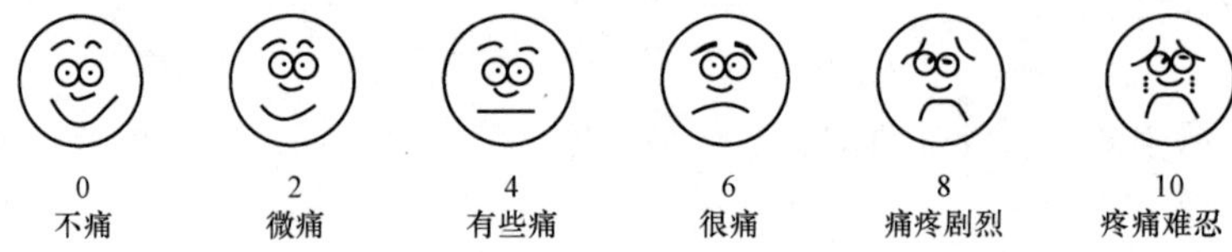

图 21－1　面部表情评分法

不管采用何种评分法评估疼痛的程度和镇痛的效果，都需要有连续性、客观性、科学性，避免主观暗示或粗暴地对待患儿。

四、疼痛治疗效果的评价

1. 根据疗效评估

(1) 显效：疼痛减轻 80%以上。

(2) 中效：疼痛减轻约 50%。

(3) 微效：疼痛稍有减轻，但远不到 50%。

(4) 无效：疼痛无缓解。

2. 疼痛缓解度的四级评估法

(1) 完全缓解(CR) 疼痛完全缓解或消失。

(2) 部分缓解(PR) 疼痛明显减轻，睡眠基本不受干扰，能正常生活。

(3) 轻度缓解(MF) 疼痛有些减轻但仍感有明显疼痛，睡眠、生活仍受干扰。

(4) 无效(NR) 疼痛无减轻感。

3. 疼痛缓解度的五级评估法

0 度：未缓解(疼痛未减轻)；1 度：轻度缓解(疼痛约减轻 1/4)；2 度：中度缓解(疼痛约减轻 1/2)；3 度：明显缓解(疼痛约减轻 3/4)；4 度：完全缓解(疼痛消失)。

第三节 疼痛的治疗原则

一、先诊断、后治疗的原则

1. 重视诊断和鉴别诊断

疼痛症状常掩盖原发疾病，易致误诊、漏诊、延误病情。

2. 诊断性治疗，必须目的明确

患者疼痛难忍时，常需暂时止痛。然而，这种措施绝不是最终目的，必须密切观察“治疗”后的反应，以有助于确诊。

3. 复诊时应核实诊断的正确性

如有可疑应即时予以纠正或进一步检查。

二、合理用药，以有效、安全为主的原则

1. 合理用药

合理用药是指“用药正确、保证疗效、剂量恰当、治疗期限合理，用药后产生的危害性较小”。

2. 规范用药

规范用药是保证有效、安全的关键。如对癌性疼痛使用止痛药应按照世界卫生组织推荐的三阶梯药物治疗，口服为主，主动按时给药、按阶梯给药、个体化给药。

对非癌性疼痛疾病，应用 NSAIDS 药物时，要坚持疗程，不宜频繁更换和/或同类药物重叠使用。

对糖皮质激素(甾体类)药物，应严格掌握适应证和禁忌证，注意和记录用药剂量、日期和总剂量。

3. 联合用药

联合用药要注意配伍禁忌和副作用的增加。

三、先简后繁，先无创后有创，先可逆后毁损的原则

1. 选择治疗措施应以安全、有效和术者熟练掌握的方法为首选。

2. 实施各种治疗措施，以能用简单、无创、安全的措施达到治疗目的为原则。

3. 神经阻滞疗法应根据疼痛部位，判定其支配的神经再决定预阻滞的神经性质和部位。并应遵照“先末梢后中枢、先可逆后损毁”的原则。

四、相辅相成，综合治疗的原则

疑难性疼痛，只靠某一专科或一种疗法很难奏效，应采用中西医结合、跨学科、多元化措施治疗。

五、节省医疗资源，减轻医疗负担的原则

1. 在选择各种疗法和选用药物时，应考虑患者获益和经济负担之比，依据获益、风险

和经济负担择优而定。

2. 合理利用医疗资源，发挥各级医疗机构的特点和功能，对某些慢性疼痛性疾病在条件允许的情况下，可以开展家庭病床。

六、保护患者生理功能，提高生活质量的原则

1. 尊重患者的意愿，在医疗行为中尊重患者的知情权。选择各种治疗，尤其是风险较大、后遗症和并发症较多的治疗措施之前，应向患者、家属解释清楚，并征得同意后方可施行；必要时应由患者或家属签字。

2. 在选择治疗方法和实施过程中，应积极保护组织、保护患者生理功能，决不可轻率地采取破坏组织、器官、损毁仪容或损害生理功能的治疗措施。

3. 施行特殊治疗或试验性治疗及开展新疗法之前，应持科学态度，须经周密的准备和预试验，并报院(科)级领导(有条件最好能征得该专业专家)审核、批准。

第四节 疼痛门诊、病房医护人员的职责

一、疼痛门诊医生的职责

1. 树立良好的医疗作风，以患者为中心。对患者应热情接待、耐心解释，积极为控制和缓解患者的疼痛采取相应措施。

2. 认真询问病情、仔细检查，合理利用各项特殊检查。

3. 重视诊断、鉴别诊断，务求每位就诊患者有初步诊断。掌握循证诊疗原则。

4. 合理选择治疗方法，以有效、安全、经济为原则。

5. 尊重患者的知情权，有责任向患者或家属讲清病情、诊治方法和后果，征得同意和理解。

6. 对疑难疼痛病例，应主动请示上级医师和/或请有关科室会诊。

7. 合理用药、严格无菌操作，避免医源性并发症，杜绝医疗事故的发生。

8. 具有科学态度，刻苦钻研业务，不断提高诊疗、技术水平。

二、疼痛病房医师的职责

1. 医生应以患者为中心，全心全意为患者服务。

2. 急性疼痛患者入院后，值班医生应即刻检查，并首先做紧急疼痛处理。非急诊患者入院后例行常规检查和处理，主管医生应于 24 小时内完成住院病历书写，并向上级医生汇报。

3. 疼痛患者如合并有并发症，应及时向上级医生汇报病情，并根据上级医生指示及时妥善处理。

4. 主管医生应每天巡视病房 2 次，主治医生应每天巡视患者 1 次，科主任每周至少查房 1 次。

5. 对疑难患者治疗前进行全科病例讨论，确定诊断并确认详尽的治疗计划。治疗期间主管医生应随时向上级医生汇报治疗效果。

6. 主管医生应如实向患者交代病情、治疗方案、治疗效果以及可能出现的并发症等，并由患者或家属全权代表签署手术知情同意书。

7. 危险性较大的治疗除由家属全权代表签署手术知情同意书外，还应报告医院医务部门，及早预防医疗纠纷。

三、疼痛科护士职责

1. 负责接待新入院的患者，介绍住院后的各种制度、病区环境及有关事宜和科内的工作人员。

2. 通过交谈、查体、观察，制定护理计划。

3. 即时执行医嘱，完成患者的各项治疗及护理。

4. 参加医师查房，了解患者的病情及治疗方案。辅助医生治疗患者。

5. 帮助患者了解与自己疾病相关的知识，指导如何配合医生治疗，促进恢复健康。

6. 做好病房的消毒隔离工作。

7. 做好药品的保管工作，尤其是毒麻药品。

8. 做好患者出院时的宣教及随访工作。

第二十二章 急性疼痛

第一节 手术后疼痛

手术后疼痛分为术后即刻疼痛和术后慢性疼痛两大类，前者产生疼痛的主要原因是手术本身造成的急性创伤(切口)和(或)内脏器官损伤及刺激和引流物的刺激，一般高峰期在术后24～48小时，属于急性疼痛；后者是手术创伤本身愈合后发生的疼痛，产生疼痛主要的原因是手术切口愈合后的瘢痕、神经损伤和胸、腹膜粘连、周围组织产生继发的异常变化，发生时间可以从术后数月到数年不等，一般属于慢性疼痛的范畴。本节重点描述手术后急性疼痛的诊疗。

一、临床表现

1. 术后皮肤切口和手术局部疼痛，多为锐痛。
2. 术后疼痛引起机体多系统发生反应：
(1) 血压升高、心率增快、心肌缺血、心血管系统负担增加；
(2) 肺顺应性降低、通气功能和血氧合功能减弱；
(3) 产生负氮平衡；
(4) 胃肠道功能抑制、恶心和呕吐、尿潴留；
(5) 机体免疫系统功能抑制；
(6) 凝血机制发生异常，呈高凝状态；
(7) 患者明显的情绪异常，如焦虑、烦躁、睡眠异常等。

二、诊断要点

1. 手术后切口疼痛
患者主诉明显的切口疼痛。
2. 临床表现
由于疼痛刺激所产生的各系统体征及情绪异常(如抑郁、焦虑等)。
3. 实验室检查
内分泌系统功能异常，临床上可见儿茶酚胺、血管紧张素Ⅱ、醛固酮、皮质醇、高血糖素、ACTH 等多种激素分泌增加。

三、给药途径和给药方案

(一) 全身给药

1. 口服给药
适用于神志清醒、非胃肠手术和术后胃肠功能良好患者的术后轻、中度疼痛的控制；也可在术后疼痛减轻后，以口服镇痛作为延续；作为其他给药途径的补充(如预先镇痛)或多模式镇痛的组分。禁用于吞咽功能障碍(如颈部手术后)和肠梗阻患者。术后重度恶心、呕吐和便秘者慎用。

常用口服药物包括对乙酰氨基酚、非选择性非甾体抗炎药、选择性环氧化酶-2 抑制药、可待因、曲马多、羟考酮，以及对乙酰氨基酚与曲马多或羟考酮的口服复合制剂或上述药物的控、缓释制剂。

2. 肌内注射给药

适用于门诊手术和短小手术术后单次给药，连续使用 3～5 天。常用药物有 NSAIDs(酮洛酸、氯诺昔康、帕瑞昔布)、曲马多、哌替啶和吗啡的注射剂。肌注给药起效快于口服给药。但注射痛、单次注射用药量大、副作用明显，重复给药间隙易出现镇痛盲区。

3. 静脉注射给药

(1) 单次或间断静脉注射给药：适用于门诊手术和短小手术，但药物血浆浓度峰谷比大，易出现镇痛盲区，对术后持续痛者，需按时给药。常用药物有 NSAIDs(氯诺昔康、帕瑞昔布)、曲马多、哌替啶、吗啡、芬太尼的注射剂。

(2) 持续静脉注射给药：一般先给负荷量，迅速达到镇痛效应后，以维持量维持镇痛作用。但由于术后不同状态疼痛阈值变化，药物恒量输注的半衰期不等，更宜使用患者自控方法，达到持续镇痛和迅速制止爆发痛。

(二) 局部给药

1. 局部浸润

局部浸润简单易行，适用于浅表或小切口手术如阑尾切除、疝修补术、膝关节镜检查术等，也可以切口予长效局麻药浸润，减少全身镇痛药的用量。常用局麻药加阿片类药物，可增强镇痛作用并延长镇痛时间。如 0.75%罗哌卡因或 0.5%布比卡因 10～20ml+吗啡 1～2mg 关节内注入；0.25%罗哌卡因 40～60ml 腹腔内注入；0.25%～0.5%罗哌卡因或左旋布比卡因 20～30ml 局部浸润。

2. 外周神经阻滞

适用于相应神经丛、神经干支配区域的术后镇痛。由于患者可保持清醒，对呼吸、循环功能影响小，特别适用于老年、接受抗凝治疗患者和心血管功能代偿不良者。使用留置导管持续给药，可以获得长时间的镇痛效果。神经电刺激器和超声引导下的神经阻滞术可提高导管留置的精确性。常用局麻药及浓度为 0.2%罗哌卡因或 0.1%～0.15%布比卡因或 0.1%～0.2%左旋布比卡因，常用注射速度为臂丛神经阻滞 5～9ml/h、腰大肌间隙腰丛神经阻滞 15～20ml/h、坐骨神经或股神经阻滞 7～10ml/h、腘窝腓总神经和胫神经阻滞 3～7ml/h。

3. 硬脊膜外隙给药

适用于胸、腹部及下肢手术后疼痛的控制。优点：不影响神志和病情观察，镇痛完善，也可做到不影响运动和其他感觉功能。手术后 T_3～T_5 硬膜外隙镇痛，不仅镇痛效果确实，还可改善冠状动脉血流量，减慢心率，有利于纠正心肌缺血。腹部手术后硬膜外隙镇痛虽然可能导致胸部和下肢血管代偿性收缩，但可改善肠道血流，利于肠蠕动恢复和肠功能恢复。下肢术后硬膜外隙镇痛，深静脉血栓形成的发生率较低。在下腹部和下肢手术，几乎可以完全阻断手术创伤引起过高的应激反应。术后硬膜外隙镇痛过去多采用单一局麻药，如 0.2%罗哌卡因和 0.15%布比卡因，所需药物浓度较高，导致运动麻痹为其缺陷。单纯使用 1～4mg 吗啡硬膜外镇痛起效慢，可能带来延迟性呼吸抑制，加之作用时间长(12h 以上)，调整剂量不易，已较少使用。局麻药中加入阿片类药物不仅可达到镇痛的协同作用，还可降低这两类药物的副作用，是目前最常用的配伍，多以患者自控方式给药。

（三）患者自控镇痛（PCA）

PCA 具有起效较快、无镇痛盲区、血药浓度相对稳定、可及时控制爆发痛以及用药个体化、患者满意度高、疗效与副作用比值大等优点，是目前术后镇痛最常用和较理想的方法，适用于手术后中、重度疼痛。

PCA 需设置负荷剂量（Loading Dose）：术后立刻给予，药物需起效快，剂量应能制止术后痛，避免术后出现镇痛空白期，又不影响术后清醒和拔除气管导管。也可术前使用作用时间长的镇痛药物，起超前镇痛和覆盖手术后即刻痛的作用。

持续剂量（Continuous Dose）或背景剂量（Background Dose）：保证术后达到稳定的、持续的镇痛效果。静脉 PCA 时，对芬太尼等脂溶性高、蓄积作用强的药物应该不用恒定的背景剂量或仅用低剂量。

单次剂量（Bolus Dose）：使用速效药物，迅速制止爆发痛。一般单次剂量相当于日剂量的 1/10～1/12。

锁定时间（Lockout Time）：保证在给予第一次冲击剂量达到最大作用后，才能给予第二次剂量，避免药物中毒。有的镇痛泵还设定 1h 限量（如吗啡 10～12mg），4h 限量等。

根据不同给药途径分为：静脉 PCA（PCIA）、硬膜外 PCA（PCEA）、皮下 PCA（PCSA）和外周神经阻滞 PCA（PCNA）。

1. PCIA

采用的主要镇痛药有阿片类药（布托啡诺、吗啡、芬太尼、舒芬太尼、阿芬太尼）和曲马多。强阿片类药物之间有相对效价比：哌替啶 100mg≈曲马多 100mg≈吗啡 10mg≈阿芬太尼 1mg≈芬太尼 0.1mg≈舒芬太尼 0.01mg≈布托啡诺 2mg。

常用 PCIA 药物的推荐方案见表 22－1。为防止阿片类药物的恶心、呕吐等不良反应，常可在镇痛合剂中加入抗呕吐药，如恩丹西酮 4～8mg。

表 22－1　PCIA 的推荐方案

药物（浓度）	Bolus 剂量	锁定时间	持续输注
吗啡（1mg/ml）	1～2mg	5～15min	0.5～1mg/h
芬太尼（10μg/ml）	10～30μg	5～10min	0～10μg/h
舒芬太尼（2μg/ml）	2～4μg	5～10min	1～2μg/h
布托啡诺（0.5mg/ml）	0.2～0.5mg	10～15min	0.1～0.2mg/h
曲马多（10mg/ml）	20～30mg	6～10min	1～15mg/h

2. PCSA

适用于静脉穿刺困难的患者。药物在皮下可能有存留，生物利用度约为静脉给药的 80%。起效慢于静脉给药，镇痛效果与 PCIA 相似。常用药物为吗啡、氯胺酮和丁丙诺啡。哌替啶具有组织刺激性不宜用于 PCSA。

3. PCEA

适用于术后中、重度疼痛。

(1) 可选用 0.1%～0.2%罗哌卡因、0.1%～0.15%布比卡因、0.1%～0.2%左旋布比卡因或 0.8～1.4%氯普鲁卡因。

(2) 可选择麻醉性镇痛药和局麻药复合：芬太尼 2～4μg/ml、舒芬太尼 0.3～0.6μg/ml、吗啡 20～40μg/ml 或布托啡诺 0.04～0.06mg/ml 等。

(3) PCEA 方案：首次剂量 6～10ml，维持剂量 4～6ml/h，单次剂量 4～6ml，锁定时间 20～30min，最大限量 12ml/h。

(4) 舒芬太尼 0.3～0.6μg/ml 与 0.0625%～0.125%罗哌卡因或 0.05%～0.1%布比卡因合剂能达到良好的镇痛而不影响运动功能，适合于需功能锻炼的下肢手术。

4. PCNA

神经丛或神经干留置导管采用 PCA 持续给药。常用局麻药及用量同上述外周神经阻滞。

(四) 多模式镇痛(Multimodal Analgesia)

联合使用作用机制不同的镇痛药物或镇痛方法，由于作用机制不同而互补，镇痛作用相加或协同，同时每种药物的剂量减小，副作用相应降低，从而达到最大的效应/副作用比。

1. 镇痛药物的联合应用

(1) 阿片类(包括激动药或激动－拮抗药)或曲马多与对乙酰氨基酚联合：对乙酰氨基酚的每日量 1.5～2.0g，可节俭阿片类药物 20%～40%。

(2) 对乙酰氨基酚和 NSAIDs 联合：两者各使用常规剂量的 1/2，可发挥镇痛协同作用。

(3) 阿片类或曲马多与 NSAIDs 联合：使用常规剂量的 NSAIDs 可节俭阿片类药物 20%～50%。COX_2 抑制剂(如帕瑞昔布)在脑脊液中浓度较高，术前开始使用具有抗炎、抑制中枢和外周敏化作用，并可能降低术后疼痛转化成慢性疼痛的发生率。

(4) 阿片类与局麻药联合用于 PCEA。

(5) 氯胺酮、可乐定、右美托咪定等也可与阿片类药物联合应用，偶尔可使用三种作用机制不同的药物实施多靶点镇痛。

2. 镇痛方法的联合应用

主要指局部麻醉药切口浸润(区域阻滞或神经干阻滞)与全身性镇痛药(NSAIDs 或曲马多或阿片类)的联合应用。患者镇痛药的需要量明显减少，疼痛评分降低，药物的不良反应发生率低。

3. 根据不同类型手术预计的术后疼痛强度实施多模式镇痛

(1) 轻度疼痛手术，如腹股沟疝修补术、静脉曲张手术、腹腔镜检查等，仅口服对乙酰氨基酚和局麻药伤口浸润，必要时再加上 NSAIDs 即可；也可区域阻滞加弱阿片类药物或曲马多或必要时使用小剂量强阿片类药物静脉注射。

(2) 中度疼痛手术，如髋关节置换术、子宫切除术、颌面外科等，除可采用上述措施外，也可外周神经阻滞(单次或持续注射)配合曲马多或阿片类药物 PCIA；或硬膜外局麻药复合阿片类 PCEA。

(3) 重度疼痛手术，如开胸手术、上腹部手术、大血管(主动脉)手术、全膝或髋关节置换术，宜采用以上多种方法综合镇痛。

第二节　分娩疼痛

一、临床表现

分娩的过程是从开始出现规律宫缩至胎儿、胎盘娩出为止，通常分为4个产程，分别有不同的特点。疼痛主要在第一和第二产程。

(一) 第一产程分娩疼痛

第一产程中的疼痛主要为宫缩时对子宫下段和宫颈扩张、牵扯的结果，而宫缩时子宫肌层缺血，也与宫缩痛有关。第一产程的分娩痛也牵涉至相应的脊神经节段所支配的T_{10}～T_{12}皮区，可感到轻微疼痛和不适。随着产程进展到活跃期，宫缩增强，T_{11}和T_{12}皮区疼痛加重，呈锐痛或痉挛性疼痛，且扩散至相邻的脊神经(T_{10}和L_1)皮区，但在一根或几根脊神经皮区更剧烈。第一产程疼痛部位不固定，间歇性发作，进行性加重，宫口扩张至7～8cm时最痛。

(二) 第二产程分娩疼痛

宫口开全后，除了子宫体的收缩和子宫下段的扩张引起相应皮区的疼痛外，先露部对盆腔组织结构的压迫以及对骨盆出口及会阴的扩张成为新的疼痛原因。与躯体表面部位疼痛一样，会阴痛为锐痛，且定位准确，主要局限在阴部神经支配的区域，可通过阴部神经阻滞消除疼痛。第二产程的牵涉痛表现在股部，少数见腿部的疼痛、烧灼感和痉挛性不适。

二、治疗方法

(一) 治疗原则

1. 理想的分娩镇痛必须具备的要求

(1) 对母婴无影响；

(2) 易于给药，起效快，作用可靠，满足整个产程镇痛的要求；

(3) 避免运动神经阻滞，不影响宫缩和产程；

(4) 产妇保持清醒，配合助产士完成分娩；

(5) 必要时可满足手术的需要达到理想的麻醉效果。

2. 分娩镇痛的禁忌证

(1) 有产道解剖或生理异常的产妇。

(2) 有产科并发症，已确定需要剖宫产的产妇。

(3) 出现胎儿异常情况的产妇。

(4) 伴有严重心、肺、脑、肝、肾等重要器官疾病的产妇。

(5) 既往有剖宫产病史的产妇，镇痛可能掩盖子宫破裂的临床症状。

(6) 有局部或全身感染的产妇。

(7) 血液病或正在接受抗凝治疗的产妇。

(二) 常用的分娩疼痛治疗方法

1. 区域阻滞镇痛或麻醉

最常用的方法有①连续腰部硬膜外阻滞；②蛛网膜下隙阻滞(腰麻)；③宫颈旁或阴部

神经阻滞；④连续骶管阻滞；⑤腰–硬联合阻滞。

在实施区域阻滞和麻醉时，麻醉医师必须做到：①对产妇的疼痛产生机制和麻醉药理学有全面的了解，必须具有熟练的操作技术和丰富的临床经验；②了解可能发生的并发症的预防和抢救措施；③操作前必须确保通畅的静脉液路和完善的抢救设备；④应用前需取得产妇和家属的同意；⑤有禁忌证时绝对不用；⑥实施镇痛期间必须连续监测血压、脉搏、呼吸和/或血氧饱和度。

⑴ 连续硬膜外阻滞：是最常用的方法，疼痛缓解的有效率可达到85%～95%。

1) 适应证：①疼痛剧烈，产妇强烈要求止痛或惧怕分娩痛；②高血压危象(包括子痫和先兆子痫)；③多胎妊娠；④早产或高危胎儿；⑤臀位和剖宫产前；⑥子宫收缩不协调。

2) 禁忌证：①穿刺部位感染；②血液病或正接受抗凝治疗；③低血容量、严重贫血及休克；④脊柱畸形；⑤子宫出血或先兆子宫破裂；⑥宫缩异常或头盆不称及骨盆异常；⑦产妇拒绝或紧张害怕。

3) 临床操作：①穿刺点：硬膜外穿刺点常规选择腰2～3至腰4～5椎间隙，向头端置管3cm。双导管法穿刺时，一点选择腰2～3椎间隙，向头端置管2～3cm，另一点选择腰4～5椎间隙向尾侧置管2～3cm，或者骶管穿刺。②常规注药方式及剂量：临床常用的局麻药为0.125%～0.25%布比卡因或罗哌卡因，也可以选择1%利多卡因。试验剂量2～3ml，观察5分钟。常规阻滞给药剂量一般为10ml左右，阻滞平面在胸10～腰5。节段性阻滞初起剂量常为5～6ml，阻滞范围在胸10～腰1，当疼痛放射至骶尾及会阴时追加剂量10～12ml。双导管法时，在第一产程初，上管给药为4～5ml，阻滞平面为胸10～腰1；在第一产程后期，下管给药5～7ml，阻滞骶尾部及会阴区域。再次追加剂量根据开始的阻滞平面调节，一般将麻醉平面控制在胸10以下，多在第一产程末期停止注药。注药后不宜平卧位，可取半卧位，或每5分钟变换左右侧侧卧位一次。注药时间多选择在第一产程加速期，初产妇宫口开5～6cm，经产妇宫口开3～4cm时较为适宜。近年来多主张在潜伏期亦可实施分娩镇痛。硬膜外阻滞后，多数产妇疼痛明显减轻，但仍保留宫缩的感觉。硬膜外镇痛不会延长甚至可能缩短第一产程，在第二产程中应严格掌握用药量并指导产妇有效地屏气，否则可能会影响第二产程。镇痛后产妇能安静休息，主动配合分娩，避免了因疼痛而引起的并发症，阻滞平面控制在T_{10}以下时也不会对胎儿产生影响。

⑵ 硬膜外连续滴注镇痛：可采用硬膜外连续滴注局麻药或患者硬膜外自控镇痛技术(PCEA)。一般先注入试验剂量及首次全量，待出现阻滞平面后即可开始一定速度的匀速注入。常用药物为0.10%～0.25%布比卡因，滴注速度8～20ml/h。PCEA时滴注药液每次3～5ml，锁定时间10分钟，可先应用0.125%布比卡因10ml加芬太尼50μg单次注入，随后用0.1%布比卡因5ml加芬太尼2μg/ml，锁定时间10分钟，每小时布比卡因最大量15mg，芬太尼30μg，镇痛不全时可追加0.25%布比卡因4ml/h。罗哌卡因的推荐浓度和给药速度分别为1～2mg/ml和6～8ml/h，对产妇运动神经阻滞较轻，助产率明显降低。将小剂量阿片类药物与低浓度局麻药配伍使用取得了理想的临床效果。常用的组合配方有：

方案1：芬太尼–布比卡因。0.125%布比卡因加芬太尼50μg共10ml一次性注入；或持续滴入0.0625%～0.125%布比卡因加芬太尼1～2μg/ml混合液，滴速为10ml/h。

方案2：舒芬太尼–布比卡因。单次给药为0.125%布比卡因加舒芬太尼3～10μg 10ml；持续滴注给药为0.125%布比卡因加舒芬太尼0.1～0.2μg/ml，滴速10ml/h。若用舒芬太尼

5μg 加 0.0312%或 0.0625%布比卡因可获得满意的镇痛效果，低血压发生率降低。

方案 3：舒芬太尼－罗哌卡因。0.1～0.2%罗哌卡因加舒芬太尼 0.5μg/ml，单次注射 5～10ml，持续注入 5～10ml/h。

(3) 宫颈旁神经阻滞：此方法操作简单，常用于第一产程和第二产程以缓解宫缩痛，术者以示指和中指并拢伸入阴道触及宫颈，用 22G 穿刺针沿手指引导方向进入，稍越过指尖在子宫颈旁相当于 4 点和 8 点位置穿刺，抽吸无回血，注入 0.25%布比卡因 8～10ml，或 1%普鲁卡因、1%利多卡因同等剂量，总量以不超过 20ml 为宜。为确保安全，常于阻滞一侧后观察胎心 10 分钟，无不良反应再阻滞另一侧，以免引起胎儿心动过缓或宫内窒息。阻滞后疼痛可以缓解数小时。对早产儿、胎儿宫内窘迫、胎盘功能不全者禁用。

(4) 阴部神经阻滞术：操作时术者以示指和中指并拢进入阴道，触摸到坐骨棘，穿刺针沿手指引导方向进入，在坐骨棘尖端内侧方刺入，触及韧带时会产生阻力感，回吸无血可注入局麻药 10ml。阴部神经阻滞范围小，常需辅助阴阜和大阴唇前部的局部浸润以增强止痛效果。

(5) 连续骶管阻滞与麻醉：用 18G 长 7cm 的细空心针骶管穿刺，置入硬膜外导管，使管的尖端抵达骶 1～腰 5(约 8～10cm)椎间。第一产程和第二产程早期注入低浓度局麻药而产生止痛作用。胎先露旋转后或第二产程注入高浓度局麻药，使运动神经阻滞，导致会阴松弛以及胸 10～12 节段和腰神经节段的不同程度阻滞。此方法主要用于消除会阴疼痛。

(6) 腰硬联合阻滞：常规硬膜外和腰麻联合穿刺成功后，蛛网膜下隙注射布比卡因 2～2.5mg 或罗哌卡因 2.5～3.0mg 或舒芬太尼 3～5μg，均可迅速产生镇痛作用，持续约 60 分钟。随后用硬膜外镇痛，用药方法同前述。

2. 经皮(穴位)神经电刺激

第一对电极置于胸 10～腰 1 脊神经支配区域的皮肤；第二对电极置于骶 2～4 脊神经支配区域的皮肤两侧。连续给予 2/100Hz 电刺激，当产妇感到宫缩痛时，可以自己增加刺激强度直至出现麻木感。约 40%～60%的产妇在第一产程可获得良好的止痛，但其中 2/3 的产妇在第二产程或分娩过程中要求局部止痛。

3. 吸入镇痛法

一般由产妇自持麻醉面罩置于口鼻部，在宫缩前 20～25 秒吸入 50%笑气和 50%氧，于深呼吸三次后即改为 30%笑气和 70%氧吸入，待产痛消失即移开面罩。吸入 30～50 秒即能产生有效镇痛。注意避免产妇意识消失或麻醉过深而抑制呼吸和宫缩。适用于第 1 产程和第 2 产程。

三、并发症防治

1. 区域阻滞镇痛和麻醉的主要并发症为母体低血压、局麻药中毒反应和高平面阻滞或全脊麻。阻滞前后应注意补充血容量，一般于阻滞前 10 分钟开始输入 300～500ml 液体，以避免发生低血压，同时还应注意对主动脉与腔静脉的压迫。实施阻滞时应严格掌握局麻药的用量和操作规范。

2. 用 PCEA 时，需要严格掌握局麻药及芬太尼的剂量，防止出现宫缩抑制和产程延长。

3. 其他

(1) 瘙痒：可肌注异丙嗪 25mg 或纳洛酮 0.4mg 缓慢静脉滴注。

(2) 恶心、呕吐：恩丹西酮 4～8mg 静脉注射，以上效果差可应用纳洛酮 0.1～0.4mg 加入 5%葡萄糖盐水中缓慢静脉滴注。

(3) 尿潴留：下腹部按摩、理疗或导尿。

(4) 产妇低血压和胎心过缓：麻黄碱和阿托品、输液治疗。

(5) 产妇呼吸抑制：停止镇痛实施、吸氧气，有必要进行呼吸管理及缓慢静脉滴注纳洛酮 0.4mg。

(6) 采用硬膜外分娩镇痛时，必须严格控制阻滞平面，在第 1 产程中平面应控制于 T_{10}～L_1 之间，在第 2 产程中平面应控制于 S_2～S_5 之间。

(7) 采用腰硬联合阻滞镇痛时，部分孕妇可以在产房内行走，但必须经麻醉医师检查运动阻滞的情况，同时有人陪伴。

(8) 分娩全过程持续监测产妇、胎儿及生产情况。

(9) 无 PCA 电脑微泵时，可人工模拟操作 PCA 程序施行分娩镇痛，但必须有麻醉医师在场。

(10) 临床监测产程时，可根据产妇的镇痛效果、运动阻滞情况调整局麻药浓度及芬太尼的含量（1～2μg/ml）。

第三节　急性创伤疼痛

急性创伤时神经系统兴奋性增强，内分泌系统活跃、代谢反应亢进，尤其是强烈的应激反应引起肾上腺素与肾上腺皮质激素显著增多。患者可因严重疼痛而处于极度兴奋、焦虑不安状态，需用强效镇痛药和神经阻滞等方法才能达到满意的镇痛。但须注意疼痛部分或完全缓解可能掩盖症状及创伤部位的反应，延误诊断，尤其复合外伤时。

一、临床表现

可表现为心动过速、血管收缩和大汗淋漓；创面或组织移动、体位不当可使疼痛明显加重；患者精神和情绪常处于兴奋、焦虑、恐慌状态；防御反应过强。严重者可有休克、虚脱、高热等全身症状。

二、诊断要点

结合创伤史、疼痛的临床表现、相应创伤部位的症状与体征即可诊断。化验检查：血浆 17–羟皮质类固醇升高，外周血嗜酸性粒细胞计数下降，尿量减少，尿氮排泄增加，尿醛固酮、尿渗透压升高等。

三、治疗方法

（一）治疗原则

1. 正确判断病情。
2. 根据病情选择镇痛方法。
3. 根据创伤部位、疼痛程度、患者全身状况、对镇痛药的反应以及不同镇痛药的药理特点选用镇痛药。

4. 镇痛治疗，同时尽快去除致痛病因。

(二) 治疗方案

1. 颌面部及五官创伤后痛

确认未并发颅脑创伤，可给予局部神经阻滞，或麻醉性镇痛药与神经安定药。疑有气道梗阻等呼吸系统功能障碍时慎用。

2. 颅脑创伤后痛

意识是反映病情轻重的重要客观指标之一。在闭合性颅脑伤诊断未明确前，应避免使用强效镇痛剂和镇静剂。

3. 胸部创伤后痛

无肺损伤时，可行局麻神经阻滞，并口服非麻醉性镇痛药。若疼痛剧烈，可静脉注射吗啡 2.5～5.0mg。对于循环稳定的剧痛可选用 PCEA，其药物为 0.125%布比卡因 5～8ml/h；或芬太尼 0.5～1μg/(kg•h)；或吗啡 0.004mg/(kg•h) 加用布比卡因 0.2mg/(kg•h)。

伴有肺损伤无明显呼吸功能障碍者亦可采用上述治疗镇痛。如有广泛性肺挫伤，则应注意保持呼吸道通畅，适当镇痛。严重呼吸困难者应尽早气管插管或切开，并用呼吸机辅助呼吸，此时可合用麻醉性镇痛药。

4. 腹部创伤后痛

无恶心呕吐等胃肠道症状的单纯腹壁挫伤，可卧床休息，口服非阿片类镇痛药，疼痛较重者可采用局麻药区域神经阻滞。在腹部创伤确诊前一般禁用麻醉性镇痛药，以免掩盖症状和体征造成误诊。确诊后手术前可予以麻醉性镇痛药如吗啡等治疗。

5. 脊柱创伤后痛

脊柱创伤一般疼痛较轻，口服非阿片类镇痛药和采用局麻药区域阻滞即可。如伴有高位截瘫，不用麻醉性镇痛药及对心血管系统有影响的镇痛药。

6. 四肢创伤后痛

创伤范围较小和疼痛较轻者，可口服非阿片类镇痛药或曲马多，并可适当伍用安定、异丙嗪等镇静剂，也可在创伤部位行局麻药区域阻滞。

对于严重骨折、关节脱位、深部组织损伤伴剧痛者，如无颅脑和胸腹部复合伤，可肌肉注射吗啡 5～10mg 或其他强效麻醉性镇痛药。全身情况较差者，则行局麻药周围神经或神经丛阻滞。

第二十三章　头面部疼痛

第一节　偏　头　痛

偏头痛为周期性发作的单侧头痛，多在30岁前发病，60%～70%为女性。约20%在头痛发作前有“先兆”。

一、临床表现

偏头痛为一发作性疾病，发作间歇期可无任何不适，发作期可以分为前驱症状期、先兆期、头痛期(有伴随症状)和恢复期四个阶段。

(一) 前驱症状和先兆期

前驱症状并不经常出现，且常常不易辨认。头痛前24小时的前驱症状包括易激、兴奋、功能亢进或抑郁等。

先兆症状中以视觉先兆最常见。闪光幻觉(如点状、色斑、线形闪光幻觉)占感觉异常的75%，其他感觉异常多起自手部，向手臂发展，波及面部、口唇及舌。基底动脉型偏头痛的先兆可表现为基底动脉缺血的表现，如眩晕、构音不清、步态不稳等。其他类型的也可表现为偏瘫及眼肌麻痹等。

(二) 头痛期

60%的偏头痛患者头痛位于一侧或以一侧为主。头痛可在同一次发作中转向另一侧或不同发作表现不同侧的头痛。有时也可表现为双侧头痛。头痛的性质多为搏动性头痛，也可表现为胀痛。偏头痛患者的头痛程度为中度至重度，增加颅内压的活动或姿势，如咳嗽、打喷嚏、弯腰、上楼梯等，可加重头痛。若未经治疗或治疗无效，头痛持续时间一般在4～72小时。

头痛时常伴有恶心和/或呕吐。其他伴随症状可能为感知觉增强、畏光、恐声及难闻的气味。有时可能表现为体位性低血压和头晕。发作期患者可能伴有易激、言语表达困难、记忆力降低、精神不能集中等。有时甚至被误诊为精神病。一般在睡眠后、呕吐后头痛缓解。

(三) 恢复期

头痛消失后疲劳；女性患者怀孕后偏头痛发作减少。

(四) 诱发因素

诱发偏头痛的常见因素有：

1. 激素作用

如月经来潮、排卵、口服避孕药、激素替代治疗。

2. 饮食因素

如酒精、富含亚硝酸盐的肉类、谷氨酸钠、天冬氨酸、巧克力、过期的奶酪、误餐。

3. 心理因素

紧张、焦虑、生气、抑郁。

4. 行为和环境因素

强光注视、闪烁的灯光、视力集中、荧光、气味、天气变化、高海拔。

5. 睡眠相关因素

睡眠不足、睡眠过多。

6. 药物作用

硝酸甘油、组胺、利血平、肼苯哒嗪、雷尼替丁、雌激素。

7. 其他

头部外伤、用力、疲劳等。

二、诊断标准

（一）无先兆偏头痛

1. 至少发作 5 次，并符合以下第 2～4 条。

2. 头痛未经治疗或治疗不成功，持续 4～72 小时。

3. 头痛特点至少符合以下两条：

(1) 偏侧。

(2) 搏动性。

(3) 中度或重度，影响日常活动。

(4) 爬楼梯或类似日常活动使头痛加重。

4. 头痛时至少具备以下之一：

(1) 恶心和(或)呕吐。

(2) 畏光和怕声。

5. 至少符合以下之一：

(1) 病史、体格检查、神经系统检查不提示继发于器质性或全身代谢性疾病之头痛。

(2) 病史和(或)体格检查和(或)神经系统检查提示这些疾病，但可通过适当的检查排除这些疾病。

(3) 有这些疾病存在，但偏头痛首次发作与这些疾病无关。

（二）有先兆偏头痛

1. 诊断标准

(1) 至少发作 2 次，且符合下列 2 条。

(2) 至少具备以下 4 项中的 3 项：

①至少有 1 个或 1 个以上可逆的反映大脑或脑干局部症状的先兆症状。

②至少有 1 个先兆症状逐渐发展时间超过 4 分钟或 2 个以上先兆症状相继出现。

③先兆症状持续时间不超过 60 分钟，如有 1 个以上的先兆症状存在，持续时间可相应延长。

④出现头痛与先兆症状的间隔时间不超过 60 分钟(头痛也可早于先兆症状或与先兆症状同时出现)。

(3) 至少符合以下之一：

①病史、体格检查、神经系统检查不提示继发于器质性或全身代谢性疾病的头痛。

②病史和/或体格检查和/或神经系统检查提示这些疾病，但可通过合适的检查排除这些疾病。

2. 亚型

(1) 有典型先兆型偏头痛诊断标准：

1) 符合以上有先兆偏头痛的诊断标准，还须符合下列第 2 条。

2) 下列一种或多种类型的先兆症状：①同向视野视觉障碍；②偏侧感觉障碍：③偏侧无力；④失语或无法分类的言语困难。

(2) 先兆延长型偏头痛诊断标准为：符合有先兆偏头痛的诊断标准，但至少其中一种症状持续 60 分钟以上但不超过 7 天。

需要注意的是本亚型极为少见，很难与短暂性脑缺血或脑梗死区别。如影像学提示相关的缺血灶，应考虑为偏头痛性脑梗死。

(3) 家族性偏瘫型偏头痛诊断标准：

1) 符合有先兆偏头痛的诊断标准。

2) 先兆包括某种程度的偏瘫其持续时间可以有所延长。

3) 一级亲属中至少有一位相同发作的患者。

(4) 基底动脉型偏头痛的诊断标准：

1) 符合有先兆偏头痛的诊断标准。

2) 具有两个或两个以上下列先兆症状：①双眼颞侧和鼻侧均有视觉障碍症状；②构音障碍；③眩晕；④耳鸣：⑤听力下降；⑥复视；⑦共济失调；⑧双侧感觉异常；⑨双侧力弱：⑩意识障碍。

(5) 有偏头痛先兆但无头痛亚型的诊断标准：符合有先兆偏头痛的诊断标准，但无头痛。

(6) 先兆迅速进展型偏头痛（migraine with acute onset aura）的诊断标准：

1) 符合有先兆偏头痛的诊断标准。

2) 先兆症状在 4 分钟内完全出现。

3) 头痛未经治疗或治疗不成功，持续 4～72 小时。

4) 头痛特点至少符合以下两条：①偏侧；②搏动性；③中度或重度影响日常活动；④爬楼梯或类似日常活动使头痛加重。

5) 头痛时至少具备以下之一：①恶心和/或呕吐；②畏光和怕声。

6) 排除血栓栓塞性短暂性脑缺血发作和其他颅内疾病。

（三）眼肌麻痹型偏头痛

1. 至少有 2 次发作。

2. 头痛时出现一个或更多的动眼神经麻痹症状及体征。

3. 排除鞍旁病变。

（四）视网膜性偏头痛

1. 至少两次发作。

2. 发作时出现单眼视野缺损或黑矇，其持续时间少于 60 分钟。

3. 视觉症状后 60 分钟内出现头痛，头痛也可在视觉症状前出现。

4. 非发作期眼科检查正常，并排除栓塞。

（五）与偏头痛有关的儿童期周期性综合征

1. 儿童期阵发性眩晕

诊断标准为：

(1) 周期性反复出现的平衡障碍、焦虑，常有眼球震颤或呕吐。

(2) 神经系统检查正常。

(3) 脑电图正常。

2. 儿童期交替性偏瘫

诊断标准为：

(1) 18 个月以前发病。

(2) 双侧交替性反复偏瘫发作。

(3) 偏瘫发作相关出现或独立出现其他阵发性症状，如强直发作、肌张力异常、舞蹈徐动动作、眼球震颤或其他眼球运动障碍、自主神经功能紊乱。

(4) 具有精神神经缺陷的证据。

(六) 偏头痛的并发症

1. 偏头痛持续状态

诊断标准为：

(1) 符合无先兆偏头痛或有先兆偏头痛的诊断标准。

(2) 当前发作不论治疗与否，头痛超过 72 小时。

(3) 发作过程中头痛持续存在或中间间隔不到 4 小时，睡眠中头痛被打断不予考虑。

2. 偏头痛性脑梗死

诊断标准为：

(1) 患者既往有符合先兆偏头痛诊断标准的发作。

(2) 目前发作为既往的典型发作，但 7 天内神经系统受损症状或体征不能恢复或神经影像学检查显示相关区域的梗死灶。

(3) 排除其他因素所致的梗死。

(七) 不符合上述标准的偏头痛样疾病的诊断标准为

1. 仅一项不符合其余均符合以上一种或多种类型偏头痛的诊断标准。

2. 不符合紧张型头痛的诊断标准。

三、治疗方法

偏头痛的治疗分为发作期的治疗和预防性治疗。发作期治疗重点在于消除发作期的临床症状，预防性治疗主要是减少或阻止偏头痛的发作。

(一) 发作期治疗

偏头痛发作期治疗一般采用分级治疗的方法。

首先应用一线药物，常用普通止痛药物如去痛片、阿司匹林(300～600mg，q6h)、对乙酰氨基酚(最大剂量为1000mg，q6h)或布洛芬(200～400mg，q4～6h)等。

如果患者对一线治疗药物效果比较满意则继续服用。如效果不满意，患者来复诊，给予二线药物，常为复合止痛药物如加合百服宁等。如果二线药物起作用，且效果满意则继续服用。

如果二线药物也无效，可应用三线药物，即特异性抗偏头痛药物：麦角制剂(麦角胺咖啡因和双氢麦角胺)或特异性 5-HT1B/1D 激动剂曲普坦如英明格及佐米格等。

如果仍然无效，就要选择进一步的治疗方法，如采用注射用曲普坦。

此外，应尽量去除头痛的诱发因素。应避免长期大量应用止痛药物，以免引起止痛药物依赖性头痛。

极重度头痛，尤其是急诊患者，可静脉注射双氢麦角胺同时静脉注射甲哌氯丙嗪(丙氯拉嗪)或胃复安(甲氧氯普胺)。80%的患者对双氢麦角胺有反应。对双氢麦角胺不能耐受或有不良反应的患者可试用多巴胺拮抗剂如氯丙嗪、氟哌啶、苯海拉明。

颈交感神经阻滞治疗偏头痛的疗效确切，可与药物配合使用于极重度偏头痛。发作期行颈交感神经节阻滞，效果最好，可以起到鉴别是否偏头痛的价值。间歇期或先兆期阻滞，也可起到预防偏头痛发作、减轻疼痛程度、缩短疼痛时间的作用。

（二）偏头痛的预防性治疗

预防性治疗的目标包括降低偏头痛发作的频率和严重程度，增强急性发作对终止发作治疗的反应，改善生活质量。预防性治疗的指征为：①1 个月内 2 次以上发作造成劳动力丧失持续 3 天以上；②有用药禁忌证或对发作期治疗药物无效；③1 周需应用终止发作药物两次以上；④偏瘫性偏头痛或少见的能产生广泛性神经系统紊乱或有永久性神经系统损伤危险的头痛发作。

表 23-1 列出了目前用于偏头痛预防性治疗的药物以及临床不良反应。

表 23-1　偏头痛预防药物临床作用与不良反应

药物	临床作用	潜在的不良反应	不良反应(禁忌证)
β-受体阻滞剂			
普萘洛尔、美托洛尔、阿替洛尔、纳多洛尔、噻吗洛尔	++++	++	疲惫、四肢发凉、生动的梦境、抑郁(哮喘、脆性糖尿病、房室传导阻滞)
抗 5-HT 药物			
美西麦角	++++	++++	长期应用：纤维化疾病(心血管疾病)
苯噻啶	+++	+++	体重增加、镇静(肥胖)
钙离子通道阻断剂			
氟桂利嗪	+++	+++	镇静、体重增加、抑郁(抑郁、帕金森综合征)
维拉帕米	+	+	便秘(心动过缓、房室传导阻滞)
NSAIDs			
萘普生	++	++	食欲不振、消化性溃疡(活动性消化性溃疡)
托芬那酸	++	++	
三环类抗抑郁药			
阿米替林	++	++	镇静、口干、体重增加(青光眼)
SSRIs	++	+	
GABA 能药物			
丙戊酸	++++	++	恶心、无力(肝脏疾病)
加巴喷丁	+++	+	
其他药物			
可乐定	+	+	口干
二氢麦角胺	++	++	恶心、腹泻(缺血性心脏病)

第二节 颈源性头痛

颈源性头痛是一类与颈神经受刺激有关的头痛，发生率高，临床表现较为复杂，头痛的持续时间长，治疗较为困难。曾被称为“神经性头痛”、“神经血管性头痛”、“枕大神经痛”、“耳神经痛”等。颈源性头痛也可称为颈神经后支源性头痛。

一、临床表现

（一）疼痛的性质

早期颈源性头痛患者多有枕部、耳后部、耳下部不适感，以后转为闷胀或酸痛感，逐渐出现疼痛。疼痛可扩展到前额、颞部、顶部、颈部。有的可同时出现同侧肩、背、上肢疼痛。疼痛可有缓解期。随着病程的进展，疼痛的程度逐渐加重，持续性存在，缓解期缩短，发作性加重。寒冷、劳累、饮酒、情绪激动可诱发疼痛加重。

（二）疼痛的部位

颈源性头痛常常不表现在它的病理改变部位，其疼痛的部位常常模糊不清，分布弥散并向远方牵涉，可出现牵涉性疼痛，部分患者疼痛时伴有耳鸣、耳胀、眼部闷胀、颈部僵硬感。大多数患者在疼痛发作时喜欢用手按压痛处，以求缓解。口服非甾体类抗炎药可减轻头痛的程度。颈源性头痛在伏案工作者中的发病率较高。病程较长者工作效率下降、注意力和记忆力降低，情绪低落、烦躁、易怒，易疲劳，生活和工作质量明显降低。

（三）颈部疼痛

患者常同时有颈部慢性、持续性钝痛，活动时可诱发或加剧。颈椎小关节受到创伤、劳损或病变可引起不同区域的疼痛：①第2～3颈椎小关节：疼痛位于上颈区，并可延伸至枕区，严重者范围可扩大至耳、头顶、前额或眼等。②第3～4颈椎小关节：颈侧后方区域，同样可延伸至枕下，但不超过枕区，向下不超过肩胛部，其分布形状类似于肩胛提肌。③第5～6颈椎小关节：可引起肩痛，易与肩周炎混淆。可有胸痛及上肢疼痛的表现。

（四）局部体征

在有小关节创伤、退行性关节炎的患者，常有明显上部颈椎旁固定压痛，颈部活动后压痛加剧。检查可发现在耳下方颈椎旁及乳突后下方有明显压痛。病程较长者可有颈后部、颞部、顶部、枕部压痛点。

患者多有上颈部软组织紧张、僵硬。颈部可因疼痛而使颈部活动减少、受限，甚至颈部可处于强迫体位。大多数患者在头痛的同时伴有颈部疼痛和颈部僵直。

患者可有局部触觉、针刺觉减弱，部分患者患侧嗅觉、味觉和舌颊部感觉减退。

部分患者压顶试验和托头试验为阳性。对支配小关节的相应脊神经后内侧支进行局部阻滞可使疼痛缓解，持续2小时以上者为阻滞试验阳性，是早期诊断本病的特征表现之一。

部分患侧白发明显多于对侧。

（五）影像学特点

依据X线平片、MRI、CT扫描图像，诊断晚期患者并不困难，但早期患者常不易见到异常表现。虽然CT和小关节造影对本病早期诊断具有帮助，但不如神经阻滞试验灵敏和可靠。

二、治疗方法

颈源性头痛的临床治疗原则为以非手术治疗为主。

（一）一般性治疗

对于病程较短、疼痛较轻的颈源性头痛患者，可采取口服非甾体类抗炎药，配合休息、头颈部针灸、牵引、理疗，部分患者的病情可好转。但对按摩治疗要慎重，许多患者按摩后病情加重，有的还发生严重损伤。三维正脊对颈源性头痛效果较好，需要有经验的医师完成。

（二）健康教育

对颈源性头痛患者治疗的同时，要注意对患者进行必要的健康教育。主要内容包括：

1. 注意保持良好的睡眠体位和工作体位。
2. 注意自我保护，预防头颈部外伤。
3. 急性损伤应及时治疗。

（三）注射疗法

由于颈源性头痛的发病机制十分复杂，病灶部位不同，注射治疗要坚持个体化原则。

1. 颈椎旁病灶注射　在第 2 颈椎横突穿刺注射消炎镇痛药物，对大多数颈源性头痛患者具有良好的治疗效果。药液在横突间沟扩散可流到 C_1、C_2、C_3 脊神经及周围软组织内，发挥消炎、镇痛和促进神经功能恢复的治疗作用。由于药液被直接注入病灶区域，所以治疗效果较好。由于第 2 颈椎横突的体表标志在较肥胖者不易触及，也可在 X 线引导下进行穿刺注射治疗。
2. 颈椎关节突关节注射。
3. 寰枢椎间关节注射。
4. 寰枕关节注射。
5. 颈部硬膜外间隙注射。

（四）颈神经毁损治疗及手术治疗

经各种非手术治疗无效者，多有椎管内骨性异常改变卡压神经根，应考虑进行外科手术治疗。对于有手术禁忌证或手术危险性较大的患者，经患者同意，可采用颈神经后内侧支破坏性阻滞，治疗应在 X 线透视引导下进行。还可采用射频热凝术毁损颈神经后内侧支。

第三节　丛集性头痛

丛集性头痛以反复发作、短暂的单侧剧烈头痛为特征，头痛时常伴有局部自主神经功能紊乱的表现。头痛发作常呈丛集性出现，丛集发作期一般持续 1 周至数月不等。

丛集性头痛大多数发生于男性，约占 80%。发病年龄多在 20～40 岁，儿童及 70 岁以上的老人很少发生。丛集性头痛具有一定的遗传倾向，可能与常染色体有关。

一、临床表现

从集性头痛发作一般从一侧眼部、前额或颞部不适开始，迅速加重，几分钟内变为难以忍受的剧烈刀割样、压榨样或烧灼样疼痛。特别剧烈的头痛一般持续 10～15 分钟，期间几乎所有患者均表现坐立不安，甚至要撞墙。疼痛可以两种方式放射，一种是经眼眶向上至前额、颜部或头顶部；另一种是经眼眶向下至牙齿、颌部，甚至到达同侧颈部。一次发作持续时间较短，不超过 3 小时。

从集性头痛发作时常伴有同侧结膜充血、流泪、鼻塞、流涕、前额及面部出汗、瞳孔缩小、眼睑下垂及水肿等自主神经功能紊乱的症状和体征。

在同一从集期内，头痛发作的频率、疼痛强度和持续时间常不相同。多数在从集期开始时发作频率较低，疼痛强度也较轻，以后发作频率增加、疼痛强度加大。从集期的持续时间每个患者也不相同，一般持续数周至数月。在从集期内患者似乎对啤酒或其他含酒精的饮料异常敏感，有的患者只要少许饮酒就会诱发头痛发作。

从集性头痛在发作间歇期无任何不适感，对酒精也不像在从集期内那么敏感。间歇期在 2 周以上，一般半年至一年。从集性头痛的发作常固定于某一季节，甚至某一月份。

二、诊断要点

国际头痛学会的诊断标准：

1. 至少 5 次符合以下 3 条标准的发作；
2. 重度单侧眼眶、眶上和/或颞部疼痛，如不治疗持续 15～180 分钟；
3. 头痛时在头痛侧至少出现以下一个体征

(1) 眼结膜充血；
(2) 流泪；
(3) 鼻充血；
(4) 流涕；
(5) 前额或面部出汗；
(6) 瞳孔缩小；
(7) 眼睑下垂；
(8) 眼睑水肿。

4. 发作频率　隔日 1 次～每日 8 次。

三、治疗方法

(一) 发作时治疗

发作时治疗目的为尽快消除头痛、终止发作。面罩给予 100%纯氧(7～10L/min)可使 60%～70%的患者在 10～15 分钟内头痛缓解。麦角胺咖啡因由于起效慢，较少使用。约 50%的患者鼻内应用双氢麦角胺有效。目前最为有效的药物治疗方法为皮下注射 5-HT1B/1D 受体激动剂，如英明格等，但它们并不能预防发作。此外，也可试用鼻内滴利多卡因治疗。

颈交感神经阻滞对于终止发作有效，可以选用。其效果不如治疗偏头痛好，需要 4～6 次重复阻滞，每次间隔 3～4 天。

(二) 预防性治疗

目前关于从集性头痛的预防性治疗尚无统一方案。

维拉帕米(异搏定)可能是预防从集性头痛发作的最有效的药物，推荐剂量为 200mg，2～3 次/天。有些患者可能需要量更大。常见不良反应为便秘、乏力和低血压。

碳酸锂也可以减少丛集性头痛的发作，治疗时如有条件应进行血锂浓度监测，其有效血浆浓度为0.7～1mmol/L。

睡前服用麦角胺可预防夜间丛集性头痛的发作。

丙戊酸钠可能对部分患者有效。

大剂量肾上腺糖皮质激素也可中断丛集性头痛的丛集发作，但应限于丛集期使用。

穴位或颈交感神经节附近注射糖皮质激素和局麻药，可能预防丛集性头痛的发作，但其作用机制有待进一步研究。

第四节　紧张型头痛

紧张型头痛为慢性头部紧束样或压迫性疼痛，通常为双侧头痛。

一、临床表现

国际头痛学会将紧张型头痛分为发作性紧张型头痛(episodic tension-type headache)和慢性紧张型头痛(chronic tension-type headache)两个亚型。

(一) 发作性紧张型头痛

发作性紧张型头痛的特点为发作性表现。头痛发作前没有先兆或前驱症状。头痛通常为轻或中度疼痛，性质为钝痛，通常患者主诉为头部发紧、沉重感、压痛、酸痛、紧箍感、戴帽感。偶尔，疼痛呈间断性跳痛。典型的紧张型头痛多呈双侧带状分布，头颅的任何部位均可单独受累或同时联合受累，但头的额部、颞部发病较枕部更常见。大约10%的患者，特别是存在下颌功能障碍或枕神经痛的患者为单侧头痛。每次头痛持续30分钟到7天，这种头痛的发作每年少于180天(少于15天/月)。

头痛不会因为体力劳动而加重，也不伴有恶心、呕吐。少数患者可能会存在轻度畏光或怕声，但两者不会同时出现。通常睡眠不足、精神压力、情感冲突、焦虑和抑郁等因素可以触发发作，有些患者也可无任何诱发因素。

查体一般无阳性发现，部分患者可触及颅周肌肉的变硬和压痛，肌电图检查可见颅周肌肉平均电压增高，但肌电图改变与头痛的程度不呈正比。

(二) 慢性紧张型头痛

慢性紧张型头痛的临床表现与发作性紧张型头痛在头痛的性质、程度、分布范围及伴随症状方面均相同，所不同的是头痛通常为持续性的，按国际头痛学会的诊断标准头痛的平均频率每个月至少15天(180天/年)，病程长达6个月以上。

慢性紧张型头痛与发作性紧张型头痛一样，根据有无颅周肌肉触痛及/或肌电图表现分为两种临床亚型：即伴有头颅肌肉收缩和不伴有颅周肌肉收缩的慢性紧张型头痛。有肌肉触痛的患者，颈部肌肉与头颅肌肉一样具有触痛。

二、诊断要点

(一) 紧张型头痛的诊断标准

1. 至少具有以下头痛特点中的两项

(1) 头痛性质为压痛或紧缩感(无搏动性头痛)。

⑵ 为轻或中度疼痛(可能会限制活动，但不会禁止活动)。

⑶ 双侧头痛。

⑷ 上楼或相同的日常活动不会加重头痛。

2. 同时具备以下两项

⑴ 无恶心或呕吐(可能会有厌食)。

⑵ 无畏光和怕声，或者两者中只具备一项。

3. 至少具有以下头痛特点中的一项

⑴ 病史和全身、神经系统检查没有发现器官或系统代谢性疾病继发的头痛。

⑵ 病史和(或)全身检查和(或)神经系统检查提示可能存在此类疾病，但通过对应的检查排除了这种可能。

⑶ 确实存在此类全身或神经系统疾病，但偏头痛的第一次发作与器质性病变之间在时间上无紧密的联系。

(二) 发作性紧张型头痛的诊断标准

1. 符合紧张型头痛的诊断标准。

2. 既往至少有 10 次的头痛发作。头痛的天数＜180 天/年(＜15 天/月)。

3. 头痛持续时间为 30 分钟至 7 天。

(三) 慢性紧张型头痛的诊断标准

1. 符合紧张型头痛的诊断标准。

2. 平均头痛频率为 15 天/月(180 天/年)，病程不少于 6 个月。

三、治疗方法

(一) 药物治疗

1. 非甾体类抗炎药

常用药物为：阿司匹林(300～600mg，q6h)、对乙酰氨基酚(不超过 1000mg，q6h)、布洛芬(200～400mg，q4～q6h)。加合百服宁等也具有较好的疗效。

必须注意切勿滥用镇痛药物，因为其本身也可引起药物性头痛。遇下列情况应考虑药物过量：①开始头痛缓解后头痛持续性加重；②停用药物后头痛减轻；③阿司匹林(每周＞45g)；④吗啡制剂＞2 次/周。

2. 抗焦虑抗抑郁药物

可以缓解患者的焦虑及抑郁症状，减少紧张型头痛的头痛频率和持续时间。目前常用的抗焦虑药物为阿米替林，可采用每晚 12.5mg(即半片)作为首次剂量，以后逐渐加量，以次日不出现困倦为原则。一般疗程为 2～3 个月。阿米替林可产生口干、震颤及体重增加。对于患有青光眼、前列腺肥大、心律失常和癫痫的患者避免使用。

3. 肌肉松弛剂

对紧张型头痛患者若伴有颅周和面部肌肉收缩，也可采用肌肉松弛剂治疗，常用的有妙纳、脊舒、氯唑沙宗、美他沙酮、美索巴莫等。

(二) 非药物治疗

1. 心理治疗

紧张型头痛患者常有疑病观念，总认为自己患有躯体疾病。应给予适当的心理治疗。

2. 物理及生物反馈治疗

有助于解除肌肉痉挛，减轻头痛。

(三) 局部神经阻滞

双侧颞部或痛点局部注射 1%利多卡因+维生素 B_{12}，可明显缓解疼痛，1 次/周，5 次一疗程。

第五节　外伤后头痛

头痛是头部外伤的一个重要症状，但头痛的程度与外伤的严重程度并不成比例。外伤后头痛的产生除有器质性因素外，心理和社会因素可能也发挥着重要作用。女性外伤后头痛较男性常见。

一、临床表现

外伤后头痛分为急性和慢性两种。急性外伤后头痛在意识恢复或头部外伤后 8 周内消失，而慢性外伤后头痛则持续 8 周以上。

外伤后头痛的临床表现多种多样，可表现为紧张型头痛、偏头痛、枕神经痛、丛集性头痛、眶上和眶下神经痛的特征。外伤也可因神经根的硬脑膜根袖撕裂或筛板骨折引起脑脊液外漏，从而表现为低颅压性头痛。其中紧张型头痛约占外伤后头痛的 85%，头痛可表现为全头、颈枕部、双额部、双颞部的压痛、酸痛、紧缩感或难以名状的疼痛。

外伤后头痛患者常伴有其他心理和躯体的不适，如易怒、焦虑、抑郁、人格改变、记忆障碍、注意力不集中、反应迟钝、头晕、耳鸣、听力下降、视物模糊、疲劳、睡眠障碍、性欲减退及食欲减退等。少数可因为外伤出现癫痫、震颤或肌张力不全，甚至出现硬膜下或硬膜外血肿，以及颅内静脉窦血栓形成的表现。

二、诊断要点

国际头痛学会确定的外伤后头痛的分型和诊断标准如下：

(一) 急性外伤后头痛

1. 具有明显头部外伤和(或)肯定体征

(1) 起码符合以下一项提示头部严重外伤：

1) 意识丧失。

2) 外伤后记忆缺失达 10 分钟以上。

3) 至少有下列两项表明有相关异常：临床神经系统检查、头颅 X 线平片、神经影像学检查、诱发电位、脑脊液检查、前庭功能检查、神经心理学检查。

(2) 意识恢复后(如无意识障碍，则在外伤后)14 天内出现头痛。

(3) 头痛在意识恢复后(如无意识障碍，则在外伤后)8 周内消失。

2. 具有轻微外伤但无肯定体征

(1) 不能满足上述头部严重外伤条件的头部外伤。

(2) 外伤后 14 天内出现头痛。

(3) 头痛在外伤后 8 周内消失。

（二）慢性外伤后头痛

符合急性外伤后头痛诊断，且头痛在外伤后持续8周以上，即诊断为慢性外伤后头痛。

三、治疗方法

急性外伤后头痛应让患者休息，给予适当的心理安慰，同时给予简单镇痛药或非甾体类抗炎药，此外还应针对可能出现的记忆障碍、情绪和人格障碍及其他伴随症状进行相应的治疗。

慢性外伤后头痛的治疗应针对不同的患者进行相应的治疗。如表现为紧张型头痛和偏头痛，应采取对症治疗和预防复发的治疗。对长期应用非甾体类抗炎药或含有咖啡因的食品或药物者，应警惕药物反跳性头痛的发生。

对出现枕神经痛的患者，可服用卡马西平、巴氯芬或加巴喷丁，适当应用肌肉松弛剂也有一定的帮助。也可通过枕神经阻滞治疗缓解患者的疼痛。

对伴有焦虑、抑郁症状的患者，除心理治疗外，可应用三环类抗抑郁药如阿米替林、多虑平(多塞平)，或者单胺氧化酶抑制剂等进行治疗。

此外，三维正脊、按摩、针灸、理疗等辅助治疗对外伤后头痛可能均有一定的帮助。

第六节　三叉神经痛

三叉神经痛是三叉神经分布区的一种发作性突发性剧痛，分为原发性和继发性(或症状性)两大类。继发性三叉神经痛是指继发于肿瘤、脱髓鞘等明确病变的三叉神经痛。在三叉神经痛患者中，大约1%～5%有脑肿瘤存在，多见听神经瘤和胆脂瘤。原发性三叉神经痛的病因尚不十分清楚，目前认为主要是由于颅内血管压迫所致；也可能是由于牙齿脱落及慢性感染所致；三叉神经痛的发作性也可能有中枢机制的参与，三叉神经的逆行活动可能改变了三叉神经核的电生理活动方式。

一、临床表现

三叉神经痛具有以下几个临床特征：

1. 发作性

三叉神经痛为发作性“闪电”或“触电”样疼痛，每次持续数秒到数分钟，一般为20～30秒。

2. 触发性

面部特别是口周区的轻度触觉刺激即可诱发三叉神经痛。说话、咀嚼、刷牙、洗脸均可诱发疼痛的出现和加重，严重者微风或身体运动亦可诱发。一般在疼痛发作后有2～3分钟的不应期。

3. 间歇性

在三叉神经痛频繁发作期间，大多数有数周到数月的间歇期。

4. 单侧性

大多数三叉神经痛均在单侧发生。少数患者在病程中可再出现另一侧的三叉神经痛。双侧同时发生者仅占0.5%。三叉神经痛多发生在第Ⅱ、第Ⅲ支的分布区，发生在第Ⅰ支分布区的少见。

5. 原发性三叉神经痛

无神经系统定位体征，一些患者在疼痛发作时可以在其分布区域发现有痛觉过敏或痛觉减退，有的甚至出现角膜反射迟钝，但发作停止后这些体征即消失。如果发现这些体征持续存在，应考虑为继发性三叉神经痛。

6. 三叉神经痛对卡马西平及神经阻滞有效

对三叉神经痛的治疗效果良好，这一特点也可作为三叉神经痛与其他面部疼痛如牙源性疼痛、非典型面部痛和颞颌关节紊乱的鉴别要点之一。

二、诊断要点

国际头面痛学会分类委员会确定的原发性三叉神经痛的诊断标准为：

1. 阵发性发作的面部疼痛，持续数秒。

2. 疼痛至少包含以下 4 个标准：

(1) 疼痛只限于三叉神经的一支或多支分布区。

(2) 疼痛为突然的、强烈的、尖锐的、皮肤表面的刺痛或烧灼痛。

(3) 疼痛程度严重。

(4) 刺激扳机点可诱发疼痛。

(5) 具有疼痛发作间歇期。

3. 无神经系统损害表现。

4. 每次发作形式相似。

5. 排除其他引起面部疼痛的疾患。

对于疑为继发性三叉神经痛患者，应进行详细的体格检查，必要时行头颅 CT 或 MRI 检查。MRI 薄层扫描和 MRA 有助于明确有无微小病变以及颅内血管和三叉神经根的位置关系。

三、治疗方法

（一）药物治疗

卡马西平为首选药物，如果无效或出现不可耐受的副作用，可选择其他抗癫痫药物，也可选择抗痉挛药物如巴氯芬或多巴胺受体阻滞剂。

1. 抗癫痫药物

(1) 卡马西平：通常由 100mg 每日 2 次开始，以后每日增加 100mg，直至疼痛缓解或消失(可增至 200～400mg，每日 3 次)，用此有效量持续 2～3 周，然后逐渐减少，找出最小有效量，再以此维持量服用数月。本药孕妇忌用。其副作用可有思睡、眩晕、药疹、消化障碍、复视、共济失调等，减量或停药后一般可消失。但长期应用可发生骨髓抑制及肝功能损害，须注意观察。

(2) 苯妥英钠：初服 0.1g，每日 3 次，以后每日增加 0.1g，直至疼痛停止(或至 0.2g，每日 3 次)，继续应用 2～3 周，然后(或出现中毒症状时)逐渐减量，还应以最小有效量维持在疼痛停止后数月。其主要副作用为共济失调(头晕、步态不稳等)、视力障碍、齿龈增生及白细胞减少等。

(3) 氯硝西泮：开始剂量为0.5mg，3次/天，以后每3 天增加0.5～1mg，直至疼痛缓解。但其不良反应较重，主要为嗜睡和步态不稳。

(4) 丙戊酸钠：常用剂量为600～1200mg。服用期间应定期检查肝、肾功能。

(5) 加巴喷丁：起始剂量为300mg/d，以后逐渐增量至疼痛控制，一般用量为1200mg/d，最大可至2400mg/d。

(6) 拉莫三嗪和托吡酯(妥泰)也可选用。

2. 抗痉挛药物

巴氯芬既可在卡马西平或苯妥英钠无效时单独使用，也可与它们联合应用，以增强治疗效果。使用时应从小剂量开始，逐步增量，初始剂量可用5mg，3次/天；3天后改为10mg，3次/天；以后每3天增加一次剂量，每日总剂量增加15mg，最大剂量为40～80mg/d。常见的不良反应为嗜睡、头昏及疲乏。

(二) 神经阻滞治疗

如药物治疗无效，或者出现明显的副作用，可采用神经阻滞治疗。对于下颌神经分布区疼痛的患者，可行下颌神经阻滞术；上颌神经分布区疼痛者，可行上颌神经阻滞术。对于三叉神经任何一支或多支疼痛者，均可选行半月神经节药物或射频毁损术，治疗应在影像学设备的引导和定位下进行，以保证疗效和防止并发症。

(三) 手术治疗

如果药物治疗无效，或出现明显副作用者，应考虑采用外科手术治疗。现多采用的手术为微血管减压术。

第七节　舌咽神经痛

舌咽神经痛是发生在舌咽神经感觉支配区的一种发作性剧烈疼痛。分为原发性和继发性。原发性舌咽神经痛最为多见，其病因不明，可能与局部缺血有关，亦可能与某些原因造成舌咽神经及迷走神经脱髓鞘病变，从而导致舌咽神经的传入冲动与迷走神经之间发生“短路”有关。近年来，由于显微外科的开展，证实了部分患者与椎动脉或小脑后下动脉压迫第Ⅸ、第Ⅹ脑神经有关。解除压迫后疼痛缓解。

继发性舌咽神经痛通常由舌咽神经或其周围肿瘤、血管病变或炎症累及该神经所致。常见原因有茎突过长、茎骨舌骨韧带钙化、椎动脉粥样硬化、颅内外肿瘤(如脑瘤、颈部肿瘤)、蛛网膜炎及附近组织炎症等。

一、临床表现

(一) 疼痛特点

为阵发性疼痛，绝大多数患者无发病先兆(个别有某种异常或不适)，疼痛常突然发作或突然停止。疼痛性质与三叉神经痛相似，为剧烈疼痛，呈电击样、针刺样、刀割样、烧灼样。每次发作短暂，仅持续数秒至数十秒钟(极少数有时持续数分钟)，轻者每年发作数次，重者一天可发作数次。间歇期长短不一，期间可完全无痛。

(二) 疼痛部位

主要位于舌根部、咽部、扁桃体窝，可放射到耳、下颌角和上颈部。发作时疼痛多始于一侧的舌根和扁桃体，迅速扩及咽部和软腭，并常向同侧耳道深部、下颌角底部放射，偶尔亦可波及耳颞部和颈枕部。少数疼痛仅局限于外耳道及其周围。

（三）触发因素

扳机点(触发点或触发带)大多在同侧的舌根、腭、扁桃体窝或咽后壁、耳部或外耳道，触及该部位即可引起疼痛发作，而触摸颜面部皮肤不会触发疼痛。缓解期扳机点消失。

诱因多见于吞咽食物时，其次是在打哈欠、说话、咳嗽、掏耳及舌的轻微运动等动作时诱发。

（四）伴随症状

疼痛发作可伴随晕厥、心律不齐、心动过缓、心脏停搏及癫痫发作。还可出现低血压、唾液分泌增加、出汗、流泪、局部充血、阵发性咳嗽以及喉部痉挛感等。

二、诊断要点

根据典型的疼痛性质、疼痛部位及触发因素，典型病例不难诊断。对于不典型病例可行可卡因或丁卡因试验：即用10%可卡因或1%丁卡因溶液喷涂在患侧扁桃体及咽部，疼痛停止并维持1～2小时，做正常咀嚼和吞咽不再触发疼痛发作为阳性。舌咽神经痛的患者此试验阳性率高达90%。原发性舌咽神经痛一般无阳性体征。

继发性舌咽神经痛的部位与原发性相同，但疼痛的持续时间长，无明显缓解期，无扳机点，常伴有神经系统体征，X线、CT 及 MRI 等检查可发现原发病的异常或病理改变。

三、治疗方法

（一）药物治疗

舌咽神经痛的药物治疗和三叉神经痛相同。主要是苯妥英钠和卡马西平，一般镇痛药物无效。药物治疗的有效率为50%。少数患者疼痛完全缓解，但复发率较高。

（二）神经阻滞

包括局部神经阻滞和舌咽神经阻滞疗法。局部神经阻滞可用丁卡因或利多卡因等局部麻醉药行咽喉部喷洒。

1. 舌咽神经阻滞。

2. 舌咽神经药物毁损性阻滞

顽固的原发性舌咽神经痛可在多次局麻药阻滞的基础上试行舌咽神经干化学药物(乙醇、阿霉素等)毁损性阻滞治疗。

3. 射频热凝术

经皮射频热凝术是在 CT 或 X 线透视下，对舌咽神经干或经颈静脉孔对岩下神经节进行电凝。可能会发生声带麻痹，由于舌咽神经周围有许多重要的血管和神经组织，操作的难度较大，要谨慎进行，但安全性大于舌咽神经药物毁损性阻滞和开颅微血管减压术。

（三）手术疗法

1. 微血管减压术

枕骨下开颅探查舌咽神经，有血管压迫者，使其松解可使疼痛停止，无神经功能的丧失。

2. 颅内切断舌咽神经及迷走神经分支

为外科治疗应用最多、效果最好的方法，但手术后存在有程度不等的吞咽困难，甚至因手术后并发症而死亡。

第八节　枕 神 经 痛

枕神经痛是指头后部枕大神经和枕小神经分布区的疼痛。

一、诊断要点

1. 枕骨下和后头部疼痛，常为持续性，也可阵发性加剧。疼痛可向后头皮放射，压迫枕神经可加剧。严重时可伴有眼球后痛，甚至有偏头痛样症状或出现丛集性头痛。

2. 神经支配区痛觉减退。

3. 在所累及的神经和同侧第 2、3 颈椎横突处有压痛及放射痛。

4. 头颈部动作可诱发头痛。

5. 枕神经阻滞后疼痛消失。

二、治疗方法

（一）病因治疗

对于有结构损害基础的患者，应尽可能进行病因治疗，如手术切除肿瘤和解除神经受压。

（二）药物治疗

1. 镇痛药物

如卡马西平、布洛芬、苯妥英钠等。

2. 神经营养剂

大量 B 族维生素，特别是维生素 B_{12} 具有镇痛、促进神经修复的作用。维生素 B_1 100mg＋维生素 B_{12} 500～1000μg 肌内注射，每日 1 次。

3. 肾上腺皮质激素

有减轻神经水肿及止痛的作用。地塞米松 1.5mg/d，或泼尼松 15～30mg/d，可应用 5～7 天。

（三）局部理疗

急性期可采用间动电流、超短波、紫外线或普鲁卡因离子透入；慢性期宜采用超短波、短波透热或碘离子透入等。

（四）神经阻滞治疗

一般治疗无效者，可行局部神经阻滞疗法

1. 枕大、枕小神经阻滞

枕大神经阻滞穿刺点在患侧乳突与第 2 颈椎棘突之间连线中点处或枕骨后突起的外下方 2.5cm 处，该处常有压痛。在穿刺点刺入皮下，然后使穿刺针针尖向上大约 45° 角缓慢推进，患者出现放射痛时，回抽无血，可注入 1%利多卡因 2～3ml。枕小神经阻滞的穿刺点在枕大神经阻滞穿刺点外 2.5cm 处。对于有炎症因素的可在局麻药中加入糖皮质激素，也可加入维生素 B 族。对于反复阻滞者，可考虑应用神经破坏药，如无水乙醇或 10%～15%苯酚甘油阻滞。

2. C_2～C_4 椎间孔阻滞术

每个部位不超过 4ml，多部位阻滞时药量酌减，避免双侧同时阻滞。治疗最好在影像学设备的引导下进行，更加准确和安全。

（五）手术治疗

对于个别疼痛严重，阻滞治疗效果不持久者，亦可考虑行枕大或枕小神经等周围神经干筋膜下切除术。

第九节　巨细胞动脉炎

巨细胞动脉炎又称为Horton 病，因为常累及颞动脉也称为颞动脉炎。其病理改变为动脉壁中层出现淋巴细胞、浆细胞和多核巨细胞浸润，尤其是大量的多核巨细胞聚集于内膜或内膜与中层交界处。部分患者合并系统性脉管炎、结节性动脉炎和风湿性多发性肌痛。

一、临床表现

临床主要表现为头痛和风湿性多发性肌痛。头痛通常位于一侧或双侧的颞部持续性疼痛。疼痛的程度轻重不等，一般较为剧烈。多为搏动样或烧灼样疼痛。触摸、压迫、转头、咀嚼等动作可加重头痛。触诊可发现颞浅动脉搏动减弱或消失，颈动脉区水肿及压痛。非甾体类抗炎药可暂时缓解头痛。

若合并风湿性多发性肌痛，多表现为肩胛带或骨盆带区的关节或肌肉疼痛，可有大关节的晨僵现象。患者可出现全身乏力、发热、出汗等全身症状。

部分患者由于视神经或视网膜的缺血性损害，出现视野缺损、视力减退，甚至失明。视觉障碍一旦发生，须立即进行急救处理，因为在发病数小时后视觉障碍的恢复很差，发病 12 小时后即使应用皮质类固醇治疗也难以使之恢复。视觉障碍可为一侧或双侧，可在头痛后出现，也可先于头痛发生。部分患者由于眼肌缺血，出现眼肌麻痹，表现为复视。眼肌麻痹多在数月后完全恢复。少数特殊病例颈动脉也可受累，出现其供血区的脑缺血或脑梗死表现，如偏瘫、失语、偏身感觉障碍。

辅助检查可发现血沉加快，有的高达 100mm/h。半数患者血常规检查发现白细胞增多。有些出现正色素性贫血。蛋白电泳可发现 α2 和 β 球蛋白增高。如出现脑梗死，头颅 CT 和 MRI 可帮助检出病灶。颞浅动脉活检可发现巨细胞性动脉炎的典型病理形态改变，有助于确诊。

二、诊断要点

出现颞部的疼痛、眼眶痛、四肢近端的肌肉疼痛、视野缺损、视力下降以及脑梗死者应考虑本病。国际头痛学会制定该病的诊断标准为：颞浅动脉活检发现典型的组织病理学改变，以及下列一项或多项表现：头部浅表动脉的水肿及压痛；红细胞沉降率加快以及皮质类固醇治疗 48 小时内头痛消失。

三、治疗方法

1. 首选皮质类固醇。首次治疗可采用 40～90mg/d 泼尼松，头痛将很快减轻，在 48 小时内完全消失。一旦症状消失，应将泼尼松逐渐减量，在数周至数月后停用。

2. 有视觉障碍者应尽快使用皮质类固醇，如在视觉障碍出现前治疗效果更好。但老年人容易出现激素的不良反应，应注意观察，如不良反应严重可改用免疫抑制剂如硫唑嘌呤等。

5. 颞部动脉周围注射局麻药、皮质类固醇和维生素 B_{12} 有助于本病的治疗。

第十节　高颅压头痛

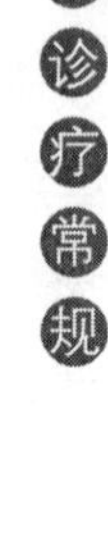

各种原因导致颅腔的变小和颅内容物的增多均可造成颅内压增高。

一、临床表现

高颅压头痛早期常呈周期性、搏动性，少数呈撕裂样。头痛可为持续性，也可为阵发性。阵发性头痛的持续时间可数分钟至数小时不等。头痛的部位与病灶的部位并不一致，头痛的程度与颅内压也不一定成呈比，头痛的突然缓解并不代表颅高压的缓解。

呕吐是高颅压头痛的常见伴随症状，典型的为喷射状呕吐。

查体常可发现视乳头水肿，但患者常无视觉症状，有时可出现一过性视物模糊、色觉异常。颅内压增高如波及黄斑且出现水肿，可出现中心暗点、中心视力下降。慢性高颅压患者，可出现继发性视神经萎缩，甚至完全失明。

急性高颅压患者可出现意识障碍，严重者可出现脑疝的表现。慢性颅高压患者多无意识障碍，常可出现一侧或双侧外展神经麻痹。

头部 CT、MRI 可有异常表现。

二、诊断要点

头痛患者如伴有呕吐，特别是查体发现视乳头水肿者，应首先考虑为高颅压头痛。应进行详细的神经系统体格检查，行头颅 CT、MRI 检查，必要时脑血管造影，确定导致高颅压的病变部位与性质。腰穿测定压力超过 200mmH_2O。腰穿时，应特别注意缓慢放液，防止脑疝的形成。

对良性颅内压增高的诊断，必须通过充分的体格检查、辅助检查和随访观察排除其他引起高颅压的原因后方可考虑。国际头痛学会制定的良性高颅压的诊断标准为：

1. 患者须符合以下标准：

(1) 腰穿测定或硬膜外或脑室内压力监测，超过 200mmH_2O。

(2) 除视乳头水肿和可能的外展神经麻痹外，其他神经系统检查均正常。

(3) 神经影像学检查无占位性病变和脑室扩大。

(4) 脑脊液白细胞数正常、蛋白质浓度正常或偏低。

(5) 无颅内静脉窦血栓形成的临床及神经影像学证据。

2. 头痛的程度和频率随颅内压的变化而变化，间隔在 24 小时以内。

三、治疗方法

高颅压头痛治疗的关键在于明确其病因后，治疗其原发病。对症治疗应根据患者的具体情况进行脱水治疗，可采用静脉点滴甘露醇、甘油果糖和口服甘油盐水等渗透脱水剂。口服或静脉注射利尿剂、皮质类固醇也可减轻水肿从而达到降低颅内压的目的。对于急性高颅压患者为防止脑疝的形成，可进行外科手术如颞极下减压术等治疗。对脑积水患者可进行脑室分流术或脑室镜下造瘘术。良性高颅压患者的治疗除上述降颅压治疗外，还包括口服乙酰唑胺减少脑脊液的生成、控制饮食降低体重。视力进行性下降者，可短时间应用皮质类固醇，也可进行视神经鞘开窗术，以达到挽救视力的目的。

第十一节 低颅压头痛

在侧卧位脑脊液压力低于 60mmH_2O 者为低颅压，由此引起的头痛称为低颅压头痛。常见原因包括脑脊液漏、全身严重脱水、糖尿病昏迷、尿毒症等。找不到原因者，被称为自发性低颅压综合征。

一、临床表现

低颅压头痛的特征为体位性头痛，即立位时头痛加重，卧位时减轻。头痛可位于额部、枕部或呈弥散性。头痛的程度较重，多为钝痛或跳痛，一般对止痛药无反应。长期低颅压头痛患者 MRI 增强扫描可见广泛的软脑膜增强。

二、诊断要点

（一）腰穿后头痛的诊断标准

1. 腰穿后 7 天内发生的头痛。
2. 站立后 15 分钟出现头痛或头痛加重，恢复卧位后 30 分钟内头痛消失或减轻。
3. 腰穿后 14 天内头痛消失(如超过 14 天，应考虑脑脊液漏性头痛)。

（二）脑脊液漏性头痛的诊断标准

1. 外伤、手术后或原发性脑脊液漏的漏出液经糖浓度测定证实为脑脊液，或者椎管内注射染料或放射性核素证实脑脊液漏。
2. 头痛的特征与腰穿后头痛相同。
3. 脑脊液漏经有效治疗后 14 天内头痛消失。

三、治疗方法

腰穿后头痛重在预防，应尽量选择直径较小的穿刺针进行穿刺。腰穿后去枕平卧 4～6 小时有助于减少低颅压头痛的发生。

低颅压头痛患者应多平卧，甚至可加用腹带。如发现脑脊液漏应尽量进行修补，如硬脊膜漏可采用硬膜外血块补丁。充分补液、口服咖啡因有助于头痛症状的缓解，必要时可短时应用皮质类固醇治疗。头痛严重时可给予麻醉性镇痛药。

第十二节 儿童头痛

一、小儿偏头痛

（一）临床表现

小儿偏头痛和成人一样，为发作性头痛。与成人偏头痛不同的是儿童偏头痛以双侧颞部和双侧额部多见，双侧疼痛者高达 60%；头痛的持续时间较成人短，一般在放学后开始，常在 2 小时以内缓解，睡眠或应用止痛药可缓解头痛。青少年阶段，单侧头痛者稍增多，持续时间相对延长，且依靠睡眠和止痛药不易缓解。儿童及青少年偏头痛不会每日发生，一般每月发作 1～4 次。

小儿偏头痛发作时常伴随肤色苍白、食欲减退、腹痛、恶心、呕吐、畏光、畏声和思睡。而成人偏头痛患者一般不出现腹痛。

小儿偏头痛有一些诱发因素，但不如成人明显。饮食、焦虑、紧张、上学、疲劳、睡眠过多或过少、轻微头部外伤、气味以及患有其他疾病都有可能成为诱发因素。

小儿偏头痛一般没有明显的抑郁症状，患有偏头痛的儿童，晕车、睡眠障碍、晕厥、二尖瓣脱垂和 Tourette 综合征患病率较同龄儿童高。

（二）治疗方法

小儿偏头痛的治疗应根据患儿的年龄、发作频率和严重程度、有无先兆症状出现和患儿对治疗的接受能力来确定。开始应充分向患儿及其家属解释病情，尽可能祛除诱发因素，使患儿建立正常的良好的生活习惯。生物反馈和放松训练对患儿也有所帮助。

治疗的目的：减轻疼痛、恶心和呕吐；终止即将发生的偏头痛发作；防止将来再次发作。

1. 止痛

15 岁以前应尽量避免应用阿司匹林，因为有导致 Reye 综合征的潜在危险。6 岁以下儿童可通过促进睡眠或给予对乙酰氨基酚（10～15mg/kg），大于 6 岁的患儿可给予对乙酰氨基酚治疗，也可给予其他非甾体类抗炎药物治疗。头痛严重或以上治疗无效者可应用咖啡因、双氢麦角胺和舒马坦等。

2. 止吐

由于小儿偏头痛常伴有恶心、呕吐，应重视止吐。止吐药应在症状开始出现时立即给予，即使轻症的偏头痛患儿只要出现恶心症状就应使用止吐药。常用的止吐药有晕海宁（1～1.5mg/kg）、甲氧氯普胺（口服 1～2mg/kg 或静脉注射 0.1～0.5mg/kg）、多潘立酮（口服 0.3～0.6mg/kg）、氯丙嗪（口服或肌注 1mg/kg，最大不超过 25mg）、异丙嗪（0.5mg/kg）等。严重者可给予恩丹西酮。

3. 预防发作

偏头痛频繁发作严重影响学习和生活者，可考虑预防性治疗。何时开始应用预防性药物，应用多长时间目前尚无明确的标准。一般说来，预防性药物应从小剂量开始，逐渐增加剂量。常采用的药物有以下几类：

（1）β 受体阻滞剂如心得安；

（2）5－羟色胺拮抗剂如苯噻啶；

（3）三环类抗抑郁药如阿米替林；

（4）抗组胺药；

（5）钙离子拮抗剂如盐酸氟桂嗪（氟桂利嗪），对小儿偏头痛的疗效较成人好；

（6）抗癫痫药如丙戊酸、拉莫三嗪等。

4. 颈交感神经阻滞

对于能够配合的儿童，可试用颈交感神经阻滞治疗偏头痛，两侧交替进行，间隔 1～3 天。用于预防时可每月 1～2 次。

二、小儿紧张型头痛

紧张型头痛也曾称为慢性非进展性头痛、肌肉收缩性头痛和心因性头痛。

（一）临床表现

小儿紧张型头痛的临床表现与成人相似。患儿多数为女性。头痛一般位于额部或全头，呈压迫样或束带样疼痛，可以伴有颈枕部压痛，头痛持续时间不等。头痛一般较轻，常不影响日常活动。很少受光、声影响，少数伴有恶心，一般无呕吐。患儿常有不同程度的心理行为症状，如焦虑、抑郁及睡眠障碍等，影响学习使学习成绩下降。患儿常有一些诱发因素如父母离异、亲人或亲密朋友的死亡，害怕失败。许多患儿是在校学习成绩较好、课外负担较重的学生，他们更容易经受不了挫折。一些患儿常诉说许多躯体症状如腹痛和肢体疼痛，疼痛的形式往往与自己以往所患疾病或家人与朋友所患疾病相似。

（二）治疗方案与原则

紧张型头痛患儿如不影响学习，最好避免经常使用阿司匹林、含咖啡因或巴比妥的药物，应首先采取心理治疗，患儿应尽可能正常上学。如心理治疗无效，可以采用三环类抗抑郁药物或5-羟色胺再摄取抑制剂。由于许多青少年对三环类抗抑郁药物比较敏感，建议从小剂量开始，逐渐增加剂量，以阿米替林为例，从5mg睡前一次开始，以后每2～3周增加10mg，症状常在每天30～60mg时减轻或消失。阿米替林可产生嗜睡、口干和体位性低血压，逐渐增加剂量和分次服用有助于减少这些不良反应。

第二十四章　颈、肩部和上肢疼痛

第一节　颈　椎　病

因颈椎间盘退行性变本身及其继发性改变刺激或压迫邻近组织，并引起各种症状和(或)体征者，称之为颈椎病。

一、临床表现

(一) 颈型颈椎病

1. 症状

以青壮年居多，颈部感觉酸、痛、胀等不适。酸胀感以颈后部为主。女性患者多诉肩胛、肩部也有不适。部分患者有颈部活动受限，少数可有一过性上肢麻木，但无肌力下降及行走障碍。

2. 体征

患者颈部一般无歪斜。生理曲度减小或消失，常用手指捏颈项部。棘突间及棘突旁可有压痛。

(二) 神经根型颈椎病

1. 根性痛

根性痛是最常见的症状，疼痛范围与受累脊椎节段的脊神经分布区相一致。与根性痛相伴随的是该神经分布区的其他感觉障碍，其中以麻木、痛觉过敏、感觉减弱等为多见。

2. 根性肌力障碍

早期可出现肌张力增高，但很快即减弱并出现肌无力和肌萎缩征。在手部以大小鱼际肌及骨间肌萎缩最为明显。

3. 腱反射异常

早期出现腱反射活跃，后期反射逐渐减弱，严重者反射消失。然而单纯根性受压不会出现病理反射。若伴有病理反射则表示脊髓本身也有损害。

4. 颈部症状

颈痛不适，颈旁可有压痛。压迫头顶时可有疼痛，棘突也可有压痛。

5. 特殊试验

当有颈椎间盘突出时，出现压颈试验阳性。脊神经牵拉试验阳性。

(三) 脊髓型颈椎病

1. 症状

患者首先出现双侧或单侧下肢发沉、发麻的症状，随之出现行走困难，下肢肌肉发紧，行步慢，不能快走，重者明显步态蹒跚，更不能跑。双下肢协调差，不能跨越障碍物。双足有踩棉花样感觉。自述颈部发硬，颈后伸时易引起四肢麻木。一般下肢症状可先于上肢症状出现，上肢一侧或两侧先后出现麻木、疼痛。部分患者有括约肌功能障碍、尿潴留。

除四肢症状外，往往有胸 1 平面以下皮肤感觉减退、胸腹部发紧，即束带感。

2. 体征

最明显的体征是四肢肌张力升高，严重者稍一活动肢体即可诱发肌肉痉挛，下肢往往较上肢明显。下肢的症状多为双侧，严重程度可有不同。上肢的典型症状是肌无力和肌萎缩，并有神经根性感觉减退，下肢肌萎缩不明显，主要表现为肌痉挛、反射亢进，出现踝阵挛和髌阵挛。皮肤的感觉平面检查常可提示脊髓真正受压的平面。Hoffmann 征阳性，Babinski、Oppenheim、Chaddock、Gordon 征亦可阳性。腹壁反射、提睾反射可减弱甚至消失。

（四）椎动脉型颈椎病

1. 眩晕

头颅旋转时引起眩晕发作是本病的最大特点。

2. 头痛

由于椎 – 基底动脉供血不足，侧支循环建立，血管扩张引起头痛。头痛部位主要是枕部及顶枕部，以跳痛和胀痛多见，常伴有恶心呕吐、出汗等自主神经紊乱症状。

3. 猝倒

是本病的一种特殊症状。发作前并无预兆，多发生于行走或上台阶时，头颈部过度旋转或伸屈时可诱发，反向活动后症状消失。这种情形多系椎动脉受刺激后血管痉挛，血流量减少所致。

4. 视力障碍

患者突然弱视或失明，持续数分钟后逐渐恢复视力，此系双侧大脑后动脉缺血所致。此外，还可有复视、眼睛闪光、冒金星、黑矇、幻视等现象。

5. 感觉障碍

面部感觉异常，口周或舌部发麻，偶有幻听或幻嗅。

二、诊断要点

（一）颈型颈椎病

1. 颈部、肩部及枕部疼痛，头颈部活动因疼痛而受限制。因常在早晨起床时发病，故被称为落枕。

2. 颈肌紧张，有压痛点，头颅活动受限。

3. X 线片上显示颈椎曲度改变，动力摄片可显示椎间关节不稳与松动；由于肌痉挛头偏歪，侧位 X 线片上出现椎体后缘一部分重影，小关节也呈部分重影。

（二）神经根型颈椎病

1. 具有典型的根性症状，其范围与受累脊椎节段相一致。颈肩部、颈后部酸痛，并沿神经根分布区向下放射到前臂和手指，有时皮肤有过敏，抚摸有触电感，神经根支配区域有麻木及明显感觉减退。

2. 脊神经根牵拉试验多为阳性，痛点注射对上肢放射痛无明显疗效。

3. X 线正位片显示钩椎关节增生。侧位片生理前弧消失或变直，椎间隙变窄，骨刺形成。伸屈动力片示颈椎不稳。

（三）脊髓型颈椎病

1. 自觉颈部无不适，但手动作笨拙，细小动作失灵，协调性差。胸部可有束带感。

2. 步态不稳，易跌倒，不能跨越障碍物。

3. 上下肢肌腱反射亢进，张力升高，Hoffmann 征阳性，可出现踝阵挛和髌阵挛，重症时 Babinski 征可能呈阳性。早期感觉障碍较轻，重症时可出现不规则痛觉减退。感觉丧失或减退区呈片状或条状。

4. X 线显示病变椎间盘狭窄，椎体后缘骨质增生。

5. MRI 检查示脊髓受压呈波浪样压迹，严重者脊髓可变细，或呈念珠状。磁共振还可显示椎间盘突出，受压节段脊髓可有信号改变。

（四）椎动脉型颈椎病

1. 颈性眩晕（即椎–基底动脉缺血征）和猝倒史，且能除外眼源性及耳源性眩晕。

2. 个别患者出现自主神经症状。

3. 旋颈诱发试验阳性。

4. X 线片显示椎体不稳及钩椎关节增生。

5. 椎动脉造影及椎动脉血流检测可协助定位但不能作为诊断依据。

三、治疗方法

颈椎病应采用综合治疗。

（一）非手术疗法的基本原则

1. 非手术疗法应符合颈椎的生理解剖学基础。由于颈椎的解剖结构和生理功能的特殊性，要求在治疗上严格遵循这一原则。粗暴操作，超过颈部骨骼和韧带的强度，可突然出现神经症状，甚至完全瘫痪。

2. 非手术疗法应密切观察患者的反应，超过颈椎骨关节生理限度的操作，往往会造成局部损伤。轻者局部水肿，渗出增加，粘连形成，重者可使韧带撕裂，不稳加重。长期推拿可使骨赘形成加速。因此，如推拿后患者感到不适或牵引后颈部疼痛加重，应立即停止这种疗法。

3. 非手术治疗的目的应是纠正颈椎伤病的病理解剖状态，停止或减缓伤病的进展，有利于创伤的恢复及病变的康复，预防疾病的复发。

（二）颈椎非手术疗法的适应证

1. 轻度颈椎间盘突出症及颈型颈椎病。

2. 早期脊髓型颈椎病。

3. 颈椎病的诊断尚未肯定而需一边治疗一边观察者。

4. 全身情况差，不能耐受手术者。

5. 手术恢复期的患者。

6. 神经根型颈椎病。

（三）非手术治疗方法

1. 颈椎牵引疗法

目前牵引的器械较多，但大致分为坐式牵引和卧式牵引。从生物力学的角度看，卧式牵引效果较好。卧式牵引的优点是患者可以充分休息，可以在睡眠肌肉松弛时牵引。

2. 制动法

颈椎制动包括颈托、围领和支架三类。

3. 三维正脊、理疗、推拿、按摩、针灸和穴位注射治疗等方法对多数患者有治疗作用。

4. 家庭疗法

家庭疗法是一个综合性的治疗方法，集康复、预防于一体，方法也较多。家庭疗法的主要内容包括纠正和改善睡眠及工作中的不良体位，牵引及使用围领等。家庭疗法是正规治疗的基础，对颈椎病的预防和康复具有重要作用。

5. 药物

常用的药物有硫酸软骨素 A、复方软骨素片、丹参片或复方丹参片、维生素 E、维生素 B、颈痛灵及抗炎药物。

颈部硬膜外局麻药加激素是治疗颈椎病的有效方法。若伴有睡眠障碍和抑郁症，可加用三环类抗抑郁药。

（四）颈椎病的手术治疗

当颈椎病发展到一定程度，必须采用手术治疗方可中止对神经组织的进一步损害。多数情况下，前路手术更合理，而后路手术为前路手术的补充治疗手段。不过，当有后纵韧带骨化时，脊髓广泛受压，宜采用后路手术。

颈椎病手术的适应证：

1. 颈椎病发展至出现明显的脊髓、神经根、椎动脉损害，经非手术治疗无效者。

2. 原有颈椎病的患者，在外伤或其他原因的作用下症状突然加重者。

3. 伴有颈椎间盘突出症经非手术治疗无效者。

4. 颈椎病患者，出现颈椎某一节段明显不稳，颈痛明显，经正规非手术治疗无效，即使无四肢的感觉运动障碍，亦应考虑手术治疗以中止可以预见的病情进展。

颈椎病手术的禁忌证：颈椎病手术不受年龄的限制，但必须考虑全身情况。若肝脏、心脏等重要脏器患有严重疾病，不能耐受者，应列为手术禁忌证。此外，颈椎病已发展至晚期，或已瘫痪卧床数年，四肢关节僵硬，肌肉有明显萎缩者，手术对改善生活质量已没有帮助时，也不宜手术。若颈部皮肤有感染、破溃，则需在治愈这些局部疾患后再考虑手术。

第二节　颈椎间盘突出症

颈椎间盘突出症是指有轻重不等的颈部外伤史，影像学检查证实有椎间盘破裂或突出，而无颈椎骨折、脱位，并存在相应临床表现者。致伤原因主要是加速暴力使头部快速运动导致颈部扭伤，多见于交通事故或体育运动。

一、临床表现

本病起病急，大多数病例有明显头颈部外伤史。临床表现因压迫部位和程度不同而有较大差异。根据椎间盘突出部位及压迫组织不同，可分为侧方型、中央型、旁中央型。

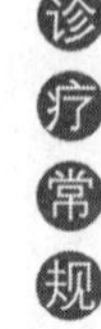

（一）侧方型颈椎间盘突出症

1. 症状

(1) 颈痛、僵硬、活动受限；

(2) 颈部过伸时可产生剧烈疼痛，并可向肩部或枕部放射；

(3) 一侧上肢疼痛或麻木感，但很少两侧同时发生。

2. 体征

(1) 颈部处于僵直位；

(2) 病变节段椎旁压痛、叩痛，颈根部棘突间及肩胛内侧可有压痛；

(3) 颈脊神经根张力试验阳性；

(4) 受累神经根支配区感觉、运动和反射改变。支配肌肉可有萎缩及肌力减退现象。

（二）中央型颈椎间盘突出症

1. 症状

(1) 不同程度的四肢无力，下肢往往重于上肢，表现为步态不稳；

(2) 病情严重者出现四肢不完全性或完全性瘫痪；

(3) 大、小便功能障碍，表现为尿潴留和排便困难。

2. 体征

(1) 不同程度的四肢肌力下降；

(2) 感觉异常，深浅感觉均可受累，因椎间盘突出节段不同，感觉异常平面的高低各异；

(3) 四肢肌张力增高；

(4) 腱反射亢进，可出现髌阵挛及踝阵挛，病理征如 Hoffmann、Oppenheim 征阳性。

（三）旁中央型颈椎间盘突出症

突出部位偏于一侧而介于颈脊神经根和脊髓之间，压迫单侧神经根和脊髓。

二、诊断要点

（一）病史

头颈部外伤史，有时是轻微的颈部扭伤。起病急，发病前无症状，起病后出现颈脊髓或神经根受压的症状和体征。

（二）影像学检查

1. 颈椎 X 线片

(1) 颈椎生理弧度减小或消失；

(2) 年轻或急性外伤性突出者，椎间隙可无明显异常，但年龄较大者，受累椎间隙可有不同程度的退行性改变；

(3) 椎前软组织阴影，在急性过伸性损伤所致的椎间盘突出可见增宽；

(4) 颈椎动力摄片时可显示受累节段失稳。CT 扫描虽对本病诊断有一定帮助，但往往无法依靠常规 CT 确诊。磁共振成像（MRI）直接显示颈椎间盘突出部位、类型，可从脊髓和神经根受损的程度，为颈椎间盘突出症的诊断、治疗方法的选择及预后提供可靠依据。

2. 肌电图

用于确定神经根损害，对神经根的定位有一定意义。

三、治疗方法

以非手术治疗为主，如出现脊髓压迫症状，应尽早施行手术治疗。

（一）非手术疗法

1. 颈椎牵引

原无退变的颈椎间盘突出症，经牵引恢复其椎间隙高度，部分突出物有望还纳。牵引方法：采取坐位或卧位，用枕颌带（Glison 带）牵引，重量 2.0～3.0kg，一般认为持续牵引比间断牵引效果好，2 周为一疗程。

2. 颈部围领制动

主要作用是限制颈部活动和增强颈部的支撑作用，减轻椎间盘内压力。一般可采用简易颈部围领保护，对严重病例伴有明显颈椎失稳者可采用石膏托颈固定。对牵引后症状缓解者制动有利于病情恢复。

3. 理疗

对轻型病例仅有神经根刺激症状者有一定效果，其中以蜡疗和离子透入疗法效果较好。

4. 药物治疗

对症处理，对疼痛剧烈者可采用镇静镇痛药物。

（二）手术疗法

对颈椎间盘突出症诊断准确、神经根或脊髓压迫症状严重者应采取手术治疗。术式包括：颈前路减压术、颈后路减压术、颈椎间盘显微切除术、经皮穿刺椎间盘旋切术等。

微创溶盘术：对于单纯颈椎间盘突出，可在 CT 或 X 光引导下行颈椎间盘穿刺，选择给予射频热凝、激光消溶、臭氧消溶、胶原酶消溶等治疗，效果较好。临床常用射频热凝+臭氧消溶。具体操作详见本书技术操作篇。

第三节　胸廓出口综合征

臂丛和锁骨下动脉、静脉在胸廓出口受压而产生的症候群称为胸廓出口综合征（thoracic outlet syndrome）。

一、临床表现

本病多见于女性，症状多为单侧性，多见于右侧，两侧受累者约占 30%左右。症状可分为神经和血管受压两组症状，以臂丛神经受压为主。按临床症状可分为轻、中、重型，轻者仅偶有上肢麻木和刺痛，常在夜间明显，不需要治疗。中型者同时有颈、肩、上肢症状，往往需要治疗。重型者则不能进行日常生活活动，疼痛剧烈，甚至不能入睡，可有雷诺现象、动脉栓塞、静脉血栓形成、肌肉萎缩等症状。可分为以下几型。

（一）臂丛神经受压型

主要症状是上肢疼痛、刺痛、麻木、感觉过敏、烧灼感、蚁走感、进行性乏力、疲乏等。疼痛等症状为隐袭性开始，且常为间歇性夜间多较重，可致痛醒，常累及颈、肩部，上肢抬高可使症状加剧，但与咳嗽、打喷嚏无关。往往同时有肌乏力、握力下降、手指动作不协调、精细动作失灵、握住的东西会掉下去。肌肉萎缩一般并不明显，但可有骨间肌和小鱼际肌萎缩。重者可有轻瘫，感觉完全丧失，一般无病理反射。

（二）锁骨下动脉、静脉受压型

1. 动脉受压症状

可致肢体苍白、缺血、发冷，甚至产生缺血性挛缩、坏死等。动脉受压症状多发生在合并颈肋或胸廓出口有骨性畸形者。无颈肋或第 1 肋异常者一般不会产生动脉受压症状。

2. 静脉受压症状

可有肢体间歇性肿胀、静脉淤血、青紫，偶尔发生锁骨下静脉血栓性静脉炎。

（三）交感神经刺激型

臂丛神经富有交感神经纤维，因此常合并交感神经受压症状，如上肢酸痛，往往定位不明确。严重者可出现雷诺现象、肢体苍白、发绀、发冷、霍纳(Horner)综合征等。

（四）假性心绞痛型

表现为心前区疼痛，可合并左上肢麻木，心电图检查、血液生化检查均正常。

（五）椎动脉受压型

椎动脉系锁骨下动脉第 1 段分支。斜角肌挛缩使第 1 肋骨抬高，使椎动脉开口处扭曲或狭窄，产生椎动脉供血不足，可出现一侧头痛，患侧面部麻木、眩晕。严重者有恶心、呕吐，可同时出现大鱼际肌萎缩、前臂内侧皮肤感觉减退、拇指不能对掌。

（六）双卡综合征型

当周围神经在近端受压以后，由于轴突流输送受阻，很易在远端骨纤维管道处再次受压产生受压症状，称之为双卡综合征。如胸廓出口综合征合并腕管综合征。临床诊断除肌电图外，Tinel 征很有帮助。

二、诊断要点

诊断比较困难，主要依靠详尽的病史和体检。病史更为重要，因为有时体征很少。一般认为具有血管压迫症状者比较容易诊断。X 线片可以确定有无颈肋、C7 横突是否过长、胸廓出口有无骨性异常。特殊检查可提示有无体位性压迫臂丛和锁骨下动、静脉。

（一）锁骨上窝触诊

可触及颈肋，指压或轻轻捶击有压痛，同时疼痛向上肢放射，并有手指麻木感、痛觉减退，其范围相当于臂丛下束的分布区。也可有手部骨间肌、肱二头肌、肱三头肌乏力，但反射正常。

（二）斜角肌压迫试验(Adson test)

患者颈部过伸，患肢外展 15°，并向检查侧旋转，深吸气同时屏气，若在颈过伸或旋转过程中出现桡动脉搏动减弱、消失，手指苍白、发冷，同时在锁骨上窝可闻及杂音者为阳性。因为吸气时斜角肌紧张，第 1 肋骨提高造成斜角肌间隙与肋锁间隙减小。

（三）肋锁压迫试验(Eden test)

患者取坐或直立位，令患者将肩部向后向下旋转而成军人的立正姿态，如果脉搏减弱，消失，同时锁骨下动脉闻及杂音则为阳性，表示锁骨下动脉、静脉或臂丛受压。

（四）上肢抬高运动试验(Roos test)

令患者上臂外展外旋、前臂屈曲 90°，呈 AER 体位(abduction－external－rotation)，

这种姿态使锁骨以胸锁关节为支点向后下方转动，如同剪刀一样靠近第1肋骨，使肋锁间隙减小，压迫臂丛和锁骨下动脉。方法为手指同时迅速屈伸，患肢在几秒钟以内由于疼痛、不适而下垂，亦称“间歇性跛行”试验，表示运动不能继续。健侧仍能继续运动 1 分钟以上，而并无不适感。亦可以中等速度交替握拳与松开，则将在 3 分钟以内产生症状。

（五）过度外展试验（Wright test）

患者取坐位，令一肢过度外展 100°、屈肢、前臂旋后、颈过伸、头转向对侧，同时检查桡动脉脉搏变化及有否腋动脉杂音，此试验阳性率 90%左右。

（六）体位性低血压

上肢外展外旋位时，若上肢的血压下降 15～20mmHg 或更多，则有诊断价值，提示锁骨下动脉受压。

（七）特殊检查

1. X 线颈椎片或胸片

有无颈肋、第 7 颈椎横突肥大，有无锁骨、第 1、2 肋骨畸形及其他骨性病变。

2. 尺神经传导速度测定

正常胸廓出口传导速度 72m/s。55m/s 以上表示压迫不严重，55m/s 以下表示严重压迫。

三、治疗方法

（一）非手术治疗

非手术治疗适用于大多数患者，除有血管狭窄、闭塞症状以外，均应先作非手术治疗。治疗措施包括纠正不良姿态、热疗、超声治疗、锻炼肩部肌肉、避免引起症状的姿势等，偶尔也有患者锻炼以后症状加重，也可应用颌枕牵引治疗。

（二）手术治疗

手术的目的是解除胸廓出口的压迫因素，有以下列手术方式。

1. 前斜角肌切断术

可以解除斜角肌三角的压迫，手术操作简单，优良率在 23%以下，因为前斜角肌不是唯一的压迫因素，复发率达 60%。

2. 锁骨切除术

切除锁骨可以解除对神经、血管的压迫，但可造成上肢畸形，严重影响上肢功能。主要的适应证是当锁骨异常，且必须暴露锁骨下动脉以切除动脉瘤或做旁路手术以及肋锁间隙明显压迫时，但必须同时进行前斜角肌切断术，而且应该仔细寻找异常约束带及异位的中斜角肌，锁骨骨膜也必须切除以防锁骨再生。

3. 颈肋切除或胸小肌切断术

如颈肋很短，在 2cm 以内不需切除，因其位置偏后不致构成压迫。长于 2cm 者应切除，可与第 1 肋切除同时进行。

4. 第 1 肋骨切除术

可以解除肋锁间隙压迫及松解斜角肌三角，并可解除第 1 肋骨对臂丛下束的阻挡，易于切断胸小肌腱，又不致产生畸形，因此是目前治疗胸廓出口综合征最有效、使用最广泛的手术，疗效达 90%左右。第 1 肋骨必须基本上完全切除，只可留下肋骨头部不超过 2cm，否则其残端仍可造成压迫。第 1 肋骨切除的手术进路很多，如经锁骨上进路、经胸进路、锁骨下进路和经腋路等。

第四节 臂丛综合征

臂丛综合征是由于臂丛受到颈肋或异常肌肉(如胸廓出口综合征)的压迫、肿瘤侵犯(如 Pancoast 瘤)、直接外伤(如牵张性损伤和撕脱伤)、炎症(如 Parsonage - Turner 综合征)、或放射损伤，发生神经性疼痛，放射至锁骨上区和上肢，并伴发无力的综合征。

一、临床表现

患者通常主诉有向锁骨上区和上肢放射的神经痛。活动颈部和肩部可使疼痛加剧，因而避免这些活动，出现冻结肩。

颈椎、胸部、肩部的 MRI、CT 等影像学检查、肌电图描记和神经传导速度检查有助于病因诊断。实验室筛查性试验包括全血细胞计数、血沉、抗核抗体和生化检查，以帮助排除其他病因导致的疼痛症状。

二、治疗方法

(一) 药物治疗

1. 加巴喷丁

是治疗臂丛神经痛的一线药物。开始时从睡前 300mg 开始，持续 2 天。注意药物副作用，包括眩晕、镇静、意识错乱和皮疹。每次加量 300mg，在 2 天内分次给药，在副作用允许的情况下增至疼痛缓解或总量可达每天 2400mg。

2. 卡马西平

对加巴喷丁无效者可选用。在用药前应该进行实验室基础值的检查，包括全血细胞计数、尿常规和生化检查。睡前 100～200mg，持续 2 天。注意观察副作用，随后每次增加 100～200mg，在 2 天内分份加量给药。在副作用允许的情况下直至疼痛缓解或总量达每天 1200mg。严密监测实验室参数，一旦出现血细胞计数异常或皮疹应立即停药。注意有无再生障碍性贫血发生。如果疼痛得到缓解，在减药前患者应持续该剂量至少 6 个月。

3. 巴氯芬

开始 2 天，每天睡前口服 10mg。注意观察副作用。每次增加 10mg，分份剂量在 7 天内给予。在副作用允许的情况下，增至疼痛缓解或总剂量达到每天 80mg。此药物有明确的肝脏和中枢神经系统的副作用，包括无力和镇静。

要告知患者，如果没有专业指导，不应擅自改变药物剂量或停药。过早减药或停药都可导致疼痛复发，而且在这之后疼痛症状将更难控制。

(二) 有创性治疗

1. 臂丛神经阻滞

使用局麻药和类固醇进行臂丛神经阻滞是一种有效的辅助治疗方法。

2. 臂丛射频消融

可通过影像引导下射频消融毁损臂丛神经。此方法用于以上治疗均无效的患者和继发于肿瘤或臂丛撕脱伤的患者。

3. 背根入髓区（DREZ）毁损

用于以上方法治疗均失败的患者和疼痛继发于肿瘤或臂丛撕脱伤的患者。

（三）物理治疗

物理和作业疗法是治疗臂丛综合征，帮助维持功能和缓解疼痛的重要部分。

第五节　肱二头肌长头腱鞘炎

由于肩关节超常范围的肩活动，使肱二头肌长头肌腱不断地在结节间沟中横行或纵行滑动反复磨损导致损伤，或突然的牵扯致伤，肌腱与腱鞘发生创伤性炎症。

一、临床表现

相当于肱二头肌长头肌腱处有剧烈的疼痛，关节活动明显受限，提物或使二头肌收缩并克服阻力时都有疼痛。慢性劳损的患者，主诉三角肌部疼痛，压痛点较局限。

二、诊断要点

1. 肩部疼痛，夜间加重。
2. 结节间沟部压痛。
3. Speed 试验　使患侧肘关节伸直，做对抗性肩关节前屈运动，若结节间沟部疼痛或疼痛加剧即为阳性。
4. Yergason 试验　屈肘 90°，做抗阻性二头肌收缩，若结节间沟部疼痛即为阳性。如同时做肩关节被动外旋动作，出现疼痛，则为 Yergason 加强试验阳性。
5. 与健侧对比，患侧肱二头肌肌力减弱。
6. 结节间沟局部注射治疗，症状显著减轻。
7. X 线摄片偶见结节间沟部钙化影。
8. 肩关节造影　肱二头肌长头肌腱鞘充盈不全或闭锁。

三、治疗方法

1. 1%普鲁卡因或利多卡因 5～10ml+醋酸泼尼松龙 25mg 局部注射治疗，效果较肯定。急性期过后可行功能锻炼，防止僵冻肩发生。

2. 手术治疗

可行长头腱下移固定在结节间沟内或移植在喙突上或肩峰成形术。适应证：

(1) 非手术治疗无效；

(2) 肱二头肌长头肌腱已在结节间沟中粘连；

(3) 骨性纤维腱鞘内骨赘形成，造成狭窄；

(4) 长头腱变性，部分肌纤维断裂。

第六节　肩峰下滑囊炎

位于冈上肌腱表面与肩峰之间的肩峰下滑囊发生炎症，急性期滑囊肿胀，慢性期囊壁增厚，囊腔粘连。本病好发年龄 40～50 岁。

一、临床表现

初起感肩前上方疼痛、疲劳，疼痛可向斜方肌方向或上肩和前臂放射。肩上举时症状加重。急性期疼痛较重，夜间不能入眠，患肩不能受压。肩峰下区及大结节近侧有局限性压痛。肩关节连续性伸屈运动可扪及关节内摩擦感。

二、诊断要点

1. 外伤史。
2. 肩峰下区及大结节近侧有局限性压痛。
3. 肩前上方疼痛。
4. 撞击试验阳性。
5. 疼痛弧征(pain arc syndrome)阳性　患肩上举 60°～120° 范围出现疼痛。
6. 臂坠落试验(arm drop sign)阳性　被动抬高患臂至上举 90°～120°范围，撤除支持，患臂不能自主支撑而发生臂坠落和疼痛。
7. 肩关节活动受限　肩关节外展、外旋及上举受限。
8. 后期出现肌肉萎缩。

病史和体征具备 1、2、3 三项，再加上 4、5、6、7 四项中的任何一项阳性体征，诊断即可成立。

三、治疗方法

1. 手术治疗

急性期患肩制动，三角巾悬吊；口服非甾类抗炎药物；局部注射治疗。炎症消退，症状缓解，开始进行肩关节功能的康复训练。

2. 手术适应证

陈旧性冈上肌腱断裂者；存在肩峰下撞击因素者。

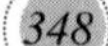

3. 手术方法

肩袖修复术，肩峰成形术。

第七节　肩关节周围炎

肩关节周围炎简称“肩周炎”，为肩痛及运动功能障碍的症候群。广义的肩周炎包括了肩峰下滑囊炎、冈上肌腱炎、肩袖撕裂、肱二头肌长头腱鞘炎、喙突炎、冻结肩、肩锁关节病变等多种疾患。狭义的“肩周炎”为“冻结肩”或“五十肩”的同义词。

一、临床表现

本病发病过程分为 3 个阶段：

(一) 急性期

又称冻结进行期。起病急骤，疼痛剧烈，肌肉痉挛，关节活动受限。夜间疼痛加重，难以入眠。压痛范围广，X 线检查无异常。

(二) 慢性期

又称冻结期。此时疼痛相对缓解。由急性期肌肉痉挛造成的关节功能受限发展到关节挛缩性功能障碍。关节周围软组织呈“冻结”状态。X 线检查偶可观察到肩峰、大结节骨质稀疏，囊样变。关节镜检查：关节腔内粘连，关节容积减小，腔内可见纤维条索及漂浮的碎屑。

(三) 功能恢复期

炎症逐渐吸收，血液供给恢复正常，滑膜逐渐恢复滑液分泌，粘连吸收，关节容积逐渐恢复正常，大多数患者肩关节功能可恢复正常或接近正常。肌肉萎缩需较长时间的锻炼才能恢复正常。

二、治疗方法

(一) 非手术治疗

急性期解痉止痛。可制动，口服非甾类抗炎药物，局部注射治疗；冻结期应在止痛条件下做适当的功能锻炼，防止关节挛缩加重。

(二) 手法松解术

适用于无痛或疼痛已基本缓解的肩关节挛缩症患者。在全身麻醉下分别在矢状面行后伸松解，在冠状面行外展内收松解，最后做内旋外旋的轴向松解，手法松解术必须用力徐缓，忌暴力，必须依次按矢状面、冠状面及轴向的顺序进行松解。

(三) 手术治疗

冻结期患者，伴有重度关节挛缩，经非手术治疗无效，可用手术方法剥离粘连。

第八节　肱骨内、外上髁炎

肱骨外上髁炎又称网球肘，为前臂伸肌起点特别是桡侧伸腕短肌的慢性撕拉伤。肱骨内上髁炎又称棒球肘或高尔夫球肘，为前臂屈肌起点反复牵拉累积性损伤。

一、临床表现

1. 肱骨外上髁炎多见于网球、羽毛球运动员，搅拌操作工及家庭主妇也多见。肱骨外上髁部位明显疼痛及压痛，握拳伸腕和旋转前臂时疼痛加重。Mills 试验(抗阻力伸腕)阳性。

2. 肱骨内上髁炎多见于棒球肘和高尔夫球运动员。肱骨内上髁部疼痛和压痛。如果前臂外旋腕关节背伸时，使肘关节伸直可引起局部疼痛加剧。

二、治疗方法

轻者可采用上臂限制活动；局部注射治疗或理疗等措施。保守治疗无效者，手术剥离松解相应肌肉附着处软组织或切断肌筋膜上穿出的微血管神经束，效果较好。

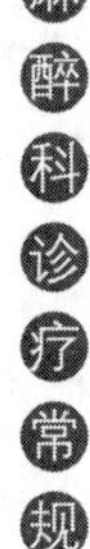

第九节 指屈肌腱狭窄性腱鞘炎

一、临床表现

1. 掌指关节掌侧酸痛，向远近侧放散。
2. 症状重者，屈伸指时可闻及弹响声。

二、诊断要点

1. 掌指关节掌侧压痛。
2. 症状重者指固定于屈曲位或伸直位而功能受限。
3. 扳机指征。

三、治疗方法

1. 轻者休息患手、理疗。
2. 局部注射治疗。
3. 保守治疗无效行屈肌腱鞘切开。

第十节 手痛感觉异常

手痛感觉异常又称为手套样神经病变。手套样神经病变常由于桡神经的感觉支受到压迫所致。神经的直接损伤也会出现相同的临床症状。骨折和撕裂伤常常会直接损伤神经，导致桡神经分布部位的感觉缺失。手术治疗痛性腱鞘炎时偶尔也会损伤桡神经的感觉支。

一、临床表现

手背部桡侧和拇指基底部的疼痛、异感和麻木感。物理检查可见腕部的桡神经感觉减弱。前臂远端常存在着桡神经的 Tinel 征。当手腕行屈腕和内旋动作时，患者常会感觉到桡神经支配区域的手套感。

二、治疗方法

首先应去除造成神经压迫的病因；应用非甾体类抗炎药或 COX-2 酶抑制剂。上述治疗方法无效时，可考虑腕部桡神经感觉支注射局麻药和激素。对于顽固病变者，可行手术探查和神经减压治疗。

第十一节 腕管综合征

腕管综合征为正中神经在腕管部受压所产生的一系列症状。腕管内通过的有指浅屈肌腱、正中神经、指深屈肌腱及拇长屈肌腱。任何增加腕管内压的因素，都将使正中神经受到压迫。如骨关节炎、腕骨骨折或脱位、腕横韧带增厚和指屈肌腱非特异性慢性腱鞘炎、腱鞘囊肿、脂肪瘤、血管瘤等。

一、临床表现

1. 女性多于男性，男女比例约为 1:6。

2. 患者主诉手掌面桡侧二指半麻木、疼痛，夜间或清晨较明显。疼痛有时放射至肘。甩手、按摩、挤压手腕，可使症状减轻。

3. 有时拇指外展、对掌无力，动作不灵活。

4. 检查可发现正中神经分布区皮肤感觉迟钝，但感觉完全丧失者少见。

5. 有拇外展功能障碍者，可有大鱼际肌运动障碍，甚至瘫痪、萎缩。

二、诊断要点

1. 手指麻木

示指和中指麻木、疼痛，尤以中指为明显，夜间症状加重，病期较久可出现大鱼际肌无力、萎缩。

2. 屈腕试验（Phalen 试验）

腕关节极度掌屈，一分钟后，自觉正中神经分布区手指皮肤麻木加重者为阳性。可双侧同时对比做。也可在屈腕时，一拇指压迫腕部正中神经部位，一分钟出现手指麻木、疼痛者为阳性。

3. 神经叩击试验（Tinel）征

用手指轻叩腕掌部，如出现沿正中神经分布区异常感觉者为阳性。

4. 肌电图检查

早期病例可用肌电图检查，以帮助确定诊断。

5. 神经诱发电位检查

该法优于肌电图，它可借分段测定神经传导速度，而发现神经嵌压的部位，有利于确立诊断，明确手术的部位。

三、治疗方法

1. 早期病例采用非手术疗法，可用含局麻药的强的松（泼尼松）溶液作腕管内注射，每周 1～2 次，5 次为一疗程。泼尼松龙可使腕管内组织水肿减轻，肌腱滑膜变薄，神经充血及水肿减少，症状缓解。

2. 应用非甾体抗炎药及神经营养药或进行理疗。

3. 经上述治疗无效或发生大鱼际肌萎缩者，应行腕横韧带纵行切开或部分切除以减压，将增厚的正中神经外膜切除，行神经外膜松解术。如已出现大鱼际肌萎缩者，应同时在显微镜下行神经束间松解术。

4. 如有腕骨脱位或其他病变，切开腕横韧带后，还应进一步处理腕骨脱位及其他适当治疗。

5. 在关节镜下切开切除腕横韧带。

第十二节　肘管综合征

任何原因在肘管部位压迫尺神经，均可产生肘管综合征。

一、临床表现

1. 早期患者常感到尺神经分布区皮肤麻木、不适，有时感到写字、用筷子等动作不灵活。

2. 症状加重时，尺侧腕屈肌及环、小指的指深屈肌肌力减弱。

3. 病程长者，可发生小鱼际肌及骨间肌萎缩，出现爪形手畸形。

4. 肘部尺神经沟处近端尺神经变得粗大，局部叩击尺神经可有过敏现象。

二、诊断要点

1. 发病缓慢，主要为环、小指麻木或感觉异常，手指活动不灵敏，自觉持物无力，并有前臂、手背侧麻木感等。

2. 随病情进展，可出现手内侧肌萎缩，偶有肘部尺神经增粗，Tinel 征阳性。

3. 双侧尺神经沟切线位 X 线片，患侧可见尺神经沟变浅、不平滑。

4. 肌电图检查，早期病例可用肌电图检查，以帮助确定诊断。

5. 神经电图检查，通过测定尺神经前臂段（腕－肘下 5.0cm）和肘段（肘下 5.0cm～肘上 5.0cm）传导速度及潜伏期的变化进行诊断，是诊断肘管综合征的主要方法。

三、治疗方法

1. 早期病例采用非手术疗法，可用含局麻药的泼尼松溶液作肘管内注射，每周 1～2 次，5 次为一疗程。

2. 应用非甾体抗炎药及神经营养药或进行理疗。

3. 环、小指麻木定位准确，内在肌萎缩，为手术指征。将尺神经从尺神经沟中解脱出来，然后移至肘前皮下。也可行神经外膜松解术，一般不主张行神经束间松解，否则易伤及神经内纤维，使症状加重。术后屈肘位石膏托制动。三周后开始练习活动。

第十三节　雷　诺　病

雷诺病（Raynaud’s disease），又叫“凉手综合征”（cold hands syndrome），是由于交感神经功能紊乱引起的指端局部缺血现象。

本病确切病因仍未完全明了，多数认为与长期受凉、感染、中毒、内分泌改变有关，这些因素引起脊髓血管运动中枢功能失调，出现末梢小动脉功能性、间歇性收缩，导致周围血液循环障碍。本病也可能有一定的遗传因素。

一、临床表现

常见于青年女性，发病年龄在 20～40 岁之间。手指发病多于足趾。寒冷是所有患者的诱发因素，一般是在受寒冷后，特别是手指接受低温后发作，故冬季和居住在寒冷地区的人多发，某些患者情感变化亦可诱发。经典发作的表现有三期：指(趾)动脉痉挛致血流停止，出现指(趾)苍白，有时变黄和麻木；血流缓慢恢复，因血氧饱和度低，指(趾)出现发绀；指(趾)动脉舒张，管腔完全再开放，因反应性充血指(趾)变为潮红，此期可伴有烧灼、跳痛感，然后变为正常颜色。发作结束后，指(趾)可有搏动感和麻木感。一般情况下发作自行终止，或因回到温暖环境，或将患处浸入温水中而终止，亦可通过揉擦、挥动患肢使发作终止。

二、诊断要点

(一) 辅助检查

1. 血管无创性检查

如激光多普勒血流测定、应变计体积描记法测定手指寒冷刺激时手指收缩压等，可见血流及手指收缩压异常改变。

2. 激发试验

(1) 冷水试验：指(趾)浸入 4℃冷水中 1 分钟，75%可诱发上述发作的颜色变化。

(2) 握拳试验：两手握拳 1.5 分钟后，于弯曲状态松开手指，部分患者可出现发作时的颜色改变；将全身暴露于寒冷环境，同时将手浸于 10～15℃水中，发作的阳性率更高。

3. 指动脉造影 分别在冷刺激前后做，如发现血管痉挛，可于动脉内注射盐酸妥拉苏林后再次造影，了解血管痉挛是否缓解。造影可以显示动脉管腔变小，严重者可见动脉内膜粗糙、管腔狭窄，偶见动脉闭塞。此项检查临床较少应用。

(二) 诊断依据

1. 多发于青年女性。
2. 两侧对称的指或趾出现间歇性苍白、发绀和潮红，温暖后症状缓解。
3. 发作由寒冷或情感刺激诱发。
4. 肢端疼痛表现为灼痛、麻木。恢复过程中可感胀痛。疼痛范围一般与神经支配无关。
5. 激发试验阳性。
6. 一般无坏疽，即使有也仅限于指尖皮肤。
7. 发作间歇期，疼痛可完全消失，但仍存在手指或足趾麻木等循环障碍症状。
8. 无其他引起血管痉挛发作疾病的证据。
9. 病史 2 年以上。

三、治疗方法

1. 患肢保暖，防止手脚受凉，尽可能避免水中操作，避免损伤和疲劳，适当加强营养，吸烟者应戒烟。

2. 药物治疗

硝苯地平 10～20mg，口服，每日 3 次；罂粟碱 30～60mg，皮下或肌内注射，每日 2 次；盐酸妥拉苏林 20～30mg，每日 4 次；海特琴(双氢麦角碱)0.25mg，每日 0.75～1.5mg；酚苄明 10～20mg，每日 1～2 次；烟酸 50～100mg，每日 3～4 次；利血平 0.25mg，每日 3～4 次；血管舒缓素 10U，每日 30～90U；前列腺素 E_1 静脉滴注。

3. 物理疗法

可用光疗、热疗、按摩、熏洗(活血止痛散或四阳止痛洗剂)等，改善血液循环，调整神经功能。

4. 神经阻滞

交感神经阻滞具有一定疗效，下肢病变阻滞腰交感神经节，上肢病变行星状神经节或胸 2、胸 3 交感神经节阻滞。

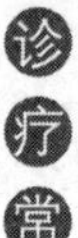

第二十五章　胸背部疼痛

第一节　胸 壁 疼 痛

胸壁由软组织及骨性胸廓构成。骨性胸廓是由 12 块胸椎及椎间盘、12 对肋骨和胸骨组成的骨架；软组织为胸壁固有肌、神经、血管、淋巴等组织，填充于骨架之间的空隙中。胸壁结构原发性和继发性病变均可引起疼痛。

一、临床表现

1. 症状

局部疼痛，尤其在深呼吸、咳嗽或转动体位时加剧，严重时可出现呼吸困难。

2. 体征

受伤的局部胸壁有时肿胀，按之有压痛，甚至可有骨摩擦感。用手挤压前后胸部，能引起局部疼痛加重甚至产生骨摩擦音。

3. 辅助检查

胸部 X 线和 CT 可有肋骨骨折线或断端的错位，同时有助于判断有无气胸、血胸的存在。但前胸肋软骨折断不能显示 X 线征象。胸壁 B 超检查可提供软组织异常证据。

二、诊断要点

1. 根据病史及放射线证据确诊。

2. 在缺乏放射线证据的情况下，损伤的部位可由轻轻地触诊胸壁，使患者深呼吸来确定。挤压征阳性可帮助诊断。

三、治疗方法

（一）病因治疗

是主要的治疗方法，在明确疼痛的原因后应积极采取病因治疗，如胸椎骨转移癌、椎管内肿瘤、糖尿病、椎间盘脱出、骨折等。

（二）一般治疗

最初的治疗是休息，避免增加疼痛的剧烈活动。可以口服肌肉松弛剂，尽量使患者放松以配合检查和进一步的治疗。

（三）神经阻滞

神经阻滞是治疗根性神经痛的主要方法，尤其是对疼痛十分剧烈、呈持续性的病例。对于某些疾病，神经阻滞可以有助于病因治疗，如带状疱疹、开胸术后综合征等。一般使用椎旁神经阻滞。对于需要反复穿刺阻滞胸脊神经根的病例，可以采用硬膜外置管。对于有明显交感神经痛症状的病例，可以进行胸交感神经节阻滞或毁损，尤其是顽固性的剧烈疼痛。椎旁神经阻滞效果不明显者可以考虑使用胸交感神经阻滞.可以达到治疗和协助诊断的目的。

（四）镇痛药物治疗

一般在病因治疗无效或疼痛剧烈急需控制的情况下使用。但对于肿瘤全身多处存在疼痛的患者，身体情况不能接受过多的损伤性治疗时镇痛药物治疗则是唯一的选择。大多数的神经根疼痛患者对阿片类镇痛药物不敏感，可综合应用不同种类的抗癌药物。骨转移病灶累及脊神经或胸交感神经链时，需要加用抗抑郁或抗惊厥类药物。如果使用硬膜外置管控制疼痛，可以给予吗啡和布比卡因，或加入可乐定。

（五）手术治疗

对于有些压迫脊神经根的疾病可以行手术治疗，给予减压使疼痛得到缓解。目前提倡使用微创手术，如椎间盘髓核的摘除、神经根切断、神经化学毁损、神经射频热凝术等均可在腔镜下进行。

第二节　肋软骨炎

肋软骨炎主要表现为肋软骨局限性肿大和疼痛，也有称为肋软骨痛性非化脓性肿胀。

一、临床表现

1. 症状

好发于20～30岁，呈突然或逐渐起病，表现为前上胸部疼痛，疼痛在咳嗽、打喷嚏、躯干侧屈活动时加剧，有时放射至肩部。

2. 体征

(1) 患病部位多为2～4 肋软骨处，局部呈纺锤形或球形肿胀，压痛明显。

(2) 多为单一根肋软骨受累，偶有多根或双侧肋软骨受累者。

(3) 局部皮肤无炎症反应。

(4) 尽管局部疼痛明显，但全身状态良好，偶有低热。

(5) 症状多在3～4周内自行消失，偶可持续数年之久。

(6) 有反复发作倾向。

3. 辅助检查

(1) 血常规正常。

(2) X线胸部透视或拍片：肋骨或胸骨无异常，可除外胸壁结核及骨髓炎等病变。

(3) 远红外热图扫描局部多呈高温图像。

二、治疗方法

1. 镇静剂使患者精神安定。

2. 症状明显者需对症处理，局部或全身使用肾上腺皮质激素；热敷及理疗；中药止痛；非甾体类抗炎镇痛药；消炎镇痛液局部注射；个别用放射诊疗；抗生素治疗。

3. 药物无效、影响情绪和工作、不能排除局部恶性肿瘤者可行肋软骨切除术。

第三节 胸大肌肌筋膜炎

一、临床表现

1. 症状

前胸部痛，可伴皮肤麻木，夜间疼痛明显，午间较舒适。与气候不一定有关。

2. 体征

局部有压痛，压痛区较局限，无红肿，无发热，肌肉可见轻度萎缩，有时可触及筋膜结节，重压有酸痛感。

3. 病程

如不经治疗其病程长。

4. 辅助检查

血常规及胸透均正常。远红外热图扫描局部呈片状高温图像。

二、治疗方法

1. 去除病因。
2. 消炎镇痛液局部痛点注射，每周 1 次，5 次为 1 疗程。
3. 舒筋活血、祛风散寒类中药内服或外用。
4. 非甾体类抗炎镇痛药口服或外用，必要时还可口服曲马多或外用芬太尼透皮贴剂等。

第四节 肋间神经痛

肋间神经痛是指一个或数个肋间的经常性疼痛。原发性肋间神经痛相当少见，临床多见继发性肋间神经痛。

一、临床表现

(一) 症状

1. 肋间部位的疼痛，可呈发作性加剧，在咳嗽、打喷嚏或深吸气时疼痛加剧。
2. 疼痛剧烈时可放散到同侧的肩部和背部，故患者感到如束带状疼痛。

(二) 体征

1. 相应皮肤区感觉过敏。
2. 相应肋骨边缘、肋间组织压痛。

(三) 辅助检查

原发性肋间神经痛可正常，而继发性肋间神经痛可有相应的阳性发现，如胸膜炎、慢性肺炎、胸主动脉瘤等。

二、治疗方法

1. 去除病因。

2. 如无明显病因存在者可行理疗、局部神经阻滞、针灸、TENS 等治疗。

3. 肋间神经脉冲射频，必要时射频热凝治疗。

第五节　棘上韧带炎

一、临床表现

1. 症状

主诉背痛或腰痛，病前可有久坐、长时间弯腰屈曲的病史。

2. 体征

疼痛处可有压痛，多局限于棘突和棘上韧带的一小点区域，无红肿；局部有叩痛或感纤维束在棘突上滑动的韧带“剥脱”感。

3. 辅助检查

远红外热图扫描局部高温图像。

二、诊断要点

1. 多见于中年以后，有过长低头弯腰屈曲工作病史者。

2. 在棘上韧带，特别是胸 3～5 段棘突处有局限性压痛即可诊断。

三、治疗方法

1. 对继发于椎间盘和脊柱疾患者要对原发病给予防治。

2. 对长期埋头、弯腰、伏案工作者要注意工作姿势。

3. 痛点局部注射消炎镇痛液。

4. 理疗，湿热敷。

第六节　带状疱疹肋间神经痛

一、临床表现

(一) 症状

1. 多有前驱症状，轻度发热和全身不适感。

2. 局部有感觉过敏和神经痛、烧灼感。

3. 部位多呈单侧、非对称性，沿一定皮肤神经分布。

4. 病程 2～4 周。

(二) 体征

1. 多在侧胸壁，一个或几个邻近的肋间神经分布区出现皮疹、潮红、丘疹、水疱，内容透明澄清，类似珍珠，患部炎症，明显有红晕。

2. 新旧疱疹成群分布，排列呈带状，数天后水疱松弛，内容物浑浊化脓或水疱破裂，露出糜烂底面，最后干燥结痂，一般不留瘢痕。

3. 不典型皮疹有：仅出现丘疹不发生水疱即吸收者称不全性带状疱疹；疱疹大如豌豆至樱桃者称大泡性带状疱疹；内容呈血性称出血性带状疱疹；中心坏死结黑色痂皮称坏疽性带状疱疹；病势进行，皮疹遍延全身者称泛发性带状疱疹。

（三）辅助检查

血常规可见白细胞减少或增多，淋巴细胞增多；病毒分离可呈阳性。

二、诊断要点

1. 根据前驱全身症状，患者皮肤感觉过敏伴神经痛。
2. 皮疹呈单侧性发疹，沿神经分布，多数水疱簇集成群，排列成带状而可诊断。
3. 病程急，很少复发。

三、治疗方法

1. 严重病例应休息，特别是年老体弱者，注意局部卫生，防止水疱破裂和继发感染。对继发感染者宜抗炎处理。
2. 全身应用抗病毒药物及免疫干扰剂如干扰素。
3. 口服维生素 B_1 或肌注维生素 B_{12}。
4. 局部治疗以消炎、干燥、收敛、防止继发感染为原则。
5. 物理治疗、针灸、经皮电刺激疗法对缓解疼痛有效。
6. 早期并用神经阻滞治疗可加强镇痛效果，促进治愈，并预防发生带状疱疹后神经痛。神经阻滞治疗可采用硬膜外腔注药、椎旁注药和交感神经阻滞。
7. 口服镇痛药可选抗抑郁药、抗癫痫药和麻醉性镇痛药。外用止痛药物可应用芬太尼透皮贴剂或辣椒素。

第七节　乳腺切除术后疼痛综合征

乳腺切除后疼痛综合征包括乳腺切除后出现在前胸、腋窝、上臂的中央和后部的持续疼痛。其经常发生在根治性乳腺切除和腋窝淋巴结清扫术后，也可发生在小的手术如乳腺肿块切除术后。疼痛发生率在4%～6%。

一、临床表现

1. 前胸、腋窝，臂的中、后部出现压迫感、收缩感、烧灼性疼痛感。
2. 在损伤神经分布的区域疼痛常伴随阵发性撕裂性疼痛，感觉异常，感觉过敏。
3. 上臂淋巴水肿。
4. 一些患者可产生反射性交感神经萎缩症，许多患者则出现加重的感觉过敏和痛觉过敏。
5. 神经瘤的触诊可引起撕裂性的电休克感觉。
6. 远红外线扫描多呈高温热图像。

二、治疗方法

1. 药物

非类固醇药物结合三环抗抑郁药，如阿米替林。

2. 神经阻滞

如果出现严重的疼痛，可采用后肋间神经阻滞或持续硬膜外阻滞，通常使用长效局麻药，也可在硬膜外腔注入阿片类药物。另外也可行交感神经阻滞。

3. 手术治疗

神经切断术亦可考虑，如后侧脊神经根切断和后根入口周围切断。

4. 经皮神经电刺激

经皮神经电刺激可减轻疼痛。

第八节　开胸术后疼痛综合征

一、临床表现

1. 疼痛，通常是中等或严重程度，可局限于胸壁或节段性分布。

2. 可伴有感觉异常、感觉缺失，或其他感觉障碍。

3. 患者可出现锥体束受损的征象。在少数由创伤性神经瘤引起的持续性疼痛可呈烧灼性疼痛，伴阵发性撕裂性疼痛。

4. 胸壁的触诊可显示感觉过敏和痛觉异常。

5. 一些患者在同侧上肢出现反射交感性营养不良(RSD)，伴随烧灼样疼痛和RSD的其他症状和体征。

二、治疗方法

1. 由肿瘤复发和残留引起疼痛的患者可按抗癌治疗，其效果取决于肿瘤的类型和抗癌的方法。

2. 缓解疼痛，非类固醇药物和阿片类止痛药，偶尔也可应用类固醇类药物。伴有撕裂性疼痛的患者可应用阿米替林。假如药物治疗不能缓解疼痛，应考虑神经阻滞，可行后肋间神经阻滞。如果伴双侧疼痛且CT显示没有硬膜外肿瘤存在的患者，可试用节段性的硬膜外神经阻滞。另外对于伴有严重烧灼性疼痛的患者可进行颈胸部交感神经阻滞。

3. 假如仍不能缓解严重的疼痛，应考虑神经外科手术和神经破坏阻滞。

第九节　硬膜外脊髓压迫

一、临床表现

疼痛是本病的首要症状，可发生在其他神经症状和体征出现以前数天和数周。疼痛开始位于背部中央，并伴随相关的神经根疼痛。背疼为钝痛、恒定，并逐渐进展，可由躺倒、伸腰、屈颈、伸直腿上举而加重，部分可在坐位或站位时缓解。可出现受累椎体棘突固定的局限叩痛。当主要压迫神经根时，可出现放射性疼痛。在胸部表现为双侧。有少数患者不表现为疼痛，常因诊断、治疗不及时而产生神经体征，故在诊断确立时，75%的患者表现为虚弱，50%的患者感觉缺失和自主功能丧失，表现为运动失调，可能由脊髓小脑束的压迫引起。

二、诊断要点

出现脊髓压迫的神经体征时，诊断不困难，损伤部位也比较容易确定。当疼痛是唯一的症状时，诊断就比较困难，也很难区别是脊髓压迫或脊髓转移，尤其当患者自己不知道患肿瘤时，可误诊为骨肌肉疾病。故对可疑患者应进行影像学检查。磁共振对本病诊断具有重要意义。

三、治疗方法

治疗的目的是缓解和控制疼痛，恢复运动功能。药物治疗包括应用皮质类固醇类药物，如大量地塞米松，可通过减少脊髓血管源性水肿来缓解疼痛。改善其他症状和体征，放射治疗已成为主要治疗手段，可使75%的患者疼痛缓解。外科处理包括解除压迫的椎板切除术、椎体切除。但是对于椎体塌陷和椎体半脱位的患者，椎板切除降低了脊柱的稳定性，有时导致症状的加重。现在采用器械来稳定脊柱的椎板切除，取得了一定效果。

第十节 肺 癌 疼 痛

一、临床表现

肺癌的早期往往没有特异性的症状，大多数在X 线或CT检查时发现。随着癌肿的增大，会出现刺激性咳嗽，痰中带血丝，胸闷，哮鸣，气促，发热和轻度胸痛。晚期肺癌可压迫侵及邻近器官、组织或远处转移，出现膈肌麻痹、声音嘶哑、上腔静脉梗阻、胸水等症状，当侵及胸壁则可引起剧烈疼痛，食管受侵时出现吞咽困难。上叶顶部肿瘤(Pancoast瘤)产生剧烈胸痛、上肢静脉怒张、水肿、臂痛和上肢运动障碍，以及颈交感神经综合征。少数病例由于癌肿产生内分泌物质，临床上呈现非转移性的全身症状，如骨关节病综合征(杵状指、骨关节痛、骨膜增生等)、库兴综合征、重症肌无力、男性乳腺增大、多发性肌肉神经痛等。

二、诊断要点

早期诊断具有重要意义。当症状、体征及影像提示肺癌时，及早确定组织类型和分期。获取组织学类型的方法包括痰查瘤细胞、纤维支气管镜、经皮针吸肺活检、纵隔镜、胸腔镜。

三、治疗方法

(一) 肿瘤治疗

治疗方法的选择主要取决于肿瘤的部位、组织类型、分期以及患者的身体状况等。各型肺癌如病灶较小，无远处转移，患者情况较好者，均应手术治疗并根据病理类型和手术时发现的情况，综合应用放射治疗和化疗药物疗法。

（二）疼痛治疗

1. 药物治疗

按照癌症三阶梯止痛原则进行。

2. 神经阻滞

对于药物止痛治疗不能缓解疼痛的患者，可考虑用局部麻醉药或神经破坏药物进行神经阻滞。

3. 神经刺激技术

4. 神经外科手术

第十一节　胸膜炎疼痛

一、临床表现

胸膜的炎症可继发于肺炎、肺脓肿、肺栓塞引起的肺梗死以及肿瘤等疾病。胸膜炎常伴有局部疼痛。

胸膜痛，也叫做 Bornholm 疾病和流行性肌痛，以麻疹、咽痛、肌痛为特点。一般伴随食欲减退、发热、突然的肌肉、胸膜和腹部疼痛。疼痛是锐性的，在低位肋骨或胸骨后部位突然发作，运动、呼吸、咳嗽、喷嚏、呃逆等可明显加重，也可涉及肩部、颈部、肩胛骨或胸部。约 50%的患者前腹部肌肉的疼痛和痉挛可以和胸部疼痛同时发生。许多患者还可表现为疼痛部位的疼痛过敏、感觉过敏和感觉异常。这种状况可持续 3～7 日，并可复发。偶尔，胸膜炎可伴随胸膜渗出。在疾病早期，胸膜炎、心肌炎、肝炎可连续发生。晚期的并发症是睾丸炎，在复发的胸膜痛的患者中 3%～5%可发生此并发症。

二、治疗方法

胸膜炎一般为自限性疾病，治疗原则是解除病因、缓解疼痛。对于轻微和中等程度的疼痛，可单独使用 NSAID 或给予适量的可待因。对于更严重的疼痛，可合用麻醉性镇痛药和 NSAID，效果良好。另外，可考虑后肋间神经阻滞或节段性的硬膜外阻滞，应用长效局麻药和阿片类药物阻滞。

第十二节　肩胛内侧滑囊炎

本病也称为肩胛内缘综合征，常并发于肩胛内上角综合征或肩周炎。

一、临床表现

患者常述有肩背不适及肩胛内缘痛感，常需活动肩颈部以缓解。查体可见肩胛内缘局限压痛，可触及该部位粗糙摩擦感或条索状物。病变被背阔肌及斜方肌遮盖，压痛较深在，查体时可在患者指引下找到压痛点。

二、治疗方法

一般采用非手术疗法：

1. 药物治疗

包括口服非甾体类抗炎镇痛药物及外敷各类消炎镇痛剂。

2. 理疗

可改善局部血液循环，加速组织修复。

3. 注射疗法

局部痛点病灶注射镇痛复合液 3～5ml，每周 1 次，4 次为一疗程。

第十三节　胸椎间盘突出症

胸椎间盘突出症远较颈、腰椎的椎间盘突出症少见。

一、临床表现

胸椎间盘突出症的临床症状与突出物的大小、突出物在椎管的部位及突出物和椎管内容积的相应关系都密切相关。一侧后外侧突出，仅单侧神经根受影响，临床上只出现神经根症状，而无脊髓症状。而中央型突出是指突出物从正中或向正后方突出，脊髓直接受压，临床首先出现运动功能障碍，同时存在疼痛及感觉异常。有些患者会因突出物压迫而导致脊髓的急性循环障碍，而出现截瘫，检查显示脊髓横断性损伤。位于胸 11～12 节段的突出，可压迫脊髓圆锥和马尾神经，疼痛可放射到腰部及下肢或出现马尾神经损伤的症状。

二、诊断要点

(一) 病史

临床很少有急性症状发作者。有些患者有外伤史。背痛往往是开始的症状，多局限在棘突间，叩击时尤为明显，疼痛呈放射状，出现束带样分布在胸壁或上腰部。疼痛区域局限在 1～2 根脊神经皮区。

(二) 体征

1. 胸段脊神经支配区的压痛和放射痛，相应脊神经支配区的感觉减退或消失，温度觉异常。脊旁肌肉强直，并因此可致脊柱侧弯。

2. 运动神经功能障碍的表现　下肢肌力减退，下段胸椎间盘突出时可见下运动神经元病征和迟缓性瘫痪。而上运动神经元损害时显示肌痉挛、踝阵挛和髌阵挛阳性、深反射活跃、巴氏征等病理征阳性。个别存在马尾综合征、性功能障碍，趾端可出现营养性溃疡。

(三) 辅助检查

X 线平片检查椎间隙狭窄、胸椎侧弯、椎体退行性改变都只能作为间接诊断依据。CT、MRI 可见相应节段椎间盘突出的影像学改变，另外可见椎管有无狭窄、突出物后纵韧带有无钙化、黄韧带是否增厚、椎体和下关节突有无增生。

三、治疗方法

1. 仅有单侧或双侧根性神经痛无脊髓压迫者可考虑保守治疗

(1) 静脉滴注神经脱水剂：2 次/天，7 天一疗程。

(2) 口服非甾体类抗炎药。

(3) 神经根阻滞治疗：可行胸椎旁神经阻滞或胸部硬膜外间隙阻滞。急性期用药：得宝松 1ml，维生素 B_{12} 0.5mg，0.5%利多卡因，总剂量 10～15ml，每处注药 5～8ml，1～2 周 1 次。

(4) 经皮电刺激治疗：电极放在相应脊神经支配区域或痛点。每天一次。

(5) 红外线偏振光或半导体激光治疗：每天一次，10 次为一疗程。

2. 出现脊髓压迫征或出现马尾综合征的治疗原则

(1) 单侧不完全瘫痪，无骨性椎管狭窄，无突出物钙化，无后纵韧带钙化和黄韧带肥厚者，可考虑髓核化学溶解疗法和射频消融术。

(2) 半身全瘫、截瘫或出现严重马尾综合征者，应尽早行外科手术治疗。术后可给予药物、理疗辅助。

3. 注意事项

糖尿病、高血压病患者禁用糖皮质激素。胃溃疡患者，禁用非甾体类抗炎药。

第十四节 心 绞 痛

一、临床表现

心绞痛分为劳累性和自发性两大类，也可分为稳定型劳累性心绞痛、初发型劳累性心绞痛和恶化型劳累性心绞痛。

(一) 稳定型劳累性心绞痛

1. 该型最常见，也称普通型心绞痛，指由心肌缺血缺氧引起的典型心绞痛发作。

2. 每日和每周疼痛发作次数大致相同，诱发疼痛的劳累和情绪激动程度相同，每次发作疼痛的性质和疼痛部位在 1～3 个月内无改变。

3. 典型发作是突然发生的胸骨体上段或中段之后的压榨性、闷胀性或窒息性疼痛。

4. 疼痛可波及大部分心前区，可放射至左肩、左上肢前内侧，达无名指和小指，偶可伴有濒死的恐慌感觉，往往迫使患者立即停止活动。

5. 疼痛持续 3～5 分钟，很少超过 15 分钟，休息或含服硝酸甘油片，在 1～2 分钟内(很少超过 5 分钟)消失。

6. 常在体力劳累、情绪激动(发怒、焦急、过度兴奋)、受寒、饱食、吸烟、发生贫血、心动过速或休克时诱发。

7. 发作时，患者表情焦虑，皮肤苍白、寒冷或出汗。血压可略增高或降低，心尖区可有收缩期杂音(二尖瓣乳头肌功能失调所致)。第二心音可有分裂，还可有交替脉或心前区抬举性搏动等体征。

8. 患者休息时心电图 50%以上属正常，异常心电图包括 ST 段和 T 波改变、房室传导阻滞、束支传导阻滞、左束支前分支或后分支阻滞、左心室肥大或心律失常等，偶有陈旧性心肌梗死表现。疼痛发作时心电图可呈典型的缺血性 ST 段压低的改变。

（二）初发型劳累性心绞痛

1. 指患者过去未发生过心绞痛或心肌梗死，而现在发生由心肌缺血缺氧引起的心绞痛，时间尚在 1～2 个月内。

2. 有过稳定型心绞痛但已数月不发生心绞痛的患者再次发生心绞痛时，也可归入本型。

3. 患者疼痛部位、性质、程度、可能出现的体征、心电图和 X 线发现等，与稳定型心绞痛相同，但心绞痛发作尚在 1～2 个月内。

（三）恶化型劳累性心绞痛

1. 简称恶化型心绞痛或进行型心绞痛。指原有稳定型心绞痛的患者，在 3 个月内疼痛的频率、程度、诱发因素经常变动，进行性恶化。

2. 患者痛阈逐步下降，较轻的体力活动或情绪激动即能引起发作，故发作次数增加，疼痛程度较剧，发作的时限延长，可超过 10 分钟。用硝酸甘油后不能使疼痛立即或完全消除。

3. 发作时心电图示 ST 段明显压低与 T 波倒置，但发作后又恢复，且不出现心肌梗死的变化。

4. 本型心绞痛反映冠状动脉病变有所发展，预后较差。可发展为急性透壁性心肌梗死，部分患者已经存在较小心肌梗死（未透壁）或心内膜下散在心肌梗死灶而心电图无改变，患者随时可能猝死。

5. 部分长期患稳定型心绞痛患者，可在一段时间呈现心绞痛进行性加剧，然后又逐渐恢复稳定。

二、诊断要点

1. 典型心绞痛发作含服硝酸甘油后可缓解，再结合患者年龄、是否有冠心病因素，即可迅速建立诊断。

2. 发作时心电图检查显示以 R 波为主导联 ST 段降低，T 波平坦或倒置（变异型心绞痛患者相关导联 ST 段抬高），发作过后数分钟内逐渐恢复。

3. 无心电图改变患者考虑做负荷试验，不典型发作者要依据硝酸甘油疗效和发作时心电图的改变进行诊断。

4. 暂时确诊困难者应反复检查心电图、心电图负荷试验或 24 小时动态心电图连续监测，如心电图显示阳性变化或负荷试验诱致心绞痛发作时也可确诊。

5. 诊断仍有困难者，可作放射性核素检查或考虑行选择性冠状动脉造影。

6. 冠状动脉内超声检查可显示管壁的病变，对诊断可能更有帮助。

7. 患者不典型心绞痛发作时，应先判断胸部不适感或疼痛是否出现在心绞痛发作时，需谨慎从事。因为心绞痛一词不单纯表现为疼痛，因为心肌缺血、缺氧的感觉可能是痛以外的感觉。

8. 心绞痛应是压榨紧缩、压迫窒息、沉重闷胀性疼痛，而非刀割样尖锐痛或抓痛、短促的针刺样或触电样痛、或昼夜不停的胸闷感觉。

9. 少数患者感觉为烧灼感、紧张感或呼吸短促伴有咽喉或气管上方紧榨感。疼痛或不适感开始时较轻，逐渐加剧，然后逐渐消失，很少为体位改变或深呼吸所影响。

10. 疼痛常见于胸骨或其邻近，也可发生在上腹至咽部之间的任何水平处，但极少在咽部以上。有时可位于左肩或左臂，偶尔也可位于右臂、下颌、下颈椎、上胸椎、左肩胛骨间或肩胛骨上区，然而位于左腋下或左胸下者很少。

11. 对于疼痛或不适感分布范围，患者常需用整个手掌或拳头来表示，用一手指指示疼痛部位者极少见。

12. 疼痛时限为 1～15 分钟，多数 3～5 分钟，偶有达 30 分钟的(中间综合征除外)，疼痛持续仅数秒钟或不适感(多为闷感)持续整天或数天者均不似心绞痛。

13. 体力劳累和情绪激动是主要诱发因素，如登楼层数过高、平地快步走、饱餐后步行、逆风行走、用力大便、长时间位于寒冷环境、其他疼痛诱因、心情恐怖、紧张、发怒、烦恼等情绪变化均可诱发心绞痛。

14. 晨间痛阈低，轻微劳力如刷牙、剃须、步行即可引起发作；上午及下午痛阈提高，即使较重的劳力亦可不诱发；而体力劳累加上情绪激动更易诱发。自发性心绞痛可在无任何明显诱因下发生。

三、治疗方法

(一) 发作时治疗

1. 休息

发作时立即停止活动。

2. 药物治疗

硝酸酯制剂作用较快，此类药物除迅速扩张冠状动脉，降低其阻力，增加其血流量外，还通过扩张周围血管，减少静脉回心血量，降低心室容量、心腔内压、心排出量和血压，减低心脏前后负荷和心肌的需氧，从而缓解心绞痛。

(1) 硝酸甘油：用 0.3～0.6mg 片剂，置于舌下含化，可迅速为唾液所溶解而吸收，1～2 分钟即开始起作用，约半小时后作用消失。长期反复应用可产生耐药性而降低效力，停用 10 天后恢复效力。不良反应有头昏、头胀、头部跳动感、面红、心悸等，偶有血压下降，因此第一次用药时，患者宜取平卧位，必要时吸氧。

(2) 二硝酸异山梨醇(消心痛)：用 5～10mg，舌下含化，2～5 分钟见效，作用维持 2～3 小时。或用喷雾剂喷入口腔，每次 1.25mg，1 分钟见效。

(3) 亚硝酸异戊酯：极易气化的液体，盛于小安瓶内，每安瓶 0.2ml，用时以手帕包裹敲碎，立即盖于鼻部吸入。其作用快而短，约 10～15 秒内开始，几分钟即消失。作用与硝酸甘油相同，降压作用更明显，宜慎用。同类制剂还有亚硝酸辛酯。

(4) 应用上述药物的同时，可考虑用镇静药。

(二) 缓解期治疗

1. 一般治疗

(1) 尽量避免各种诱致心绞痛发作的因素。

(2) 调节饮食，禁忌进食过饱，禁忌烟酒。

(3) 调整日常生活与工作量，减轻精神负担。

(4) 保持适当体力活动，以不致发生疼痛症状为度。

2. 药物治疗

应该选择作用持久的抗心绞痛药物预防心绞痛发作，可单独选用、交替应用或联合应用下列作用持久的药物。

(1) 硝酸酯制剂

1) 二硝酸异山梨醇：口服二硝酸异山梨醇 3 次/天，每次 5～10mg；服后半小时起作用，持续 3～5 小时。单硝酸异山梨醇 20mg，2 次/天。

2) 四硝酸戊四醇酯：口服 3～4 次/天，每次 10～30mg；服后 1～1.5 小时起作用，持续 4～5 小时。

3) 长效硝酸甘油制剂：服用长效片剂可使硝酸甘油持续而缓慢释放，口服后半小时起作用，持续可达 8～12 小时，可每 8 小时服 1 次，每次 2.5mg。用 2%硝酸甘油软膏或膜片制剂(含 5～10mg)涂或贴在胸前或上臂皮肤，作用可能维持 12～24 小时。

(2) β 受体阻滞剂：具有阻断拟交感胺类对心率和心肌收缩力受体的刺激作用，减慢心率，降低血压，降低心肌收缩力和氧耗量，从而缓解心绞痛发作。此外，还降低运动时血流动力学反应，使同一运动量水平心肌氧耗量减少；使不缺血的心肌小动脉(阻力血管)缩小，从而使更多的血液通过极度扩张的侧支循环(输送血管)流入缺血区。不良作用有心室射血时间延长和心脏容积增加，可能使心肌缺血加重或引起心力衰竭，但其对心肌氧耗量减少的作用远超过其不良作用。

(3) 钙通道阻滞剂：本类药物能抑制钙离子进入细胞内，抑制心肌细胞兴奋–收缩偶联中钙离子的利用，因而抑制心肌收缩，减少心肌氧耗。扩张冠状动脉，解除冠状动脉痉挛，改善心内膜下心肌的血供。扩张周围血管，降低动脉压，降低心脏负荷。降低血液黏度，抗血小板聚集，改善心肌的微循环。

治疗变异型心绞痛以钙通道阻滞剂的疗效最好。本类药可与硝酸酯同服，其中硝苯地平可与 β 受体阻滞剂同服，但维拉帕米和地尔硫䓬与 β 受体阻滞剂合用时则有过度抑制心脏的危险。停用本类药时也宜逐渐减量然后停服，以免发生冠状动脉痉挛。

3. 中医中药治疗

以活血化瘀法(常用丹参、红花、川芎、蒲黄、郁金等)和芳香温通法(常用苏合香丸、苏冰滴丸、宽胸丸、保心丸、麝香保心丸等)最为常用。此外，针刺或穴位按摩治疗也有一定疗效。

4. 其他治疗

低分子右旋糖酐或羟乙基淀粉注射液，250～500ml/d，静脉滴注 14～30 天为一疗程。抗凝剂如肝素、溶血栓药和抗血小板药可用于治疗不稳定型心绞痛。高压氧治疗增加全身的氧供应，可使顽固的心绞痛得到改善，但疗效不易巩固。体外反搏治疗可能增加冠状动脉的血供，也可考虑应用。兼有早期心力衰竭者，治疗心绞痛的同时宜用快速作用的洋地黄类制剂。

5. 外科手术治疗

主要是施行主动脉–冠状动脉旁路移植手术(CABG)。取患者自身大隐静脉或乳内动脉作为旁路移植材料。一端吻合在主动脉，另一端吻合在有病变的冠状动脉段的远端，引主动脉的血液改善该冠状动脉对心肌的供血。

6. 经皮腔内冠状动脉成形术（PTCA）

将带球囊的导管经周围动脉送到冠状动脉，在引导钢丝的引导下进入狭窄部位，向球囊内注入造影剂使之扩张，此技术可代替部分外科手术治疗。绝对适应证为：

(1) 心绞痛病程<1 年，药物治疗效果不佳；

(2) 1 支冠状动脉病变，且病变在近端、无钙化或痉挛；

(3) 有心肌缺血的客观依据；

(4) 患者有较好的左心室功能和侧支循环。应用该技术治疗效果不理想可以行紧急主动脉冠状动脉旁路移植手术。多支冠状动脉病变、心肌梗死后出现再次心绞痛也用本法治疗，但有左冠状动脉主干病变者属于禁忌证。本手术即时成功率在 90%左右，术后 3～6 个月内，有 25%～35%的患者可能再次发生狭窄。

7. 神经阻滞

可给予星状神经节阻滞或高位硬膜外腔连续阻滞，必要时给予星状神经节毁损性治疗。

第十五节　急性心包炎引起的胸痛

急性心包炎可因感染、结缔组织异常、代谢异常、损伤、心肌梗死或某些药物引起。

一、临床表现

（一）胸痛

常在全身疾病的病程中发生胸痛，位于胸前或胸骨后，偶尔疼痛位于上腹部酷似“急腹症”，为钝痛或尖锐痛，并向颈部、斜方肌区或肩部放射。疼痛程度轻重不等，在胸部活动、咳嗽和深吸气时加重，坐起和前倾时减轻或缓解。

（二）其他症状

呼吸急促，呼吸困难；发热、干咳、寒战和乏力等。

（三）心包摩擦音

间歇出现且时间短暂，性质也在每次查体时可发生变化。多为二相（收缩期和舒张期），有时仅出现于收缩期，但仅在舒张期闻及则较少见。

（四）心包积液

量大时出现心浊音界扩大、心音低沉。

（五）心电图

大多发生在胸痛后数小时或数天内，急性心包炎的系列心电图中的异常的 ST-T 改变分四个阶段：

1. 第一阶段

伴随胸痛发作时的心电图改变，对急性心包炎有实际诊断价值，表现为 ST 段抬高，凹面向上（除 aVR 和 V1 外）。无对应 ST 段压低。在 ST 段抬高导联中的 T 波通常是直立的。

2. 第二阶段

发生在起病的数天后，表现为 ST 段回落至基线并伴 T 波的平坦，ST 段的变化通常发生在 T 波倒置前。

3. 第三阶段

T 波倒置，不伴有 R 波消失或出现 Q 波。

4. 第四阶段

可以发生在病程的数周或数月之后，为倒置的 T 波恢复至正常。

（六）超声心动图（UCG）

为安全、迅速、无创的检查方法，对识别心包积液有高效的敏感性和特异性。只有纤维素性心包炎时，UCG 可能是正常的。

（七）X 线胸片

如合并大量心包积液，可显示心影扩大和外形改变。约 1/4 的心包炎患者出现左侧胸腔积液，可为继发于结核或恶性肿瘤等提供诊断线索。

（八）血液检查

包括血常规、血沉、心肌酶、血培养、结核皮肤试验、血清肌酐、抗链“O”、抗核抗体、HIV 感染试验、柯萨奇病毒，流感病毒和埃可病毒中和抗体测定、促甲状腺激素、T3 和 T4 等化验有助于对急性特异性心包炎的诊断。

二、治疗方法

1. 明确病因进行特异治疗。

2. 卧床休息直至胸痛与体温消退。

3. 心包炎性胸痛常对非甾体类抗炎药物治疗有效。

4. 胸痛严重且对上述治疗 48 小时内无效时应用糖皮质类激素。泼尼松 60～80mg/d，分次服用。

5. 抗生素只有在证实是化脓性心包炎时才应用。

6. 禁用抗凝剂，如因有人工机械瓣必须长期抗凝，则推荐静脉应用肝素，同时定期复查 UCG 观察心包渗液的变化。

第二十六章　腰、骶和下肢疼痛

第一节　腰椎间盘突出症

60%的患者有腰扭伤史。特殊职业，如长期坐位工作、驾驶员等易患该病。其典型症状是腰痛伴单侧或双侧下肢痛。

一、临床表现

（一）腰痛

大多数患者有下腰痛，并且为先腰痛后腿痛，部分患者为腰腿痛同时出现，少数患者为先腿痛后腰痛。疼痛部位在下腰部和腰骶部，位置较深。疼痛在活动时加重，卧床休息后减轻。当椎间盘突出突然发作时，可发生急性腰痛，肌肉痉挛，伴有坐骨神经痛和腰椎各种活动受限，疼痛持续时间较长。

（二）坐骨神经痛

由于 95%的腰椎间盘突出症发生在腰 4～5 或腰 5 骶 1 椎间隙，患者多伴有坐骨神经痛，向腰骶部、臀后部、大腿后外侧、小腿直至足背或足底放射。当患者弯腰、咳嗽、打喷嚏、大便时疼痛症状加重。

（三）腰椎姿势异常

由于椎间盘突出的方向向后或后外侧，刺激、压迫了一侧（有时为双侧）神经根，患者会保护性地采取一定的特殊体位，以避开椎间盘对神经的压迫。因此患者的腰椎可表现出不同侧凸、侧后凸、双肩不等高、骨盆不等高等各种异常姿势。

（四）麻木与感觉异常

当突出的椎间盘刺激了本体感觉和触觉纤维，即可出现肢体麻木。麻木部位按受累神经区域皮节分布。有时患者感觉患肢怕冷、畏寒，夏日也穿多条长裤。

（五）马尾神经损伤症状

此症状出现于急性中央型椎间盘突出者往往是髓核脱出。患者在搬重物、用力咳嗽、打喷嚏或被实施腰椎重力牵引、重手法“复位”后，即感腰骶部剧痛，双下肢无力或不全瘫。会阴区麻木，出现排便、排尿无力或失禁等括约肌障碍症状。男性可出现功能性阳痿，女性可出现尿潴留或假性尿失禁。

二、诊断要点

（一）病史

1. 仔细询问患者职业、发病时间与诱因、腰痛性质和下肢痛性质。

2. 观察患者的步态与脊柱外形。疼痛症状较重者可出现跛行步态。脊柱外形如前所述。

(二) 一般体格检查

1. 压痛点

在病变间隙的患侧有深压痛。疼痛可沿坐骨神经分布向下肢放射。

2. 腰椎活动受限

腰椎在各个方向上均有不同程度的活动受限。前屈后伸运动受限明显；有脊柱侧弯的患者，向凸侧弯曲的活动受限明显。

3. 肌萎缩和肌力减弱

受累的神经所支配的肌肉，如胫前肌、腓骨长短肌、伸趾长肌等，均可有不同程度的肌肉萎缩和肌力减弱。腰 4～5 椎间盘突出时，肌力减弱明显。

4. 感觉减退

受累神经根支配区，皮肤针刺痛觉明显减退。

5. 腱反射改变

腰 3～4 椎间盘突出时，出现膝反射减弱或消失。腰 5～骶 1 椎间盘突出时，出现跟腱反射减弱或消失。

(三) 特殊检查

1. 胸腹垫枕实验

检查方法：患者全身放松，双上肢伸直置于身旁，检查者在患侧腰 3～骶 1 各节椎间隙的深层肌上用手指探压，寻找深层压痛点。若在腰椎过度前屈位上测定，使原有在超伸展位上引出的深压痛、传导痛或下肢酸麻感完全消失或明显减轻者，则可判定为存在腰椎管内病变。

2. 直腿抬高试验

由于椎间盘突出时神经根袖受到卡压，限制了神经根在椎管内的移动。因此，在做患侧直腿抬高动作时因牵拉了受压的神经根而产生疼痛症状，试验呈阳性。

3. 直腿抬高加强试验

将患肢抬高到一定程度出现坐骨神经痛，然后降低患肢使疼痛症状消失时被动背伸踝关节，当又出现坐骨神经痛时为阳性。

4. 健肢抬高试验

当直腿抬高健侧肢体时，如果出现患侧坐骨神经痛的症状，即为阳性。此种情况多表明椎间盘突出为“腋下型”突出。

5. 股神经牵拉试验

对高位椎间盘突出症(如腰 2～3 和腰 3～4)的患者，股神经牵拉试验为阳性。但对部分腰 4～5 突出的患者，该试验也可为阳性。

6. 屈颈试验

患者取坐位或半坐位并伸直双下肢。当被动向前屈曲颈椎时，出现患侧下肢的放射性疼痛者为阳性。

7. 颈静脉压迫试验

压迫颈静脉，使硬脊膜膨胀。由硬脊膜发出的神经根与突出的椎间盘相挤压，从而诱发出疼痛。

（四）影像学检查

1. X 线平片

在侧位片可见病变的椎间隙变窄，正位片可见脊柱轻度侧弯。

2. MRI 检查

该项检查可更好地对脊髓内病变和椎间盘退变、脱水情况进行显影。MRI 对椎间盘突出的诊断有重要意义，但该项检查的假阳性率较高。

3. CT 检查

可清楚地显示椎间盘突出的部位、大小、形态和神经根、硬膜囊受压的情况。同时可显示黄韧带肥厚、关节内聚、后纵韧带钙化、椎管狭窄等情况。

4. 腰椎管造影

注入造影剂后通过正、侧、斜位 X 线摄片，直观地了解到任何对硬膜和神经根的压迫。现在使用较少。

5. CTM 检查

腰椎管造影后再做 CT 断层扫描，能提高诊断的准确性，尤其是对侧隐窝和神经根袖受压情况的了解，具有单纯 CT 检查无法替代的优势。

6. 腰椎间盘造影

此项检查适合于腰椎间盘源性腰痛的患者。向破碎和退变的椎间盘内注入造影剂，既可以看到造影剂外溢的影像，又可以在注射的过程中进行疼痛诱发试验。若注射造影剂可诱发出患者与以往相同的腰痛症状，即为阳性。MRI 普及后，该技术现在使用也较少。

三、治疗方法

（一）非手术疗法

非手术疗法的目的以缓解疼痛症状为主。

1. 牵引治疗

间歇式牵引比传统的持续牵引有更好的疗效。但是，牵引治疗并非对所有椎间盘突出症患者都有效，其疗效取决于突出的椎间盘与神经根的关系。也可采用三维正脊快速牵引。

2. 手法治疗

不同的推拿、按摩、旋搬手法治疗，均可取得缓和肌肉痉挛或改变突出髓核与神经的相对关系，从而减轻对神经根的压迫，缓解症状的作用。

3. 理疗、卧床、药物治疗

卧床、理疗并配合抗炎镇痛类药物治疗可以减轻神经根的炎性反应，以达到缓解症状的目的。多用于急性期。现多主张在有效镇痛的基础上适当进行功能活动。

4. 神经阻滞和注射疗法

采用硬膜外注射或于硬膜外腔置入导管连续阻滞法：在 CT 或 C 形臂透视引导下，可以直接将导管置入硬膜外间隙，将药物输送到局部，直接减轻神经根的炎性反应。也可采用腰大肌间沟阻滞治疗。

（二）手术治疗

1. 传统手术治疗方法

此方法经后路行开窗、扩大开窗、半椎板或全椎板切除，显露椎管内结构，摘除突出的椎间盘，解除对神经根的压迫。

2. 微创外科技术

包括脊柱内镜下椎间盘手术、椎间孔镜手术、经皮穿刺椎间盘摘除手术、经皮激光椎间盘切除术、纤维环及髓核化学溶解术、椎间盘射频冷消融术等方法，其中以椎间孔镜手术的发展变化最具代表性。该手术方法有创伤小、利于保护脊柱稳定性的优点。

第二节　腰椎棘上、棘间韧带炎

一、临床表现

1. 患者多为青壮年，有慢性腰背痛病史，以酸痛为主。

2. 棘上韧带炎多位于腰背部，而棘间韧带炎的位置较低，多位于下腰部。

3. 患者在弯腰时因牵拉损伤的韧带使疼痛症状加重，伸腰时减轻。局部受压时症状较重。

4. 在棘突和棘突间均可有压痛。在棘突上的压痛局限而表浅。压痛多为一个棘突，偶见两个棘突。

5. 普通 X 线片检查无阳性发现。

二、治疗方法

1. 减少局部应力。口服非甾体类抗炎药物，局部外敷止痛膏药。

2. 局部理疗。

3. 以上治疗无效时可以给予局部注射局麻药+糖皮质激素治疗，效果较好。每周一次，2～4 次多可治愈。

4. 对个别症状严重、保守治疗无效的棘间韧带炎患者，可以考虑手术切除韧带，并行局部脊椎融合。

第三节　第三腰椎横突综合征

一、临床表现

1. 腰痛，其程度和性质不一，可放射至同侧大腿，少数可放射至小腿或其他部位。

2. 腰部活动时或活动后疼痛症状加剧，有时翻身及步行困难；但咳嗽、打喷嚏、腹肌用力等则对疼痛无影响。

二、诊断要点

1. 多数患者有腰部扭伤史。

2. 在骶棘肌外缘第 3 腰椎(或第 2、第 4 腰椎)横突尖端处有局限性压痛，有时可引起同侧下肢放射痛。局部触诊可摸到肌肉痉挛性结节。

3. 直腿抬高试验可为阳性，但加强试验阴性。有些患者股内收肌明显紧张。无神经根性损害体征。

三、治疗方法

1. 口服抗炎镇痛药物并配合局部理疗。
2. 手法或三维正脊松解治疗。
3. 局部注射，患者俯卧位，腹部垫一软枕，用长针头做第三腰椎横突尖部骨膜下及周围软组织注射。每周一次，共2～4次。要求注射部位准确，否则无效。
4. 对上述保守治疗无效而症状严重者，可考虑手术治疗，如横突周围软组织松解术。

第四节　腰椎滑脱

腰椎滑脱是腰部脊柱的一种先天性、发育性疾病或退行性病变，可导致疼痛和功能障碍。女性多见，且多发生于40岁以后。此病是一块椎体相对于另一块椎体滑动所致。多数情况下，上面的椎体相对于下面的椎体向前滑动，出现脊髓压迫和背部疼痛，最终导致椎管的狭窄。少数患者上方的椎体相对于下方的椎体向后方移动。腰椎间盘脱出、肿瘤和感染也可引起腰椎滑脱。

一、临床表现

在举重物、扭腰或者弯腰时背部疼痛。从坐位站起时经常疼痛。许多患者会存在神经根症状，表现为受累节段的下肢放射性疼痛、无力和感觉障碍。通常情况下，至少一个节段受累。椎体滑脱严重时，会导致脊髓损伤或马尾神经损伤症状，出现下肢无力、肠道和膀胱的功能障碍。

单纯的X线平片检查就可发现椎体的移位。侧位平片可见两个椎体相对移位的情况。腰椎的核磁共振检查可以使临床医生更准确的发现椎管内容物的病变情况。不能行核磁共振检查的患者，可行CT或脊髓造影检查。若怀疑转移癌或骨骼损伤则考虑行放射性核素扫描检查。

肌电图和神经传导速度的检查可为临床医生提供神经生理方面的信息。

二、治疗方法

1. 物理疗法

包括腰部的弯曲练习、热疗与镇静药物和非甾体类抗炎药、肌肉松弛剂的联用等。

2. 硬膜外应用激素

局麻药和糖皮质激素行腰部的硬膜外阻滞对继发于椎体移位的疼痛有非常好的疗效。

3. 睡眠障碍和情绪低落可用三环类抗抑郁药

如阿米替林，起始剂量为睡前25mg口服。

第五节　强直性脊柱炎

强直性脊柱炎是脊柱的一种炎性病变，有家族性和遗传性，可涉及骶髂关节，偶尔可涉及关节外的组织，如眼睛。本病又叫 Marie－Strümpell 病。强直性脊柱炎的原因不明，自身免疫系统的调节机制异常可能参与发病。骶髂关节炎是强直性脊柱炎的最早表现。偶尔会发生急性眼葡萄膜炎和大动脉瓣膜的病变。

一、临床表现

1. 背部及骶髂关节疼痛和晨僵

晨僵往往在早上起床时最为严重，在长时间不活动后也会出现。活动受限的原因是由于骨性的融合和肌肉的阵挛。随着疾病的进展，疼痛逐渐加剧，并且出现严重干扰夜间睡眠的情况。脊柱、骶髂关节、胸肋关节和股骨粗隆疼痛剧烈。

2. 脊柱变化

腰部脊柱前凸会消失，臀大肌萎缩。胸段脊柱后凸，颈部向前伸展。若髋关节受累，则出现髋关节的融合作为代偿，患者行走时经常伸展膝关节。腰部由于脊柱固定而不能伸展，则可能会出现脊柱的断裂和脊髓的损伤。

3. 眼睛的葡萄膜炎

会导致眼睛怕光、视力下降、大量流泪等情况出现。

4. X 线平片

对称性骶髂关节侵蚀性损害，关节间隙的炎症与狭窄是此病的特异性诊断。核磁共振检查可以为临床医生提供最好的腰部脊柱和骶髂关节的信息。

5. HLA－B27 抗原检测阳性

对于有临床症状的患者高度提示强直性脊柱炎。在强直性脊柱炎的患者中 90%的 HLA－B27 抗原呈阳性，而在普通人群中仅为 7%。由于血清中 IgA 抗体的增加，红细胞沉速率往往是加快的。

二、治疗方法

1. 物理疗法

包括反复的训练以保持脊柱功能，局部热敷疗法、镇静药物和非甾体类抗炎药的联用、肌肉松弛剂的应用等。水杨酸偶氮磺胺吡啶在控制强直性脊柱炎相关炎症上有一定效果。

2. 硬膜外阻滞

对于强直性脊柱炎的患者使用局麻药和糖皮质激素行鞍部或腰部的硬膜外阻滞对继发的疼痛有非常好的疗效。

3. 三环类抗抑郁药

对于睡眠障碍和情绪低落者可用三环类抗抑郁药。

4. 肾上腺皮质激素和扩瞳药物

针对急性眼葡萄膜炎应该给予肾上腺皮质激素和扩瞳药物治疗。

第六节　腰背筋膜纤维织炎

因某种原因(寒冷、潮湿、急性扭伤及慢性劳损等)致使腰背筋膜等组织出现水肿、渗出及纤维性变，并伴有一系列临床症状者称为腰背筋膜纤维织炎。

一、临床表现

本病除具有一般腰痛共性症状外，主要特点有：

1. 弥慢性疼痛

其特点是晨起时疼痛剧烈，活动数分钟或半小时后即缓解，但至傍晚时，或因活动过多疼痛复现，休息后又好转。

2. 多有诱发因素

患者发病多有明确的诱发因素，其中以受凉、受潮及过度劳累等为多见，且既往有类似情况。

3. 点状压痛及皮下结节

患者多能用手指明确指出其痛点(一点或数点)；除局部压痛外，尚可沿该痛点处所分布的神经纤维末梢向上传导，反射地出现该处邻近部位痛感。皮肤较薄者，尚可在痛点处深部触及结节样硬块。

4. 腰痛

其中以腰部僵硬、活动受限及肌肉紧张等多见。

5. X 线平片

X 线平片无特殊改变。

二、治疗方法

1. 非手术疗法

消除病因，即注意防潮保温，避免引起腰背部劳损的体位；腰背肌锻炼不仅可增强肌力，且可改善局部血循环而有利于本病的康复；局部注射治疗效果较好。

2. 手术疗法

对有明确压痛点，疑发生末梢神经卡压者，可行局部点状或片状软组织松解术，将粘连、纤维化之筋膜与血管神经末梢分离、减压；对于腰骶部脂肪脱垂者，可行手术探查及脂肪摘除(或筋膜松解)术。

第七节　骶尾部疼痛

一、临床表现

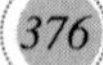

1. 骶尾部疼痛为其主要症状，尤以坐硬板凳、咳嗽或解大便时疼痛明显。
2. 患者喜坐沙发或自带海绵等软垫，以防局部受压。对排大便有恐惧感。

二、诊断要点

1. 部分患者有骶尾部外伤或骨折病史，也有一部分因韧带劳损或关节退变引起。
2. 体检时发现在骶尾连接处有明显的压痛。
3. 肛门指检时用两指捏住尾骨，前后晃动，可加剧和诱发疼痛症状。
4. X 线检查对既往有骨折脱位病史者，可有相应的影像学改变。

三、治疗方法

1. 急性劳损者应卧床休息。新鲜骨折并有向前移位者可经肛门指诊复位。减少步行，每日温热水坐浴 1～2 次。

2. 改变坐姿，养成长期用大腿坐的习惯，以减少臀部承重。也可用气垫、气圈，防止压迫，缓解症状。

3. 口服抗炎镇痛药物，局部理疗。

第八节　梨状肌综合征

梨状肌综合征是由于梨状肌穿经坐骨切迹的过程中对坐骨神经的压迫造成的。梨状肌的功能是作用于髋关节将股骨外旋。梨状肌的神经支配来自骶丛。在内旋股骨时，肌腱的嵌顿和肌腹可对坐骨神经造成压迫，如果压迫持续不缓解，即可造成坐骨神经卡压。腰部神经根病和坐骨神经卡压可并存，称为“双重挤压综合征”。

一、临床表现

首发症状为臀部严重的疼痛，可放射到下肢和足。伴有麻木、感觉异常以及坐骨神经分布区的无力。体格检查可见坐骨切迹的触痛、坐骨神经处的 Tinel 征阳性、直腿抬高试验阳性。梨状肌触诊可有触痛，并触及肿胀、僵硬的肌腹。病情进展，如不治疗，患侧臀肌和下肢可出现无力，最终可导致肌萎缩。背部、臀部和骨盆的平片可用于排除潜在的骨性病变。臀部的影像学检查和肌电图有助于区别神经根病及臀源性疼痛。

二、治疗方法

联合应用非甾体类抗炎药或环氧化酶–2 抑制剂与物理疗法。局部的热疗和冷疗也有一定的疗效。患者需要避免反复的活动，否则会加重症状。夜间侧卧位时，可将双腿间夹一个枕头，起到将患肢固定的作用，也可起到治疗的效果。对这些治疗效果不明显的患者可采取局麻药液或类固醇在梨状肌水平注射。很少采用外科松解术来缓解疼痛。

第九节　坐骨神经卡压综合征

坐骨神经由骶丛神经构成，在神经走行过程中若受到骨性结构、肌肉、韧带、软组织等结构病变的影响，对神经干产生卡压，可出现疼痛等症状。肿瘤、骨折、股骨头脱位、与坐骨神经相关区域内的手术、手术后疤痕等均可能导致坐骨神经卡压，出现坐骨神经痛。

一、临床表现

1. 疼痛特点　初期为臀部钝痛、刺痛伴酸痛、沉重，疼痛向大腿后侧、小腿后外侧及足背、小趾放射。有时伴有麻木，或向下腹部、会阴部放散，行走时疼痛加重，但咳嗽、喷嚏时疼痛无明显加重。患肢无力，可出现瘸行，甚至不能行走。

2. 坐骨神经支配区内感觉、运动功能障碍和跟腱反射异常。

(1) 反射性紧张，脊柱向健侧侧凸，患腿微屈膝状。

(2) 臀区坐骨神经骨盆出口体表投影处有压痛，并沿坐骨神经放射。

(3) 直腿抬高试验、屈颈试验、下肢内旋试验等坐骨神经牵拉试验均为阳性。但腰部一般无压痛点和阳性体征。

二、诊断要点

1. 根据病史、症状、体征，尤其是疼痛的特点、部位、压痛点等，可以初步诊断。

2. 注意与椎间盘突出症、腰椎管狭窄等疾病相鉴别，有必要进行 X 线、CT、MRI、脊髓造影等影像学检查。

3. 肌电图及电生理检查显示坐骨神经传导速度减慢，潜伏期延长，严重者肌肉呈现失去神经支配表现。

三、治疗方法

1. 非手术治疗

是首选的治疗方法，对于急性期或发病初期的患者，首先去除病因、卧床、抬高患肢等，其目的是消除神经水肿、缓解疼痛。理疗可以减轻神经水肿，缓解腰背部疼痛和坐骨神经疼痛。

2. 药物

口服非甾类抗炎镇痛药物，也可以给予一些营养神经的维生素类药物。

3. 坐骨神经阻滞术

通常为小剂量的糖皮质激素、维生素 B_{12}、利多卡因(或普鲁卡因)等药物。

4. 中药治疗和针灸治疗

可以明显地减轻疼痛程度。

5. 手术治疗

非手术治疗无效、诊断明确，可以考虑手术治疗。

第十节　股神经卡压综合征

各种原因卡压股神经而出现相应症状者称为股神经卡压综合征。

一、临床表现

1. 疼痛

位于股前侧至小腿内侧放射性疼痛。常伴有腰丛神经损伤的其他症状，如下腹痛、阴囊痛等。髂窝部位疼痛，髋关节活动受限。

2. 压痛

位于腹股沟韧带中 1/3 靠近股动脉外侧、膝内侧、小腿至足内侧。腰丛受损时，经腹壁触诊腰椎旁时，可有明显的压痛。

3. 大腿前内侧至膝及小腿前内侧麻木，伸膝无力，股四头肌紧张、肌束颤动、肌力减弱，膝腱反射减弱或消失。晚期可出现股四头肌萎缩。

二、诊断要点

1. 多有外伤史、手术史及其他疾病症状，发病突然且逐渐加重。

2. 对于症状较重和病因不明确的患者，可进一步行 X 线、CT、MRI、B 超等检查，排除器质性疾病。对于有血友病病史的患者，应高度怀疑股神经鞘内出血的可能。

3. 股神经牵拉试验阳性。

4. 肌电图可见股神经电位异常。

三、治疗方法

1. 外伤后突然出现股神经卡压症状，在除外血友病后，尽快行手术减压，有利于神经功能的恢复。对手术或外伤后疤痕引起的卡压症状，也可以手术松解。

2. 对于有血友病病史的患者，首先给予止血治疗，输注新鲜血浆或成分输注凝血因子，早期予以局部冷敷、压迫止血及抬高患肢等对症治疗措施。

3. 股神经阻滞，局麻药+小剂量糖皮质激素，减轻水肿，有利于神经恢复。

4. 针灸和中医康复治疗有助于神经损伤后的恢复，可试用。

第十一节　股外侧皮神经卡压综合征

是指股外侧皮神经支配区的感觉异常和股前外侧表皮疼痛的综合征。常见于中年以上，肥胖之男性，尤多见于喜穿紧窄短裤者。有腿部外伤、糖尿病、妊娠者较易发病。

一、临床表现

1. 多数为一侧发病，起病可急可缓，以中年以上患者为主。

2. 股前外侧皮肤疼痛，初期疼痛为间断性，逐渐成为持续性，且因持久站立、远距离行走、衣服摩擦、仰卧位大腿过度伸展等动作而加剧。

3. 髂前上棘内侧向下约 2cm 处有压痛点，股前外侧皮肤可有局限性感觉减退。

二、诊断要点

1. 根据该神经起行及其分布区的疼痛、感觉异常及皮肤出汗、甚至皮肤萎缩，可做出初步诊断。

2. 髂前上棘内侧直下约 2cm 处(股外侧皮神经投影处)出现局限性压痛点，压之有向肢体远端放射痛(Tinel 征阳性)。

3. 肌腱反射存在，不出现股四头肌萎缩。

4. 对症状严重的病例，应行腰椎 X 线平片及盆腔脏器检查，以排除器质性病变。

三、治疗方法

1. 病因治疗

祛除致病因素或进行病因治疗，如避免紧裤等各种理化因素刺激，改变生活习惯，矫正脊柱畸形。

2. 药物治疗

可给予非甾体类抗炎镇痛药及维生素 B 族药物；也可服用卡马西平 0.1～0.2g，每日 3 次口服。

3. 理疗

激光、红外偏振光照射治疗。

4. 神经阻滞治疗

本法对原发和继发性疼痛均有疗效。

第十二节　腓总神经卡压综合征

腓总神经通过的骨筋膜管由腓骨颈外侧面的骨沟、腓骨长肌的纤维弓和深筋膜组成。当踝关节强力内翻即腓骨长肌强力收缩时，其纤维弓可卡压腓总神经造成本症。

一、临床表现

本症多因足、踝急性或慢性跖屈内翻损伤所致，如舞蹈演员、运动员的运动损伤；腓骨头颈部骨折、肿瘤、腱鞘囊肿的内在压迫，以及外来压迫如绷带包扎过紧、管型石膏、盘膝坐位时间过久，极度屈膝位时间过久，长期卧床时下肢体位不当，均可使腓总神经受压引起足及小腿外侧疼痛，伴有痛区感觉障碍，严重时出现足背伸或外翻肌力减退，甚至发生足下垂。

二、诊断要点

1. 足及小腿外侧疼痛，运动时加剧。

2. 痛区伴异样感、麻木等感觉障碍。

3. 足背伸或外翻肌力减退，甚至出现足下垂。

4. 在卡压神经的痛点叩诊时，其所支配区出现刺痛，即 Tinel 征阳性，提示有神经损伤。

5. 辅助检查　正侧位 X 线片有时可见到腓骨头颈部骨折、局部肿瘤、腱鞘囊肿等器质病变的表现。

三、治疗方法

1. 病因治疗

因骨折、肿瘤、腱鞘囊肿所致者，应首先去除原发病因，再对症治疗。

2. 镇痛及对症处理

(1) 局部物理治疗：外伤引起者，可用红外偏振光、半导体激光等局部治疗。

(2) 口服非甾体类抗炎镇痛药或外敷用药。

(3) 在发生局部神经卡压的压痛点处，可行注射治疗。配方可用 0.5%利多卡因镇痛复合液(内含维生素 B_{12} 0.5mg、得宝松 lml 的混合剂)5～8ml，一周一次，5 次为一疗程。

3. 手术治疗

上述治疗无效时，应行腓骨颈处骨筋膜管切开减压术，可根治本症。

第十三节　髋、膝骨性关节炎

骨性关节炎特征是能动关节的关节软骨发生原发性或继发性退行性变，并在关节缘有新骨形成，退行性变的速度超过修复和再生的速度。该症可分为原发性和继发性两种。

一、临床表现

1. 疼痛

骨性关节炎的最显著症状是关节疼痛，为持续性钝痛，或为活动时突然剧痛。疼痛一般具有活动多加重，休息减轻的特点。

2. 受累关节

常有关节胶着现象，即关节在某一位置较长时间静止不动以后，开始活动时比较困难，且伴有疼痛；短时间活动后胶着现象才消失。

3. 体格检查

活动时关节有摩擦音，局部压痛。

4. X 线表现

在早期，X 线片常为阴性，中期可见关节间隙狭窄、软骨下骨板致密、关节边缘及关节内结构尖锐、边缘性骨刺形成，软骨下骨质内可见囊性改变。晚期可见关节畸形及半脱位。

5. 实验室检查

骨性关节炎的血沉正常，类风湿因子阴性，关节滑液很少异常。

6. 髋关节骨性关节炎主要症状及体征

主要的症状是在活动或负重时，腹股沟处有疼痛，并向大腿或膝关节内侧放射。患侧髋关节常有轻度屈曲内收畸形。

7. 膝关节骨性关节炎主要症状及体征

多见于女性，主要为疼痛、关节交锁、关节胶着和运动受限。下蹲后不能站起，需依赖支撑。关节肿胀较明显，活动时可听到或感到骨摩擦。以膝关节的内侧室受累最为显著，形成膝内翻畸形。

二、治疗方法

(一) 适当休息

减少受累关节的应力和承重，应避免过多步行和上下楼梯。股四头肌锻炼对膝关节的骨性关节炎特别重要。过分肥胖的患者应减轻体重以减轻对受累关节的压力。

(二) 理疗

适当行理疗、按摩等治疗可缓解症状。

(三) 药物治疗

一般疼痛较轻者，不需服用镇痛药物。在发作期可用抗炎镇痛和解除肌肉痉挛的药物。

(四) 关节腔注射治疗

药物以小剂量糖皮质激素和局麻药为主，还可以根据情况选择透明质酸制剂注射。

(五) 手术治疗

根据患者病变的严重程度、年龄、职业以及对生活质量的要求，结合全身情况来确定手术方法，如关节镜、闭孔神经切断术、关节融合术、人工关节置换术等。

第十四节 滑膜皱襞综合征

滑膜皱襞是膝关节内正常的退变结构，一旦受损即可产生症状。

一、临床表现

1. 膝关节慢性疼痛病史。
2. 多数患者有膝关节创伤史。包括暴力不大，未伤及半月板、韧带的直接钝挫伤和反复大运动量训练造成的滑膜皱襞慢性损伤，后者以髌内侧滑膜皱襞损伤最为常见。
3. 膝关节疼痛以内侧为重，常伴有打软腿、假性关节交锁及关节内弹响。

二、诊断要点

1. 膝关节内侧压痛，可触及条索状物，有髌骨摩擦感，向内推动髌骨时可诱发疼痛。
2. 股四头肌萎缩。
3. X 线片无阳性发现，关节造影有时可见皱襞影像。
4. 如在局麻下行关节镜检查，用探针牵拉皱襞可引起与临床症状相似疼痛。

三、治疗方法

关节镜下切除和松解是治疗滑膜皱襞综合征的唯一方法。术中要彻底、仔细地检查膝关节，在完全排除其他病变(如半月板撕裂、韧带损伤)后，再行滑膜皱襞手术。

第十五节 膝内、外侧侧副韧带损伤

膝关节内、外侧侧副韧带断裂可分别引起膝关节内、外侧不稳定，并严重影响膝关节功能，应早期准确诊断并给予及时治疗。

一、临床表现

(一) 内侧侧副韧带损伤

1. 单纯内侧侧副韧带拉伤时，即感膝内侧疼痛，但仍可继续活动。而片刻后疼痛加重，肌肉痉挛。
2. 内侧侧副韧带部分断裂，多合并有关节内出血，疼痛明显。某角度膝关节有不稳感。肌肉痉挛。
3. 内侧侧副韧带完全断裂，疼痛明显，关节积血，肌肉痉挛。膝关节屈伸受限，且多合并其他损伤。

（二）外侧侧副韧带损伤

受伤后外侧侧副韧带处疼痛。因该韧带结构为柱状，不与关节相通，因此伤后很少引起关节积液。

二、诊断要点

（一）内侧侧副韧带损伤

1. 患者有膝关节外翻损伤病史，即屈膝时小腿受到外展外旋的暴力。

2. 韧带若部分或完全断裂，关节肿胀积血浮髌试验阳性。内侧侧副韧带压痛，外翻试验阳性。若为单纯韧带拉伤，则外翻试验阴性，但有牵扯痛。

3. 外翻试验应在完全伸膝位和屈曲 30° 位分别检查对比。部分断裂者于 30° 位松弛、疼痛，而 0° 位阴性。完全断裂者则膝关节在任何角度皆松弛、疼痛和开口感。

4. X 线检查应包括普通平片和外翻应力位片。后者可在局麻下进行，伤侧膝关节外翻角度大于 5° 说明内侧侧副韧带断裂：10° ～12° 说明内侧侧副韧带、前交叉韧带同时断裂。

（二）外侧侧副韧带损伤

1. 患膝有内翻暴力受伤史

因受到对侧下肢的保护，外侧韧带损伤较少见。一旦出现内翻暴力使外侧侧副韧带断裂，往往合并骨折或其他外侧结构损伤。

2. 外侧侧副韧带处疼痛、压痛

内翻试验阳性(疼痛、松弛)。

三、治疗方法

在药物镇痛的基础上进行如下治疗。

（一）内侧侧副韧带损伤

1. 单纯内侧侧副韧带拉伤

伤后即刻冷敷，加压包扎。两天后理疗，在体疗师指导下开始进行功能训练。一般两周可愈。

2. 内侧侧副韧带部分断裂

损伤现场冷敷加压包扎，一般不需手术治疗，伸直位制动 3～4 周。伤后 2 天理疗和肌力练习。

3. 内侧侧副韧带完全断裂

对新鲜断裂而言，一经诊断应行修补手术。同时治疗合并损伤，如半月板撕裂、交叉韧带损伤等。在中上段的断裂，视患者情况(如感染、身体条件不允许手术者)，可用石膏制动 6～8 周，也可取得一定疗效。但若在下端断裂，因有浅层足部肌腱的卡压，必须手术复位缝合。对陈旧性断裂，有关节不稳者应手术治疗。

（二）外侧侧副韧带断裂

新鲜断裂应及时手术缝合。陈旧断裂多无关节不稳症状，若有不稳可用股二头肌腱修补。

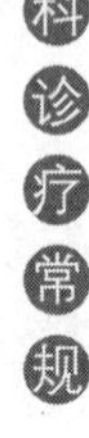

第十六节　踝关节扭伤

一、临床表现

当过度踝内翻或外翻外旋时可发生踝关节扭伤，无论外踝或内踝扭伤均有以下主要临床表现：

1. 肿胀

局限于外踝或内踝处，视断裂程度不同而有轻重不等的肿胀范围。损伤严重时常出现瘀斑。

2. 压痛

以受伤踝关节下方韧带处最为明显，且多局限。

3. 活动受限

踝关节活动受限，尤以内翻或外翻时因局部剧痛而中止。

4. X 线平片

常规片上无骨折征，如局麻后应力位摄片时，可显示相应的踝关节间隙增宽。

二、治疗方法

1. 镇痛及对症处理

(1) 局部物理治疗：外伤引起者，可用红外偏振光、半导体激光等局部治疗。

(2) 口服非甾体类抗炎镇痛药或外敷用药。

(3) 在发生局部神经卡压的压痛点处，可行注射治疗。配方可用 0.5%利多卡因镇痛复合液。

2. 非手术固定

对于部分断裂者，可用胶布将踝与足固定于轻度外翻位。完全断裂者，若为青年患者多主张手术治疗，而老年患者可将踝置于 0° 位，足外翻位以 U 形石膏或短腿石膏托固定 6 周。解除固定后加强足外翻肌锻炼。行走时可将鞋跟内侧垫高 0.5cm 左右，保持踝关节处于轻度外翻位。

3. 手术治疗

韧带完全断裂者原则上应行韧带修复术；对修复困难的晚期病例，亦可用附近的部分膝骨短肌大部或全部重建受损的韧带。三角韧带断裂部或胫后肌腱嵌入关节间隙而阻碍距骨复位时，也考虑手术治疗。合并有外踝或腓骨下端骨折，或同时有下胫腓韧带损伤的三角韧带完全断裂者，应对断裂的韧带行修补术，对有移位的骨折可同时行开放复位内固定术。

第十七节　足　跟　痛

又称跟痛症，在足跟部承重时产生疼痛症状。其病因较多，如跟腱膜及跖长韧带损伤、跟骨骨髓炎、跟骨炎(类风湿)、跟骨骨刺、跟骨结节滑囊炎等。

一、临床表现

1. 青少年或儿童的跟骨痛多为跟骨骨髓炎所致，表现为站立或行走时渐感疼痛，局部不肿或微肿。

2. 青年或中年人的足跟痛的主要原因是类风湿性跟骨炎或 Reiter 病。患者感足跟后部及足跟底部肿胀、疼痛、不能承重、行走困难。

3. 老年人的足跟痛常因跟骨骨刺、跟骨结节滑囊炎及跟部脂肪垫变性所致。疼痛在久坐、久卧后突然站起时加重。稍微活动后疼痛减轻，但长时间行走后疼痛又加重。

二、诊断要点

1. 骨骺炎所致的足跟痛好发于幼年跟骨的二次骨化中心，患儿患足常有外伤史。X 线片可见跟骨骨骺骨密度增加，呈分裂状，边缘欠整齐，需与健侧对比。

2. 类风湿性跟骨炎或 Reiter 病常见于青年人，相关的生化检查阳性。X 线片示骨质疏松，足跟后部和底部软组织影增厚并伴有骨皮质轻度破坏和增生。病变范围逐渐扩大，波及跟腱止端和跖筋膜附着部，晚期可使跟骨结节上部呈鸡尾状，跖筋膜附着形成巨大骨刺。

3. 老年人骨刺和滑囊炎所致的足跟痛，其特点表现为休息痛。足底跟骨棘周围软组织压痛明显，跖腱膜及跖长韧带也有压痛，X 线片可见跟骨骨刺。

三、治疗方法

1. 跟骨骨骺炎所致的跟痛症多可自愈。对症处理包括穿软底鞋、减少承重、足部热敷和理疗。

2. 类风湿性跟骨炎或 Reiter 病应常规应用抗风湿药，垫高鞋跟，鞋内用跟骨垫。必要时可用局部注射止痛。保守治疗无效者可行手术切除增生的骨刺。

3. 老年人的跟痛症以对症治疗为主。穿坡跟软底鞋，带跟骨垫。患者应减轻体重。局部热敷、理疗。必要时局部注射治疗，每周一次，可连用 3～4 周，或者采用银针针刺疗法。无效者可行手术治疗。

第十八节　血栓闭塞性脉管炎

血栓闭塞性脉管炎又称 Burger 病，是由于肢体中、小动脉闭塞引起的局部组织缺血而致肢体末端坏死，伴有剧烈疼痛的疾病。其病因尚未完全清楚，但动脉壁器质性病变和血管挛缩引起肢体缺血是发病的重要因素，可能与长期吸烟、肢体受寒、受冻、性激素分泌、外伤、血液黏度增高、遗传及精神因素等有关。

一、临床表现

1. 疼痛

疾病早期仅在行走时小腿和足部疼痛、麻木及酸胀感，休息后很快缓解，再行走又出现疼痛而影响行走，即为间歇性跛行。患者的足背动脉或胫后动脉搏动减弱或消失。部分患者可伴有血栓性浅静脉炎。随病情进展，疼痛转为持续性静息痛，夜间疼痛剧烈，不能入睡，抬高患肢时疼痛加重，下垂时疼痛减轻，有时患者将患肢下垂于床旁，以减轻疼痛。

2. 肢体营养障碍

肢体长期慢性缺血引起肢体营养障碍，可出现皮肤干燥、脱屑、紫红，汗毛脱落，肌肉松弛或萎缩，趾甲生长缓慢，增厚变形等。

3. 组织坏死

如果病情进一步恶化，肢端严重缺血，可发生溃疡或坏疽。常从趾末端或趾甲旁开始，随病程进展可累及整个趾。

4. 下肢血管多普勒超声检查

可显示下肢动脉的形态、管径和流速变化。

5. 肢体电阻抗图

患肢可出现峰值波幅降低，降支下降速度缓慢。

6. 温度测定和热像图

皮温降低。

7. 动脉造影

可确定动脉阻塞部位、范围及侧支循环情况。

二、诊断要点

1. 多发于20～40岁的男性，有吸烟史，多数有受寒、受潮史。

2. 疼痛是最突出的症状，初期为行走时小腿和足部疼痛，有进行性间歇性跛行，严重者疼痛剧烈而持续，夜间尤甚，形成静息痛。

3. 慢性缺血性症状如麻木、怕冷、苍白、淤血等。

4. Burger试验阳性　即患者仰卧，患肢抬高45°，持续3分钟，患者皮肤出现苍白或蜡黄，患肢疼痛、麻木感；然后让患者坐起，患肢下垂于床旁，足部皮肤逐渐出现潮红或斑块状发绀，提示下肢有严重循环障碍及供血不足。

5. 足背动脉或胫后动脉搏动常消失或减弱。

6. 近半数患者早期出现或反复出现游走性血栓性浅静脉炎。

7. 严重者后期出现肢端坏疽和溃疡。

8. 多普勒超声检查和血流测定可显示病变动脉形态改变、血管腔狭窄或闭塞、血流速度异常。

9. 动脉造影检查可明确肢体动脉阻塞及侧支循环情况。

三、治疗方法

（一）一般治疗

指导患者戒烟，保持四肢卫生，适当保暖，防止受冷、受潮和外伤，并适当活动肢体，改善血液循环。

（二）药物治疗

妥拉苏林25～50mg，每日4～6次；烟酸50～100mg，每日3次；罂粟碱30～60mg，每日3次；前列腺素动脉或静脉注射；山莨菪碱，10mg，加入5%葡萄糖500ml，静脉滴注，每日1～2次；低分子右旋糖酐500ml静脉滴注，每日1次。疼痛剧烈者，需使用适当的镇痛、镇静药物。

(三) 溶栓治疗

如有血栓形成者可考虑尿激酶或t-PA 溶栓治疗。

(四) 抗生素

并发溃疡感染者，及时应用抗生素。

(五) 神经阻滞

1. 局部阻滞

如股动脉周围阻滞。

2. 腰交感神经阻滞

可选 L_2、L_3、L_4腰交感神经节用乙醇或酚甘油行毁损性阻滞。效果良好，很少有复发的病例。

3. 神经阻滞

可根据情况选用患侧的坐骨神经阻滞、胫神经阻滞等。

4. 硬脊膜外腔阻滞

可在腰段硬膜外间隙置入导管，经镇痛泵连续给药。多用局部麻醉药如利多卡因、布比卡因等，必要时可用神经破坏药如乙醇、酚甘油溶液等。

5. 局部处理

有干性坏疽时，应保持干燥，避免继发感染，出现溃烂时应按时换药，或用去腐生新中药，或有效抗生素湿敷，界限清楚的坏死组织则应将其去除。

6. 外科手术

在非手术治疗无效时可慎重选用手术治疗，如腰交感神经切断、动脉内膜剥脱、截趾或截肢术。

第十九节　红斑性肢痛症

红斑性肢痛症是以原因不明的阵发性肢体血管扩张为主的自主神经系统疾病，以患肢阵发性血管扩张为特征，并伴有烧灼样疼痛。

一、临床表现

1. 典型临床特征　位于肢端，以下肢多见，即足的前部、足底或手掌、足趾或手指。可单侧或双侧，但不一定对称，表现为肢端的发红、温热、充血及烧灼样疼痛。

2. 站立、运动和(或)暴露于热环境下，症状易诱发和加重；休息、抬高受累的肢端及暴露于较冷的环境中可减轻症状。

3. 肢端感觉异常(如足趾和手指的麻刺感、针刺感及麻木感等)常先于烧灼样疼痛感。

4. 低剂量或单一剂量的阿司匹林能够特异而快速的减轻或消除疼痛，并且可维持数天。

5. 若未经治疗，红斑性肢痛症常常进展。受累的足趾或手指可为剧烈烧灼感、搏动感以及剧烈疼痛，以后肢端患部可变凉发绀，甚或出现坏疽。

6. 红斑性肢痛症与血小板增高症密切相关，或与真性红细胞增多症相关。

7. 红斑性肢痛症区域皮肤活检表现为非特异性的炎症及小血管或小动脉的肌纤维增生

及血栓性闭塞。

8. 由于低剂量阿司匹林对血小板环氧化酶活性的抑制，红斑性肢痛症可完全缓解，缺血的循环紊乱可获得改善。血小板计数减少到正常水平（$350\times10^9/L$）可消除症状。

9. 红斑性肢痛症常在成年起病。

二、诊断要点

1. 多见于青年女性。
2. 发病较急，双足突发烧灼样疼痛，也可出现于双手。
3. 皮肤发红，温度升高，一般临界温度点在30～36℃，超过时则出现症状。
4. 局部多汗，轻度水肿，有感觉过敏。
5. 暴露于冷处或冷水浸洗，可使疼痛缓解。
6. 实验室检查，血常规、血沉、血糖、抗溶血性链球菌“O”等均正常。

三、治疗方法

（一）一般治疗

急性期应卧床休息，避免久站，可抬高患肢，局部宜行冷敷，避免过热及其他各种引起患部血管扩张的刺激。

（二）药物治疗

1. 阿司匹林

剂量一般每日在100mg以下。

2. 血管收缩剂

可用麻黄碱、肾上腺素、甲基麦角酸丁醇酰胺、α_1-肾上腺素能受体激动剂进行治疗，收缩血管以缓解症状。

3. 血管扩张药

有的患者须用硝酸甘油和普萘洛尔等扩张血管治疗。如普萘洛尔每日3次口服，20～40mg/次，但有低血压及心衰者禁用。

4. 利血平与氯丙嗪合用

口服利血平0.25mg及氯丙嗪25～50mg，每日3次，可控制发作，作用机制可能与镇静有关。应用时应注意血压。另有用阿米替林治疗显效的报告。

5. 普鲁卡因静脉滴注

用0.15%普鲁卡因500ml，缓慢静脉滴注，每日1次，5天为一个疗程。

6. 调节自主神经及维生素类药物

谷维素、维生素C、维生素B_1及B_{12}等对症状缓解有益无害。对症治疗中亦可用卡马西平辅助止痛。

7. 糖皮质激素

短期内应用或冲击治疗有可能控制或减轻症状。

8. 赛庚啶及苯噻啶

具有5-HT及组胺的拮抗作用，对于原发性红热痛症可能效果较好。

9. 低分子右旋糖酐加氯喹治疗

先用 10 天低分子右旋糖酐，每日 1 次静脉滴注 500ml；以后改为隔日静脉滴注，同时服用氯喹 0.5g/次，每日 3 次；1 周后改为 0.25g/次，每日 3 次，共用 3～4 周。

10. 硝普钠

某些青少年的红斑肢痛症对阿司匹林治疗无效，但对硝普钠的治疗十分敏感。

(三) 物理疗法

发作时用冷水或微温水冷敷，可用超声波治疗。

(四) 神经阻滞

可在硬膜外间隙置入导管，经镇痛泵连续给药，行相应部位的硬脊膜外阻滞或交感神经阻滞。

(五) 手术治疗

对各种治疗措施均不敏感，反复发作多年不愈者，可考虑行交感神经切断术。

第二十七章　腹部、盆腔及会阴痛

第一节　急性胰腺炎

急性胰腺炎的发病率大约为 0.5%，死亡率为 1%–5%。主要病因包括酒精、胆石症、病毒感染、肿瘤、药物、结缔组织病等。

一、临床表现

腹痛是急性胰腺炎的最常见症状。程度从中度到重度疼痛，特点是持续存在的烧灼样上腹痛且放射到肋腹和胸部。仰卧位时疼痛加剧，患者常常喜欢坐位并且弓腰，膝盖顶在腹部。恶心、呕吐、食欲不振也是急性胰腺炎的常见症状。

由于体内容量的不足，心率加快、低血压、低热也比较常见。15%的患者可见皮下脂肪的皂化，15%患者出现胸膜炎和胸膜疼痛，呼吸功能受到抑制。可触及胰腺组织或者由于胰腺的水肿形成的假性囊肿。如果有出血发生，脐周和侧肋部会产生瘀斑，提示为坏死性胰腺炎，预后不良。血钙可降低。

血中淀粉酶的升高提示急性胰腺炎。在发病后 48–72 小时内达到峰值，然后开始下降到正常水平。血浆脂肪酶也会升高，且升高程度和胰腺炎的严重程度有良好的相关性。急性胰腺炎患者除了急性胰腺炎的相关检查外，还应行全血分析、血钙、血糖、肝功和离子的检查。腹部 CT 扫描有助于帮助鉴别假性胰腺炎和判断疾病严重程度和进展情况。

需和急性胰腺炎相鉴别的疾病包括急性消化道溃疡、急性胆囊炎、肠梗阻、肾结石、心肌梗死、肠系膜的梗死、糖尿病酮症酸中毒和急性肺炎。非常罕见者还有血管的结缔组织病变包括：系统性红斑狼疮和结节性多动脉炎。

二、治疗方法

1. 禁食

大部分的急性胰腺炎是自愈的，一般会在 5～7 天内自愈。急性胰腺炎治疗的最初目的为使胰腺休息。禁食可降低胃泌素的分泌。如果有肠梗阻存在，应先行鼻胃管引流。

2. 镇痛

使用短效强力的镇痛药如羟考酮、哌替啶、吗啡、芬太尼。由于阿片类药物会抑制咳嗽反射和呼吸，必须严密观察患者，必要时呼吸支持。如果症状持续存在，可在 CT 引导下使用局麻药和激素行腹腔神经丛阻滞。采用局麻加激素行胸段的硬膜外持续阻滞可以有效地镇痛并且可以避免由于阿片类药物导致的呼吸抑制的发生。

3. 支持治疗

应积极地输注晶体液和胶体液纠正体内血容量不足。对于长时间存在的胰腺炎，需非肠道营养支持以防营养不良的发生。

4. 手术

严重的坏死性胰腺炎患者，对上述的治疗方法无效时，需手术引流和清除坏死组织。

第二节　肾及输尿管绞痛

肾及输尿管绞痛的常见病因为肾结石或输尿管结石和肿瘤。绞痛是由于结石移动、肿瘤脱落块、坏死的肾乳头等使近端输尿管或肾盂急性扩张，其疼痛机制包括急性尿路梗阻引起输尿管扩张、肾盂积水、肾盂内压增加、肾体积扩大、牵拉肾被膜等；输尿管急性扩张产生的疼痛；输尿管结石嵌顿可引起输尿管平滑肌强烈收缩痉挛，引起剧烈的绞痛；急性输尿管梗阻后尿液渗入肾皮质、肾周围组织、淋巴管和静脉壁，引起疼痛。

一、临床表现

1. 肾绞痛

肾绞痛是间歇性绞痛或持续性的、难以忍受的内脏性疼痛，由脊肋角区域向下放散到腹股沟和会阴部。患者常伴有恶心、呕吐及肠蠕动减弱。

2. 输尿管绞痛

输尿管绞痛由脊肋角向腹股沟及会阴部放散。低位输尿管结石会引起膀胱区不适、尿急、尿频等症状。输尿管肿瘤也可引起输尿管绞痛。

二、诊断要点

1. 病史

肾及输尿管结石疼痛、血尿和排石三联症状，对诊断具有重要的价值。

2. 影像学检查

X 线片是简单的检查方法，少数情况下可以在腹部平片看到结石影像；输尿管镜逆行造影可以确定肾或输尿管梗阻的位置。B 超可以确定结石的大小、部位、数量。CT 检查对于疑难的病例，可以明确病变的位置和性质，尤其是怀疑疼痛是肿瘤引发的情况下，可以全面了解病变的范围。

3. 实验室检查

尿常规检查可以见到红细胞、尿潜血实验阳性，必要可行尿培养。对 X 线隐性结石或怀疑有上尿路充盈缺陷者，可以进一步进行尿细胞学检查、膀胱镜检查和逆行肾盂造影。

三、治疗方法

1. 病因治疗

导致肾或输尿管绞痛的原因大多数为结石。如果诊断明确，首先考虑采取排出结石的治疗方法。如果结石较小，可以大量饮水、活动、甚至跳动以帮助结石排出。也可以使用中医药疗法，包括排石汤、针灸等；对于较大的结石可以选择体外碎石技术，将结石击碎排出。对于肿瘤导致的疼痛，手术切除是首选治疗方法。

2. 镇痛药物治疗

严重的肾或输尿管绞痛非常剧烈，患者往往难以忍受，当初步得出诊断后，应及时缓解剧烈的疼痛。一般需要强阿片类药物，如吗啡、哌替啶、芬太尼，也可以选择曲马多、强痛定、丁丙诺啡等药物。在使用镇痛药物的同时，应联合使用解痉药物，如阿托品、东莨菪碱及654-2等药物。

3. 硬膜外阻滞

对于严重的疼痛，镇痛药物难以控制，可以考虑使用硬膜外阻滞的方法既可以消除疼痛又可以缓解输尿管痉挛，使输尿管平滑肌松弛，利于结石顺利排出体外。

4. 中医药治疗

针灸和中药治疗对有些肾或输尿管结石病例有一定的效果。

第三节　胆　绞　痛

胆绞痛一般是由胆管结石或胆囊结石所诱发，偶尔也会因为蛔虫逆行到胆总管而引起。

一、临床表现

胆绞痛通常始于右上腹，并向背部或右肩部放散，局部有深压痛和肌紧张。疼痛多在夜间发作，呈阵发性绞痛多伴有恶心呕吐、出汗及发热等。临床上常让患者试验性进食富含脂肪的饮食诱发胆绞痛，并以此作为确定诊断的依据。

胆石症的疼痛是胆囊和胆管平滑肌痉挛的结果，疼痛表现为逐渐增强到一定程度，然后逐渐减弱，反复出现。疼痛发作时患者常按压局部来缓解疼痛，但伴有胆囊炎或胆管炎的患者惧怕按压局部，并且伴有发冷发热症状。胆石症的患者容易引发胆囊炎，在无胆绞痛的症状时有时会感到有上腹局部隐痛不适，持续存在。

二、治疗方法

胆绞痛的治疗以病因治疗为主。诊断明确、反复出现疼痛症状者可以考虑手术治疗。急性疼痛治疗以药物治疗为主，首选解痉药物，如阿托品、山莨菪碱、东莨菪碱等。不要单独使用阿片类药物治疗胆绞痛，因为该类药物不能有效缓解平滑肌痉挛性疼痛，同时又可以使奥狄括约肌收缩，进一步加剧疼痛程度。

椎旁神经阻滞是治疗胆绞痛的有效手段，通常阻滞右侧的T_8、T_9、T_{10}椎旁间隙。椎旁神经阻滞后，腹部疼痛明显缓解，对胆囊的运动及分泌功能没有明显的影响。

第四节　慢性盆腔炎

一、临床表现

1. 腹坠痛、腰痛，在月经期、性交后或劳动后加重。
2. 可有尿频，白带增多，月经量增多，周期不准，经期延长等症状。
3. 子宫后倾，活动性受限，可触及增粗的输卵管，并有触痛，有时可触及囊性包块。
4. 可伴有不孕。

5. 辅助检查　当形成卵巢输卵管囊肿时，B 超可见腊肠形或曲颈瓶状的包块，壁薄。

二、治疗方法

1. 药物疗法

透明质酸酶 1500U，或 α 糜蛋白酶 5mg 肌内注射，隔日一次，5～10 次为一疗程。

2. 神经阻滞疗法

(1) 骶管阻滞：每次用 0.25%普鲁卡因 40ml，每周 1 次，每一疗程 5 次；

(2) 注射疗法：即在距子宫颈 1cm 处刺进阴道侧穹窿约 2～3cm 深，每次注入 0.25%普鲁卡因 10ml，每周 1 次，每一疗程 5 次。

3. 物理疗法

可选用激光、超短波、微波、中波直流电离子透入、紫外线、石蜡、热水浴等疗法。

4. 手术疗法

长时间治疗不愈，经常下腹坠痛，腰酸，精神忧郁，影响身体健康及工作，尤以盆腔已形成包块，年龄在 40 岁以上，不考虑生育者，可行手术治疗。

第五节　痛　　经

痛经是指月经期疼痛，常呈痉挛性，集中在下腹部，其他症状包括头痛、头晕、恶心、呕吐、腹泻、腹胀、腰腿痛。是年轻妇女常见的症状。分为原发性痛经和继发性痛经。

一、临床表现和诊断要点

1. 原发性痛经常发生在年轻女性，初潮后数月(6～12 个月)开始，30 岁以后发生率开始下降。

2. 常在月经即将来潮前或来潮后开始出现，并持续在月经期的前 48～72 小时，疼痛呈痉挛性。

3. 疼痛集中在下腹正中，有时也伴腰腿痛或放射至股内侧。

4. 盆腔检查无阳性所见。

5. 辅助检查　如 B 超、腹腔镜、宫腔镜、子宫输卵管碘油造影等，排除子宫内膜异位症、子宫腺肌症、盆腔炎症等，以区别于继发性痛经。另外，还要与慢性盆腔痛区别，后者的疼痛与月经无关。

二、治疗方法

1. 心理疗法

对痛经患者进行必要的解释工作，尤其对青春期少女更为重要。痛经时可以卧床休息同时热敷下腹部。注意经期卫生。

2. 药物疗法

(1) 口服避孕药：适用于需要采取避孕措施的痛经患者。

(2) 非甾体抗炎镇痛药。

(3) 钙离子通道阻滞剂：经前预先服用硝苯地平 5～10mg，一日 3 次，3～7 天。或疼痛时用 10mg 舌下含服。副作用为头痛、心悸等。并注意血压下降。

(4) β 肾上腺素受体激动剂：间羟舒喘宁治疗原发性痛经，有一定疗效，但副作用较多。

3. 神经阻滞疗法

(1) 星状神经节阻滞法：使用 1%利多卡因 5ml，隔日 1 次，5 次为一疗程。

(2) 上腹下神经丛阻滞法：使用 1%利多卡因 6～10ml，隔日 1 次，5 次为一疗程。用用于严重的痛经患者。

4. 物理疗法

经皮电神经刺激(TENS)，可用于药物治疗无效，或有副作用，或不愿接受药物治疗的患者。操作方法：两个阴极分放在脐旁 4cm，此区相当于双侧胸 $_{10\sim11}$ 皮区，阳极放置耻骨弓上方正中区域(胸 $_{12}$ 皮区水平)。这 3 个电极刺激胸 $_{10\sim12}$ 皮区的感觉神经，它们与子宫的感觉神经是相同的神经根支配，电刺激每秒 100 次，刺激强度 40～50mA，脉冲为 100μs 宽，患者自行调节强度，以达到一种舒服麻刺的感觉为宜。

5. 腹腔镜下子宫神经部分切除术

对药物等方法治疗无效的顽固性痛经患者，采用腹腔镜检查了解有无器质性疾病存在，尤其注意有无子宫内膜异位症，与此同时行子宫神经部分切除术。操作时应注意止血及勿伤及输尿管。

第六节　子宫内膜异位症

子宫内膜异位症是指有活力的子宫内膜组织在正常子宫腔被覆黏膜以外的部位生长所致的疾病。好发于生育期妇女，至绝经后消退，主要病变部位为卵巢、子宫直肠陷凹、宫骶韧带，是引起盆腔疼痛的最常见原因之一。

一、临床表现

1. 疼痛

(1) 痛经：最常见，约 50%的患者有痛经，最典型表现为经前 1～2 天开始，月经第 1 天最剧，经后逐渐停止。痛经程度可逐渐加剧，疼痛时可伴有颜面苍白，出冷汗，恶心呕吐，里急后重等。

(2) 性交痛：表现为深部盆腔疼痛，常为宫骶韧带病灶引起。月经前疼痛最严重，且有其特异的性交体位。可能为性交活动时引起盆腔器官移位和直接压迫子宫骶韧带病灶处或牵扯腹膜引起。

(3) 盆腔慢性疼痛：盆腔疼痛至少持续 6 个月，月经期疼痛可加重，常与晚期内膜异位症病变有关。

2. 不孕

30%～50%的内膜异位症患者发生不孕。

3. 月经异常

可表现为月经过多，经期延长，经前点滴样出血或子宫不规则出血。卵巢功能异常是引起这些症状的主要原因。

(1) 非子宫部位的异常出血：如气管内内膜异位症可导致每次月经时咯血；腹壁瘢痕性

子宫内膜异位症表现为周期性瘢痕疼痛及肿块增大。

⑵ 体征：典型的盆腔子宫内膜异位症表现为子宫后倾粘连固定，子宫一侧或双侧附件区扪及与子宫相连的不活动囊性肿块，有轻压痛。宫骶韧带、子宫直肠陷凹处有触痛性结节。若阴道直肠隔受累，可在阴道后穹窿部扪及甚至看到突出的紫蓝色结节。

二、诊断要点

1. 病史、症状和体征

2. 辅助检查

⑴ 腹腔镜检查：可确诊子宫内膜异位症，并可取得组织活检。

⑵ 超声检查：应用在盆腔内形成了子宫内膜异位囊肿的患者，需结合临床和其他检查予以鉴别。

⑶ 血清 CA125：在大部分患者升高，若以血清 CA125 浓度＞35U/ml 为诊断子宫内膜异位症的标准，其敏感性为 44%，特异性约为 88%。CA125 浓度与疾病的严重程度和临床过程相关。

三、治疗方法

对内膜异位症的治疗主要有三种方法：一是用药物抑制其生长发展；二是对症治疗；三是手术消除异位内膜组织。原则上症状轻微者采用非手术治疗，需要生育的轻度患者明确诊断后先行激素治疗，病变较重而需要生育者则行保守手术；年轻但病变较重、无生育要求者采用保留卵巢功能的手术，再辅以药物治疗；症状和病变较重且无生育要求者或保守性手术治疗后复发者，可考虑根治性手术。

1. 药物疗法

由妇产科医师决定。

2. 神经阻滞疗法

采用星状神经节阻滞或上腹下神经丛阻滞。

3. 手术疗法

第七节　盆腔肌肉痉挛

盆腔肌肉痉挛较常见于肛提肌痉挛，是易被忽视的慢性盆腔痛病因。患者多主诉下腹痛和下坠感，尤其是每天的下午以后，常向后背和腰骶部放射，月经前可加重，但周期性加重不如子宫内膜异位症明显。

一、临床表现和诊断要点

1. 肛提肌痉挛多主诉腹部下坠感，尤其是每天的下午和晚上，疼痛常放射到后背和腰骶部，此外还有性交痛。

2. 经前加剧，但周期性特点不如子宫内膜异位症和盆腔淤血综合征典型。

3. 疼痛于卧位时缓解，排便时疼痛。

4. 体格检查时，可触及肛提肌疼痛，且疼痛在嘱患者收缩肛提肌时加重，此检查是有效的诊断方法。

二、治疗方法

1. 神经阻滞疗法

骶管阻滞、奇神经阻滞和上腹下神经阻滞，其效果较确切。

2. 物理疗法

3. 药物疗法

可选择非甾体抗炎镇痛药、肌肉松弛药。

4. 肉毒素局部注射疗法

第八节　髂腹股沟神经痛

髂腹股沟神经痛是髂腹股沟神经(由 L1 神经根发出，个别 T12 神经根)在经过髂骨水平时受到腹横肌压迫所致。主要原因包括钝性创伤、腹股沟疝和骨盆手术的损伤。自发性髂腹股沟神经痛罕见。

一、临床表现

髂腹股沟神经分布区(大腿内上侧，男性阴茎根部和阴囊上部区域，女性耻骨前部和阴唇侧部)感觉性痛觉过敏、烧灼样疼痛和下腹部的麻木感，可放射到阴囊或阴唇，偶尔还可放射到大腿上部。疼痛不会放射到膝盖以下。伸展腰椎时，因牵拉神经使疼痛加重。患者常常处于向前弯曲的体位以减轻疼痛。若不加治疗，由于下腹前壁的肌肉运动功能缺失，下腹部会逐渐隆起，有时候会和腹股沟疝相混淆。

物理检查可见大腿内侧、阴囊或阴唇的感觉减退。而且还存在着下腹前壁肌群强度的减弱。肌电图检查可帮助区分髂腹股沟神经受压的部位或区别糖尿病神经病变。

二、治疗方法

药物包括镇痛药、非甾体类抗炎药或 COX－2 酶抑制剂。要避免使髂腹股沟神经痛加重的动作(如蹲坐或长时间的坐位)，利于缓解患者的症状。髂腹股沟神经痛的药物治疗通常效果不好，需要神经阻滞。可采用局麻药和糖皮质激素行髂腹股沟神经阻滞。由于和髂腹下神经支配区域重叠，行神经阻滞时经常要阻滞两根神经的分支。

第九节　生殖股神经痛

生殖股神经起源于 L_1 和 T_{12} 神经根。穿过腰大肌过程中分出生殖支和大腿支。大腿支穿过腹股沟韧带，和股动脉伴行，支配大腿内侧的一部分区域。生殖支穿过腹股沟管在女性支配子宫圆韧带和大小阴唇，在男性生殖支和精索伴行，支配睾丸提肌和阴囊底部。

生殖股神经痛的最常见原因是由于神经损伤，包括直接的钝性创伤和腹股沟疝修补术时的损伤以及骨盆手术的损伤。罕见的还有原发性生殖股神经痛。

一、临床表现和诊断

生殖股神经痛常见表现为感觉异常、烧灼样疼痛和偶发的下腹部的麻木感，可放射到大腿内侧，女性可放射到阴唇，男性放射到阴囊底部和睾丸提肌。疼痛向下不会超过膝部。伸展腰椎会使生殖股神经受到牵拉，而使疼痛加剧。患者常常采取向前弯曲身体的体位以减少疼痛。

体格检查可见大腿内侧、阴囊底部或者阴唇部位的感觉丧失。偶尔也存在下腹前壁肌群的强度减弱。在腹股沟韧带下方生殖股神经穿过的地方叩击生殖股神经，可引出 Tinel 征。此类患者要行肌电图和 MRI 检查以明确是否有恶性肿瘤侵犯腰神经丛或者是否是 T_{12}～L_1 的转移性病变。

二、治疗方法

生殖股神经痛的治疗与髂腹股沟神经痛相同。如果神经阻滞的效果不好，可考虑行硬膜外阻滞。

第十节　睾　丸　痛

急性睾丸痛发病急，可由睾丸外伤、感染、炎症、睾丸及精索的扭转造成。

慢性睾丸痛是指睾丸疼痛持续时间超过 3 个月，并且明显干扰了患者的日常生活。慢性睾丸痛可由阴囊外病变(如输尿管结石、腹股沟疝、髂腹股沟神经或生殖股神经受卡压、腰段脊柱及脊髓病变)及阴囊内组织病变(如肿瘤、慢性附睾炎、阴囊积液、精索静脉曲张)引起。

一、临床表现和诊断

1. 睾丸疼痛。

2. 睾丸检查是判断急性睾丸痛的患者是否发生睾丸及精索扭转的直接方法。继发于感染(包括性传播疾病)所致的急性睾丸疼痛的患者对睾丸触诊十分敏感。慢性睾丸痛患者除睾丸对触诊轻度敏感外，往往没有明确体征。继发于精索静脉曲张的慢性睾丸痛，阴囊静脉丛扩张呈蚯蚓状。慢性附睾炎患者附睾触痛明显。睾丸肿瘤时，睾丸可增大。

髂腹股沟神经痛和/或生殖股神经痛引起的睾丸痛可出现大腿内侧及阴囊等区域的感觉减退、前腹壁肌肉组织无力。在髂腹股沟神经穿过腹横肌处叩诊可出现 Tinel 征。

3. 慢性睾丸痛患者可有明显的性功能障碍。

4. 对所有睾丸痛患者应行阴囊内组织超声检查。放射性核素及多普勒检查可用于辨别是否存在血管损害。对阴囊内容物进行透视检查也有助于鉴别诊断精索静脉曲张。

5. 肌电图可用于区分髂腹股沟神经本身病变、腰丛或腰部神经根病变、糖尿病多发性神经炎等原因所导致的病理性改变。

6. 对怀疑肿瘤或血肿的患者可行腰椎及骨盆磁共振检查。

二、治疗方法

睾丸痛的治疗开始可联合应用非甾体类抗炎药物、环氧合酶−2 抑制剂及物理治疗。局部热敷及冷敷也是有益的。可使用保护性贴身衣及运动员弹力护身缓解患者症状。

经上述治疗未能缓解者，可用局麻药及糖皮质激素行精索和/或髂腹股沟神经、生殖股神经局部阻滞。如果睾丸疼痛仍然持续，可对阴囊内组织行手术探查。除上述治疗外，应同时对患者进行心理评估及干预治疗。

第十一节　外　阴　痛

外阴痛可由多种疾病引起，包括女性泌尿生殖道的慢性感染；无明显细菌、病毒、霉菌感染的外阴皮肤黏膜慢性炎症；间质性膀胱炎；盆底肌肉功能紊乱；反射性交感神经营养不良等。慢性外阴痛患者病史中可能有遭受过性侵犯、罹患性传播疾病、性心理异常的病史。

一、临床表现和诊断

外阴痛的特征是外阴区域的钝痛、刺痛、触痛、灼痛。通常是轻度到中度疼痛，游泳、排尿及性交活动可加重其疼痛。可累及会阴、直肠、大腿内侧。常伴有尿路刺激征及由于外阴疼痛造成的性功能障碍。

急性外阴痛常由急性阴部和/或尿道急性感染引起，其外阴表现为激惹痛、红肿、明显触痛。慢性外阴痛患者体格检查表现不典型，盆腔触诊可有轻微改变或正常。由于疱疹、慢性搔痒、抓挠及冲洗作用，患者外阴区的皮肤及黏膜可有一定改变。少数外阴痛的患者在盆腔体格检查时表现为盆底肌肉痉挛。外阴及会阴区可有痛觉过敏，尤其在一些具有外伤病史的患者，比如有外科手术、放疗、骑跨伤病史等等。外阴痛的患者还应考虑是否有外阴恶性病变。

外阴痛也可以是外阴以外的病变的主要症状。由外阴以外器官病变产生的外阴疼痛中，盆腔肿瘤是最常见的原因。腰部神经丛、马尾、和/或下腹神经丛的肿瘤是引起会阴及外阴区域疼痛较为少见的原因。外阴及直肠放疗后的放射性神经损伤也是外阴痛的病因。此外，髂腹股沟神经或生殖股神经嵌压症的临床表现也可以是外阴疼痛。

对怀疑外阴或盆腔不良病变者必须行 MRI 及 CT 检查以除外盆腔组织恶性肿瘤及其他如子宫内膜异位症等能造成患者疼痛的盆腔组织病变。常规尿液分析可以除外泌尿道感染。并应行尿液培养以除外包括疱疹病毒在内的其他性传播疾病。

二、治疗方法

1. 镇痛治疗

首选非甾体类抗炎药物或环氧合酶−2 抑制剂。对于缺乏有效治疗的疾病所引起的外阴痛可使用加巴喷丁。

2. 局部使用冷热坐浴。

3. 抗菌治疗

强力霉素 100mg，一天两次，两周一疗程；即使尿液培养为阴性也可以应用。治疗阴道霉菌感染可联合使用抗霉菌药。

4. 三环类抗抑郁药

睡前口服阿咪替林 25mg，并逐步增加使用剂量至不产生不良反应的最大剂量。

5. 对上述治疗无效的患者，可使用局麻药及糖皮质激素行骶管阻滞及阴部神经阻滞。

6. 对于顽固性外阴痛，可行腹腔镜检查。

7. 心理治疗

外阴疼痛往往对患者造成心理影响，在上述治疗同时可联合心理学评估及治疗。

第十二节　痉挛性肛痛

痉挛性肛痛病因不明，特征性的表现为发作性直肠痛。发作的持续时间从数秒钟到数分钟。可自行缓解。缓解期可持续数周到数年。痉挛性肛痛多见于女性，患有肠易激综合征的患者如伴有该种肛痛，发作频率较高。

一、临床表现和诊断

痉挛性肛痛的疼痛尖锐或有束缚感，程度较为剧烈。当机体应激性增加时，疼痛发作的频次和程度也会随之增加，发作持续时间延长。在疼痛发作时患者可有排便的紧迫感。

查体常常表现为阴性的体征。患者可表现出抑郁或焦虑。直肠指诊触诊深部周围肌肉和血管可引发疼痛发作，但个别患者当手指插入到直肠中可终止疼痛发作。肛门栓剂也可阻断疼痛发作。

痉挛性肛痛靠排除其他疾病进行诊断。需要乙状结肠镜或结肠镜检。大便潜血检查阳性也具有提示作用。盆腔的磁共振(MRI)或计算机断层成像(CT)可用来排除潜在的病变。如果怀疑患者存在心理疾患或既往性虐史，需要精神评估。

二、治疗方法

1. 药物治疗

起始治疗包括单纯使用镇痛药和非甾体抗炎药或环氧化酶-2 抑制剂。在药物控制症状不佳的情况下，需加用三环类抗抑郁药或加巴喷丁。为了使副作用降低到最小，增加患者的依从性，需睡前给予 10mg 的阿米替林。在副作用可耐受的情况下可将剂量增加到 25mg。可每周一次 25mg 增量实验治疗。多数患者可出现睡眠质量的改善，并在 10～14 天时疼痛缓解。如果增加药物剂量疼痛缓解不明显，可加用加巴喷丁或联合神经阻滞。起始加巴喷丁剂量为睡前 300mg，连续两晚。密切监测患者可能出现的副作用反应，包括眩晕、镇静、意识不清和皮疹。在副作用可忍受的情况下，可将药物加量 300mg，平均分至两晚，直到疼痛缓解或达到全天总剂量 2400 毫克。如果患者感觉到疼痛部分缓解，可检测血药浓度，并逐渐采用 100mg 加量。但很少达到全天总量 3600mg。选择性五羟色胺再摄取抑制剂如氟西汀也已经用于治疗痉挛性肛痛，尽管较三环类抑郁药有更好的耐受性，但效果较差。

2. 局部治疗

冷疗法和热疗法均可缓解症状。也可用温和的直肠栓剂。

3. 对于以上治疗反应不敏感的患者，可用局麻药和类固醇阻滞阴部神经或进行硬膜外阻滞。

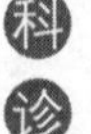

第二十八章 癌 痛

癌痛是指癌症、癌症相关性病变及抗癌治疗所致的疼痛。癌痛是一个普遍的世界性问题。有效的镇痛治疗，尤其是对晚期癌症患者，可以减轻痛苦，改善症状，提高生活质量。据世界卫生组织（WHO）统计，目前全世界每年新发生的癌症患者约 700 万，其中 30%～50% 伴有不同程度的疼痛，约 80%的晚期癌症患者有剧烈疼痛。引起癌症患者疼痛的原因主要有：

1. 由癌症直接引起

如实质性器官内肿瘤生长迅速，造成包膜紧张牵拉；肿瘤浸润和堵塞血管，造成局部缺血；肿瘤转移至骨骼，刺激骨膜或引起骨折；肿瘤压迫空腔脏器，造成梗阻、黏膜炎症、坏死等；若肿瘤侵犯到脑、椎体或其他神经组织，引起疼痛。

2. 与癌症相关

如癌症引起的带状疱疹及带状疱疹后神经痛、癌症骨关节病的剧烈疼痛等。

3. 与癌症治疗有关

如手术后、化疗后及放疗后的各种疼痛综合征。

4. 与癌症无关

如癌症伴发腰椎间盘突出症引起腰腿痛，伴发肺部感染引起胸痛等。

第一节 癌痛的评估

癌痛治疗的目的为延长生命，减轻症状，提高生活质量。癌痛的评估是治疗的基础。在镇痛开始前，要对癌痛的部位、程度、性质和患者生活质量、重要器官的功能状态进行评估和评分。在治疗的过程中，要及时评估疗效并注意副反应。

根据患者的主诉、镇痛药服用情况、睡眠状况及某些客观体征，将癌痛分为 4 级三度。

0 级 无痛。

1 级（轻度疼痛）：虽有疼痛但可忍受，要求服用镇痛药物，睡眠不受干扰。

2 级（中度疼痛）：疼痛明显，不能忍受，要求服用镇痛药物，睡眠受干扰。

3 级（重度疼痛）：疼痛剧烈，不能忍受，需用镇痛药物治疗，睡眠受到严重干扰，可伴有自主神经功能紊乱表现或被动体位。

第二节 三阶梯癌痛治疗方案

世界卫生组织（WHO）癌症三阶梯止痛治疗原则是癌痛治疗的基本原则。药物治疗是癌痛治疗的主要方法。所谓癌痛三阶梯治疗方法就是在对癌的性质和原因做出正确的评估后，根据患者的疼痛程度和原因适当地选择相应的镇痛剂，即对于轻度疼痛患者应主要选用解热镇痛剂类止痛药物；中度疼痛可选用弱阿片类药物；重度疼痛则需要强阿片类药物镇痛，联合用药可以取得更好的镇痛效果。

癌痛药物治疗的主要原则是：①无创给药，首选口服给药；②按时给药；③按阶梯给药；④个体化给药，即应注意具体患者的实际疗效。镇痛药物的使用应由弱到强逐级增加。镇痛药剂量应当根据患者需要由小到大直至疼痛消失为止，而不应当过分限制药物剂量，导致用药不足镇痛不完全。抗癌治疗是治疗癌痛的基础，止痛药物治疗在癌痛治疗中发挥重要作用。

一、第一阶梯药物镇痛方案

对于轻度疼痛的癌症患者应用非甾体抗炎药治疗。

1. 阿司匹林

每次 0.3g，每日 3～4 次口服。根据疼痛程度可加至 0.6g，每日 3 次口服。

2. 扑炎痛(贝诺酯)

为阿司匹林与扑热息痛的酯化产物。每片 0.5g，每次口服 0.5～1.5g，每日 3～4 次。注意此药服用剂量过大可致耳鸣、耳聋。肝肾功能障碍及对阿司匹林过敏者禁用。

3. 保泰松

第一周可每日 0.3～0.6g，分 3 次饭后服，一日总量不超过 0.8g。一周后减为每日 0.1～0.2g。

4. 布洛芬

每日 0.2～0.4g，分 3 次饭后服。

5. 非普拉宗

每次口服 100～200mg，每日 2 次。肝、肾功能不良者慎用。

6. 萘丁美酮

成人每日 1 次，每次口服 4 粒。肾功能不良者可适当降低剂量，孕妇及哺乳期妇女和儿童慎用。活动性消化性溃疡及严重肝、肾功能障碍者慎用。

7. 双氯芬酸

口服每日 3 次，每次 25mg；栓剂每日 2 次，每次 50mg，直肠纳入；注射制剂，每次 75mg，每日 4 次深部肌内注射。妊娠前 3 个月禁用，肝肾功能障碍及有溃疡病史者慎用。

8. 萘普生

开始治疗时，每日分 2 次口服，每日 500～750mg，疼痛减轻后，可每日口服 375～750mg。一日总剂量不超过 1250mg。此药与阿司匹林等非甾体抗炎药有交叉过敏反应。服用该药偶见胃肠道出血，有消化道溃疡者禁用。

二、第二阶梯药物镇痛方案

癌症疼痛的第二阶梯镇痛药物为非甾体抗炎药+弱阿片类镇痛药+辅助药物。目前弱阿片类药物应用日渐减少，强阿片类药物可以在第二阶段使用。

1. 曲马多

临床使用的剂型有胶囊、滴剂、栓剂和注射针剂。曲马多胶囊，100mg/次，每日 3 次，口服。静脉注射或肌注 50mg/次。曲马多栓剂，50～100mg/次，每日 3 次。

2. 可待因

10～30mg/次，每日 3 次，口服。

3. 镇痛新

肌注镇痛新(喷他佐辛)10～20mg/次。

4. 泰勒宁

成人常规剂量为每次口服1～2片，每天3～4次，可根据疼痛程度调整。最大剂量为8片/日。

5. 路盖克

每片片剂含酒石酸双氢可待因10mg，醋氨酚500mg。成人及12岁以上的儿童1～2片/4～6小时，最大剂量为8片/日。

6. 舒乐安定

成人催眠常用量：睡前口服一次1～2mg。

三、第三阶梯药物镇痛方案

对于重度的癌症疼痛患者应用非甾体抗炎药+弱阿片类镇痛药+强效阿片类镇痛药。联合用药、多模式镇痛用于重度疼痛的治疗可取得良好的效果。

1. 吗啡控释片(即美施康定)

每片含吗啡30mg，每次30～60mg，每12 小时口服一次，若不能口服时，可经肛门给药。盐酸吗啡直肠栓剂20mg，每12 小时一次。

2. 芬太尼透皮贴剂

每贴含芬太尼2.5或5.0mg，作用可持续48～72小时。

3. 丁丙诺啡

舌下含化每次0.4mg或0.3mg注射。

4. 盐酸羟考酮控释片

初始计量10mg/12小时，整片吞服，根据病情调整剂量。

5. 加巴喷丁

成人：第1天300mg，睡前服。第2天600mg，分2次服。第3天900mg，分3次服。此剂量随疗效而定，多数患者在900～1800mg之间有效。肾功能不良者须减少剂量。停药应渐停。

四、注意事项

镇痛药的最合适剂量应该是在能够控制疼痛的同时副作用最小。应根据病情发展调整药物剂量；根据出现的药物副作用调整不同的药物；为维持相对稳定的血药浓度和镇痛效果，提倡按时给药。还需注意以下几点：

(1) 药物剂量：增加或降低的剂量应为当前用量的1/4～1/2。

(2) 服药方式的改变：当从口服改为直肠用药时，先用与口服相同的剂量，然后慢慢增加。胃肠外用药需降低剂量，皮下、肌内和静脉内途径的剂量相似。

(3) 阿片类药物的停药：当患者经过其他治疗(如神经破坏性阻滞)，而疼痛减弱或消失时，要逐渐减少阿片类药物的用量直至停药，防止停药反应的发生。

(4) 应用吗啡的最佳途径是口服。最简单的剂量测定方法是每 4 小时给予同等剂量的速释吗啡1次，并在出现难忍的剧痛时加给一次相同剂量的吗啡，甚至多达每小时加1次。

逐日记录每天的吗啡用量。根据应急追加吗啡的多少来调整吗啡的常规用量。

(5) 如果疼痛总是在下次常规用药前出现，则应增加常规用药的剂量。一般来说，两次口服速释吗啡片的时间间隔不应短于 4 小时，两次口服控释吗啡片的时间间隔要短于 12 小时。对于每 4 小时接受 1 次速释吗啡片的患者来说，在睡觉前将剂量加倍是防止痛醒的简单有效方法。有时 8 小时应用控释吗啡片 1 次是必要或可取的。

(6) 若患者不能口服药物，最好的替代途径是直肠和皮下给药。由直肠和口服给药，吗啡的生物利用度和止痛时间是相同的。口服吗啡与直肠应用吗啡的相对效能比是 1:1。

(7) 皮下应用吗啡既可以是每 4 小时 1 次的冲击式注射，也可以是持续的输注。

(8) 口服吗啡与皮下应用吗啡的相对效能比是 1:2；口服吗啡与静脉应用吗啡的相对效能比是 1:3。

(9) 根据患者病情在应用镇痛药物的同时，可以应用辅助药物，如催眠药，抗抑郁药，皮质类固醇等。

(10) 阿片类药物个体差异明显，提倡个体化滴定药物剂量，按需给药。

(11) 阿片类药物副作用主要是：恶心、呕吐、便秘、头晕等。恶心呕吐发生在用药初期，所以用阿片类药物初期应同时应用止吐药，如胃复安 5～10mg，饭前 30min 口服，每日 3 次。用药全过程适量应用通便药物，预防便秘。

(12) 应用长效镇痛药物的患者应备短效药物预防爆发痛。

(13) 联合用药可以最大程度地发挥每一种止痛药的镇痛效果，减少副作用，推荐应用。

(14) 控释片不得嚼碎服用。

第三节　癌痛的其他治疗方法

一、核素治疗

放射性核素治疗，也称内放疗。放射性核素治疗骨转移性癌症及其疼痛，是一种效果明显、副作用小、不成瘾并且对肿瘤有直接杀灭作用的治疗方法之一，其本质应是一种抗癌止痛疗法。自 20 世纪 40 年代应用放射性 ^{89}锶 (^{89}Sr) 治疗骨肿瘤以来，相继出现的有放射性磷 (^{32}P)、碘 (^{131}I)、钇 (^{90}Y)、铼 (^{186}Re)、钐 (^{153}Sm) 等标记物。将能发射 γ 、β 粒子、具有较高生物杀伤力的放射性核素，与载体结合后使其能选择性地聚集在肿瘤处，或注射到肿瘤处，由核素发出的 (γ 、β) 射线杀伤肿瘤细胞可达到治疗的目的。

二、神经阻滞

可用局麻药暂时性阻滞支配肿瘤或转移瘤区域的神经，也可用无水酒精、苯酚、阿霉素等化学性药物或激光、冷冻、射频热凝等物理方法破坏相应的神经，达到镇痛的目的。

(1) 神经干破坏性阻滞；

(2) 神经根破坏性阻滞；

(3) 硬膜外腔连续阻滞；

(4) 蛛网膜下隙苯酚或乙醇阻滞；

(5) 硬膜外腔神经破坏性阻滞；

(6) 颈交感神经节阻滞；

(7) 胸椎旁交感神经节阻滞；

(8) 腰椎旁交感神经节阻滞；

(9) 腹腔神经节阻滞；

(10) 三叉神经半月节破坏性阻滞。

三、放射治疗

骨转移瘤的放疗可采用两种方法：少次数、大剂量和常规剂量、多次，二者各有利弊。前者一般采用25～30Gy/7～10天，具有快速、方便、经济，适合于行动不便者，但疼痛缓解时间较短；后者一般采用40～50Gy/4～5周，疗程较长，费用较高，但疼痛缓解期长，适合于行动方便者。目前多采用30Gy/2周。脊柱的转移性肿瘤放疗时应注意脊髓的放射性损伤，常规放射时应控制在40Gy/4周以下，如行大剂量放疗，应计算相应的生物效应剂量，使脊髓的剂量控制在安全范围内。另外，对肋骨转移性肿瘤的放疗，应选择合适的剂量，避免肺的放射性损伤。放疗1～2次后疼痛好转不明显或加剧者，可能与放疗后组织充血水肿有关，以后会逐渐缓解。

四、骨吸收抑制剂

双氯甲烷二磷酸二钠(骨磷)、帕米磷酸二钠、伊班磷酸钠和降钙素等在骨转移瘤的治疗中，通过竞争抑制破骨细胞的活性，阻断病理性骨溶解而起治疗作用，它可以对抗癌症引起的高钙血症，缓解骨转移引起的骨痛。

1. 帕米磷酸二钠的用法用量

(1) 单次给药：剂量60～120mg/次，人均用量85mg。

(2) 分次给药：30mg/次，每天一次，连用3天，人均总用量90mg。

所有病例在临用前将帕米磷酸二钠稀释于不含钙离子的氯化钠注射液或5%葡萄糖注射液中，浓度不宜超过15mg/125ml，静脉缓慢滴注4小时以上。

2. 伊班磷酸钠

每月用量2～4mg，3个月为一个疗程。连用3个月以上效果最佳。将1～4mg伊班磷酸钠用生理盐水或5%葡萄糖溶液500～750ml溶解，静脉内缓慢滴注，静脉内缓慢滴注时间应大于2小时。

五、手术治疗

手术控制癌痛，这是一种不得已的破坏性手段。包括神经松解(切断)术、经皮或开放脊髓前侧柱切断术、立体定向中枢神经的烧灼术、肿瘤切除术、肿瘤射频热凝术、病理性骨折固定术等。

第二十九章　神经病理性疼痛和中枢性疼痛

第一节　幻　肢　痛

幻肢痛是指患者在截肢后主观感觉已经截除的肢体依然存在并有剧烈疼痛的现象。如果仅仅感到已被截除的肢体仍完整存在，称为幻肢现象。截肢患者 0.5%～20%发生严重的幻肢痛。

一、临床表现

1. 发病时间

幻肢痛多于失去肢体后立即出现，有的可在截肢手术后 1 周内发病。少数患者可在手术后数月或数年后才开始出现幻肢痛。

2. 截肢前疼痛

截肢前有严重疼痛的患者比截肢前没有疼痛的患者更易发生幻肢痛，而且这些患者发生幻肢痛的疼痛性质、疼痛部位与截肢前的疼痛相似。

3. 病程

幻肢痛可在术后 1～2 年内逐渐减轻，最后可能消失。

4. 疼痛部位

幻肢痛主要疼痛部位在已被截除肢体的远端，如手指和手掌或足趾和足底部，正中神经或胫神经的分布区疼痛常常最严重。

5. 疼痛性质

幻肢痛疼痛的性质和程度不一，可呈灼痛、钻痛、刀割样痛或放射性痛，其中尤以灼痛较多见且较严重，酷似灼性神经痛。幻肢痛多呈阵发性发作或反复加重，夜间发作较多。有些患者的疼痛程度相当剧烈，以至于在发作时伴有全身颤抖等极端痛苦的表现。

6. 幻肢痛的诱发或加剧因素

天气变化、情绪激动、触摸肢体残端或其他各种外界刺激均可诱发或加剧疼痛。

7. 幻肢痛的体表触发区

截肢后刺激体表某些非疼痛区域可能诱发幻肢感，这些区域称之为“触发区”。例如，一侧上肢高位截肢并伴有幻肢痛者在双侧面部、颈部、上胸部和上背部可发现多组触发区。刺激触发区，可引发幻肢痛。幻肢痛越严重，其触发区的数量就越多。腰部、下腹部及双下肢均未发现触发区存在。触发区的大小可随时间推移而改变，但始终与幻肢有明确的对应关系。

8. 合并残肢痛

幻肢痛常与残肢痛合并存在，单纯的幻肢痛少见。

9. 心理异常

患者在截肢后初期，从心理上难以接受业已存在的事实，无法摆脱伤肢所带来的心理上的创伤，可发生程度不同的心理异常，严重者可有精神异常。忧虑、抑郁、他人同情、社会的评价及情绪失调可明显引起或加重幻肢痛。幻肢痛者的心理障碍程度与幻肢痛密切相关。

10. 压痛和扳机点

一些幻肢痛患者的肢体残端有明显压痛，有的可触及疤痕硬结，残端近侧的神经干也常有压痛。这些患者肢体残端的局部皮肤极为敏感，轻微触压即可引起放射性幻肢痛，类似三叉神经痛患者的扳机点。

11. 幻肢痛的调节效应

幻肢痛的感受在不同患者，甚至同一患者的不同阶段可变化多样。已知有许多因素可使幻肢痛发生变化，如精神紧张、情绪苦恼、残端触摸或受压、天气变化、刺激身体其他部位、配戴假肢等。这些因素作用于患者，可使原本无痛的幻肢现象出现疼痛或幻肢痛加剧，也可使幻肢痛减轻或消失。

12. 神经系统损伤与幻肢痛的关系

已经形成的幻肢现象，无论疼痛与否，均可因大脑或脊髓损伤而发生显著变化。脊髓损伤可诱发或消除幻肢痛。在内囊后部的灶性脑梗死可使原来的幻肢痛消失，一过性的大脑功能失调可使幻肢痛的性质或程度发生暂时性改变。

二、诊断要点

1. 截肢后感到已被截除的肢体依然存在并有剧烈的疼痛。

2. 具有上述幻肢痛的临床表现特点。

3. 体检时发现肢体残端有明显压痛，疤痕硬结，近侧的神经干压痛，残端的局部皮肤极为敏感，轻微触压扳机点即可引起放射性幻肢痛。

4. 应注意与截肢后残端痛相鉴别。幻肢痛的疼痛部位常位于截肢的残端或非残端，而残端痛仅位于截肢的残端。难以与截肢后残端痛相鉴别时，可行诊断性神经阻滞，局部压痛点注射或局部神经阻滞常可使残端痛缓解，却不能使幻肢痛缓解。

三、治疗方法

由于对幻肢痛的病原学和病理生理学机制还不能肯定，幻肢痛的治疗目前仍是一个难题。手术治疗有时可能导致疼痛加剧，应以非手术治疗为主。

1. 一般治疗

经皮神经电刺激、针灸、超声波和微波在某些残端痛和幻肢痛患者有一定的治疗效果。理疗、按摩和被动活动可以改善残端的营养和局部血液循环，从而起到一定的治疗作用。

2. 伤口愈合后，给残端以种种不同的刺激，鼓励患者早日下地活动，使患肢多接触阳光、空气、冷热水，并对残端进行按摩和拍打，促进残肢的功能恢复。

3. 精神心理治疗

对某些具有精神因素的幻肢痛有非常重要的意义。要解除截肢造成的精神负担，树立生活的信心。早期给予适当的抗焦虑或抗抑郁药物。

4. 药物治疗

目前无任何特效药物。吗啡、哌替啶等药物不但不能解除幻肢痛，而且可以很快成瘾，反而增加患者的痛苦，应避免应用。长期持续的幻肢痛容易对所有治疗药物产生耐受性。

(1) 卡马西平在某些患者有显著疗效，常用剂量为0.1g，每日3次，口服。

(2) 抗抑郁药物多虑平对有些患者有效，特别是脊柱骨折合并截肢患者。常用剂量为25mg，每日2～3次，口服。

(3) 皮下连续输注氯胺酮　静脉注射氯胺酮0.3mg/kg，幻足出现温暖感，疼痛立即缓解，无任何中枢神经副作用，然后用套管针穿刺留管皮下，与微量泵相连，泵注氯胺酮0.2mg/(kg·h)，教会患者操作，回家治疗，疗效较好。

(4) 口服氯胺酮　静脉用氯胺酮0.4mg/kg后，疼痛缓解，后改用氯胺酮20mg溶于果汁中口服，10 分钟后疼痛缓解，一般可维持6 小时。以后患者按此剂量每日口服4次。

5. 神经阻滞治疗

(1) 神经干周围阻滞：对发病早期且幻肢痛较轻者，可在相应的神经干周围局部阻滞，注射0.5%利多卡因10ml并加入适量糖皮质激素。

(2) 星状神经节阻滞：对上肢幻肢痛效果较好。每次可注射 0.5%～1.0%利多卡因 5～10ml。

(3) 腰椎旁交感神经节阻滞：一般对下肢幻肢痛可行 T_2、T_3 交感神经节局麻药阻滞，必要时可用酒精损毁腰椎旁交感神经节，先注射2%利多卡因5ml，然后注射无水酒精1～3ml。

6. 残端探查术

目的是去除来自残端的各种刺激因素。可酌情施行残端探查术，切除残端瘢痕组织、神经瘤和松解神经血管束。也可采用微孔滤膜或医用生物膜将神经断端囊状包裹、神经束结扎术、神经断端吻合术、肌肉包埋术等。

7. 神经调控

可选择脊髓神经电刺激、外周神经电刺激、大脑皮质电刺激和脑深部核团电刺激。测试有效者可植入永久性刺激器。

8. 无抽搐电休克

每周1～2次，共8～12次。对幻肢强迫体位及疼痛有一定的缓解作用。

第二节　残　端　痛

残端痛也称为残肢痛，系指截肢后所产生的断(残)端疼痛。易发生于高位截肢或肩、髋关节离断后，上肢较下肢多见。截肢后周围神经干切断常形成神经瘤，产生疼痛。截肢残端骨刺的形成是残端痛的另一原因，由于截肢时骨断端处理不当，骨端不平整而使骨刺刺入周围组织造成疼痛。

一、临床表现和诊断

1. 残端痛常于截肢伤口愈合一个时期后开始出现，随时间推移逐渐加重。
2. 残端痛多呈跳痛、刺痛或灼痛。
3. 残端痛常伴有幻肢痛，情绪波动、嘈杂声响或天气变化均可使疼痛加重。
4. 残端痛患者的疼痛多为弥散性疼痛，可由整个断端向身体其他部位放射。

5. 少数病例的疼痛也可较局限，仅位于断端的局部区域内。

6. 检查残端常可发现有显著的压痛点。断端的局部非常敏感，受到触碰、抚摸、假肢压迫或一些其他的轻微刺激即可引起剧痛。

7. 有时可触到瘢痕硬结或明显的骨刺。X 线摄片可确定。

8. 难以确定诊断时可行诊断性局部神经阻滞。

二、治疗方法

1. 对症治疗

应用非甾体抗炎药和抗惊厥药缓解疼痛。

2. 神经阻滞疗法

在断端压痛明显处，注射局麻药和糖皮质激素混合液。也可注射肉毒素。

3. 局部神经毁损术

在断端局部应用局麻药局部浸润麻醉后，注射无水乙醇或 5%苯酚溶液或 75%酚甘油溶液等神经毁损药。也可行射频热凝术。

4. 手术治疗

可行残端探查术以切除瘢痕组织、神经瘤、骨刺和松解神经血管束。

第三节　灼性神经痛

灼性神经痛是一种与神经损伤有关的顽固性火灼样疼痛，伴有感觉和痛觉过度敏感。

灼性神经痛的发生与神经缺血有关，如神经处于疤痕中、神经伴行的大血管损伤、神经干的微循环障碍、严重神经挤压伤或药物性神经损伤。缺血可使有髓纤维发生脱髓鞘改变。外露的神经纤维失去其绝缘成分，容易受到组织代谢产物如酸性离子、儿茶酚胺等的刺激及局部疤痕的刺激，它们可以直接作用到轴突上，产生灼性神经痛。

一、临床表现

1. 灼性神经痛多数在受伤后立即发生或在 1 周内发生，少部分在受伤 1 个月以后才发生。灼性神经痛部位广泛，持续时间较长。周围神经损伤者，发展为灼性神经痛者占 1%～5%。

2. 以 20～40 岁多见(小儿极少见)。

3. 好发部位依次为臂丛神经、坐骨神经、正中神经、胫神经、股神经支配区。其中 85%位于肘或膝关节以上，极少数发生在三叉神经、枕大神经和马尾神经所支配的区域。

4. 大多数患者疼痛发生在肢体末梢浅表部位，尤以指(趾)尖、手(足)掌心、手的尺侧等部位为甚。表现为烧灼样疼痛，或火辣辣的疼痛，疼痛的严重程度不完全一致，大多数患者的疼痛呈严重的、持续性的，约 2/3 的灼性神经痛患者还主诉深部组织有刀割样、针刺样、撕裂样、压榨样和搏动性疼痛。

5. 灼性神经痛影响患者的日常生活、饮食、睡眠，甚至使患者产生极严重的心理和行为障碍。严重者食宿不安、情绪波动，以致产生病态人格及特殊行为。

6. 温度、噪音、刺眼的灯光、情感因素(如愤怒、恐惧、精神紧张、兴奋)等也可加重疼痛。

7. 轻度疼痛一般在 1～3 个月内消退，中度疼痛约 4～6 个月烧灼感消失，重度疼痛持续大约 1 年，极个别患者的疼痛可持续多年。

8. 多数灼性神经痛的患者有交感神经过度兴奋的表现。多数患者早期表现为血管扩张，晚期则表现血管收缩。部分患者只有一种表现，或血管扩张或血管收缩。

9. 灼性神经痛患者的皮肤导电水平比正常人高，皮肤血流量低，而且受累肢体和对侧比有不对称性。皮肤异常干燥或异常潮湿。晚期，受累皮肤、皮下组织、骨骼、关节发生营养不良性改变。多数患者早期局部皮肤潮红，有弹性。以后逐渐发展可出现皮下组织萎缩，皮肤变薄、光亮，指甲僵硬卷曲，毛发稀少、失去光泽、粗糙。许多患者指间小关节僵直而固定，肌肉萎缩和纤维化，最后产生肌肉挛缩以及不同程度的骨质疏松。

10. 多数患者有不同程度的心理、情感方面的障碍，如抑郁、焦虑，甚至个别患者还有自杀行为倾向。

二、诊断要点

1. 患者有典型病史，周围神经干(丛)损伤，神经受伤后灼性疼痛持续数月、数年以上。

2. 性质为难以描述的灼性疼痛。

3. 灼性疼痛的范围超越损伤神经的支配区。

4. 灼性疼痛的程度，轻者影响情绪，重者痛苦不堪，不思食宿。

5. 好发部位依次为臂丛神经、坐骨神经、正中神经、胫神经、股神经支配区。

6. 早期对交感神经阻滞治疗有效。

7. 需与其他慢性躯体性疼痛、心理性疼痛、复杂性局部疼痛综合征等鉴别。

三、治疗方法

灼性神经痛的治疗强调尽早综合治疗。中断被累及的交感神经的病理性反射活动。经皮神经电刺激和其他物理治疗能缓解部分患者的疼痛。

1. 发病时间短，3 个月以内的患者，倾向于保守治疗，如物理治疗、抬高患肢、牵引、制动、电兴奋、共鸣火花、针灸、音乐、锻炼和一般的身心调养。

2. 药物治疗

(1) 安定：5～10mg，1 次/天；

(2) 心得安：4mg，每 4 小时 1 次；

(3) 酚苄明：开始可用 10mg，每 8 小时 1 次，剂量可酌情增加，每隔 2 日增加 1 次，直到出现体位性低血压为止。疗程一般 6 周，最长 16 周。副作用主要有直立性低血压，疗效一般较好。

3. 积极镇痛，可使用麻醉性或非麻醉性镇痛药，以及其他全身性药物。

4. 对严重灼性神经痛伴有心理障碍的患者有必要进行心理治疗。

5. 全身静脉普鲁卡因疗法 0.5%普鲁卡因 500ml 静脉缓慢滴注。

6. 星状神经节阻滞，效果可维持 3 小时，必要时可损毁星状神经节。

7. 静脉区域交感神经阻滞，常用药物是胍乙啶、利血平，产生非选择性的交感神经阻滞，能阻断肢体的交感神经传导，起到阻滞交感神经的作用。没有局麻药阻滞和全身用药的副作用。

8. 对于下肢，行腰交感神经节阻滞治疗。

9. 对已发展成不可逆营养不良所致肌肉挛缩者可行外科矫形术。

10. 手术治疗

(1) 血管手术：应当修复与神经伴行的主要血管损伤，血管本身病变所致神经缺血无疑也是造成灼性痛的因素之一。

(2) 神经手术：快刀切除痛性神经瘤，让其固缩在血运丰富的软组织内。神经瘤切除后，将神经分成两束，两束作端端吻接，有利于轴浆的循环流动平衡。切除疤痕较多和有张力的神经干，代之以神经移植。

(3) 中枢痛觉神经元手术：尾状核电刺激。

(4) 交感神经手术：包括星状神经节切除术、胸腰交感神经节切除术、交感神经切断术、化学性毁损术、神经破坏术和脊神经后根切除术等。主要适应于诊断性交感神经阻滞呈阳性而治疗性交感神经阻滞疗效不能维持者。

第四节　复杂性局部疼痛综合征

复杂性局部疼痛综合征(complex regional pain syndrome，CRPS)指继发于局部损伤或全身性疾病之后出现的以严重顽固性、多变性疼痛为特征的临床综合征。常伴发自主神经功能障碍和营养不良，其严重程度与病程远远超过当初致病因素引起的损伤。1995 年，国际疼痛学会(IASP)提出了 CRPS 的概念，并将反射性交感神经营养不良命名为复杂性局部疼痛综合征Ⅰ型(CRPS Type Ⅰ)，将灼性神经痛命名为复杂性局部疼痛综合征Ⅱ型(CRPS TypeⅡ)。

复杂性局部疼痛综合征中，某些对交感神经阻滞效果良好，称为“交感神经维持性疼痛(sympathetically maintained pain，SMP)”；某些对交感神经阻滞无反应，称为“交感神经无关性疼痛(sympathetically independent pain，SIP)”；另外一些交感神经阻滞后疼痛反而加重者，称为“ABC 综合征(Angry Backfiring C-nociceptor syndrome)”。

一、临床表现

Ⅰ型与Ⅱ型临床表现相似，但Ⅰ型有神经损伤的可能性，可是不能确定是什么神经受损；而Ⅱ型一般有较明显且明确的神经损伤。具体表现为：

(一) 疼痛

自发痛(spontaneous pain)与诱发痛(evoked pain)并存。诱发痛包括痛觉超敏与痛觉过敏。诱发因素通常包括机械性、温热性、精神性刺激等。疼痛部位超越当初损伤的区域，严重程度及病程与最初损伤不相符，疼痛性质多种多样。一般患者描述为烧灼样、持续固定或搏动性疼痛，经常伴有发作性疼痛。一些患者仅疼痛而无其他症状。也有少数患者在病程的某些阶段不发生疼痛。

(二) 自主神经功能改变

一些患者在一定时期出现自主神经功能改变。常见皮肤温度与颜色改变及出汗增多、皮肤湿润潮红、温度升高或降低不定。早期常因血管运动神经功能障碍出现水肿，或水肿体征不明显，但患者主诉肿胀感。

（三）运动功能改变

患者运动功能改变的客观征象多种多样，主要表现为受累区域功能不全。因为剧烈疼痛患者常常保护性地减少肢体活动，久而久之因肌肉无力、废用、挛缩及关节僵直导致运动受限。少数患者可观察到肌肉震颤与肌张力障碍。

（四）营养障碍

皮肤变薄，外观发亮，也可出现变厚及脱屑、毛发脱落或异常粗糙，指甲变厚。常常发生失用性骨质疏松。

（五）心理改变

长期的剧烈疼痛、功能丧失及缺乏明确的诊断，常导致许多患者出现焦虑、恐惧、抑郁等情绪。需与原发性精神疾病出现疼痛症状相鉴别。

（六）其他

CRPS 可具有游走性，复发性，或四肢中两个或两个以上肢体同时发生，但这种情况极少见。有时出现反复发作的难治性皮肤感染(与慢性水肿有关)、自发性血肿、色素沉着、手掌或脚掌皮肤结节性筋膜炎与杵状指(趾)。

二、诊断要点

目前还没有用于确诊 CRPS 的诊断性试验，诊断需依赖临床表现。

（一）病史

1. 通常在伤害性事件或受伤制动之后发生；
2. 单侧肢体起病(很少累及对侧)；
3. 通常 1 个月之内起病。

（二）症状

1. 疼痛

是 CRPS 确诊必需的症状。疼痛的特点各不相同，为自发痛或诱发痛，或二者共存。自发痛可表现为 SMP 或 SIP 或二者共存。呈烧灼样，持续固定或具有搏动性。

2. 其他症状

(1) 肿胀感；
(2) 皮肤温度或颜色改变具有不对称性与不稳定性；
(3) 出汗具有不对称性与不稳定性；
(4) 营养改变：毛发、指甲及皮肤出现营养不良改变。

（三）体征

(1) 痛觉过敏或痛觉超敏(轻微碰触、深压、关节运动及寒冷等均可引发疼痛)；
(2) 水肿(单侧发生，除外其他原因)；
(3) 血管自主神经功能改变：不对称或不稳定的皮肤温度或颜色改变；
(4) 患肢出汗增加；
(5) 毛发、指甲及皮肤营养改变；
(6) 运动功能障碍(可能存在肌张力障碍与震颤)。

(四) 自主神经功能状态

CRPS 诊断及治疗时应对患者进行自主神经功能状态评估。

1. 血管舒缩功能

皮肤血管舒缩反应受交感神经和副交感神经共同支配，临床可用划痕试验检查。白色划纹症：以钝器轻划皮肤，半分钟出现白色划纹；红色划纹症：以尖物重而慢划过皮肤，半分钟后出现红色划纹。轻划重划分别出现白色和红色划纹，或轻划先白色后红色划纹，均为正常。轻划与重划后若划纹颜色相同为不正常，均为白色是交感神经亢进，均为红色是副交感神经亢进。血管舒缩神经走行与感觉神经一致，可用以协助定位诊断。

2. 诊断性交感神经阻滞

阻断支配病变部位的交感神经后，如疼痛缓解，温暖发热，则证实疼痛为 SMP。同一 CRPS 患者在病程的一定时期可能表现为 SMP，另一时期则可能表现为 SIP，二者可能交替出现。

3. 立毛反射

用寒冷物或针刺、搔擦或揉捏方法刺激颈部皮肤(头部立毛肌反射)或足底皮肤(脊髓立毛肌反射)，正常情况下立毛肌收缩出现“肌皮疙瘩”，如果刺激后，同侧颈部和胸部皮肤立毛反射特别明显，表明交感神经亢进。

4. 自主神经反射

包括眼心反射、颈动脉窦反射及卧立和立卧反射。

(1) 眼心反射：缓慢加重压迫双眼球侧面 30 秒，前后脉搏之差少于 10 次/分为正常，如大于 10 次/分为迷走神经占优势，如压迫后脉搏反而增多为交感神经占优势。

(2) 颈动脉窦反射：缓慢压迫下颌角平面的颈动脉，感到其搏动即停止压迫，计数压迫前后脉搏差。正常差值为 6～12 次/分，大于此值为迷走神经功能增高。注意不可双侧同时压迫，且不可久压。对颈动脉窦过敏者严禁压迫。

(3) 卧立和立卧反射：从立位变换成卧位，正常脉搏差小于 12 次/分，从卧位变为立位，正常脉搏差小于 24 次/分，如超过以上数值为阳性，表示交感神经兴奋性增高。

5. 其他方法

微小神经电极法、微量发汗测定法等。

三、治疗方法

(一) 损伤后早期预防

局部受到损伤后，尽快处理与治疗，充分镇痛，在一定程度上可以防止 CRPS 发生，即使发生也可以改善预后。有效镇痛能够使患者早期恢复活动与康复，减少失用性功能丧失。对限制活动的患者应在损伤急性期进行物理疗法，一般认为多种疗法联合使用效果较好。

(二) 抗交感神经疗法

对 SMP 患者效果较好，常用方法如下：

1. 耗竭交感神经末梢的去甲肾上腺素。局部静脉注射呱乙啶，间断注射，以期可以实现累积效应；酚妥拉明 5mg，1～2 次/天。

2. 交感神经节阻滞，用局部麻醉药物阻断支配病变部位的交感神经节，包括星状神经节、胸交感神经节、腰交感神经节等。

3. 交感神经切断术，采用手术、化学或射频方法破坏交感神经的传导，近期效果好。

4. 其他药物，可以试用可乐定及酮咯酸等。

（三）硬膜外隙与鞘内注射药物

注射局部麻醉药物或阿片类药物或二者联合用药，但副作用是易引起膀胱与直肠括约肌功能障碍。可乐定硬膜外隙注射可能缓解上肢与下肢疼痛，口服则无此作用。

（四）经皮电刺激与脊髓电刺激

经皮电刺激对儿童效果较好，对成人则无效。成人可以采用脊髓电刺激疗法。

（五）膜稳定药物

周围神经受损后自发兴奋性增强，可使用膜稳定药物。如利多卡因、卡马西平、苯妥英钠、丙戊酸钠、加巴喷丁及慢心律(美西律)等。

（六）抗抑郁药

常用的有阿米替林、多虑平(多塞平)、马普替林及丙米嗪等。宜先从小剂量开始服用，逐渐增加剂量。

（七）心理支持疗法

像其他慢性疼痛综合征一样，恐惧、焦虑、抑郁、功能丧失及失业压力等可能在CRPS的发展中起重要作用。心理支持疗法如认知疗法、生物反馈疗法及催眠疗法等对患者有很大帮助。

第五节　带状疱疹后神经痛

急性带状疱疹临床治愈后持续疼痛超过1个月定义为带状疱疹神经痛，6个月以上者定义为带状疱疹后神经痛(PHN)。

一、临床表现

1. 疱疹临床治愈1个月后患区仍存在持续或发作性剧烈疼痛；患区范围内可见明显的色素沉着。

2. 患区内明显的感觉、触觉异常，大部分患者对痛觉超敏，轻轻触摸即可产生剧烈难以忍受的疼痛；部分患者浅感觉减退，触痛明显。

3. 疼痛性质以自发性刀割样或闪电样发作痛或持续性烧灼痛为主，多数患者疼痛剧烈难以忍受。

4. 由于对剧烈疼痛的恐惧，患者心理负担沉重，情绪抑郁，甚至对生活失去信心，有自杀倾向。

二、诊断要点

1. 急性带状疱疹临床治愈后持续疼痛超过1个月或既往有急性带状疱疹病史。

2. 明显的按神经分布区内感觉、痛觉、触觉异常，局部可见色素沉着。

3. 疼痛性质为自发性刀割样或闪电样发作痛或持续性烧灼痛、紧束样疼痛。

4. 患区内明显的神经损伤后遗症状，如痒、紧束感、蚁行感、抽动或其他不适感。

5. 患者心理负担沉重，情绪抑郁，甚至对生活失去信心，有自杀倾向。

6. 根据疼痛性质和临床表现可进行临床亚型诊断。

(1) 激惹触痛型：临床表现以痛觉超敏为特征，轻轻触摸即可产生剧烈的难以忍受的疼痛。

(2) 痹痛型：临床表现以浅感觉减退和痛觉敏感为特征，伴有触痛。

(3) 中枢整合痛型：临床上可兼有以上两型的部分或主要表现，以中枢继发性痛觉敏感化异常为主要特征。

三、治疗方法

首先应该强调 PHN 的临床治疗方法及效果是非常复杂和多变的，到目前为止没有任何一种方法能够完全地缓解疼痛，多采用综合治疗的方法来缓解患者的剧烈疼痛、改善患者的生活质量。

(一) 药物治疗原则

1. 麻醉性镇痛药

弱阿片类麻醉性镇痛药对部分患者有效。

2. 抗抑郁药

阿米替林(25～100mg/d)、多虑平(25～150mg/d)、百忧解(20mg/d)等，可常规选用。使用过程中应注意从小剂量开始并逐步增加剂量，防止发生显著的副作用。另外去甲替林、马普替林也可以使用。

3. 抗惊厥药

卡马西平(200～300mg/d)和苯妥英钠(200～300mg/d)，使用过程中应注意肝肾功能，特别是老年患者和长期服药的患者。加巴喷丁(300～1500mg/d)也可以使用。

4. NSAIDs

早期可配合其他药物使用，应注意胃肠道系统的副作用，尤其老年人应特别注意消化道出血的风险，个别临床病例可以毫无症状或主观感觉突然发生大出血。

5. 局部用药

对于局部皮肤激惹症状明显的患者，即激惹触痛型后遗神经痛，疼痛局部表面使用利多卡因、辣椒素和其他 NSAIDs 类乳剂或膏剂均能取得一定的治疗效果。

(二) 中西医综合治疗

中西医综合治疗包括中医中药、针灸、理疗等，有时可部分地缓解患者的疼痛。

(三) 区域神经阻滞、交感神经阻滞和硬膜外隙注药

区域神经或神经根注药，包括局部注药、神经干阻滞、椎旁神经根及颈、胸、腰交感神经节阻滞。联合使用镇痛、抗抑郁等药物是缓解后遗神经痛患者剧烈疼痛比较有效的方法，尤其对于病程＜6 个月患者效果比较理想。硬膜外隙注药用于后遗神经痛的治疗，许多患者仅能暂时缓解疼痛，其效果不如外周神经根注药或交感神经节阻滞。神经根毁损需谨慎，仅用于运动神经支配不重要的神经根，以免引起运动障碍。肋间神经根阿霉素化学毁损效果较好，每个椎间孔注入 2～3mg，0.5ml，每次毁损不超过 3 根。

(四) 神经调控治疗

神经调控，如经外周(TENS)、经脊髓(SCS)、经下丘脑(DBS)电刺激镇痛等均可选用。

(五) 心理治疗

从广义上来说，心理治疗包括患者所处的环境和生活条件的改善，周围人的语言作用，特殊布置和医师所实施的专门心理治疗术等。狭义的心理治疗则指专科医师对患者所实施的心理治疗术和措施。后遗神经痛患者均伴有不同程度的心理障碍，如焦虑、紧张、抑郁、异常人格特性甚至自杀倾向，只有辅以有效的心理治疗才能达到临床目的。

1. 暗示

(1) 支持性暗示治疗。

(2) 解释性暗示治疗。

2. 行为疗法

又称为矫正疗法，是临床医师专门设计特殊的治疗程序来消除或纠正患者的异常行为或生理功能。常用系统脱敏、厌恶疗法、行为塑性法及自我调整法等。

3. 生物反馈

借助于仪器使患者知道自己身体内部正在发生的功能变化并进行调控的方法，以达到改善机体内器官、系统的功能状态，矫正应激时不良反应，维持心身健康的目的。

(六) 患区后遗症状的处理

患区后遗症状是指后遗神经痛患者在支配区除了疼痛之外的症状，如感觉异常、蚁行感、痒、紧束感、麻木感或不定时抽动及其他不适的感觉等，部分患者主诉此异常比疼痛还要难以忍受，往往与疼痛症状并存，绝大部分长于疼痛期。临床处理比较困难，因为除了外周神经受损伤外，中枢异常整合机制的涉入也是主要因素。交感神经阻滞有时可缓解症状。部分症状可终身存在。

第六节　交感神经相关性疼痛

交感神经相关性疼痛是继发于外伤(如挫伤、骨折、烧伤等)、医源性损伤(如外科手术切口瘢痕、注射、徒手整复损伤等)、血管性疾病(如静脉或动脉血栓、脉管炎、血管硬化等)、内脏疾病(如胸腔、腹腔、盆腔内器官的肿瘤、炎症、缺血)以及脑瘤、蛛网膜下隙出血等疾病之后，以剧烈的自发性、顽固性、多变性疼痛，对触觉、痛觉的刺激异常过敏，血管舒缩障碍以及皮肤、肌肉与骨骼的营养障碍和萎缩为特征的临床综合征。该疾病与交感神经的功能障碍、受损有关。

一、临床表现

(一) 疼痛

疼痛是主要症状，呈灼痛、电击痛、针刺样痛等，可表现为突发的自发性疼痛，也有患者无自发痛，当身体活动时方可出现疼痛。大多数患者因机械性、温热性、精神性、情感性刺激而诱发异样疼痛，疼痛呈弥散、扩散状，不沿神经走行，可有痛觉、感觉过敏表现。疼痛的程度与损伤的程度和基础疾病的严重程度无明显相关性。

(二) 营养障碍

在损伤部位及其周围组织可出现浮肿。有时浮肿不明显，但主诉有肿胀感。随着疾病的进行性发展，毛发、指甲的生长速度由加快转为减慢，并逐渐出现皮肤菲薄、指甲卷曲并失去光泽。

（三）血管功能异常

可出现血管功能障碍。当血管收缩占优势时，皮肤湿冷、苍白；当血管扩张占优势时，皮肤温暖、潮红。皮肤温度可高可低，后期皮温呈下降趋势，表现为缺血性变化。有时可见出汗异常。

（四）运动功能障碍

早期即可出现握力下降和精巧运动功能障碍。后期韧带和周围组织纤维化可致关节挛缩、骨质疏松，进一步加重运动功能障碍。

二、诊断要点

1. 有外伤、感染或内脏疾病等病史。
2. 持续性烧灼样疼痛，或异样疼痛，或痛觉过敏，疼痛剧烈。
3. 血管舒缩和排汗功能异常。肢体水肿或脱水，对寒冷等刺激过度敏感。
4. 皮肤、指甲、肌肉、骨关节营养障碍。
5. 早期关节周围水肿、晚期肌肉萎缩和韧带纤维化致运动功能障碍。
6. 诊断性交感神经阻滞试验多为阳性。
7. X 线成像可见患肢的骨萎缩、骨吸收。

三、治疗方法

（一）预防性治疗

1. 首要原则是预防本病的发生。
2. 受伤早期对创面完善的处理和充分的镇痛。

（二）神经阻滞治疗

1. 阻滞原则

(1) 反复使用局麻药，尤其是通过阻滞，使疼痛逐渐减轻。

(2) 强调用药的单一性。

(3) 当局麻药阻滞后，疼痛症状只是临时改善时，选择使用神经破坏性药物，进行神经毁损或行交感神经切断术。

2. 交感神经阻滞

(1) 星状神经节或椎旁交感神经节或腹腔神经丛阻滞：根据疼痛的部位，选择相应的交感神经节。

(2) 常用 2%利多卡因 5ml 或 0.25%布比卡因 5ml。每日或隔日或数日一次，数周到数月反复进行。

(3) 化学性毁损交感神经节常用 7%～15%酚甘油或无水乙醇 0.3～0.5ml 注入相应胸腹交感神经节，如果一次阻滞效果不充分，间隔 1～2 天后可重复治疗。

3. 硬膜外隙阻滞

(1) 对椎旁交感神经节阻滞困难或双侧病变时，用连续硬膜外隙阻滞。

(2) 导管可留置 3～5 天，可视病情延长至 8～15 天。

(3) 用 0.5%利多卡因 10～15ml，每日 2～4 次注入，或用镇痛泵连续注入，视镇痛效果，每小时注入 2～4ml。

4. 局部阻滞治疗

(1) 局部静脉内注药治疗：适用于四肢病变的患者。先于肢体近心端用止血带加压达到 33.25～40.55kPa（250～300mmHg），于远端静脉末梢注入药物。胍乙啶 10～30mg，用生理盐水稀释至 20～40ml；或利血平 0.5～1.0mg 加生理盐水 50～100ml；或倍他米松 20mg 加 1%利多卡因 15～20ml 等，15～20 分钟后，逐渐分次放松止血带，治疗过程中应密切观察心律与血压的变化。

(2) 局部浸润治疗：直接在疼痛触发点用局麻药行局部浸润阻滞，有时能收到较好的疗效。

（三）药物治疗

1. 抗抑郁药

常用阿米替林、丙米嗪、多虑平、马普替林等，成人从每日 25mg 起，老人从每日 10mg 起，每晚睡前顿服。若效果不明显，且无副作用，可每日增加 10～25mg，达到每日 150mg 后，维持使用 1～2 周。最大量不能超过每日 300mg。当出现口干时，表明药量已足。

2. 抗痉挛药

代表药物卡马西平、苯妥英钠、丙戊酸钠，对电击样疼痛有效。苯妥英钠每日 300mg 口服。

3. 抗心律失常药

慢心律 50～200mg，每日 3 次，口服。心动过缓、房室传导阻滞者禁用。利多卡因 100～300mg 静脉滴注，每日 2 ～3 次。

4. 氯胺酮

0.3mg/kg，先静脉注射半量后，余下的量在 20 分钟内静脉滴注。效果不明显时，可加至 0.6mg/kg，2～3 周为一个疗程。可用氟哌啶或咪唑安定对抗其副作用。

5. 交感神经阻滞药

常用酚妥拉明每次 5mg，每日 1～2 次，口服。胍乙啶每日 20～30mg，口服 6 周，服药期间注意监测血压。

6. 其他药物

可根据治疗情况，选择应用一些药物，如非甾体抗炎药、神经妥乐平、前列腺素制剂、激素、吗啡类药物等。

（四）电刺激

1. 硬膜外脊髓电刺激

用硬膜外麻醉的方法，于硬膜外腔插入电极，自体外给脊髓以电刺激，以期达到镇痛的目的。电刺激装置参数多用频率 1～200Hz，电压 0～10V，脉冲宽度 0.1～1.0ms，在这个范围之内可变换各种条件进行治疗，以患者疼痛减轻为标准。

2. 经皮体表电刺激

在体表神经敏感点放置电极，进行刺激，参数同硬膜外脊髓电刺激。

（五）交感神经切断术

对病情严重或晚期患者，一般治疗无效时，可行交感神经切断术。

（六）物理治疗

针灸、理疗可作为辅助疗法应用，有一定效果。

（七）心理治疗

罹患本症的患者，多伴有不同程度的精神、心理障碍，在治疗疼痛的整个过程中，要适当地给予精神心理方面的治疗，如认知疗法、松静疗法、生物反馈疗法、催眠疗法等。

第七节　中枢性疼痛

中枢性疼痛(central pain)是指中枢神经系统病变或功能失调所引起的疼痛，其原发病变在脊髓或脑内，常见的致病原因有出血、梗死、血管畸形、肿瘤、外伤、感染、多发性硬化、神经元变性、脊髓空洞症等，此外癫痫和帕金森病患者的疼痛也可归为中枢性疼痛。

丘脑痛是最典型和最常见的中枢性疼痛，各种中枢性疼痛也曾被笼统地误称为丘脑痛，其实脑和脊髓的各种病变、从脊髓背角或三叉神经脊束核至大脑皮层之间沿神经轴索任何水平的病变都能引起中枢性疼痛。

一、临床表现和诊断

（一）疼痛出现的时间

中枢性疼痛继发于中枢神经系统的病变或功能障碍之后，可即刻出现疼痛，也可延迟数月或数年后出现疼痛，大多数是在数月内发生中枢性疼痛。

（二）疼痛的部位

中枢性疼痛多发生在躯体感觉减退、感觉缺失或感觉异常的部位，范围大者可以累及全身、半身、整个肢体或头面部，范围小者可以只是局部。少数患者没有感觉障碍区域，也会出现中枢性疼痛，而且疼痛的部位也不是固定不变的。

（三）疼痛的性质

中枢性疼痛可以是任何性质、任何形式，程度可重可轻，各种内在或外界的刺激，如触物、寒冷、情绪波动等常常可以诱发或加重疼痛。烧灼样痛是最常见的疼痛类型，其他性质的疼痛如刀割样痛、针刺样痛、撕裂样痛、压榨样痛、紧缩样痛以及放射痛、牵拉痛、隐痛、跳痛、蛰痛等也可以单独或合并存在。

（四）疼痛的持续时间

中枢性疼痛是一种慢性顽固性疼痛，大多数疼痛持续存在，可以阵发性加重，但一般没有无痛间隔。有些中枢性疼痛也可以间歇出现，例如多发性硬化的间歇性疼痛和部分癫痫患者的疼痛都表现为反复出现的发作性疼痛，存在明显的无痛间隔。

（五）疼痛的伴随症状

中枢性疼痛可伴有中枢神经系统病变的其他表现，如头痛、偏瘫、截瘫、单瘫、失语、共济失调、脑神经损害症状以及躯体的感觉障碍等，此外疼痛部位的感觉异常和感觉过敏也是中枢性疼痛的常见症状，表现为轻微的触摸、冷热等正常刺激即可以引起剧烈的疼痛反应。

（六）辅助检查

CT、MRI、DSA、PET 等神经影像学检查多有阳性发现，如出血、梗死、肿瘤和脊髓空洞等。

二、治疗方法

中枢性疼痛的治疗比较困难，目前尚无确切的治疗方法，治疗往往只是减轻疼痛而很难根治疼痛，几种治疗方法的联合应用有时能够取得较好的镇痛效果。

（一）药物治疗

1. 抗抑郁药

抗抑郁药物不仅可以改善中枢性疼痛患者的抑郁症状，本身也具有一定的镇痛作用，是中枢性疼痛治疗中应用较多的一类药物。常用的抗抑郁药有阿米替林、多虑平、帕罗西汀、氟伏沙明、氟西汀等。

2. 抗癫痫药

常用的抗癫痫药有卡马西平、苯妥英钠、丙戊酸钠、氯硝安定等，这些药物可以通过不同的途径抑制病变神经元的异常放电，从而减轻中枢性疼痛。

3. 抗心律失常药

用于治疗中枢性疼痛的抗心律失常药有利多卡因、美西律、妥卡尼等，可以作用于中枢和周围神经系统的离子通道，抑制神经细胞 Na^+内流，减少神经元的病理活动。

4. 镇痛药

镇痛药对中枢性疼痛的镇痛效果较差，应用大剂量的麻醉镇痛剂往往也难以满意地控制疼痛，所以并不是中枢性疼痛的首选治疗药物。常用药物包括颅痛定、曲马多、芬太尼、哌替啶和吗啡等。

5. 其他药物

可以用于治疗中枢性疼痛的药物还有纳络酮、肾上腺素能药物和胆碱能药物等，一般只作为辅助用药。

（二）手术治疗

1. 脊髓镇痛手术

(1) 脊神经后根切断术：适用于躯干、四肢的节段性疼痛或区域性疼痛，手术切断范围应包括疼痛水平上下各 2 个神经根，一般需要切断相邻的 3～4 个脊神经后根才能产生带状的感觉丧失。切断脊神经后根后，不仅其分布区域的痛觉丧失，触觉和深感觉等各种感觉也均丧失。

(2) 脊髓前外侧束切断术：脊髓前外侧束主要为脊髓丘脑侧束，位于脊髓的前外侧 1/4 象限，是痛觉和温度觉的主要传入通路。切断脊髓前外侧束可以阻断痛觉的二级传导通路，也可以阻断非特异性痛觉传导通路，疗效较为肯定。上肢、上腹部和胸部的疼痛一般做脊椎颈 2 水平的脊髓前外侧束切断；下腹部、会阴部、下肢的疼痛宜作脊椎胸 2 水平的脊髓前外侧束切断。疼痛位于中线或双侧者，可以切断两侧脊髓的前外侧束，但在高颈髓不宜行双侧切断，以免引起呼吸肌麻痹。

(3) 脊髓前连合切开术：可以切断两侧痛觉传导的二级交叉纤维，用一次手术解除双侧或中线部位的疼痛，而且可以避免损伤脊髓的其他传导通路，防止严重并发症的发生。主要用于治疗躯体双侧、中线部位的疼痛。上肢疼痛可做颈 4～胸 1 脊椎节段的脊髓前连合切开术，胸背部疼痛一般选择胸 2～胸 8 节段，腹部疼痛、盆腔疼痛和下肢疼痛的手术节段在胸 7～腰 1。

(4) 脊髓后根入髓区(DREZ)毁损术：可以毁损脊髓后角 Rexed Ⅰ～Ⅳ板层，痛觉传导的二级神经元都集中在此区域，毁损后能够部分破坏脊髓丘脑束和脊髓网状束，减少疼痛冲动的上行传递。另外，毁损 DREZ 后，脊髓后外束(Lissauer 束)的调节功能发生改变，也有一定的止痛作用。该手术主要适用于臂丛或腰丛神经撕脱伤后疼痛、脊髓损伤或截瘫后疼痛、残肢痛或幻肢痛以及带状疱疹后的神经痛等。

2. 脑内镇痛手术

(1) 丘脑核团毁损术：丘脑是各种感觉的中继站，可以毁损的核团有腹后内侧核(VPM)、腹后外侧核(VPL)、中央中核(CM)、束旁核(PF)、中央旁核(PC)、中央外侧核(CL)以及丘脑枕核等。丘脑核团毁损短期疗效显著，但容易出现感觉迟钝等并发症，长期随访有些病例疼痛复发，多与脑内其他核团或结构的毁损联合应用，以增强止痛效果、减少并发症。

(2) 中脑传导束毁损术：中脑的脊髓丘脑束和三叉丘系分别是躯体和头面部的痛觉传导到达丘脑之前在脑内走行最集中的部位，也是切断疼痛的脊髓丘脑通路的理想部位，可以用较小的毁损灶比较完整地阻断疼痛通路，适用于偏侧性范围较广的躯干或头面部疼痛。躯干疼痛毁损对侧中脑脊髓丘脑束，头面部疼痛则毁损对侧中脑三叉丘系，手术要采用脑立体定向技术，精确性要求较高。

(3) 双侧扣带回前部毁损术：扣带回在解剖上联系着纹状体、前丘脑、隔区、穹窿、海马、边缘系统和额叶皮质，对控制各种行为、精神状态和情绪反应具有重要作用。慢性疼痛患者往往伴有情绪和精神状态的异常，而且疼痛与情绪的关系也非常密切，扣带回毁损切开后疼痛患者的焦虑、忧郁、恐惧与强迫等症状得到改善，疼痛也会有明显缓解。近年来，扣带回前部毁损术已成为治疗各种顽固性疼痛的一种常用的手术方式，一般同时进行双侧扣带回前部的毁损，才能获得较好的止痛效果。

3. 电刺激镇痛术

电刺激可能会引起中枢神经系统某些神经递质的改变，激发内啡肽的产生，或抑制甚至阻断痛觉传导，从而起到镇痛作用。常用的电刺激部位有脊髓背柱、丘脑腹后外侧核(VPL)、腹后内侧核(VPM)、三脑室后下部脑室旁灰质(PVG)和导水管周围灰质(PAG)等。电刺激的近期镇痛效果一般比较满意，远期疗效会有所减退。

第八节　糖尿病性神经病变

糖尿病性神经病变是糖尿病患者发生的一组疾病症候群，表现为自主神经系统和末梢神经系统的功能障碍。

一、临床表现和诊断

有长期的糖尿病病史，血糖控制不理想，逐渐出现糖尿病性神经病变，主要症状为肢体末梢甚至躯干皮肤有异感，异常胀痛。疼痛夜间会加重，并且干扰睡眠。

体检可见皮肤感觉功能减弱和皮肤的异常性疼痛。

肌电图和神经传导速率的检查可以定量地评估外周神经病变的程度。

应与可导致神经病变的其他疾病相鉴别，如麻风病性外周神经病变、人类免疫缺陷病毒感染、酒精中毒、重金属中毒、维生素缺乏、恶性贫血、甲状腺功能减退、尿毒症和急性周期性卟啉病等。

二、治疗方法

1. 控制血糖

血糖控制越好，糖尿病性神经病变的症状越轻。血糖的剧烈波动可使神经病变的发展迅速。部分患者在将口服的降糖药转为胰岛素治疗后，糖尿病性神经病变的症状有所缓解。

2. 药物治疗

(1) 抗抑郁药：阿米替林在糖尿病性神经病变时有确切疗效。其他的抗抑郁药，如去甲替林和去甲丙米嗪等同样有临床疗效。但是，此类药物有很强的抗胆碱能副作用，包括口干、便秘、镇静、尿潴留。对于青光眼、心律失常、前列腺肥大的患者应小心应用。为了使副作用最小，阿米替林的剂量应从睡前 10mg 开始应用。当副作用在允许范围内，可将睡前剂量加大到 25mg，若仍能接受，可每周将剂量加大 25mg。患者会在 10～14 天内有睡眠改善和疼痛减轻。

(2) 5-羟色胺再摄取抑制剂：氟西汀也可用于糖尿病性神经病变，此类药比三环类抗抑郁药更容易被患者接受。

(3) 抗癫痫药：苯妥英和卡马西平单独应用或两者与抗抑郁药联合应用有不同程度的疗效。加巴喷丁对各种神经痛有效，睡前服用 300mg，白天每天两次，每次服 300mg。

(4) 抗心律失常药：美西律对糖尿病性神经病变的切割样或烧灼样疼痛有效。

(5) 局部用药：局部应用辣椒素可以可控制疼痛。它的主要副作用是烧灼感和红斑，所以大多数患者不愿应用。经皮贴或凝胶局部应用利多卡因可短时缓解糖尿病性神经病变的疼痛。对于那些应用美西律治疗的患者必须小心，因为此药的蓄积可产生毒性作用。

(6) 镇痛药：一般来说，麻醉性镇痛药物对于神经性疼痛疗效不好。可使用曲马多，其对阿片类受体的结合较少，并且可能缓解症状。曲马多与抗抑郁药物合用时要注意有可能增加患者突发癫痫的风险。

3. 神经阻滞

已证实单用局麻药或加糖皮质激素行神经阻滞对于糖尿病性神经病变引起的急性或慢性疼痛有治疗作用。

4. 神经调控

脊髓电刺激神经可明显缓解疼痛。神经毁损技术非常少用，即使采用，也只用于糖尿病性神经病变疼痛严重影响患者的功能或生活者。

第三十章 特殊疼痛

第一节 原发性骨质疏松症

原发性骨质疏松症主要是以骨量减少和骨的微细结构破坏为特征，使骨的脆性增加并易发生骨折的一种全身性骨骼疾病。

一、临床表现

疼痛是骨质疏松症最常见和最主要的症状。其原因主要是由于骨转换过快，骨吸收增加。在吸收过程中，骨小梁的破坏和消失，骨膜下皮质骨的破坏均可引起全身骨痛，其中以腰背痛最为常见。若发生骨折，疼痛加剧。无并发症的骨质疏松患者可无症状，或只有乏力、骨痛。特别是在背部与骨盆区，常为持续性疼痛，一般与骨质疏松程度有关。尤以劳累时加重，机体活动受限，日久可引起下肢肌肉不同程度的萎缩。骨质疏松病程进展缓慢，患者多以腰背疼痛和(或)骨折来就诊。

脊柱椎体压缩性骨折、髋部骨折和桡骨远端骨折是骨质疏松患者中最常发生的三种骨折。发生在胸腰段的压缩骨折，除有骨折症状外，尚有轻度肠麻痹，胸部可出现肋间神经痛。

患者可出现驼背，重者可引起胸廓畸形，甚至影响心肺功能。肋软骨与骨盆上缘贴近，在腰部两侧常伴有疼痛。

部分患者也可出现脊柱弥漫性疼痛，多见于绝经后的骨质疏松症，沿脊柱有弥漫性压痛，原因不明。经过一段时间后疼痛也可自行消失。

二、诊断要点

原发性骨质疏松症主要根据临床症状和体征并结合辅助检查结果进行诊断。

(一) 影像学检查

1. X线平片

病变最常发生在椎体、肋骨、骨盆及股骨上端。椎体所见特点为骨密度降低，侧位片因髓核的张力，使疏松椎体的上下两个面形成凹形，凹缘的密度较高。压缩骨折的椎体呈楔形。骨折后的新生骨较为致密。全身其他部位的骨骼密度也有所降低。

2. 光子吸收法

利用放射性核素所产生的射线，在穿透人体组织时被吸收，使其强度下降的原理，由计算机检测出射线衰减强度，换算成矿物质含量，可用于皮质骨及骨小梁的扫描，对骨质疏松的诊断有较大的参考价值。

3. X线吸收法

本法基于X线在穿透骨组织时，因骨矿物质含量的不同而产生不同的X线吸收，通过检测器检测穿透骨组织的X线的强度，得出骨矿物质含量数值。

4. 定量CT扫描

定量CT扫描可对骨骼密度进行三维测量，通过对CT图像重建处理所产生的X线衰减系数，来确定任何部位的组织密度。

5. 超声波检查

此方法为新型无创骨质疏松诊断技术。应用超声波在不同介质中传播的速度及衰减系数的差异，能够测定骨骼的密度和强度，从而可以早期显示骨量的变化。

（二）形态计量学方法

通过骨穿刺取得骨组织样本，做成病理切片，在图像分析仪上对切片中骨小梁的数量、形态和分布进行观察、计算及分析，得出骨组织中骨基质、骨小梁等参考值。

（三）实验室检查

实验室检查尤其是生化检查对于骨质疏松的诊断具有重要意义，不仅有助于区分不同原因的原发性与继发性骨质疏松，而且还可用于预测发生骨折的危险性、监测骨量丢失以及选择适当的治疗方案。检测项目主要包括：

1. 性腺激素；
2. 钙调节激素：甲状旁腺素、降钙素、1，25-$(OH)_2D_3$等；
3. 血钙、血磷、尿钙以及24小时尿钙/肌酐比值；
4. 骨钙素；
5. 碱性磷酸酶；
6. 尿羟脯氨酸。

三、治疗方法

（一）延缓骨量的丢失和增加骨量的储存

1. 以预防为主，防治并举为原则。
2. 重视营养和药物治疗并举。
3. 抓住年龄时机，早补、早防、早治疗。

（二）对症处理

骨质疏松症临床上常见的并发症是疼痛及骨折。因而可以利用药物、物理、神经阻滞和外科手术等方法对这些并发症进行综合治疗，并辅以康复措施，控制和缓解骨质疏松症的并发症状。

（三）药物治疗

对于骨质疏松症患者可考虑酌情选用药物治疗。

1. 补充钙剂及维生素D

每日给予钙剂1～2g为宜，睡前服用。老年妇女常有肠腔钙吸收障碍，同时应给予维生素D，剂量每日4000U，或服用阿尔法D_3，首次量每日0.5μg，维持量每日0.25～0.5μg。以增加钙和磷从肠道吸收，促进骨骼矿化，降低血液中甲状旁腺激素水平和减少骨钙吸收，减轻骨骼和肌肉的疼痛。

2. 性激素

雌激素是预防绝经后骨质疏松的首选药物，并对减少骨折发生具有确切疗效。给予丙酸睾酮，可促进钙、磷、氮的贮存，对骨的生成有效。

3. 降钙素

它的快速作用可以抑制破骨细胞活性，缓慢作用可以减少破骨细胞数量，有止痛、增加活动的作用，并具有改善钙平衡的功效。

4. 其他药物

还有甲状旁腺激素、二膦酸盐类、氟化物、异丙氧黄酮等，对原发性骨质疏松症都有不同程度的治疗作用。云克为 ^{99}Tc(锝)和二磷酸盐的合剂，静脉输注可以起到修复骨膜、减轻疼痛的作用。

急性骨折患者需卧床休息，服用适当镇痛药，给予降钙素甚为有效。穿特制的背心支架可限制脊柱活动。椎体压缩骨折腰痛明显者，患者可适当卧床休息，但不能过分强调制动，否则会加重骨质疏松的发展。三维正脊对于刚发生的椎体压缩骨折有一定的复位作用。

第二节　类风湿关节炎

类风湿关节炎(RA)是最常见的结缔组织疾病，人群的患病率大约1.5%。RA的病因不明，似存在遗传倾向。环境因素能触发 RA 的活动，开始自身免疫应答反应。免疫异常包括滑囊液中自身浆细胞产生的炎性免疫复合物和抗体，如类风湿因子(RF)。当 RA 进展，患者自身的T辅助淋巴细胞渗入关节囊液中，产生细胞因子(如肿瘤坏死因子，粒-巨噬细胞集落刺激因子)，促进炎症反应，增加局部纤维素、前列腺素、胶原酶和白细胞介素-2含量，吸引其他的炎性反应细胞参与，进一步促进血管炎和关节的损伤，导致受累关节的滑膜变厚，伴有血管翳形成，最终导致具有破坏性的多系统损害。

一、临床表现和诊断要点

1. 症状和体征

RA的发作较隐匿，患者早期的表现常为易疲劳、乏力、肌痛、食欲减退和全身不适等症状。关节晨僵逐渐发展，出现对称性关节烧灼样痛、腱鞘炎和关节两端的渗出。皮肤发红也可伴随其他炎性关节炎(例如痛风、脓毒性关节炎)。任何关节都可被侵袭，腕、膝、踝、掌指关节和足的骨骼最常见。若不加治疗，滑囊炎会加重，关节产生渗出液。肌腱发炎，可出现自发性断裂。最后，软骨组织和支撑性骨骼的破坏将导致严重的疼痛和功能障碍。受累的关节变形，包括屈曲性挛缩，手指和腕向尺侧倾斜。炎性反应严重时可波及关节以外的组织，如胸膜、肺、心包、肾等，出现相应的症状。

2. 实验室检查

RA患者的血红蛋白轻度降低。少数出现中性粒细胞减少症，常伴有脾增大。也可出现血小板增多症、中度到重度的高丙种球蛋白血症。90%以上的患者血沉和C反应蛋白升高。类风湿因子(RF)滴度能够预示疾病的严重度，较高的滴度标志着病情更加严重，而滴度下降也为RA治疗有效的粗略标志。

活动期的RA，其关节滑囊液中可见白细胞增多，主要是多形核粒细胞，也有淋巴细胞和单核细胞；其黏度下降，蛋白水平增加；不出现结晶。

3. 放射线检查

早期 RA 的影像检查无特异性，常见软组织肿胀，提示关节液增加。随着疾病发展，骨软骨破坏和血管翳形成更加明显。RA 最早的特异性放射线检查结果最常见于第二、第三掌指关节和近端第三指骨关节。可见软组织纺锤样肿胀，关节腔狭窄，关节周围的骨质缺损，关节面虫凿样改变，起保护作用的关节软骨缺损。在炎性肌腱腱鞘下出现浅表侵蚀。随着关节破坏的进一步加重，可见关节腔完全消失，出现各种畸形和骨与关节的移位，如指(趾)的天鹅颈样畸形。尺侧偏斜或掌指关节偏斜是 RA 的特征性变化。

4. 美国风湿病学会诊断指南有助于诊断(表 30－1)

表 30－1　美国风湿病学会对类风湿关节炎的临床诊断标准

1.	晨僵持续至少 1 小时
2.	有 3 个或 3 个以上的关节肿胀：右侧或左侧的近指、掌指、腕、肘、膝、踝和股胫内侧关节
3.	腕、掌指或近指关节炎
4.	对称性关节肿胀
5.	类风湿结节，位于骨性突起之上，或伸肌表面或关节旁区域
6.	类风湿因子阳性
7.	X 线改变，包括受累关节的骨质侵蚀或骨质疏松

必须具有以上 7 项中的 4 项表现，1～4 条持续至少 6 周。

二、治疗方法

尽管 RA 不能治愈，但是大多数患者接受适当的治疗后，其症状能明显缓解，并且降低了严重残疾的可能。然而，有 8%～9%的 RA 患者，尽管接受了最佳治疗，也会面临严重的残疾，影响自理能力和日常生活能力。

RA 急性炎症的关节若得不到休息或固定，常导致不可逆的损伤，随后出现疼痛和功能障碍。所以对于急性 RA 的炎性反应，妥善的固定有助于减缓手和足畸形发生；同时强有力的抗炎治疗也非常重要。

(一) 抗炎药物治疗

急性炎症应使用非甾体抗炎药进行强效治疗，如阿司匹林、布洛芬等。为降低副作用，应给予保护胃黏膜的药物，如双水杨酯或水杨酸镁复合物、枸橼酸铋钾或 H_2 受体拮抗剂(雷尼替丁等)。不能耐受 NSAIDs 的患者，考虑使用 COX－2 抑制剂，但需要注意其心脏不良反应。鱼肝油也有利于抑制关节内前列腺素，促进心血管健康。

尽管 NSAIDs 是治疗急性 RA 的一线用药，但是糖皮质激素也能显著缓解疾病急性加重期的疼痛和功能障碍。一般来说，糖皮质激素作为 RA 的治疗用药，仅用于不能耐受其他治疗或有威胁生命的关节外表现的患者，如合并心包炎、胸膜炎或肾炎的患者。向存在炎症及疼痛的关节腔内注射小剂量糖皮质激素有助于缓解症状、阻断炎症发展，并可避免全身用药的副作用。

(二) 免疫调节治疗

NSAIDs 或糖皮质激素是否能作为单独的治疗药物来改善 RA 的进程，尚不明确。在 RA 的早期可使用免疫调节药物。

1. 免疫抑制剂

包括甲氨蝶呤、硫唑嘌呤和环孢霉素 A。这些药物抑制 RA 急性反应的作用相同，总体耐受性好。必须监测骨髓抑制、肝肾功能损伤和肺炎的发生。免疫抑制剂有触发恶性肿瘤的可能，尤其是长期使用硫唑嘌呤。甲氨蝶呤能够干扰叶酸代谢，需要同时进行叶酸替代治疗。

2. 金制剂

治疗 RA 有效，有注射液，常通过肌内注射给药，一周一次。也有口服制剂。副作用包括显著的肾脏和肝脏毒性，以及潜在的皮肤和血液毒性，甚至危及生命。

3. 青霉胺

如果金制剂治疗无效或出现毒性反应，可口服青霉胺。青霉胺潜在的严重副作用有骨髓抑制、肾脏损伤、狼疮样综合征、肺出血－肾炎综合征和重症肌无力。使用医生应熟悉药物的毒性反应，并必须严密监测这些危及生命的不良反应。

4. 羟氯喹

也能缓解轻度到中度活动期 RA 患者的症状。药物耐受性好，主要的副作用有肌病，还有眼部的副作用，包括可逆的角膜炎和可能不可逆的视网膜变性。

5. 柳氮磺吡啶

主要用于溃疡性结肠炎，也可用于治疗 RA。毒性小于金制剂和青霉胺，起效缓慢但全身耐受性好。肠溶性制剂增加了其耐受性。所有使用该药的患者需要监测血常规和血生化，从而发现血液、肾脏和肝脏的副作用。

6. 依那西普和英夫利昔单抗

是新的细胞因子调节药，单独或联合甲氨蝶呤治疗 RA 疗效明显。依那西普和英夫利昔单抗的作用机制都是阻断了肿瘤坏死因子－α。急性 RA 的患者体内肿瘤坏死因子－α 的含量增加，会加速炎性反应，从而引起疾病相关的疼痛、肿胀和四肢僵直。这些药物的作用机制是通过结合游离的肿瘤坏死因子－α，减少加速炎性反应。依那西普通过皮下给药，一周两次，耐受性好，副作用少，副作用主要包括神经系统功能障碍、视神经炎和很少见的血细胞减少。英夫利昔单抗通过静脉给药，常伴有寒战、发热、血压异常和皮疹。这些药物不能用于急性感染的患者，是由于这些药物能抑制炎性反应，甚至是很小的感染用药后也会威胁到生命。也有报道表明这些药物在治疗 RA 过程中可使结核病复发。

（三）物理和康复治疗

局部冷、热疗法能明显缓解疼痛、肿胀和四肢僵直，由理疗医师据情选择。使用矫形器装置防止关节变形是 RA 患者治疗过程中的一个组成部分。夜间固定夹减慢尺侧倾斜，疾病早期应使用。使用鞋的嵌入物和穿着合适的鞋也有助于保存功能和减轻疼痛。卧床休养保护肘部和跟腱，减少受压部位类风湿结节的发生。当急性炎症控制后，应实施温和的物理治疗方法，重现康复锻炼、关节保护及运动幅度和功能恢复。

（四）外科治疗

外科治疗局限于急性关节损伤的修复，如关节半脱位、软骨撕裂、肌腱断裂等，以及受压性神经病变的减压。全关节成形术适用于关节严重受损的患者。需要牢记，RA 患者特别是有颈 $_{1\sim2}$ 半脱位风险的患者，需要早期手术治疗避免致命性的脊髓损伤。任何外科治疗均应结合理疗和康复，从而避免术后功能的进一步丧失。

第三节　小 儿 疼 痛

一、小儿疼痛的特点

1. 小儿疼痛的诊断和治疗比较复杂，因小儿表达能力有限，欠合作，病史陈述不清，查体结果不可靠，治疗措施难以实施。

2. 小儿对疼痛的敏感性高，年龄越小对疼痛越敏感。

3. 小儿有时因惧怕治疗而隐瞒病情，不及时向医生及家长陈述疼痛，常延误治疗。

4. 小儿疼痛的持续时间与成人相比明显缩短，常表现为阵发性疼痛，疼痛发生后，强度迅速减弱，表现为高起点短时程。

5. 疼痛是一种强烈的不愉快的伤害性感受，可引起小儿和成人相似的反应，包括对呼吸循环、激素代谢、免疫的影响等，可影响小儿的健康生长发育。此外，疼痛对小儿心理和精神也有很大影响。

小儿疼痛的评估相对困难，且具有特点。详见第十九章第二节。

二、小儿生长性疼痛

生长性疼痛是一种原因不明的发生在小儿生长旺盛期之前的一种肢痛症。学龄儿童约5%发生过此疼痛。发生疼痛的最常见年龄是 11 岁，11 岁学生中约 20%的男生和 30%的女生有此疼痛体验。

(一) 临床表现和诊断

1. 疼痛部位以膝关节周围最常见，髋骨及股上段后侧次之，主要累及股部肌肉及腓肠肌。

2. 不定期间歇性发作的下肢痛，发作频率不规则，夜间较多，疼痛轻重不一，持续时间不定，从数秒到数小时。

3. 发作时无其他伴随症状，疼痛消失后肢体活动正常。

4. 体格检查无异常发现。

5. 实验室检查及影像学检查无异常发现。

诊断主要依靠临床表现，要与风湿性关节炎进行鉴别诊断。

(二) 治疗方法

1. 一般无须特殊治疗，本病随生长发育的成熟可完全自愈。仅需注意疼痛的变化。

2. 疼痛发生时可对症处理，发作频繁时可口服非甾体抗炎镇痛药。

3. 局部按摩、热敷等处理能否缓解症状难以确定。

4. 可用维生素 C 或补钙治疗。

5. 本病预后良好，不影响健康，无后遗症。

三、小儿腰骶椎裂

是一种先天性骨骼发育畸形，分为脊膜膨出和腰骶椎隐性裂两种类型。有的小儿无任何症状，直至成年后发生疼痛。也有的在婴幼儿期就出现症状。可引起慢性神经根炎、病变附近软组织受累后引起韧带增厚、粘连、肌筋膜炎。随着年龄增长，活动增多，组织损害越来越重。脊膜膨出手术修复后，遗留的疼痛等并发症也比较常见。可因术中神经根或脊髓损伤，术后瘢痕形成等因素引起。小儿腰骶椎裂大多发生在后侧，发生在前侧的极少见。可见以下几种类型：隐性脊柱裂、脊柱裂伴脊膜膨出、脊柱裂伴脊髓脊膜膨出、脊柱裂伴脊髓外翻，可合并有脊髓内积水、无脊髓、畸胎瘤、皮样囊肿、骶骨发育不全、原发性泌尿系畸形及阿－奇畸形(Arnold－Chari)。

(一) 临床表现

(1) 腰骶部包块或局部皮肤异常。

(2) 神经系统症状：症状的多少与程度，因脊髓及脊神经畸形程度而定，较常见的有下肢迟缓性瘫痪、大小便失禁等。随着年龄的增长，神经系统症状逐渐加重。

(二) 诊断要点

1. 临床表现

2. 体格检查

包块多位于背部的中线，偶有偏离中线，大小不定，表面皮肤正常或有毛发增多、色素沉着、红色斑痣等。脊柱裂伴脊髓外翻可见纵行的梭形肉芽创面，有时可在脊髓中央见纵行沟，即未闭合的神经管，有时可见脑脊液滴出。隐性脊柱裂没有包块，只有皮肤异常或无异常表现。包块通畅试验阳性，有时可触及骨质缺损。下肢迟缓性瘫痪和肌肉萎缩，感觉和腱反射减弱或消失。下肢常见发冷、青紫和水肿。马蹄足很多见，可有肌肉挛缩，有时伴髋关节脱位。

3. 辅助检查

X线、CT及MRI检查均可见到椎板棘突缺如，CT与MRI检查还可观察脊髓及脊神经情况。

需与该部位的畸胎瘤、脂肪瘤及皮样囊肿相鉴别。

(三) 治疗方法

1. 手术治疗，应注意保留神经组织，防止发育过程中神经继续受到牵拉和压迫，以免畸形不断发展，加剧神经的功能障碍。

2. 已有神经肌肉功能缺损者，手术不能使之恢复。治疗可采取理疗、热敷、口服非甾体抗炎镇痛药。局部压痛点注射或神经阻滞效果较好。

3. 一般认为病儿有轻度的下肢瘫痪和大小便失禁时，仍应早期手术，术后再做功能重建及括约肌成形术。

4. 出生后早期手术感染风险少，神经根受到牵拉和压迫较轻，其支配区肌肉功能损害小。

第四节　皮肤瘢痕痛

由皮肤创面愈合后形成或正常皮肤自然发生的瘢痕引起的原发性疼痛，称为皮肤瘢痕痛。

一、临床表现和诊断

皮肤瘢痕痛为皮肤瘢痕部位及其周围一定范围内的烧灼样刺痛或跳痛、紧箍样感，阴雨天气或气温变化时症状可加重，同时伴有血管痉挛、发绀、多汗、皮肤和指甲的营养障碍等一系列交感神经功能亢进的表现。此外，还可出现肌力减退，但无肌肉萎缩。瘢痕在下肢和足部时可影响站立、行走，发生在上肢则可出现握力减弱。若瘢痕组织过度增多可形成蟹足状瘢痕疙瘩，称为“蟹足肿”。有时瘢痕可诱发内脏反射而引起内脏功能障碍。如头皮的瘢痕有时可诱发癫痫和心绞痛发作，背部瘢痕则可引起顽固性恶心和神志不清等表现。

根据病史，结合临床表现诊断本病并不困难。但若伴有瘢痕疙瘩时应与纤维肉瘤等疾病进行鉴别诊断。

二、治疗方法

本病症状顽固，治疗较困难，瘢痕中的神经纤维往往需要数月或数年的时间才能修复至正常。同时本病易复发，常需长期反复治疗。

（一）病因治疗

局部可采用放射治疗、物理疗法，也可外敷肤疾宁和类固醇激素软膏。亦可在瘢痕组织内注射皮质类固醇激素。此外，还可口服 H_1 或 H_2 受体阻滞剂，如扑尔敏（氯苯那敏）、甲氰咪胍（西咪替丁）等。

（二）疼痛的治疗

1. 镇痛、镇静药的应用

可根据病情适当选用非甾体抗炎药物；对于症状顽固者可考虑使用麻醉性镇痛药。

2. 神经阻滞疗法

(1) 局部浸润阻滞：在瘢痕敏感部位的基底部注入 0.5%～1%利多卡因或 0.25%布比卡因，常能收到满意的疗效。

(2) 神经阻滞：适用于瘢痕或疼痛范围广且无明显敏感点的患者，根据瘢痕及疼痛所在部位，可选择相应的硬膜外间隙、神经根、神经丛、神经干或神经支进行阻滞。在局麻药中可加入B族维生素或皮质类固醇激素，每周1～2次，5次为1个疗程，一般疗程较长，需反复治疗。

(3) 交感神经阻滞：如出现反射性交感神经萎缩症的体征时，应对支配瘢痕部的交感神经节进行阻滞，常可收到良好的镇痛效果。交感神经阻滞对蟹足肿有特殊的治疗效果，通过反复阻滞治疗可使蟹足肿逐渐缩小。

3. 瘢痕皮下射频热凝神经毁损术

4. 中医中药

(1) 毒热内蕴、血瘀阻络型，以清热解毒、活血化瘀为原则；

(2) 瘀血内阻、血流不畅型，则以活血化瘀、软坚散结为治疗原则；

(3) 气虚血滞、脉络瘀阻型，则以益气养血、活血通络为治疗原则。在上述治疗基础上，可同时外用瘢痕止痒膏。

5. 对于顽固性病例也可采用在瘢痕疼痛敏感位点皮下注射苯酚溶液或无水乙醇，能起到延长疗效的作用

如经上述处理措施还不能奏效，可考虑应用外科手术切除瘢痕，对于较大的神经纤维瘤亦有手术切除的必要。

第三十一章　非疼痛性疾病

第一节　不定陈诉综合征

具有全身倦怠、容易疲劳、头痛头晕、心悸、失眠、胃肠功能障碍等躯体不固定的多主诉而又没有与此相吻合的器质性病变者，称为不定陈诉(unidentified complaints)，具有这些不定陈诉的一群症状，统称为不定陈诉综合征(unidentified complaints syndrome)。

不定陈诉综合征分三大类：①神经症型(心理性为主)，②心身症型(心理性和自主神经失调共存)，③原发性自主神经症型(只有自主神经失调而无心理性因素)。

一、临床表现和诊断

(1) 症状多陈诉性：医生应详细进行问诊，掌握诊断的第一手材料，主动诱导患者诉说所有症状，以便综合分析。

全身性占 18.8%，包括全身倦怠、易疲劳、发热、盗汗、容易晕车、手足发凉、双手足麻木、手掌发黏；神经肌肉症状占 36.3%，包括不眠、头晕、反应迟钝、烦躁、麻木感、头痛、面痛、眼疲劳、鼻塞、眩晕、耳鸣、声带异感、肩僵硬、背痛、腰痛、下肢乏力；心血管性占 22%，包括心悸、气喘、胸闷、浮肿；胃肠道性占 22.9%，包括食欲不振、恶心、胃痛、腹痛、腹部不适感、胸闷、便秘、腹泻。

(2) 时间和空间上的无固定性：如腹痛有时突然变成头痛，或变成咽喉异常感，有时心理活动及社会因素可使症状恶化。

(3) 只有陈诉和症状而查不出相应的器质性病变，即使有体征也与陈诉无明显的因果关系。

(4) 发凉：对诊断有重要意义。在下列 6 条中符合 4 条，则可确定为发凉：

1) 手足发凉难忍。

2) 不想靠近冷房，对冷房适应能力很弱。

3) 夏天也穿长筒袜子或厚裤。

4) 冬天用脚炉、电毯。

5) 容易受冻伤。

6) 冬天蜷着身子睡觉。

(5) 根据疼痛部位及症状，必要时进行有关化验、B 超、X 线、CT 等检查，排除有无相关部位脏器的器质性病变。

二、治疗方法

(一) 星状神经节阻滞

不定陈诉综合征的实质是交感神经功能亢进。星状神经节阻滞能解除交感神经过度紧张及功能亢进，改善血液循环状态，促进自然治愈能力，加强防御功能，起抗炎作用，能使自主神经安定强化，最终达到治疗目的。两侧交替，每周 1～2 次，10 次为一个疗程。

（二）针刺疗法

取足三里、三阴交、合谷、曲池穴，连接于治疗仪，频率 15Hz 和 3Hz(5 秒)，每次持续 15 分钟。

（三）药物疗法

1. 中药

可选用当归四逆加吴茱萸生姜汤，有助于改善发凉症状，解除寒证。

2. 西药

维生素 E 及 β 受体阻滞剂(如心得安)，其他交感神经抑制剂也可使用。对于疼痛明显者，可给予非甾体抗炎药。失眠严重者加用催眠药，必要时可加用抗焦虑抑郁药。

（四）痛点注射

在触痛点局部注射局麻药+糖皮质激素，每周 1～2 次，10 次为一疗程。

（五）直线偏光近红外线(超激光）照射疗法

患者平卧，把探头放在 C_6～T_1 区域内进行照射，输出功率为 80%～100%，照射 7～10 分钟，一个疗程 10 次。可与星状神经节阻滞交替应用。

第二节 面神经炎

面神经炎又称面神经麻痹，俗称 Bell 麻痹。本病是由于非化脓性炎症而引起的面部肌肉活动降低或瘫痪性疾病。

一、临床表现和诊断

1. 绝大多数突然发生麻痹，表情肌麻痹在几小时或 1～2 天内达到高峰。仔细问诊可发现面神经麻痹前 1 周至 10 天已患病。麻痹呈逐渐加重，初诊时应向患者讲清此规律，以免纠纷。

2. 麻痹表现：面部表情不灵、歪嘴斜脸、前额皱纹消失、眼睑不能闭合、眼裂变大。一侧鼻唇沟变浅、口角下垂。

3. 动作障碍：不能露齿、闭目、鼓气。进食时食物残渣停留在齿颊部，需用手掏。

4. 疼痛伴流泪、口水下淌。

5. 患侧舌前 2/3 味觉减退或丧失。

6. 其他包括听觉过敏、流泪减少或前庭功能障碍。

7. 结合实验室检查和影像检查排除其他面瘫，如 Hunt 综合征(有前庭障碍，耳壳或三叉神经、第 2 和 3 颈神经支配区内有水疱)、中枢性面瘫(因表情肌受两侧中枢支配，表现为不全麻痹，仅出现于病变对侧下面部表情肌的运动障碍，而上半面部为正常)、急性感染性多发性神经炎(双侧性，伴有对称性肢体运动和感觉障碍，脑脊液蛋白－细胞分离现象)、腮腺肿瘤、中耳炎、颅底肿瘤等。

二、治疗方法

（一）星状神经节阻滞疗法

星状神经节阻滞是治疗面神经炎的首选方法，可扩张挛缩的血管，改善血流和面部营养供应，消除缺血，有抗炎作用。对住院患者，每日 2 次，门诊患者每日 1 次。发病 3～4 周期间，尽量连续进行，此后改为 2 天 1 次，一周 2 次、一周 1 次，逐渐减少次数，直至痊愈。如果发病 1 周内开始本法，痊愈率更高。用 1%利多卡因 5～10ml，行患侧星状神经节阻滞。

(二) 药物疗法

可用血管扩张药、维生素 B 族。类固醇类(激素)不宜在早期应用，因为可能会促进感染。若选用，应仔细确定无感染存在。

急性期可服用阿司匹林 0.5～1g，一日 3 次。恢复期可用地巴唑、加兰他敏及 ATP 等代谢激活剂。致病原因可能为病毒时，可给予抗病毒药物。

(三) 一般治疗

急性期应注意休息，避免劳累，生活要规律。局部热敷、按摩。避免强烈的刺激性疗法。可使用眼罩、点眼药以保护角膜。

(四) 可进行理疗、针灸、电刺激和体疗，加强表情肌锻炼。

第三节　面 肌 痉 挛

面肌痉挛为发生在一侧面部的肌肉阵发性不自主收缩。主要病因是炎症、神经受压、神经损伤。炎症方面，病毒感染的可能性最大。神经受压常见于颅内肿瘤、动静脉畸形、动脉瘤、或正常动静脉压迫面神经。

一、临床表现和诊断

1. 阵发性一侧面肌不自主抽动，双侧患病者仅占 0.7%。不能随意停止。
2. 起初是眼轮匝肌痉挛，逐渐扩展到一侧面部其他肌肉。
3. 口角肌肉痉挛易被发现，重者累及同侧颈阔肌。
4. 痉挛程度轻重不同，精神紧张、疲劳、自主运动时加剧，睡眠时消失。
5. 部分患者有同侧舌前味觉、同侧听觉障碍。
6. 通过影像和电生理检查与颅后窝疾病、痉挛症、三叉神经痛、癫痫、面神经麻痹后痉挛、眼睑痉挛等鉴别。

痉挛症的特点：小儿多发生；面部各部分都微动；面神经支配区以外部位也出现抽动；有强迫感；可以随意停止。

二、治疗方法

1. 面神经穿刺压迫、阻滞术

在 X 线或 CT 诱导下，将穿刺针刺入茎乳孔，注入局麻药 0.5ml，获得充分的麻痹现象后，留针 40 分钟至 1 小时压迫面神经。也可注入 0.3ml 无水乙醇直接压迫面神经而获麻痹。获得麻痹后嘴歪向对侧，在 2～3 个月后可恢复。也可在穿刺成功后用 60℃～80℃射频热凝治疗。

2. 肉毒素注射

在痉挛的肌肉内局部注射肉毒素具有一定的效果。

3. 手术治疗

有明显血管压迫面神经者，可行神经血管减压术，效果较好，并发症少。

第四节 突发性耳聋、耳鸣

突发性耳聋多累及单耳，双耳患者占 1%，以 40～60 岁成年人发病率高。患者在原来无耳鸣、耳聋的情况下，原因不明突然发生耳鸣、耳聋，于数小时或数日内听力迅速丧失达到高峰。

一、临床表现

1. 发病前常有生气、忧郁、悲伤等情绪刺激反应，以及疲劳、饮酒、妊娠和环境气压温度改变等诱因。

2. 多在晚间或晨起时发病，起初感到单耳低频或高频耳鸣，数小时后发觉突然听力下降。

3. 由部分耳聋到完全性耳聋，可历经数小时或数日。

4. 半数患者伴有眩晕，多感到患耳侧旋转。

5. 重者有恶心、呕吐。

6. 耳聋程度常与眩晕轻重呈正相关，1 周内眩晕即可逐渐消失。

7. 约有 1/3 的患者听力在 1～2 周内亦可逐渐恢复，如 1 个月后听力仍不恢复，多将成为永久性感音性耳聋。

二、诊断要点

1. 根据过去无耳鸣、耳聋史，突然发作性耳鸣、耳聋，短期内即达耳聋高峰，半数伴有眩晕，一般诊断不难。

2. 有时突发性耳聋应和梅尼埃病相鉴别，后者发病早期听力丧失很少，呈波动性听力曲线。听力损失不超过 60dB，而突发性耳聋患者的听力损失多在 60dB 以上。

3. 为排除听神经瘤，应做内听道 X 线摄片或桥脑小脑角 MRI 扫描。

4. 还应进行全身系统检查，排除高血压、糖尿病、梅毒、血液病等。

5. 有条件者在病后 3 周内行病毒分离检查。

三、治疗方法

1. 尽早使用颈交感神经节阻滞(星状神经节阻滞)。0.5%利多卡因 5～8ml，在患侧阻滞颈交感神经，每 2 日 1 次，连用 10 次。

2. 伴有严重眩晕者，应采用镇静药物如安定、冬眠灵(氯丙嗪)等。

3. 前列腺素 E 160μg，ATP80mg，溶于低分子右旋糖酐 250ml，静脉滴注，90 分钟滴完。每日一次，连用 7～10 日。

4. 可加用糖皮质激素静脉输注。

5. 丹参 16～18g，溶于低分子右旋糖酐 500ml，或 654-2 30～40mg，溶于 5%葡萄糖液 500ml，静脉滴注。

6. 用高压氧舱治疗，亦可采用95%纯氧和5%二氧化碳吸入，效果更好。

7. 抗凝溶栓治疗，有血栓时可使用。

8. 可使用神经营养药如维生素 B_1、维生素 B_{12}、胞二磷胆碱、能量合剂和中药等。

9. 手术治疗，如鼓室探查术。

第五节　皮肤瘙痒症

皮肤瘙痒症又称皮痒症，是一种自觉皮肤瘙痒而无原发性损害的皮肤病。

一、临床表现和诊断

1. 全身性瘙痒症为阵发性，常在睡前、情绪变化、进食辛辣食物及气候变化后发生。重者常瘙痒难忍，影响睡眠和工作。发作时，因不停搔抓，直至抓破皮肤，有疼痛感时瘙痒才缓解或减轻。皮肤常出现继发损害如抓痕、血痂、苔藓样变、湿疹样变、色素沉着、继发感染等。

2. 瘙痒发生于身体某一部位，称为局限性皮肤瘙痒症。常见于肛门、会阴、阴囊，也可见于小腿、掌跖、外耳等处。

3. 除瘙痒外，局部可有烧灼、虫爬及蚁行等感觉。

4. 有些瘙痒症继发于全身疾病如内分泌失调、糖尿病、肝胆疾病及肾脏疾病等，患者可能存在相应疾病的症状和体征。

二、治疗方法

1. 寻找并治疗病因和诱因

(1) 如果是糖尿病引起的外阴瘙痒，应积极控制血糖，瘙痒常可缓解。

(2) 肝肾疾病或真性红细胞增多症所致的瘙痒，每日口服消胆胺(考来烯胺)5～8g有效。

(3) 甲状腺功能减退患者通过服用甲状腺素可消除瘙痒症状。

(4) 老年性瘙痒及更年期患者如无禁忌，可适当选用丙酸睾酮或己烯雌酚等性激素治疗。

2. 全身药物治疗

可应用各种抗组胺类(如扑尔敏、去氯羟嗪、赛庚啶等)和镇静类(如溴化剂、安定等)药物。静脉注射10%葡萄糖酸钙或硫代硫酸钠。也可使用0.1%～0.5%普鲁卡因静脉缓慢滴注的方法，普鲁卡因4mg/kg，总量不超过1g，每天1次，10次为一疗程，注意滴注的速度不应过快，防止普鲁卡因中毒。麻醉性镇痛药引起的瘙痒可以使用纳洛酮治疗。

3. 局部治疗

可以采用糖皮质激素软膏、抗组胺药、薄荷酊剂外敷，也可使用辣椒素霜外敷。

4. 中医中药治疗

由中医科医师辨证论治。

5. 物理治疗

一般使用激光、磁疗、蜡疗、矿泉浴及光化学疗法等。

6. 神经阻滞疗法

可作为一种辅助疗法，尤其是对顽固性瘙痒患者，具有一定临床治疗价值。神经阻滞虽然只有短暂的止痒效果，但其能阻断瘙痒的恶性循环，可促进和加强其他治疗的效果。对严重瘙痒引起的皮炎，可用0.25%的普鲁卡因或利多卡因进行局部皮下浸润。

对顽固性肛门周围瘙痒可行连续骶管阻滞或在肛门周围先注射局麻醉药后，再注射40%乙醇溶液。采用连续硬膜外或骶管阻滞连续数日，往往可以切断瘙痒的恶性循环，促进患者的康复。

局部患处和穴位可注射局麻药物配合糖皮质激素，也可使用亚甲蓝在患处注射。局限的瘙痒可皮下射频热凝治疗。

第六节　神经性皮炎

神经性皮炎又称慢性单纯性苔藓。是一种较为常见的、反复发作的、以皮肤苔藓样变及剧烈瘙痒为特征的慢性炎症性皮肤病。神经性皮炎的病因，目前尚不完全明确。发病多与神经精神因素有关，患者可有头晕、失眠、烦躁易怒、焦虑不安和抑郁等表现。此外，局部刺激(如摩擦、日晒、多汗)、消化不良、饮酒、进食辛辣等均可诱发或加重本病。

一、临床表现和诊断

本病以20～40 岁的青壮年占多数，老年及儿童少见。临床上将本病分为局限性和播散性两类。

(一) 局限性神经性皮炎

也称慢性单纯苔藓。开始常先感局部阵发性瘙痒，经搔抓或摩擦后，出现成群粟粒或米粒样大小皮肤色、淡褐色或淡红色圆形或多角形扁平丘疹，质地坚实而带光泽，表面附有小片鳞屑。历时稍久可形成皮纹加深和皮嵴隆起的典型苔藓样变斑片。斑片中央的损害较大而且明显，边缘的较小，境界亦很清楚。周围多呈淡红、黄褐色或有色素沉着，表面干燥无分泌物，有时常有抓痕、血痂，周围可能有孤立散在的扁平丘疹。本症多好发于颈项部，其他部位如肘、腰、骶尾、眼睑、阴部、股内侧、小腿及前臂等处亦可发生。

(二) 播散性神经性皮炎

皮损与局限性神经性皮炎相似，但分布广泛而弥散，既有疏散性皮肤色、褐色或淡红色扁平丘疹，亦有大小不一苔藓样斑片。好发于头部、四肢、肩、背、腰部等处，有的皮损可沿抓痕呈条状排列，自觉阵发性剧痒，夜间加重，患者常因此失眠而表现情绪烦躁。

因剧痒易抓破表皮，可致湿疹样皮炎或继发感染，或因处理不当而产生接触性皮炎。本病病程缓慢，常经久不愈，经治疗好转或痊愈后，可因内、外环境的改变而加重或复发。

二、治疗方法

去除诱因，对症治疗。

1. 首先应明确并去除诱发和加重此病的一切因素，禁食刺激性食物，尽量减少局部摩擦和刺激，避免搔抓、摩擦或热水洗烫等方法以减轻瘙痒。适当休息，减轻疲劳。如夜间入睡困难且瘙痒严重者，可考虑睡前口服安定或三溴合剂等药物。有便秘习惯者，要多饮水、多吃蔬菜和水果，必要时给予通便药物，消除便秘。

2. 注意调整患者的情绪和心理状态，对于有明显的失眠、焦虑和抑郁的患者，给予对症治疗，并且鼓励患者进行身体锻炼，养成良好的起居习惯。

3. 口服药主要为抗组胺制剂，如非那根(异丙嗪)、苯海拉明、息斯敏、扑尔敏等。

4. 局部用药常采用10%黑豆馏油软膏或5%～10%硫黄煤焦油软膏外涂加电热风吹，可收到明显疗效。外用药物以各种糖皮质激素类软膏为主，也可以使用中药膏剂外用。

5. 全身性皮损可以使用0.1%～0.5%普鲁卡因250ml，按4ml/kg剂量给药，缓慢静脉滴注，一次总量不超过1g，每天1次，10天一个疗程。对于播散性皮炎，因病灶部位多，难以局部用药，可经静脉缓慢滴注0.1%普鲁卡因，每次不超过1g，每日或隔日1次，有一定疗效。

6. 物理治疗，一般使用紫外线、冷冻、激光、磁疗、蜡疗、矿泉浴及光化学疗法等。

7. 中医中药治疗，由中医科医师辨证论治。

8. 神经或区域神经末梢阻滞，如神经性皮炎仅限于颈部一侧，可行患侧颈浅丛神经阻滞。可沿胸锁乳突肌中点外缘上下浅筋膜下注射0.5%利多卡因4ml+泼尼松龙0.25～12.5mg的混合液。如双侧同时受累可隔天双侧交替阻滞。如病变位于躯干可行肋间神经阻滞。骶尾部病变可行骶管阻滞。对于全身多处受累者，可每次阻滞2～3个病灶，2～3日后再阻滞2～3个病灶。

9. 病灶区皮下注射，将0.5%普鲁卡因或利多卡因加入适量维生素B_{12}、少量糖皮质激素病灶下注射，疗效也较好。局部皮损或严重瘙痒可以使用局部皮下注射，药物包括局麻药、激素、抗组胺药及维生素等，也可使用酒精、亚甲蓝等药物。局限的病灶区也可皮下射频热凝治疗。

第七节　肢端发绀症

肢端发绀又称手足发绀，可以是某些疾病的一个症状，即继发性肢端发绀，也可以是一种单纯的原发疾病，即原发性肢端发绀症。

一、临床表现和诊断

(一) 原发性肢端发绀

各年龄阶段及不同性别均可患病，但多发于年轻女性。可能是由于交感神经兴奋性增高，小动脉张力增加，肢端血流减少所致。手指比足趾更易发生，表现为手指遇寒冷时出现发绀，多无疼痛及麻木，虽在温暖环境可稍减轻，但不能完全消退。手指(或足趾)虽发绀，但无缺血性坏死。症状常在精神紧张、情绪激动时加重。症状严重程度与血清内皮素水平关系密切，内皮素水平增高时症状加重。

(二) 继发性肢端发绀

继发性肢端发绀的表现与原发性者无区别，但肢端发绀系全身性或系统性疾病所引起。慢性阻塞性肺气肿患者常有此表现。血液系统疾病中的真性红细胞增多症也较多见。多种免疫系统疾病，如系统性红斑狼疮、类风湿关节炎、抗磷脂抗体综合征等也不少见。恶性肿瘤中，一些淋巴瘤患者、浆细胞瘤伴有冷凝集现象者、卵巢畸胎瘤患者均可发生。少数见于糖尿病、细胞色素 C 氧化酶缺陷者的家族性或散发病例。某些药物也可导致血管运动障碍而出现肢端发绀，如麦角胺或其衍生物、β-干扰素等。某些特殊病毒感染，如 Parvo 病毒 B_{19} 感染时也可出现肢端发绀。

如确无各种可能引起的继发肢端发绀者，方可考虑为原发性肢端发绀症。

二、治疗方法

原发性肢端发绀症患者的预后良好，只需注意患部保暖一段时间后可自行痊愈。而对继发性者，则应针对病因治疗。可在硬膜外间隙置入导管，经镇痛泵进行连续阻滞。严重者可行交感神经阻滞治疗。

第四篇

麻醉常用技术操作常规

第三十二章　人工气道的建立

第一节　口咽通气道的放置

【适应证】

1. 有呼吸道梗阻潜在风险(如肥胖、睡眠呼吸暂停综合征等)，在全麻诱导或药物镇静、镇痛后上呼吸道梗阻加重的患者。

2. 全麻术后未完全清醒，因舌后坠导致呼吸道梗阻的患者。

3. 拔除气管导管或声门上气道装置(Supraglottic airway device，SAD)后发生上呼吸道不全梗阻的患者。

4. 外伤后有上呼吸道梗阻表现的患者。

5. 鼻腔手术后，上呼吸道不通畅的患者。

6. 各种原因所致的上呼吸道梗阻。

【禁忌证】

清醒或浅麻醉患者、饱胃患者、气道高反应性患者，持续恶心、呕吐、喉痉挛发作的患者。

【操作方法】

1. 根据患者情况，选择合适大小的口咽通气道，表面均匀涂抹液状石蜡或用无菌生理盐水湿润。

2. 如果无禁忌证，尽量使患者头部后仰，以保障上呼吸道通畅。

3. 清理患者口腔内分泌物或异物。

4. 一只手撑开患者门齿，另一手持口咽通气道，按下述方法进行置入操作。

(1) 将口咽通气道前端指向患者口腔硬腭部，轻轻置入以避免将舌后推，当其通过悬雍垂后，旋转口咽通气道 180° 使其前端指向喉部，向前推进直至口咽通气道管翼贴近门齿。

(2) 采用压舌片将舌压向颌底，将口咽通气道前端指向喉部，使其弯曲度与咽部的自然曲线相一致，缓慢向前推进，直至口咽通气道管翼贴近门齿。

5. 妥善固定，防止移位及滑脱。

【注意事项】

1. 选择合适的口咽通气道，长度大约相当于从上门齿至下颌角的长度，口咽通气道过短可将舌根推向咽腔，加重上呼吸道梗阻；过长则易引起恶心、呕吐。

2. 注意保持呼吸道通畅。有时放置头侧位更易保持呼吸道通畅。

第二节　鼻咽通气道的放置

【适应证】

1. 拔除气管导管后有上呼吸道不全梗阻征象的患者。

2. 有呼吸道梗阻潜在风险（如肥胖、睡眠呼吸暂停综合征等），需要进行全麻诱导、药物镇静等可能加重上呼吸道梗阻的患者。

3. 全麻术后未完全清醒的患者。

4. 颅内手术后有呼吸道梗阻表现的患者。

5. 口腔手术后可能有咽腔不通畅的患者。

6. 各种原因所致的上呼吸道梗阻。

7. 呼吸心脏骤停急救中，如果没有条件进行气管插管或气管插管困难，可迅速置入鼻咽通气道进行面罩通气，尽可能缩短患者的缺氧时间。

【禁忌证】

1. 凝血功能障碍和鼻腔出血倾向的患者。

2. 颅底骨折，尤其有脑脊液鼻漏患者。

3. 鼻腔畸形，影响鼻咽通气道置入的患者。

【操作方法】

1. 根据患者情况，选择恰当型号的鼻咽通气道，表面均匀涂抹液状石蜡或利多卡因乳膏。

2. 选择通畅侧的鼻腔，滴 1%麻黄碱 5 滴收缩鼻腔黏膜血管，防止出血；1%丁卡因 5～8 滴进行表面麻醉。

3. 将鼻咽通气道垂直于面部插入鼻前庭，沿下鼻道轻柔推送至咽腔，调整合适深度，保证舌根前移，维持上呼吸道通畅。

4. 妥善固定，防止移位和滑脱。

【注意事项】

1. 选择管径合适的型号，成年人常选用 6.5～7.0 号。

2. 置入前需在体表测量通气道的长度，恰当的长度为鼻孔至同侧下颌角。

3. 注意保持鼻咽通气道通畅。

第三节　声门上气道装置的放置

声门上气道装置（Supraglottic airway device，SAD）是介于面罩与气管插管之间的气道管理工具，以 1980 年英国麻醉医师 Archie Brain 最早发明的喉罩通气道（laryngeal mask airway，LMA）为典型代表。SAD 是以柔软的通气罩填充口咽腔，以支撑上气道开放和保证气道密封性。由于 SAD 不触碰喉和下气道，与气管插管相比，具备容易耐受、损伤较小和放置简单的特点。经过 30 余年的发展，目前临床最推崇的是第二代 SAD，例如 ProSeal LMA 和 Supreme LMA，第二代 SAD 通过改进通气罩和增加食管引流通道，能够提供更好的呼吸道密封性，减少误吸发生率。

【适应证】

1. 未预料的困难气管插管或已预料的困难气管插管，或紧急气道需紧急快速建立人工气道者。

2. 需特殊体位手术的患者。

3. 患者拒绝使用气管插管。

4. 急诊科、ICU 和各科室急救复苏。

5. 灾难性事故的现场复苏。

6. 神经外科手术中唤醒麻醉。

7. 需要全身麻醉的短小手术。

8. 无痛可曲支气管镜镜检查和气管内手术。

【禁忌证】

1. 高呼吸道误吸风险者（如饱胃、肥胖、多发创伤、急性胸腹部外伤、禁食前使用过阿片类药物、肠梗阻、食管裂孔疝等）。

2. 呼吸系统顺应性降低的患者。

3. 长期机械通气的患者。

4. 不能耐受 SAD，反复、频繁发生恶心、呕吐的患者。

5. 头颈部接受过放疗的患者。

【操作方法】

（一）使用前检查

1. 注气检查 SAD 的通气罩有无漏气，确定无漏气后，将注入通气罩的气体全部抽尽。

2. 用生理盐水或水性润滑剂将 SAD 通气罩前端背部湿润，以减少插入阻力。

（二）操作要领

1. 操作者用左手从后面托住患者枕部，使头颈部轻度后仰。

2. 操作者用右手拇指和示指握持 SAD 的通气管，握持部位尽可能靠近通气罩与通气导管的结合部，通气罩的开口朝向患者下颌方向。

3. 紧贴患者上切牙的内面将 SAD 前端插入口腔内，尽可能使通气导管与手术台保持平行，然后向前用力将 SAD 紧贴硬腭插入患者口腔内。

4. 将示指放在通气导管与通气罩的结合部，先向后下方再向下方推送，直至将 SAD 推送至下咽部，此时可感到有阻力。

5. 向通气罩内充入适量空气。

6. 加压通气，胸部听诊呼吸音进行通气功能检查，确定无漏气后接呼吸器进行控制通气或保留自主呼吸。

7. 根据 SAD 通气导管设计，决定是否需要放牙垫，然后用胶布固定 SAD。

【注意事项】

1. SAD 大小的选择要考虑：性别、体重、身高、体质指数、口咽的大小和形状、并存疾病（如垂体瘤、呼吸睡眠暂停综合征）、既往头颈部手术史等，但任何一种单独因素作为选择 SAD 大小的特异指标均不保证合理，需要综合考虑。

2. SAD 插入和维持中应给予适当的镇静，避免刺激咽喉部引起恶心、呕吐等不良反应。插入 SAD 的指征是下颌关节松弛或托下颌无体动反应。

3. SAD 通气罩的充气量应遵循最小有效的原则，即能提供有效呼吸道密封即可。以 4 号经典 LMA 为例，开始给套囊充气 10～15ml，如果气道压＜15cmH_2O，通气罩周围漏气，再增加充气 5～10ml，如果呼吸道密封仍不满意，再选用较大号的 LMA。

4. 插入 SAD 后，患者可保留自主呼吸也可行正压通气，经 SAD 行正压通气时，气道压应＜20cmH_2O，以避免胃胀气。第一代的 SAD 仅可用于短时间的正压通气。对于较长时间的正压通气，最好选用第二代的SAD。

5. SAD使用时间过长时，长时间压迫可导致咽部黏膜损伤，从而发生咽喉疼痛等不适。需长时间机械通气者，最好选用气管插管。

6. SAD的拔除时机，推荐成年患者在首次出现SAD抵抗反应时或清醒后拔除。儿童宜在相对较深的麻醉下拔除，并将患儿置于右侧卧位。深麻醉状态下拔除SAD后，应警惕由上呼吸道肌肉松弛所致的呼吸道梗阻，且胃食管反流发生时容易发生肺误吸；患者完全清醒时拔出SAD，可因刺激咽喉部导致屏气、喉痉挛、支气管痉挛、咬伤、牙关紧闭、咳嗽、分泌物过多等不良反应。

【并发症及其防治】

使用SAD很少发生并发症，偶发误吸性肺炎、声带麻痹、喉痉挛、支气管痉挛、CO_2储留等，但也有出现呼吸道阻塞、套囊破裂。常见于：①通气罩充气量过大；②插入位置不当；③饱胃患者；④留置时间过长；⑤术中麻醉深度过浅，患者吞咽反应频繁；⑥插入动作粗暴；⑦吸入氧流量过低；⑧通气罩破损等。

1. 误吸性肺炎

术前常规禁饮禁食，应用H_2受体拮抗药，减少胃液分泌，提高胃液pH；术前放置胃管或选用第二代SAD，麻醉诱导和维持期间避免大量气体进入胃内。

2. 呼吸道阻塞

常见原因有反方向插入SAD，SAD前端插入会厌谷，插入后通气罩前端反折，通气罩前端进入喉内、插入深度不足、咽喉腔狭小、麻醉太浅等。发生这些情况时，应拔出SAD，分析原因，重插或更换SAD，必要时改气管插管或行气管造口术。

3. 喉痉挛

常见于麻醉过浅、分泌物多、手术刺激、吸痰和缺氧等。应适时增加麻醉深度，使用肌肉松弛药。

4. 咽喉疼痛

插入SAD前润滑通气罩边缘、插入操作轻柔、适当控制通气罩内压大多可避免。需长时间留置宜每隔1～2h 适当放气2min，以改善咽喉局部血液循环，但在放气前应先清除口咽分泌物。

5. 喉神经损伤与声带麻痹

恰当控制通气罩充气量，防止通气罩内压过高。

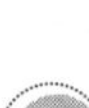

第四节　食管–气道联合导管的置入

食管–气道联合导管是由双腔(食管腔、气管腔)导管、远端套囊(封闭气管或食管)及近端套囊(封闭咽腔)组成，又称双腔双套囊急救导管，用于气管插管和通气均发生困难的紧急情况时人工气道的快速建立。

【适应证】

1. 心、肺复苏中快速建立人工气道。

2. 严重面部烧伤、创伤，上呼吸道出血和呕吐等使声门显露困难，不能行常规气管插管或气管插管困难的患者。

3. 颈椎损伤或带有颈托、高位喉或小下颌、严重颈椎病、强直性脊柱炎、颞颌关节病变、下颌骨骨折等常规气管插管操作困难的患者。

【禁忌证】

1. 咽喉生理反射存在，频繁恶心、呕吐患者。

2. 食管病变(如肿瘤、狭窄、食管静脉曲张等)患者。

3. 颌面部外伤出血患者。

【操作方法】

1. 充气检查两套囊是否完好，远端套囊大约充气 15ml，近端套囊充气大约 85ml。检查完毕后抽空两套囊使其完全萎陷。

2. 患者取平卧位，头部处于正中或后仰位，按常规气管插管进行麻醉诱导。操作者用左手从后面托起患者枕部，使患者头颈部轻度后仰，右手持导管经中线方向盲探置入口内，直至插入食管，插管深度(成年人)以患者门齿置于导管后部两条黑线之间(平均 21～23cm)为宜。插入困难者可在喉镜帮助下进行操作。

3. 确认导管位置。

4. 给远端小套囊充气 3～5ml，经气管腔通气，听诊双肺是否有呼吸音或上腹部气过水声。

5. 如果能闻及双肺呼吸音，提示导管插入气管，可作为常规气管导管通气。

6. 如果闻及上腹部气过水声，提示导管被插入食管，则给小套囊充气 8～12ml，近端套囊充气 70～80ml 封闭咽腔。

7. 经食管腔通气，听诊确定双肺呼吸音。

8. 也可使用 CO_2 检测仪确认使用正确的管腔通气。

9. 妥善固定导管。

【注意事项】

1. 插入前应充分润滑导管。

2. 切忌插入过深，以免近端套囊阻塞声门导致气管腔和食管腔均不能通气。

3. 盲探插入过程中切忌粗暴操作，以防发生食管裂伤，引起皮下气肿、纵隔气肿和气腹等并发症。

4. 使用笑气时，每小时应检测套囊内压一次，以防套囊内压过高导致食管破裂。

5. 因其质地较硬，可造成组织损伤。插入时需患者配合或全麻诱导后插入，推荐在全麻诱导且肌肉松弛满意的情况下插入。

6. 呼吸道内分泌物不易吸引。

7. 常见并发症有舌充血、咽喉痛、吞咽困难和口内损伤等，偶见食管破裂等严重并发症。预防措施包括：操作轻柔；套囊充气不宜过多，以口腔不漏气即可；留置时间最好控制在 2h 以内。

第五节　环甲膜穿刺术

【适应证】

1. 气管内注射局部麻醉药，为喉、气管内操作提供表面麻醉。

2. 气管内注射治疗药物，缓解喉梗阻，湿化痰液。

3. 留置支气管给药导管。

4. 引导逆行气管插管。

5. 上呼吸道梗阻不能有效通气时，采用粗针头或专用穿刺针实施紧急环甲膜穿刺，暂时急救通气。

【禁忌证】

有出血倾向患者。

【操作方法】

1. 检查穿刺用具是否齐全。

2. 对清醒患者说明该操作的目的和步骤，以缓解其紧张情绪。

3. 患者平卧或头高斜卧位，头后仰，保持颈部过伸。

4. 常规皮肤消毒。无菌操作。

5. 准确扪及环甲膜后，以左手示指和拇指固定环甲膜处的皮肤，右手持注射器(预先抽入局麻药或治疗药液)，将穿刺针向头侧成角 45 度向下刺入环甲膜，有落空感时指示穿刺针到达气管内，回抽注射器有气泡经液体逸出。

6. 固定穿刺针，快速注入药液，然后迅速拔出穿刺针，患者可出现剧烈呛咳。

7. 完成穿刺后用消毒棉球压迫穿刺点。

8. 如果需留置支气管给药导管，可经穿刺针导入导管，妥善固定，用无菌纱布覆盖。

【注意事项】

1. 穿刺时进针不宜过深，避免损伤喉或气管后壁黏膜。必须顺畅回抽到气体，确定穿刺针尖在气管内才能进行其他操作。

2. 注射速度要快，注射完毕后迅速拔出穿刺针，以避免因注射药物引起患者吞咽及咳嗽，穿刺针移动损伤气道黏膜或发生穿刺针折断。

3. 注入药物应以等渗盐水配制，pH 要适宜，以减少气管黏膜刺激。

4. 如穿刺点皮肤出血，干棉球压迫时间可适当延长。

5. 部分患者术后出现痰中带血，一般均在 1～2d 内自然消失。

第六节　气管插管术

气管插管术广泛应用于临床麻醉和急危重症患者的抢救。

【适应证】

1. 全身麻醉呼吸管理和给药。

2. 使用肌肉松弛药或呼吸肌麻痹的患者。

3. 预防和处理误吸和呼吸道梗阻。

4. 心肺复苏中呼吸管理。

5. 呼吸支持或治疗等。

【禁忌证】

1. 急性喉炎、喉水肿、咽后壁脓肿、喉头黏膜下血肿时，非急救情况下严禁气管插管。

2. 胸主动脉瘤压迫或侵犯气管壁者慎用，气管插管可造成动脉瘤破裂出血，如需气管插管，应动作轻柔、熟练，避免呛咳、挣扎造成意外。

3. 颅底骨折、鼻道不通畅、鼻咽部纤维血管瘤、鼻息肉或有反复鼻出血者，禁用经鼻气管插管。

【气管插管前准备】

（一）术前检查及评估

1. 头颈活动度

正常头颈伸屈范围 90°～165°，如果头后仰不足 80°可使气管插管困难，见于颈部病变(类风湿关节炎等)、过度肥胖(颈粗短、高喉头等)或先天性疾病(斜颈等)。

2. 口、齿情况

正常人张口可达 3.5～5.6cm，如张口小于 3cm 常妨碍喉镜置入，见于颞颌关节病变，颌面部瘢痕挛缩，颌面、舌或口内肿瘤以及先天性疾病(巨舌、小颌症等)。如有活动义齿，麻醉前应全部取下。

3. 鼻咽腔

拟行鼻腔气管插管时要了解鼻腔通畅情况，有无鼻损伤、鼻中隔偏曲、鼻腔部血管瘤、鼻咽部手术史等，咽部有无扁桃体肿大、咽后壁脓肿等。

4. 颏–甲距离

小于 3 横指者，声门显露可能困难。

5. 气管有无狭窄

已愈合的或开放的气管造口患者，可能有声门下狭窄；颈部巨大肿瘤、主动脉瘤等长期压迫气管，可使气管软骨环软化导致管腔塌陷、狭窄，应参考 X 线片和 CT 片测量气管内径，按内径缩小 25%准备气管导管。

6. 其他

颏后缩(小颌症)、舌体大(巨舌症)、门齿突起、短颈或病态肥胖者提示气管插管困难；有咽喉部病变(肿瘤、水肿、狭窄等)者气管插管途径可能受阻，无法经声门作气管插管者，需考虑在气管造口后实施气管插管。

7. 头颈部放疗史

头颈部接受过放疗的患者，咽腔毛细血管硬化以及咽部软组织顺应性降低，采用常规插管方式可能导致咽部出血，而致插管失败及紧急困难气道。此类患者应纳入困难气道范畴。

（二）检查通气和供氧条件

1. 供氧、供气设备以及供氧、压缩空气压力(中心供氧、供气或氧气瓶)。
2. 麻醉机和通气环路经过麻醉机自检，钠石灰有无失效。
3. 螺纹管的型号以及长短是否能够满足手术以及患者需要。
4. 准备好呼吸机、简易呼吸器。
5. 麻醉面罩大小是否合适。
6. 吸引器、吸痰管是否备全。
7. 人工鼻以及二氧化碳监测管路是否已经安装。

（三）气管插管工具的准备

1. 喉镜

选择合适大小的喉镜片，检查电源、电路接触状况和亮度。

2. 气管导管和管芯

选择管径合适的气管导管类型(普通型和加强型)和型号，并备有较选用气管导管大和小一号的气管导管各一根。一般成年患者选用内径 7～8.5mm 的导管。小儿根据年龄和发育情况选择。

3. 喷雾器

应注明局麻药名称和浓度。

4. 其他用品

牙垫、导管芯、衔接管、插管钳、注射器、吸痰管和吸引器、润滑剂等。经鼻气管插管时，需备滴鼻用麻黄碱或肾上腺素等缩血管药物。估计气管插管困难者，应准备光导纤维喉镜、视频喉镜或可曲支气管镜、SAD 等。

(四) 麻醉方法

1. 全麻诱导

见“全身麻醉常规”。

2. 局部麻醉

大多用于已预料的困难气管插管、呼吸道部分梗阻、饱胃等需保留自主呼吸或实施清醒盲探气管插管患者。

(1) 表面麻醉：采用喷雾器或带塑料导管喷洒器的注射器，将 1%丁卡因或 2%～4%利多卡因分次喷雾口(鼻)腔黏膜和咽喉部位。

(2) 喉上神经阻滞：在舌骨大角下方注入 2%利多卡因 2～3ml。

(3) 气管内注药：经环甲膜穿刺或喉镜显露声门后将塑料导管喷洒器插入声门下于呼气末快速注入局麻药 2～3ml。

3. 表面麻醉加静脉复合麻醉

在口咽满意表面麻醉后，静脉注入适量麻醉药，在患者意识消失但保留自主呼吸的情况下行环甲膜穿刺进行气管内表面麻醉。适用于精神高度紧张、不能合作或不宜作过度正压通气的患者。

4. 呼吸心跳停止或昏迷患者可不进行任何麻醉处理。

5. 在手术室外实施气管插管需准备给氧和控制通气等相关设备。

【常用气管插管方法】

(一) 经口腔明视气管插管术

1. 将患者头部置于“嗅物位”，轻推前额使头后仰，使口、咽、喉三条上呼吸道轴线尽量重叠成一条直线，以便于用直接喉镜显露声门，但小儿气管插管时应避免过度头后仰。

2. 经右侧口角置入喉镜，在舌右缘和颊部之间逐渐将喉镜移向口腔中部，并将舌体推向左侧，使其不影响喉镜显露和气管插管操作。

3. 看到悬雍垂后继续推进镜片，直至看见会厌。

4. 如果采用弯形喉镜片，将其前端置入会厌谷，向上挑起会厌即可显露声门。如果采用直镜片，将其前端伸到会厌声门侧，直接挑起会厌即可显露声门。

5. 气管插管时，以右手拇指、示指和中指如执笔式握持气管导管中上段，由口腔右侧插入，直至气管导管已接近声门，再将气管导管前端移至喉镜片处，准确地将气管导管前端插入声门，插入深度，成年人为 4～6cm。

6. 借助管芯实施气管插管时，待气管导管前端进入声门后，由助手顺气管导管弯度轻柔地将其拔出，同时操作者必须保持气管导管于原位，向声门方向顶住气管导管，以免将气管导管从声门内拔出。拔出管芯后，立即顺势将气管导管插入气管内。

7. 通过看、量、听三个要素决定和调整气管导管插入深度，固定后再次肺部听诊确定。

（二）经鼻明视气管插管术

1. 选择通气较顺畅侧鼻腔，如果两侧鼻腔通畅程度相同，通常选择左侧，以减少气管导管前端插入对喉镜视野和插管钳操作的影响，而且插入气管导管时其前端斜面是远离鼻甲，可减少鼻腔创伤。滴入 1%～3%麻黄碱 5 滴，使鼻腔黏膜血管收缩，以增加鼻腔容积和减少鼻腔创伤所致的出血。

2. 麻醉诱导后，首先用棉棒浸滑润剂，润滑试探鼻腔空间，并尽可能清除鼻垢，再经鼻插入较鼻孔内径略细、涂有润滑剂的气管导管，插入时气管导管前端的方向与面部相垂直，以使气管导管尽可能地进入宽敞的下鼻道，气管导管通过后鼻孔进入咽部后，用喉镜显露声门(显露方法及要领与“经口明视气管插管”相同)。

3. 显露声门后，左手稳固地握住镜柄，同时右手将气管导管继续向声门方向推进。如果气管导管前端到达会厌上方，通过屈曲患者头颈部有助于使气管导管前端对准声门；如果气管导管前端是位于声门的下方，后仰患者头颈部可促使气管导管前端对准声门；如果气管导管前端到达声门两侧，通过旋转气管导管则有助于气管导管前端对准声门。另外，亦可采用插管钳夹住气管导管前端将其送入声门。将气管导管插入声门并推送至合适深度后，直接用胶布将其固定在患者的鼻面部。

4. 正确气管插管深度的判断同“经口明视气管插管”。

（三）经鼻盲探气管插管术

1. 先用 1%～3%麻黄碱滴鼻使局部血管收缩，继之用喷雾器将表面麻醉药于吸气时喷入插管侧鼻腔，每隔 1～2min 喷洒 1 次，共 3～4 次。然后环甲膜穿刺注入 1%丁卡因或 2%利多可因 1～2ml，等待 1～2min 气管内表面麻醉完善后开始气管插管。

2. 患者仰卧，尽量头后仰，鼻孔朝上，右手持涂抹有润滑剂的气管导管，与面部垂直方向插入鼻腔，轻柔推送气管导管出后鼻孔后进入咽腔。

3. 左手托住患者枕部，右手持气管导管，用耳听呼吸音，依据气管导管内呼吸气流声的强弱，判断气管导管前端与声门之间的位置和距离。气管导管内不断呼出气体表示气管导管推送方向正确，于吸气声门开大时，将气管导管迅速推入声门，此时患者常常出现屏气、咳嗽或闻及气管导管内较强呼吸音。如遇气流中断，应后退气管导管至呼吸气流最强处，并调整头部位置或旋转气管导管，或左手按压喉部，然后重新试插管操作。

4. 如果向前推送气管导管受阻，气管导管可能是偏向了喉两侧，后退气管导管至呼吸气流最强处，转动头部或稍微前屈颈部后再试插。

5. 如果气管导管推进顺利，但呼出气流消失，为气管导管插入食管的征象。应将气管导管后退至咽部呼吸气流声最强处，稍微后仰头部使气管导管前端向上翘起后重新试插。

6. 经一侧鼻腔气管插管失败后，改由另一侧鼻腔或可顺利插入。

（四）清醒气管插管术

1. 充分解释，争取患者最大程度的配合。

2. 适当的麻醉前用药，保持患者适度镇静、减弱咽喉反射和减少呼吸道分泌物。

3. 满意的呼吸道表面麻醉，可用1%丁卡因或2%利多卡因，顺序为舌背、软腭、咽壁和喉部三次喷雾。

4. 经环甲膜穿刺注药或经声门注药进行气管内表面麻醉，1～2min 后实施清醒气管插管。

5. 也可以采用雾化吸入 1%丁卡因或者 4%利多卡因 5～10min 进行口咽以及气道表面麻醉，避免不必要的环甲膜穿刺。

6. 由于清醒气管插管对机体干扰较大，易产生并发症，应严格掌握适应证。

【并发症及其防治】

(一) 常见并发症

1. 气管插管即时并发症

①牙齿和口腔软组织损伤；②血压升高和心率增快；③心律失常；④气管导管误入食管。

2. 气管导管留置期间并发症

①套囊充气不佳或偏斜阻塞气管导管开口或管腔，导致呼吸道梗阻；②气管导管脱出；③气管导管误入单侧支气管；④呛咳动作；⑤支气管痉挛；⑥吸痰操作不当。

3. 气管拔管时并发症

①喉痉挛；②拔管后误吸胃内容物或异物堵塞；③拔管后气管塌陷。

4. 拔管后并发症

①咽炎、喉炎；②喉水肿或声门下水肿；③声带麻痹；④杓状软骨脱位；⑤上颌窦炎；⑥肺感染；⑦气管狭窄。

(二) 并发症防治

1. 误吸

①择期手术患者应严格禁食水，饱胃者应采用清醒气管插管或快速序贯麻醉诱导，术前插胃管；②气管插管时采用头高位，按压环状软骨阻塞食管上口，以防胃内容物反流；③插管后随即将套囊充气；④一旦发生反流误吸应采用头低位，快速作气管、支气管吸入物清除；⑤必要时用可曲支气管镜明视下吸引或灌洗；⑥静脉注射肾上腺皮质激素和补液。

2. 循环紊乱

①维持合适的麻醉深度；②充分表面麻醉和喉上神经阻滞；③配伍用麻醉性镇痛药；④气管插管前应用利多卡因、乌拉地尔、β 受体阻滞剂和钙通道阻滞剂等。

3. 机械性损伤

①满意的术前准备；②熟练、正确掌握气管插管技术；③操作轻柔切忌粗暴；④根据损伤严重程度进行相应处理。

4. 气管导管误入支气管

①必须明确气管导管插入的深度；②观察两侧胸廓起伏和听诊呼吸音；③妥善固定气管导管。

5. 气管导管误入食管内

①检视胸廓和上腹是否随呼吸而起伏；②听诊上腹部可闻及气过水声；③如有 $P_{ET}CO_2$ 监测能早期发现气管导管误入食管内这一严重并发症；④立即拔出气管导管，供氧后重新实施气管插管。

6. 喉痉挛

①避免浅麻醉下实施气管插管；②一旦发生应立即加压给氧，加深麻醉，必要时静脉注射琥珀胆碱 1mg/kg，并准备气管插管。

7. 气管导管阻塞

针对原因迅速予以相应处理，必要时果断地更换气管导管。

8. 气管插管后咽喉痛

无需特殊治疗，可行雾化吸入。

9. 气管黏膜溃疡

①争取早期拔管；②选用高容量低压套囊的气管导管；③套囊充气要适当；④气管插管时间较长者，应定期套囊放气，间隔 5～10min 再行充气。

【注意事项】

1. 气管导管型号的选择应根据患者年龄、性别和身高等因素来决定。

2. 气管插管时喉部显露应良好，视野清楚，操作轻柔，防止损伤。

3. 插入气管导管后，应听诊两肺呼吸音是否正常，警惕误入支气管或食管。

4. 气管插管时无通气时间不宜过久，应及时供氧，保持呼吸道通畅(如放置口咽通气道)，切忌反复试操作。必要时应请示上级医师或改用其他方法。

5. 气管导管固定要牢靠，慎防滑脱，并及时吸引气管内分泌物，检查气管导管是否通畅，有无扭曲。持续监测 $P_{ET}CO_2$，快捷准确地判断气管导管是否位于气管内。

6. 气管导管套囊充气要适度，内压一般不高于 30mmHg ，长时间留置时需 4～6h 作一次短时间放气。

7. 麻醉期间应严密观察呼吸，检查钠石灰效果，防止二氧化碳蓄积。

第七节　支气管插管术

【适应证】

1. 支气管扩张、肺囊肿、支气管囊肿、肺活动性出血、大咯血、肺包虫囊肿、中央型肺癌等防止病侧肺分泌物流入对侧肺。

2. 为充分显露术野，一侧肺塌陷后便于手术进行，肺大疱或巨大肺囊肿、支气管胸膜瘘、支气管断裂、支气管胸膜皮肤瘘、袖状肺叶或全肺切除术、食管切除术、胸主动脉瘤手术等。

3. 一侧支气管肺灌洗术。

4. 胸腔镜手术。

【禁忌证】

1. 同“气管插管术”。

2. 气管、支气管解剖明显变异，以致无法插入拟插管侧的主支气管。

3. 因呼吸储备功能严重低下不能耐受单肺通气的患者。

【操作方法】

(一) 插管前准备

术前检查及评估、插管用具准备和麻醉方法等，除应准备拟选用的双腔或单腔支气管导管外，大致同“气管插管术”。

（二）Robertshaw 双腔支气管导管

为目前临床上常用的双腔支气管导管，分左、右两型，有 F26、F28、F35、F37 和 F39 等不同规格，无隆突钩。

1. 采用喉镜显露声门后，先将 Robertshaw 双腔支气管导管弯曲的前部凹面朝向前方（腹侧）。

2. Robertshaw 双腔支气管导管前端进入声门后，拔除管芯，将导管向拟插管侧旋转 90°，使弯曲的前端指向相应的支气管。

3. 推送导管直至感到轻微阻力，合适插入深度男性患者 28～30cm，女性 26～28cm，可根据门齿到胸骨角的距离判断插管深度。

4. 套囊充气后分别钳闭一侧管腔，仔细听诊两侧肺呼吸音，以判断肺隔离是否满意和插管深度是否合适。

5. 如有条件可采用可曲支气管镜检查 Robertshaw 双腔支气管导管的位置，如蓝色支气管套囊上缘位于插入侧支气管入口处，提示其定位准确。

6. 如确实定位困难者，可将 Robertshaw 双腔支气管导管先退入气管内供氧，然后将可曲支气管镜经支气管导管腔插入到目标主支气管内，在可曲支气管镜引导下将导管插入目标支气管，并合适定位。

7. 气道内分泌物的存在和肺部疾病本身导致的呼吸音差异，支气管套囊充气量不足而导致肺隔离不良均可使单纯依靠听诊来判断双腔支气管导管位置出现差异，因此有条件时应尽可能采用可曲支气管镜检进行双腔支气管导管的对位。

8. 一侧支气管内并发肿瘤的患者，使用可曲支气管镜引导完成双腔支气管插管可避免导管进入患侧支气管导致肿瘤脱落或者出血。

第八节　困难气道插管术

困难气道插管是指经过专科培训的麻醉医师，采用直接喉镜连续 3 次气管插管试操作均不成功。经麻醉前气道评估确定的困难气道插管的患者，应采用清醒气管插管，并准备多种困难气道插管工具。对于麻醉前气道评估未识别的困难气道插管患者，在快速麻醉诱导后出现气管插管困难，首先要立即呼叫他人帮忙，共同完成通气和气管插管。在困难气道插管患者气管插管前，必须首先开放静脉通道，常规监测 SpO_2、ECG、BP 和 HR，并尽可能提供氧气吸入。有多种技术可供困难气道插管时选用。

一、清醒气管插管

1. 一般准备

患者心理准备、术前用药、吸引装置等。

2. 气管插管准备

预测喉显露困难者，应选择较正常使用小一号的气管导管。准备合适的口咽或鼻咽通气道以及不同型号的喉镜片。

3. 麻醉

采用1%丁卡因或2%利多卡因对口腔、咽喉部和气管上部实施表面麻醉。

4. 适度镇静镇痛

可酌情给予芬太尼1～1.5μg/kg、丙泊酚0.5～1mg/kg 或咪达唑仑0.025～0.05mg/kg。

清醒气管插管成功的关键在于对患者实施完善的气道表面麻醉、适度的镇静处理和保留自主呼吸，当患者对咽部刺激反应活跃时，任何方法的呼吸道操作均会困难。

二、慢诱导非清醒气管插管技术

用于无法耐受清醒气管插管、张口受限、颈部僵直、头部前曲畸形等病理改变患者；14 岁以下小儿；情绪紧张或神志不清等不合作的患者。

缓慢静脉注射芬太尼0.5～1 μg/kg和丙泊酚1～2mg/kg实施麻醉诱导；或采用七氟烷吸入麻醉诱导，使患者神志消失，但保留满意的自主呼吸。

【操作要点】

1. 正确的喉镜操作，镜片前端一定要到达会厌谷，上提喉镜显露声门。

2. 尽可能后仰患者头部。

3. 外部压迫喉改善喉镜显露。

4. 将气管导管弯曲成一定的弧度，如鱼钩状。

5. 寻找通过气管导管的气流声。如能听到通过气管导管的气流声，即可推进气管导管，大多可将气管导管顺利插入声门。

6. 使用引导器辅助气管插管，包括弹性树胶探条和光索。

【注意事项】

1. 应逐渐增加麻醉诱导药剂量或浓度，只有在确定麻醉用药后患者能持续维持满意自主呼吸的前提下，才能实施非清醒气管插管。

2. 因患者存在自主呼吸，声门反射活跃，易引起血流动力学剧烈改变，对高血压、缺血性心脏病、颅内高压患者应慎用。对口咽部应实施完善的表面麻醉，或行环甲膜穿刺气管内表面麻醉。

3. 由于清醒气管插管容易导致上呼吸道损伤，近年来，完全在清醒状态下气管插管的临床应用已经很少。

三、弹性树胶探条辅助气管插管技术

大多是用于在直接喉镜气管插管时，因喉位置靠前，无法显露声门的情况。

【操作方法】

1. 先将弹性树胶探条(gum elastic bougie)置入气管导管内，探条前端定型上翘的部分应超出气管导管前端大约3cm。

2. 采用直接喉镜显露喉部，如看到会厌边缘，即将气管导管置入会厌下，此时探条的前端正好是位于声门下。

3. 由助手推进探条，上翘部分容易进入气管内，操作者可明显感觉到探条和气管环产生的“嘎哒”感，继续将探条推进大约10cm，即可沿探条将气管导管插入气管内。

4. 也可在喉镜下首先将探条插入气管内，放置牙垫，然后退出喉镜，再将气管导管套在探条上，沿探条将气管导管插入气管内。

【注意事项】

如在推送气管导管过程中遇阻力，不应强行推送，以免损伤会厌和声带，可边旋转气管导管边推送。此法操作简便、容易掌握、不易引起并发症，能有效地解决因喉过高所致的困难气管插管。

四、经鼻盲探气管插管

【适应证】

拟行口腔手术、下颌骨手术需要清晰的视野、术后需要缝合口腔、张口困难等预测困难气管插管的患者。

【禁忌证】

凝血障碍、鼻功能紊乱、颅底骨折、脑脊液漏等。

【操作方法】

1. 常规操作方法参见本章第六节。

2. 几种常用辅助插管方法

⑴ 充气法：气管导管前端通过后鼻孔后，将气管导管套囊适当充气，使气管导管始终保持在口咽部中间，缓慢推送气管导管和倾听呼吸气流声，当气流声最大时，表明气管导管前端已对准声门，操作者把持气管导管，由助手抽出套囊气体，然后将气管导管插入气管内。

⑵ 先进入食管法：气管导管前端通过后鼻孔后，将患者头抬起，右手轻轻将气管导管推送进入食管，然后将患者头部后仰，同时缓慢后退气管导管和听气管导管内呼吸气流声，当气管导管前端退出食管时，很容易根据气流声强度将气管导管前端对向声门。

⑶ 光索引导：气管插管前先将光索插入气管导管内，灯泡与气管导管前端平齐，当气管导管前端抵达声门时，颈部可观察到光斑，环甲膜处光斑最亮时表明气管导管已进入声门。光索有利于引导气管导管定位，提高气管插管成功率。

【并发症及其防治】

经鼻插管的主要并发症是鼻道损伤和出血，气管插管前使用血管收缩剂、操作轻柔、稳准是关键，应备好吸引器，避免大量血液进入气管内发生意外。

【注意事项】

1. 术前应详细了解患者，确定鼻腔内无肿块(息肉)或畸形、无活动性出血。

2. 有凝血障碍、颅底骨折、鼻部或鼻旁窦畸形的患者，禁用经鼻盲探气管插管。

3. 对清醒患者应详细告知气管插管过程，争取配合。

4. 应在有经验的麻醉医师指导下操作。

五、逆行引导气管插管

可经鼻或经口操作，适用于患有严重口腔颌面外科创伤、颞下颌关节强直、颈椎损伤和呼吸道肿块的患者。

【操作方法】

1. 采用 16 号穿刺针(可选用套管针)在环甲膜或第 1～2 气管软骨环间穿刺，针体与皮肤成 30° 角，并抽得空气。

2. 经穿刺针或套管针置入一根细的引导管(如硬膜外导管)，逆行引导出口或出鼻，将气管导管套在引导管套上。

3. 用手拉紧引导管，沿引导管将气管导管插入声门。

逆行引导气管插管困难的主要原因有：①呼吸道表面麻醉不完善、咽喉部反射活跃；②引导管管径与气管导管不匹配。

【并发症及其防治】

逆行引导气管插管是一种有创技术，牵拉引导管时有可能垂直裂开环甲膜，还可能导致声音嘶哑、气管内血肿、皮下气肿、纵隔血肿等并发症，操作过程中应注意轻柔操作。

【注意事项】

1. 呼吸道表面麻醉应尽可能完善，以减轻咽喉反射。

2. 可选择比正常小一号的气管导管，有利于成功，并减少损伤。

3. 有凝血功能障碍或呼吸道存在易碎组织者禁用逆行引导气管插管技术。

4. 应在有操作经验的医师指导下实施。

六、光索引导气管插管技术

光索是一根可弯曲的金属导管，前端装有灯泡，尾部配有电池和开关，气管插管时，将气管导管套在光索上，根据人体口咽部的解剖结构，将光索/气管导管折弯成合适的形状(J 形)，利用颈部软组织透光的原理，观察颈部的光斑，引导气管导管进入气管内，因而能有效地提高气管插管成功率。光索引导气管插管技术简便实用，容易掌握，并发症少，成功率高，不受口腔分泌物、血液等影响。对于喉头高、声门显露困难的患者，尤其是对于术前预计正常，麻醉诱导后出现气管插管困难的紧急状态下，光索具有独特的优点。

【适应证】

1. 牙齿松动、严重缺损的病例。

2. 喉头位置较高，看不见声门的患者。

3. 颈椎活动受限的患者。

4. 张口受限的患者。

5. 直接喉镜气管插管困难的病例。

6. 心功能衰竭、脊柱畸形不能平卧者。

7. 头面部外伤，口腔内有出血者。

8. 急救气管插管患者。

【禁忌证】

1. 上呼吸道异物、肿瘤、息肉、咽后壁脓肿、插管通路上存在易碎的脆弱组织等为光索插管禁忌证。

2. 颈部结构明显异常、过度肥胖、颈部瘢痕等应慎用，因不易看清颈前的光斑。

【操作方法】

1. 插管前准备，检查光索光源和灯泡接口有无松动，将光索外涂擦润滑剂后插入气管导管，灯泡置于气管导管前端内 0.5～1cm 处，将气管导管远端 5～7cm 折弯成 J 型(大约 70°～90°)备用。

2. 患者去枕平卧，操作者位于患者头端，左手推开下颌，右手持光索(气管导管)上中 1/3 处，从口腔正中将光索插入口腔内，沿上呼吸道解剖弯曲缓慢推进至舌根处，调整灯光向前，注意观察患者颈部，直至光斑最亮处位于环甲膜正中，表明光索/气管导管前端已对准声门，此时，右手保持光索不动，左手将气管导管送入气管。

3. 坐位或半卧位插管时，患者头紧靠手术床，操作者站在患者的右侧，面对患者，嘱其张口伸舌，操作者左手用纱布将舌轻轻固定，右手持光索(气管导管)进入口内，观察颈部，环甲膜处见到光斑，左手推送气管导管进入声门。

【并发症及其防治】

光索引导气管插管比较安全，到目前为止尚未见引起严重并发症的报道。

【注意事项】

1. 光索折弯长度和角度可明显影响气管插管成功率，折弯长度一般在 6cm 左右，头颈能活动的患者折弯角度 80° 左右比较合适，颈部僵硬的患者需要 90°。

2. 气管插管前应避免光索与气管导管之间滑动，以免影响观察。

3. 光斑集中在环甲膜处表示光索前端已对准声门，如推送气管导管有阻力，不应强行推送，应退出后重新试插。

4. 操作力求稳准、轻柔，避免不必要的损伤。

5. 用直接喉镜协助光索插管能提高插管成功率。

6. 光索引导同样适用于困难双腔支气管插管。

7. 可视硬管镜是将光索和硬质光纤镜的优点相结合，先以光索引导进入气管上部，并用目镜或屏幕图像来确定。

七、可视插管技术

可选用可曲支气管镜引导气管插管、视频喉镜气管插管和可视硬管镜引导气管插管等。

第九节　可曲支气管镜插管术

【适应证】

1. 各种困难气管插管。

2. 双腔支气管导管和 Univent 支气管堵塞导管的定位。

3. 支气管阻塞器的插入和定位。

4. 引导微创气管切开置管术。

5. 吸除呼吸道分泌物，用于严重肺部感染、肺不张的治疗。

6. 呼吸道止血、吸引、冲洗、取痰培养等。

7. 气管、支气管狭窄的诊断和治疗。

【禁忌证】

1. 身体极度衰竭或严重呼吸道梗阻。

2. 持续吸氧不能纠正的低氧血症、持续高碳酸血症。

3. 不稳定型心绞痛、近期发生过心肌梗死、心功能不全、严重高血压或心律失常。

4. 肺动脉高压、有破裂危险的主动脉瘤。

5. 哮喘急性发作期。

6. 严重出凝血功能障碍、近期大咯血、上腔静脉高压患者禁止经鼻气管插管。

7. 不熟练者不能单独进行操作。

8. 患者不合作。

【操作方法】

(一)仪器准备

1. 接通电源，调整焦距。

2. 镜干前端涂医用石蜡油。

3. 将合适的气管导管套在镜干后端。

(二)操作方法

1. 经鼻气管插管时需要准备鼻腔，滴入麻黄素，以扩大鼻腔和减少出血；经口气管插管时需要使用特制牙垫，以防患者咬伤镜干。

2. 由助手托起下颌，以扩大咽喉部空间。

3. 经鼻或经口插入镜干后，通过目镜或显示器寻找会厌、声门。

4. 通过方向控制器向上或下调整镜干 Y 轴方向，逆时针或顺时针转动镜柄调整镜干 X 轴方向。看到会厌、声门后，缓慢推送镜干经声门进入气管，可见清晰的气管环。

5. 见隆突后，沿镜干推送气管导管进入气管至合适深度，推送中稍微旋转气管导管有助于减少受阻于声门口的概率；如果推送气管导管受阻，可稍微后退气管导管，将气管导管逆时针旋转 90 度后再次试推送。

6. 将气管导管插入气管内后，退出镜干。

【并发症及其防治】

麻醉科使用可曲支气管镜的并发症发生率较低，可能出现的并发症包括低氧血症、喉或支气管痉挛、心血管并发症、出血、感染、恶心、呕吐、失声、咽喉疼痛等。每次使用前应做好充分准备，常规监测生命体征；清醒患者要适当应用镇痛、镇静药，并进行满意的呼吸道表面麻醉；麻醉患者应保证有效通气和供氧，操作轻柔、稳准。每次应用后，严格做好可曲支气管镜的消毒工作。

【注意事项】

1. 了解病史和做必要的体格检查，呼吸功能不全者应做血气分析或肺功能检查。

2. 需要经过培训和练习。

3. 将可曲支气管镜插入口腔或鼻腔前，操作者应记住方向控制器调节镜体远端的方向。

4. 困难气道患者实施可曲支气管镜引导气管插管时，应作为首选而不是最后的补救措施。

5. 如果可曲支气管镜前端已进入气管，但不能推送气管导管进入气管，可稍微后退气管导管，将气管导管逆时针旋转 90 度后再次试推送，切忌暴力推送导致呼吸道损伤。

6. 操作期间应注意防止胃内容物反流、误吸。

第十节 气管拔管术

决定拔除气管导管前，必须进行满意的气道评估。

(1) 呼吸道通畅程度的评价：长时间机械通气后，可把气管导管套囊放气，以评估上呼吸道开放程度(套囊漏气试验)。如果气管插管时存在明显的漏气而套囊放气后无明显漏气，应高度警惕呼吸道水肿导致严重呼吸道梗阻的危险。

(2) 呼吸道保护能力的评价：包括吸痰时咳嗽的力度、有无过多分泌物和需要吸痰的频率(吸痰间隔时间应＞2 小时或更长)。

【拔管指征】

1. 自主呼吸良好、循环功能稳定和有指令性反应(特殊患者除外)。

2. 咳嗽反射恢复、呛咳和吞咽反射正常。

3. 潮气量满意、每分钟通气量、脉搏氧饱和度在正常范围，有条件时应测血气作参考。

4. 无残余肌肉松弛药作用。

5. 全麻后拔管指征

(1) 手术结束停止麻醉后，患者神志恢复，有指令性动作，循环功能稳定。

(2) 自主呼吸恢复，呼吸频率达 14～20 次/min，吸空气时，SpO_2＞95%。

(3) 无残余肌肉松弛药作用，呼吸功能正常，两侧呼吸对称，胸、腹式呼吸协调。

(4) 必要时测定潮气量(V_T)、$P_{ET}CO_2$、动脉血气分析。吸入空气 10min 后，PaO_2 和 $PaCO_2$ 在正常范围内或接近术前水平。

【延迟拔管指征】

1. 术前有明显的呼吸功能障碍，或手术和麻醉对呼吸功能有明显影响者。

2. 手术时间过长和严重手术创伤者。

3. 术前或术中循环功能不稳定者。

4. 苏醒延迟，难以保持呼吸道通畅者。

【拔管方法】

1. 拔管前准备：将气管内、口、鼻、咽喉部存留的分泌物吸引干净，气管内吸引的时间一般每次不宜超过 10s，否则可导致低氧，可采用间歇吸引、轮换吸氧的方式进行呼吸道分泌物吸引。

2. 拔管前充分给氧，气管导管套囊放气，在患者吸气时拔除气管导管。

3. 做好再次气管插管的准备。

【双腔支气管拔管术】

1. 拔管指征同气管拔管术。

2. 拔管前必须吸净口咽部和气管内分泌物。吸引前，应按双腔支气管导管的长度在吸引管上做好标记，并将左、右管腔吸引管和口腔吸引管分开使用，避免插入吸引管过深而损伤支气管和引起交叉感染。

3. 气管和支气管套囊放气后，先将双腔支气管导管从支气管退至气管内(距门齿 22～24cm)，再将白色气管套囊充气，观察自主呼吸良好，符合拔管指征即拔除双腔支气管导管。

4. 拔出带有隆突钩的左侧或右侧双腔支气管导管时，应逆时针或顺时针转动 90°，使隆突钩向上后退出双腔支气管导管，以减少组织损伤。

5. 拔管后再次吸引口咽部分泌物，并将头部转向一侧，以防呕吐物误吸，并继续给氧。

6. 拔管后如果出现呼吸困难或喉痉挛，应面罩给氧，必要时给予肌肉松弛药后插入单腔气管导管，实施控制通气。一般支持呼吸时间较短。

7. 遇下列情况应更换单腔气管导管，并用机械通气支持呼吸：①术前肺功能不全，如严重慢性支气管炎和肺气肿等；②合并心血管疾病伴心功能不全；③术毕吸氧时血气分析 PaO_2＜75mmHg 和 $PaCO_2$＞45mmHg。

【困难气管插管患者的拔管】

对于困难气管插管患者，术毕拔管必须十分慎重，因拔管后出现呼吸困难需要再次气管插管时，操作难度将明显增加，甚至有导致致命并发症的危险。最安全的拔管时机是患者完全清醒，自主呼吸和各种呼吸道保护性反射完全恢复。

1. 首先吸除呼吸道和气管导管内分泌物，吸纯氧 2～5min 后，经气管导管置入高频喷射通气导管(或利用空腔弹性橡胶引导管替代)，然后套囊放气，在喷射通气情况下拔出气管导管。如果患者出现呼吸困难，可利用喷射导管作引导管将气管导管再次插入。

2. 经气管导管插入可曲支气管镜，然后将气管导管退至镜干近端，利用可曲支气管镜的吸引通道进行吸引、供氧或喷射通气，同时观察呼吸道通畅情况，必要时可重新插入气管导管。

3. 困难气管插管患者手术后，必须随访 2～3 天。如有气管插管相关并发症，应继续随访，并会同主管医师一起处理，直至痊愈。

【注意事项】

1. 饱胃患者要谨防拔管后误吸，必须等待患者完全清醒后，在侧卧头低体位下拔管。

2. 面部、口腔、鼻腔手术后，如果存在张口困难或呼吸道水肿，也应等待患者完全清醒且呼吸道水肿控制后再慎重拔管。

3. 颈部手术，尤其是巨大甲状腺切除术有导致喉返神经损伤或气管塌陷可能的患者，拔管前宜置入喉镜(或导引管)，在明视下将气管导管缓慢退出声门，一旦出现呼吸困难，应立即重新插入气管导管。

【拔管后监测与处理】

在拔出气管导管后的一段时间内，喉反射仍然迟钝，应经常吸引上呼吸道内分泌物，并将头部转向一侧，以防止呕吐误吸的发生。也可能出现短暂的喉痉挛，应予吸氧，同时要密切观察呼吸道是否通畅，皮肤、黏膜色泽是否红润，通气量是否满意，脉搏氧饱和度是否正常，血压、脉搏是否平稳等，拔管后必须观察 10min 以上，如遇异常情况，应及时处理并报告上级医师或科主任。

第十一节　气管切开造口术

【适应证】

1. 需要长时间接受机械通气的重症患者。

2. 上呼吸道梗阻　例如上呼吸道和颈部严重软组织感染、损伤导致肿胀，小儿咽后壁脓肿、下咽或口咽部巨大肿瘤、气管塌陷等。

3. 呼吸道保护机制受损　任何原因引起的咳嗽反射抑制、排痰困难导致下呼吸道分泌物聚集、阻塞者。例如严重肺心病和肺性脑病、脑血管疾患与颅脑损伤、中毒等原因导致深昏迷、多发性神经根炎和高位颈髓损伤、严重的胸部外伤或胸、腹部手术后等。

4. 极度呼吸困难、无条件行气管插管和无时间且不允许行正规气管切开术者。

【禁忌证】

无绝对禁忌证，明显出血倾向时慎用。

【操作方法】

一般由外科医师或耳鼻喉科医师完成。术后体位采用去枕或低枕仰卧位。

【注意事项】

1. 手术结束时，如果发现气管切开套管存在与脉搏一致的搏动，提示气管切开套管贴近或压迫大血管，应尽快更换合适的气管切开套管，直至其无搏动为止。

2. 使用带套囊的气管切开套管时，套囊充气压力应适宜，以维持正压通气的最低压力为宜。

3. 气管切开套管插入后应予以妥善固定，以防止脱出，尤其是术后早期脱出因窦道未形成难以再次置入，容易造成危险。将气管切开套管采用线带系于颈部，以固定气管切开套管防止脱出。线带打死结固定，线带的松紧以可容纳一手指为宜。太紧会使颈部受压，太松气管切开套管则容易滑出。注意气管切开套管系带的松紧，随时调整，避免太松时脱管。

4. 脱管的紧急处理。患者重新出现呼吸困难或小儿突然发出哭声，气管切开套管口无气流，插入吸痰管受阻和无气管分泌物吸出应考虑气管切开套管脱出。一旦确定脱管，可先试行两手执气管切开套管底托，将其沿窦道自然插入。如果遇到阻力，应将气管切开套管取下，将血管钳沿伤口插入气管内，撑开血管钳即可缓解呼吸困难，准备好气管切开包，将新的气管切开套管置入，重新建立人工气道。如果窦道未形成气管切开套管不能插入时，必须打开切口，找到气管切口再放气管切开套管。

5. 拔除气管切开套管。当患者可经喉呼吸和经口自主排痰时，可考虑拔除气管切开套管。拔管前应先抽空气管切开套管的套囊，堵管24～48h进行观察，如呼吸平稳、发声好，咳嗽排痰有力，即可将气管切开套管拔除。伤口处覆以无菌纱布，亦可先以蝶形胶布将伤口左右两缘拉紧靠拢，伤口能自然愈合。长期带管者，拔管前要进行纤维喉镜、气管镜或可曲支气管镜检查，发现造瘘口周围有肉芽时应先摘除，再堵管、拔管。

第十二节　经皮穿刺气管造口术

【适应证】

1. 上呼吸道梗阻，例如口腔肿瘤、畸形，颌面严重外伤，颞颌关节强直，口腔感染，修复重建外科手术需要，口底舌根部病变手术，预防性气管切开等。

2. 呼吸道保护机制受损。

3. 昏迷、胸部外伤、胸廓活动或呼吸活动受限、胸腹部手术后等各种原因导致气管分泌物潴留。

4. 实施机械通气。

5. 已经行气管插管，但需较长时间保留人工气道或长时间机械通气治疗的患者。

【禁忌证】

1. 颈部粗短肥胖，颈部肿块或解剖畸形。

2. 颈部创伤或手术史。

3. 甲状腺弥漫性肿大。

4. 局部软组织感染。

5. 凝血功能障碍。

【操作方法】

1. 术前准备：常规器械和药品准备：氧气、吸引器、面罩、喉镜、气管导管、气管切开包、抢救药品。检查气管切开套管的套囊是否漏气。对患者进行适当的镇静镇痛处理。

2. 体位为正中仰卧位，头后伸，肩部垫高，面颊下部、喉结、胸骨上切迹三点成一线。

3. 穿刺点选第 2 或第 3 气管软骨间隙，常规消毒铺巾，利多卡因局麻后在穿刺点做一长大约 1.5cm 的横行切口至皮下。

4. 将针芯放入穿刺套管后连接注射器，在选定穿刺点垂直进针，有明显突破感后回抽注射器，顺畅抽得气体证明穿刺针进入气管内。

5. 取出针芯，经穿刺套管放入导丝，确认至少有 10cm 以上的导丝进入气管内。

6. 拔除穿刺套管，沿导丝放入扩张器，扩张皮下组织，注意避免扩张器进入过深损伤气管后壁。固定好导丝位置，避免其滑出。

7. 沿导丝向下推送扩张钳，分 2～3 次，依次扩张皮下组织和气管前壁，注意扩张钳前端的角度和方向。此过程应注意固定好导丝，避免其移位和打折。

8. 沿导丝置入气管切开套管，拔除导丝，及时吸尽穿刺处的痰液和血液。

9. 套囊充气，采用固定带固定气管切开套管。气管切开护理常规，定时消毒，更换敷料。

【注意事项】

1. 防治早期并发症

指气管切开术后 24h 内出现的并发症。

⑴ 出血：是最常见的早期并发症。出凝血功能障碍的患者，术后出血发生率更高。出血可能是来自切口和气管壁。气管切开部位过低，如损伤无名动脉，则可引起致命性大出血。切口的动脉性出血必须打开切口手术止血。非动脉性出血可采用压迫止血，大多 24h 内可改善。

⑵ 气胸：是胸腔顶胸膜受损的表现，尤其是胸膜顶位置较高的患者更易出现，大多见于儿童、肺气肿等慢性阻塞性肺病患者等。

⑶ 空气栓塞：较为少见，与气管切开时损伤胸部静脉有关。由于静脉压低于大气压，损伤时空气可被吸入血管，导致空气栓塞。采用平卧位实施气管切开有助于防止空气栓塞。

⑷ 皮下气肿和纵隔气肿：是气管切开后较常见的并发症。颈部皮下气肿与气体进入颈部筋膜下疏松结缔组织有关。由于颈部筋膜向纵隔延伸，气体亦可进入纵隔，导致纵隔气肿。皮下气肿和纵隔气肿本身并不危及生命，但有可能伴发张力性气胸，须密切观察。

⑸ 气管切开套管误入假道：严格遵守操作规程，切勿暴力操作。一旦误入假道，应立即拔除气管切开套管，在保证患者氧供的前提下按操作步骤重新进行。如插入气管切开套管困难，应行气管切开术。

2. 后期并发症

指气管切开 24～48h 后出现的并发症。

⑴ 切口感染：感染切口的细菌大多是导致肺部感染的致病菌，加强局部护理非常重要。

(2) 切口延迟性出血：主要与感染组织腐蚀切口周围血管有关。当切口偏低或无名动脉位置较高时，感染组织腐蚀和气管切开套管摩擦容易导致无名动脉破裂出血，为致死性并发症。

(3) 呼吸道梗阻：是可能危及生命的严重并发症。气管切开套管被黏稠分泌物附着或形成结痂、套囊偏心疝入气管切开套管远端开口、气管切开套管远端开口顶住气管壁等均可导致呼吸道梗阻。

(4) 吞咽困难：与套囊压迫食管或气管切开套管对软组织牵拉影响吞咽反射有关。套囊放气后或拔除气管切开套管后即可缓解。

(5) 气管－食管瘘：偶见，主要是与套囊压迫和低血压引起局部低血流灌注有关。

3. 积极预防意外拔管

(1) 正确、牢靠固定气管切开套管，每日检查，并及时更换固定胶布或固定带，气管切开套管固定带应系方结，固定带应系紧，与颈部的间隙不宜超过两指。

(2) 检查气管切开套管插入深度，套管远端应距隆突 3～4cm，距离过远容易脱出。

(3) 对于烦躁或意识不清的患者，采用约束带将手臂固定，防止意外性患者拔管。

(4) 呼吸机管道不宜固定过牢，应具有一定的活动范围，以防患者翻身或头部活动时气管切开套管被牵拉而脱出。

一旦发生意外性拔管，应立即重建人工气道。气管切开 3～5 天内者，气管切开窦道尚未形成，气管切开套管难以重新插入，可先行经口气管插管。对于气管插管困难者，可用面罩加压给氧或口对口人工呼吸，保证氧供，为进一步处理赢得时间。

第三十三章　机械通气技术

机械通气的目的是维持适当的肺泡通气量，改善和维持有效的气体交换，减少呼吸肌做功。并能完成肺内雾化吸入治疗以及开胸术后或败血症、休克、严重创伤等情况下呼吸衰竭的预防性治疗。

成人的呼吸生理指标出现下列任何一项时，即应开始机械通气治疗：

1. 自主呼吸频率大于正常的 3 倍或小于 1/3 者。
2. 自主潮气量小于正常 1/3 者。
3. 生理无效腔/潮气量＞60%者。
4. 肺活量＜15ml/kg 者。
5. $PaCO_2$＞50mmHg（慢性阻塞性肺疾患除外）且有继续升高趋势，或出现精神症状者。
6. PaO_2＜正常值 1/3。
7. $P(A-a)O_2$＞50mmHg（FiO_2=0.21，吸空气）者。
8. $P(A-a)O_2$＞300mmHg（FiO_2=1.0，吸纯氧）者。
9. 最大吸气压力＜25cmH_2O 者（闭合气路，努力吸气时的气道负压）。
10. 肺内分流＞15%者。

第一节　简易呼吸器辅助呼吸

简易呼吸器亦称简易急救呼吸囊，在高流量新鲜气流下可提供高浓度氧。

【适应证】

主要用于 ICU 患者转运、各种病房外检查及现场急救，亦可用于气管插管前麻醉诱导期间的辅助通气。

【操作方法】

1. 应用前检查

(1) 检查人工呼吸囊表面有无裂痕、破口等。

(2) 堵住呼吸囊的患者接口处，用手挤压呼吸囊，检查呼吸囊气密性是否完好。

(3) 挤空呼吸囊内的气体，然后堵住呼吸囊的患者接口，再松开呼吸囊观察充气情况，检查呼吸囊充气阀的功能。

2. 操作方法

(1) 人工呼吸器可以接面罩、喉罩或气管内导管。

(2) 应用人工呼吸器–面罩通气时，首先选择合适的呼吸囊和面罩。

(3) 成人氧流量 10～15L/min。小儿适当降低氧流量。

(4) 患者取仰卧位，可以采取两种体位调节手法以改善患者的气流：仰头抬颏法和提颌法。仰头抬颏法适用于无颈椎损伤的患者，患者头后仰，操作者一只手将面罩与患者的口鼻相密接，在颏处抬起下颌，将下颌向前拉，另一手挤压膨胀呼吸囊，压力大小观察患者胸部上抬即可。提颌法是疑似颈部损伤患者开放气道的首选最安全方法，操作者双手示、中指分别固定患者两侧下颌角，向上抬颌。

(5) 每分钟挤压 10～12 次，婴幼儿每分钟挤压次数相应增加，吸呼比为 1:2～1:1。

【注意事项】

1. 连接有储气囊的呼吸器需要 10L/min 的流量才能达到 100%的吸入氧浓度(FiO_2)。需要较高的新鲜气流速以取得较高的 FiO_2。

2. 虽然功能正常的活瓣对患者吸气、呼气的阻力都很小，但患者呼出的湿气会使瓣膜粘连。

3. 无重复呼吸活瓣可产生高气流阻力，自主呼吸中可出现高的气道负压。

第二节　无创机械通气

无创正压通气(NPPV)是指无需建立人工气道的正压通气，常通过鼻/面罩等方法连接患者。

【适应证】

应用 NPPV，患者必须具备以下基本条件：较好的意识状态、咳痰能力、自主呼吸能力、血流动力学稳定和良好配合 NPPV 的能力。常用于：

1. 由慢性阻塞性肺疾病引起的慢性呼吸衰竭和慢性阻塞性肺疾病急性发作。
2. 急性肺损伤或早期急性呼吸窘迫综合征(ARDS)。
3. 急性心源性肺水肿。
4. 睡眠呼吸暂停综合征。
5. 肺间质纤维化。
6. 合并免疫功能抑制的呼吸衰竭患者。
7. 支气管哮喘急性发作。
8. 长时间有创通气后使用 NIPPV 辅助撤机。
9. 急性中毒并发呼吸衰竭。
10. 不伴 COPD 的肺炎引起的低氧血症。
11. 胸部限制性疾病及胸部创伤导致的呼吸衰竭。

【禁忌证】

绝对禁忌证：心脏骤停或呼吸骤停(微弱)，此时需要立即心肺复苏、气管插管等生命支持。相对禁忌证：①意识障碍；②呼吸微弱或停止(与绝对禁忌证类似)；③无法自主清除气道分泌物，无力排痰，有误吸的风险；④严重的脏器功能不全(上消化道大出血、血流动力学不稳定等)；⑤血流动力学不稳定；⑥上气道梗阻；⑦未经引流的气胸或纵隔气肿；⑧严重腹胀；⑨上气道或颌面部损伤/术后/畸形；⑩不能配合 NPPV 或面罩不适等。

【呼吸机模式】

目前临床上常用的是经鼻/面罩正压通气。呼吸机的工作模式有持续气道正压(CPAP)、双水平气道正压(BiPAP)和保证平均容量的压力支持 (average volume assured pressure support，AVAPS)等。

【操作方法】

(1) 筛选患者：根据患者的病情判断是否具有使用 NPPV 治疗的适应证和禁忌证。

(2) 教育患者：使患者了解 NPPV 治疗的重要性，以利于配合，并且安慰患者防止在治疗过程中紧张导致的治疗失败。

(3) 给予患者心电监护、经皮血氧饱和度等监测，并使患者处于半卧位。

(4) 准备不同大小型号的鼻罩和口鼻面罩以供不同患者使用　虽然鼻罩和口鼻面罩都能成功地用于急性呼吸衰竭的患者，但在应用 NPPV 的初始阶段，口鼻面罩应首先考虑应用，患者病情改善 24 小时后如还需较长时间应用 NPPV 者，可更换为鼻罩。

(5) 开机，选择需要的模式，Ⅱ型呼吸衰竭，目前常用 BiPAP 或 AVAPS 模式；而Ⅰ型呼吸衰竭，可用 CPAP 和 BiPAP 模式。设定合适的压力、呼吸频率、吸呼比、吸入氧浓度及压力上升时间，以 BiPAP 模式为例，患者初次使用时，EPAP 可设在 4～5cmH$_2$O，IPAP 在 8～10cmH$_2$O，吸入氧浓度可适当提高在 40%，吸呼比设置在 1:2，压力上升时间设定在 0.5 秒以内以防止患者吸气时气道压力上升速度较慢，患者存在“空气饥饿感”从而导致人机不协调。

(6) 连接患者，固定面罩或鼻罩，尽量减少面罩或鼻罩的漏气。

(7) 观察患者的呼吸情况，SaO$_2$ 是否稳定在 90%以上，询问患者呼吸的舒适度，如果患者仍感觉呼吸窘迫，适当提高 IPAP 直至患者感觉吸气舒适。

(8) 在使用 NPPV 治疗时，应经常巡视观察，除了解患者的主观感觉外，还要观察客观反应，如意识、脉搏血氧饱和度、呼吸频率、心率、发绀、血气分析及并发症的发生等，以利于及时调整呼吸机参数。

(9) 当患者的呼吸衰竭改善，病情稳定后，可准备撤离 NPPV。当治疗压力较高时，可采取逐渐降低压力的方式，治疗压力不太高时，可直接脱离呼吸机，观察患者的耐受情况，如出现病情反复，说明患者的呼吸功能尚未完全恢复，应考虑继续 NPPV 治疗并寻找可能的原因，或改为有创机械通气。

(10) 若应用 NPPV 1～2 小时病情不能改善，或进行性恶化时应立即转为有创通气。

【注意事项】

1. 与面罩接触的面部皮肤发生过敏、肿胀、破溃甚至坏死，是最常见的并发症，直接影响呼吸机的继续使用。其可能的原因为患者对面罩材料过敏、面罩佩戴过紧、被高流速的气体吹伤等，可改用优质面罩替代，在面罩与皮肤接触处涂抹糊膏或垫以敷料预防皮肤损伤。

2. 胃膨胀，IPAP≤25cmH$_2$O 时较少发生，但是在给予 NPPV 治疗过程中需要密切监测患者的腹部体征的变化，嘱患者尽量不要在行 NPPV 过程中讲话；如果出现急性胃膨胀，可给予胃肠减压。

3. 治疗过程中，注意气道内的湿化，鼓励患者咳痰，以利于气道分泌物的稀释和排出，干燥的气道分泌物能加重通气障碍。

4. 口鼻面罩能增加死腔量，可能出现 CO_2 重复吸入和 CO_2 潴留。普通面罩的死腔量大约 250ml，鼻罩约为 150ml，NPPV 过程中需经常监测动脉血气分析。

5. 无创呼吸机的治疗效果取决于患者的配合，若患者不配合、不耐受，治疗容易失败。

6. 意识状态较差、有误吸危险及餐后患者尽量避免使用 NPPV。

第三节　有创机械通气

有创机械通气是通过建立人工气道，对患者进行呼吸功能支持的治疗手段。

【适应证】

1. 经无创呼吸机治疗后患者病情无改善或仍继续恶化者。

2. 意识障碍，气道保护能力差。

3. 严重的脏器功能不全(上消化道大出血、血流动力学不稳定等)。

4. 呼吸形式严重异常，如呼吸频率>35次/min或<8次/min，呼吸节律异常，自主呼吸微弱或消失。

5. 血气分析提示严重通气和(或)氧合障碍：PaO_2<50mmHg，尤其是充分氧疗后PaO_2仍<50mmHg；$PaCO_2$进行性升高，pH进行性下降。

【禁忌证】

有创机械通气无绝对禁忌证，但是如患者出现下列情况时可能会导致病情加重：①气胸及纵隔气肿未行引流；②肺大疱和肺囊肿；③低血容量性休克未补充血容量；④严重DIC有出血倾向、大咯血、呼吸道积血等肺出血症状；⑤气管－食管瘘；⑥急性心肌梗死合并严重心源性休克或心律紊乱者等。但在出现致命性通气和氧合障碍时，应积极处理原发病(如尽快行胸腔闭式引流，积极补充血容量等)，同时不失时机地应用机械通气。

【常用通气模式】

1. 辅助控制通气(ACV)

是辅助通气(AV)和控制通气(CV)两种模式的结合，当患者自主呼吸频率低于预置频率或患者吸气努力不能触发呼吸机送气时，呼吸机即以预置的潮气量及通气频率进行正压通气，即CV；当患者的吸气能触发呼吸机时，以高于预置频率进行通气，即AV。ACV又分为压力辅助控制通气(P－ACV)和容量辅助控制通气(V－ACV)。

2. 同步间歇指令通气(SIMV)

是自主呼吸与控制通气相结合的呼吸模式。在触发窗内，患者可触发和自主呼吸同步的指令正压通气；在两次指令通气之间触发窗外允许患者自主呼吸。指令呼吸以预设容量(容量控制SIMV)或预设压力(压力控制SIMV)的形式送气。

3. 压力支持通气(PSV)

属部分通气支持模式，是由患者触发、压力目标、流量切换的一种机械通气模式，即患者触发通气，呼吸机送气使气道压力迅速达预设的压力支持水平并维持，当吸气流速降低至某一阈值水平以下时，由吸气切换到呼气。呼吸频率和吸呼比由患者决定，潮气量由压力和吸气时间决定。

4. 控制性机械通气(CMV)

CMV模式下，每分通气量完全由设定的呼吸频率和潮气量决定，患者不能启动呼吸机输出高于设定值的额外的每分通气量。分为容量控制通气(VCV)和压力控制通气(PCV)。容量控制通气(VCV)是指呼吸机以预设的吸气流速启动通气，一旦达到预设的潮气量，吸气即终止。气道压力取决于气道阻力、肺顺应性及胸壁顺应性。压力控制通气(PCV)是指预先设置气道压和吸气时间。吸气开始，气流速度很快进入肺，达到预置压力水平后，通过反馈系统使气流速度减慢，维持预置压力水平至吸气末，然后呼气。表现为吸气压力波上升支较陡，平台时间较长，没有尖峰。气道压较低，出现气压伤少。由于吸气流速度依胸－肺的顺应性和气道阻力大小而变化，供气量较多，利于不易充盈的肺泡充气，改善通气/血流比值，增加气体交换。

5. 持续气道正压(CPAP)

是在自主呼吸条件下，整个呼吸周期以内(吸气及呼气期间)气道均保持正压，患者完成全部的呼吸功。

6. 双相气道正压通气(BiPAP)

是指给予两种不同水平的气道正压，高压力水平(P_{high})和低压力水平(P_{low})之间定时切换，且其高压时间、低压时间、高压水平、低压水平各自可调，从 P_{high} 转换至 P_{low} 时，增加呼出气量，改善肺泡通气。该模式允许患者在两种水平上自主呼吸，可与 PSV 合用以减轻患者呼吸功。

7. 高频振荡通气(HFOV)

是目前所有高频通气中频率最高的一种，可达 15～17Hz。由于频率高，每次潮气量接近或小于解剖死腔。其主动的呼气原理(即呼气时系统呈负压，将气体抽吸出体外)，保证了二氧化碳的排出，侧支气流供应使气体充分湿化。HFOV 通过提高肺容积、减少吸呼相的压差、降低肺泡压(仅为常规正压通气的 1/5～1/15)、避免高浓度吸氧等以改善氧合及减少肺损伤，是目前先进的高频通气技术。主要用于重症 ARDS 患者：FiO_2＞0.6 时 PaO_2/FiO_2＜200 持续＞24h，并且平均气道压＞20cmH_2O(或 PEEP＞15cmH_2O)，或 PaO_2/FiO_2＞20(氧合指数＝平均气道压×FiO_2×100/PaO_2)。

8. 成比例辅助通气(PAV)

是一种部分通气支持，呼吸机送气与患者呼吸用力成比例。PAV 的目标是让患者舒适地获得由自身任意支配的呼吸形式和通气水平。

【操作方法】

1. 根据患者的病情明确是否有有创机械通气的指征。

2. 判断是否有机械通气的相对禁忌证，进行必要的处理。

3. 根据患者的病情选择控制呼吸或辅助呼吸。

4. 确定机械通气方式(IPPV、IMV、CPAP、PSV、SIMV、BiPAP 等)。

5. 潮气量(VT)和通气频率(f)

成人预设的 V_T 一般为 5～15ml/kg，f 为 15～25 次/min，将 V_T 和 f 一起考虑是合理的，因 V_T×f=Vmin(每分钟通气量)。预设 Vmin 需考虑患者的通气需要和 $PaCO_2$ 的目标水平。

6. 吸气时间或吸呼气时间比

正常吸:呼时间比通常设置为 1:1.5～2.5，平均 1:2。COPD 也可 1:3，ARDS 时可以为 2～3:1(反比通气)。

7. 吸气流速

只有定容型通气模式才需要和可以设置吸气流速，临床上常用的吸气流速成人为 40～100L/min，平均约 60L/min；婴儿为 4～10L/min。吸气流速可影响 ①气体在肺内的分布；②CO_2 排出量；③无效腔与潮气量比值(VD/VT)和静－动脉分流占血流量比值(Q•S/Q•T)，因此也影响 PaO_2；④与吸气峰压和吸气时间相关。

8. 设定 FiO_2

一般从30%～40%开始，根据患者的 PaO_2 的变化渐增加。长时间通气时不超过50%～60%。

9. 设定呼气末正压(PEEP)

当 FiO_2＞0.6而 PaO_2 仍＜60mmHg，应加用PEEP，并将 FiO_2 降至50%以下。PEEP的调节原则为从小渐增。

10. 确定报警限

不同呼吸机的报警参数不同，参照说明书调节。气道压力限制一般调在维持正压通气峰压之上5～10cmH_2O，一般设置在40cmH_2O。

11. 调节湿化器温度

一般湿化器的温度应调至34℃～36℃。

12. 调节同步触发灵敏度

根据患者病情决定是否需要患者触发。对于需要触发呼吸的患者，一般将触发灵敏度设置在2cmH_2O 或2L/min。

13. 调节好参数后，连接患者，开始机械通气。

14. 如果发生报警，首先检查患者及呼吸机功能，然后再根据呼吸机提示对各参数值进行调整。

【注意事项】

1. 密切监测患者的体温、脉搏、呼吸、血压，机械通气初期30min记录1次，数值稳定后，2～4h检测1次，出现异常及时对症处理。

2. 监测患者意识状况、吞咽、咳嗽反射、瞳孔的变化，可以反映 PaO_2、$PaCO_2$ 情况，如意识好转、安静，瞳孔光反应、吞咽、咳嗽反射灵敏，说明设置的疗效满意，否则应进行调整。

3. 定期血气监测，通气初期1次/h，当 PaO_2 稳定在60mmHg(FiO_2＜0.4)，可按需监测(至少24h 1次)，根据血气分析结果进行调整呼吸机设置。

4. 对于进行镇静治疗的机械通气患者，需要每天停用镇静药判断患者的意识状态。

5. 机械通气患者一般不推荐使用肌松药。

6. 对于机械通气的患者需要加强气道及口鼻咽腔的管理，并且常规监测人工气道的气囊压力，加强声门下吸引防止声门下分泌物流入气管内导致反复肺部感染。

7. 机械通气时应实施气道湿化，促进气道分泌物的稀释并有利于气道分泌物的排出。

8. 呼吸机管路不必频繁更换，一旦污染则应及时更换。

【并发症】

1. 气胸

张力性气胸是机械通气患者最严重的并发症之一，如不紧急处理，可能危及患者生命。常见原因主要包括：①气压伤的后果；②肺大疱破裂；③创伤或创伤性胸部操作。

2. 肺不张

机械通气患者发生肺不张的常见原因：①通气量严重不足；②气管插管过深，插入右主支气管，导致左肺无通气而发生萎陷；③气道分泌物潴留，而咳嗽反射减弱或消失，患者极易发生肺不张；④肺部感染导致肺不张；⑤吸入纯氧时间过长，导致吸收性肺不张；

⑥发生气胸，导致患侧肺压缩性不张。

3. 人–机对抗

机械通气患者与呼吸机对抗，即患者呼吸与呼吸机不同步。

4. 通气不足或过度通气。

5. 氧中毒

机械通气患者较长时间的吸入高浓度氧，会导致急性肺损伤。一般低于 40%。

6. 机械通气对心血管系统的影响

①机械通气使胸腔内压升高，导致静脉回流减少，心脏前负荷降低，其综合效应往往是心排出量降低，血压降低；②机械通气导致肺血管阻力增加，肺动脉压力升高，右室压力升高，影响右室功能；③同时，由于左心室充盈不足，结果导致室间隔左偏，又损害左心室功能；④机械通气期间，可发生多种类型心律失常，其中以室性和房性早搏多见。

7. 机械通气过程中给予镇静和肌松药可以使患者耐受气管插管，防止人–机对抗的发生，但①镇静药的应用可导致血管扩张和心排出量降低，导致血压降低、心率加快；②某些肌松药可引起组胺释放，诱发或加重支气管痉挛或哮喘；③由于应用镇静药和肌松药后，完全抑制了患者活动，也抑制了咳嗽反射，使气道分泌物易发生潴留而导致肺不张和肺部感染；④肌松药对呼吸肌的抑制易导致呼吸肌的废用和萎缩，引起呼吸机依赖。要根据患者情况决定使用的时间。

8. 机械通气导致机体水钠潴留，同时静脉回流减少，使肾脏血流灌注减少，可能导致肾脏功能不全。

9. 呼吸机相关性肺损伤

①气压伤；②肺水肿；③系统性气体栓塞。

10. 呼吸机相关性肺炎

人工气道的建立或气管切口是呼吸机相关性肺炎的重要来源。因此对人工机械通气患者的吸痰管、呼吸机的各种管道接头、湿化器、雾化器等都要严格消毒，定期做气道分泌物病原菌培养和药敏监测，是防治获得性感染的重要措施。

第四节　机械通气的撤离

【适应证】

导致患者呼吸衰竭的病因好转或去除后应开始进行撤机的筛查试验，筛查试验包括客观和主观评估两部分(表 33–1)，具体内容包括下列 4 项。

(1) 导致患者呼吸衰竭需要机械通气的病因好转或去除。

(2) 患者意识清楚，没有持续静脉使用镇静药，有自主呼吸的能力，自主咳痰能力好。

(3) 氧合指数(PaO_2/FiO_2)＞150～200mmHg，呼气末正压(PEEP)≤5～8cmH_2O，吸入氧浓度≤40%～50%，分钟通气量＜15L/min，动脉血 pH≥7.25，慢性阻塞性肺疾病(COPD)患者动脉血 pH＞7.30，PaO_2＞50mmHg，FiO_2＜0.35。

(4) 血流动力学稳定，没有心肌缺血动态变化，临床上没有显著的低血压，不需要血管活性药治疗。

表 33-1 撤机常用的筛查标准

标准	说明
客观的测量结果	足够的氧合(PaO_2≥60mmHg 且 FiO_2≤0.4；PEEP(5～10cmH_2O)；氧合指数 PaO_2/FiO_2≥150～300
	稳定的循环功能(如心率≤140/min，血压稳定)；不需(或小剂量的)血管活性药
	无高热
	没有明显的呼吸性酸中毒
	血红蛋白≥80～100g/L
	神志清楚(可唤醒，格拉斯哥昏迷评分≥13)
	稳定的代谢状态(如可接受的电解质水平)
主观的临床评估	疾病处于恢复期；医师认为可撤机；具备有效的咳嗽能力

如果患者不能通过脱机筛查则不应该进入脱机程序

【操作方法及流程】

1. 筛查

根据患者的病情结合筛查指征以评价患者是否具有脱机指征。

2. 自主呼吸试验

如果患者符合筛查指征，在积极做好气道管理及患者的心理护理基础上，给予患者进行自主呼吸试验(SBT)。

(1) 自主呼吸试验有三种方法：①T 管，直接断开呼吸机，并通过 T 管吸氧；②低水平持续气道内正压，将呼吸机调整至 CPAP 模式，压力一般设为 5cmH_2O；③低水平的压力支持通气，将呼吸机调整至 PSV 模式，支持压力一般设为 5～7cmH_2O。

(2) 3 分钟自主呼吸试验期间医师应在患者床旁密切观察患者的生命体征，当患者情况超出下列指标时应中止自主呼吸试验，转为机械通气。

①呼吸频率/潮气量(L)(呼吸浅快指数)应＜105。

②呼吸频率应＞8 次/min 且＜35 次/min。

③自主呼吸潮气量应＞4ml/kg。

④心率应＜140 次/min 或变化＜20%，没有新发的心律失常。

⑤SpO_2 应＞90%。

(3) 3 分钟自主呼吸试验通过后，继续自主呼吸 30～120 分钟，如患者能够耐受可以预测撤机成功。

自主呼吸试验时出现：①呼吸频率＞35 次/min，②动脉血氧饱和度＜90%，③脉搏＞140 次/min 或改变率＞20%，④收缩压＞180mmHg 或＜90mmHg，⑤烦躁、大汗或焦虑，⑥f/V_T＞105，考虑自主呼吸试验失败，应继续给予机械通气。

3. 气道评估

如果患者通过自主呼吸试验，但是气道保护能力差，咳嗽能力不能足够清除气道内的分泌物，可脱离呼吸机，但不能拔除人工气道。

【注意事项】

1. 在患者行自主呼吸试验过程中，医生需要在床边密切监测患者生命体征变化，积极处理突发的病情变化。

2. 自主呼吸试验失败后应立即寻找原因，镇痛、镇静药是否合理应用、血容量是否过多或不足、是否需要支气管扩张药和存在心肌缺血等。

3. 当 SBT 失败的原因纠正后每日进行一次 SBT 试验，没有必要一天内多次反复进行 SBT。

4. SBT 失败后，机械通气应选择恒定的支持水平，保证患者的呼吸肌充分休息，可以大大缩短训练的时间。

5. 术后患者 24h 不能脱离呼吸机的主要原因是呼吸驱动力受到抑制和疼痛问题。适当的镇静、镇痛治疗方案有可能缩短机械通气的时间。

6. 机械通气＞3 个月的患者很少采用每日自主呼吸试验，常使用辅助通气模式并逐步降低呼吸机条件以锻炼患者的呼吸肌。通常大约在通气支持条件降低到一半时，患者可转换到 SBT 步骤。撤机锻炼的过程中医务人员应留在患者身边，给予心理支持并小心避免不必要的肌肉疲劳。

第三十四章　人工气道与机械通气的管理

第一节　开放式吸痰技术

【适应证】

各种原因所致痰液量多、黏稠而又不能自行咳出的建立人工气道患者。

【操作方法】

1. 向患者做好解释工作，取得配合。

2. 患者取仰卧位，头稍后仰并抬高床头 15°～30°，一般情况下吸痰前常规给予纯氧吸入 0.5～1min。对于氧合欠佳或吸痰可能导致氧分压明显减低的患者需提前给予纯氧 2min。

3. 术者洗手戴口罩、帽子和无菌手套。

4. 调节负压吸引器，与吸痰管连接。

5. 断开呼吸机管路，用拇指打折吸痰管暂时关闭负压，将吸痰管通过人工气道逐渐送入气道内，当遇到有阻力时退回 2cm，放开负压，逐渐回拉，左右旋转，痰多时稍作停留。

6. 吸引完气管后，再吸除口鼻腔内分泌物。

7. 吸痰后观察患者是否有缺氧症状以及吸出痰液的颜色、性质、吸引量，并继续机械辅助通气，必要时调节呼吸机参数。

8. 关闭负压吸引器，整理用物。

【注意事项】

1. 负压压力：新生儿的适宜负压值为－80mmHg～－100mmHg，成人适宜负压值为－80mmHg～－120mmHg，不易超过－150mmHg，压力过大易造成气道黏膜损伤。

2. 严格无菌技术操作。

3. 动作轻柔，稳、准、快，整个吸痰过程应不超 15s，其中吸痰管插入的过程控制在 5s 以内，抽吸痰液的过程在 10s 内。

4. 注意监测患者生命体征。

5. 吸痰管一次性使用，避免交叉感染。

6. 建议成人和儿童吸痰管管径不超过气管管径的 50%。

7. 不宜定时吸痰，应按需吸痰。

第二节　密闭式吸痰技术

【适应证】

1. 各种原因所致痰液量多、黏稠而又不能自行咳出，隔离或保护性隔离的建立人工气道的患者。

2. 对需要高流量吸氧或者应用高 PEEP 的成年患者，以及新生儿。

【操作方法】

1. 向患者做好解释工作，取得配合。

2. 患者取仰卧位，头稍后仰并抬高床头 15°～30°，一般情况下吸痰前常规给予纯氧吸入 0.5～1 分钟。对于氧合欠佳或吸痰可能导致氧分压明显减低的患者需提前给予纯氧 2 分钟。

3. 术者洗手，戴口罩、帽子。

4. 调节负压吸引器，与密闭式吸痰管相连。

5. 将密闭式吸痰管开关旋转控制钮打开。

6. 将吸痰管通过人工气道逐渐送入气道内，当遇到有阻力时退回 2cm，放开负压，逐渐回拉，左右旋转，痰多时稍作停留。

7. 吸痰后观察患者是否有缺氧症状以及吸出痰液的颜色、性质、吸引量。

8. 将吸痰管完全拉入密闭式袖套内，关闭密闭式吸痰管开关旋转控制钮。

9. 用注射器抽入 20ml 无菌注射用水，与侧腔管相连，接通负压自动冲洗吸痰管。

10. 关闭负压吸引器，整理用物。

【注意事项】

1. 负压压力：新生儿的适宜负压值为－80mmHg～－100mmHg；成人适宜负压值为－80mmHg～－120mmHg，不易超过－150mmHg，压力过大易造成气道黏膜损伤。

2. 严格无菌技术操作。

3. 动作轻柔，稳、准、快，每次气管内吸痰时间不超过 15 秒，其中吸痰管插入的过程控制在 5s 以内，抽吸痰液的过程在 10s 内。

4. 注意监测患者生命体征。

5. 密闭式吸痰管可持续应用，在受到痰液、血渍等明显污染需及时更换。

6. 建议成人和儿童吸痰管管径不超过气管管径的 50%。

7. 不宜定时吸痰，应按需吸痰。

第三节　声门下吸引技术

声门下吸引(Subglottic Secretion Drainage ，SSD)，又称声门下滞留物引流、气囊上滞留物引流，是指应用附带于气管导管壁内的引流管路对气囊上滞留物进行持续或间断负压引流的一项操作技术，是预防呼吸机相关性肺炎的重要措施之一。

【适应证】

建立人工气道进行机械通气超过 3 天的危重症患者。

【操作方法】

1. 放置带声门下吸引导管的气管插管或气管切开套管。放置方法同普通气管插管或气管切开置管法。

2. 患者取仰卧位，抬高床头 30～45°。

3. 置管后使用负压吸引装置与声门下吸引腔导管相连，给予持续或间断声门下吸引。

4. 吸引前嘱患者做吞咽动作，以利于更加充分的吸引。

5. 声门下吸引后给予气道分泌物吸引。

6. 记录并观察引流液量、性质，必要时无菌保留标本供化验使用。

【注意事项】

1. 气囊压力维持在25～30cmH_2O，且定时检查，一般4小时监测1次

2. 声门下负压吸引压力不宜过大，持续声门下吸引使用－20mmHg，间断声门下吸引使用－100～－150mmHg，1小时或2小时1次。

3. 在鼻饲前操作，避免引起胃内容物反流。

4. 冲洗过程中观察患者生命体征，如有喘咳、反流、血氧下降，应立即停止冲洗。

第四节　胸部叩击排痰术

胸部叩击排痰是通过叩击胸壁，震动气道，使附着在肺、支气管内的分泌物脱落，通过体位引流、咳嗽排出体外的治疗方法。

【适应证】

分泌物增多但无法自行咳出或咳出无力的患者。

【禁忌证】

①生命体征不稳定；②极度肥胖；③高颅压、严重癫痫；④肋骨骨折；⑤肋骨及脊柱的肿瘤；⑥脓胸；⑦肺栓塞、肺出血及咯血；⑧易发性气胸；⑨凝血机制异常。

【操作方法】

1. 向患者和家属解释操作目的和过程。

2. 操作前洗手。

3. 听诊肺部痰液积聚状况。

4. 依据痰液积聚部位，协助患者采取适当引流姿势并予枕头适当支托。

5. 在患者下颌处放置弯盘或卫生纸。

6. 手五指并拢，掌指关节弯曲120°叩击分泌物积聚部位。

7. 双手交替拍打或单手叩击。双手叩击交替进行，频率100～200次/分钟。单手叩击频率60～80次/分钟。每次持续10～15min。

8. 鼓励患者做深呼吸咳嗽，需要时并予吸痰。

9. 协助患者清除痰液，必要时做口腔护理。

10. 更换其他引流姿势重复步骤4～9。

11. 协助患者正常卧床摆位并休息。

12. 操作后洗手。

13. 记录患者治疗前后呼吸音变化、分泌物清除状况、呼吸形态变化以及患者的反应，同时结合血气分析，判断通气功能的改善。

【注意事项】

1. 为取得较好的引流效果，胸部叩击宜与胸部振动及体位引流联合应用。

2. 可在给患者进行翻身的同时，用手掌叩拍患者的胸廓，自上而下，自边缘到中央顺序进行，叩拍的相邻两次部位应重叠1/3。

3. 若患者能够配合，可在叩击胸部的同时让其咳嗽，以利于痰液排出。

4. 胸部叩击后及时进行呼吸道吸引。

5. 气管插管的机械通气患者，翻身和胸部叩击时要注意防止气管导管脱出和通气环路脱连接。

6. 操作时避开锁骨、前胸、肩胛骨、脊柱。

第五节 胸部振动疗法和振动排痰机的使用

胸部振动疗法是在患者自主呼吸时，采用人工或机械的轻微震动，通过胸壁传到受累区以改善支气管的清洁度。机械振动排痰是通过振动排痰机进行排痰，可较好地控制其排痰力度与排痰频率，有利于痰液的排出。

【适应证】

分泌物多且无法自行咳出或咳出无力的患者。

【禁忌证】

1. 接触部位皮肤、皮下感染。
2. 胸壁疾病、未局限的肺脓肿。
3. 肺部肿瘤及血管畸形、肺结核、气胸、胸腔积液。
4. 出血性疾病、凝血功能异常有出血倾向者。
5. 肺部栓塞、肺出血及咯血。
6. 房颤、急性心肌梗死、心脏内附壁血栓。
7. 血栓性静脉炎、淋巴管炎或静脉曲张。
8. 不能耐受震动的患者。

【操作方法】

1. 向患者和(或)家属解释操作目的和过程。
2. 操作前洗手。
3. 听诊肺部痰液积聚状况。
4. 依据痰液积聚部位，协助患者采取适当引流姿势并以枕头适当支托。
5. 在患者下颌处放置弯盘或卫生纸。
6. 确定治疗部位，在叩击部位覆盖毛巾。叩击从下向上，从外往里，直到整个肺部。
7. 打开振动排痰机并选择合适的叩击头。
8. 调整至合适的振动频率及治疗时间。频率20～35CPS，5～20分钟/次，治疗中根据患者情况适当地增减力度。
9. 指导患者深呼吸。
10. 协助患者清除痰液，必要时做口腔护理。
11. 更换其他引流姿势重复步骤4～9。
12. 协助患者正常卧床摆位并休息。
13. 操作后洗手。
14. 记录患者振动前后呼吸音的改变及分泌物清除状况和呼吸形态变化，以及患者的反应。同时结合血气分析，判断通气功能的改善。

【注意事项】

1. 叩击头要使用塑料和一次性纸质叩击罩，可避免交叉感染。

2. 每日治疗 2～4 次，选择在餐前 1～2 小时或餐后 2 小时进行治疗，治疗前进行 20 分钟的雾化吸入治疗，治疗后 5～10 分钟协助患者咳痰。

3. 对于感染部位，延长叩击时间，增加频率，并用手对叩击增加压力，促进其深部排痰。

4. 叩击接合器上的红箭头指向患者的主气道。

第六节 雾化吸入疗法

雾化吸入疗法主要指气溶胶吸入疗法。其主要作用为消炎、镇咳、祛痰，解除支气管痉挛，消除鼻、咽、喉部炎症的充血、水肿状态，抑制分泌物渗出，改善通气和发声功能。

【适应证】

1. 肺、支气管、咽、喉、鼻腔黏膜的急慢性炎症及变态反应性疾病。

2. 鼻、咽、喉局部手术后的感染预防。

3. 稀释呼吸道内的黏稠分泌物，使之顺利咳出，改善呼吸道的通气功能。

4. 机械通气患者痰液黏稠不易吸出者。

【禁忌证】

严重缺氧、呼吸衰竭、咳痰困难的患者。

【操作方法及程序】

以超声雾化为例说明。

1. 在超声雾化器的水槽内加蒸馏水 25ml，液面高度约 3cm，以浸没雾化罐底的透明为度。

2. 在雾化罐内放入药液(常用的药液为：沙丁胺醇、特布他林、吸入用布地奈德混悬液等，庆大霉素和地塞米松等药物国内目前没有吸入剂型，故不建议使用)，并稀释至 30～50ml，将罐盖旋紧放入水槽内，盖紧水槽盖。

3. 接通电源，先开加热开关(红色指示灯亮)，预热 3min，再开雾化开关(白色指示灯亮)，此时药液成雾状喷出。

4. 根据需要调节雾量，将“口含嘴”放入患者口中，或放在靠近人工气道呼吸机管路侧。

5. 在使用过程中，如发现水槽内水温超过 60℃应调换冷蒸馏水。

6. 如发现雾化罐内液体过少影响雾化时，应继续增加药量，由盖上的小孔注入；每次使用时间为 15～20 分钟。机械通气雾化时间 30 分钟自动停止。

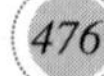

7. 治疗完毕，先关雾化开关，再关电源开关，以免损坏电子管；将水槽内的水放掉，擦干待用。

【注意事项】

1. 长期雾化吸入治疗的患者，所用雾化量必须适中。如果湿化过度，可致痰液增多。对危重患者神志不清或咳嗽反射减弱时，常可因痰不能及时咳出而使病情恶化甚至死亡。如果机械通气患者湿化不够，则很难达到治疗目的。

2. 一些用于雾化吸入的药物，如乙酰半胱氨酸(痰易净)、溴己新(必嗽平)、高渗盐水等均可刺激支气管而引起反射性支气管痉挛，对支气管哮喘患者尤易发生。所以必要时需预先或同时吸入支气管扩张药。特别是哮喘持续状态的患者更应格外小心。

3. 注意防止药物吸收后引起的不良反应或毒性作用，如异丙肾上腺素易引起心律失常等。

4. 过多长期使用生理盐水雾化吸入，会因过多的钠吸收而诱发或加重心力衰竭。

5. 要避免雾化吸入治疗的呼吸道交叉感染。雾化器在使用前必须严格消毒，每天更换1次；不使用时，整个系统内不应有液体存留，以免细菌滋生；雾化治疗时应使用无菌溶液。

6. 注意防止局部吸入某些药物(如氨茶碱、庆大霉素等)的同时，进行全身治疗也使用同类药物，致使毒性叠加而造成严重后果。

总之，雾化吸入治疗，必须科学应用才能达到良好的效果。

第七节　体位引流技术

【适应证】

1. 适用于支气管扩张症、肺脓肿，按照病变位置采用一种适当的体位，使肺泡或细支气管内痰液流入气管而咳出。

2. 使用药物气管滴入法以前，使病灶部位痰液排出，使药物直接流入病灶。

3. 支气管镜检查前。

【禁忌证】

大量咯血、严重心肺功能不全及其他疾病导致全身情况衰弱不能支持此操作时禁做。

【操作方法】

1. 了解病灶部位，根据病变部位采取不同的引流体位，备齐用物。

2. 向患者做好解释，嘱其排空小便。

3. 根据病变的部位，指导患者于相应肺段支气管引流的体位，即患肺处于高位，引流支气管口向下，便于腔内脓液排出。

4. 引流前嘱患者深呼吸及咳嗽，轻轻拍击患者相应部位，以助脓液引出。

5. 每次引流不应少于 15 分钟，5 分钟保持重力引流位，5 分钟拍背或震颤，5 分钟咳痰，每日可引流 2～4 次。

6. 引流完毕漱口，协助患者清理引流液。

7. 记录引流量和性质。

8. 整理床单位及用物，放回原处。

【注意事项】

1. 护士要了解病变部位，采取正确体位，才能得到满意的引流效果。

2. 引流应在空腹时进行，饭前引流可影响食欲，饭后易引起恶心和呕吐，故在两餐之间为宜。

3. 引流的体位必须是患者易于将痰咳出的体位。

4. 在引流过程中密切观察患者有无病情变化及不适反应，如有变化应立即停止并通知医师。

5. 注意保暖，勿使患者受凉。

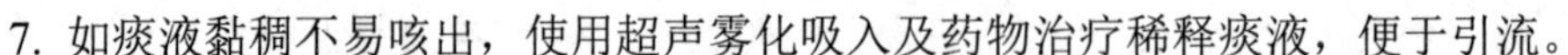

6. 坚持治疗，每日总痰量减少到30ml以下停做。
7. 如痰液黏稠不易咳出，使用超声雾化吸入及药物治疗稀释痰液，便于引流。

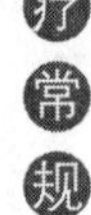

第八节　呼吸机及其管路的更换和消毒

【适应证】

各种类型的呼吸机清洁消毒；呼吸机管路的清洗消毒。

【操作方法】

1. 呼吸机主机的清洁为每日定时擦洗。
2. 可拆卸的部分如传感器、呼出阀按照说明指定方法进行清洁。
3. 呼吸机换风扇每周应按时清洁及时清除灰尘，空气过滤网每日更换清洗。
4. 呼吸机管路、集水器应48～72小时更换消毒(表34-1)。

表34-1　呼吸机管路、集水器、湿化罐消毒

消毒方法	操作程序
清洗机	(1)预洗4min
	(2)清洗：①35℃药洗3min；②70℃清洗
	(3)漂洗：分2次热洗各2min
	(4)漂洗热消毒烘干93℃热值3000，烘干19min，温度从95～65℃
	(5)保存备用
化学消毒法	(1)0.2%过氧乙酸浸泡1h
	(2)无菌蒸馏水冲洗晾干
	(3)放入甲醛与高锰酸钾熏箱内熏蒸4h
	(4)消毒后挥发气味保存备用
高压蒸汽法	(1)适用于耐高温耐高压物品
	(2)先将管路清洁
	(3)高压蒸汽灭菌后保存备用
戊二醛灭菌柜熏蒸法	(1)先将物品清洁晾干
	(2)2%强化戊二醛灭菌柜熏蒸5h
	(3)熏蒸后挥发气味保存备用

【注意事项】

1. 呼吸机清洁维护应定岗定人。
2. 用后及时清洁保养。
3. 清洁消毒后应保证安装正确，正常运转备用状态。
4. 根据呼吸机各部件材质选择合适的消毒方法。

【麻醉机内呼吸回路消毒和灭菌的频率】

1. 对于无传染性疾病患者使用麻醉机后，建议每7天消毒一次。
2. 对于空气传播的感染性疾病的患者使用麻醉机后，每例消毒一次。

3. 对于朊病毒感染的手术患者使用麻醉机后，必须拆卸，将内呼吸回路的部件送医院消毒供应室进行灭菌。

4. 除此之外，建议医疗机构对使用中的麻醉机，每年至少进行两次拆卸，将内呼吸回路的部件送医院消毒供应室进行灭菌。

【清洗消毒效果的质量监测】

呼吸机的清洁与消毒流程首先应符合国家的医院感染要求，由医院感染科、消毒供应中心、使用科室共同组成质量控制小组，定期对呼吸机的消毒进行采样和分析，并详细登记在案，不断优化流程和方法，实现持续改进的良好效果。

1. 化学浸泡消毒法

每日进行消毒剂的浓度、消毒时间的监测并做好记录，保证消毒效果。

2. 机械热力消毒法

应监测、记录消毒的温度、时间或 A0 值等参数，并保存好以备查验。

3. 消毒后的管路及湿化罐等物品每季度监测一次，并做好监测记录，符合《消毒技术规范》和《医院消毒卫生标准》

(1) 采样方法：物体表面采样方法。

(2) 采样时间：物品消毒后。

(3) 采样物品：呼吸机管路及湿化罐等。

(4) 检测方法：计数菌落数，必要时分离鉴定致病微生物。

(5) 检测标准：中度危险性医疗器材菌落总数≤20cfu/件，如高度怀疑医院感染暴发与呼吸机相关感染时应及时监测。

4. 清洗消毒机应每年进行清洗效果监测

第九节　支气管镜检查与治疗技术

【适应证】

1. 支气管镜诊断性应用

(1) 气管插管或气管切开状况的探查：包括气管插管位置校正，插管相关并发症的诊断与处理，如插管或切开管道内的黏痰或痰栓附壁、气管－食管瘘、支气管胸膜瘘等。

(2) 气道阻塞与狭窄：外伤、异物、腔内占位引起的急性气管阻塞、插管或切开相关管壁损伤等。

(3) 肺不张，阻塞性肺炎：包括阻塞性肺不张(黏稠分泌物、痰栓、血液、血凝块、异物等)，腔外压迫性肺不张(大量胸腔积液、气胸、血胸、脓胸、膈疝)，以及支气管壁急性病变(炎症、外伤支气管损伤与断裂)。

(4) 急性呼吸道出血的诊断与鉴别诊断。

(5) 外科术后气管或支气管吻合口探查。

(6) 痰标本留取，进行气道分泌物病原学检查。

(7) 支气管肺泡灌洗。对某些感染性疾病进行诊断和鉴别诊断。

(8) 经支气管镜肺活检。

2. 支气管镜治疗性应用

(1) 引导插管：对于各种常规插管困难的患者，包括喉头过高、重度肥胖、颜面部烧伤、严重低氧血症、重症哮喘持续状态，以及因烦躁、痉挛不能配合喉镜下插管的患者，可通过支气管镜引导建立人工气道。

(2) 引导留置鼻胃管。

(3) 术后或长期卧床肺不张患者的深部痰液清理。

(4) 取异物、肿物与烧伤气道结痂清除等。

【相对禁忌证】

1. 活动性大咯血期间(已发生窒息者除外)。

2. 存在不稳定型心绞痛、近期有心肌梗死、严重冠状动脉供血不足、心功能不全或严重心律失常。

3. 脑出血。

4. 严重高血压或可疑主动脉瘤，以及严重肺动脉高压。

5. 严重出凝血功能障碍。

6. 有严重的低氧血症和高碳酸血症。

【操作方法】

1. 患者准备

(1) 患者体位：评估患者病情与生命体征的平稳状态，是否短时间内有进食水(一般应术前空腹 4～6h)。取下口腔义齿。去掉枕头，仰卧，头后仰位。

(2) 监测与氧供保障：①重症患者支气管镜检查与治疗期间应监测血压、脉搏、呼吸、SpO_2。②对带有人工气道患者应使用气道“三通”装置，在同时连接氧气供应状态下操作。③机械通气患者可用顶部有加盖密封口的“T ”形或“Y ”形三通接头装置来连接气管导管与呼吸机环路。支气管镜通过打开的密封盖口进入呼吸通路和气道，以确保机械通气状态下支气管镜操作时通气回路的相对密封性，确保气道内的有效压力与氧供等安全性。

(3) 镇静、减轻焦虑、抑制喉反射：肌内注射鲁米钠 0.1g，或咪达唑仑(咪唑安定) 5mg(地西泮 10mg)。必要时静脉注射咪达唑仑、地西泮或芬太尼 0.05～0.1mg 静脉缓慢推注。

(4) 解除肌肉痉挛，抑制腺体分泌，减少气道分泌物：肌注阿托品 0.5mg。

2. 术式与麻醉

术前与术中必须充分麻醉咽部、气管和支气管黏膜表面。送入支气管镜时动作要轻柔、熟练。

(1) 经口插入法。

①将 2%或 4%的利多卡因喷雾或雾化到咽喉部做咽部表面麻醉，间隔 2～5min，反复 2～3 次至患者咽反射减轻或抑制。

②经咬口牙垫(防止内镜咬损)进入口腔，入声门裂后，经支气管镜吸引孔喷滴式(药物与气体混合)注入 1%或 2%利多卡因 2ml 做气管黏膜内麻醉。

③到达隆突时，分别对准左右支气管各滴注 1%或 2%利多卡因 1ml。在行至左右支气管检查治疗期间，可依据探查部位需要、检查和治疗时间以及患者的耐受性反应，实施多次局部黏膜麻醉，每次可注入 1%或 2%利多卡因 1～2ml，总量不超过 4mg/kg 为宜。

(2) 经鼻插入法。

①2%利多卡因凝胶做鼻腔黏膜麻醉。间隔 2～5min，反复 2～3 次；同时用 1%麻黄碱鼻腔内喷雾 2～3 次，以收缩黏膜血管，减少出血。

②用灭菌液状石蜡充分润滑支气管镜大部分管壁，尽可能避免因干燥摩擦引起鼻出血。先用支气管镜轻轻探查双侧鼻腔内，观察有无鼻中隔扭曲，选择鼻通道较宽大的一侧缓慢沿后鼻道向声门推入。

③咽喉部麻醉同“经口插入法”如经上述咽部麻醉后进入声门裂仍有困难，可经支气管镜吸引孔对准声门，局部喷滴 1%或 2%利多卡因 1～2ml。

④进入声门后操作同经口插入法。

(3) 经人工气道插入法。

①先经人工气道直接用 1%或 2%利多卡因 2ml，沿管壁缓慢将药物注入气管内(去掉针头操作)。

②或用支气管镜经人工气道插入后，在直视下向气管内滴注 1%–2%利多片因 2ml。

③其他操作同上。

(4) 环甲膜穿刺给药法。

①患者仰卧位，头后仰。找到环状软骨中线的下方，甲状软骨与环状软骨之间的环甲窝处。

②皮肤碘酊、乙醇消毒。抽取 1%–2%利多卡因 2ml。

③在环甲膜处皮肤进针，穿破环甲膜(患者可有刺激性咳嗽)，回抽针芯，确认有空气时，注入药物后拔出注射器。

3. 设备准备

(1) 连接冷光源与支气管镜，检查内镜目镜清晰度与亮度。

(2) 支气管镜及气管导管外需以无菌液状石蜡涂抹，以减少摩擦，利于支气管镜及气管导管送入。

4. 诊疗方法与原则

(1) 引导插管法。

(2) 检查与校正插管位置：当临床上怀疑气管插管过深或过浅时，可在支气管镜直视下调整插管深度；双腔插管的定位检查。

(3) 病原学标本留取方法：经支气管镜直视下留取下呼吸道病原学标本技术很大程度上提高了标本来源的准确性。

①直接吸引法：将一次性专用痰液标本留取杯的两条管路分别连接到吸引器与支气管镜之间的近镜端(应避免吸引器管路污染)。由经支气管镜吸引孔将病变部位支气管内分泌物直接吸出到一次性痰液标本杯内。若支气管镜前端吸引孔周围发生污染，可能影响结果的准确性。

③带套管毛刷取材法：采用单套管毛刷，或双套管毛刷(套管末端加保护塞)，即保护性毛刷(PSB)。支气管镜进入异常部位，将带套管毛刷经支气管镜吸引孔探入，对准采样部位，并超越 1～2cm，用内套管顶去聚二醇塞，越过外套管约 2cm，随后将毛刷伸出内套管 2～3cm，在直视下将毛刷伸出刷取分泌物，将毛刷、内套管依次退回外套管内，而后拔出取样器，以无菌技术取下毛刷做细菌定量培养。

(4) 支气管肺泡灌洗术或保护性支气管肺泡灌洗术。在充分表面麻醉下，支气管镜缓缓进入气管和支气管，逐级吸引，如分泌物黏稠不易吸出，用无菌生理盐水(37℃)冲洗，每次 10～15ml，反复吸引，直至全部吸净。如因咯血所致肺不张，当吸净血块后若有活动性出血，可直接注入 1:100000 肾上腺素液 2～3ml 止血。如怀疑卡氏肺孢子虫、肺炎支原体、军团菌、结核菌等感染时，可采用灌洗术在感染部位收集到较大范围的分泌物进行病原学检查。将导管经支气管镜插入支气管，先端部楔入段支气管，然后进行灌洗术，每次注入灭菌生理盐水 20ml，将回收液以无菌技术送检病原培养。

(5) 经支气管黏膜和肺活检法：对于气管、支气管腔内可见的病变可实施腔内活检；对于肺部弥漫性病变或局限性病变，可行经支气管肺活检。

①操作至少 2 名医护人员配合：术前准备好标本固定液瓶(10%甲醛溶液)，无菌滤纸片备用。使用普通标准有窗活检钳(杯状)，并检查活检钳开闭灵敏性。

②支气管黏膜活检：支气管镜接近取材病变部位约 1cm，将活检钳经支气管镜吸引孔探入并由内镜前端伸出。指令配合医师打开活检钳。再将打开的活检钳接触到取材组织，指令钳夹，适度的力度提取出组织。将组织黏附在标本纸上放入固定液内。一般取材 3～5 块为宜。

③经支气管肺活检(TBLB)：局限性病灶，应尽可能在 X 线透视下行 TBLB 术。术者必须熟练操作技术。活检部位应选择病变密集处、一侧肺的下叶基底段。支气管镜插入抵达取材肺段口，将闭合状态的活检钳轻轻探至事先选择的气管内，直至有阻力或患者有轻痛感，退回 1–2cm，嘱患者吸气同时打开活检钳并向远端推进，于患者呼气末关闭活检钳，询问患者是否胸痛，无胸痛可完成活检，轻夹取材。如患者诉胸痛，可能钳夹到胸膜，打开活检钳，重新选取部位取样。标本数量与处理同上。

④其他：为避免出现出血，可在活检前提前在取材局部注入 1:20000 肾上腺素(或去甲肾上腺素)2～5ml。

(6) 吸入性肺炎处理术：ICU 常见误吸性肺炎，包括胃内容物或反流物、污物、污水、血液、化学物质等，是引发急性肺损伤的主要原发病因，甚至是急性肺部并发症死亡原因之一。此类患者应当及早实施支气管镜气道清理与治疗。

①进镜后，先对误吸的胃内容物、血性分泌物，以及其他误吸物进行彻底清理。

②对 3 级以下支气管不能清除物进行灌洗清理，此时的灌洗液量不宜过大，一般每次 3～5ml，并应尽快吸出灌洗液。

③对含化学成分的误吸患者，可考虑在手术结束前用地塞米松 5～10mg 气管内局部灌注。

(7) 肺不张处理术：对常规呼吸道物理治疗无效(气道湿化、拍背、刺激咳嗽、体位引流等)，肺不张原因不明，坠积性肺炎，均应积极实施支气管镜检查与治疗。

①患者镇静与气管内麻醉后进镜。

②对于痰液黏稠或血块阻塞较大气道，造成段、叶或一侧肺不张，直视下抽吸及灌洗可有效消除肺不张。吸引力要适度、间断，避免黏膜损伤。

③痰痂或血凝块吸出有困难时，可采用活检钳或冷冻探头协助取出。

④仔细观察相应区域的叶、段、亚段支气管远端是否仍然有残留分泌物，是否清理干净。对远端反复溢出脓性分泌物的患者，应当考虑局部支气管灌洗。一般每次用无菌生理盐水 5～20ml(温度 37℃)，灌洗液停留时间不宜过长，反复多次吸引，总量不超过 50～100ml

为宜。

⑤对感染严重者，可考虑局部灌注稀释的抗生素液(如庆大霉素)，并配合全身用药。

⑥对痰液黏稠者，可考虑气管内局部灌注黏液溶解药(如 20%乙酰半胱氨酸)。

(8) 呼吸道出血处理术

①对呼吸道出血病因诊断不清或经非手术治疗止血效果欠佳者，及早施行支气管镜检查，准确、可靠定位，明确出血原因，实施有效局部止血。必要时采用外科手术或选择支气管动脉造影及栓塞术。

②对大咯血患者的急救，首要目标要保持气道通畅，防止窒息，提高有效的氧输送(吸氧或高频通气辅助供氧)。必要时在机械通气确保有效氧供条件下可考虑支气管镜气道血液及血凝块清除术。给予全身止血药物。

③支气管镜局部出血处理方法：可用 1:100000 肾上腺素或去甲肾上腺素 3～5ml 局部灌洗止血。如果检查与治疗时遇大量鲜血涌出，即刻经支气管镜吸引孔吸出血凝块，快速灌注入 4℃左右，2%～6%浓度的盐酸肾上腺素冷盐水，每次 5～10ml，反复灌洗和抽吸，直至回抽的血性液变清淡为止。局部凝血药物注入，适用于经上述止血措施处理无效的咯血患者。用药前需先清除气管内残留血液，明确出血部位，经支气管镜吸引口对准出血部位或管口注入 200～1000U/ml 的凝血酶溶液 5～10ml；大咯血患者还可先用 2%纤维蛋白原溶液 5～10ml 局部注入，再注入凝血酶局部止血。注入后应观察 5min，确认局部再无活动性出血后，退出支气管镜。

(9) 取异物术：根据异物大小、形状、质地选择适宜的异物钳。一般钢丝网适用于较大异物(如豆、瓜子、骨头等)；而钢丝爪，或鳄鱼头样抓钳适用于较小异物抓取。

【注意事项】

1. 支气管镜操作人员应戴好无菌手套与无菌防护(帽子、口罩)。

2. 操作人员必须娴熟支气管镜操作技能。

3. 气管、支气管内出血患者应积极配合全身止血药物的应用如血管加压素。

4. 术后应密切观察患者的生命体征变化，特别是呼吸状态。常见并发症有出血、气胸。一旦出现，应及时对症处理。

5. 支气管黏膜与肺活检术后的机械通气患者，应根据病情，适当调低机械通气相关压力参数，降低气压伤的发生率。

第十节　吸入一氧化氮技术

一氧化氮(NO)是血管内皮舒张因子，吸入低浓度的 NO 气体可选择性地作用于肺血管平滑肌，选择性舒张肺血管、降低肺血管阻力和肺动脉压力、提高肺通气/血流比值、改善氧合，而对体循环影响小。

【适应证】

1. 新生儿持续肺动脉高压。

2. 原发性肺动脉高压。

3. 继发于多种心脏病的肺动脉高压。

4. 急性呼吸窘迫综合征。

5. 严重的肺炎、内毒素休克患者等。

【禁忌证】

高铁血红蛋白血症患者。

【操作方法及程序】

1. 采用 NO 和 NO_2 分析仪监测。

2. 传感器使用前作零点及标准气源定标。

3. 将传感器连接于呼吸机输出端近患者处。

4. NO 气源减压后以低流量连至呼吸机输出环路内。

5. 开始吸入浓度为 20ppm，4h 后改为 4～6ppm，并可以此低浓度维持至 24h 或数天，甚至更长时间。

【注意事项】

1. 为防止毒副作用的发生和确保安全，使用过程中必须持续监测 NO 及 NO_2 的浓度，间歇测定血高铁血红蛋白的浓度。

2. 监测患者血小板计数，对有出血倾向者，尤其是早产儿在 NO 吸入治疗过程中应密切观察凝血功能变化。

3. 严密监测患者血流动力学及氧合状态。

4. 注意清除废气，防止工作环境空气污染。呼吸机呼出活瓣口接管路，把呼出气体排到室外。

第三十五章　循环功能支持技术

第一节　胸外心脏按压

【适应证】

1. 任何原因造成的心跳骤停应立即开始胸外心脏按压，包括心脏停搏，心室纤颤、无脉室速和电机械分离。

2. 对心跳骤停的判断包括患者意识丧失，大动脉搏动消失以及呼吸停止。

【禁忌证】

1. 相对禁忌证为严重的胸廓畸形、张力性气胸、多发性肋骨骨折，心包填塞、胸主动脉瘤破裂等，都不适合胸外心脏按压，以免加重病情，可开胸进行胸内心脏按压。

2. 凡已明确心、肺、脑等重要器官功能衰竭无法逆转、无医学或社会学意义者，可不必进行复苏术。如晚期癌症等。

【操作方法】

1. 患者应该仰卧位躺在硬质平面(如平板或地面)，而救助者跪在其胸旁。

2. 按压部位在胸部正中，胸骨的下半部，双乳头之间。把手掌根部放在胸部正中双乳之间的胸骨中、下 1/3 交界处，掌根部长轴与胸骨长轴平行，手指离开胸壁，另一只手平行重叠压在其手背上。

3. 手臂与胸骨保持垂直、肘关节伸直，借救助者体重、肩背之力通过双臂和手掌，垂直向胸骨加压。

4. 按压胸骨的幅度至少 5cm，按压后应完全放松使胸廓恢复原来位置。

5. 按压与胸廓弹回放松的时间接近(1:1)。

6. 按压频率为 100～120 次/min。

7. 单人按压：通气比值为 30:2。2 名救助者时按压:通气比值为 15:2。

【注意事项】

1. 除非患者处于危险环境或者其创伤需要外科处理，不要搬动患者。

2. 胸廓不完全回复可导致胸膜腔内压升高，减少冠状动脉和脑的灌注；每次按压后让胸廓彻底恢复利于血流返回心脏，可提高按压的有效性。

3. 紧急呼救支援，尽早建立人工气道，尽早除颤。胸外按压过程中在检查心跳、分析心律或进行其他操作时应尽量减少按压中断，每次中断尽量不超过 10s。

4. 如果有 2 名或更多的救助者，为避免因疲劳影响按压效果，可每 2min 更换按压者(或在 5 个比例为 30:2 的按压与人工呼吸周期后)。每次更换尽量在 5s 内完成。

5. 按压有效的指标。

(1) 按压时能扪及大动脉搏动。

(2) 患者面色、口唇、指甲及皮肤转红。

(3) 扩大的瞳孔缩小、光反射恢复。

(4) 脉搏血氧饱和度大于 80%，随按压出现波形。

第二节　开胸直视心脏复苏术

【适应证】

具备洁净手术间或类似环境，外科医师、麻醉医师、护理团队齐备，具备完善的器械和药品，已经或可以立即实施气管插管术，且评估开胸直视心脏复苏术的受益显著大于风险时，可以考虑行开胸直视心脏复苏术，尤其在如下临床情况。

1. 胸外心脏按压无效者。

2. 肥胖胸外除颤无效者。

3. 胸腔手术时发生心脏骤停者。

4. 胸廓或脊柱畸形，如严重脊柱弯曲、鸡胸，不能行胸外心脏按压者。

5. 某些胸腔病理状态如张力性气胸，一侧全肺切除术后的心脏移位等。

6. 引起心脏骤停的疾病本身需要手术，如心包压塞、心脏外伤、心房黏液瘤导致心内梗阻、室壁瘤、大块肺动脉栓塞、胸部穿透伤、穿透性腹部损伤以及体温过低需要迅速心脏复温(如冻伤)等。

7. 近期行瓣膜置换术者心脏骤停后以开胸心脏按压为首选。

【禁忌证】

1. 凡已明确其心、肺、脑等重要器官功能衰竭无法逆转者，如晚期癌症及患慢性消耗性疾病者。

2. 未建立有效的人工呼吸时，不能开胸做心脏按压。

3. 非心胸外科疾病循环未停时，不应开胸。

【操作方法及程序】

1. 体位

患者仰卧位，头部略放低，左臂外展，手术者站在患者左侧。对于刚刚完成正中开胸心内直视手术的患者，手术者站在伤员右侧。

2. 控制呼吸

插入合适的气管导管，进行控制呼吸。

3. 开胸

迅速消毒，开胸切口选第 4 或第 5 肋间，于胸骨左缘 2～3cm 处，沿肋间切至左腋前线。开胸后如暴露不佳可将切口上方的两条和下方的一条肋软骨横断。对于刚刚完成正中开胸心内直视手术的患者采用原正中切口开胸。

4. 心脏按压

术者将一手伸入左胸腔进行按压。单手按压时，可用拇指和大鱼际在前(右室部)，其余四指在后(左室部)，主要是按压心室；用双手按压时可用左手及右手拇指在前，右手其余四指在后，或两手拇指在前，两手其余四指在后；或用一手将心脏压向前面的胸骨或压向后面的脊柱。如果心包内有较多积液或心脏扩大较显著者，也可将心包剪开进行心包内按压，否则按压效果难达满意。按压频率以 60～80 次/分钟为宜，如此可使心脏有适当的充盈时间。为了激发自主心律，可间断施行半分钟的快速(120 次/分钟或更快速)按压，然后再继以 60～80 次/分钟的频率。按压时还应随时观察心肌的色泽，体会其张力。按压有效，心肌的色泽转红，张力增加，由细颤转为粗颤。

5. 应用肾上腺素等 α 受体兴奋药

如心肌色泽和张力改善不明显，可经静脉内注射或气管内注射肾上腺素，静脉注射剂量为 0.02mg/kg，可以重复注射。

6. 除颤

待心肌色泽转红，心肌张力改善，室颤波变粗，宜抓紧这一有利时机，进行除颤。除颤时将两电极分别置于左右心室壁，电极板外覆一层生理盐水纱布，以利导电并减少对心肌的灼伤。目前均主张应用小能量除颤，可先用 10J，必要时增加至 20～40J。

7. 开胸心脏按压的经验流程

心脏按压→注药→心脏按压→选择有利时机进行除颤。一次无效，可重复上述步骤。

8. 按压过程中检查切口出血情况并进行适当止血

尤其不应忽略胸内积血和出血。每次胸内按压所损失的血容量常显著超过估计量，如果血容量未获补足，有的病例即可因低血容量性休克未被识出而未能成活。心搏恢复且循环基本稳定后即可关胸。此时应检查胸廓内血管有无损伤。心包缝合困难者，可不予缝合。胸壁应分层缝合，并安置闭式引流。术后应继续严密观察和进行各种必要的治疗。

【注意事项】

1. 切开胸膜时应避免损伤肺脏。

2. 按压时要用指腹而不用指尖，避免指尖穿透心室壁。

3. 按压的间歇期尽量将手放开，以便使心脏充盈。

4. 心跳恢复后，有可能再度停搏或发生心室纤维性颤动，抢救人员应留在现场，严密观察。在心脏输出量减少之前就应给予心脏按压，维持血液循环，以免再次停搏。

5. 防止感染和损伤等并发症。

第三节　心脏电转复及除颤术

【适应证】

1. 心室颤动与心室扑动

为非同步电除颤的绝对适应证。体外电除颤成人首次能量为 250～300J，小儿为 10～100J；体内电除颤成人首次能量为 20～30J，小儿为 15～20J。若不成功，可重复。

2. 室性心动过速

采用同步直流电复律。所需能量为 100～200J。

3. 阵发性室上性心动过速

经药物治疗无效，且伴有血流动力学障碍者，可考虑同步直流电复律。所需能量为 100～200J。

4. 心房扑动

药物治疗无效或伴有心室率快、血流动力学状态恶化的患者，宜同步直流电复律。所需能量为 50～100J。

5. 心房颤动

可采用同步直流电复律。适应证应符合下列条件：①心室率快，药物治疗无效；②适当的洋地黄治疗下仍有严重心力衰竭存在；③房颤持续时间不超过 1 年；④左心扩大不明显或二尖瓣病变已经手术纠治 6 周以上；⑤甲状腺功能亢进患者已用药物控制；⑥预激综合征合并快室率房颤。

【禁忌证】

心室颤动、心室扑动和室性心动过速伴血流动力学障碍者无禁忌证。其他临床情况下行电复律的相对禁忌证包括：

①室上性心律失常伴完全性房室传导阻滞。②伴有病态窦房结综合征。③复律后在奎尼丁或胺碘酮的维持下又复发房颤。④阵发性异位性心动过速反复频繁发作者。⑤洋地黄中毒所致室上性或室性心动过速时电击复律疗效不佳，且可导致心室纤颤和死亡。

【操作方法】

1. 非同步电除颤

(1) 胸外心脏电除颤

①首先通过心电图确认存在室颤。

②打开除颤器电源开关，并检查选择按钮应置于“非同步”位置。

③电极板涂上导电糊或包上浸有盐水的纱布垫，然后将电极板插头与除颤器插孔连接。

④按下“充电”按钮，将除颤器充电到 300J。

⑤将电极分别置于胸骨右缘第 2 肋间及左腋前线第 5 肋间。让所有抢救者不要接触患者。

⑥按下“放电”按钮，当观察到除颤器放电后再放开按钮。

⑦放电后立即观察患者心电图，观察除颤是否成功并决定是否需要再次电除颤。

⑧电除颤后应立即施行其他抢救措施，避免再次发生室颤。

⑨电除颤前后的心电图除示波观察外，应描记。

⑩除颤完毕，关闭除颤器电源，将电极板擦干净，收存备用。

(2) 胸内心脏电除颤：用于开胸手术中的室扑和室颤，消毒的电极板用消毒盐水浸润后，分别置于左右心室壁，充电、放电等操作与胸外心脏电除颤相同，能量为 20～30J。

2. 同步直流电复律

(1) 心房颤动伴心力衰竭者，先用强心、利尿药控制心力衰竭，使心室率控制在休息状态下 70～80 次/分钟，复律前 2d 停用强心、利尿药，复律后视病情需要可再用。

(2) 复律的前 2d 服奎尼丁 0.1g，观察有无过敏反应。如无反应，则于复律的前 1 天 6am、2pm、10pm 至复律当日 6am 共服用 4 次奎尼丁，每次 0.2g，服药前、后均应认真观察病情，监测心率、血压、心电图。

(3) 术前 1d 测血清钾，必要时补钾。

(4) 手术当日晨禁食水，术前 1～2h 服少量镇静药，术前半小时高流量吸氧。

(5) 术前建立静脉通路，准备好复苏设备。

(6) 患者置于硬板床上，不与周围金属接触。

(7) 操作前记录 12 导联心电图供对照。

(8) 选择 R 波较高的导联进行观察，测试同步性能，将按钮放在“同步”位置，则放电同步信号应在 R 波降支的 1/3 处。

(9) 电极板放置位置和方法同非同步电复律。

(10) 缓慢静脉注射地西泮(安定)15～30mg 或咪达唑仑 10～15mg，直至患者嗜睡，睫毛反射消失为止。

(11) 按压充电按钮，根据不同心律失常类型选用不同的能量充电。

(12) 放电方法同非同步电复律，但应持续按压放电按钮，待放完电后再松手。如不成功，可增加电能量，再次电击。

(13) 复律成功后，观察患者血压、心率、心律、呼吸，直至患者清醒。清醒后让患者四肢活动，观察有无栓塞现象。

【并发症及处理】

1. 低血压

复律后少数患者可发生暂时性轻度低血压，多见于电复律能量较大者，如患者情况好，可不必处理，多数能自行恢复。

2. 心律失常

电复律后即刻常有房性早搏、室性早搏、交界性逸搏出现，偶有频繁室性早搏、短阵室速发生。一般静脉注射利多卡因能在短时间内使之消失。极少数患者出现严重的室性心律失常如持续性室速、室扑、室颤。一旦出现室颤，应立即给予非同步电除颤治疗。

3. 急性肺水肿

房颤复律为窦性心律后，左右心功能并不一定同时恢复，尤其是二尖瓣和主动脉瓣病患者，左心机械功能的恢复明显迟于右心室，因而出现左心功能衰竭，可发生肺水肿。多发生在复律后 1～3h，约 3%，应立即给予强心、利尿、扩血管治疗。

4. 栓塞

发生率为 1.2%～5%，多发生于房颤持续时间较长，左心房显著增大的患者，尤以术前未接受抗凝治疗者为多。多发生在复律后 24～48h，但由于电复律后心房的机械收缩功能可延迟恢复，故栓塞也可在电复律后 2 周内发生。

5. 心肌损害

临床表现为局部性 ST 段暂时抬高，血清心肌酶轻度升高。心肌损害的程度与复律能量、电极面积及两电极安置的距离有关。因此，应避免使用不必要的高能量，宜用适当大的电极，并避免两电极距离过近。

6. 皮肤灼伤

几乎所有患者在电复律后电极接触皮肤部位均有灼伤，可见局部皮肤红斑，尤其是操作时按压不紧，导电糊不足时更为明显。通常无需特殊处理。

第四节 体外起搏

【适应证】

1. 治疗血流动力学不稳定的缓慢性心律失常，如三度房室传导阻滞伴反复发作阿-斯综合征的患者。

2. 室速、室颤电转律后发生的心脏停搏。

3. 可试用于心跳骤停患者，但作用有限。

4. 可以通过超速抑制和程控早搏刺激终止室性和室上性心动过速，但应做好转律及除颤的准备。

【禁忌证】

无绝对禁忌证，对于心包压塞、严重肺气肿和过度肥胖的患者应选择心内起搏。

【操作方法】

1. 如患者清醒，应向患者作必要的解释说明。

2. 用 75%的乙醇清洁局部皮肤。

3. 将起搏电极固定于胸壁适宜的位置(同心脏电复律的电极位置)。常用的体外起搏电极的位置多选用前后位或右尖位双极体外起搏。前后位时起搏电极的负极以心电图胸前 V_3 导联处为中心，正极在背部肩胛骨下方脊柱左或右侧。右尖位时，起搏电极的负极在心前区心尖部(女性应置于乳房下)，正极在右锁骨中线锁骨下方位置。

4. 连接好监护系统和体外起搏系统。

5. 开启起搏功能开关，选择适宜的初始起搏频率、起搏阈值和起搏方式，打开脉冲发放开关。

(1) 情况允许时应先测定起搏阈值和感知灵敏度，一般自 50mA 起调节，最大起搏电流为 200mA。

(2) 紧急情况下可选用 80～100 次/分钟的频率和最大起搏输出进行起搏，在患者血流动力学稳定后逐渐减少起搏输出。

(3) 患者有自主心律时采用按需起搏，心脏停搏时采用非同步心脏起搏方式。

【起搏有效的判定】

1. 体表心电图上按设定起搏频率出现于起搏脉冲之后的宽大畸形 QRS 波群，其后有与之相应的巨大倒 T 波。

2. 与起搏频率一致的动脉搏动和血压上升。

【注意事项】

1. 体外起搏脉冲较宽，可对体表心电图产生干扰，影响心脏夺获的识别，应尽量将感知灵敏度调至最小，必要时可间断关闭体外起搏确定自身心律并及时发现和终止快速性心律失常。

2. 连续体外起搏 120min 仍不能撤除者，应考虑在 X 线下行心内膜起搏。

3. 紧急起搏时，其他复苏治疗同步进行。

4. 体外起搏会产生电极部位与起搏脉冲同步出现的肌肉抽动，一般能耐受。对于清醒患者如果对局部刺激特别敏感，应给予适当的镇痛镇静治疗。

5. 体外起搏引起的胸部骨骼肌收缩可影响动脉搏动的判断，因此动脉搏动的判断应选择右手。建议采用有创动脉监测，连续观察血流动力学的变化。

第五节　临时心脏起搏术

【适应证】

1. 治疗性起搏

急性心肌梗死、急性心肌炎、药物中毒或电解质紊乱、心脏外伤或外科术后、严重心肌缺血等引起的房室传导阻滞、严重窦性心动过缓、窦性停搏伴心源性脑缺氧综合征(阿–斯综合征)发作或近乎晕厥者。

2. 预防性或保护性起搏

冠状动脉造影及心脏血管介入性导管治疗，心律不稳定患者在安置永久性心脏起搏或更换起搏器时，心动过缓或虽无心动过缓但心电图有双束支阻滞，不完全性三分支阻滞，将要接受全身麻醉及大手术者。

【禁忌证】

临时心脏起搏术大多用于紧急抢救，故没有绝对禁忌证。

【操作方法】

1. 术前准备

(1) 一般准备：心电图机、除颤器、急救药品。

(2) 插管器械：无菌敷料包、穿刺针、导引钢丝、扩张管、静脉鞘管、气囊导向电极导管。

2. 静脉途径

包括锁骨下静脉、颈内或颈外静脉、股静脉及肱静脉。右侧颈内静脉是最常用的静脉入路，该入路是进右室最直接的路径，并能稳定固定导线的位置。

3. 穿刺方法

用 16G 或 18G 穿刺针穿刺，进入静脉后回血通畅，将导引钢丝送入血管腔内，撤除穿刺针。经导引钢丝送入扩张管和静脉鞘管，退出扩张管和导引钢丝后，起搏电极导管经鞘管推送，进入 15～20cm 或右心房后，气囊充气 1.0～1.5ml，电极导管可顺血流导向通过三尖瓣进入右心室。

4. 电极导管定位与固定

根据心腔内心电图特征可指导电极导管的定位。导管位于上腔静脉时 P 波高大、倒置；位于右房中部时 P 波双相；导管穿过三尖瓣进入右心室时 P 波振幅降低而 QRS 波振幅增大；导管接触到心内膜时显示 ST 段呈弓背向上抬高是重要的电极定位指标，进入肺动脉流出道则 P 波又倒置且 QRS 波幅度减低。依起搏图形 QRS 波方向调整电极位置直至出现稳定的起搏图形。

右心室心尖部起搏，在体表心电图上产生类左束支传导阻滞及左前分支阻滞的 QRS–T 波群，心电轴显著左偏(–30°～–90°)，V_5～V_6 导联的 QRS 波群形态可表现为以 S 波为主的宽阔波。右心室流出道起搏，起搏的 QRS 波群呈类左束支传导阻滞型，Ⅱ、Ⅲ、aVF 导联的主波向上，心电轴正常或右偏。

右室心尖部是最稳固的部位，通常起搏与感知阈值较为满意。右室流出道起搏可作为心尖部起搏的一种替代选择和补充。一般要求起搏阈值应＜1mA(0.5V)。电极导管安置到位后，用一根无菌导线将导管与体外脉冲发生器连接起来，将导管和鞘管缝合固定在穿刺部位的皮肤处。乙醇消毒后局部覆盖无菌纱布包扎。

5. 起搏参数调节

(1) 起搏频率：起搏器连续发放脉冲的频率。一般为 70～80 次/分，可按具体情况增减。

(2) 起搏阈值：引起心脏有效收缩的最低电脉冲强度，一般低于 1mA。为了获得稳定夺获，起搏电流常为阈电流的 3～4 倍，心室起搏一般要求电流 3～5mA，电压 3～6V。

(3) 感知灵敏度：起搏器感知 P 波或 R 波的能力。心室感知灵敏度值一般为 1～3mV。

6. 记录

术后摄 X 线胸片 1 张，记录 1 份 12 导联心电图。

【注意事项】

对于安置临时心脏起搏器的患者，在围术期中应注意以下几点。

1. 搬动患者要小心，防止电极脱开或刺破右心室。

2. 穿刺部位应尽量保持清洁，防止感染。

3. 高钾血症、代谢性酸中毒可提高心肌起搏阈值，从而减弱起搏效果；而缺氧和低钾血症可降低心肌起搏阈值，从而可诱发心室颤动。

4. 除颤放电可能损坏起搏器，故每次除颤后应仔细检查。

5. 备好异丙肾上腺素，以防起搏器失效。

6. 由于临时起搏器的终端暴露在外，故必须予以保护以防触电。

第六节　体外循环灌注技术

体外循环是利用特殊人工装置将回心静脉血引出体外，进行气体交换、调节血温和过滤后，输回体内动脉的生命支持技术。由于特殊人工装置取代了人体心肺功能，又称为心肺转流，这种人工装置称为人工心肺机。

【适应证】

1. 心脏直视手术、大血管手术。

2. 非体外循环手术、胸部外伤致心脏、大血管损伤。

3. 极度缺氧、中毒致呼吸循环衰竭。

4. 冰冻、溺水致呼吸循环停止、体温骤降。

【基本装置】

主要由人工心肺机和配件组成，包括血泵(滚柱泵或离心泵)、氧合器(鼓泡式氧合器或膜式氧合器)、变温器、变温水箱、回收血储血器、滤器、管道和动静脉插管等组成。

【体外循环的实施】

1. 体外循环开始前

根据患者情况，制定个体化体外循环方案。选择适宜的部件，连接体外循环管路，并确保人工心肺机处于良好工作状态。使用晶体液、胶体液、渗透性利尿剂和肝素(1 mg/100ml)等预充人工心肺机和管道。利用预充液排出体外循环装置管道中的气体。

经中心静脉推注肝素 400U/kg，5min 后测定激活的全血凝固时间(ACT)达 320s，可行升主动脉或股动脉插管及上、下腔静脉插管，分别与人工心肺机管道连接，ACT 达 480s 以上即可开始体外循环。体外循环过程中每 30min 查 ACT，根据 ACT 值适当补充肝素使之保持在 480s 以上。

2. 体外循环开始后

注重心肌保护，总的原则是增加能量储备，减少能量消耗。

(1) 冷心停搏液的灌注：目前应用最广的是冷高钾停搏液(晶体停搏液或含血停搏液)，其主要成分是氯化钾 15～20mmol/L、镁、钠、钙和葡萄糖等。多数学者主张用含钙 0.5～

1.0mmol/L 心停搏液，其渗透压一般在 340～360mOsm。pH7.60 左右，温度为 4℃。冷停搏液从升主动脉阻断钳的近端灌入主动脉进入冠状动脉内，压力为 80～90mmHg。用量为 10～15ml/kg，要求在 3～4min 内注完。手术中每隔 20～30min 再灌注一次，其量减半，在复苏前一次的灌注液应减低钾的含量为 10mmol/L，以免影响复苏。根据需要心脏停搏液自冠状静脉窦灌入称为逆灌。体外循环时心脏灌注可顺灌和逆灌结合使用。主动脉瓣严重关闭不全应切开主动脉行左右冠脉分别灌注。

(2) 心表降温：灌注心停搏液的同时，用冰屑或冰盐水灌入心包腔进行心脏表面降温。对有明显心肌肥厚的患者同时用冰盐水灌入心腔，以增加全心降温效果，使心肌温度保持在 15℃～20℃。

(3) 充分左心减压：充分左心减压，不但可使手术野清晰，而且保护心肌。

(4) 血管扩张药的应用：血管扩张药可减轻心脏的前后负荷，使心肌以较低的能耗就能增加心排出量；同时也扩张冠状血管和肺血管，有利于心肺功能的改善。即使是血压偏低，亦非血管扩张药的禁忌证，可以在用血管扩张药的同时使用多巴胺和(或)多巴酚丁胺，依靠调节两种药的用量，可使低血压的患者逐渐恢复正常，改善全身组织灌注。

(5) 体外循环运转指标

①体温：根据需要，体外循环可通过血液降温实施不同程度的全身低温。对于手术时间短，操作较简单者可采用常温体外循环；一般心内直视手术采用浅体温(31℃～29℃)体外循环；中低温体外循环温度为 28℃～25℃；复杂心脏手术可用深低温(24℃～20℃)体外循环，心肌温度保持在 15℃～20℃。

②灌注流量：低流量 60ml/(kg•min)，中流量 60～80ml/(kg•min)，大于 80ml/(kg•min) 为高流量，临床判断流量是否足够的重要指标是尿量和有无代谢性酸中毒。流量调整除根据温度外，要照顾手术操作的便利。维持平均动脉压 40～70mmHg、中心静脉压 6～12cmH$_2$O。

③血气分析：维持 PaO$_2$ 在 100～200mmHg、PvO$_2$ 25～40mmHg、pH 7.35～7.45、PaCO$_2$ 35～45mmHg、SvO$_2$＞70%。细胞压积维持在 25%～30%。如红细胞压积过低，进行血液超滤，达到血液浓缩要求。

④尿量：维持在 2～10ml/(kg•h)。尿量过少，在提高灌注压的基础上使用呋塞米。

⑤血钾：在体外循环运转过程中保持在 4～5.5mmol/L。

3. 终止体外循环

(1) 复温：心内主要操作完成后，开始复温。复温时，注意水温不宜高于血温 10℃，温差过大产生微气栓。但心脏局部仍需要低温保护。升主动脉开放前，血温达 28℃以上，鼻咽温、直肠(膀胱)温分别达到 37℃及 36℃停机。

(2) 排气：心脏切口缝合完毕时进行心腔排气，切口缝完后经主动脉根部插针排气，或将灌注针拔掉，通过主动脉壁上的针孔排气。排气前将心包内冰屑或冰盐水清除。

(3) 开放主动脉：开放升主动脉阻断钳，此时应保证左心引流通畅，防止左心过度膨胀。

(4) 除颤：开放升主动脉阻断钳后，如条件合适，心脏多能自动复跳。如不复跳，可用电击除颤，一般用直流电 20～30J。除颤前应查血气及电解质，如不正常，应立即纠正，保证在生理条件下复苏成功。复跳后应保持一段时间心脏处于无负荷跳动，以利心肌功能恢复。

(5) 辅助循环：复苏后开放上、下腔阻断带，使完全体外循环转变成为并行循环，以辅助心脏搏动，降低心脏负担。心内操作时间越长，需要辅助循环的时间也越长，以利心脏代谢及功能的恢复。使用呼吸机进行机械通气。

(6) 停止体外循环：体外循环停机的条件是：①体温达 36℃；②平均动脉压 60～80mmHg；③手术野无明显出血；④血气分析结果正常；⑤血电解质正常；⑥无严重心律紊乱。停机后要继续用动脉泵缓慢输血，以防止血量不足，也要防止输入速度过快而致心脏膨胀，损害心肌功能。

(7) 补充钾：终止体外循环之前，一般患者都自然利尿，如尿流速度不够理想，可用呋塞米，此时最易发生低血钾所致心律紊乱。补钾量应根据尿量及血清钾的监测：一般每排出 500ml 尿应输入 0.7～1.0g 氯化钾。

(8) 补充血容量：停机后，创面仍不断失血，加上利尿(尿流常较快)，应立即补充血容量之不足。血与血浆的比例可根据细胞压积及血红蛋白测定数值来决定。

(9) 中和肝素，拔管停机，生命体征稳定后，可先拔除上、下腔插管。按肝素：鱼精蛋白 1:(1～1.5) 的比例经颈内静脉缓慢注射鱼精蛋白中和体内肝素。最后尽早拔除主动脉插管。

(10) 体外循环机残余血的处理：将余血回收到无菌血袋中，回输给患者，每回输机血 100ml 追加鱼精蛋白 5mg。余血量大时，可用血液回收机浓缩洗涤后回输给患者。

【并发症】

体外循环后可出现灌注后综合征、急性呼吸窘迫综合征、脑损伤、心脏低排综合征、肾功能衰竭、电解质和酸碱平衡紊乱、出血等并发症，应仔细监测，及时处理。

第七节　体外膜肺氧合

体外膜肺氧合(ECMO)是通过体外循环完全或部分代替心肺功能，用于治疗严重心、肺功能衰竭的危重患者，以挽救生命或为挽救生命赢得宝贵的时间。

【适应证】

1. 主要用于病情严重(预期病死率 80%以上)，但心肺功能有逆转可能的患者。

2. 成人或儿童因为气体交换不良而导致的顽固性低氧血症，PaO_2/FiO_2＜100mmHg；肺的静态顺应性＜0.5ml/(cmH_2O·kg)；肺内分流分数＞30%；FiO_2 100%持续 2 小时，SpO_2＜90%；对 PEEP 增加时肺顺应性和动脉氧分压均没有改善；机械通气时间＜7 天的患者。

3. 成人与儿童因心肺功能障碍引起的顽固性低心排，尽管最佳化的药物治疗，仍然无法改善，血乳酸持续增高、持续性低血压或术后脱离体外循环机失败。

4. 成人进行心肺移植的过渡手段。

【禁忌证】

1. 绝对禁忌证

(1) 急、慢性不可逆性疾病。

(2) 恶性肿瘤。

(3) 中、重度中枢神经系统损伤。

(4) 活动性出血或严重凝血功能障碍。

(5) 无法解决的外科问题。

2. 相对禁忌证

(1) 高龄患者(年龄＞70 岁)。

(2) 长期接受机械通气的患者。

(3) 进展性肺间质纤维化。

【操作方法】

1. 评价患者，有适应证，无禁忌证。

2. 物品、药品、人员准备。

(1) 物品与药品：离心泵、氧合器、管道支架系统、体外循环管道、动静脉穿刺导管；乳酸林格液、肝素、白蛋白、肾上腺素；单采红细胞、新鲜冷冻血浆、血小板(新鲜冷冻血浆和血小板在血库保存，需要时解冻)。

(2) 人员准备：灌注师(协助医师连接和预冲管道，并在床边直到 ECMO 正常运转)、护理人员(处理静脉内输液或给药并监测患者的生命体征变化)、ICU 医师和(或)外科医师(进行穿刺或建立动静脉通路)。

(3) 患者准备：保证在全身肝素化之前完成动脉穿刺、中心静脉导管和肺动脉漂浮导管的放置和功能完整，保证患者的血红蛋白不低于 80g/L。

3. 选择体外氧合的模式和穿刺部位，建立循环通路

(1) 静－静脉通路是治疗呼吸衰竭最常用的途径，应用经皮穿刺颈内静脉或股静脉，将导管置入上、下腔静脉内作为静脉引流管，另一根导管通过静脉置入右心房内作为注入管。目前多采用双腔导管，减少穿刺部位。静－静脉通路的优点是可以通过经皮穿刺技术来完成，而且脑血管意外的发生率低，对血流动力学影响小，不存在下肢缺血的危险；缺点是氧合不完全，容易引流不畅，对心脏无辅助作用。

(2) 静－动脉通路是治疗心肺功能衰竭的常用途径，应用经皮穿刺颈内静脉或股静脉，将导管置入右心房或下腔静脉内作为静脉引流管，另一根导管通过颈动脉(新生儿、儿童)或股动脉置入主动脉的根部作为回血管。静－动脉通路的优点是对心肺同时进行辅助，保证主要器官的灌注和氧供；缺点是脑血管意外的发生率高，选择股动脉时容易导致肢端缺血。

4. 连接并安装体外循环管道，并用 2000U/L 的肝素生理盐水预冲管道，将空氧混合气体连接到氧合器上，固定各连接处，检查渗漏。

5. 患者全身肝素化，调整并维持活化凝血时间(ACT)在 160～220s，连接患者，缓慢调整血流速度，渐进性增加流速到 50～60ml/(kg•min)，静－动脉模式时维持循环量要求超过心排出量的 50%，并且维持合适的氧合、血压和酸碱状态；静－静脉模式时，因为是并行循环，维持循环量不一定超过 50%，只要维持合适的氧合和酸碱平衡即可。

6. 患者的氧合和循环改善后，将呼吸机的条件降到对肺损伤最低的状态，吸气压力 10～30cmH_2O，频率 5～10 次/min，吸入氧浓度为 40%。

7. 治疗期间密切观察患者的生命体征变化，另外根据需要进行化验检查。

8. 治疗的目标

(1) 维持患者的血红蛋白≥100g/L，血细胞比容≥30%。

(2) 血小板计数≥50000×10^9/L。

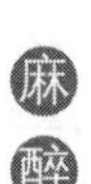

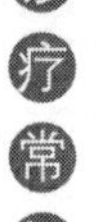

(3) 正常的肝脏功能检验结果。

(4) 注意保温，鼻温 36.0℃～37.5℃。

(5) 活化凝血时间(ACT)在 160～220s 或 APTT 维持在 50～80s。

(6) 可以接受的血气分析结果。

(7) 平均动脉压≥65mmHg。

(8) 中心静脉压维持在 8～12mmHg。

(9) 每小时尿量≥1ml/kg 体重。

9. 整个治疗期间可以适当镇静，但不要求麻醉，以便对神经系统进行评价。

10. 撤离体外膜肺氧合的标准

(1) 肺功能(患者停止氧合 6h 以上)：①呼吸机吸入氧浓度≤60%。②呼气终末正压(PEEP)≤5cmH$_2$O。③动脉血氧饱和度＞90%，PaCO$_2$＜50mmHg。④静态肺顺应性≥0.5ml/(cm•kg)体重。

(2) 心脏功能：①最低剂量的正性肌力药物，肾上腺素≤2μg/min；②心室辅助流量≤1L/min；③心排出量指数＞2.0L/(min•m^2)；④肺毛细血管嵌楔压和(或)中心静脉压＜16mmHg。

11. 将体外循环的血液回输患者体内，并予以鱼精蛋白中和肝素，使 ACT 恢复到治疗前水平，停止血泵，拔出静脉内引流管和静脉(或动脉)内的回血管，穿刺部位加压包扎，防止出血或血肿形成。

12. 密切观察患者的生命体征变化和穿刺侧肢端血运情况。

【注意事项】

1. 体外膜肺氧合最常见的并发症是出血，新生儿最常见的是颅内出血，成人最常见的是胃肠道出血和手术切口出血，因此在治疗期间要密切监测患者的凝血功能和出血情况。如果出现了出血并发症，调整肝素剂量，维持 ACT 至 160～180s，并将血小板计数校正到 100000×10^9/L。

2. 治疗期间要密切监测患者的血红蛋白、胆红素和尿的颜色变化，如果出现严重的贫血、高胆红素血症和血红蛋白尿，要注意保护肝、肾功能，必要时进行血液净化治疗。

3. 注意无菌操作，全身应用抗生素，防治全身重症感染，如果出现全身炎症反应综合征，立即采集血液、痰和尿的标本，并进行培养。根据药敏结果，调整抗生素。

4. 禁止在体外循环的管道上输注脂肪乳，避免影响氧合器的氧合效果。

5. 密切关注肢端血运，尽早处理可能的缺血征象。

第八节 控制性降压术

控制性降压是采用降压药物和技术，有目的地将收缩压降低至 80～90mmHg 或者将平均动脉血压减低至 50～65mmHg 左右，利于手术操作或减少出血，并对重要器官不产生缺血缺氧性损害，终止降压后血压可迅速回复至正常水平的临床技术。

【适应证】

1. 心血管手术，如动脉导管未闭、主动脉狭窄、动脉瘤切除手术等。

2. 神经外科手术，如颅内血管瘤、动脉瘤、脑血管畸形等。

3. 大型骨科手术，如脊柱侧弯矫形术、髋关节置换术等。

4. 显微外科手术、要求术野清晰的手术，如中耳手术、整形外科手术。

5. 手术中需防止血压升高者，如嗜铬细胞瘤手术、甲状腺功能亢进症手术等。

6. 急性闭角性青光眼控制性降压可降低眼内压，消除危象，便于手术。

7. 大量输血有困难或有输血禁忌证，控制性降压可减少出血。

8. 有宗教信仰而拒绝输血的患者。

【禁忌证】

没有绝对禁忌证，如果麻醉医生对控制性降压技术不熟悉，可视为绝对禁忌。但是仍有一些相对的禁忌证。

1. 重要脏器实质性病变者

如严重脑血管病、严重心脏病、严重高血压、严重肝肾功能不全以及中枢神经退行性病变者。

2. 血管病变者

外周血管性跛行、器官灌注不良。

3. 全身情况差

如低血容量、休克、严重贫血以及严重呼吸功能不全者。

【降压前准备】

麻醉者术前应全面了解患者的体格状态、手术种类和手术时间，严格掌握适应证，确定降压药的种类。进行控制性降压前，应做到麻醉平稳，静脉输液通路通畅，补足血容量，充分供氧，避免缺氧和二氧化碳蓄积。无论全身麻醉或椎管内麻醉，均可产生不同程度的降压作用，如与静脉降压药物联合使用，不但能减少降压药的使用剂量，还可使降压作用更为平稳。另外，麻醉者除要具备熟练的麻醉技术和正确处理病情的能力外，还应与术者充分配合，适时、适度地进行控制性降压处理。

【操作方法】

1. 控制性降压的措施和常用药物

可根据降压要求，手术时间长短，患者对低血压的耐受程度而选择不同方法和药物。一般采用短效、速效药物，辅以挥发性麻醉药等联合用药的方法。对于短时间降压者，可增加吸入麻醉药浓度、加用其他静脉全麻药或采用短效作用的 β_1-肾上腺素能受体拮抗剂如艾司洛尔达到降压的目标。需要较长时间降压者，宜采用联合用药方法，减少单一用药量，避免中毒及不良反应，使血压变化过程平稳。

2. 体位调控

如将头部位置或手术野置于较心脏高位。体位调节时须重视脑灌注与平均动脉压的对应关系，注意预防脑缺血。

3. 降压常用药物

(1) 吸入麻醉药：具有给药方便、起效迅速、可控性好的优点。

①异氟烷：降压效能与剂量相关，吸入浓度越高，MAP 下降越快。对心排血量和血流灌注影响小。吸入浓度一般为 1%～4%。

②七氟烷：血/气分配系数小，起效和停药后作用消失迅速，易于调控。吸入浓度一般为 1%～4%。

(2) 血管扩张药

①硝普钠：以 0.01%溶液，起始速度为 0.5μg/(kg•min)，每 5min 增加一次剂量，每次 0.5μg/(kg•min)，使 MAP 在 15～20min 内逐渐降到临床所需水平，最大量不超过 8.0～10μg/(kg•min)。根据降压情况调整滴速，4～6min 血压可降到预期水平，总量不超过 1.5mg/kg，停药后 1～10min 血压便可恢复，24h 安全用量不超过 3mg/kg。临床应用时需采用避光措施。长时间应用则需监测血气变化。在控制性低血压过程中如出现快速耐药现象、代谢性酸中毒或心血管系统不稳定现象等均应考虑是氰化物中毒，应立即停药或改用其他降压药。氰化物中毒处理：一旦出现氰化物中毒症状，应立即停药。通常用 25%硫代硫酸钠溶液 50ml 或 50%硫代硫酸钠溶液 25ml 加入葡萄糖溶液中，缓慢静脉推注(＞10min)，必要时可重复首剂量的 1/2。若与亚硝酸盐或亚甲蓝合用，效果更佳。

②硝酸甘油：常用 0.01%溶液静脉输注，开始时输注速度为 1μg/(kg•min)，根据血压反应调节滴速至所需降压水平。

③三磷酸腺苷和腺苷：ATP40～100mg 加入 5%葡萄糖 20ml 缓慢静脉注射。静脉快速注射 0.4～3.0mg/kg 可使动脉压下降约 1/3，低血压持续时间 2～6min。原则上腺苷总量不受限，但是使用超过 2h 应检查尿酸浓度，防止尿酸浓度增加引起的不良反应。

(3) 钙通道阻滞药：常用药物包括尼卡地平、尼莫地平和硝苯地平。尼卡地平，首剂量 0.02mg/kg，维持剂量 1～4μg/(kg•min)，根据血压调整输注速度。尼莫地平，常用 0.02%溶液，首剂量 50μg/kg，维持剂量 3～10μg/(kg•min)。

(4) 肾上腺素能受体阻滞药：常用药物包括乌拉地尔、酚妥拉明、艾司洛尔、拉贝洛尔、美托洛尔。乌拉地尔用法为 25～50mg 单次注射，平均用量 0.5～1mg/kg，用药后 5min 血压无明显下降时追加用量。酚妥拉明常用 0.1%溶液静脉注射。艾司洛尔为短效的 β_1 受体阻滞药，首剂量 0.5mg/(kg•min)，4min 后用 0.05～0.3mg/(kg•min) 维持，血中半衰期 9min。拉贝洛尔，是 α_1 受体和 β_1 受体阻滞混合受体拮抗药，单次静脉推注 25～50mg 或 100～200mg 加入 5%葡萄糖溶液 100ml 中静脉滴注，对哮喘、充血性心力衰竭、房室传导阻滞患者禁用。

(5) 其他药物：神经节阻滞药：如前列腺素 E 等。

【注意事项】

1. 控制性降压的限度

一般以 MAP 不低于 50～55mmHg 为安全界限；对高血压、血管硬化、老年患者，血压降低不超过原水平的 40%。

2. 在麻醉状况下，机体通常对降压药的反应比较敏感，应注意防止降压速度过快，以使机体有一个调节适应过程。

3. 供氧必须充分，足够的潮气量和分钟通气量以保持正常的 $PaCO_2$。为了保证患者的安全，应提高吸入氧浓度，提高动脉血氧分压，保证组织充分氧供。

4. 控制性降压过程中，当出现血压急骤下降时，应及时寻找原因，充分考虑有效循环血量不足的可能性。处理应先采取调整降压药用量、调整体位、加快输血输液等措施，不应轻易使用升压药，以免创面大量渗血而使情况进一步恶化。

5. 加强监测，为保障患者安全，降压期间应全面监测，充分保护生命器官功能。持续监测血压、心电图、SpO_2、CVP、$P_{ET}CO_2$、尿量、体温，定期作动脉血气分析和 HB、HCT

测定，防止发生缺氧及低血容量。

6. 重视停止降压后处理：引起出血的手术步骤结束即应停止降压，使血压回升至原水平，彻底止血后再缝合切口，避免术后继发出血。停止使用降压药后仍应加强对患者呼吸和循环系统的监测，保持良好的氧供，及时补足血容量，减少患者体位的变化，严密注意尿量，直至保持生命体征平稳较长时间为止。

【并发症及其防治】

1. 常见并发症

(1) 脑栓塞、缺氧或水肿。

(2) 冠状动脉供血不足、心肌梗死、心力衰竭甚至心跳骤停。

(3) 急性肾功能不全，无尿、少尿，甚至肾衰竭。

(4) 血管栓塞，可见于各部位血管栓塞。

(5) 降压后反应性出血，手术部位出血。

(6) 持续性低血压、休克。

(7) 呼吸功能障碍。

(8) 嗜睡、苏醒延长等。

2. 并发症的预防和处理

(1) 术前仔细检查患者，严格掌握适应证。

(2) 降压过程中必须保持静脉通畅，精确估计失血量并及时补充。

(3) 血压降到患者能承受的水平，应根据患者情况及生理参数确定。

(4) 加强降压期间的呼吸、循环管理，维持内环境正常。

(5) 加强术后护理，忌剧烈搬动患者，各项监测至少须持续至患者的心血管状态稳定，记录各项生命体征，直至患者清醒，反应活跃，肤色红润为止。

第三十六章　围术期血液保护技术

围术期血液保护，是指为减少经血液传染性疾病的传播，减少输血不良性事件的发生，确保医疗质量和医疗安全，在术前和术中借助特殊技术或药物手段所采取的一系列节约用血的措施。常见的异体血输入后并发症包括：血液传播性疾病(肝炎、AIDS 等)、免疫抑制、输血反应、输血相关肺损伤等。

围术期血液保护的措施包括尽量减少出血、开展血液稀释、开展自体输血(包括术前自体贮血、急性血液稀释和血液回收)、合理成分输血和开发血液代用品几个方面。

第一节　储存式自体输血

术前 1～14 天采集患者自身的血液在血库保存，在手术期间输用。

【适应证】

只要患者身体一般情况好，血红蛋白＞110g；或红细胞压积＞0.33，行择期手术，如患者同意，都适合储存式自身输血。

【禁忌证】

1. 血红蛋白＜100g/L 的患者及有细菌性感染的患者。
2. 冠心病、严重主动脉瓣狭窄等心脑血管疾病及重症患者慎用。

【操作方法】

1. 按相应的血液储存条件，手术前 3 天完成采集血液。尤其是预计术中大出血者。
2. 每次采血不超过 500ml(或自身血容量的 10%)，两次采血间隔不少于 3 天。
3. 对于特殊血型者，术前 2～3 周采血 2～3 次，总计 1000～1400ml，价值较大。
3. 在采血前后可给患者铁剂、维生素 C 及叶酸(有条件的可应用重组人红细胞生成素)等治疗。
4. 促红细胞生成素(rHuEPO)的使用能够促进 RBC 的增生，提高 HB 含量。HB 增加每周 0.5～1g/dl。适应于术前贫血、特殊血型、术前多次贮血者、估计术中出血多需急性等容血液稀释者、术后贫血患者。术前 3 周开始，150～200IU/kg 静脉注射，然后 100～300IU/kg 皮下注射，每周 2 次。也可术前 4 天开始，200IU/kg 静脉注射和 100IU/kg 皮下注射，然后 100IU/kg 皮下注射每天 1 次，直到术后 3 天。每天补铁 200mg 静脉注射。

【注意事项】

若术前 1～2 天采集 400～600ml，存于血库，存在贮存性血液功能丧失和输错血的风险，临床价值不一定很大，推荐采用麻醉后急性等容血液稀释。

第二节　血液稀释技术

血液稀释包括急性等容血液稀释、急性非等容血液稀释和高容量血液稀释三种形式。

【适应证】

1. 预计手术出血＞400ml。

2. 稀有血型须行重大手术。

3. 因宗教信仰而拒绝异体输血者。

4. 红细胞增多症包括真性红细胞增多症和慢性缺氧造成的红细胞增多。

5. 产生不规则抗体或可能产生不规则抗体者。

6. 紧急外伤或其他原因的大量出血。

7. 为了避免异体输血引起感染、免疫抑制等。

【禁忌证】

1. 贫血

红细胞比容(Hct)低于30%以下者。

2. 低蛋白血症

血浆白蛋白低于25g/L时即可出现全身性水肿，如再进行血液稀释，必然使水肿加重，甚至发生急性肺水肿。

3. 凝血功能障碍

4. 老年或小儿

70岁以上的老年人的重要器官存在退行性改变，功能减退，机体代偿能力下降，中度以上的血液稀释可使重要器官发生缺血性损害。但属相对禁忌，老年人一般情况好，无其他禁忌，仍可进行血液稀释。小儿体重小，固有血容量少，不适合稀释。

5. 高颅内压

如液体稀释度过大，有增加脑水肿的危险。

6. 存在重要脏器功能不全如心肌梗死、肺动脉高压、呼吸功能不全、肾功能不全等。

【操作方法】

(一) 急性等容血液稀释

手术当天，麻醉后通过一条动脉或静脉采取一定量的自体血。同时另一路静脉快速补充相应量的晶体液和(或)胶体液，将Hct降至28%～30%，HB降至90～100g/L，血小板大于60×10^9/L。在抽血的同时，静脉快速输入晶、胶体液(比例为1:1)，使血容量维持正常或偏高，而心脏负担无加重。血液稀释抽血的量，成人一般抽血500ml ，Hct可下降4%。也可用以下公式计算：

$$可抽血量=CV(Hct_1-Hct_2)/Hct$$

CV－循环血量，男75ml/kg，女65ml/kg

Hct_1－稀释前血球压积；Hct_2－期望稀释后血球压积

$$Hct=(Hct_1+Hct_2)/2$$

实际在临床工作中，为安全起见，一般抽血400～800ml。抽出的血液可在室温下保存，待需要时回输。所以，急性血液稀释是唯一提供新鲜自体全血的方法，不会有贮存期的血液改变，血小板功能完整，RBC损失较少。

(二) 急性非等容血液稀释

麻醉前先抽血＋麻醉后扩容性输液。适用于HB较高的患者，可得到高质量的血液。

麻醉后抽出的血液，可在手术室内保存几个小时，在止血期回输给患者。血液内的凝血因子功能也能保持，优于术前贮血。自体血回输的时机根据出血量及 Hct 值决定，若术中不需要异体输血，术毕前应将所采血输回患者体内；如果术中需要异体输血，应先输最后采取的自体血，因为最先采取的血液，最富于红细胞和凝血因子，宜留在最后输入，输完自体血后再根据出血量决定是否需要继续输库血。

对于估计术中大出血的稀有血型患者，可以术前使用血细胞分离机进行血液成分分离，分开保存，按需输入更为合理，但人力和财力投入较大。

（三）扩容性血液稀释

不抽血，仅扩容性输入液体，一般输入 25～30ml/kg 的胶体液扩容，以晶体液维持术中输液。对于 HB 不很高、术中估计出血量小于 20ml/kg 的患者，可以达到急性等容血液稀释的相同效果。

【注意事项】

1. 采血前、后及手术中必须密切监测血压、红细胞压积、脉搏、血氧饱和度和尿量的变化，必要时监测有创动脉压和中心静脉压及血气分析。

2. 采血量取决于患者状况和术中可能的失血量，一般为患者血容量的 20%～30%。以红细胞压积不低于 25%为限，采血速度约为 200ml/5min。稀释液通常为晶体液＋胶体液，两者比例为 2:1。晶体液常用平衡液或生理盐水，胶体液宜用中分子羟乙基淀粉液。

第三节　减少术中出血的措施

减少出血的主要措施包括手术尽可能少出血、血管内栓塞、适当的控制性降压、维持合适的体温、围术期合理使用止血药物等。

1. 减少手术出血

减小损伤、及时止血、避免损伤血管、应用超声吸引器均能减少手术出血。术区局部浸润含肾上腺素的盐水或局麻药(肾上腺素的含量一般为 1/200000)。有高血压、心律失常等对肾上腺素禁忌者不用。

2. 血管内栓塞

对于供血丰富的病变，手术前或手术中先进行血管内栓塞，以减少切除病变时的大量出血。如骶尾部肿瘤，可行髂动脉或下段腹主动脉内球囊阻断；子宫内膜大出血可行子宫动脉栓塞；颅内外沟通性巨大肿瘤，可行颈外动脉栓塞或结扎。

3. 合理使用控制性降压技术

将平均动脉压降低到 55～60mmHg 左右，出血随血压的降低而平行减少，并使术野清晰，减少对神经、血管的误伤，降低血管内的张力，有利于手术操作，提高手术精确性，缩短手术时间。控制性低血压没有绝对禁忌证。对有脑梗死史、心肌缺血史、严重糖尿病或颈动脉内膜炎的患者，应谨慎降低血压。实施控制性低血压有多种方法，尽量采用血管扩张的方法，避免抑制心肌功能和降低心输出量。有哮喘史患者慎用长效β–受体阻滞剂。控制性低血压“安全限” 在患者之间有较大的个体差异，应根据患者重要器官功能状况、手术创面出血渗血状况来确定该患者最适低血压水平。一般降压期间保证尿量大于 50ml/h，心电图 ST 段无压低，脑搏动良好即可。

4. 合理应用止血药物

(1) 促凝血药物：①纤维蛋白原：直接补充，促进凝血功能。②蛇凝血素酶(立止血)：含有矛头蝮蛇巴曲酶和微量磷脂依赖性凝血因子Ⅹ激活物。巴曲酶可使纤维蛋白原降解为纤维蛋白肽A和纤维蛋白Ⅰ单体(FIm)，并促进FⅠm在血管破损处聚合形成纤维蛋白Ⅰ多聚体，因而加速血小板的聚集，促进局部初步止血效应；磷脂依赖性凝血因子Ⅹ激活物通过激活因子Ⅹ成为Ⅹa，Ⅹa再和活化的凝血因子Ⅴ(Ⅴa)、Ca^{2+}、血小板磷脂共同组成凝血酶原激活物，而促进伤口处的凝血酶原转化成凝血酶。凝血酶使FⅠm降解释放出纤维蛋白肽B而成为纤维蛋白Ⅱ单体(FⅡm)。FⅡm在凝血因子ⅩⅢa和Ca^{2+}的作用下交联形成难溶性的纤维蛋白丝，起网络止血作用。③维生素K：可促进维生素K依赖性凝血因子(Ⅱ，Ⅶ，Ⅸ，Ⅹ)的合成。需要提前3～5天给予。

(2) 抗纤溶药物：氨基己酸、对羟基苄胺、氨甲环酸：竞争性占据纤溶酶(原)上的赖氨酸结合位点，阻断纤溶酶原与纤维蛋白的结合，使纤溶酶不能形成；减弱纤溶酶对纤维蛋白的水解作用，保护纤维蛋白。

(3) 局部止血药物：明胶海绵、止血纱布、凝血酶、凝血胶等。

(4) 止血药物的使用原则：①早期使用：促进凝血药物于麻醉后、手术开始前给予；抗纤溶药物于手术开始后给予。②用量要足：立止血2～4kU；氨基己酸6～8g。③不主张术后使用，避免血栓形成。

第四节　血液回输技术

血液回输是指用血液回收装置，将患者体腔积血、手术中失血及术后引流血液进行回收，经抗凝、滤过、洗涤等处理后回输给患者本人的操作。

【适应证】

预估出血量在400ml以上的手术，尤其是Rh阴性等稀有血型患者。儿童或身体弱小者可依据体重适当放宽适应证，即使回收少量血液(50～100ml)也能明显减少异体血的用量。

【禁忌证】

1. 血液流出血管外超过6h。
2. 流出的血液被细菌、粪便或消毒液等污染。
3. 流出的血液含有癌细胞。
4. 患者患有镰状细胞贫血。
5. 流出的血液严重溶血。

【血液回收仪的组成】

血液回收仪使用的一次性耗材有：吸引/抗凝管路、抗凝剂、储血器、离心杯和管道装置、废液袋、洗涤液及回输袋；白细胞过滤器等。

【操作方法】

连接好机器与所需耗材等装置。

1. 抗凝液的配置，1000ml生理盐水中加入肝素37500～50000单位。
2. 将抗凝液100ml经回收管道(吸引/抗凝管路)流入储血器进行预充。吸引器负压不要超过－150mmHg为宜，以减少贮血罐中红细胞破坏。

3. 用吸引/抗凝管路回收无菌体腔积血、手术中失血及术后引流血液至储血器，经初步过滤，当回收血达到一定量后开始处理过程。用泵将回收血液从储血器抽入离心杯，分离出红细胞，当杯内充满红细胞后开始洗涤。用生理盐水 500～1000ml 洗涤去除废弃物质，这些废弃物质收集于废液袋内。洗涤后的红细胞运送至回输袋中，此时红细胞的压积约为60%左右，根据需要将洗涤红细胞经输血器输回患者体内。对明显有较多脂肪颗粒和组织液的回收血，清洗次数须适当增加。

【快速回输处理】

快速回输的血液回收设备、器材、抗凝剂等准备与安装同血液回收仪操作方法，适用于急性外伤性体腔内出血(心、肺、肝、脾、大血管)以及手术中大血管直接出血，其特点为出血量大时迅速回收。快速回输处理的操作步骤为回收、抗凝、过滤及回输，回输的血液不作洗涤处理。快速回输处理可与常规回输处理并用，其中最主要的问题是抗凝剂与血液的混合比例，一般血液与上述浓度抗凝剂的容量比为 5～7:1，需特别注意根据出血的速度来调节抗凝剂滴速，防止凝血块产生。

【注意事项】

1. 术中回输处理的血液不得转让给其他患者使用。

2. 术中常规回输处理的血液因经洗涤操作，其血小板、凝血因子、血浆蛋白等基本丢失，故应根据回收血量(或出血量)予以补充。洗涤的红细胞内含有残留血小板和白细胞，但其功能并不确定。当血小板低于 50×10^9/L 时应补充。一般新鲜冷冻血浆和血小板在止血期及时给予效果较好。

3. 用激活凝血试验(ACT)监测凝血功能，大量(超过 3000ml)回输回收的浓缩红细胞时，若 ACT 明显延长，可给予小剂量的鱼精蛋白(5～10mg)拮抗。术中快速回收处理的血液因未作洗涤处理，含抗凝剂，故应根据抗凝剂使用剂量(和)或 ACT 值给予相应剂量拮抗剂。

4. 术中回收处理的血液可残留血红蛋白(特别是快速回收处理的血液)，应视血红蛋白残留量给予相应治疗。

5. 术中回收操作应严格执行无菌操作规范，特别是人工回收操作。

6. 行术中回输式自身输血的患者术后应常规使用抗生素。

7. 术中回输处理的血液回输患者时必须使用输血滤器。

第五节　异体成分输血

现代医学主张成分输血。指把血液中的各种有效成分，用科学方法加以分离、提纯，分别制成高纯度、高浓度、低容量制剂，以各自适宜的温度条件保存。根据临床病情需要，按照“缺什么补什么”原则输用，最大限度优化使用血液。

【适应证】

1. 大量出血

特别是严重创伤和手术中出血。大出血是指 24h 内丢失一个自身血容量；或 3h 内丢失50%自身血容量；或成年人出血速度达到 150ml/min；或出血速度达到 1.5ml/(kg•min) 持续时间超过 20min。当失血量小于全身血容量 30%时可首先选择输入晶体液或适量胶体液，失血量达全身血容量30%时考虑输注红细胞悬液，失血量大于40%血容量时应立即输注成分血，同时根据情况做好血液回收。

2. 贫血或低蛋白血症

患者一般情况良好，HB＞100g/L时不必输血，HB＜70g/L的急性贫血，应输注浓缩红细胞。当HB在70～100g/L时，根据患者的代偿能力、一般情况和其他脏器(尤其是心肺功能)的病变程度考虑调整个体输血指征。这些因素包括心血管及呼吸系统状况、年龄、预测可能有进一步失血及患者的氧合状况等。低蛋白血症时应使用白蛋白液。

3. 血小板减少或功能异常伴出血倾向

血小板计数＞100×10^9/L时可不输血小板；＜50×10^9/L应考虑输注血小板(产妇血小板可能低于50×10^9/L而需要进一步根据临床情况决定是否输注)；在$50 \sim 100 \times 10^9$/L之间患者，根据是否有自发性出血或伤口渗血决定。如确有血小板功能低下，创面渗血明显则不受上述限制。

4. 凝血功能异常

各种原因(先天性、获得性、输入大量库存全血或浓缩红细胞等)引起的多种凝血因子如Ⅱ、Ⅴ、Ⅶ、Ⅸ、Ⅹ、Ⅺ或抗凝血酶Ⅲ缺乏并伴有出血表现，视其临床情况及血栓弹力图结果，给予补充。

5. 换血治疗

换血疗法用于新生儿溶血病，可降低胆红素浓度和替换部分致敏红细胞。血浆交换疗法用于治疗免疫复合物病、异常血红蛋白病和某些自身免疫性疾病，降低血浆的异常蛋白含量。需要时和相关科室讨论，共同决定处理。

【失血量的判断】

1. 一般估计

根据一般状况、呼吸、脉搏、血压、中心静脉压、尿量、神志情况和末梢循环等进行综合判断。

2. 根据红细胞压积，按公式计算

$$\text{失血量（ml）} = \frac{\text{术前 Hct} - \text{失血后 Hct}}{\text{术前 Hct}} \times \text{体重（kg）} \times 7\% \times 1000$$

3. 临床上估算出血量

按一块干纱布完全浸血大约可吸收20ml血液，一块纱布垫可吸收50ml的血液估算。

失血量＝纱布数×20＋纱布垫数×50＋吸引瓶中的血量＋手术无菌单上的血量

4. 目前多采用快速血气结果中HB值为依据。

【成分输血制剂】

(一) 红细胞制品

1. 红细胞悬液(RBCs)

由全血离心后除去血浆，加入适量红细胞添加剂后制成。能增强携氧能力。适用于：①各种急性失血；②各种慢性贫血(小儿、老年贫血患者)；③肝、肾、心功能障碍血色素不能满足需求需输血者。

2. 浓缩红细胞(CRBC)

每单位含 200ml 全血中的全部 RBC，总量 110～120ml。红细胞压积为 0.7～0.8。每袋含血浆 30ml 及抗凝剂 10～15ml。适应证同 RBCs。

3. 洗涤红细胞(WRBC)

全血经离心去除血浆和白细胞，再用无菌生理盐水洗涤 3～6 次，白细胞去除率＞80%，血浆去除率＞90%，RBC 回收率＞70%。适应于 ①对血浆蛋白有过敏反应的贫血患者；②自身免疫性溶血性贫血患者；③阵发性睡眠性血红蛋白尿症；④高钾血症及肝肾功能障碍需输血者。

4. 冰冻红细胞(FRBC)

去除血浆的红细胞加甘油保护剂，在－70℃以下低温环境中保存，保存期可长达 10 年，解冻后洗涤去甘油，加入 100ml 无菌生理盐水或红细胞添加剂或原血浆。白细胞去除率＞98%；血浆去除 99%； RBC 回收＞80%；残余甘油量＜1%。适用于：①同 WRBC；②稀有血型患者输血；③新生儿溶血病血液置换；④自身输血。

5. 少白细胞红细胞(LPRBC)

去除白细胞的红细胞，白细胞去除率 99.9%，红细胞回收率 90%以上。适用于：①由于输血产生白细胞抗体，引起发热等输血不良反应的患者；②发生 2 次以上原因不明的非溶血性发热反应且需长期反复输血者；③防止产生白细胞抗体的输血(如器官移植的患者)。

(二) 血浆及血浆蛋白制品

1. 血浆

(1) 新鲜液体血浆(FLP)：含有新鲜血液中全部凝血因子为 6～8g/dl；纤维蛋白原 0.2～0.4g/dl；其他凝血因子 0.7～1U/ml。能够补充凝血因子，适当扩容，输注血浆要求受血者 ABO 血型相同或相容。适用于：①PT 或 APTT＞正常 1.5 倍，创面弥漫性渗血；②先天性或获得性凝血功能障碍，如甲型血友病、乙型血友病、DIC、肝功能严重损害、体外循环凝血因子数量下降及功能降低等；③紧急对抗华法林的抗凝作用；④急性大出血输入大量库存全血或浓缩红细胞后出现活动性出血或明显的凝血功能障碍者；⑤抗凝血酶Ⅲ缺乏者要进行手术或出现血栓而用肝素治疗者；⑥双香豆素过量导致凝血因子Ⅱ、Ⅶ、Ⅸ、Ⅹ水平降低，伴有活动性出血或急需手术者；⑦血栓性血小板减少性紫癜；⑧作为血浆置换疗法的置换液。

(2) 新鲜冰冻血浆(FFP)：新鲜全血离心后分出血浆并于采血后 6～8h 内冰冻，－20℃以下可保存 1 年。与 FLP 一样保留了血浆的各种有效成分，含有新鲜血液中全部凝血因子包括不稳定凝血因子。要求与受血者 ABO 血型相同或相容，37℃摆动水浴融化后使用。适应证同新鲜液体血浆(FLP)。

(3) 普通冰冻血浆(FP)：是全血在保存期内或过期 5 天以内经自然沉降或离心后分出的血浆，立即放入－30° C 冰箱冰冻成块，即为普通冰冻血浆，冰冻状态一直持续到使用之前，有效期为 5 年。该制品内含有全部稳定的凝血因子，但缺乏不稳定的凝血因子Ⅷ和 V。新鲜冰冻血浆保存期满 1 年，可改为普通冰冻血浆。适用于：①主要用于补充稳定的凝血因子缺乏者如Ⅱ、Ⅶ、Ⅸ、Ⅹ因子缺乏；②手术、外伤、烧伤、肠梗阻等大出血或血浆大量丢失者。

(4) 血浆冷沉淀物：含有Ⅷ因子、vWF 因子、纤维蛋白原等，1U 冷沉淀由 400ml 新鲜血制成。含有Ⅷ因子 80～100U，纤维蛋白原 200～300mg。−20℃以下可保存 1 年。适用于：①甲型血友病；②先天性或获得性纤维蛋白原缺乏症；③血管性血友病（vWD）；④获得性凝血因子缺乏：DIC、严重肝病、尿毒症；⑤纤维结合蛋白含量降低：严重创伤、烧伤、大手术、体外循环、重度感染、DIC、恶性肿瘤等重症疾病，或下肢溃疡、胃及十二指肠溃疡、角膜溃疡等不易愈合的溃疡。应在过滤后快速输注，解冻后尽可能在 6h 内使用。

2. 凝血酶原复合物

本品系用乙型肝炎疫苗免疫的健康人血浆，经分离、提取、灭活病毒、冻干制成，含有Ⅱ、Ⅶ、Ⅸ、Ⅹ因子。适用于：①凝血因子Ⅱ、Ⅶ、Ⅸ、Ⅹ缺乏症，包括乙型血友病；②对继发性维生素 K 缺乏的新生儿、口服广谱抗生素者，仅宜在严重出血或术前准备中使用；③因肝病导致的凝血机制紊乱；④治疗甲型血友病患者的出血症状；⑤治疗在抗凝疗法中因服用抗凝药物（如双香豆素等）过量而引起的出血。

3. 白蛋白

白蛋白的生存半衰期约为 20 天，其主要作用是维持胶体渗透压，结合运输血液中的小分子物质和水溶性差的物质。适应证为补充血管内外白蛋白缺乏，扩充血容量，使白蛋白维持在 50g/L 以上。

（三）血小板制品

1. 手工分离浓缩血小板（PC−1）

由 200ml 全血制备出 1U 血小板，其含量≥2.0×10^{10}/袋。

2. 机器单采浓缩血小板（PC−2）

用细胞分离机单采技术，从单个供血者循环血液中采集，每袋内含血小板 2.5×10^{11}，红细胞含量＜0.4ml。

保存方式及保质期：（22±2）℃，轻振荡，pH6.5～7.2，普通袋制备保存 24h，专用袋制备可保存 5d。适应于血小板减少和血小板功能异常的情况：骨髓造血功能障碍，导致血小板生成减少；大量输血后稀释性血小板减少；服用阿司匹林等药物使血小板功能异常。

从血库取来的血小板应立即输用，可用常规过滤器或血小板过滤器（170μm），不要用微聚集纤维，它会去除血小板，降低治疗效果。输注前轻摇血袋，使之混匀，输注速度越快越好，以患者可以忍受的最快速度输入。

（四）白细胞制品

机器单采浓缩白细胞悬液：用细胞分离机单采技术由单个供血者循环血液中采集。每袋内含粒细胞≥1×10^{10}。保存方式及保质期：（22±2）℃，24h。能够提高机体抗感染能力。适应于中性粒细胞低于 0.5×10^{9}/L，并发细菌感染，抗生素治疗 48h 无效者。必须做交叉配血试验，ABO 血型相同，从严掌握适应证。

【注意事项】

1. 输血前必须“三查七对”

（1）“三查”：查血的有效期、查血的质量、查血袋是否完好。

（2）“七对”：对受血者姓名、对床号、对住院号、对血型交叉配血试验结果、对编号、对血型、对采血日期。

2. 必须使用专用输血器，滤网孔径＜170μm，去除库存血中的微聚物。

3. 注意无菌原则。

4. 除生理盐水外血中禁止加入任何药物。

5. 输血过程中严密观察患者有无不良反应发生，必要时停止输血。

6. 全血或血浆不宜用作扩容剂。血容量补足之后，输血的目的是提高血液的携氧能力，首选红细胞制品。晶体液或并用胶体液扩容，结合红细胞输注，适用于大量输血。

7. 无器官器质性病变的患者，只要血容量正常，红细胞压积＞20%（血红蛋白＞60g/L）的贫血不会影响组织氧合。急性贫血患者，动脉血氧含量的降低可以被心输出量的增加及氧离曲线右移而代偿；当然，心肺功能不全和代谢率增高的患者应保持血红蛋白浓度＞100g/L，以保证足够的氧输送。

8. 手术患者在血小板＞50×10^9/L 时，一般不会发生出血增多。血小板功能低下（如继发于术前阿司匹林治疗）对出血的影响比血小板计数更重要。手术类型和范围、出血速率、控制出血的能力、出血所致后果的大小以及影响血小板功能的相关因素（如体外循环、肾衰竭、严重肝病用药）等，都是决定是否输血小板的指征。分娩妇女血小板可能会低于50×10^9/L（妊娠性血小板减少）而不一定输血小板。因输血小板后的峰值决定其效果，缓慢输入的效果较差，所以输血小板时应快速输注，并一次性足量使用。

9. 只要纤维蛋白原浓度大于 0.8g/L，即使凝血因子只有正常的 30%，凝血功能仍可维持正常。即患者血液置换量达全身血液总量，实际上还会有 1/3 自体成分（包括凝血因子）保留在体内，仍然有足够的凝血功能。应当注意，休克没得到及时纠正，可导致消耗性凝血障碍。

【并发症及其防治】

1. 一般输血的并发症

(1) 急性溶血性输血反应：是输血中最严重的并发症，一般是输注了血型不相匹配的红细胞所致。其中绝大部分是 ABO 血型不匹配。当血型不匹配的红细胞输注后，即刻就被受体血液中的抗体所破坏而产生溶血反应。临床上患者输血时出现发热、寒战、腰背部疼痛、气促，应考虑到输血反应。如反应继续加重，可出现低血压、出血、呼吸衰竭、急性肾小管坏死。麻醉状态下若表现有发热、低血压，无法解释的出血或血红蛋白尿时应考虑到溶血的可能。处理原则：立即停止输血，保留静脉通路，严密观察病情，及早扩容利尿，保护肾脏，防止休克及 DIC。具体的处理如下：①当怀疑有急性溶血性输血反应时，立即停止输血，将血样和尿样送实验室检查，包括重新做交叉配血，测定血浆游离血红蛋白浓度、抗球蛋白试验等。②保持尿量大于 100ml/h，并维持 24h 以上。加速静脉补液，维持 CVP 10～14cmH_2O，必要时在 5～10min 内快速滴注甘露醇 12.5～50g。如果补液和输注甘露醇无效，则静脉注射呋塞米 20～40mg。③碱化尿液，通常用碳酸氢钠滴注，5%碳酸氢钠 40～70mmol，使尿液 pH 达 6，可防止游离血红蛋白在肾小管内沉积。④测定血小板计数。⑤低血压的处理，患者出现低血压，可以采用抗过敏措施处理，应用糖皮质激素。在去氧肾上腺素等常规升压药物作用不明显的情况下，在有通畅静脉通路的条件下，可采用小剂量肾上腺素治疗。⑥对严重溶血性输血反应可采用换血疗法。利用体外循环装置，用 3000ml 同型血将体内血液稀释。但由于多数情况下患者的肾功能会很快恢复，故采用此方法应该慎重考虑。有急性肾功能衰竭应进行透析治疗。

(2) 非溶血性输血反应：可能发生过敏或发热反应，患者多有焦虑、瘙痒或轻度呼吸困难。全麻患者可表现为发热、面红、荨麻疹、心动过速、轻度低血压。应停止输血并排除溶血性输血反应。若只有荨麻疹，则应减慢输血速度，并应用抗组胺药(苯海拉明 25～50mg 静脉注射)和糖皮质激素(氢化可的松 50～100mg 静脉注射)。对于已知有发热反应的患者可输注不含白细胞的红细胞，患者可先服解热药和抗组胺药。有输血过敏史的患者应只输洗涤红细胞(不含血浆)。如停止输血并经对症处理 2h 后，病情未缓解甚至加重者，应考虑细菌污染性输血反应。

(3) 由输血造成的感染性疾病：①肝炎，一般在输血后 50～180 天发病，临床表现轻者无症状，重者致死。相当一部分表现为黄疸，亦有 40%的患者无黄疸的表现。无黄疸患者主要通过血清谷丙转氨酶的变化明确诊断。以丙型肝炎和乙型肝炎多见。其主要危害是继续发展为慢性肝炎、肝硬化。②获得性免疫缺陷综合征(AIDS)，表现为细胞免疫的极度下降。临床上出现一些机会性感染(卡氏肺孢子虫病等)以及卡波西肉瘤等，最终患者极度衰弱甚至死亡。③亲淋巴病毒感染，被认为可能是造成某些白血病和淋巴瘤的病因。人类 T 淋巴细胞 Ⅰ 型病毒(HTLV-1)可引起 T-淋巴细胞恶性病变。④巨细胞病毒(CMV)感染，当输血后，患者出现类似于传染性单核细胞增多症的临床表现，同时血清学指标由阴性转为阳性时，须考虑 CMV 感染的发生。CMV 主要对早产儿、器官移植的受体、脾切除的患者产生严重影响，使用少白细胞红细胞、去甘油的冰冻红细胞以及 CMV 血清学阴性供体的血制品有助于减少免疫抑制患者输血时感染 CMV 的风险。⑤梅毒，血制品储存于 1℃～6℃的环境下，梅毒螺旋体无法存活，只有储存于常温下的血制品才有可能传播梅毒，如浓缩血小板。

(4) 输血导致的免疫抑制：输血可以导致非特异性的免疫抑制。这对器官移植的受体来说有益处，但对其他患者来说，输血有可能增加术后感染的机会，促使恶性肿瘤的进展和术后的复发。输血导致的免疫抑制的机制尚未阐明，可能与前列腺素 E 的合成增加、白介素-2 的产生减少等有关。

(5) 细菌污染：由于在红细胞制备、储存或输注过程中被污染，或保存温度较高(20℃～24℃)，导致细菌繁殖所致。应立即停止输注，观察血袋剩余血液的物理性状：如有无浑浊、膜状物、絮状物、气泡、溶血、红细胞变暗紫色、血凝块等，有上述情况之一均提示有细菌污染的可能。在留取细菌学培养标本后，如怀疑是细菌污染引起的输血不良反应，应尽早给予大剂量、强效、广谱抗生素进行抗感染治疗，待获得培养结果后再对抗生素进行调整。

(6) 输血相关性急性肺损伤(TRALI)：TRALI 是由供体的白细胞抗体所引发的非心源性肺水肿，这种抗体主要来自怀孕后的女性。表现为低氧血症、发热、呼吸困难，甚至气管插管内涌出大量液体(泡沫痰)，一般出现在输血后 1～2h，6h 内症状最明显。除了立即停止输血外，可给予激素治疗，必要时给予机械通气。TRALI 是输血引起死亡的三大原因之一，但多数患者可在 96h 内恢复。

2. 大量输血后的并发症

大量输血是指一次输血超过患者自身血容量的 1～1.5 倍，或 1h 内输血大于 1/2 的自身血容量，或输血速度大于 1.5ml/(kg•min)。

(1) 供氧能力降低：血液储存后，其向组织释氧的能力下降。对于一些器官功能处于代偿边缘的患者，如冠心病患者，必须考虑此方面的影响。

(2) 出血倾向：大量输血后出血倾向多见，主要与输血量、低血压及低灌注持续时间有关。凝血系统异常由两方面因素形成：弥散性血管内凝血（DIC）和输注大量库血造成凝血因子稀释（包括Ⅴ、Ⅷ因子的缺乏和稀释性的血小板减少症）。如患者术前没有凝血机制障碍，输血后出现术区渗血、血尿、齿龈出血，尤其是静脉穿刺点的出血和皮下瘀斑，须考虑到凝血系统异常的发生。

(3) 枸橼酸中毒：枸橼酸中毒并非枸橼酸离子本身的毒性，而是枸橼酸结合钙离子引发低钙血症的相关症状，包括低血压，脉压减小，心脏舒张末期容量增加，CVP 升高，ECG 示 Q–T 间期延长，T 波降低。处理上补充钙离子，主要是氯化钙，剂量 0.5～1.0g，给药速度 1.5mg/(kg•min)，严密监测血清钙离子的变化，以决定是否需要追加剂量。在肝脏疾病、肝移植手术、低温、过度通气等情况下枸橼酸中毒可能会进一步增加。前三者主要是干扰枸橼酸代谢，过度通气则是由于 pH 升高使血清游离钙离子减少，从而加重枸橼酸中毒反应。低温和过度通气在临床可以迅速解决，而肝脏疾患和肝移植手术中大量输血后补钙应成为常规。

(4) 高钾血症：保存 21 天的库血，其血清钾含量可达 19～30mmol/L，但临床上大量输血造成的高钾血症并不多见，因为库血输入体内后，钾离子可以通过红细胞的摄入、向血管外间隙扩散以及肾脏的排出，离开血管内从而使血清钾水平维持正常。只有当输血速度超过 120ml/min 时，会出现明显血钾升高。处理的主要措施是补充钙离子，对抗高钾的钙制剂必须是氯化钙而非葡萄糖酸钙。

(5) 低体温：库血保存于 4℃环境中，如果直接输注给患者，可造成体温下降。低体温对人体带来不利影响，尤其是对循环系统和凝血系统，另外由于术中低体温，患者在苏醒期易出现严重寒战，造成氧耗量急剧上升，心肺负荷加重，对心肺功能不全患者造成威胁。输注库血前应用水浴加温，需快速输血时，可采用加温快速输液系统并配合其他物理加温手段。

(6) 酸碱平衡紊乱：血液保存液呈酸性，加之红细胞在保存过程中代谢产物及生成二氧化碳不能被清除，所以库血呈酸性。大量输注库血，可造成患者体内代谢性酸碱失衡。应在动脉血气指导下，对酸碱平衡积极进行调整。

(7) 微小血栓的输入：血液储存时间超过 5 天后，库血中小凝血块和碎片增多。这些凝血块和碎片通过普通输血管道的过滤网进入受血者体内，可导致 ARDS、视网膜血管受累，以及内耳重听等并发症。理论上，使用孔径较小过滤器可减少微小血栓进入。

第三十七章　血液净化技术

血液净化技术包括血液透析、血液滤过、连续性血液净化、血液灌流、血浆置换、免疫吸附等。需根据患者的全身状况、医院的设备条件和医护人员的技术水平选择适当的方式。

第一节　血液净化的抗凝技术

适宜抗凝技术的应用是保证肾脏替代治疗安全、顺利进行的先决条件。

【适应证】

需要进行血液净化，无抗凝禁忌证的患者。

【禁忌证】

1. 患者存在凝血功能障碍，各项凝血功能指标明显延长时慎用抗凝治疗。

2. 患者存在明显的出血倾向时慎用抗凝治疗。

3. 患者存在肝功能不全、低氧血症、外周循环较差的情况时慎用枸橼酸抗凝治疗。

【抗凝方法的选择】

1. 普通肝素(UH)

通常先采用 5000～20000U 的 UH 加入预冲液中，将预冲液灌满体外循环管路；在引血前还须静脉推注 1000～5000U 的 UH 作为首量(或 10～20U/kg)，治疗过程中持续静脉输注 3～15U/(kg•h)作为追加量，追加量一般在回路的动脉端输入。抗凝目标是使 APTT 或 ACT 延长 50%以上。在伴有弥散性血管内凝血或血小板减少症的患者中，肝素剂量需根据 ACT 监测结果做酌情减量。

2. 低分子量肝素(LMWH)

一般首剂 15～20U/kg，追加量 5～10U/(kg•h)。

3. 枸橼酸抗凝

在体外循环的动脉端(离心部分)输入适量的枸橼酸三钠，速度为[0.007mmol/(kg•min)]，儿童为［0.005mmol/(kg•min)］。同时在体外循环的静脉端(回心部分)或外周静脉输入适量的钙离子，速度一般为 2.0～3.1mmol/h。钙剂一般多选用葡萄糖酸钙，但在并存严重肝功能损害甚至肝脏功能衰竭患者，优选氯化钙。抗凝目标是体外循环动脉端全血凝血时间(WBCT)在(11.4±3.0)min，全血活化凝血时间(WBACT)在 90～120s；静脉端 WBCT 则需延长至(24±11)min，WBACT 需延长 1 倍以上。体外循环静脉端离子钙理想水平为 0.25～0.35mmol/L。

4. 无抗凝剂法

首先将 5000～20000U 的普通肝素加入预冲液中，将预冲液灌满体外循环管路并保留一段时间，预冲液不直接进入体内，通常在引血时被放掉。在治疗中定期用等渗盐水冲回路，一般 0.5～1h 冲 1 次，每次 50～100ml。

【注意事项】

1. 抗凝应个体化。

2. 针对不同的抗凝方法要采用不同的监测手段。

3. 密切监测各种并发症的发生。

4. 定期更换滤器管路。

第二节 血液透析

【适应证】

1. 急性肾损伤。

2. 容量负荷过重导致的急性心力衰竭或药物难以控制的高血压。

3. 严重的代谢性酸中毒及不易纠正的高钾血症。

4. 高钙血症、低钙血症及高磷血症。

5. 急性肝衰竭。

6. 药物或毒物中毒。

【相对禁忌证】

1. 颅内出血或颅内压升高，胃肠道等严重活动性出血。

2. 难以纠正的严重休克，严重感染伴休克。

3. 严重的心肌病变并伴有难治性心力衰竭。

4. 伴有精神障碍不能配合血液透析治疗。

【透析前准备】

1. 对血压偏低者须用胶体液预充及血泵辅助循环，HB＜50g/L 者须全血预充或输血，严重贫血伴血压偏低者宜在开始透析时，使动脉血缓慢进入透析器。

2. 根据尿量、体重、水肿、高血压程度、心功能和生化指标等选择合适的透析器、透析方法、透析时间和透析液组成。

3. 检查和保持动静脉瘘管通畅。

4. 保证透析装置运转正常。

5. 根据有无出血倾向和高凝状态，决定肝素用法和用量。

【操作方法】

1. 血管通路建立

有动静脉外瘘、动静脉内瘘。用于血液透析的动静脉内瘘的要求：①血流量要求在 100～300ml/min；②与人工肾透析器的连结和分离操作简单，能反复使用；③对患者循环系统的负担要轻；④不易发生阻塞、感染等合并症；⑤不易破损、出血，安全可靠；⑥尽量不影响患者的日常生活，如一般运动及洗澡等。

2. 透析液的配制和透析操作

由血液透析的专科人员来完成。重症患者可采用床边透析，需要多科人员合作。

【注意事项】

1. 危重患者每隔 15～30min，一般患者每隔 30～60min 测血压、心率、呼吸和体重一次，且应密切观察患者的一切反应。

2. 常规透析液流量为500ml/min，温度35.5℃～36.5℃，负压在－20℃～－6.67kPa。

3. 观察血流量，有无血液分层、静脉压、血液和透析液颜色。

4. 防止管道接头松脱出血。

5. 每次超滤量应控制在2～3L，或不超过体重的4%。

【并发症】

1. 透析平衡失调综合征

(1) 临床表现：多种多样，轻者仅有头痛、倦睡、烦躁、肌肉跳动、恶心呕吐等，中度可有扑翼样震颤、肌肉阵挛、定向障碍、严重者出现精神失常、心律不齐、惊厥、木僵、昏迷甚至死亡。其发生的原因多为快速透析使血中尿素水平突然下降引起脑组织水肿。

(2) 处理：充分合理的诱导是减少平衡失调综合征的主要措施，首次透析采用低效透析器，短时透析，逐步过渡到规律透析。诱导透析最好在血浆尿素氮不超过23.6mmol/L时即开始。提高透析液的钠浓度，在透析中静脉滴注甘露醇、高张葡萄糖液等均可预防其发生。若已经发生，轻者要缩短透析时间，重者要即刻中止透析，同时静脉给予高张葡萄糖液或高张钠。积极对症治疗，吸氧、预防或治疗性应用解痉和镇静药物等。一般在24h内症状可自行缓解。

2. 发热、寒战

透析过程中，患者发生发热或寒战，其主要原因是输入致热原、血液管道污染或感染。如患者有扁桃体炎、上呼吸道感染等，透析时将因感染传播而引起发热。透析管道上有破损、操作时消毒不严格、输液反应、透析器及管道重复使用时处理不当等均可导致发热甚至寒战，发热时应常规作血及导管培养。

3. 低血压

(1) 透析开始时低血压：由于短时间内血液自体内急速进入体外循环，引起血压下降。可将预充的生理盐水全部或部分输入患者体内，血流量和透析液均“逐步”加大。

(2) 透析中低血压：由于超滤过速、过多引起的低血容量，透析中失血，透析中出现心律失常、心包填塞、心力衰竭、心肌梗死、过敏反应等。应按常规测量并记录血压、脉搏，选用容量控制超滤的透析机和适宜超滤率的透析器。处理方法：①减慢血泵转速，降低体外循环血量；②负压调至“0”停止超滤，患者取仰卧位，床脚抬高，增加回流量；③输入生理盐水、血浆、全血等，必要时给予升压、强心药；④以上处理效果不佳时，停止透析。

(3) 透析结束或透析后低血压由于超滤过多、低钠透析、服用降压药、失血、高热、心功能不全引起。

4. 出血

常见原因有胃肠道出血、颅内出血、动静脉瘘出血、出血性心包炎等。

5. 空气栓塞

①立即阻断血流，停止血泵转动，防止空气继续进入体内；②取左侧卧位，使右心处于高位，利于空气弥散到肺部排出；③吸入纯氧，加用地塞米松、脱水剂、肝素等；④必要时进入高压氧舱治疗。

6. 溶血

发生溶血时可见血液管道内呈淡红色，尿呈酱油色，也可伴有发冷、发热、胸闷和急性贫血。处理：立即查明原因，采取有效措施。严密观察透析液的浓度和温度变化。

7. 心力衰竭

发生原因有高血压、水钠控制不当、高钠透析、低蛋白血症、心包积液等。针对病因进行处理。

8. 抽搐

症状多为肌肉痉挛性疼痛，可能与缺钠或脱水过快有关。处理：首先降低超滤速度，通常输入生理盐水 100～200ml 或 10%氯化钠 10～20ml 或用高张葡萄糖可使症状缓解。

9. 首次使用综合征(first–use syndrome，FUS)

由于使用新透析器而产生的一组综合征，称为 FUS。轻者仅有瘙痒、荨麻疹、咳嗽、流泪等。严重者出现呼吸困难，可突然心跳骤停甚至死亡。严重者应立即停止透析，夹住血液管道，丢弃透析器和管道内的液体。必要时用肾上腺素，抗组胺药或激素。使用前用生理盐水冲洗透析器，事先冲洗透析器，选择生物相容性好的透析膜可以预防 FUS。

10. 其他并发症

心律失常、心包炎、高血压、透析中心搏骤停等。

第三节　连续性血液净化技术

连续性血液净化技术，又名连续性肾脏替代治疗(CRRT)，是指所有连续、缓慢清除水分和溶质的治疗方式的总称。

【适应证】

1. 容量负荷过多如难治性充血性心力衰竭、急性肺水肿、慢性水肿等。

2. 急性肾衰竭伴有心血管功能障碍、脑水肿、高分解代谢等；慢性肾衰竭、尿毒症。

3. 清除溶质，见于药物或毒物中毒、肝性脑病、先天性代谢障碍。

4. 酸、碱和(或)电解质紊乱如乳酸酸中毒、高钠血症等。

5. 全身炎症反应综合征(SIRS)、急性呼吸窘迫综合征(ARDS)、多器官功能障碍综合征(MODS)。

6. 其他　如急性坏死性胰腺炎、挤压综合征等。

【禁忌证】

严重活动性出血、严重贫血、周围循环衰竭、严重心肺功能不全。

【操作方法】

1. 建立血管通路

血管通路可选择动静脉直接穿刺及中心静脉留置导管。首选双腔中心静脉导管。建议将超声引导作为导管置入的辅助手段，常用穿刺部位有股静脉、颈内静脉。一般流量 50～150ml/min。应避免将锁骨下静脉作为插入部位，此位置有较高的锁骨下静脉狭窄和栓塞形成发生率(15%～50%)，而且锁骨下静脉狭窄/血栓形成还会破坏同侧上肢永久性动静脉血液透析通路的置入。

2. 应用血泵

血泵、置换液泵、超滤泵、抗凝剂泵等多泵系统，液体平衡控制系统，加温系统等。根据不同血液净化技术选择泵系统。

3. 血液滤过器

多用中空纤维型血液滤过器，滤过膜的滤过性能接近肾小球基底膜。滤过膜要求：生物相容性好，截留相对分子质量明确(能通过中、小分子物质)，高通量、抗高压，滤器内容积较小(40～60ml)。常用聚酰胺膜、聚砜膜、聚丙烯腈膜滤器。

4. 配置置换液和输入

置换液的电解质成分应接近人体细胞外液成分，根据需要调节钠和碱基成分。碱基常用乳酸盐、醋酸盐和碳酸氢盐。对有乳酸酸中毒或肝功能障碍者不宜用乳酸盐。置换液输入方法包括：①前稀释法，即在滤器前的动脉管道中输入；②后稀释法，即在滤器后的静脉管道中输入。前稀释比后稀释更能降低血液黏滞度，不易发生凝血，但是滤过效率低，置换液使用量大。

5. 应用抗凝剂

常规应用肝素抗凝法，首次负荷剂量20U/kg，经动脉管路，维持剂量为5～15U/(kg•h)，定时检测PT、APTT时间。其他抗凝方法有体外枸橼酸抗凝法、低分子肝素法、前列腺素抗凝法、无肝素盐水冲洗法等。

6. 液体平衡的管理

每小时计算液体平衡，平衡是同期入量(置换液量+静脉输液量+口服量)减去同期出量(同期超滤液量+尿量+引流量+其他液体丢失量)。根据治疗目的和患者的循环情况掌握平衡量。

【注意事项】

1. 密切观察患者的生命体征，如发现血压下降应立即减慢血泵速度，保持患者头低脚高位，补充血容量，必要时加用升压药。相应处理未见好转的，应及时停止，改用其他方法。

2. 监测凝血功能。

3. 血液净化系统的监测应注意观察管路的动、静脉压的变化；监测气泡，防止发生空气栓塞。

4. 血液净化能清除相对分子质量小或蛋白结合率低的药物，故在同时进行药物治疗时需要调整用药的剂量。

【并发症及其防治】

1. 技术并发症

(1) 血管通路不畅：血管通路不畅是严重的并发症，可导致体外循环中血流量下降。动脉内径减小、导管长度增加或扭曲都可能导致血流量急剧下降。正确的监测循环压力是预防的关键。

(2) 血流量下降和体外循环凝血：管道内径减小或扭曲会使血流停止导致体外循环凝血。血泵的应用可减少该并发症的发生。

(3) 管道连接不良：妥善固定，避免意外脱管。烦躁患者适当约束，按需使用镇静药物，避免非计划性拔管。

(4) 气栓：在无空气监测装置情况下，一旦空气进入动静脉管道，就可能发生严重的空气栓塞，应严密观察动静脉管道及各种管道的连接情况。

(5) 水电解质平衡紊乱：注意准确评估患者的临床情况和危重程度，严格监测液体进出

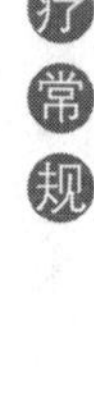

量。还应避免配制置换液时出现差错导致的容量和电解质失衡。

(6) 滤器功能丧失：滤膜发生凝血可影响膜的通透性，使系统的有效性下降。

2. 临床并发症

(1) 出血：动静脉穿刺对血管损伤，特别是局部动脉粥样硬化可出现严重出血，故当怀疑局部有严重的动脉粥样硬化需选择其他通路。在净化过程中，抗凝药剂量应能立即达到最大的体外抗凝作用，而对体内循环系统无作用或作用很小。对于有出血倾向的重症，可采取特殊疗法以维持体外循环中的抗凝作用，以减少出血的风险。拔除动脉导管时必须局部加压，以防出血，如果持续出血，需尽早手术止血。

(2) 血栓：动脉局部易发生血栓，如影响肢体的血液灌注需立即外科手术或介入取栓。应常规监测血管灌注情况，持续监测体外循环中静脉压力，有助于早期发现和防止并发症。

(3) 感染和败血症：局部感染是严重的并发症。体外循环时应高度谨慎，严格无菌，避免打开管道留取血标本，避免出血和血肿。对脓毒症或重症感染者应注意调整抗生素的剂量，以达到有效的血药浓度。

(4) 生物相容性和过敏反应：由于血液直接和人工膜及塑料导管接触，应注意塑料等残留物可激活细胞因子、补体系统，引起过敏反应。注意选取高度相容性的生物膜。

(5) 低温：超滤时大量置换液可致体温下降，计算热量摄入及评估营养和能量平衡时需考虑体温的负平衡，加热置换液可纠正此并发症。

(6) 营养物质丢失：长期治疗可引起营养物质的丢失。监测滤液和血液中的电解质成分、营养成分及药物浓度，及时在置换液中加以补充，即可避免这些物质的不平衡；根据血糖监测结果，调整置换液中葡萄糖和胰岛素用量。

第四节 腹膜透析

腹膜透析（腹透）是利用人体生物透析腹膜作为半透膜，通过向腹膜腔中注入透析液，借助腹膜两侧血液及透析液间溶质浓度与渗透压梯度的不同，依靠扩散原理清除体内毒素和过量的水分，从而抢救患者的生命。

【适应证】

在 ICU 救治的危重症患者中，出现急性肾功能不全的首选治疗方案是连续性血液净化（CRRT）。CRRT 可以改善患者的内环境，起到代替肾功能并减少或清除炎性介质等作用。但在许多的情况下腹膜透析也可以起到有益的治疗作用，对于中分子尿毒素的清除率比人工膜为佳，甚至弥补 CRRT 的不足，对保留残余肾功能优于血液透析。

1. 急性肾衰竭。
2. 慢性肾衰竭，是指在 ICU 治疗中，慢性肾功能不全的急性恶化或出现一些并发症。
3. 急性药物或毒物中毒。
4. 顽固性心力衰竭。
5. 顽固性水肿。
6. 电解质紊乱及酸碱平衡失调。
7. 对于伴有休克、心功能不全的急性肾衰竭，需要大量的血管活性药物维持循环者。
8. 伴有严重出血倾向的患者。

9. 急性肾衰经 CRRT 治疗后全身状况稳定，但肾功能仍未恢复者，同时减轻患者的经济负担。

10. 低温和高温。

11. 其他。也可以治疗某些急性肝功能不全，急性胰腺炎及多发性骨髓瘤等。

【禁忌证】

1. 绝对禁忌证

广泛肠粘连及肠梗阻；腹部皮肤广泛感染或严重烧伤或其他皮肤疾病而无法置入腹膜透析管。

2. 相对禁忌证

(1) 严重呼吸功能不全患者，若有恰当的呼吸机支持也可尝试应用。

(2) 腹部手术 3d 以内，且腹部有外科引流者。

(3) 出现胃肠衰竭征象或肠梗阻。

(4) 疝未修补者或横膈有裂孔者。

(5) 腹腔内血管疾患。

(6) 腹腔内巨大肿瘤、多囊肾等。

(7) 高分解代谢者，长期蛋白质及热量摄入不足者。

(8) 晚期妊娠。

(9) 硬化性腹膜炎。

(10) 不合作或精神病患者。

(11) 处于相对容量不足的患者，如由于应用脱水药或利尿药降颅压，而造成 ARF 的患者，应用腹膜透析容易造成超滤失败。

【操作方法】

1. 置管体表常用位置的选择

(1) 脐下 2～3cm 经左旁正中切口(经腹直肌)：好固定，但引流障碍的发生率＞10%，尤其是耻骨联合上方较长时，腹膜透析管难以抵达要求部位。

(2) 脐下 2cm 经正中穿刺：出血机会少，但部分患者置管可能难以达到有效部位，由于没有经过肌肉层容易并发腹疝。

(3) 反麦氏点切口：左侧髂前上棘与脐连线中外 1/3 处。手术难度大，须分离三层肌肉(腹外斜肌、腹内斜肌、腹横肌)，腹透引流不畅率约 10%。

(4) 左髂前上棘与正中线之间的中点切口：该点通过左侧腹直肌鞘的外侧缘，但肌肉不多，固定作用稍差。

(5) 耻骨联合上缘 8～9cm 经左旁正中点切口：先确定耻骨联合上缘进行标记，再标记腹白线(正中线)，以水平向上 8～9cm，以该交点为中心，腹正中线左旁 2cm 左右，标记出切口位置。其腹膜透析液引流不畅发生率＜3%。

2. 置管方法

(1) 置管的术前准备：①必须仔细了解患者的病情，尤其对于腹部有过手术史的患者。②检查患者有无出血倾向及出凝血时间。③术前嘱患者排空大小便。④根据体表定位方法并标记皮肤切口位置。

目前有 3 种置管方法，即解剖法置管、盲插法置管、内镜直视下置管。不论哪种方法，操作环境应达到手术室的标准，参与操作的医师、护士的无菌消毒，及患者的腹部消毒均应严格操作。建议采用超声引导下进行穿刺置管，避免副损伤。

3. 腹膜透析液配方的要求

透析液用水必须严格无菌和无内毒素，透析液电解质浓度与正常血浆相近，透析液渗透压应高于患者血浆渗透压，并根据患者血浆电解质及时调整透析液电解质。

(1) 钠离子浓度为132mmol/L，略低于正常血浆浓度，有利于纠正肾衰竭时钠潴留。

(2) 氯离子浓度为103mmol/L。

(3) 钙离子浓度为1.25～1.75mmol/L。

(4) 镁离子浓度为0.25～0.75mmol/L。透析液中一般不含钾离子，有利于清除体内过多钾离子，维持正常血钾浓度，但有低钾血症时，可临时在透析液中加入钾盐，每升腹膜透析液加10%氯化钾溶液3ml，其钾浓度近4mmol/L。透析液渗透压一般略高于血浆渗透压，为利于体内水清除，可根据体内水潴留程度适当提高透析液的渗透压。目前多以葡萄糖维持渗透压，一般用1.5%葡萄糖腹膜透析液作为基础，其渗透压为346mOsm/L；若需增加体内水分清除，可用 2.5%葡萄糖浓度。每升透析液中每提高 1%葡萄糖浓度可增加渗透压55mOsm/L。现有腹膜透析液中最大葡萄糖浓度为4.25%，其渗透压最高者为490mOsm/L（一般每日限用一次或不用），除非严重水肿或急性肺水肿尽量避免使用高浓度葡萄糖透析液以免过度脱水，引起严重高糖血症和高糖刺激腹膜导致腹膜丧失超滤功能。腹膜透析液pH值为5.0～5.8。目前均以乳酸盐为碱基，它进入体内后经肝脏代谢为碳酸氢根（表37－1）。

表37－1 标准透析成分

成分	含量及单位
葡萄糖	0.5～4.25g/dl
钠	132～141mmol/L
氯化物	107mmol/L
醋酸或乳酸根	35～45mmol/L
镁	0.25～0.75mmol/L
钙	1.5～1.75mmol/L
渗透压	340～390mOsm/L
pH	5.0～7.0

4. 腹膜透析方法

透析方式分手工和自动循环。在ICU中对于危重患者应尽早评估是否需要进行腹膜透析，在腹膜置管后，由于手术的干扰，腹膜功能受应激影响较大，此时灌注透析液有可能造成超滤失败。而间隔数小时可达到超滤效果。

所以在最初灌注透析液时，先从小剂量开始，如灌注1L透析液，30～60min后放出，同时观察能否超滤及伤口周围是否有渗漏。在比较满意的情况下采取以下透析方法：

(1) 间歇性腹膜透析（Intermittent Peritoneal Dialysis，IPD）：手工操作，透析液2L/次，每个透析日连续交换8～10次，每次1h，每周4～5个透析日，透析总时数为36～42h。适用于急性肾衰竭患者。

(2) 连续性非卧床腹膜透析（continuous ambulatory peritoneal dialysis，CAPD）：每日交

换透析液 4 次，每次 2L。交换时间，上午 8 点，中午 12 点，下午 5 点，晚间 10 点；透析液选择，白天 3 次用含葡萄糖 1.5%的透析液，晚间用含葡萄糖 4.25%的透析液。适用于慢性肾衰竭患者，是目前最常用的腹膜透析方式。

(3) 连续循环式腹膜透析(continuous cyclic peritoneal dialysis，CCPD)：每日交换透析液 5 次，每次 2L。交换时间，晚 10 点开始，翌晨 8 点关机，夜间应用腹膜透析机进行交换腹透液，每 2.5h 交换 1 次，共 4 次；进液 10min，留置 2h，放液 10min，白天腹透液保留于腹腔 2L 共 11h，使腹透液在腹腔内进行充分交换，适用于坚持工作者。透析液选择：夜间各次均用含葡萄糖 1.5%的透析液，白天用含葡萄糖 4.25%的透析液。

(4) 夜间间歇性腹膜透析(NIPD)每晚 10 小时内透析 8～10 次，日间腹腔内不保留腹膜透析液，应用于腹膜易吸收葡萄糖患者，疝的患者。

(5) 潮式腹膜透析(Tidal peritoneal dialysis，TPD)第一次灌注腹腔最大耐受量 3L，以后每次交换流量 1～1.5L。由于不断有新鲜的透析液进入腹腔，故透析液与血液间的溶质浓度始终保持着一定的梯度差。由于整个透析过程中液体的交换如同潮水样变化，故称之为 TPD。适用于体表面积较大，腹膜透析不充分的患者，多数在晚间进行，又称 NTPD。

针对不同患者选择不同的透析方式和不同葡萄糖浓度的透析液，而且透析方式应根据病情需要随时调整。一般情况下，透析液留置时间长以清除溶质为主，留置时间短以清除水分为主。在透析过程中应每日监测血液生化数据变化，以免水和电解质丢失过多。

5. 超滤失败

亦称为超滤衰竭(Ultrafiltration Failure，UUF)，即 4.25%浓度，量为 2L 的葡萄糖透析液，留腹 4h 后引流，超滤量＜400ml 作为超滤失败的诊断标准。出现超滤失败，应积极寻找原因，若无法根除原因，则应停止腹膜透析。

6. 腹膜透析导管的拔除

(1) 拔除腹膜透析导管的指征

①难以控制的腹膜炎。

②难以控制的隧道口或隧道感染。

③肾移植成功或需转作血液透析者。

④腹膜透析液引流不畅，且经其他方法处理仍不能恢复正常引流者。

⑤其他原因，如肾功能恢复到可以脱离透析者。

(2) 导管拔除的方法：所有慢性腹膜透析导管均附有 1～2 个涤纶袖套，这些袖套被置于腹壁肌肉或皮下组织中，数周后，肌肉或皮下组织长入涤纶袖套内，因此必须小心分离才能拔出导管。

操作者先用手指确认第 1 个涤纶袖套和第 2 个涤纶袖套的位置。常规消毒，铺无菌巾单，局麻后第 1 个涤纶袖套部位平行于原来的切口切 2cm 长的皮肤切口，钝性分离皮下，找出隧道中的硅胶导管，并用止血钳钩出导管，轻轻向上提起。

操作者左手将隧道中硅胶导管轻轻提起后，右手用止血钳自上而下逐步钝性分离第 1 个涤纶袖套上的粘连带，直至完全分离，将导管腹腔部拔出，此处应特别小心，防止腹膜透析导管断在腹腔中。

继续分离皮下的涤纶袖套。局麻后在腹膜透析管皮肤出口处做一 1cm 的切口，将腹膜透析导管从皮肤出口处拖出。

冲洗伤口后依次缝合筋膜、皮下皮肤。

【并发症】

把握好腹膜透析的指征，其效果是满意的，但也存在一些并发症，应予重视和预防。

1. 引流不畅或腹膜透析管堵塞

(1) 原因：①腹膜透析管移位、漂浮、扭曲、腹腔内气体过多；②肠麻痹、肠胀气；③纤维块、大网膜堵塞、包裹腹膜透析管；④膀胱充盈压迫腹膜透析管。

(2) 处理：①改变体位；②排空膀胱；③服导泻药或灌肠；④肝素 5mg 加生理盐水快速注入腹膜透析管，并保留；⑤若上述处理仍不能改善者，需摄腹部 X 线平片，检查腹膜透析管有无移位，若移位，在无菌操作下将金属丝插入导管调整位置。

2. 腹膜炎

(1) 原因：细菌来自透析管道的皮肤出口处。

(2) 临床表现：腹痛、腹部不适、压痛、反跳痛、发热、透析液浑浊、白细胞增多、细菌培养阳性。

(3) 处理：①用 1000ml 透析液连续冲洗 2～5 次；②透析液中加抗生素；③全身应用抗生素；④若感染严重应考虑改用血液透析，拔除腹膜透析管。

3. 腹痛

原因：①透析液温度不当；②透析管位置不当；③高渗透析液；④灌入或排出透析液过快，压力过大；⑤腹膜炎。

4. 水、电解质紊乱

(1) 超滤过量造成脱水、低血压。

(2) 引流不畅易致水肿。

(3) 低血钾、高血钾、高血糖症及高渗透压症。

5. 伤及内脏器官、伤及肠管是严重的少见并发症

由于危重症患者反应能力较差，所以术者应由有经验的医师来完成，插管时注意操作轻缓，即可避免。

6. 进行性大量出血

除凝血机制障碍的可能性外，也可能系损伤内脏所致，应注意鉴别及时停止透析并做适当处理；小量出血应严密观察，仍可继续透析。

7. 透析液渗漏

可以在术中从透析管周围漏出，也可能在术后自切口漏出；常见于腹膜荷包缝合不严密，透析管放置过浅或外移，如发现从切口漏液，应立即缝合，包扎；如漏液严重者则应重新手术置管

第五节　血 浆 置 换

血浆置换系通过血浆分离装置，利用体外循环的方法将血浆分离并滤出，弃去患者的异常血浆，然后将血液的有形成分以及所补充的置换液回输体内，可部分清除血浆中所存在的一些致病的物质，代谢产物（如肝衰竭时）和一些自身免疫病的自身抗体和毒物亦随之

被剔除的治疗方法。

【适应证】

1. 肾脏疾病

(1) 抗肾小球基膜抗体介导的肾炎。

(2) 急进性肾小球肾炎及肺出血。

(3) 其他肾小球肾炎，如 IgA 肾病、紫癜性肾炎、膜增生性肾小球肾炎等。

(4) 狼疮性肾炎。

(5) 肾移植。肾移植前去除淋巴毒抗体、肾移植后的排斥反应、肾移植后复发肾小球疾病的治疗。

2. 血液系统疾病

(1) 高黏血症。

(2) 溶血性尿毒症综合征和血栓性血小板减少性紫癜。

(3) 血友病和输血性紫癜。

(4) 自身免疫性溶血性贫血。

(5) 多发性骨髓瘤的肾损害。

3. 神经系统疾病

(1) 重症肌无力。

(2) 吉兰–巴雷综合征(Guillain-Barre syndrome)。

4. 代谢性疾病

(1) 高脂血症。

(2) 甲状腺危象。

5. 肝功能衰竭

6. 中毒

7. 脓毒血症

8. 重症炎性及自身免疫性皮肤病

9. 系统性红斑狼疮

【操作方法】

1. 血管通路选择。有内瘘直接穿刺，无内瘘直接进行中心静脉穿刺或插管，穿刺成功后，接动脉端管路，血流量 50～80ml/min，进入血浆分离器、静脉回流室、静脉端管路，最后回到体内，形成一个体外循环。

2. 观察静脉压、动脉压、跨膜压、废液的压力等，并调整各种报警装置及参数。

3. 从补液处滴注生理盐水 500ml，低分子右旋糖酐 300ml，完毕后根据血压给予补充。

4. 开泵超滤，根据血压情况调节超滤速度。

5. 抗凝药。血浆置换过程中可使用肝素或枸橼酸钠等作为抗凝药，由于血流比较慢，故抗凝药用量较常规血液透析大，为常规血液透析的 2 倍。对于无出血倾向的患者，推荐首剂肝素 40～60U/kg，维持量 1000U/h。应用枸橼酸钠抗凝者，应注意血钙的监测，其输注速度每 15～30ml 血液用 1ml 枸橼酸钠。

6. 置换液。血浆置换过程中应保证患者血容量和血浆渗透压稳定，因此，应补充等容量和等渗透浓度的置换液，即出入速度大致相同、保持血浆胶体渗透压正常，并注意维持水、电解质的平衡，必要时补充凝血因子和免疫球蛋白。

【并发症】

病死率为 0.03%，主要与应用新鲜血浆所致的过敏反应有关。常见的并发症包括过敏反应、发热、出血、凝血功能障碍、低血压、低钙血症、心律失常、体液失衡、感染、恶心、呕吐等，主要与抗凝、操作、血管通路及置换液有关。

【注意事项】

1. 严格把握适应证。

2. 确定疗效/并发症的优势比。

3. 确定疗效/经济状况优势比。

4. 确定血浆置换治疗该疾病疗效是否肯定。

5. 血浆置换可清除治疗用药，其清除程度与药物血浆蛋白结合程度无关，但与药物容量分布有关。

第六节　人工肝支持治疗

人工肝技术是包含血浆置换、血液透析、血液滤过、血液/血浆灌流、分子吸附循环系统、连续性血液净化治疗等联合应用治疗重型肝炎的技术和治疗方法。临床医生根据患者病情选择单用或联合应用以上技术。

【适应证】

1. 重型病毒性肝炎，包括急性重型、亚急性重型和慢性重型肝炎，原则上以早、中期为好，凝血酶原活动度控制在 20%～40%，血小板＞5×10^9/L 者为宜，晚期重型肝炎和凝血酶原活动度＜20%者也可进行治疗，但并发症多见，应慎重。

2. 其他原因引起的肝功能衰竭(包括药物、毒物、手术、创伤、过敏等)。

3. 晚期肝病肝移植围术期的治疗。

4. 各种原因引起的高胆红素血症(肝内胆汁淤积、术后高胆红素血症等)，内科治疗无效者。

5. 临床医师认为适合人工肝支持系统治疗的其他疾病。

【禁忌证】

1. 疾病晚期，出现难以逆转的呼吸衰竭、重度脑水肿伴有脑病等濒危状态。

2. 有严重全身循环功能衰竭。

3. 伴有弥散性血管内凝血状态。

4. 有较重的活动性出血者。

5. 对治疗过程中所用药品如血浆、肝素、鱼精蛋白等过敏者。

6. 临床医师认为不能耐受治疗的其他情况患者。

【操作方法】

1. 人工肝方法的选择

如伴有肝性脑病时，选用血浆置换加血浆灌流；伴有肾衰竭时，选用血浆置换加血液透析或血液滤过；伴有高胆红素血症时，选用血浆特异性胆红素吸附；伴有水电解质紊乱时，选用血浆置换加血液滤过或血液透析；有时同时予 3 种以上方法联合应用。应根据病情决定治疗频率和次数，第 1、2 周每周 2～5 次，以后每周 1～2 次，平均 3～5 次，每次血浆置换量 3000～4600ml(50～70ml/kg)，血流速度一般为 60～150ml/min，分离血浆速度为血流速度的 15%～30%，补入血浆及代用品量，白蛋白 20～40g，血浆置换液的补充速度应与血浆分离速度保持平衡。治疗前常规应用地塞米松或 10%葡萄糖酸钙、肝素，用量应根据患者的具体情况而定。治疗中反复监测凝血活酶时间(ACT)，根据 ACT 值调整肝素量和结束时鱼精蛋白量。治疗中进行心电、血压监护，密切观察病情变化及跨膜压和动静脉压变化。

2. 治疗时常见的报警原理及处理

(1) 停电报警：治疗时碰到突然停电，用人工转动血泵，维持血流量 100～130ml/min。

(2) 气泡报警：应检查除泡器以上静脉管路有无气泡或除泡器血液平面是否太低。

(3) 静脉压观察：静脉压增高的原因有回血不畅，肝素量不足，管道受压、成角、扭曲、阻塞。静脉压下降的原因有管道脱落，血压下降。

(4) 动脉压观察：动脉压增高多为动脉管道血流不畅。应减少血泵流量或调整穿刺位置和方向，或检查一下血浆分离器是否阻塞及不必要的钳子夹在回路上。

(5) 温度调节：大量温度较低血浆置换入患者体内，可产生畏寒、寒战。预防方法：血浆袋外加热至 37℃，治疗时管路适当加温到 38℃～39℃。

(6) 跨膜压观察：跨膜压增高多为肝素剂量不足或血流速度太快所致。处理方法：加大肝素量，减慢血流速度，用生理盐水冲洗加以调节。

3. 人工肝支持系统治疗的疗效判断

(1) 近期疗效

①治疗前后有效率：临床治疗前后有效率是以患者乏力、食欲缺乏、腹胀、尿少、出血倾向和肝性脑病等临床症状、体征的改善，血胆红素下降，胆碱酯酶活力增高；凝血酶原活动度改善；血内毒素下降及血芳香氨基酸和支链氨基酸比值的好转等指标来评价。

②患者出院时的治愈好转率：

临床治愈标准：乏力、食欲缺乏、腹胀、尿少、出血倾向和肝性脑病等临床症状消失。黄疸消退，肝脏恢复正常大小。肝功能检查基本恢复正常。PT 恢复正常。慢性重型肝炎以临床好转率为判断标准。

临床好转标准：乏力、食欲缺乏、腹胀、出血倾向等临床症状明显好转，肝性脑病消失。肝功能：检查明显好转(总胆红素降至正常的 1/2～1/5 以下，凝血酶原活动度在 0.40 以上)。

(2) 远期疗效：存活率分治疗后半年存活率和 1 年后存活率 2 种。

【注意事项】

1. 正确保存和融化血浆、蛋白制品

冷冻血浆应在 37℃水浴中摇动融化，水温不宜过高，否则会引起蛋白凝固，备好的血浆应在 6h 内应用，天气炎热时为 4h。

2. 严格执行三查七对

应以同种血型为原则，并查对血浆标签上的时间，包装有无破损。

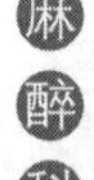
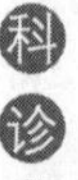
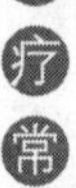

3. 及时处理过敏反应

轻者如皮肤瘙痒，可口服阿司咪唑（息斯敏）4mg，重者如血压下降、恶心、呕吐、发冷，应立即停止输注血浆，暂改输白蛋白，并给予吸氧。地塞米松 5mg 静脉推注或异丙嗪（非那根）注射液 12.5mg 肌内注射，经处理无效的患者停止治疗。

4. 及时诊断和治疗并发症

第三十八章　其他诊断和治疗技术

第一节　危重患者的院内转运

【操作方法】

1. 转运前准备

(1) 护送人员：一般为 2 名，其中 1 名必须是护士。护士需熟知患者的病情及危重病的护理。另一名随行人员，可根据患者的病情决定，可以是医师，或是呼吸治疗师、注册护士或其他危重病技术人员。转运生命体征不稳定的患者，须由具备气道管理技能和高级生命支持技术等危重病治疗经验的医师负责。

(2) 随行设备：根据需要备血压计、脉搏血氧仪、心电监护、心电图，或包含上述监测项目的监护仪。气道管理器材包括气管插管相关装置(如喉镜、口咽通气道、喉罩等)、便携式气道吸引装置、便携式人工呼吸器等。带有管道脱开和气道高压报警装置的便携式人工呼吸器更安全。供氧设备需满足转运全程氧供需要，并富余 30min 以上。根据情况携带有电池的输液泵。危重患者转运时应配备除颤器。

(3) 随行药品：必备肾上腺素和抗心律失常药。毒麻药品和其他急救药品可根据患者病情准备。携带足够的液体和药物。

(4) 制定意外应急预案：制定心脏骤停、严重心律失常、窒息等应急处理的预案，允许受过训练的随行人员在紧急情况下按方案实施急救。

(5) 其他：如需向后续医疗单位交接，应书写交接记录，内容包括病情与原治疗方案。

2. 转运前联络和协调

(1) 联络后续医疗单位：向后续医疗单位通报患者的病情和后续治疗必备的设备和药品，通报患者到达的预计时间。如病情需要，可邀请后续医疗单位的医师会诊，共同讨论并制定转运方案。

(2) 及时通知其他随行人员(如呼吸治疗师、护理人员、物业转运工人、电梯管理人员等)，以便及时配合转运。

3. 转运前患者的处理

(1) 带有气管插管的患者，出发前需将气管导管固定牢靠，并检查插管深度，必要时重新固定。

(2) 检查人工呼吸机，如原使用的通气模式在接收医疗单位和转运途中无法获得，转运前应更换通气模式，以维持患者病情稳定。如替代通气条件无法确保安全，则需重新评价转运风险和利益，重新决定转运与否。

(3) 循环功能不稳定的患者拟积极复苏治疗，待血压基本稳定时方可转运。

4. 转运中的监护和生命支持

(1) 转运中监护：至少需定时外周血压监测、脉率与呼吸监测。尽可能实行持续心电监护和持续氧饱和度监测。生命体征监测参数尽可能与转运前相同。有条件的单位，对于危重患者及血流动力学不稳定的患者，应行动脉置管进行连续动脉压监测。

(2) 转运中呼吸支持：根据病情需要选用简易呼吸器(呼吸囊)或便携式呼吸器提供呼吸支持，机械通气参数尽可能与转运前保持一致。

(3) 转运中循环支持：循环功能不稳定的患者，转运中宜应用输液泵和微量泵，尽可能保证液体治疗方案、血管活性药和正性肌力药的应用与转运前调定的方案一致。发生紧急情况时，按预案进行抢救治疗。

5. 到达后续医疗单位

(1) 通过医师–医师和(或)护士–护士交接保证后续治疗及时进行。交接内容包括病情、转运全过程中患者状况、治疗计划等。

(2) 如患者未移交，随行人员要一直陪护患者，直至回到原医疗单位。

【注意事项】

(1) 在循环功能支持下血流动力学仍不稳定的患者，应在充分评估转运利益和转运风险的基础上，权衡利弊后，再作转运或暂不转运的决定，并告知患者和/或家属。决定转运时，对预想的风险需拟定防范措施。

(2) 持续胃肠减压的患者，转运前需吸尽胃液，必要时转运中仍需保持有效的胃肠减压，谨防误吸。

(3) 创伤患者的院内转运，除非已排除脊柱损伤，否则转运中应使用脊柱固定装置。

第二节　控制性降温术

一般将体温降至36℃～34℃称为浅低温，适用于简单的神经外科手术和心肺脑复苏治疗；将体温降至34℃～26℃称为中低温，适用于部分心内直视手术；将体温降至26℃以下称深低温，常与体外循环配合进行复杂的心内手术，或大血管手术必须阻断动脉主干以保护远心端的脏器功能。将轻中度低温(28℃～35℃)称为亚低温，脑细胞损伤后早期实施亚低温治疗可以通过多种机制减轻神经元的损伤、降低脑组织氧耗量，减少脑组织乳酸堆积，保护血脑屏障，减轻脑水肿，改善预后。

【适应证】

1. 心血管手术中需要阻断循环较长的手术。

2. 需要暂时阻断局部循环、控制出血的神经外科手术，如血运丰富的脑膜瘤、血管畸形和动脉瘤手术等。

3. 颅脑外伤、出血性和缺血性脑血管病、新生儿缺血缺氧性脑病。

4. 心跳骤停患者复苏后的脑保护。

5. 控制高热如甲状腺危象、恶性高热、高热惊厥等。由于体内各器官在低温时的耗氧量并不一致，在具体应用时应根据不同情况采用不同深度的低温。

【禁忌证】

多脏器功能衰竭、严重心脏病(心脏手术除外)、休克、颅内血肿、凝血功能异常等。高龄患者应慎用。

【操作方法】

(一) 降温方法

1. 体表降温

(1) 冰水浸浴法：将全麻后的患者先置入 10℃左右的冷水中，头部可置入冰帽内。然后徐徐加入碎冰块使水温降至 2℃～4℃(注意冰块不能放在心前区)，同时调节麻醉深度和肌松程度。待食管温度降至 34℃～33℃时撤去冰水。该法降温迅速，操作简单不需要体外循环设备，主要适用于浅低温和中度低温的实施。

(2) 冰袋法：将冰袋置于患者颈部、腋窝、腹股沟及腘窝等大血管处。该法降温较慢，适合小儿的降温，也可用于脑复苏，术中高热的治疗。

(3) 变温毯法：将患者置于特制的变温毯上。该法降温较慢，但实施比较方便容易，主要适用于浅低温或低温的维持。

2. 体外循环降温

采用人工心肺机及热交换器(变温器)将血流引向体外，经热交换器冷却后，用泵将血回输体内降温。该法降温、复温快，可控性好，数分钟内可降至 30℃，10～20min 即可降至 20℃以下。停止降温后，可续降 2℃～4℃。注意降温和复温时，变温器水和血流温差不宜超过 8℃～10℃，以免溶解于血液中的气体释出，形成气栓。

3. 体腔降温

术中用 0℃～4℃无菌生理盐水灌洗胸、腹腔，通过体腔内的大血管进行冷热交换。此法为体腔手术中的一种辅助降温方法。

4. 静脉输入冷液体(4℃～6℃)降温

一般在特殊情况下应用，如术中高热或严重创伤的手术。本法也可作为体表降温的辅助措施，应注意冷液体输注过快可引起严重心律失常，甚至心脏停搏，应注意加强监测。

5. 血管内冷却装置

6. 局部选择性低温

如脑局部降温、术野降温等。

(二) 复温方法

1. 体表复温，复温时水温不宜超过 45℃，常用热水袋、电热毯、变温毯等。

2. 胸腔或腹腔用 40℃～45℃温盐水复温。

3. 体外循环下血液复温，水温和血温的差不宜超过 8℃～10℃。体温升至 32℃以上，可停止复温。复温最高水温不能超过 42℃，以免红细胞破坏。如果快速复温，因脑温上升过快可发生急性脑肿胀，故复温不宜过快。

【注意事项】

1. 选择全身麻醉，注意避免御寒反应，保证肌松完全和末梢血管扩张良好。

2. 低温下肝酶活性下降，药物降解时间延长，全麻药应酌减。

3. 注意体温的“再度下降”现象，体表降温因周身各部降温速率不一致，停止主动降温后体温仍会继续下降。此现象以冰水浴法明显，降温至 34℃～32℃后，将患者从冰水中取出，体温仍可继续下降 2℃～6℃。常见于迅速降温、小儿、老年及肥胖患者等。

4. 应避免降温时身体各部位之间温差过大，而导致部分脏器缺氧和代谢性酸中毒，因此降温期间应防止血管过度收缩和降温过快。

5. 降温中加强监测

(1) 密切观察患者的体温，需采用多点测温。包括：腋下(体表温度)、直肠或膀胱(内脏温度)、食管(心脏温度)、鼻咽或鼓膜(脑温度)。

(2) 循环系统：心电图，血压(一般采用动脉内直接测压法)

(3) 监测尿量、电解质和血气分析。

(4) 做好控制呼吸，避免呼吸性酸中毒。

6. 发生严重心律失常无法纠正或循环功能障碍者应即刻停止降温，酌情予以升温。

7. 低温治疗越早开始效果越好，一般要求数小时至十几小时内实施；疗程一般为 1～3d，也可根据病情决定疗程，但一般不超过 1 周，否则易发生心肺等并发症，尤其老年人应慎用。

【并发症及防治】

(一) 室颤

为低温时最严重的并发症，一旦发生临床处理较为困难。

1. 诱发因素

(1) 温度：30℃以上很少发生；28℃～26℃时发生率增加；25℃时极易发生；20℃以下几乎全部发生。

(2) 循环中断与中断时间：术中循环中断时间长者室颤发生率增高。

(3) 手术：室间隔或右室切开较房间隔或肺动脉瓣手术的室颤发生率高。

(4) 心脏条件：心室负荷过重，过度充盈易发生室颤。

(5) 血液 pH：酸中毒较易发生室颤，应在阻断循环前及时纠正。

(6) 电解质平衡：高血钙及低血钾者室颤发生率增加。

(7) 儿茶酚胺类制剂：可增加心脏的应激性，诱发室颤。

2. 处理

预防为主，加强体温、心电图、血气及电解质、酸碱平衡的监测，避免中心体温低于 28℃；充分供氧，避免过度通气和二氧化碳蓄积，维持内环境的稳定；及时纠正各种严重心律失常，一旦发生室颤应立即按心肺复苏处理。

(二) 复温休克

1. 复温过速时机体耗氧迅速增加，各器官功能未恢复正常，容易发生全身代谢障碍。

2. 临床表现为低血压、周围循环迟滞、心率增快、心输出量锐减、呼吸困难，血气分析可见明显的代谢性酸中毒。

3. 治疗首先应减缓复温速度，并采用抗休克治疗。

(三) 其他并发症

1. 血小板减少、凝血酶原时间和部分凝血酶原时间延长

低温环境下，血小板发生变形，存入脾窦、肝窦，使有效循环中的血小板数目减少，凝血酶原时间和部分凝血酶原时间延长。

2. 局部组织冻伤、烫伤

小儿可发生皮下脂肪硬结及坏死。低温时应注意保护末梢肢体。

3. 电解质紊乱和酸碱失衡

低温期间可使钾离子向细胞内转移发生低血钾，复温时钾离子向细胞外转移发生高血

钾。低温由于组织灌注不足、氧供减少，可出现代谢性酸中毒。应注意减缓降温速度，适当纠正酸中毒。忌过度通气，避免使组织摄氧进一步减少。

4. 肺部感染

低温过程中持续应用的肌松剂和镇静剂抑制了咳嗽反射，增加了呼吸道感染的机会。

5. 胃肠道出血

长时间低温或深低温患者，术后1周可发生胃的应激性溃疡。或因低温期间血流滞缓，形成小肠动脉栓塞致内脏出血。

6. 复温过程中颅内压反跳

7. 血淀粉酶、脂肪酶增高等

第三节　肢体间歇加压装置

间歇加压装置(intermittent pneumatic compression ，IPC)是一种具有定标梯度压力的循环气体加压装置。由充气主机和包裹肢体的多腔袖(腿)两部分组成。通过主机调节袖(腿)套各腔的压力和张弛顺序，形成定向、渐进的运动，增加流体力学压力，加速静脉和淋巴回流，改善局部循环。

【适应证】

1. 静脉溃疡。
2. 防止深静脉血栓形成。
3. 瘫痪后的康复治疗。
4. 继发于糖尿病的神经性病变。
5. 反射性交感神经营养障碍。
6. 原发性淋巴水肿。
7. 预防并改善肌肉痉挛、缓解疲劳。

【禁忌证】

1. 已有深静脉血栓形成。
2. 患肢的急性感染，如丹毒、急性炎症性皮肤病。
3. 患肢大的开放或引流伤口。
4. 失代偿性心力衰竭。
5. 安装心脏机械辅助装置的患者。

【操作方法及程序】

1. 连接空气管和主机，接通墙壁电源。
2. 戴好空气压力套袖(腿)。
3. 打开主机电源。
4. 设定压力，患者的舒张压就是应当设置的最高压力，可以从较低压力开始，以患者感到舒适为准。一般范围20～100mmHg。
5. 一般每天用1～4h，一次时间约为30min，可采用分段治疗的方式；达到平稳期后，即可采用维持方案：隔天、隔2天，然后每周2次进行1次治疗。

【注意事项】

1. 不要超过装置使用规定时间。

2. 当感觉装置有问题时，应立即停止，定时器调到0的位置，从套袖(腿)上拔下空气管，并关闭电源。

3. 在接受治疗时，患者偶尔可能会感觉到一些疼痛、不适、麻木或针刺感，多出现于上臂严重水肿的患者，但这些不适常在压力减小或患者停止治疗后短时间内消失。如持续存在，有必要彻底停止治疗。

4. 治疗部位内置有人造材料的患者(如人工关节、金属、硅管)请在专科医师指导下使用。

第四节 经外周中心静脉(PICC)置管术

经外周静脉置入中心静脉导管(Peripherally Inserted Central Catheter ，PICC)，一般选择贵要静脉、肘正中静脉、头静脉等外周静脉作为穿刺位点，其尖端定位于上腔静脉(SVC)下1/3处，靠近右心房交界处(CAJ)。可以为患者提供中期至长期(7d至1年)的静脉输液治疗。

【适应证】

1. 外周静脉条件差或者不易穿刺成功、输液疗程>2周以上的长期输液患者。

2. 输注高渗性、黏度较高药物、毒性和刺激性药物/溶液者，如化疗、静脉营养。

3. 家庭静脉治疗。

4. 有锁骨下或颈内静脉置管禁忌证。

5. 早产儿。

【禁忌证】

1. 穿刺部位有感染或损伤。

2. 穿刺侧有外伤史、血管外科手术史、放射治疗史、静脉血栓形成史或乳腺癌根治术后患侧上肢。

3. 肘部血管条件差、无法确定穿刺部位者或者局部组织因素影响导管稳定性或通畅者。

4. 患者身体条件不能承受置管操作者，如有严重的凝血机制障碍、免疫抑制者。

5. 已知或怀疑患者对导管所含成分过敏者。

【操作方法】

1. 患者评估

①患者病情、年龄、意识状态、心肺功能以及出凝血情况；②患者局部皮肤组织及血管的情况；③患者有无特殊需要(排尿、便等)；④患者的合作程度；⑤患者的心理反应。

2. 用品准备

常规输液车、肝素1支、无菌生理盐水、2%利多卡因1支(根据需要)、1ml注射器1个、无菌手套2副、PICC导管包(PICC导管、治疗巾2块、孔巾1块、纱布、10ml注射器2个、直剪1把、无齿镊1把、直尺、乙醇棉棒、碘伏棉棒、皮肤保护剂棉棒、透明敷料、免缝胶布)。

3. 操作步骤

(1) 洗手、戴帽子、口罩。

(2) 核对患者身份信息及医嘱，向患者解释目的及方法。

(3) 备齐用物，推车携物至患者床旁，核对床号、姓名。

(4) 选择合适的静脉。①在预期穿刺部位以上扎止血带。②评估患者的血管情况，首选贵要静脉。③松开止血带。

(5) 测量定位。①患者平卧，上臂外展与躯干呈 90°。②上腔静脉测量法，从预穿刺点沿静脉走向到右胸锁关节再向下至第 3 肋间隙，注意腋静脉的长度。③臂围基础值，肘窝以上 4 横指处测臂围。④记录测量数值。

(6) 建立无菌区。①打开 PICC 穿刺包，戴手套。②将第 1 块治疗巾垫在患者手臂下。

(7) 穿刺点的消毒。①以穿刺点为中心消毒，75%乙醇 3 遍，碘伏 3 遍，上下 20cm，两侧至臂缘，等待两种消毒剂自然干燥。②穿无菌手术衣，更换手套。③铺孔巾及治疗巾。

(8) 准备肝素帽，抽吸生理盐水，肝素盐水和(或)2%利多卡因(根据需要)，预冲导管，按预计导管长度修剪导管(撤出导丝至比预计长度短 0.5～1cm 处修剪导管)。

(9) 根据需要，静脉穿刺点局部麻醉。

(10) 让助手在上臂系上止血带，使静脉充盈。

(11) 将保护套从穿刺针上去掉。

(12) 穿刺者以 15°～30° 角进针行静脉穿刺，一旦有回血，立即减小穿刺角度再进针少许，推进插管鞘确保插管鞘进入静脉。

(13) 让助手帮忙松开止血带，操作者左手示指按压插管鞘尖端处静脉固定导入鞘，中指轻压在套管尖端所处的血管上，减少血液流出。右手撤出针芯。

(14) 用镊子自插管鞘处置入 PICC 导管，插管至 10～20cm 后，退出插管鞘。

(15) 至肩部时，患者向静脉穿刺侧偏头以防导管误入颈静脉，直至达到预定深度。

(16) 撤出支撑导丝。

(17) 用注射器抽吸回血，并注入生理盐水，确定是否通畅，连接肝素帽或者正压接头，随后用肝素盐水正压封管。

(18) 清理穿刺点。

(19) 涂以皮肤保护剂。

(20) 将体外导管放置呈“S”状弯曲，用无菌免缝胶带固定 PICC 导管，穿刺点置纱布，透明敷料加压粘贴。

(21) 在无菌免缝胶带或透明敷料及治疗单上注明穿刺者姓名、穿刺日期和时间，根据需要辅以弹力绷带包扎。

(22) 再次查对，向患者交代有关注意事项。

(23) 妥善安置患者，整理用物。

(24) 必要时 X 线检查确定导管尖端位置。

建议有条件的单位采用床旁超声引导下经外周静脉置入中心静脉导管(PICC)穿刺术。特别强调注意无菌操作和无接触技术的运用。

【注意事项】

1. 穿刺时注意事项

(1) 穿刺前应当了解患者的静脉情况，避免在瘢痕及静脉瓣处穿刺。

(2) 注意避免穿刺过深而损伤神经，避免穿刺进入动脉。如果一次穿刺未成功，穿刺针不得再穿入插管鞘，这会导致插管鞘断裂。在穿刺过程中，若一次未获成功应向患者说明，必要时邀请其他有经验的医师为患者继续操作。

(3) 测量长度要准确，因导管尖端进入右心房可引起心律失常、心肌损伤、心包压塞。

(4) 推送管如遇困难，表明静脉有阻塞或导管位置有误，不可强行置管。

(5) 动作轻柔抽去导丝，以免损坏导管及导丝的完整。

(6) 修剪导管时不要切到导丝，以免损坏导管，伤害患者。

(7) 对有出血倾向的患者要进行加压止血。

2. 穿刺后护理注意事项

(1) 输入全血、血浆、蛋白等黏性较大的液体后，应当以等渗液体冲管，防止管腔堵塞。输入化疗药物前后均应使用无菌生理盐水冲管。

(2) 可以使用 PICC 导管进行常规加压输液或输液泵给药，但是不能用于高压注射泵推注造影剂等。

(3) 严禁使用＜10ml 的注射器，否则如遇导管阻塞可以导致导管破裂。

(4) 尽量避免在置管侧肢体测量血压。

(5) 禁止在导管上粘胶布，此举会危及导管强度和导管完整。

※ 目前定位的方法

置管后胸部 X 线、心脏超声、CT 检查等。传统的 X 胸片虽然是确定导管尖端位置的金标准，但却无法实时定位导管尖端位置，一旦发生导管异位，增加调整时感染的概率，

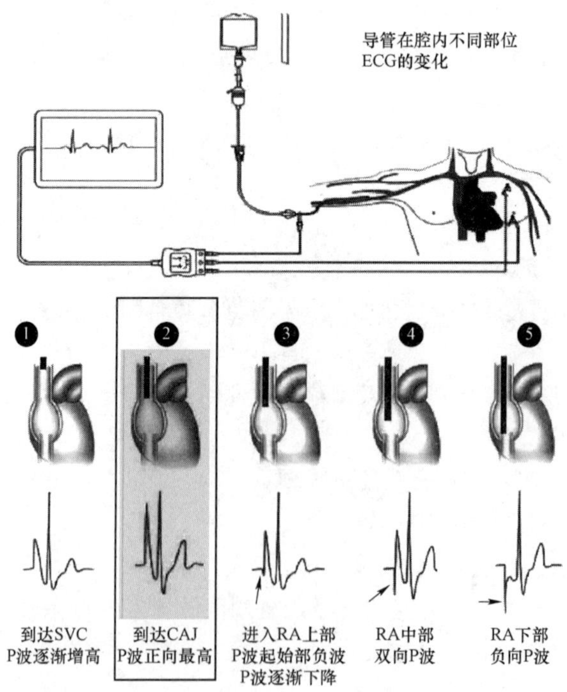

并加大了放射线辐射对专科护士的伤害，又增加了运送危重患者的危险，也会增加调整后摄片的费用，耗费人力。

※ 腔内心电定位技术因其定位的准确性和安全性，在国内外已广泛应用

其原理是通过特制心电导联线连接 PICC 导管导丝和心电监护仪，观察置管过程中 P 波的特征性改变来判断导管尖端是否达到 CAJ 位置。该技术既满足置管过程中实时调整导管尖端的位置，又能及时判断并纠正导管异位，无需重复穿刺。对于危重症，卧床、昏迷、带有引流管等不便搬运的患者尤为重要，可减少放射线的吸收，亦可减少搬运带来的不便和风险。

第五节　氧 气 治 疗

氧气治疗（氧疗）：使用高于空气氧体积分数的气体对患者进行治疗。低氧血症：指血液中的动脉血氧分压（PaO_2）降低。大多数的学者将标准大气压下 PaO_2＜60mmHg、经皮血氧饱和度（SpO_2）＜90%，作为低氧血症的标准。

缺氧：指氧供不足以满足氧需求的病理生理状态。氧疗可以在某种程度上改善缺氧，但氧疗对于缺氧改善的程度取决于缺氧的类型。缺氧按照其原因可分为 4 类：低张性缺氧、血液性缺氧、循环性缺氧、组织性缺氧。

健康成人 SpO_2 的正常范围为 96%～98%。吸入高浓度氧可抑制肺血管收缩，导致吸收性肺不张及肺泡通气量下降。慢性 CO_2 潴留患者吸入高浓度氧可加重病情。

根据不同疾病选择合理的氧疗目标。有 CO_2 潴留风险的患者，SpO_2 推荐目标为 88%～93%，对于无 CO_2 潴留风险的患者 SpO_2 推荐目标为 94%～98%。

【适应证】

任何可能引起低氧或组织细胞缺血缺氧的疾病均需要氧疗。

1. 颈丛阻滞、脊麻和硬膜外麻醉期间应常规吸氧。
2. 老年人和心脏病患者，其他危重患者以及颅脑、胸腔和上腹大手术后早期的患者。
3. 各种原因引起的低氧血症、呼吸频率快、心率增快。

【操作方法】

1. 高流量系统和低流量系统

(1) 高流量系统：装置提供的空氧混合气体流速高于自主吸气时的气体流速，吸气时没有外源性空气补充。多数高流量系统采用带有文丘里（Venturi）装置的面罩，氧气通过一个较狭窄的喷头高速喷出，在气流的周围形成负压，导致空气卷入主气流中。优点包括：①能够提供较准确的、不同氧浓度的气体，而且氧浓度不受患者呼吸模式的影响；②由于气流完全由系统提供，可根据患者需要调整气体的温度和湿度。

(2) 低流量系统：装置提供的空氧混合气体流速低于自主吸气时的气体流速，吸气时有外源性空气补充。该系统可提供的气体氧浓度为（FiO_2）21%～90%，由以下因素决定：①贮气囊的大小；②氧流量；③患者的呼吸模式（潮气量、呼吸频率及吸气时间等）。低流量系统提供的气体氧浓度不很准确，但患者更为舒适，应用较为方便，而且比较经济。常用的低流量系统包括鼻塞、鼻导管、普通面罩、带有贮气囊的面罩等。

2. 氧疗方法

(1) 鼻导管或鼻塞：采用鼻导管或鼻塞氧疗时，其 FiO_2 与吸入氧流量大致有以下关系，FiO_2=21+4×吸入氧流量(L/min)。FiO_2 还受潮气量和呼吸频率的影响；张口呼吸、说话、咳嗽和进食时，即使氧流量不变，FiO_2 也会降低。

(2) 面罩：一般用塑料或硅胶制成，重量较轻，无单向活瓣或贮气袋，呼出气通过面罩上的小孔排出。面罩需紧贴口鼻周围，用绑带固定于枕后。

(3) 附贮袋面罩：未进行气管切开或气管插管的患者需吸入高浓度氧气(FiO_2＞60%)时，需在简单面罩上加装一个体积 600～1000ml 的储气袋。氧流量须在 5L/min 以上，以确保储气袋适当充盈和将面罩内 CO_2 冲洗出。面罩和储气袋间无单向活瓣为部分重复呼吸面罩，有单向活瓣则为无重复呼吸面罩。

(4) 可调式通气面罩：即 Venturi 面罩，属于高流量给氧系统。其氧浓度可较好地控制。Venturi 面罩可提供的氧浓度为 24%、26%、28%、30%、35%、40%。虽然可提供 40%以上的氧浓度，但其精确度明显下降，与实测值可相差 10%。低浓度时仅相差 1%～2%。

【注意事项】

(1) 经过积极的氧疗措施不能奏效时，应早期气管插管，采用机械通气支持治疗。

(2) 评价氧疗效果，主要包括 2 个方面：①呼吸循环系统的临床表现：心血管系统评估主要应观察血压、脉搏和灌注状态；呼吸系统的评估主要包括潮气量、呼吸频率和呼吸功的观察和监测。②动脉血气监测。

(3) 避免氧疗的副作用：①去氮性肺不张，FiO_2 高于 50%可引起去氮性肺不张，导致解剖样分流增加。预防方法为 FiO_2 不宜超过 50%；进行机械通气时，加用呼气末正压(PEEP)；②鼓励患者排痰，减少气道堵塞；注意吸入气体的加湿和加温。③氧中毒，高浓度氧(一般指 FiO_2＞50%)吸入后，可产生较多的氧自由基，超过了组织抗氧化系统的清除能力。氧自由基可损伤组织细胞，使其丧失呼吸功能，造成氧中毒。组织损伤程度与 FiO_2 和吸入时间密切相关。氧中毒目前尚无有效的治疗方法，一旦发生立即给予对症支持治疗。关键在于预防，最佳 FiO_2 为能确保组织氧合的最低水平。

第六节　高压氧治疗

在高压(超过常压)的环境下，呼吸纯氧或高浓度氧以治疗缺氧性疾病和相关疾患的方法，既高压氧治疗。

【适应证】

1. 一氧化碳(CO)中毒
2. 开放性骨折伴挤压伤
3. 放射性骨坏死或放射相关病变
4. 减压病(DCI)
5. 气栓症
6. 厌氧菌或混合性细菌感染
7. 突发性耳聋(特发性突发感音神经性聋，ISSNHL)

8. 延迟伤口愈合

9. 受损皮肤移植和皮瓣

10. 断肢再植

11. 血管缺血再灌注后综合征

12. 难治性慢性骨髓炎

13. 股骨头坏死(FHN)

14. 烧伤

15. 视网膜中央动脉阻塞(CRAO)

16. 肠气囊肿(pneumatosis cystoids intestinalis，PCI)

17. 镰状细胞病

18. 间质性膀胱炎

19. 高度选择的脑损伤患者

20. 神经母细胞瘤

【禁忌证】

1. 绝对禁忌证

如有以下并发症时不能进行高压氧治疗。

(1) 未处理的气胸、纵隔气肿；

(2) 肺大疱；

(3) 活动性内出血及出血性疾病；

(4) 结核性空洞形成并咯血。

2. 相对禁忌证

有如下并发症时，一般不可行高压氧治疗，但原发病严重，且高压氧治疗有特效，也可进行。

(1) 重症上呼吸道感染；

(2) 重症肺气肿；

(3) 支气管扩张症；

(4) 重度鼻窦炎；

(5) 心脏Ⅱ度以上房室传导阻滞；

(6) 血压过高者(>160/100mmHg)；

(7) 心动过缓(<50 次/min)；

(8) 未做处理的恶性肿瘤；

(9) 视网膜脱离；

(10) 早期妊娠(3 个月内)

【注意事项】

1. 高压氧进舱条件与高压氧禁忌证是不同的。在高压氧治疗中，排除禁忌证之后，对于适应证患者，仍需要进一步考虑诸如年龄、血压、血糖、呼吸频率、是否存在开放性颅脑损伤、基础疾病等因素，全面评估患者的进舱条件。

2. 高压氧治疗的疗效需要慎重评估。

3. 除高压氧以外，是否还有其他疗法或药物。

4. 气管插管的患者做高压氧时，气囊中的气体会使压力变化，应该将气体抽出换成水。

5. 下述疾病为高压氧的急诊适应证，对高压氧具有特殊疗效，及时应用高压氧治疗可影响预后性质的疾病。应行紧急开舱治疗，并有医护人员陪同。

(1) 急性一氧化碳中毒及其他有害气体中毒；

(2) 气性坏疽、破伤风及其他厌氧菌感染；

(3) 减压病；

(4) 气栓症；

(5) 各种原因引起的心肺复苏后急性脑功能障碍；

(6) 休克的辅助治疗；

(7) 脑水肿；

(8) 肺水肿(除心源性肺水肿)；

(9) 挤压伤及挤压综合征；

(10) 断肢(指、趾)及皮肤移植术后血运障碍；

(11) 药物及化学物中毒；

(12) 急性缺血缺氧性脑病

第七节　胸腔穿刺术

【适应证】

1. 胸腔内积气、积液、积血或积脓，需进行诊断或治疗的患者。

2. 胸腔内给药等。

【相对禁忌证】

胸腔穿刺无绝对禁忌证，下列情况者慎重。

1. 胸部广泛烧伤或广泛感染。

2. 靠近心脏大血管附近的局限性积液、积脓。

3. 凝血机制障碍者。

4. 有严重肺气肿或广泛肺大疱者。

【操作方法】

1. 定位

(1) 常规排气者，在锁骨中线第 2 肋间。

(2) 常规排液、排血、排脓者，在腋中线与腋后线之间第 6～8 肋间。

(3) 包裹性积液、积脓者，需行胸部 X 线正侧位摄片或超声定位穿刺。

2. 穿刺方法

(1) 检查胸穿针是否通畅，三通开关的方向及关闭情况。

(2) 戴无菌手套，常规消毒，铺无菌孔巾，细针局麻后试穿定位，用胸穿针沿肋骨上缘进针 2.5～3.5cm，进胸腔后抽吸。

(3) 穿刺完毕后，拔出穿刺针，局部皮肤消毒，贴无菌纱布。

(4) 建议使用超声引导胸腔穿刺术以降低并发症的发生风险，增加成功率。超声引导胸腔穿刺术应由有经验的操作者进行操作或密切指导。

【注意事项】

1. 在选择穿刺部位前，应使用超声在呼吸周期内识别胸壁、胸膜、膈肌、肺和膈下脏器；是否存在胸腔积液；使用超声检查复杂的声像图(如分隔)，以指导胸腔引流时机和方法的临床决策。

2. 穿刺过程中，应注意患者一般情况及呼吸、血压、脉搏变化。

3. 如出现面色苍白、心率快、血压低等胸膜肺休克表现时，应立即拔出穿刺针，平卧位，吸氧，连续监测生命体征，并做好急救准备。

4. 如一切顺利，穿刺后也应注意观察生命体征，观察是否出现气胸或血胸等并发症。

5. 当存在明显腹胀或膈肌抬高，排液、排血、排脓时穿刺点选择应在第5～6肋间，以防穿刺过低刺入腹腔引起肝、脾等脏器损伤。

第八节　胸腔闭式引流术

【适应证】

1. 气胸、血胸、脓胸，需持续排气、排血、排脓者。

2. 开胸手术后患者。

3. 射频消融术、粒子植入术等微创治疗术后血气胸者。

【禁忌证】

无绝对禁忌证，有凝血功能障碍者应慎重。

【操作方法及程序】

1. 取平卧位或半卧位。

2. 排气部位选择在锁骨中线第2肋间。

3. 排液、排血、排脓部位选择在腋中线与腋后线之间第6～8肋间。

4. 包裹性积液、积血、积脓，需行胸部X线正侧位摄片或超声定位。

5. 常规消毒后切开皮肤和皮下组织2～3cm，钝性分离肌层，经肋骨上缘置入头端带侧孔的胸腔引流管，入胸腔长度为4～5cm，根据引流波动情况调节入管长度，良好后固定，引流管外端连接闭式引流装置。

6. 若气体或液体比较少，可以用微创胸腔闭式引流术，即用细针穿刺，留置细软管接一次性使用负压引流容器。

【注意事项】

1. 引流管要经常挤压。

2. 腹胀明显或多根后肋骨骨折、膈肌升高者，排液、排血、排脓时，部位选择在第5～6肋间为宜，以防刺入腹腔引起脏器损伤。

3. 放置引流管后要严密观察排气、排血情况。

第九节　腰椎穿刺术

【适应证】

1. 诊断脑膜炎、脑炎、脑血管病变、脑瘤等神经系统疾病。

2. 测定颅内压力。

3. 鞘内给药。

4. 判断蛛网膜下隙是否阻塞。

【禁忌证】

1. 颅内占位性病变伴有明显颅内压增高或脑病迹象，特别是怀疑有后颅窝占位病变者。

2. 患者处于休克、衰竭或濒危状态者。

3. 穿刺点局部皮肤、软组织或脊椎有感染性疾病者。

4. 颅后窝有占位性病变者。

5. 脊髓压迫症的患者，如高位脊髓病变者。

6. 严重凝血功能障碍者。

【操作方法】

1. 穿刺方法参见蛛网膜下隙阻滞术。

2. 穿刺成功，放液前先接上测压管测量压力。

3. 撤去测压管，收集脑脊液 2～5ml 送检。

4. 将针芯插入后一起拔出穿刺针，穿刺部位以无菌敷料覆盖。

5. 去枕平卧(或俯卧)4～6h，以免引起穿刺后低颅压头痛。

【注意事项】

1. 疑有颅内压升高者必须先做眼底检查。

2. 穿刺时出现意识、呼吸、血压、脉搏等明显异常时，立即停止操作，并作相应处理。

3. 鞘内给药时，应先放出等量脑脊液，然后再将等量置换性药液注入。

4. 穿刺时和穿刺后要注意是否有头痛、腰背部疼痛、创伤性穿刺、下肢刺激性神经痛、疝出症候群、干穿(未穿出脑脊液)、疝出症候群、椎管内表皮样肿瘤等并发症，及时发现，及时处理。

第十节　经鼻胃管置入术

【适应证】

1. 胃肠减压(缓解肠梗阻、治疗复发性呕吐，大手术前、腹腔灌洗术前及腹腔置管后、心包穿刺前胃减压)，合并胃肠动力障碍。

2. 鼻饲(食物和药)。

3. 洗胃。

4. 上消化道出血辅助诊断(是否存在出血、评估出血量和出血速度)。

5. X 线造影膈疝辅助诊断。

6. 抽取胃液进行实验室分析。

【禁忌证】

不存在绝对禁忌证，以下为相对禁忌证或应尽可能避免放置鼻胃管的情况。

1. 食管狭窄。

2. 食管和胃腐蚀性损伤。

3. 严重食管－胃底静脉曲张，有引起难以控制出血可能的患者。

4. 鼻道阻塞或新近鼻腔手术史。

5. 凝血功能障碍。

6. 面部创伤和颅底骨折，合并脑脊液鼻漏者应尽量避免放置鼻胃管。

7. 新近食管创伤和食管手术鼻胃管滑脱，不宜再次置管。

【操作方法】

1. 用品准备。①手套、液状石蜡(或温开水)、水杯和吸管、呕吐物盆。②胃管、20～50ml 注射器、听诊器。③纱布、固定用胶布。④低负压吸引装置、表面麻醉剂和局部缩血管滴鼻剂。

2. 协助患者取坐位、斜坡卧位或仰卧位(视病情而定)。

3. 操作者戴手套，胃管前段(10cm)涂以润滑剂(聚氨酯胃管忌用液状石蜡等油性润滑剂，用温开水润滑)，关闭或钳闭胃管末端开口。清洁鼻孔(必要时可用表面麻醉药和缩血管药滴鼻)，将胃管顺下鼻道缓缓插入。当其尖端达咽喉部时，嘱患者做吞咽动作或吞咽少量温开水(如患者意识不清，应将其头部略向前倾)，同时将胃管徐徐送下。置管深度可根据体表标志估计，由患者鼻尖经耳垂到剑突的距离相当于鼻尖至贲门的距离，成人插入深度一般为 50～55cm。有误吸、反流的患者，推荐延长鼻胃管置入长度，保证胃管末端到达胃幽门后。

4. 用注射器抽吸，如有胃液或胃内容物吸出，并测定 pH 证明胃管已插入胃腔。如未吸出胃液，可采用下述方法判别其插入部位。①将听诊器放于剑突下，用注射器向胃管内注入空气 10～30ml，如能听到气过水声，表明胃管已进入胃腔。②将胃管末端浸入水中，若见多量气泡自管口溢出，则表明胃管已误入气道，应立即拔出，予以重插。不能抽出胃内容物或者 pH 试纸判断鼻胃管位置失败时，X 线是首选的重要检测手段。

5. 调整胃管深度，抽尽胃液，固定牢靠，并标示插管深度。固定方法可采用丝线箍紧鼻孔处胃管(切勿紧闭管腔，保持管腔畅通)，然后将丝线提至前额，分别用胶布将丝线固定于鼻尖和前额。

【注意事项】

1. 插管过程中，如遭遇阻力，发生呼吸窘迫、不能讲话或明显的鼻出血，均应将鼻胃管拔除。

2. 记录插管时间、深度。

3. 每日用温开水冲洗胃管，保持胃管通畅。

4. 长期放置胃管可并发中耳炎、肺炎、鼻咽部黏膜损伤或感染，故应尽早拔除胃管，置管期间应加强口咽部和鼻腔护理。如 0.1%麻黄碱液点鼻。

5. 长期置管者需拔管时忌用暴力，以免损伤黏膜，可在拔管前口服少许液状石蜡。

6. 长期置管者硅胶胃管至少每 3 周更换 1 次；聚氨酯胃管每月更换 1 次。

第十一节　胃肠减压术

【适应证】

1. 急性胃扩张、幽门梗阻。

2. 胃、肠穿孔。

3. 机械性及麻痹性肠梗阻，包括十二指肠、小肠以及结肠梗阻。

4. 各种原因所致肠麻痹。

5. 胃、食管、肠管及其他腹部手术。

6. 各类大手术需接受全身麻醉，围术期常规行胃肠减压术。

7. 其他需要上消化道休息的情况，如严重创伤、多发伤、急性胰腺炎等。

【禁忌证】

不存在绝对禁忌证，以下为相对禁忌证。

1. 放置鼻胃管相对禁忌的患者。

2. 严重心肺功能不全、支气管哮喘以及极度衰弱的患者慎用。

【操作方法】

1. 用品准备。胃管或双腔管、液状石蜡、棉签、纱布、胶布、止血钳或镊子、50ml 注射器、听诊器、治疗巾、弯盘，胃肠减压器。

2. 根据应用目的选择单腔或双腔胃管，检查管道是否通畅，实测双腔管的气囊容积及检查气囊有无漏气，并将各管腔的开口处作好标记。

3. 置管操作程序和方法。同经鼻胃管置入术。

4. 用注射器抽尽胃内容物后接上负压吸引(压力为－8～－10mmHg)。

5. 如为双腔管，待管吞至 75cm 处，用注射器抽取少量液体做酸碱度试验，如为碱性，则表明管的头端已通过幽门。也可用 X 线透视确定位置，或可向管腔内注入少量空气并在腹部听诊予以确定，气过水声最响的部位即为导管头端所在位置。确定导管通过幽门后，气囊内注入空气 20～30ml，并关(夹)闭气囊管口。依靠肠蠕动推动气囊将导管带至梗阻近端肠曲。

【注意事项】

1. 置入双腔管过程中，应经常检查气囊完整性。可通过定量注气的方法予以判断，先吸尽气囊内气体，再注入一定量空气，若抽出的空气量过多或过少，均提示气囊已破损。

2. 经常检查负压吸引，保持负压稳定，防止负压过高或过低。

3. 经常检查管道插入深度，每日交班及更换固定器材时，应检查并确保胃管固定在规定的位置。检查导管是否通畅、有无打折或扭结、有无接错，间断挤压引流管道，或者用少量生理盐水冲洗胃管，防止胃内容物堵塞。

4. 胃肠减压期间应加强口咽部护理和清洁鼻腔，防止感染及减轻咽喉部刺激，应给予超声雾化吸入，减轻患者咽喉疼痛并促使痰液易于咳出。咽部疼痛护理，可口含西瓜霜片或喷雾剂。协助患者勤漱口。

5. 胃肠减压期间，应密切观察引流物颜色、性质并记引流量。术后 24 小时引流少量血性或咖啡样液体 300ml 内为正常，若引流鲜血样液警惕吻合口出血，及时向医师汇报处理。注意维持水电解质和酸碱平衡。

6. 胃肠减压期间，应停止饮食及口服药，必须口服的药物需研碎溶于水后经胃肠减压管注入，注药后需夹闭导管 1～2h。

7. 腹胀消除后可将双腔管气囊内空气抽尽，但双腔管仍应保留于肠内，以备反复需要胃肠减压。腹胀无复发可能时，方可将双腔管拔除。拔管时，应停止负压吸引后再拔出，以防损伤消化道黏膜。

8. 心理护理贯穿于胃肠减压前、中、后的整个过程，心理护理的好坏直接影响到整个操作和留置胃管的时间。因此，先告知他们插管的必要性及目的、意义。强调胃管是“救命管”，不是可有可无之物，有时还可以适当地“威胁”患者，如不插可能带来的后果等，要让他们从主观上接受。同时，暗示陪人协助做好患者的思想工作，使患者只能接受。或者听以前插过胃肠减压管的患者现身说法，效果更佳。其次，插管时嘱其一定要配合好，放松，告知时间 1～2min 便可插好，不适时深呼吸，同时加以适当地表扬与鼓励，一般插管均成功。再次，待插管到所需长度，确定在胃内后妥善固定。告知患者在减压期间一定不能自行拔除，否则，再置管时更痛苦。嘱其少说话，少做吞咽动作，尽可能减少咽部不适。

第十二节　鼻空肠管置入术

【适应证】

1. 需要通过鼻饲且直接进入十二指肠或空肠的患者。

2. 肠道功能基本正常而存在胃排空障碍的患者。

【禁忌证】

1. 胃肠道功能衰竭

2. 肠梗阻

3. 急腹症

4. 消化道活动性出血

【操作方法】

1. 患者准备。术前介绍治疗目的、方法和过程，取得患者合作。

2. 用品准备。普通型鼻肠管、异物钳、液状石蜡或温开水、棉签、纱布、胶布、夹子、止血钳或镊子、50ml 注射器、听诊器、治疗巾、弯盘，胃肠减压器。

3. 放置鼻空肠管者，让患者向右翻身，借助胃的蠕动将管的头端推过幽门进入十二指肠，或借助透视和内镜的帮助，将鼻饲管直接放入十二指肠或空肠。

4. 目前有一种螺旋型鼻肠管，导管远端成螺旋状。在胃动力正常情况下，只需按鼻胃管置管的方式将导管放置入胃内，取出导引钢丝后，在 8～12h 内鼻肠管可自行通过幽门。

胃镜辅助下鼻空肠管置入术：

1. 患者左侧卧位，将鼻肠管润滑后从下鼻道缓缓插入，约进入 25cm 时插入胃镜，观察食管及胃有无病变及狭窄。

2. 随着胃镜进入，鼻肠管会自动被带至胃腔。

3. 在胃腔内用异物钳钳夹鼻肠管头端，轻柔地推送胃镜带鼻空肠管至十二指肠降部。

4. 由助手固定鼻肠管鼻腔外部分，异物钳钳夹鼻肠管保持原位，后退胃镜至胃腔。

5. 随后，将异物钳退回胃腔，并钳夹胃腔内鼻肠管管身，放松体表对鼻肠管的固定，再次轻柔地将胃镜推至十二指肠降部带动鼻肠管插入。

6. 重复步骤 3 和 4，直至鼻肠管送达屈氏韧带以远 20～40cm 或根据病情需要送到目标肠段。

7. 助手将鼻肠管保持于原位，缓缓退出胃镜。然后抽出钢丝，按常规固定鼻肠管，并标示插入深度。

X 线引导下鼻空肠管置入术：

1. 患者保持空腹，取平卧位，头偏向一侧。

2. 以 1%丁卡因喷雾麻醉鼻腔及口咽部后，经鼻插入重力管至胃内。

3. X 线透视下观察胃腔走行，调整患者体位，并旋转导丝，沿胃腔走行方向插入通过幽门。

4. 在重力管前端进入十二指肠球腔后，控制导丝插入深度。

5. 继续沿导丝将重力管推入，直到空肠上段，注入造影剂确定管前端位置无误后撤出导丝。

6. 再次注入造影剂定位，插管结束。

超声引导下鼻空肠管置入术：

1. 患者保持半卧位，行常规铺巾，鼻空肠管注入无菌生理盐水，检查导管通畅性，置入导丝。

2. 测定剑突–鼻尖–耳垂距离，评估并标记鼻到贲门的长度。

3. 使用便携式超声仪探查胃腔，明确胃窦、胃体、幽门所处具体位置，胃气回声造成较强干扰时，可在实施导管置入时将 200～500ml 生理盐水注入尾孔，然后再行超声探查。

4. 鼻肠管进入胃腔后，抽取适量胃液检测 pH 值，pH 值＜4 可明确导管进入胃腔。缓慢将鼻空肠管推送至 70～80cm，注意超声对幽门管位置进行探查，观察导管通过幽门状况。导管顺利通过幽门，且顺利进入十二指肠后，推送 5cm 后抽取适量消化液实施 pH 值检测，pH 值＞7 可明确导管已进入十二指肠。继续将导管缓慢推送，无阻力情况下推送至 105cm 以上，检测 p H 值，pH 值＞7 可明确导管位于肠腔。

5. 实施床旁腹部 X 线检查，确定导管形态、头端所处位置。

6. 将 20ml 生理盐水从导管尾端注入，然后将导丝缓慢抽出，实施尾端封闭，并做好尾端固定。

【注意事项】

1. 接受外科手术的患者术后数日内往往出现胃排空障碍，建议手术患者可在术前 1d 预先放置。

2. 在没有胃动力的情况下，可在 X 线透视下或在内镜帮助下通过幽门。

3. 为避免发生堵管并确保管道长期正常使用，每次暂停输液时，用 25～50ml 无菌生理盐水或无菌水冲洗管道，平时每隔 8 小时冲洗管道 1 次。

4. 最好只用于肠内营养液输注，如须给患者喂药，在给药前后务必对管道进行清洗(至少用 30ml 无菌盐水或无菌水)，以免堵管。

5. 每次更换肠内营养液，或对管道是否处于正常位置有疑问时，可通过内容物 pH 测定法检查鼻空肠管的位置，每天应至少进行 3 次。

6. 拔出管道之前，先用无菌生理盐水或无菌水冲洗管道，为避免在撤出管道的过程中有残余液体进入气管，关闭导管连接头处的防护帽或夹住管道外段，随后小心平稳地撤出。

第十三节 腹腔穿刺术

【适应证】

1. 腹腔穿刺术适用于所有不明原因腹水的成人患者。对腹水进行评估，并确定腹水是门脉高压引起还是由其他原因引起(如癌症、感染或胰腺炎)。

2. 怀疑存在自发性腹膜炎的腹水患者，可以进行诊断性腹腔穿刺术。自发性腹膜炎在腹水患者中比较常见，而且可能会危及患者生命，临床指征包括：发热、腹痛、进展性肝性脑病、进展性肾功能不全、血白细胞增多、酸中毒、胃肠道出血、败血症及休克。

3. 另外，所有肝硬化腹水的住院患者都应该进行监测性腹腔穿刺术，此类患者经常会出现隐源性自发性腹膜炎。

4. 血液动力学稳定，患有紧张性腹水患者，腹腔穿刺大量放液可以缓解患者腹胀及呼吸压迫。

5. 难治性腹水患者或对利尿剂无反应的患者，经常需要连续腹腔穿刺放液术。

【禁忌证】

1. 患有肝病的患者，临床上多会出现凝血功能障碍及血小板减少，但这些患者中，出现明显出血并发症的发病率非常低，因此不推荐术前常规应用新鲜冰冻血浆或血小板。

2. 对于血肌酐明显升高的患者，出血并发症的风险可能会有所升高，因此术后应对这些患者进行严密观察。

3. 对于患有播散性血管内凝血的患者，应该避免实施腹腔穿刺术。

4. 对于内脏巨大、肠梗阻、腹膜粘连或者膀胱扩张的患者，或者孕妇患者，实施腹腔穿刺术时需要格外小心。

对上述患者实施 B 超引导下的腹腔穿刺术可以减少医源性损伤的风险。

另外，肠梗阻患者，腹穿前应插胃管减压；对于尿潴留患者，腹穿前应行导尿术。腹穿针应避开皮肤感染部位、明显充盈的血管、外科手术疤痕、腹壁血肿。

【操作方法】

1. 穿刺前准备

(1) 向患者介绍操作流程，并签署知情同意书。

(2) 患者取仰卧位，头部稍抬高。

(3) 穿刺点选择：

腹中线脐下 2cm，或者是腹部左下象限或右下象限、髂前上棘偏向头侧及腹中线 2～4cm。采取腹中线穿刺点的优点是：穿刺在白线上，此区域缺乏血管。对于肥胖患者，最好选择左侧穿刺点，这是因为此处腹壁较薄，而且腹水深度超过中线穿刺位置。如果选择侧位穿刺途径，操作者应侧位进针至腹直肌鞘，避免穿刺到腹壁下动脉。选择穿刺点时，要选择在移动性浊音的部位。除超声检查外，如果条件允许，应尽量选择包含腹水但缺乏肠管及固体器官的部位为穿刺点，尤其是肥胖的患者、多次外科手术形成瘢痕的患者。使用皮肤标记笔标记穿刺点。见图 38－1。

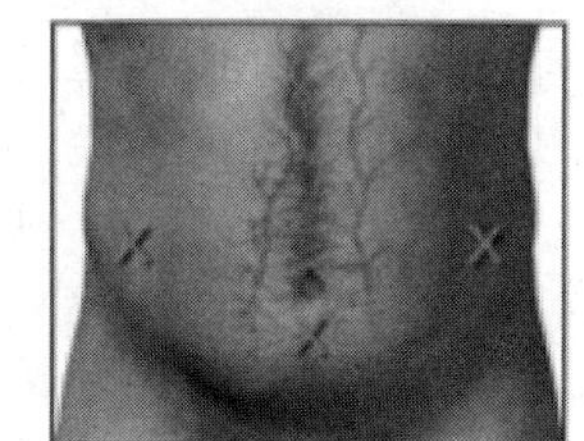

图 38－1 腹腔穿刺点的选择

(4) 穿刺点准备

使用 22 号或 25 号，1.5 英寸或更长的穿刺针，在穿刺部位的表皮使用 1ml 的 1%～2%利多卡因打成皮丘。沿穿刺路径缓慢进针，逐层麻醉，一边抽吸，一边给药，操作者感觉阻力突然消失，表明针进入至腹腔。当腹水流至注射器中时，停止进针，并注射完余下的麻醉药(3～5ml)以麻醉高度敏感的壁层腹膜。通常麻醉需要 5～10ml 利多卡因。

(5) 术者应佩戴无菌手套、口罩，可以穿无菌衣，但并非一定要穿无菌衣。用消毒剂消毒皮肤，铺无菌洞巾。

2. 腹腔穿刺术

(1) 应用大号针(18 号针)或者使用 11 号手术刀片在穿刺部位钻一小孔，以利于腹腔穿刺导管透过表皮。连接 5ml 或 10ml 注射器，准备进行腹腔穿刺。

(2) 目前有两种方式协助穿刺导管通过皮肤、皮下组织及壁层腹膜(见图 38－2)：

直入式：穿刺针与皮肤呈 45 度角，刺入表皮、通过皮下组织进入至腹腔；

迷路式：进针时，皮下组织向足侧推 2cm，一边进针，一边退针，当退针时，皮下组织进入到穿刺路径，此种方法防止皮肤穿刺点与腹腔内穿刺点直接连通，理论上可以最低限度减少腹腔穿刺术后腹水的泄漏。

(3) 用优势手握住注射器，用非优势手固定穿刺针柄，将非优势手置于患者皮肤上，这样可使操作者轻柔地将穿刺针穿过皮下组织，当每次进针 2～3mm 时，抽拉注射器活塞。当操作者感觉抵抗突然消失，或者腹水流至注射器中时，表示穿刺针已经进入到腹膜腔，立即停止进针，小心将导管通过穿刺针，然后抽出穿刺针。

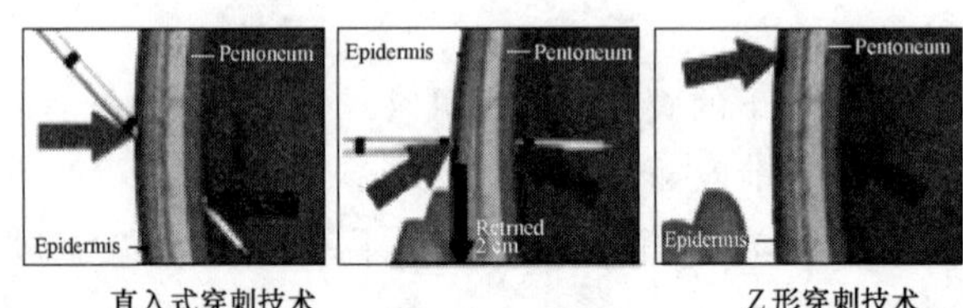

直入式穿刺技术　　Z 形穿刺技术

图 38－2　腹腔穿刺

(4) 诊断性腹腔穿刺时，连接大号注射器，抽出 30～60ml 腹水。治疗性腹腔穿刺时，用高压连接管连接穿刺端及大容量无菌盛液器，一旦放出需要的腹水量，立刻拔除穿刺导管，并用无菌纱布覆盖穿刺点。

【注意事项】

1. 术中应密切观察患者，如有头晕、心悸、恶心、气短、脉搏增快及面色苍白等，应立即停止操作，并做适当处理。放液前、后均应测量腹围、脉搏、血压，检查腹部体征，以观察病情变化。

2. 当腹腔穿刺大量放腹水之后，可能会出现循环功能紊乱，表现为：低血压、低钠血症、血浆儿茶酚胺及肾素水平升高。严重者可导致肝肾综合征甚至死亡。尽管白蛋白作为血浆扩容剂尚存在争议，很多专家推荐：对于放腹水超过 5L 的患者，应该补充白蛋白。当腹穿结束后，静脉补充白蛋白，补充白蛋白的剂量为每升腹水 6～8g。

3. 放腹腔积液时若流出不畅，可将穿刺针稍做移动或稍变换体位。必要时在 B 超引导下穿刺。

4. 术后嘱患者平卧，并使穿刺针孔位于上方以免腹腔积液漏出；对腹腔积液量较多者，为防止漏出，在穿刺时即应注意勿使自皮到壁层腹膜的针眼位于同一条直线上，方法是当针尖通过皮肤到达皮下后，稍向周围移动少许再穿刺。

第三十九章 院内感染控制的相关技术

第一节 清洁洗手、手消毒及外科洗手

【适应证】

清洁洗手：

1. 接触患者之前后，特别是在接触有破损的皮肤、黏膜和侵入性操作之前后。

2. 进行无菌技术操作前后，进入和离开隔离病房、ICU、母婴室、新生儿病房、烧伤病房、感染性疾病病房等重点部门时，戴口罩和穿脱隔离衣之前后。

3. 接触血液、体液、分泌物和被污染的物品之后。

4. 对患者进行不同部位的诊疗操作时。

5. 穿脱手套之前后。

6. 餐饮前，便后，回家后。

手消毒：

1. 检查、治疗、护理免疫功能低下的患者之前。

2. 出入隔离病房、重症监护病房、烧伤病房、新生儿重症病房和传染病房等医院感染重点部门前后；穿脱隔离衣之前后。

3. 接触具有传染性的血液、体液和分泌物，以及被传染性致病微生物污染的物品后。

4. 接触特殊病原体之后。

5. 双手直接为传染病患者进行检查、治疗、护理或处理传染病患者污物后。

6. 双手需保持长时间抗菌活性时。

在手没有明显污迹或者无明确病原体污染的情况下，清洁洗手和手消毒可以相互替代。但如果手有明显污迹则必须清洁洗手。如手有明确病原体污染时先进行清洁洗手，再用有效消毒剂擦拭消毒。

【操作方法】

1. 清洁洗手

(1) 打开水龙头。

(2) 湿润双手，取适量洗手液。

(3) 洗手液在双手揉搓起泡后开始计时，时间不少于 15s(发生职业暴露时清洁洗手 10 分钟以上)。在这时间内注意揉搓频率。要用力揉搓掌心、指缝、手背、手指关节、指腹、指尖、拇指、腕部等八个部位(六步洗手法见图 39－1)

洗手具体步骤：

第一步：掌心对掌心。

第二步：掌心对手背。

第三步：指端在掌心上揉搓。

第四步：稍握拳打开手指褶皱，在掌心上揉搓。

第五步：旋转揉搓拇指。

第六步：旋转揉搓腕部。

(4) 用流动水再次按“六步洗手法”用力揉搓，冲净泡沫。

2. 手消毒(快速手消毒)

(1) 取适量消毒剂于掌心。

(2) 严格按照“六步洗手法”揉搓步骤进行揉搓。

(3) 揉搓时保证手消毒剂完全覆盖手部皮肤，直至手部干燥，使双手达到消毒目的。

3. 外科洗手

要求先换上清洁洗手衣，手术帽必须完全遮盖头发，口罩必须完全遮盖口鼻。

(1) 洗手前，将衣袖卷至肘上1/3处。

(2) 用水湿润双手和前臂。

(3) 取洗手液适量，均匀涂布双手、前臂、上臂至肘关节以上10cm处，注意指甲和指间部位，用流动水彻底冲净。

(4) 再取适量洗手液揉搓双手(按六步洗手法)1min，用流动纯净水(软水)冲洗双手、上臂至肘部淋下，彻底冲净。

(5) 抬起双手保持高过肘部，并远离身体。

(6) 取无菌手巾擦干双手，然后将擦手巾斜对角折叠，先有一手从手腕往上慢慢移拭干至肘上(注：不得回擦拭)

(7) 以相同方法(同一块斜对角折叠手巾，反过来将未接触皮肤的一面)拭干另一只手臂。

【注意事项】

1. 洗手前应修剪指甲(长度与指端皮肤平齐)，不涂指甲油，去除饰物。

2. 洗手时应用流动水将手冲洗干净。

3. 水温30℃为宜，擦手巾应为无菌巾。

4. 若为特殊患者做检查治疗护理之前，应戴一次性手套，操作结束后应按操作规程洗手。

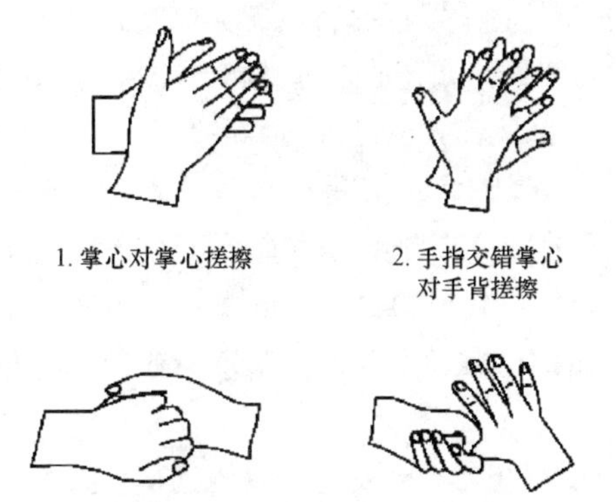

图39－1 六步洗手法(每次洗手至少15～20s)

第二节 感染防控与隔离技术

ICU 患者病情危重，重症感染较多且常常伴有免疫功能低下，自身应对感染的能力较弱。因此，在 ICU 中应实施严格的隔离技术，有效控制院内感染，这既对保护重症患者免受院内交叉感染，也对医护人员的健康有非常重要的意义。

一、ICU 病房控制感染的基本措施

最基本的措施仍然是控制感染的三环节：

（一）人员管理

1. 医护人员管理

(1) 所有医护人员进入 ICU，应严格执行标准预防措施。

(2) 工作服每周清洗 2～3 次，保持清洁，有污染时及时更换。接触特殊患者如 MRSA 感染或携带者，或处置患者可能有血液、体液、分泌物和排泄物喷溅时，应穿隔离衣或防护围裙。

(3) 接触有或可能有传染性的呼吸道感染患者时，或有体液喷溅可能时，应戴一次性外科口罩；接触疑似为高传染性的感染如禽流感、SARA 等患者，应戴医用防护口罩；当口罩潮湿或有污染时应立即更换。

(4) 进入 ICU 应戴工作帽和换工作鞋。

(5) 医护人员要严格执行手卫生规范和无菌操作规程。

(6) 医护人员每年应接受医院感染控制相关知识的培训，加强对医院感染控制的认识，了解医院感染控制最新动态及相关要求。

(7) 医护人员及时接种相关疫苗，患有感冒、腹泻等可能会传播的感染性疾病时，应避免接触患者。

2. 患者管理

(1) 制订重症患者入、出重症监护病房标准，按标准收治或转出患者。

(2) 应将感染与非感染患者分开安置。对于疑似有特殊感染或重症感染，应采取单间隔离，病房有隔离标识。对于空气传播的感染，如开放性肺结核，应隔离于负压病房。

(3) 耐药患者或携带者，尽量选择单间隔离，也可将同类多重耐药菌感染患者或定植患者安置在同一房间。没有条件实施单间隔离时，应当进行床旁隔离；不宜将多重耐药菌感染或者定植患者与留置各种管道、有开放伤口或者免疫功能低下的患者安置在同一房间。

(4) 患者无禁忌证者，应将床头抬高 15℃～30℃，保持患者口腔清洁无异味、重症患者每 2～6h 进行口腔护理一次。对于重症感染、多重耐药菌感染或携带者和其他特殊感染患者，建议分组护理，固定人员。

(5) 接受器官移植等免疫功能明显受损患者，应安置于正压病房，医务人员不可同时照顾正、负压隔离室内的患者。

3. 探视者管理

(1) ICU 应当严格限制非医务人员的探访，建立探视制度，减少不必要的访客探视，严格控制入室人员，有条件的尽量启用视频探视。

(2) 确需探访的，应穿隔离衣，并遵循有关医院感染预防控制的规定，做好相应的隔离与防护，探视期间，尽量避免触摸患者周围物体表面，进入病室探视患者前和结束探视离开病室时，应洗手或用快速手消毒液消毒双手。

(3) 访客有疑似或证实呼吸道感染症状时，应避免进入ICU探视，婴幼儿及儿童，应避免进入ICU探视。

（二）物品管理

1. 一次性使用诊疗用品的管理

加强一次性医疗用品和医疗废物处理的管理，提高医务人员对一次性医疗用品质量管理控制意识，自觉执行有关管理的规定及操作规程，合理使用和使用后及时处理，严禁重复使用一次性医疗物品。一次性医用耗材的管理和使用应当有规范、有记录。

2. 重复使用诊疗用品的管理

ICU的一切物品包括仪器和清洁用具必须固定专用，严格按照《医疗机构消毒技术规范》及其他消毒相关规范和标准要求，分别对高度危险性物品、中度危险性物品和低度危险物品，严格执行灭菌、高效消毒和清洗消毒的规定。呼吸机及其附件（外接管道）执行严格消毒措施，可以按要求的有效浓度使用含氯消毒剂、过氧化物类消毒剂进行浸泡消毒和清洗；呼吸机外壳，按钮、面板则用75%乙醇或酒精–氯己定复方消毒剂作擦拭消毒。呼吸机螺纹管等附件最好用全自动清洗消毒机进行清洗、消毒和干燥一体化消毒处理。其他医疗仪器，如监护仪、输液泵、微量注射泵、血压计、氧气流量表、心电图机等，每天用75%乙醇或酒精–氯己定复方消毒剂仔细擦拭消毒。每位患者有专用的治疗盒、体温表、听诊器、手电筒，做到一用一消毒。用过的治疗包、换药包等治疗用品应及时送到供应室进行统一的消毒灭菌处理。

(3) 便盆及尿壶应专人专用，每天消毒，对腹泻患者应一用一消毒，用1000mg/L含氯消毒剂浸泡30min。

（三）环境管理

应严格服务流程和三区的管理。各区之间界线清楚，标识明显，保证洁、污分开，防止因人员流程、物品流程交叉导致污染。

1. 室内空气消毒

空气卫生质量对控制医院感染具有重要意义，ICU内危重患者密集，医护人员活动频繁，空气质量较差，必须加强空气净化处理。

2. 环境物体表面的消毒

ICU地面与物体表面应保持清洁、干燥，每天进行湿式清洁，遇明显污染随时去污与消毒，地面消毒采用500mg/L有效氯的含氯消毒液擦拭，作用30min；护理站桌面、患者的床、床栏、床旁桌、床头柜、治疗车、药品柜和门把手等物体表面用500mg/L的含氯消毒剂定期擦拭，也可以采用复方季铵盐类消毒液作表面清洁和擦拭消毒。ICU病房使用的清洁用具，如墩布和擦布等，每天使用前后都应进行消毒和干燥处理，实行专室专用。

3. 床单元清洁与消毒

患者床单元主要包括床栏、床头柜、床单、被套、枕套、被芯、枕芯、褥子和床垫等。患者床单元要求保持清洁，定期消毒，遇污染及时消毒，患者离开要终末消毒。床栏和床头柜表面可用复方季铵盐和含氯消毒剂擦拭或专用消毒器；床单、被套和枕套等每周更换，遇污染及时更换，并用上述方法消毒；传染病患者用后作终末消毒。勤换床单、被服，如有血迹、体液或排泄物等污染，应及时更换。枕芯、被褥等使用时应防止体液浸湿污染，定期使用床单位消毒机对床上物品进行消毒。最好采用集中床单位消毒设备，小规模可选用臭氧气体床单位消毒器进行消毒。换下来的被褥应放在指定位置等待处理。规模化消毒设施有环氧乙烷熏蒸消毒设施，流通蒸汽消毒设施，臭氧床单位消毒设备。3 种方式规模不同，均可达到良好的消毒效果。

4. 地面清洁与消毒

所有地面，包括患者房间、走道、污物间、洗手间、储藏室和器材室，每天可用清水或清洁剂湿式拖擦。对于多重耐药菌流行或有医院感染暴发的 ICU，必须采用消毒剂消毒地面。不宜在室内及走廊铺设地毯，不宜在 ICU 入口处放置踏脚垫并喷洒消毒剂，不宜在门把手上缠绕布类并喷洒消毒剂。

二、特定疾病的隔离技术

不同传播途径的感染性疾病需要采取不同的隔离措施。当对某种感染性疾病的传播途径与隔离措施不清楚时，应及时与医院医务部门和院感办公室取得联系。

1. 经空气传播疾病

如结核、麻疹、水痘及弥散性带状疱疹等。

(1) 此类患者应收入单间隔离，有条件最好使用负压病房。

(2) 保持房门关闭。

(3) 进入结核患者病房时应佩戴符合职业安全与健康的呼吸面罩(非一般外科口罩)。

(4) 对麻疹或水痘已有免疫者，进入此类患者病房可不用戴口罩，无免疫能力者最好不要进入，若必需进入，应佩戴口罩。

(5) 指导患者在咳嗽或打喷嚏时应用纸巾遮掩住口鼻，以减少细菌传播。

(6) 必须转运此类患者时，应为其佩戴外科口罩。

2. 飞沫传播疾病

如腺病毒、白喉病毒、流感病毒、脑膜炎病毒、腮腺炎病毒、支原体、细小病毒组 B_{19} 感染、百日咳、鼠疫、风疹、婴儿及儿童的链球菌性咽炎、肺炎或猩红热等。

(1) 有条件应尽可能单间隔离并保持房门关闭。

(2) 进入病房时需佩戴口罩。

(3) 离开病房后及时抛弃口罩到特定收集器。

(4) 必须转运此类患者时，应为其佩戴口罩。

3. 接触传播疾病

如急性感染性腹泻、脓肿及引流的伤口、艰难梭菌感染、肠病毒、单纯疱疹、甲型肝炎病毒、副流感、呼吸道合胞病毒、疥疮、病毒性结膜炎、耐甲氧西林金葡菌、耐万古霉素或万古霉素中敏的金葡菌、耐万古霉素肠球菌、多重耐药的革兰阴性菌感染等。

(1) 进入病房时需穿隔离衣、戴隔离手套。

(2) 为患者配备专用听诊器及体温计。

(3) 离开病房前脱下隔离衣及手套，放置到指定收集处。

(4) 离开病房前应用手消毒液擦手或抗菌皂液洗手。

第三节　微生物标本的正确留取

正确的微生物标本采集和运送，是准确的病原学诊断的前提。标本采集的原则：

1. 尽早采集，应在应用抗生素前或停药 1 周后采集标本，如不能停药，应于下次抗生素应用前采集。

2. 掌握标本的送检指征。

3. 选择正确的采集容器。

4. 采取正确的采集方法，无菌采集。

5. 收集足够的标本量，选择不同的采集试剂和标本种类。

6. 正确保存和运送：标本采集后应立即送检。

常见标本采集与运送方法：

一、血标本

（一）血液标本

【适应证】

疑有菌血症、败血症和脓毒血症的患者。对入院危重感染患者应在未进行抗菌药物治疗之前，及时留取血培养标本。一般患者出现以下体征时可作为采血的重要指征。

1. 发热（≥38℃）或低温（≤36℃）。

2. 寒战。

3. 白细胞增多（计数＞10×10^9/L，特别有“核左移”时）或者粒细胞减少（成熟的多核白细胞＜1×10^8/L）。

4. 皮肤黏膜出血。

5. 昏迷。

6. 多器官功能衰竭，血压降低，C 反应蛋白升高及呼吸加快。

7. 血液病患者出现粒细胞减少，血小板减少等。

8. 几种特殊情况：

(1) 新生儿可疑菌血症，应该同时做尿液和脑脊液培养。

(2) 老年菌血症患者可能不发热或不低温，如伴有身体不适、肌痛或中风，可能是感染性心内膜炎，也应采取血培养。

(3) 骨髓培养与血液培养的送检指征基本一致，临床常规血液感染有指征时以抽血培养为主。但当骨髓炎时或长期使用抗生素患者，抽取骨髓培养阳性率远高于血培养。

【操作方法】

1. 皮肤消毒程序

严格执行以下三步法：①75%乙醇擦拭静脉穿刺部位达 30s 以上。②1%～2%碘酊作用 30s 或 10%碘伏 60s，从穿刺点向外画圈消毒，至消毒区域直径达 5cm 以上。③75%乙醇脱碘：对碘过敏的患者，用 75%乙醇消毒 60s，待乙醇挥发干燥后采血。

2. 培养瓶消毒程序

①75%乙醇擦拭血培养瓶橡皮塞，作用 60s。②用无菌纱布或无菌棉签清除橡皮塞子表

面残余乙醇。

3. 静脉穿刺和培养瓶接种程序

①在穿刺前或穿刺期间，为防止静脉滑动，可戴乳胶手套固定静脉，不可接触穿刺点。②用注射器无菌穿刺取血后(穿刺毛囊导致假阳性)，针头(如果行第 2 次穿刺，应换针头)直接注入血培养瓶，或严格按厂商推荐的方法采血。③血标本接种到培养瓶后，轻轻颠倒混匀以防血液凝固。

4. 采血量

成人采血量是 8～10ml，儿童采血量是 1～5ml。血液和肉汤之比为 1:(5～10)。

5. 血培养次数和采血时间

采血培养应该尽量在使用抗菌药之前进行，在 24h 内采集 2～3 次做血培养(一次静脉采血注入到多个培养瓶中应视为单份血培养)。入院前 2 周内接受抗菌药物治疗的患者，连续 3 天，每天采集 2 份。可选用能中和或吸附抗菌药物的培养基。对间歇性寒战或发热应在寒战或体温高峰到来之前 0.5～1h 采集血液，或于寒战或发热后 1h 进行。

特殊的全身性和局部感染者采血培养的建议。

(1) 可疑急性原发性菌血症、真菌菌血症、脑膜炎、骨髓炎、关节炎或肺炎等，应在不同部位采集 2～3 份血标本。

(2) 不明原因发热，如隐性脓肿、伤寒热和波浪热等，先采集 2～3 份血标本，24～36h 后估计体温升高之前(通常在下午)再采集 2 份以上。

(3) 可疑菌血症或真菌菌血症，但血培养持续阴性，应改变血培养方法，以获得罕见的微生物。

(4) 可疑细菌性心内膜炎，在 1～2h 内采集 3 份血标本，如果 24h 后阴性，再采集 3 份以上的血标本。

6. 标本运送

采血后应该立即送检，如不能立即送检，需室温保存或置 35℃～37℃孵箱中，切勿冷藏。自动化连续监测系统虽有允许延迟上机监测微生物生长的措施，还是应该尽量缩短延迟上机时间。

(二) 血管内导管

【适应证】

怀疑存在导管相关性感染的患者。

【操作方法】

1. 从患者体内拔出静脉插管，用无菌技术剪去导管体外部分。导管远端的外表面立即置于血琼脂平板上做滚动涂布接种后，置入 37℃的孵箱内 48h。此法仅仅反映导管外表面的情况。不能做床边接种者，将导管置于含有少量生理盐水的无菌试管内送检。

2. 也可将剪下的导管体内段置肉汤增菌液或用于血培养的培养液内，但不能区分导管感染菌与少量的定植菌。

3. 严格无菌操作，减少污染的可能。

二、尿液标本

【适应证】

疑有泌尿系统感染的患者，应行尿液的病原学分离和培养。

(1) 有典型的尿路感染症状。

(2) 肉眼脓尿或血尿。

(3) 尿常规检查表现为白细胞或亚硝酸盐阳性。

(4) 不明原因的发热，无其他局部症状。

(5) 留置导尿管的患者出现发热。

(6) 膀胱排空功能受损。

(7) 泌尿系统疾病手术前。

【操作方法及程序】

1. 采集方法

标本采集应力争在未使用抗生素之前。注意避免消毒剂污染标本。方法有以下几种。

(1) 清洁中段尿：最好留取早晨清洁中段尿标本，嘱咐患者睡前少饮水，清晨起床后用肥皂水清洗会阴部，女性用手分开大阴唇，男性翻上包皮，仔细清洗，再用清水冲洗尿道口周围；开始排尿，将前段尿排去，中段尿 10～20ml 直接排入专用的无菌容器中，立即送检，2h 内接种。该方法简单、易行，是最常用的尿培养标本收集方法，但很容易受到会阴部细菌污染，应由医护人员采集或在医护人员指导下由患者正确留取。

(2) 耻骨上膀胱穿刺：使用无菌注射器直接从耻骨上经皮肤消毒穿入膀胱吸取尿液，是评估膀胱内细菌感染的“金标准”方法，但有一定的痛苦，患者难以接受。主要用于厌氧菌培养或留取标本困难的婴儿尿标本的采集。

(3) 直接导尿：按常规方法对会阴局部进行消毒后，用导尿管直接经尿道插入膀胱，获取膀胱尿液，可减少尿液标本污染，准确地反映膀胱感染情况。但有可能将下尿道细菌引入膀胱，导致继发感染，一般不提倡使用。

(4) 小儿收集包：对于无自控能力的小儿可应用收集包收集尿液，这种装置由于很难避免会阴部菌群污染产生假阳性，所以只有在检验结果为阴性时才有意义。如果检验结果为阳性，应结合临床进行分析，必要时可使用耻骨上膀胱穿刺或导尿法留取尿液进行复检。

(5) 留置导尿管收集尿液：利用留置导尿管采集标本时，应先消毒导尿管外部，按无菌操作方法用注射器穿刺导尿管吸取尿液，操作时应防止混入消毒剂，注意不能从尿液收集袋中采集尿液。

2. 采集容器

(1) 应由不与尿液成分发生反应的惰性材料制成。

(2) 洁净、无菌、加盖、封闭、防渗漏。

(3) 不含防腐剂和抑菌药。

(4) 广口、具有较宽的底部、容积应＞50ml、盒盖易于开启。

3. 标本运送

标本采集后应及时送检，及时接种，室温下保存时间不得超过 2h(夏季保存时间应适当缩短或冷藏保存)，4℃冷藏保存时间不得超过 8h，但应注意冷藏保存的标本不能用于淋病奈瑟菌培养。

【注意事项】

1. 外尿道寄居有正常菌群，故采集尿液时应注意无菌操作。

2. 对于厌氧菌的培养，采用膀胱穿刺法收集、无菌厌氧小瓶运送。

3. 排尿困难者可导尿，但应避免多次导尿所致尿路感染。

三、粪便标本

【适应证】

1. 急慢性腹泻；伴或不伴有发热/全身乏力者。

2. 无痛性大量水样便或米泔样稀便。

3. 先吐后泻，可疑为食源性疾病者。

4. 长期抗菌药物治疗后腹泻患者。

5. 婴幼儿高热惊厥者。

6. 可疑为中毒性菌痢患者。

【操作方法】

1. 采集标本

尽可能在急性期或发病早期和应用抗菌药物之前，在不同的时间采集2～3份标本可以提高致病菌分离率。

2. 采集容器

一次性无菌盒。

3. 采集方法

(1) 自然排便法：采集标本时取有脓血、黏液、组织碎片的粪便2～3g，液体粪便则取絮状物1～3ml直接装入容器或保存液或运送培养机中。

(2) 直肠拭子法：一般用于排便困难的患者或儿童。

用肥皂水将肛门周围洗净，用NS棉拭子插入肛门，成人约4～5cm，儿童约2～3cm，与直肠黏膜直接接触，轻旋转，必须将拭子置于灭菌容器内送检，

食物中毒患者也可以取食物、呕吐物、胃液培养。

4. 标本运送

粪便标本应立即送检，运送过程安全，防溢出及污染，室温条件下不能超过2h。

【注意事项】

粪便标本放置时间超过2h，直肠拭子未置入运送培养基内送检，运送的标本混有尿液或已干燥均为不合格标本。

四、呼气道标本

(一) 痰及咽拭子标本

【适应证】

痰标本：咳嗽、咳痰、咯血、呼吸困难、发热伴白细胞增高、胸痛。

咽拭子标本：

(1) 感冒伴咽痛。

(2) 细菌性咽扁桃体腺炎。

(3) 上感伴有鼻窦炎。

【操作程序】

1. 咳痰标本采集

要求患者在清晨用药前留取。留取前刷牙，用清水漱口 3 次，以除去口腔内杂菌，之后用力咳出。咳痰较困难者可用 3%～5%氯化钠溶液雾化蒸气吸入以诱导排痰。对需采集痰标本做结核杆菌培养，可留取 12～24h 痰液，经漂浮浓集后检查。若做细菌或真菌培养，痰液必须盛于无菌容器内送检。对咳痰少的幼儿，可轻轻压迫胸骨上部的气管，使其咳嗽。

2. 咽拭子采样

标本采集前数小时不得用消毒药物漱口或涂抹病灶局部。用棉拭子采集标本时应小心、准确，避免触及舌、口腔黏膜和唾液，以防污染。

小儿咽拭子：用弯压舌板向后压舌，将拭子伸入咽部，刺激咳嗽时可将喷出肺部或气管分泌物粘在拭子上送检。

【注意事项】

痰标本采集后应立即送检，争取在 20min 内送到细菌实验室。

细菌室收到标本后应立即进行标本的质量检查、处理及培养接种。如不能立即进行检查，则应暂时放于冰箱(4℃)中。冰箱中存放的标本应在 24h 以内进行检查。痰直接涂片光镜检查每低倍视野鳞状上皮细胞＜10 个、白细胞＞25 个，或鳞状上皮细胞：白细胞＜1:2.5，可作污染相对较少的“合格”标本。在粒细胞缺乏者不宜用单纯白细胞数作为评价指标，而应以涂片中见到柱状上皮细胞或锥状上皮细胞与白细胞并存为合格标本。

(二) 支气管分泌物留取

建立人工气道后的患者，会厌失去作用，咳嗽反射降低，丧失咳痰能力。因此人工吸引成为获取气道内分泌物的重要方法。

【适应证】

气管切开或气管插管患者，可用普通无菌吸痰管直接经人工气道抽吸采样。

【操作方法】

普通无菌吸痰管直接经人工气道插至大约叶支气管水平，吸引口依次连接标本采集瓶或试管及负压吸引装置，用负压将下呼吸道分泌物经吸痰管吸入标本采集瓶内送检。

【注意事项】

1. 吸痰前调节呼吸机吸氧浓度至 100%约 2min。

2. 注意无菌操作，防止污染标本，或给患者带来新的肺部感染。

3. 吸痰动作要快，吸引负压不可过大，以免损伤气管黏膜或加重支气管痉挛。

4. 经人工气道吸痰细菌浓度≥10^5CFU/ml 可认为是感染病原菌，而浓度 10^4CFU/ml 则认为是污染菌。

(三) 纤维支气管镜采样

纤维支气管镜(纤支镜)检查是重要的诊断和治疗技术，已在 ICU 获广泛应用。

详见纤维支气管镜检查和治疗术。

(四) 支气管肺泡灌洗术采样

支气管肺泡灌洗术采样(BAL)是一种诊断下呼吸道机会性感染的敏感方法，尤其适用于伴有免疫缺陷和免疫损伤者，其最理想的适应证是疑有肺部感染而用其他非创伤性检查方法不能明确病原学诊断者。

详见纤维支气管镜检查和治疗术。

（五）防污染标本毛刷采样

疑有肺部感染，需行防污染毛刷采样（Protected specimen brush，PSB）分离鉴定病原菌。

详见纤维支气管镜检查和治疗术。

五、皮肤、软组织感染的标本

【适应证】

1. 局部有感染的典型特征，红肿热痛伴或不伴有全身症状。

2. 疑有皮肤软组织急性化脓性感染，包括疖、痈、蜂窝织炎、丹毒、压疮感染，乳房脓肿等。

3. 创伤感染，如术后切口感染、烧伤感染、脐炎。

【操作方法】

1. 组织块

采集方法：严格消毒皮肤和手术区域，经手术或侵入性技术获得的标本最好。尽量多采集组织。

标本运送：置于无菌容器或厌氧运送系统送检，标本量少要加入少量无菌 NS 送检。

2. 脓肿

开放性伤口：开放性伤口抽吸前用无菌 NS 擦去表面分泌物，以免污染，尽量抽吸深部脓肿送检。

闭合型脓肿：抽吸前用 2%～3%碘酊和 75%乙醇消毒周围皮肤，穿刺抽取脓液或分泌物送检，也可在切开排脓时采集送检。

六、其他标本微生物：

1. 胸腹水、胆汁、心包液、骨髓液

消毒后用穿刺针采集标本至少 1ml，注入无菌瓶。为防凝固，可先加入灭菌的肝素。常温下 15min 送检，若只做真菌培养，只能放 4℃保存，不能超过 24h。

2. 脑脊液

若用于检测真菌或抗酸杆菌量应为 2ml。

3. 结核标本

常见为痰液。

(1) 初诊患者送 3 份标本（夜间痰、清晨痰、即时痰）。如果没有夜间痰，在留取清晨痰后 2～3h 再留取一份，或在送痰时留取 2 份即时痰。

(2) 治疗中的患者按期每次送检 2 份痰标本（夜间痰和清晨痰）。

(3) 脓样、干酪样或脓性黏液样性质的痰为合格的标本，痰量为 3～5ml，应由专人验取痰标本。

(4) 标本容器：应采用国际通用的塑料痰瓶，或直径 4cm 高 2cm 的塑料盒或蜡质盒。

第四十章　与疼痛相关的查体方法

第一节　软组织压痛点的检查方法

（一）颈椎棘突压痛点

患者端坐，以左侧为例，检查者站于患者左侧，以左手按住患者前额或下颌，使颈部脊柱保持适度前凸位置。再以右手拇指按住左颈椎棘突端侧方软组织附着处，逐一的顺次滑动按压，可查得压痛点。

（二）项部肌肉压痛点

在上述检查颈椎棘突压痛点的位置上，检查者的拇指稍向外移，位于颈椎棘突与颈椎横突之间的部位，按住项部肌群的肌腹作滑动按压，可查得压痛点。

（三）颈椎横突压痛点

可用双手拇指分别按在颈椎旁两侧所属的横突尖上，逐一顺次滑动按压，可查得压痛点。

（四）肩胛提肌肩胛骨附着处压痛点

检查者用双手拇指分别按住肩胛骨内上角此肌附着处，由内向外滑动按压。若该处有无菌性炎症病变时，可查得压痛点。

（五）肩胛骨脊柱缘压痛点

以右侧为例，检查者站立患者左侧，以右手按住患者的右肩外侧，左手放置在同侧肩关节上，将肩胛骨固定制动，右拇指按住脊柱缘部位，同时第 2～5 指按住腋缘部位，可查得脊柱缘压痛点。也可让患者面对墙壁，双手掌用力推墙，使肩胛骨脊柱缘显示，用拇指沿脊柱缘移动检查压痛点。

（六）冈上肌肩胛骨附着处压痛点

以右侧为例，检查者站于患者右侧，用右拇指按在患者的右冈上窝，垂直此肌附着处的骨面做滑动按压，可查得压痛点。也可让患者坐位，检查者立于患者后方，用拇指按压。

（七）斜方肌肩胛骨附着处压痛点

在上述压痛点检查位置上，检查者拇指移向肩胛冈上缘，自内向外做滑动按压，可查得压痛点。但其肩峰内缘(包括锁骨外段上缘)附着处往往压痛为最敏感。

（八）冈下肌肩胛骨附着处压痛点

以右侧为例，检查者站于患者右侧，右手按住肩上部制动，左手的第 2～5 指按住肩胛骨脊柱缘和拇指按在冈下窝部，拇指对冈下肌附着处做滑动按压，可查得压痛点。

（九）小圆肌和大圆肌肩胛骨附着处压痛点

检查者一手握住患侧上臂近段，保持肩关节于外展 90°，另一手第 2～5 指按住肩胛骨脊柱缘与拇指按住腋缘，当拇指沿腋缘背面滑动按压时，可查得小圆肌压痛点。大圆肌肩胛骨附着处压痛点的检查方法：在冈下肌肩胛骨附着处压痛点检查的位置上，检查者拇指向下移至肩胛骨下 1/3 段的背面，位于大圆肌附着处滑动按压时，可查得压痛点。

（十）肩胛骨喙突压痛点

先在肩胛部作冈下肌与大、小圆肌按压，引出肩前方放射痛，若推拿后肩前方痛未减轻，才可诊断原发性肩胛骨喙突软组织劳损。站在患者后方，用双手示指同时按压锁骨外1/3下方的喙突，双侧对比，可查出肱二头肌短腱止点有无压痛。

（十一）胸锁乳突肌下端压痛点

检查者站在患者背后，双手拇指分别按住两侧胸骨柄上前方，做滑动按压，以后再按住锁骨内段上缘，做滑动按压，均可查得压痛点。

（十二）前斜角肌压痛点

检查者用拇指在锁骨上窝处第1肋骨的斜角肌结节上，做滑动按压，可查得压痛点。

（十三）胸脊柱背伸肌群压痛点

检查者用拇指沿椎板逐一深压，横行滑动按压时可查得压痛点。

（十四）腰椎横突压痛点

双侧腰痛患者可采取俯卧位，单侧腰痛者也可采取侧卧位，并发腹痛病例可采取腰伸展站立位或侧卧位，进行检查。检查者双手拇指分别按放在两侧腰际，紧靠第12肋骨下缘，位于腰$_2$横突部位，向内上方按压这一横突尖做滑动按压，可以查得压痛点，以后再在腰际两旁双手拇指分别按放在腰$_3$与腰$_4$横突部位，向内方向顺次滑动按压这两个横突尖，可以查得压痛点。

（十五）第12肋骨下缘压痛点

患者俯卧，在检查腰$_1$横突压痛点的位置上，检查者拇指稍向上移，针对第12肋下缘，做滑动按压，可查得压痛点。

（十六）腰椎棘突与骶中嵴压痛点

患者俯卧，检查者用拇指自胸12至骶骨沿每一棘突端与骶中嵴的旁侧，向前、向内方向滑动按压。有病变者，可查得压痛点。一般以腰$_4$棘突至骶$_1$骶中嵴的压痛最多见。棘突端正中多无压痛。棘间韧带有时也有压痛，多属两旁棘突或骶中嵴附着的腰背筋膜后叶劳损引起放射痛的影响，并非棘间韧带病变。同时也应注意有无脊柱侧弯畸形。

（十七）骶棘肌下外端附着处压痛点

患者俯卧，检查者拇指沿髂嵴的腰三角区开始，向内至髂后上棘内缘，再向下至骶髂关节内缘，针对此肌附着处，做滑动按压，可查得压痛点。

（十八）髂嵴压痛点

患者俯卧，检查者以拇指沿着整个髂嵴针对肌附着处做滑动按压，可查得压痛点。除在髂嵴部查得压痛点外，还可在胸廓外下方的肋骨缘查得压痛点，该处也是病变的腹内斜肌上端附着处之一。

（十九）腰椎椎板与骶骨背面压痛点

患者俯卧，检查者以拇指自胸$_{11}$椎板至骶$_4$背面的每一节上，顺次逐一深压腰部深层肌，可查得压痛点。与骶棘肌下外端附着处压痛点一样，常会引出放射性坐骨神经痛征象增重。

（二十）髂胫束压痛点

患者俯卧，检查者先用两手第2～3指分别按住两髂前上棘处，将两拇指分别按在髂前上棘后方臀部约一横掌处加以浅压，可查得压痛点。

（二十一）臀上皮神经压痛点

患者俯卧，在检查髂胫束压痛点的位置上，检查者将拇指移向臀中肌部位，于髂嵴下2～3横指处，即臀上皮神经的外支、中支与内支分布区域，由外向内分别做表浅的滑动按压，可查得压痛点。内支分布区域靠近臀后线偏下部位，其压痛点应与髂后上棘附着的臀大肌压痛点有所鉴别。

（二十二）髂后上棘压痛点

患者俯卧，检查者以拇指在髂后上棘部位做表浅的滑动按压，可出现两种不同的情况，若系臀大肌附着处病变，即在髂后上棘的臀后线处出现压痛点，若系臀上皮神经内支受周围的炎性组织刺激，则压痛点就在靠近臀后线偏外部位这一神经支上。

（二十三）阔筋膜张肌压痛点

患者俯卧于硬板床上，检查者一手将患肢极度外展或患者侧卧，患髋向上，一手将伸直的患肢抬起，保持髋关节处于极度外展位置，均应放松所有肌肉；另一手的拇指在髂前上棘外缘与外方（与髌骨外缘的连线上）做表浅的滑动按压，可查得压痛点。

（二十四）臀小肌压痛点

患者俯卧或侧卧，在检查阔筋膜张肌压痛点的髋关节外展体位上，检查者用另一手的拇指在齐股骨隆凸的上方，向内下方向做深层的滑动按压，可查得压痛点。

（二十五）臀中肌压痛点

在检查阔筋膜张肌压痛点的侧卧位上，检查者用另一手的拇指在髋外侧的髂嵴下方臀中肌附着处至股骨大粗隆臀中肌止点处滑动按压，若有无菌性炎症病变时，可查得压痛点。至于臀中肌内方与内下方的压痛点，应在俯卧位上另作检查，方能明确。

（二十六）臀下神经压痛点

检查者用拇指向内，向前方向，横过神经支做表浅的滑动按压，可触及疼痛的细索状物，即为臀下神经的压痛点。

（二十七）坐骨神经梨状肌下出口处压痛点

患者俯卧，检查者以拇指深压坐骨结节至大粗隆连线中点，此为臀部坐骨神经部位，横过神经支做滑动按压，可查得压痛点。一般在找到此压痛点后，再找臀中肌坐骨大孔上缘、上方、内上缘，内上方等附着处的压痛点，比较容易定位，滑动按压这些部位又均会分别引出剧痛。

（二十八）臀上神经压痛点

患者俯卧，检查者的拇指深压臀上神经部位，横过神经支滑动按压，可查得压痛点。

（二十九）骶尾骨下缘与股骨臀粗隆压痛点

患者俯卧，检查者以拇指分别针对骶尾骨下外缘与股骨臀粗隆的肌附着处骨面，做滑动按压，可查得个别的压痛点。

（三十）股内收肌群耻骨附着处压痛点

患者仰卧，两下肢的髋膝关节屈曲，两足底对紧，自动将两下肢相对地外展外旋，也就是做屈膝屈髋分腿试验。检查者两拇指分别先在两侧耻骨上支与耻骨结节肌附着处做滑动按压以后再在两侧耻骨下支肌附着处做滑动按压，最后在股骨内上髁肌附着处做滑动按压，可查得压痛点。

鉴别方法：滑动按压股骨内上髁股内收肌群附着处，引出敏感压痛而使膝内侧疼痛或压痛消失者，则此痛为股内收肌群劳损所引起，对膝内侧痛无改变者，应考虑膝关节内侧病变等，急性耻骨上支肌附着处劳损者，患髋常呈轻度前屈位，致大腿不能伸直，但直腿抬高试验可为正常。耻骨下支肌附着处劳损者，多有直腿抬高试验受限，但髋膝完全伸直。屈膝屈髋分腿试验因肌痉挛或肌挛缩多呈阳性。

(三十一) 腹直肌与锥状肌耻骨联合附着处压痛点

患者仰卧，检查者用拇指针对两侧耻骨联合与耻骨结节上缘骨面滑动按压，可查得压痛点。

(三十二) 髂前下棘压痛点

检查者用拇指在髂前上棘下方一横指处做深层滑动按压，可查得压痛点。银质针针刺治疗时，可在髂前下棘附着处更明确地探得压痛点。

(三十三) 髌下脂肪垫压痛点

检查者一手的拇示指按压住髌骨上缘推向下方，使髌骨尖向前突出，另一手的拇指尖针对髌骨下端的后方骨面与髌骨的下 1/2 段边缘，由后向前与由下向上做滑动按压，可查得压痛点。

(三十四) 内踝下方压痛点

检查者在内踝下缘用拇指尖沿内踝沟嵌压，可发现疼痛，滑动按压时可引出剧痛。

(三十五) 外踝下方压痛点

检查者在外踝下方用拇指尖在外踝下缘压踝支持带与总腱鞘，滑动按压时可查得压痛点。重点检查距腓前韧带、跟腓韧带和距腓后韧带。

(三十六) 跗骨窦压痛点

检查者拇指针对跗骨窦做滑动按压，可查得压痛点。

第二节 脊柱和骨关节疼痛检查方法

一、脊柱疼痛检查

(一) 胸腹垫枕试验

【检查方法】

(1) 腰椎超伸展位压痛测定：用一个直径为 20～30cm 的长圆枕垫置在患者前胸部，使腰椎处于超伸展位。然后检查者以拇指再在原压痛点上用同样压力探压，询问患者疼痛增减、有无臀部及下肢放射痛或麻刺感。

(2) 腰椎过前屈位压痛测定：将长圆枕向下移至腹部，大致位于脐部，使腰椎呈后凸位。然后检查者再用拇指尖深压原痛点，询问患者疼痛增减、有无臀部、下肢放射痛或麻刺感。

【临床意义】

(1) 若在腰椎过度前屈位上测定，使原有在超伸展位上引出的深压痛、传导痛或下肢酸麻感完全消失或明显减轻者，则可判断为腰椎管内发病因素或以腰椎管内病变为主的腰腿痛的阳性体征。

(2) 若原有疼痛等征象仅有轻度减轻，则应判为腰椎管内外混合性病变引起的腰腿痛病。

(3) 原有疼痛等征象无改变或加剧。基本排除腰椎管内发病因素存在的可能性，可考虑为椎管外软组织损害性腰腿痛。

(二) 腰脊柱侧弯试验

【检查方法】

患者站立位，双臂自然下垂。下肢直立，足跟靠拢，令患者躯干保持适度后仰体位。检查者站于其后方，一手按住患者健侧肩外上部，另一手放在患侧骨盆的髋外侧部。然后一手按住骨盆制动，另一手把健肩推向病侧方向，使躯干连同头部缓慢弯向患侧。当弯到极度时，询问患者有无患侧腰骶痛或并发下肢放射痛及酸麻感。令患者指明疼痛部位。然后检查者双手调换位置，用同法把腰脊柱逐渐弯向健侧，达到极度时，再询问患侧腰部有无疼痛征象出现。

【临床意义】

(1) 脊柱弯向病侧引发腰骶部深层疼痛或并发臀部和下肢放射痛或酸麻感者，则为本试验阳性体征，可判断有椎管内发病因素。

(2) 脊柱弯向健侧达到极度时，使患侧侧弯试验引出的腰骶部深层痛与下肢征象完全消失，也判为本试验阳性。若脊柱弯向健侧而出现患侧腰部疼痛者，可判为腰椎管外软组织损害。

(3) 若无论是脊柱向患侧或健侧弯曲时，均引出腰部或腰骶部疼痛者，则判断为腰椎管内外混合型病变引起的腰腿痛。

二、骨关节疼痛检查

1. 胫神经弹拨试验

(1) 检查方法：患者取俯卧位，检查者一手提起患侧踝部，使膝关节屈曲成90°，腘部软组织因之完全松弛；另一手的中指尖在腘窝下中偏内处先找到胫神经干，在其上做轻巧的横向弹拨。询问患者有无局部疼痛及小腿后侧传导性酸麻感。再在健侧腘窝部做相同的对比检查。

(2) 临床意义：凡检查时弹拨胫神经干出现局部疼痛或小腿传导性酸麻者均属本试验阳性，考虑有腰骶神经根炎性刺激。若手指重按神经干或膝关节后部关节囊，则可引出假阳性体征。

2. 颈椎压迫试验

患者端坐，颈部挺直，检查者用单手或双手置于患者头顶部，逐渐加力下压，可使局部疼痛或上肢放射征象增加或头昏加重。项颈部之所以能够挺直并保持头颅稳定不偏，全由颈背部肌肉群生理性肌紧张的相对的牵拉作用，维持了平衡。正常情况下头颈下压试验时促使这些肌肉进一步收缩，不会引起任何征象。若肌肉出现无菌性炎症病变，当它进一步收缩惹起牵拉性刺激时，就会增加局部疼痛或上肢放射征象。

3. 引颈试验

在上述试验中检查者一手托住患者下颌部，另一手托其枕部，嘱患者颈肌放松。检查者双手同时用力向上牵引，在慢性病例通过牵引改善了项颈部病变软组织的痉挛程度，可使原有的颈痛或上肢放射征象减轻。但在征象严重的急性病例，这种牵引作用反会增加肌附着处无菌性炎症病变的刺激，使征象反而增重。

4. 血管试验(Addison 试验)

患者端坐凳上，两手置于膝部，先比较两侧桡动脉搏动力量，之后使患者尽力抬头作深吸气，并将头转向病侧，再比较两侧脉搏，倘使患侧脉搏减弱，则说明头部转向病侧时锁骨上窝部变性挛缩的前斜角肌拉紧，压迫血管所致。

5. 臂丛神经牵拉试验

令患者尽量做颈部前屈，检查者一手放于头部病侧，做旋向健侧动作，另一手握住患肢腕部，呈反方向牵拉，如有患肢放射痛或放射性麻刺感增重，说明因过度牵拉加重了锁骨上窝部病变软组织的无菌性炎症化学刺激与机械性压迫，作用于臂丛神经的结果。

6. 前屈旋颈试验(Fenz 征)

先令患者头颈部前屈，再左右旋转活动，若颈椎处出现疼痛即为阳性，提示颈椎骨关节病，表明颈椎小关节多有退行性变。

7. 托马斯征(Thomas 征)

患者仰卧，大腿伸直，则腰部前凸；屈曲健侧髋关节，迫使脊椎代偿性前凸消失，则患侧大腿被迫抬起，不能接触床面。常见于：①腰椎疾病，如结核、腰大肌脓肿、血源性化脓性骼腰肌炎等；②髋关节疾病，如髋关节结核、增生性关节炎和骨性强直等。

8. 儿童脊柱超伸展试验

患儿俯卧，检查者将其两小腿提起，正常脊柱后伸自如无痛。脊柱僵直并随臀部抬高者为阳性，见于脊椎结核。

9. 直腿抬高试验

患者仰卧、伸膝，检查者一手压患膝，另一手托足跟，抬高肢体至患者疼痛或不能继续抬高为阳性并记录其角度，于 30°～70° 出现阳性者才有意义，常为腰椎间盘突出症。

10. 健腿直腿抬高试验

方法同“直腿抬高试验”，只是健侧下肢抬高，患肢痛，多为较大或中央型腰椎间盘突出症。

11. 直腿抬高加强试验

又称足背伸试验、Bragard 征。直腿抬高至痛时，降低 5° 左右，再突然使足背伸，可引起大腿后侧剧痛，常为腰椎间盘突出症。

12. 屈颈试验(Lindner 试验)

患者仰卧，检查者一手按其胸前，一手抬其枕后，屈其颈部，若出现腰部及患肢后侧放射性疼痛则为阳性，提示坐骨神经受压。

13. 股神经牵拉试验

患者俯卧、屈膝，检查者将其小腿上提或尽力屈膝，出现大腿前侧放射性疼痛者为阳性，见于股神经受压，多为腰 3、4 椎间盘突出症。

14. 骨盆回旋摇摆试验

患者仰卧，双手抱膝，极度屈髋屈膝。检查者一手扶膝，一手托臀，使臀部离开床面，腰部极度屈曲，摇摆膝部，腰痛者则为阳性，多见于腰部软组织劳损或腰椎结核。

15. 骨盆挤压及分离试验

患者仰卧位，检查者双手将两侧髂嵴用力向外下方挤压，称骨盆分离试验。反之，双手将两髂骨翼向中心相对挤压，称为骨盆挤压试验。能诱发疼痛者多为阳性，见于骨盆环骨折。骶髂关节病也可呈阳性。

16. “4”字试验(faberd 征、Patrick 试验)

患者仰卧，患肢屈髋膝，并外展外旋，外踝置于对侧大腿上，两腿相交成“4”字，检查者一手固定骨盆，一手于膝内侧向下压。若骶髂关节痛，则为阳性。阳性者提示骶髂关节劳损、类风湿关节炎、结核、致密性骨炎。

17. 床边试验(Gaenslen 征)

患者仰卧位，患侧靠床边使臀部能稍突出，大腿能垂下为宜。对侧下肢屈髋、屈膝，双手抱于膝前。检查者一手扶住髂嵴，固定骨盆，另一手将垂下床旁的大腿向地面方向加压，如能诱发骶髂关节处疼痛则为阳性，意义同上。

18. 伸髋试验(Yeoman 试验)

患者俯卧位，屈膝至 90°，检查者一手压住患侧骶髂关节，一手向上提起患侧小腿，如能诱发骶髂关节部位疼痛，则为阳性，其意义同“4”字试验。

19. 杜加征(Dugas 征)

患肢肘关节屈曲，手放在对侧肩关节前方，如肘关节不能与胸壁贴紧为阳性，表示肩关节脱位。

20. 直尺试验(Hamilton 征)

以直尺置于上臂外侧，一端贴紧肱骨外上髁，另一端如能贴及肩峰，则为阳性，提示肩关节脱位。

21. 肱二头肌长头紧张试验

前臂屈曲旋后，检查者给以阻力。当有肱二头肌长头腱炎时，结节间沟区有疼痛感。

22. 腕伸肌紧张试验(Mill 征)

患者伸直患侧肘关节，前臂旋前，检查者将患侧腕关节屈曲，若患者肱骨外上髁区疼痛，则为阳性，提示肱骨外上髁炎。

23. 肘外翻挤压试验

肘关节伸直位，检查者一手握腕，一手扶患肘，并使其外翻，若有疼痛，则为阳性，提示桡骨小头骨折。

24. 屈氏(Trendelenburg)试验

裸露臀部，两下肢交替持重和抬高，注意骨盆的动作，抬腿侧骨盆不上升反而下降，为阳性。轻度时只能看出上身摇摆。阳性者提示：

(1) 持重侧不稳定，臀中肌、臀小肌麻痹和松弛，如小儿麻痹后遗症或高度髋内翻。

(2) 骨盆与股骨之间的支持性不稳，如先天性髋脱位，股骨颈骨折。

25. Allis 征(Galeazzi 征)

患者仰卧，屈髋屈膝，两足平行置于床面，比较两膝高度。不等高为阳性，提示较低一侧股骨或胫骨短缩，或髋关节后脱位。

26. 髂胫束试验(Ober 征)

患者健侧卧位，健侧屈髋屈膝，检查者一手固定骨盆，一手握踝，屈患髋膝达 90° 后，外展大腿并伸直患膝，大腿不能自然下落，并可于大腿外侧触及条索样物；或患侧主动内收，足尖不能触及床面，则为阳性，提示髂胫束挛缩受伤。

27. 大转子髂前上棘连线(Shoemaker 线)

大转子的顶点与同侧的髂前上棘作连线，其延长线相交于腹正中线上。若患侧大转子上移，则两线交于中线旁的健侧。

28. 髂骨三角(Bryant 三角)

患者仰卧位，自髂前上棘向床面作垂线，测大转子与此垂线的最短距离。比较两侧这一距离，正常时应相等。连接大转子与髂前上棘，构成直角三角形。

29. 浮髌试验

患者仰卧，伸膝，放松股四头肌，检查者一手虎口对着髌上囊，压迫膝部，将膝内液体压入髌骨下，一手轻压髌骨后快速松开，可觉察到髌骨浮起，此为阳性。正常膝关节内液体约 5ml，当液体达 50ml 时，方为阳性。

30. 髌骨摩擦试验(Soto-holl 征)

患者仰卧位，伸膝，检查者一手按压髌骨，使其在股骨髁关节面上下活动，出现摩擦音或疼痛者为阳性。见于髌骨软化症。

31. 半月板挤压试验(McMurray 征)

患者仰卧，检查者一手拇指及其余指分别按住膝内外间隙，一手握住足跟部，极度屈膝。在伸屈膝的过程中，当小腿内收、外旋时有弹响或合并疼痛，说明内侧半月板有病变；当小腿外展、内旋时有弹响或合并疼痛，说明外侧半月板有病变。

32. 伸直受限征(Helfet 征)

当膝关节半月板损伤有绞锁时，关节不能全伸，表现为伸直后胫骨粗隆不外旋，而维持在髌骨中线上。

33. 重力试验

用于检查盘状半月板和侧副韧带。患者健侧卧位，患膝外展，自动伸屈膝，如膝内有响声或疼痛加强，则病变在内侧半月板；若膝外侧痛，则可能是外侧副韧带损伤。如膝内疼痛减轻，则病变在外侧半月板，若膝内侧痛减轻，则可能是内侧副韧带损伤。假如患侧卧位，则相反。

34. 研磨试验(Apley 征)

患者俯卧，屈膝 90°，检查者双手握患肢足部，旋转提起患膝，若出现疼痛，则为侧副韧带损伤；将膝下压，再旋转，若出现疼痛，则为半月板损伤；轻微屈曲时痛，则为半月板前角损伤。

35. 侧位运动试验(Bochler 征)

患者伸膝，检查者一手握踝，一手扶膝，作侧位运动，向内侧推时外侧痛，提示有外侧副韧带损伤；向外侧推时内侧痛，提示内侧副韧带损伤。

36. 抽屉试验

患者仰卧，屈膝，检查者双手握住膝部之胫骨上端、向后施压，胫骨后移，则提示后十字韧带断裂；向前施压，胫骨前移，则提示前十字韧带断裂。

37. 过伸试验(Jones 试验)

患者仰卧，伸膝，检查者一手固定膝部，一手托起小腿，使膝过伸，出现疼痛者可能是半月板前角损伤、髌下脂肪垫肥厚或损伤、股骨髁软骨损伤。

38. 前足横向挤压试验

检查者双手手掌握住患足前部两侧，同时从两侧挤压前足引起疼痛，提示趾骨骨折、趾间肌损伤。Morton 病除了放射痛外，还有足趾麻木。

39. 捏小腿三角肌试验

患者俯卧，检查者以手捏其三角肌腹，如有足趾屈，为正常；反之，则提示跟腱断裂。

第三节　与疼痛有关的神经系统检查方法

一、感觉检查

（一）浅感觉

包括皮肤、黏膜的触压、痛觉及温度觉。

1. 触压觉

用棉絮轻触皮肤或黏膜，自躯干到四肢上端逐次向下，询问有否觉察及敏感程度。对异常区域做出标记。

2. 痛觉

用锐针轻刺皮肤，询问有无痛感及疼痛程度，并将结果记录。检查时应自上而下，从一侧至另一侧，从痛觉异常区移向正常区。

3. 温度觉

分别用盛冷（5℃～10℃）、热水（40℃～45℃）的试管轻触皮肤，询问患者感受冷或热。

（二）深感觉

关节觉：轻轻掰动患者的手指或足趾，做被动伸、屈动作，询问是否觉察及其移动方向；或让患者闭目，然后将其肢体放在某位置上，询问能否明确说明肢体所处的位置。

（三）复合感觉

包括皮肤定位觉、两点分辨觉、实体辨别觉及体表图形觉，是大脑综合、分析、判断的结果，故也称皮质感觉。

二、运动系统检查

（一）肌容积

观察肌肉有无萎缩及肥大，测量肢体周径，判断肌肉营养状况。

（二）肌张力

指静息状态下肌肉紧张度。检查方法：嘱患者肌肉放松，用手触摸肌肉硬度，并测定其被动运动时的阻力及关节运动幅度。

1. 肌张力增加

触摸肌肉时有坚实感，作被动检查时阻力增加。可表现为：

(1) 痉挛性。在被动运动开始时阻力较大，终末时突感减弱，称为折刀现象，见于锥体束损害者。

(2) 强直性。指一组拮抗肌的张力增加，作被动运动时，伸肌与屈肌肌力同等增加，如同弯曲铅管，称为铅管样强直，见于锥体外系损害者。如在强直性肌张力增加的基础上又伴有震颤，作被动运动时可出现齿轮顿挫样感觉，故称齿轮样强直。

2. 肌张力减弱

触诊肌肉松软，被动运动时肌张力减低，可表现关节过伸，见于周围神经、脊髓灰质前角病变。

(三) 肌力

指肌肉主动收缩的力量。

1. 肌力评级标准

目前通用的是六级分法：

0 级：肌力完全消失，无活动。

1 级：肌肉能收缩，关节不活动。

2 级：肌肉能收缩，关节稍有活动，但不能对抗地心引力所引起的肢体重力。

3 级：能对抗肢体重力使关节活动，但不能抗拒外来阻力。

4 级：能对抗外来阻力使关节活动，但肌力较弱。

5 级：肌力正常。

2. 肌力检查法

在关节主动运动时施加阻力与所测肌肉对抗，测量其肌力，并进行双侧对比。全身肌肉大致可分为颈部和躯干肌肉、肩带和上肢肌肉、骨盆带和下肢肌肉三组。

三、共济运动检查

当脊髓后索、小脑等器官发生病变时可出现共济失调。常用的检查方法有指鼻试验、快复轮替试验、跟膝胫试验和 Romberg 征。

四、反射功能检查

(一) 浅反射

指刺激体表感受器(如皮肤、黏膜等)引起的反射。临床意义：

(1) 浅反射消失或减弱表示反射弧中断或抑制。

(2) 腹壁、提睾、足底反射除有节段性反射弧外还有皮质反射弧，即反射的冲动通过脊髓至大脑皮质后再沿锥体束传至脊髓前角细胞，当该反射弧受损时上述反射亦可出现减弱或消失，见于锥体束病损或末梢神经病变。

(3) 腹壁反射减弱还可见于老年人、皮下脂肪过厚及腹壁松弛等。

(4) 提睾反射在正常人亦可双侧不对称。

(5) 肛门反射减弱或消失说明双侧锥体束或马尾神经均有损害，因为肛门外括约肌受双侧会阴神经支配，单侧锥体束或马尾神经损害时，肛门反射仍存在。

(二) 深反射

指刺激肌肉、肌腱、骨膜和关节的本体感受器而引起的反射。临床意义：

(1) 深反射减弱或消失表示反射弧抑制或中断。

(2) 深反射亢进通常由上运动神经元病变所致，如锥体束病损，致脊髓反射弧的抑制释放。

(3) 深反射对称性改变不一定是神经系统病损所致，而不对称性改变(如一侧增强、减弱或消失)则是神经系统病损的重要体征。

(4) 髌阵挛和踝阵挛是腱反射亢进的表现，在锥体束损害时出现。

(三) 逆转反射

逆转反射又称倒错反射，是指某肌腱反射消失而其拮抗肌或邻近肌腱反射出现或亢进的特殊现象。临床意义：逆转反射是因刺激部位的深感觉传导在脊髓前角细胞发生扩散作用而引起的拮抗肌反射性收缩；引起该反射的脊髓病变部位密切邻近反射正常的部位，特别对于颈膨大和腰膨大的病变定位有重要意义：如合并锥体束损害则该反射更加明显。

(四) 病理反射

指当中枢神经系统损害，主要是锥体束受损，对脊髓的抑制作用丧失而出现的异常反射。常用病理反射检查法的临床意义：

(1) 病理反射出现表示皮质运动区或锥体束的病损。

(2) Babinski 征可在 1 岁以下的婴儿，深睡或昏迷状态者出现，往往为双侧性；也可在末梢神经疾病等情况下出现。

(3) Hoffmann 征偶见于正常人，无病理意义，仅在反应强烈或双侧明显的不对称时才具有临床意义。

(4) 当一侧病理征阳性，伴有深反射亢进、浅反射减弱或消失时，提示锥体束或皮质运动区受损。

(5) 病理反射阴性，而深、浅反射均减弱或消失时常提示周围神经病损或肌病。

(6) 病理反射阴性，深反射正常，浅反射活跃常提示神经功能性障碍。

(五) 脊髓自动反射

亦称防御性反射，是指脊髓横贯性损害，脊髓与大脑联系中断，刺激脊髓损伤平面以下皮肤或剧烈跖屈诸趾，引起屈髋、屈膝和踝关节背屈的现象。

五、自主神经系统功能检查

自主神经系统的主要功能为调控内脏、血管、竖毛肌、汗腺的活动，按其功能分为交感与副交感神经，通过神经介质与受体发挥作用。两者共同支配组织或器官，其作用虽相互拮抗，但在大脑皮质控制下，协同发挥效能，调节机体内外环境的平衡。在日常疼痛诊疗工作中，进行自主神经系统功能检查，有利于得出正确的诊断，制定针对性强，效果好的治疗方针。

(一) 眼心反射

患者在安静状态下平卧 15min，先测 1min 脉搏次数，而后嘱患者闭眼，检查者右手中指及示指置于患者眼球两侧，逐渐施压至感觉不适为止。加压 20～30 秒后计数 1min 脉搏数，正常可较加压前减慢 10～12 次/min。

【临床意义】

如脉率减慢＞12 次/min 提示迷走神经功能增强；减慢达 18 次/min 以上提示迷走神经功能明显亢进。若压迫后脉率不减慢或反增速，称倒错反应，说明交感神经功能亢进。

(二) 竖毛反射

刺划或置冷水于皮肤上(通常以冰块置于颈后部或腋下部)数秒钟后，可见竖毛肌收缩，毛囊处隆起如鸡皮状。鸡皮形成通常限于刺激的局部或向同侧扩大，但不越过正中线。

【临床意义】

竖毛反射受交感神经节段性支配，即颈8～胸3支配面部和颈部；胸4～7支配上肢；胸8～9支配躯干，胸10～腰2支配下肢。根据反应部位可协助交感神经功能障碍的定位诊断。

（三）卧立试验

患者取平卧，计1min脉搏数，然后让患者起立、站直，再数1min脉搏数。

【临床意义】

由卧位到直立位脉搏数加快10～12次/min，表明交感神经兴奋增强。由直立位到卧位称立卧反射，若减慢10～12次/min则为副交感神经兴奋增强。

（四）皮肤划纹征

以钝头竹签加适度压力在皮肤上划压，数秒钟后皮肤会出现白色划痕(血管收缩所致)，并高起皮面，称为皮肤划纹试验。

【临床意义】

正常持续1～5min即消失。如时间过长，提示交感神经兴奋性增强。若出现红色条纹并持续数小时，且逐渐增宽或皮面隆起，提示副交感神经功能亢进。

（五）发汗反射

患者皮肤清洁干燥后，用含碘溶液(纯碘2g，蓖麻油10ml，无水乙醇100ml)涂于体表(外阴及眼睑不宜涂)，然后撒以淀粉末，当皮肤发汗时，碘与淀粉起反应而呈蓝色。绘图标记颜色改变及分布情况。发汗方法为：

1. 毛果芸香碱法

皮下注射1%毛果芸香碱1ml，其作用系直接刺激周围神经末梢发汗纤维。

2. 加温法(干热空气浴箱、披罩式热光浴)

引起脊髓发汗反射(通过脊髓侧角细胞)。

3. 阿司匹林法

口服阿司匹林0.6～0.9g及热开水一杯，使患者发汗，其作用系中枢性，可能由于刺激间脑或丘脑下部，通过胸腰交感神经及周围神经而致发汗。

【临床意义】

依据发汗方法和分布的不同推知病变部位。

（六）膀胱与直肠功能

注意有无尿潴留或失禁，必要时做压力测定。注意排便情况，有无失禁或便秘。直肠指诊时注意肛门内括约肌的松紧度。潴留或失禁多见于横贯性脊髓疾患，特别是位于骶髓者，有时亦见于丘脑或矢状窦旁病变。

（七）营养改变

注意皮肤光泽及有无萎缩，溃疡；指(趾)甲有无变形，变脆；毛发有无减少、增多及局部性脱落。

（八）霍纳(Horner)综合征

可全部或部分出现。脑干及颈髓上段疾病时，此征只一部分出现；颈8～胸1段脊髓或星状神经节(交感)疾病时此征即全部出现。

（九）总体反射

为脊髓自动反射的一部分，除髋、膝、踝屈曲外还可出现不自主排尿、排便，损伤平面以下皮肤出汗、反射性充血和竖毛反射等自主神经受损表现。

（十）其他

如怀疑丘脑下部有病变时，需做相应检查，如皮肤温度、发育、胖瘦、血压、饮水后的排尿量、睡眠情况、月经和性欲等。

第四十一章　疼痛的神经阻滞疗法

第一节　概　　述

【定义】

神经阻滞是指在神经(脑和脊髓以外的神经根、神经节、神经丛、神经干、神经分支、神经末梢等)内或神经旁注入药物、化学物质，或以物理方法(冷、热等)影响神经或将神经毁损，暂时或永久性阻断其神经传导功能的方法。

【分类】

1. 根据神经阻滞的目的分类

(1) 为手术或检查创造无痛等条件进行的神经阻滞，称为阻滞麻醉。例如硬膜外麻醉、臂丛麻醉等。而用在疼痛临床时称为阻滞，例如硬膜外阻滞，依此作区别。

(2) 为治疗疼痛等病症而进行的神经阻滞，称为治疗性神经阻滞。

(3) 以诊断或鉴别诊断为目的而进行的神经阻滞，称为诊断性神经阻滞。

(4) 为判定疼痛病症的预后而进行的神经阻滞，称为预后判定性神经阻滞。

(5) 用化学或物理方法进行长时间或永久的神经毁损，称为破坏性神经阻滞。

2. 根据解剖部位和阻滞的神经类型分类

(1) 脊神经阻滞：腰大肌肌沟阻滞、经骶孔神经阻滞、肋间神经阻滞、脊椎旁神经阻滞、肩胛上神经阻滞、臂丛阻滞、枕神经阻滞、颈丛阻滞、其他神经干阻滞。

(2) 交感神经阻滞：腹腔神经丛阻滞、胸及腰部交感神经节阻滞、星状神经节阻滞、腹下、上神经丛阻滞等。

(3) 脊神经和交感神经同时阻滞：蛛网膜下隙阻滞、硬膜外阻滞(颈部、胸部、腰部)。

(4) 脑神经阻滞：舌咽神经阻滞、面神经阻滞、三叉神经阻滞等。

【适应证】

通过选择的神经阻滞能够达到诊断、治疗、镇痛或麻醉目的者。

【禁忌证】

(1) 注射部位感染、畸形或肿瘤。

(2) 合并出血倾向疾病。

(3) 患者拒绝或不配合者。

(4) 对局麻药过敏者。

(5) 局部解剖位置异常，定位困难者。

(6) 对神经阻滞后产生的副作用，患者拒绝接受者。

【注意事项】

(1) 定位要准确，操作轻柔，避免损伤神经周边的血管。不宜为寻找异感而反复、粗暴穿刺，以免损伤神经。对于深部操作，可选择在神经刺激、超声、X 线透视、CT 或三维 CT 成像、MRI、立体定向或导航引导下穿刺，以提高成功率，避免组织损伤。

(2) 根据疼痛范围确定神经阻滞的数目。

(3) 注药前充分回吸，并间断注药，重复回抽，避免将局麻药注入血管内。合理使用局麻药液的剂量和容量，避免超量。

(4) 操作中要严密观察患者反应，监测心电图、心率、心律、血压和脉搏血氧饱和度。

(5) 严格无菌操作，预防感染发生。

(6) 术毕应观察 30～60 分钟，以策安全。

(7) 嘱患者 24h 内避免穿刺部位渍水、污染，防止感染。

(8) 神经毁损前一定做好知情告知，履行签字手续。

(9) 激素则应使用小剂量中长效药物。含有激素的神经阻滞，同一部位、一个月内一般不超过 2 次，特殊情况如带状疱疹神经阻滞时和椎管内消炎镇痛时可多次应用，原则上两次用药相隔应大于 1 周。肌腱周围激素注射，一年不超过四次；神经本身及神经紧邻组织没有炎症时(如星状神经节阻滞时)，神经阻滞液中不应加激素；对长期需要全身激素治疗而改用局部激素治疗的病例，局部激素用量应明显少于原需的全身用量。

【常用药物配方】

(1) 单纯局麻药。

(2) 用于神经阻滞麻醉、试验性神经阻滞。常用 1%～2%利多卡因、1%～2%普鲁卡因、0.5%布比卡因或罗哌卡因。

(3) 不含类固醇的镇痛复合液：0.5%～1%利多卡因 10ml 内含维生素 B_{12} 0.5mg。

(4) 含类固醇的镇痛复合液：0.5%～1%利多卡因 10ml 内含维生素 B_{12} 0.5mg、得宝松 1ml 或曲安奈德 10～20mg。

(5) 神经破坏药：75%～95%乙醇、1%阿霉素、6%酚溶液等。

第二节　头面部神经阻滞

一、眼神经阻滞术

【适应证】

(1) 球后神经炎。

(2) 青光眼疼痛。

(3) 眼球摘除术局部麻醉。

(4) 眶内肿瘤摘除术局部麻醉。

(5) 包括额神经、鼻睫神经范围的眼神经痛。

(6) 该范围带状疱疹和带状疱疹后遗神经痛。

【操作方法】

(1) 体位：患者仰卧位，头下枕薄枕，眼前视。

(2) 常规消毒皮肤，注意消毒液不要流入眼内。

(3) 首选眶下缘外 1/3 刺入，避免损伤内眦静脉，穿刺时让患者眼球视向内下方。

(4) 术者左手示指保护眼球，右手持 5 号球后针，穿过眼睑，朝眶顶进针，深度不超过 3cm。

(5) 穿刺针沿眼球和眼眶下壁之间进针，也可以注入少量(0.5ml)局麻药逐层浸润。

(6) 进针时不应有任何异常阻力，第1次穿过眶中隔和肌锥时会感到阻力消失感。

(7) 穿刺过程中遇到阻力及时调整进针方向，当进针至3cm时，回吸无异常后注入含0.5%～1%利多卡因镇痛液1～3ml。

(8) 退针后要求患者平视，闭眼。数分钟后疼痛消失。

【注意事项】

(1) 用长5cm球后针进行穿刺操作以策安全。

(2) 首选眶下缘外1/3穿刺点，避免损伤内眦静脉。

(3) 如果该处不宜穿刺，可以选择眶上或眶下缘内1/3处穿刺，让患者将眼球视对角线方向，避免损伤眼球。

(4) 穿刺时一定保持针尖沿眶壁进针，避免损伤视神经。

(5) 注药后眼球轻度突出，很快自行吸收。

(6) 出现眼球活动受限和视物颜色减退，随局麻药作用消退而恢复。

(7) 球后出血或血肿应该进行冷敷。

(8) 治疗当天不要洗脸，避免针眼感染。

(9) 球后阻滞进针深度不得超过3cm。

二、额神经阻滞术

【适应证】

(1) 额神经痛。

(2) 额神经带状疱疹或带状疱疹后遗神经痛。

(3) 球后神经炎。

(4) 青光眼疼痛。

(5) 眼球摘除术局部麻醉。

(6) 眶内肿瘤摘除术局部麻醉。

(7) 眶上神经和滑车上神经痛。

(8) 上述范围带状疱疹和带状疱疹后遗神经痛。

【操作方法】

(1) 体位：患者仰卧位，头下枕薄枕，眼前视。

(2) 常规消毒皮肤，注意消毒液不要流入眼内。

(3) 术者左手示指保护眼球，右手持5号球后针，沿眶上缘刺入眼睑，朝眶顶方向进针，深度1.5～2cm。

(4) 穿刺针沿眼球和眼眶骨壁间前行时，边进针，边回吸。

(5) 进针时不应有任何异常的阻力，如遇异常阻力，很有可能是针尖碰到肌肉、眼球或眶壁。这时应重新调整进针方向。

(6) 当进针至1.5～2cm时，回吸无异常后注入1%利多卡因1～3ml。

(7) 退针后要求患者平视，闭眼数分钟。

【注意事项】

(1) 最好用长3.5cm，7号针进行穿刺。

(2) 穿刺时针尖一定沿眶上壁进针，避免损伤眼球。

(3) 注药后眼球轻度突出，但很快消失。

(4) 治疗当天不要洗脸，避免针眼感染。

(5) 球后出血应该进行冷敷，热敷会加重肿胀。

(6) 阻滞后眼球活动受限和视物颜色减退，与同时阻滞动眼神经和视神经有关。

三、眶上神经阻滞术

【适应证】

(1) 眶上神经痛患者。

(2) 眼眶上部带状疱疹痛。

(3) 上述范围带状疱疹后遗神经痛。

【操作方法】

(1) 患者仰卧位，眼前视，在患侧眶上缘内 1/3 处或在眉中间可触及眶上切迹，或用手指或圆珠笔尖诱发出疼痛触发点作为穿刺点。

(2) 常规消毒后，用 6～7 号短针垂直刺入切迹，针尖触及骨质之前可有异感，如果先碰到骨质无异感，针的方向应轻轻做扇形移动，寻找异常感觉或诱发出疼痛触发点，穿刺到位后即可注射局麻药或镇痛合剂。

(3) 退针后轻压穿刺处 3～5min 后，由于眶上孔变异较大，仅有 20%左右的操作可以刺进眶上孔。

(4) 大多数操作只要找到异常感，即证实刺中眶上神经即可注射局麻药。

(5) 如果上述方法未能阻滞眶上神经，可以沿眶上缘向眶内进针 0.5～1cm 注射药液也可以阻滞该神经。

【注意事项】

(1) 消毒液过多，进入眼内造成角膜化学性损伤。

(2) 穿刺时术者左手示指应该一直注意保护患者眼球，避免穿刺针误伤眼球。

(3) 穿刺针一旦刺进眶上孔后，进针深度不应超过 0.5cm。

(4) 治疗当天不要洗脸，避免针眼感染。

(5) 如注射阿霉素治疗神经痛，部分患者可以出现局部肿胀，用冰袋冷敷后有助于迅速消除局部肿胀。

四、滑车上神经阻滞

【适应证】

(1) 滑车上神经痛。

(2) 滑车上神经带状疱疹。

(3) 上述神经带状疱疹后遗神经痛。

【操作方法】

(1) 患者仰卧，头正中位，眼前视。

(2) 用 3.5cm 长，7 号短针刺入鼻背根部与眉弓部交汇点，进针深度 1～1.5cm。

(3) 当针前行进入软组织时可能引出异常感，然后注入局麻药或镇痛合剂 2ml。

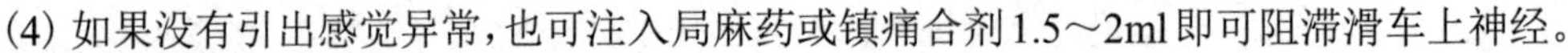

(4) 如果没有引出感觉异常，也可注入局麻药或镇痛合剂1.5～2ml即可阻滞滑车上神经。

(5) 注射药液后拔针，轻压3～5min。

【注意事项】

(1) 眶内法阻滞不宜向眼球方向穿刺，避免损伤眼球。

(2) 注意事项同眶上神经阻滞术。

五、鼻睫神经、睫长神经和筛前神经阻滞术

【适应证】

(1) 用于较浅表的眼眶内肿瘤手术局部麻醉。

(2) 白内障手术和眼部肌肉手术局部麻醉。

(3) 青光眼急症疼痛处理。

(4) 该部位带状疱疹和带状疱疹后遗神经痛。

【操作方法】

(1) 患者仰卧，头正中位，眼前视。

(2) 用3.5cm长，7号穿刺针于眶内侧进针，进针深度大约1.5～2cm可以阻滞鼻睫神经和睫长神经。

(3) 注入局麻药1～1.5ml或镇痛液，在针头退至皮下过程中注入1ml局麻药或镇痛液阻滞筛前神经和滑车下神经。

【注意事项】

(1) 穿刺时注意用手指保护眼球。

(2) 反复穿刺容易引起眶内血管出血形成血肿。

(3) 治疗后轻压伤口3～5min，避免出血。

六、眶下神经阻滞

【适应证】

(1) 用于相应部位手术麻醉。

(2) 双侧阻滞能提供唇裂修补术麻醉与镇痛。

(3) 注射0.5ml神经损毁药治疗三叉神经第2支疼痛。

(4) 治疗该范围带状疱疹及带状疱疹后遗神经痛。

【操作方法】

(1) 患者取仰卧，眼前视。

(2) 体表定位：确定眶下缘，正下方1cm处，距鼻中线3cm处作为穿刺点。

(3) 或直接于瞳孔和唇角连线上的眶下嵴下方可触及一凹陷处，即为眶下孔，同时用左手示指触及并重压凹陷处患者有酸胀感。

(4) 常规消毒后，术者左手拇指压住眶下缘保护患者眼球。在该点或在该点内上方1cm为穿刺点，用3.5cm长，7号针向外上方，刺入0.5～1cm深，即可达眶下孔。

(5) 出现落空感，即表明针尖进入眶下孔内，此时患者出现放射至上唇异常感。

(6) 进针1cm后用左手固定针柄，回吸无血，注射局麻药或镇痛液0.5～1ml，1～2min后患者眶下区出现痛觉消失确认阻滞成功，拔针后轻压穿刺处3～5min，用创可贴粘敷。

(7) 用神经刺激器或三维 CT 引导更能准确定位该神经。

【注意事项】

(1) 确认穿刺针尖进入眶下孔后，即可注药，不必进针过深，避免神经损伤。

(2) 注射局麻药后对穿刺点持续轻压 3～5min，可以避免局部出现血肿。

(3) 如出现肿胀后嘱患者不要进行局部热敷而应间断予以冷敷，直至肿胀消失。

(4) 消毒时避免消毒液进入眼内，穿刺时始终用左手示指保护眼球，避免穿刺针尖划伤眼球。

(5) 治疗后当天患者不要洗脸，避免感染。

七、上颌神经阻滞术

【适应证】

(1) 三叉神经第 2 支疼痛或癌性痛。

(2) 该部位带状疱疹或带状疱疹后遗神经痛。

(3) 上颌手术麻醉镇痛。

(4) 创伤继发性或放疗后疼痛。

【操作方法】

(1) 取患侧向上卧位。

(2) 体表定位：确定颧弓中点和下颌切迹中点。

(3) 要求患者微张口，在两中点之间作一连线，取连线下 1/3 确定为穿刺点。

(4) 常规消毒范围应包括外耳郭。

(5) 用治疗巾铺在穿刺点上缘，在穿刺点皮内和皮下注射 1%利多卡因 1.5～2ml。

(6) 用带有深度标记的 10cm 长，7 号穿刺针垂直进针 2.5～5cm 到翼突外板，将标记置于距离皮肤 1cm 处。

(7) 再将穿刺针退至皮下，调整穿刺针角度对准瞳孔方向进针。重新进针不超过所设定标记处。

(8) 穿刺过程中如果患者无放电样反应，可用针尖向左右作扇形寻找直至颧骨以下，上唇或鼻翼出现异常感，且无其他不适。

(9) 术者用左手固定穿刺针柄，仔细回吸无血，注射 1%利多卡因 1.5～2ml，观察患者至疼痛消失。

(10) 可再注入局麻药或镇痛合剂 0.5～1ml，或注射神经损毁药 0.5～1ml。

注射后轻压穿刺部位 3～5min，用创可贴粘敷。

(11) 用神经定位刺激器可以更准确地确定穿刺针到达靶神经部位。

【注意事项】

(1) 治疗后如局部血肿，用冰袋间断冷敷能迅速消除血肿。

(2) 无论注射何种药物剂量均不宜过大。

(3) 注射神经损毁药以前，注射曲安奈德可以预防或减轻水肿。

(4) 注药后对穿刺点持续轻压 3～5min，可以避免局部出现血肿。

(5) 穿刺时应缓慢进针，避免反复穿刺，穿刺深度不宜超过设定标记，以免将穿刺针刺入口腔内，注射神经损毁药引起口腔黏膜损伤。

八、蝶腭神经阻滞术

【适应证】

(1) 用于鼻及腭部手术麻醉与镇痛。

(2) 注射神经损毁药治疗神经痛。

(3) 该神经支配区域癌痛。

【操作方法】

(1) 患者取仰卧位，肩下垫枕，口张大。

(2) 用针前端为 120° 角穿刺针或 5 号球后针。

(3) 确定腭大孔位置于第 3 磨牙或第 7～8 牙之间所对应的牙龈线的内侧 0.5cm。

(4) 常规消毒后，穿刺针刺入腭大孔，向上、向后方进针 3～4.5cm。

(5) 蝶腭神经节上方毗邻上颌神经，因此刺中蝶腭神经节后，可出现上颌神经异常感。

(6) 回吸无血，注射 1%～2%利多卡因 2ml 即可阻滞蝶腭神经节(上颌神经也可能同时被阻滞)。

【注意事项】

(1) 反复穿刺可能引起出血或血肿。

(2) 穿刺深度不应超过 5cm，过深可能会经眶下裂进入颅腔，误伤血管或视神经。

九、下颌神经阻滞术

【适应证】

(1) 下颌神经及其各分支神经分布区域的疼痛。

(2) 该区域癌痛、外伤、放疗后疼痛。

(3) 该部位带状疱疹和带状疱疹后遗神经痛。

【操作方法】

(1) 患者取侧卧，患侧向上(旁正中法见本节“半月神经阻滞术”)。

(2) 体表定位：于下颌切迹之上可触到颧弓，于颧弓中点与下颌切迹中点连线上 1/3 处为进针点。

(3) 患者稍微张口，局麻下用 10cm 长，7 号穿刺针垂直刺入 4～5cm 直对颅底部，先触及翼突外板。

(4) 做距离皮肤 1cm 深度标记后，然后退针至皮下，再向外耳道方向或外后方重新进针达标记触及皮肤。

(5) 出现下颌或舌部电击样感觉异常，提示针尖已触及下颌神经。

(6) 注射药物同上颌神经阻滞术，行外科手术时注入 5～8ml 局麻药。

【注意事项】

(1) 同上颌神经阻滞术。

(2) 下颌神经分支较多，治疗中往往出现部分分支阻滞不全，需要进行多次阻滞治疗。

(3) 神经刺激器可以准确确定分支神经。

十、耳颞神经阻滞术

【适应证】

(1) 单侧耳颞神经痛。

(2) 该部位带状疱疹或带状疱疹后遗神经痛。

【操作方法】

(1) 患者取坐位或仰卧位，头转向健侧。

(2) 体表定位：确定外耳道与下颌关节间，或确定近耳颧弓端后侧(可触及颞动脉轻微搏动)为穿刺点。

(3) 用 3.5cm 长、7 号短针刺入 0.5cm，用 0.5%～1%利多卡因 3ml 浸润皮下至颧弓根部，这种阻滞方法同时阻滞耳颞神经的小分支，包括耳前神经、颞浅神经和颞神经。

【注意事项】

反复穿刺损伤或误入颞动脉。

十一、舌咽神经阻滞术

【适应证】

(1) 顽固性神经痛。

(2) 恶性肿瘤转移性神经痛。

【操作方法】

(1) 患者取患侧向上侧卧，眼前视位。或仰卧位头转向健侧。

(2) 体表定位：确定乳突前缘与外耳道下部之间为穿刺点。

(3) 常规消毒后，注射皮丘，用 3.5cm 长，7 号短针垂直刺入皮肤，在深度约 2～3cm，可触到茎突，然后将针尖沿乳突后缘刺入 0.5～1cm，此时针尖的位置应在颈静脉孔的下面。

(4) 回吸无血注射局麻药或镇痛合剂 3～5ml。

(5) 另一种入路可以选择乳突尖端与下颌角之间连线中点作为穿刺点，用 3.5cm 长，7 号短针自穿刺点与皮肤呈直角穿刺，缓慢进针约 2～2.5cm，触及茎突后沿茎突后缘进针 0.5～1cm，回吸无血即可注药。

【注意事项】

(1) 穿刺针尖位置较高时，可能同时阻滞副神经或迷走神经，致患者出现心动过速。

(3) 注射局麻药过量，可能同时阻滞舌下神经而出现一侧舌麻痹。

(4) 反复穿刺误伤颈内静脉发生血肿。

十二、下齿槽神经和舌神经阻滞术

【适应证】

(1) 治疗下颌神经或舌神经分布区域的神经痛或癌痛。

(2) 此神经支配区域牙齿和口内软组织手术局部麻醉。

(3) 该部位带状疱疹和带状疱疹后遗神经痛。

【操作方法】

(1) 下齿槽神经和舌神经阻滞可以用同一技术进行操作。

(2) 患者仰卧、眼前视位，让患者尽量将口张大。

(3) 体表定位：术者先用左手示指探入口腔内确定下颌骨升支前缘，其位置高于下颌骨的最后磨牙。

(4) 常规消毒后，用 10cm 长，7 号局麻针(将针屈成 100 度角)，在示指触及到的部位稍高处，将针刺入下颌支的内侧面与口腔黏膜之间。

(5) 当针尖触及下颌骨内侧壁后，沿着下颌支的内侧面继续向后进针约 2～3cm，回吸无血，注射局麻药或镇痛液 5～6ml。

(6) 如果患者牙和舌的前部没有异感，也可以边退针边注射上述药液 3～5ml。

(7) 可用神经定位刺激器确定靶神经。

【注意事项】

(1) 穿刺部位神经损伤及黏膜下血肿。

(2) 注射后应用干棉球压迫 3～5min。

(3) 注射神经阻滞药物后，部分患者感觉舌根和面部轻度麻木。

十三、颊神经阻滞术

【适应证】

(1) 三叉神经分支、颊神经痛。

(2) 该部位带状疱疹及带状疱疹后遗神经痛。

(3) 唇结合处颌面外科手术时，补充眶下神经和颏神经阻滞麻醉。

【禁忌证】

同神经阻滞概述。

【操作方法】

(1) 患者取坐位或仰卧位，眼向前直视。

(2) 用 3.5cm 长、7 号短针于唇结合处刺入皮肤，从皮下到颊部的穿刺过程中用 1%利多卡因 2～3ml 逐层浸润即可阻滞颊神经。

【注意事项】

(1) 局部注射较高浓度曲安奈德可以导致注射部位肌肉萎缩。

(2) 表浅部位不宜用神经损毁药物治疗，可毁容。

十四、颏神经阻滞术

【适应证】

(1) 三叉神经第三支，颏神经痛。

(2) 该部位带状疱疹和带状疱疹后遗神经痛。

【操作方法】

(1) 患者取仰卧位，眼前视。

(2) 体表定位：该神经位于第 1 磨牙前下方或与第 2 尖牙之间下方，嘴角稍下可触及颏孔。

(3) 用 3.5cm 长、6～7 号短针穿刺。垂直进针，当针尖触及下颌骨，改变穿刺针角度与皮肤呈 45° 向颏联合方向进针，向前或正中方向寻找颏孔。

(4) 当针尖刺进骨凹陷内，即可确认为颏孔。大多数患者出现下唇感觉异常。

(5) 注入局麻药 2～3ml 或神经损毁药 0.5ml，轻压 3～5min，用创可贴敷。

【注意事项】

(1) 注射神经损毁药物剂量不宜过大，避免局部肌肉萎缩。

(2) 穿刺过深，针尖进入颏管内，容易引起神经的损伤。

十五、半月神经节阻滞术

【适应证】

(1) 用于治疗各支三叉神经痛。

(2) 该区域癌性疼痛。

(3) 该部位带状疱疹和带状疱疹后遗神经痛、外伤或放疗后疼痛。

(4) 面部肌肉痉挛性疼痛等。

【操作方法】

(1) 患者取仰卧位，面向前方，头轻度后仰。

(2) 体表定位：先确定颧弓长度，标记出其中点。再确定同侧口角外方 2.5cm 处稍微向上作为进针点，相当于上颌臼齿，或相对第 2 上磨牙，分别用记号笔各做一标记。

(3) 常规消毒后，局麻下用 10cm 长、7 号穿刺针刺入皮肤，正面观针尖对准瞳孔稍内侧方向，侧面观针尖对准颧弓中点标记的方向缓慢进针抵达颧骨支，在影像监视器或神经定位刺激器引导下边进针，边调整进针方向。

(4) 进针深度一般达到 6～7cm 时，针尖触及骨性感觉，提示针尖已抵达颅底卵圆孔周围骨面，此时退针 2～3mm 调整针尖方向继续进针，直至患者诉有向下唇部放电样感觉，说明针尖刺中卵圆孔附近的下颌神经。

(5) 此时如果还可以继续进针 3～5mm，提示针尖已经进入卵圆孔，患者会出现向上颌部放电样感觉。

(6) 如果在进针过程中患者首先出现上颌部剧烈疼痛，说明针尖已经刺中半月神经节中部，应立即停止进针。仔细认真地回吸无血、无脑脊液后，缓慢注射 1% 利多卡因 1ml，观察 5min 后，若疼痛消失提示阻滞成功。

(7) 应用神经定位刺激器时将电压调到 0.5～1.0mV，边进针，边询问患者疼痛区域是否出现异感。一旦出现异感，即可注射局麻药 1ml，如异常感立即消失，则证明穿刺成功，即可注射药物。

(8) 注药后轻压穿刺点 3～5min，创可贴粘敷。

【注意事项】

(1) 如进针到颅底诱发出上颌神经异感后仍继续进针，有可能损伤三叉神经第 1 支眼神经。

(2) 严重的并发症是神经节被阻滞后发生的角膜麻木，继角膜知觉丧失后导致角膜溃疡或失明。

(3) 进针过深损伤颅内血管造成颅内血肿、或将神经破坏药误注入蛛网膜下隙导致其他脑神经（外展神经、滑车神经等）功能长期丧失。

(4) 治疗期间反复穿刺可造成脑膜中动脉损伤、出血，以及穿刺处组织损伤性疼痛。

(5) 注射神经损毁药后，部分患者出现穿刺部位肿胀，可以嘱患者用冰袋间断冷敷，减轻肿胀。应禁用热敷，以免加重肿胀。

(6) 由于该部位硬脑膜的内陷包绕着该神经节的后 2/3，并且硬膜内有直接从大脑延续来的脑脊液，因此即便向硬膜内误注射少量局麻药，也有可能会引起患者意识丧失和心跳呼吸停止。

(7) 半月神经节阻滞术要求技术十分精确，最好在 CT 或 X 线影像监视器或神经定位刺激器引导下进行，并且仅限于有经验的医师操作。

(8) 术前应向患者家属解释清楚可能发生的并发症。应征得家属同意，履行术前知情同意签字手续。

(9) 如欲进行神经破坏性阻滞，推荐射频热凝术。

十六、面神经阻滞术

【适应证】

(1) 面神经痉挛。

(2) 面神经麻痹。

【操作方法】

(1) 患者取仰卧位，头偏向对侧。

(2) 在乳突前缘外耳道下方做一皮丘，大约与下颌支后缘中点相对。

(3) 用 3.5cm 长、7 号短针刺入至触及乳突前缘，然后滑过乳突，再进针 1cm 左右。使针尖位于茎乳孔下方，即可注入 1%利多卡因 3ml，患者立即出现一侧面神经麻痹。

(4) 用神经定位刺激器准确确定穿刺靶神经。

【注意事项】

(1) 治疗面神经痉挛，注射无水乙醇浓度应由低至高，每次注射 0.5～1ml，直至面神经痉挛停止，又不出现面神经麻痹。

(2) 治疗面神经麻痹，注射甾体类药物如曲安奈德 10～20mg，隔日 1 次，颈交感神经阻滞每日 1 次，7d 为 1 疗程。

(3) 注射乙醇后出现注射部位肿胀或局部疼痛，一般不需要特殊处理。

(4) 治疗面神经痉挛剂量或浓度过大，引起患者面神经麻痹症状，出现患侧眉毛下移、眼睑不能闭合、长期流泪、口角下垂、流涎等。该症状可持续数月至数年不等，故应慎重选用。

十七、迷走神经阻滞术

【适应证】

(1) 心动过缓。

(2) 舌咽神经痛。

【禁忌证】

(1) 同神经阻滞概述。

(2) 心动过速者。

【操作方法】

(1) 患者取仰卧位，头转向健侧。

(2) 确定乳突前缘和外耳道下方作为穿刺点，常规消毒皮肤后，用 3.5cm 长，7 号短针，与皮肤垂直刺入，进针约 1.5cm 左右，可触及茎突。

(3) 稍退针后沿着茎突后缘继续进针，共进针深度约 3～3.5cm 时，穿刺针尖基本抵达颈静脉孔下方。回吸无血，缓慢注射 1%利多卡因 3～5ml。

【注意事项】

(1) 由于迷走神经与舌咽神经共同经颈静脉孔出颅，进行乳突前阻滞迷走神经时，同时阻滞舌咽神经。

(2) 进行上述阻滞术时，副神经可能被阻滞。阻滞后可能出现吞咽肌麻痹而致食物下咽困难及轻微或不完全性舌麻痹。

(3) 也可能累及副神经和舌下神经以及斜方肌，多不需特殊处理，而自行恢复。

(4) 本法禁忌同时行双侧阻滞。

十八、副神经阻滞术

【适应证】

治疗胸锁乳突肌和斜方肌痉挛或抽搐性疼痛。

【操作方法】

(1) 患者取仰卧位，头朝健侧。

(2) 体表定位：自乳突尖与下颌角连线中点，经胸锁乳突肌后缘上、中 1/3 交点，至斜方肌前缘中、下 1/3 交点连线为穿刺点。

(3) 用 3.5cm 长、7 号短针，进针 1～1.5cm 左右，回吸无血，注射局麻药 5ml。

【注意事项】

穿刺时进针偏下容易误伤颈外静脉。

十九、鼻部神经阻滞术

【适应证】

用于鼻腔部手术麻醉及外伤换药。

【操作方法】

(1) 1%～4%可卡因或 2%利多卡因，加入 1:20 万肾上腺素作鼻黏膜阻滞。

(2) 将浸有局麻药的棉拭子敷在鼻黏膜表面 5～10min 即可达到阻滞效果。

(3) 从鼻孔底部开始逐层进行皮下浸润阻滞至鼻唇沟，可以阻滞第 1 或 2 个分支。

【注意事项】

治疗后当天不要洗脸，避免感染。

二十、耳部神经阻滞术

【适应证】

用于手术麻醉或疼痛治疗。

【操作方法】

(1) 用 1%利多卡因从耳部下方作皮下浸润，向后侧行耳大神经阻滞。

(2) 再沿外耳根部周围，逐段、等距离进行环形皮下浸润，可以阻滞耳后部和中间部分神经。

(3) 或于外耳周围的 12、3、6、9 点处，用 2～5ml 局麻药进行 4 个象限阻滞，以阻滞耳前外面和外耳道周围神经。

(4) 用 1%利多卡因 0.5～1ml 向耳后注射到耳甲，可用于外耳手术麻醉。

(5) 行中耳手术，应该用 1%利多卡因 1～2ml 从耳道后壁浸润至鼓膜。

【注意事项】

阻滞后当天不要洗脸，避免感染。

二十一、喉上神经阻滞术

【适应证】

(1) 喉上神经痛。

(2) 全麻清醒气管插管辅助麻醉。

【操作方法】

(1) 患者取仰卧位，头稍后仰。

(2) 在颈外侧可触及甲状软骨角和舌骨软骨角，在这两个点之间，用 3.5cm 长，7 号短针垂直皮肤穿刺，当刺破甲状舌骨韧带时，稍有突破感，不必寻找异感，注入 1%利多卡因 2ml。

(3) 或者先确定颈总动脉内侧，触及舌骨大角尖端，在其下缘用 3.5cm 长，7 号短针向前、内、下方缓慢进针约 1cm。

(4) 抵达舌骨大角和甲状软骨上角间隙中点，即喉上神经入口处，无论出现异感与否，回吸无血，均可注射上述药液。

【注意事项】

(1) 注射过浅或药量过大容易发生喉返神经阻滞。

(2) 会厌下双侧阻滞可以产生延续到声带以上的区域性阻滞。

二十二、枕大神经阻滞术

【适应证】

(1) 颈源性头痛。

(2) 枕部后、枕上 1/3 的头皮麻醉。

(3) 该部位带状疱疹和带状疱疹后遗神经痛。

(4) 在影像监视器引导下注射神经损毁药治疗颈 1～2 骨转移癌引起的头痛。

【操作方法】

(1) 患者面对治疗床，头稍前倾，双肘部支撑在床上，长发患者用治疗巾从后向前包住枕后头发，让患者双手自己固定治疗巾同时用手掌托住前额，患者下颌尽量接近自己前胸。

(2) 确定乳突与寰枢关节连线或颈 $_2$ 棘突与乳突后缘连线中点向上 1cm，在此点可能触及枕动脉。

(3) 无需注射局麻皮丘，用 3.5cm 长，7 号短针垂直进针，直至触及枕骨。此时患者有可能会出现异常感，表明触及枕大神经，但多数患者可以没有异常感。

(4) 充分回吸无血后即可于帽状腱膜上、下注射局麻药或镇痛液 5～6ml，轻压 3～5min 后不再出血即可。

【注意事项】

(1) 注药前坚持回吸，避免将局麻药误注入枕动脉内。

(2) 通常只要沿枕后骨板注药，罕有并发症出现。

二十三、枕小神经阻滞术

【适应证】

(1) 治疗颈源性头痛。

(2) 该部位带状疱疹和带状疱疹后遗神经痛。

【操作方法】

(1) 治疗体位同枕大神经阻滞术。

(2) 在枕大神经阻滞点外侧 1cm 为枕小神经穿刺点。

(3) 注射 1%利多卡因或镇痛液 5～6ml，轻压 3～5min 不出血即可。

【注意事项】

(1) 注药前坚持回吸，避免将局麻药误注入枕动脉内。

(2) 通常只要沿枕后骨板注药，罕有并发症出现。

二十四、耳大神经阻滞术

【适应证】

用于治疗耳大神经痛。

【操作方法】

(1) 患者取仰卧位，头转向健侧，确定胸锁乳突肌后缘中点。

(2) 用 3.5cm 长，7 号短针沿该中点进针约 1cm 左右，回吸无血，注射局麻药 3～5ml。

【注意事项】

穿刺偏低可伤及颈外静脉。

第三节　颈肩和上肢神经阻滞

一、膈神经阻滞术

【适应证】

(1) 顽固性呃逆。

(2) 手术刺激所致反射性膈肌痉挛。

(3) 膈神经痛治疗。

【禁忌证】

(1) 同神经阻滞概述。

(2) 呼吸功能不全或有严重肺部疾患者。

(3) 严禁双侧同时阻滞。

(4) 局部解剖不清或气管明显移位、受压者。

【操作方法】

(1) 体位：患者去枕仰卧位，头转向对侧。

(2) 体表定位：先令患者抬头，使胸锁乳突肌显露清楚，在胸锁乳突肌锁骨头的外侧缘，距锁骨 2.5～3cm 处为进针点，作好标记，于此点外侧后面可触及前斜角肌。

(3) 戴无菌手套，常规皮肤消毒，在穿刺标记处作局麻皮丘。

(4) 采用 4～5cm 长，7 号穿刺针。

(5) 穿刺时术者用左手拇指、示指捏起胸锁乳突肌，右手持穿刺针经皮丘沿胸锁乳突肌和前斜角肌的肌间沟平行、缓慢进针，在胸锁乳突肌下面向后内方向刺入深度约 2.5～3cm，出现刺破浅筋膜的感觉，同时有阻力消失即可，不用刻意寻找异常感。

(6) 回吸无血、无气和脑脊液，即可注入 1%利多卡因 8～10ml 或 0.25%布比卡因 6～8ml。

(7) 应用神经定位刺激器进行阻滞时，当穿刺针进至膈神经附近(针尖接近膈神经)时，可诱发穿刺侧膈肌抽动，表明穿刺成功，即可注药。

【注意事项】

(1) 注药后应密切观察患者呼吸，如有异常应及时处理。

(2) 不宜穿刺过深或用药量过大，否则可能导致暂时性喉返神经、颈交感神经阻滞而出现声音嘶哑或霍纳征。

(3) 防止穿刺过深损伤食管或气管。

(4) 穿刺偏下、进针过深易致胸膜顶、肺尖损伤出现气胸、血胸。

(5) 注药前应反复回吸，防止误入血管，引起局麻药毒性反应。

二、颈椎椎间孔神经阻滞术

【适应证】

(1) 颈 $_{2\sim4}$ 神经阻滞用于颈部手术麻醉。

(2) 颈 $_{2}$ 神经阻滞用于治疗颈源性头痛。

(3) 颈 $_{4\sim7}$ 神经阻滞用于治疗颈椎病、颈部根性神经痛、颈椎关节病、肩臂综合征及肩周炎。

(4) 颈部外伤后疼痛及颈、上胸部带状疱疹后遗神经痛。

(5) 在影像显示器或神经刺激器定位下，用甾体抗炎药或神经损毁药进行颈神经根阻滞，可治疗相应神经支配区的顽固性根性痛或癌性疼痛。

【禁忌证】

(1) 同神经阻滞概述。

(2) 颈部畸形。

(3) 颈部巨大肿物。

(4) 气管受压移位。

(5) 局部皮肤及软组织炎性病变或结核。

【操作方法】

(1) 体位：坐位或仰卧位(肩下可酌情垫薄枕)，头转向健侧。

(2) 体表定位：先令患者抬头，摸清胸锁乳突肌位置，于胸锁乳突肌后缘画一线。通常以颈椎横突位置来反映颈脊神经的体表标志。用手指按压可触摸到横突，同时患者可有酸胀感。

①颈 2 横突：位于胸锁乳突肌后缘，乳突下 1cm、后 1cm 处，相当于下颌角水平。

②颈 3 横突：颈 2 横突与颈横突在胸锁乳突肌后缘连线中点处，相当于舌骨水平或颈 2 横突下方 2cm 处。

③颈 4 横突：位于胸锁乳突肌后缘与颈外静脉相交点上 1cm 左右处，相当于甲状软骨上缘。

④颈 5 横突：颈 4 横突与颈 6 横突在胸锁乳突肌后缘连线中点。

⑤颈 6 横突：为颈椎中最为明显、最易扪及的横突，紧靠锁骨上方，相当于环状软骨水平。依上述横突位置确定拟阻滞的椎间孔，并画上标志。

(3) 戴无菌手套，常规皮肤消毒，并于拟阻滞的标志位置作局麻皮丘。

(4) 采用长 5cm、7 号穿刺针。

(5) 穿刺时用左手固定好皮肤，右手持穿刺针，在颈部侧面与皮肤垂直进针，直至触及横突后结节，即最接近皮肤的骨性标记。一般进针 2～3cm。此时患者多有酸胀感觉，稍将针退出 2～3mm，再沿颈椎后结节向前呈 15°～30°角缓慢进针 5mm，如接近或刺中神经根时可出现异感。回抽无血、无脑脊液后即可注入药物。临床应用表明，即使未出现异感也可以注药，增大药量可扩展至上下两个椎间孔的阻滞效果。

(6) 颈 2 横突位置较深(3～4cm)，遇肥胖患者进针可能更深，但均以手感刺中横突后结节为准。

(7) 药物及剂量；欲行手术麻醉时每点注射 2%利多卡因 4～6ml 或 0.5%布比卡因 3～5ml。用于疼痛治疗，每点可注射镇痛合剂 4～6ml。

【注意事项】

(1) 注药前要反复回吸，无血液时方可注药，防止局麻药物毒性反应。另外，颈部血管丰富，局麻药物吸收较快，故应严格控制用药剂量。注药过程中应密切观察患者反应，一旦出现神志异常，应立即终止注药，并给予对症紧急处理。

(2) 如进针过深、偏于内侧或药量过大，容易造成喉返神经麻痹，出现声音嘶哑、失音或呼吸困难，颈交感神经受阻滞时可出现霍纳征。

(3) 膈神经麻痹：膈神经主要由颈 4 神经组成，同时也接受颈 3 和颈 5 脊神经部分纤维，因此施行颈椎间孔神经阻滞时，常可累及膈神经，使其活动度降低，严重时呼吸困难、胸闷，甚至出现轻度发绀，双侧阻滞时症状更为明显。应及时给氧、辅助呼吸、增强肋间肌活动，以维持足够的通气量。

(4) 操作中注意进针方向，避免自下而上或与椎间孔平行穿刺，防止进针过深等，以免误入蛛网膜下隙或硬膜外隙造成全脊麻等极为严重的并发症。严格执行注药前反复回抽、无脑脊液后方可注药的原则。

(5) 颈部血管丰富，穿刺过深或位置不准确、操作粗暴均可致血管损伤，引发出血、血肿。损伤椎动脉，有时还会出现眩晕症状，血肿形成会压迫颈动脉、颈静脉、气管等组织。

(6) 术中出现心动过速多由肾上腺素的吸收或迷走神经阻滞所致，故阻滞前应少用或不用阿托品，对精神紧张者可适当予以镇静剂。

三、颈椎椎旁神经阻滞术

【适应证】

(1) 上颈段阻滞用于治疗颈源性头痛。

(2) 中、下段阻滞用于治疗颈肩痛和上肢根性痛及带状疱疹后遗神经痛。

(3) 应用神经损毁药物治疗顽固性神经痛、椎骨转移癌性痛。

(4) 用于臂丛神经分布区手术麻醉、腋部肿物切除、改良式乳房肿物根治术和上胸部手术辅助麻醉及术后镇痛。

【禁忌证】

(1) 同神经阻滞概述。

(2) 禁忌双侧同时阻滞。

(3) 颈部畸形、结核、炎症。

(4) 颈部巨大肿物。

(5) 气管受压移位。

【操作方法】

1. 颈后入路法

(1) 体位：取俯卧位、胸下垫一薄枕，颈部前屈。

(2) 体表定位：确定要阻滞颈神经之相应颈椎棘突，在其旁开 3cm(距中线旁 3cm)为穿刺点，画好标记。

(3) 常规皮肤消毒、戴无菌手套、穿刺点局麻皮丘。

(4) 采用长 10cm、7 号腰穿针。

(5) 双手持针从皮丘处垂直刺入皮肤，然后稍斜向中线方向进针，直至触及骨样物，即为颈椎椎板后侧，将事先套在针体上的深度标记物移至距皮肤 1cm 处。

将针退至皮下，改针尖稍向外进针，沿第一次触及椎板外缘，继续缓慢进针，直至标记物触及皮肤。拔出针芯，回抽，无血、无脑脊液，注入空气会有阻力消失，表明针尖进入颈椎椎旁间隙。

(6) 针尖一旦刺入椎旁间隙，注入空气立即出现阻力消失感，此间隙在颈部互相连通，可使药液扩散至相邻的神经节段。

(7) 药物及用量：每节段注局麻药或镇痛合剂 3～4ml 或隔 5 天 1 次。

2. 颈侧入路法

(1) 体位：仰卧位、头转向健侧，肩下垫一薄枕以突出颈椎。

(2) 体表定位：先确定颈 $_{3\sim7}$ 之横突，遇肥胖或不易触及横突患者时，可在乳突和颈 $_6$ 横突之间画一线，在此线后 0.5cm 再画一条平行直线，由于颈 2 横突不易触及，常位于第二条线的乳突尖下方 1.5cm 左右，以每个横突依此向尾侧移动约 1.5cm 左右即为各椎旁阻滞进针点，画好标记，遇身材高大或颈部过长患者相邻横突间距可相应增大。

(3) 常规消毒皮肤、戴无菌手套、标记处做局麻皮丘。

(4) 采用长 5cm、7 号穿刺针。

(5) 穿刺时先摸清穿刺部位横突后用左手固定皮肤，右手持穿刺针垂直刺入皮肤后稍斜向尾侧进针，一般进针 2.5～3cm 即可触及横突后结节或引出异感，回吸无血、无气、无脑脊液后即可注射局麻药 3～5ml。

(6) 应特别注意穿刺针不要过深，防止刺入椎动脉。

【注意事项】

(1) 一定要回吸无血、无脑脊液后方可注药。如误将药物误注入蛛网膜下隙可出现全脊麻。如将药物误注入椎动脉，可使药物迅速到达脑干引起意识丧失。

(2) 颈部椎旁阻滞后入路法较侧入路法安全，只要保持穿刺针沿椎板外缘垂直穿刺不会损伤椎动脉。侧入路进针不宜过深(进针深度不能超过横突)，应警惕误入椎动脉及阻滞膈神经。

四、颈深丛神经阻滞术

【适应证】

(1) 适用于颈部手术麻醉，如甲状腺手术、锁骨骨折固定、颈动脉内膜剥除、颈椎病及颈深部软组织手术。

(2) 适用于颈、枕后、肩背及上胸部疼痛治疗，如颈源性头痛、枕后部疼痛、咽部癌性痛、颈部挥鞭损伤综合征、落枕、颈肩背部及上胸部(第 3 肋水平以上)带状疱疹后遗神经痛等。

【禁忌证】

(1) 颈部畸形。

(2) 颈部肿物过大。

(3) 气管受压移位。

(4) 局部皮肤及软组织炎性病变及结核。

【操作方法】

1. 经典三点阻滞法(颈 2、3、4 神经阻滞)

(1) 体位：去枕仰卧位、肩下垫薄枕，头转向对侧。

(2) 体表定位：令患者抬头确定胸锁乳突肌后缘。颈 $_2$ 横突位于胸锁乳突肌后缘，乳突下 1cm 后 1cm 左右，位置稍深。颈 $_4$ 横突位于胸锁乳突肌后缘与颈外静脉相交点之上 1cm 左右。颈 $_3$ 横突位于颈 $_2$ 与颈 $_4$ 横突连线中点胸锁乳突肌后缘。摸清横突位置后画好标记。

(3) 从颈部侧面与皮肤垂直穿刺。一般先做颈 $_4$ 横突穿刺。穿刺针稍向尾侧刺向横突，穿刺针若遇坚实的骨性感觉，深度在 2～3cm 之间，表示针尖已触及横突后结节，患者可有酸胀感，回吸无血、无脑脊液后即可注药。再以同样方法穿刺颈 $_3$ 横突。最后穿刺颈 $_2$ 横突，穿刺方向比颈 $_3$ 颈 $_4$ 横突穿刺方向略向后一些，使针尖触及横突旁的椎板即可。若手术范围不涉及颈上部和颌下部也可不必阻滞颈 $_2$ 脊神经。

(4) 药物及用量：每点注射局麻药或镇痛合剂 3～4ml。

2. 一点阻滞法

患者体位同前，先确定前斜角肌和中斜角肌之间的肌间沟，穿刺针经颈 $_4$ 标记处垂直进针，取向肌间沟方向刺入，再稍向后下进针，出现异感或针尖触及横突，回吸无血、无液即可注入药物 8～12ml，注药的同时压迫针下方的肌间沟，使药液沿肌间沟上行，可获得更好的阻滞效果。

【注意事项】

见第二节“颈椎间孔神经阻滞术”。

五、颈浅丛神经阻滞术

【适应证】

(1) 适用颈部不需肌松的浅表手术麻醉。

(2) 联合臂丛用于肩关节及锁骨手术镇痛。

(3) 与颈深丛阻滞合并应用可进行颈部的手术及提高疼痛治疗效果。

(4) 应用于落枕的治疗及枕后神经痛、耳大神经痛、颈皮神经痛、锁骨上神经痛的治疗。

【操作方法】

(1) 体位：仰卧位，头转向对侧。

(2) 体表定位：令患者抬头，确定胸锁乳突肌后缘，取其中点作为穿刺点，画好标记(此点相当于颈$_4$横突处)。

(3) 常规消毒皮肤，戴无菌手套及做局麻皮丘。

(4) 取长 5cm，7 号穿刺针于胸锁乳突肌后缘中点进针，当穿刺针遇有轻微阻力时，说明针尖位于胸锁乳突肌的筋膜部，亦即颈浅丛神经穿出部，回吸无血后，即可注射局麻药，使局麻药分布于颈阔肌表面，可以保证皮肤麻醉完全，一般进针 1～2cm，不宜过深，亦不必寻找异感。

(5) 药物及用量：注射 1%利多卡因 10ml。

【注意事项】

(1) 穿刺及注药均不宜过深。

(2) 回抽无血后方可注药以防误入血循环。

六、肩胛上神经阻滞术

【适应证】

(1) 用于肩部疼痛诊断与治疗，如肩周炎、肩峰下滑囊炎、肩部撞击症、颈肩痛等治疗。

(2) 作为肩关节疾患的手法治疗区域阻滞，如肩关节脱臼手法复位。

(3) 注射损毁药物治疗肩部癌性痛。

【禁忌证】

(1) 同神经阻滞概述。

(2) 严重肺气肿患者。

【操作方法】

(1) 体位：患者侧卧位，患侧朝上。也可坐位，背朝术者，双肩放松，手臂自然下垂。

(2) 定位：在 X 线透视或超声或三维 CT 下确定肩胛上切迹。

(3) 戴无菌手套，皮肤常规消毒，标记处做局部皮丘。

(4) 从穿刺点垂直刺入，缓慢进针至遇有骨性物，即为肩胛骨喙突根部，将针体上的深度标志物移至距皮肤 0.5～1cm 处，再将穿刺针退至皮下取向前、内、下、方向再次进针，至皮肤与标志物接触，此时多有落空感，说明已刺入肩胛上切迹处。多数患者同时主诉有酸胀或向上臂放射感觉，即穿刺成功，回抽无血、无气即可注药。

【注意事项】

(1) 肩胛上神经阻滞与皮肤感觉几乎无关，阻滞成功后不出现皮肤感觉麻痹现象，所以判定阻滞效果主要靠肩部疼痛的消失。

(2) 警惕气胸的发生。进针不要过深，注药前应反复抽吸，确认无血、无气吸出后方可注药。遇进针过程中患者突然呛咳时多为针尖触及胸膜顶或肺尖，应密切观察患者，必要时拍摄 X 线片以明确诊断。

(3) 肩胛上神经阻滞只要按操作规程去做多能成功，不必为刻意寻找异感而导致胸膜或肩胛上神经的损伤。超声引导下可明显提高准确性和安全性。一般只要到达肩胛上切迹处注射药物效果均能满意。

七、腋神经阻滞术

【适应证】

(1) 肩关节后下部、腋后部、上臂外侧、三角肌处疼痛治疗。

(2) 配合肩胛上神经阻滞，用于肩周炎治疗及手法松解术。

【禁忌证】

(1) 同神经阻滞概述。

(2) 肩臂外展受限。

(3) 非肩关节所致的疼痛。

【操作方法】

(1) 体位：患者端坐，背靠术者，患肩外展 45°。

(2) 体表定位：①肩峰背侧下方约 4cm 为穿刺点，深压此点可有酸胀、疼痛，并可摸到一凹陷处，相当于三角肌后缘，冈下肌和小圆肌外下缘及肱三头肌长头外侧缘之间。②确定肩峰为 A 点，大圆肌与肱三头肌长头交点为 B 点，A、B 两点连线中下 1/3 交点处为穿刺点。

(3) 戴无菌手套，常规消毒皮肤，穿刺点做局麻皮丘。

(4) 采用长 5～6cm，7 号穿刺针。

(5) 于穿刺点皮肤垂直进针后，对准喙突方向刺入，进针约 4cm 左右患者即可有酸胀感觉，即达四边孔附近，回抽无血、无气即可注药。

(6) 如用神经定位刺激器穿刺可诱发三角肌和小圆肌抽搐，说明针尖接近腋神经即可注药。

【注意事项】

(1) 穿刺时如触及肱骨后内侧时应退针少许，经反复抽吸无血、无气后即可注药。

(2) 误伤旋肱后动脉可致血肿。

(3) 误入胸腔导致气胸或肺损伤，多为进针偏向内侧、进针过深所致。穿刺时应切记针尖直对喙突方向进针，不要过深。

(4) 损伤腋神经可导致上臂不能外展、三角肌和小圆肌萎缩。

八、斜角肌肌间沟入路臂丛神经阻滞术

【适应证】

(1) 肩部及上臂手术麻醉。

(2) 上肢外伤、骨折、肿瘤引起的疼痛、肩臂软组织痛、肩周炎、肩手综合征、血管性疾患、带状疱疹后遗神经痛的止痛治疗及术后镇痛。

(3) 用于中枢性或末梢性上肢疼痛的鉴别诊断。

【禁忌证】

(1) 同神经阻滞概述。

(2) 肺气肿或呼吸功能不全。

【操作方法】

(1) 体位：去枕仰卧位，头偏向对侧并略后仰，手臂放松平贴身旁。

(2) 体表定位：先令患者抬头，显露胸锁乳突肌锁骨头，在锁骨头后缘可触摸到一条小肌肉即前斜角肌，在前斜角肌外缘还可摸到另一条小肌肉为中斜角肌，在两肌肉之间仔细触摸可触到一凹陷的间隙，既是前、中斜角肌肌间沟，当患者头部偏向对侧时该肌间沟的走向多与颈外静脉走向一致。术者以左手示指沿肌间沟下移，直至触及锁骨下动脉搏动，同时向沟内重压，可诱发患者手臂麻木和异感，即证实定位准确。再从环状软骨水平（颈$_6$水平）向后画一水平线，与肌间沟相交点，即为穿刺点。

(3) 术者右手持穿刺针，从穿刺点垂直刺入皮肤后，向对侧脚跟方向（向内、向后、向下）进针，一般进针 2cm 左右常可引发异感出现，固定好针头，回抽无血、无液、无气后即可注药，注药时也可用手指压迫穿刺点上部的肌间沟以使药液向下方扩散，阻滞完全。如进针至 3cm 时或触及横突而仍无异感时，不可再进针，（除非患者过胖）应退针至皮下调整方向重新穿刺。

(4) 采用神经定位刺激器（采用特制的绝缘穿刺针，仅针尖放电）进行穿刺时，当针尖接近臂丛神经时，可诱发肱二头肌收缩抽动（说明针尖抵达臂丛上干或外侧束附近）其抽动的强弱取决于针尖与臂丛神经的远近，即针尖越接近臂丛神经，肱二头肌抽动越强，注药后阻滞效果越完全。该法无神经损伤之虑，使用安全，且客观指标明确，无需患者诉说异感出现与否，提高了穿刺的成功率。

(5) 药物及用量：①麻醉：2%利多卡因 20ml+ 0.75%罗哌卡因 10ml，不加肾上腺素，注射 20ml 左右即可。②疼痛治疗：镇痛合剂 10ml。

【注意事项】

(1) 该方法容易掌握，效果确实，可用较少的麻醉药获得满意的阻滞效果，比较安全，发生气胸机会较少。

(2) 不宜双侧同时阻滞。

(3) 该法可获得肩臂部和桡侧满意的阻滞效果，但尺神经存在起效延迟或不完善的不足，有时需增加药液容量才能阻滞完全。

(4) 穿刺时应注意进针不要呈水平方向，不可垂直于椎体，进针亦不可过深，掌握深度不能超过横突深度。否则有误入硬膜外间隙、蛛网膜下隙、损伤椎动脉及误入椎动脉之危险，造成全脊麻、出血、血肿、局麻药中毒等并发症。

(5) 膈神经阻滞，多见于肌间沟阻滞，一旦发生应及时给氧或辅助呼吸。

(6) 喉返神经阻滞亦较常见，表现声音嘶哑、失音。多与用药量较大有关。

(7) 星状神经节阻滞出现霍纳征，一般无需处理。

九、锁骨上入路臂丛神经阻滞术

【适应证】

(1) 上肢及肩部并存疼痛者。

(2) 上肢不能外展者。

(3) 腋窝部手术。

(4) 上肢术后镇痛、带状疱疹后遗神经痛、肩周炎行手法松解粘连等疼痛治疗。

【禁忌证】

(1) 同神经阻滞概述。

(2) 肺气肿或呼吸功能不全。

【操作方法】

(1) 体位：仰卧位头偏向对侧，手臂平贴身体旁并尽量下垂，以使锁骨和肩部压低。

(2) 体表定位：令患者抬头确定斜角肌肌间沟位置，用左手示指沿肌间沟下摸，在肌间沟最低处摸清锁骨下动脉搏动处，在其搏动处外侧(相当锁骨中点上方 1～1.5cm 处)做好标记为穿刺点。

(3) 戴无菌手套，常规消毒皮肤，穿刺点做局麻皮丘。

(4) 取长 5cm，7 号穿刺针。

(5) 术者左手示指放在锁骨下动脉明显搏动处，右手持穿刺针从锁骨下动脉搏动点外侧标记处，(紧贴左手示指)进针，并朝下肢方向直刺，沿中斜角肌内缘推进，进针至臂丛鞘最深处，可有刺破臂丛鞘膜感觉，再稍进针即可出现异感或针尾有搏动表明位置正确。若未引出异感可稍改变进针方向，朝对侧足跟方向缓慢进针，常可获得异感，回抽无血、无气即可注药。如进针 2～3cm 碰到骨质即为第 1 肋骨，此时不应再深刺，以防损伤胸膜、肺尖。穿刺准确时，异感应放射至整个手的手指，若异感仅及拇指及示指，提示尺侧阻滞不全，应调整方向在内侧下方寻找异感。

(6) 注药及剂量；可注射局麻药 20～30ml，注射完毕患者多有“压力异感”，说明针尖在神经附近，药液已充填臂丛鞘内。

(7) 亦可采用神经定位刺激器进行穿刺，接近神经时可诱发出臂丛神经支配的相应肌肉抽动，表明定位准确，回吸无血、无气即可注药。

【注意事项】

(1) 本方法注射小剂量局麻药物可获得较高的臂丛阻滞平面。

(2) 使用该法一般主张寻找异感，且异感在肘关节以下时，阻滞效果满意。穿刺时若无异感，则失败率高。

(3) 不宜双侧同时阻滞。

(4) 穿刺针不要过于向内进针过深，否则有误入胸膜腔引起气胸或肺尖损伤之危险。

(5) 发生全脊麻、局麻药误入静脉可能性小。

十、腋下入路臂丛神经阻滞术

【适应证】

上臂中部以下的深部及浅部手术及止痛治疗。

【禁忌证】

(1) 同神经阻滞概述。

(2) 上臂不能外展，腋窝显露困难。

【操作方法】

(1) 体位：仰卧位，头偏向对侧，被阻滞上臂外展 90° 前臂外旋屈肘位，手背近头部，似行军礼状。

(2) 体表定位：先在腋窝触摸到腋动脉搏动，再沿动脉走向向上摸到胸大肌下缘，动脉搏动消失处，略向下取腋动脉搏动最高点为穿刺点。

(3) 腋窝备皮，戴无菌手套，常规消毒皮肤，穿刺点做局麻皮丘。

(4) 采用 7 号，长 5cm 穿刺针。

(5) 术者左手示指、中指固定腋动脉，右手持穿刺针，在动脉搏动最高点外侧垂直刺入皮肤，穿刺针与动脉呈 10°～20° 夹角，缓慢进针直至出现刺破鞘膜的落空感(刺破纸样感觉)，松开持针手指，针尾随动脉搏动而摆动，即可认为针已进入腋鞘管内，此时患者若有异感则可更明确，但不必寻找异感，固定针头回抽无血后注入局麻药 20～30ml。注意注药后，注射器内应保留 3ml 局麻药，待退针至皮下时将剩留的局麻药注入，以阻滞肋间臂神经。腋路臂丛神经阻滞由于上臂外展 90° 时，腋鞘管被肱骨头压迫，局麻药不易上行扩散，以致常阻滞不到肌皮神经致前臂外侧的皮肤痛觉阻滞不全。为防止阻滞不全，可在注药时将腋鞘的远端加以压迫，注药完毕后立即恢复上肢贴于躯干之旁，以利药液上行扩散。

(6) 也可采用神经定位刺激器进行穿刺，当针尖接近神经丛时会引致相应支配的肌肉抽动，以此来帮助正确定位，提高神经阻滞的成功率。

【注意事项】

(1) 腋路臂丛阻滞由于位置表浅、腋动脉搏动明显、标志清楚、所以易于进行阻滞，为常用之方法。

(2) 腋路臂丛不会导致膈神经麻痹、气胸及全脊麻，也不会引致迷走神经、喉返神经、交感神经阻滞所发生的症状。因此使用上较为安全。

(3) 由于臂丛神经在腋鞘内分支较多，且较分散，故易阻滞不全，麻醉不完善。尤其是桡神经和肌皮神经阻滞效果较差，需加大药量后方能改善。

(4) 该法局麻药毒性反应发生率较其他方法为高，多由误入血管引起，故注药应反复回抽，确保穿刺针未在血管内。

(5) 腋动脉、腋静脉穿刺时刺破率较高，易引起局部血肿，使再次穿刺时定位困难。

(6) 周围神经损伤：可伤及尺神经、桡神经、正中神经和肌皮神经，与穿刺直接损伤有关，在穿刺中有明显异感者，外周神经损伤发生率明显高于无异感者，故腋路臂丛阻滞穿刺中不强求寻找异感，操作轻柔，且忌粗暴。

十一、锁骨下前入路臂丛神经阻滞术

【适应证】上臂远端区域、前臂和手部的麻醉和止痛治疗。

【禁忌证】

(1) 同神经阻滞概述。

(2) 胸部畸形。

(3) 锁骨骨折、脱位。

【操作方法】

(1) 体位：仰卧位、阻滞侧手臂置于腹部。

(2) 体表定位：首先确定在锁骨的外侧肩峰腹侧骨突 A，在锁骨内侧端颈静脉切迹中点 B，二者之间做一连线，取其中点 C，在 C 点下方紧贴锁骨为穿刺点。

(3) 术者右手持穿刺针于穿刺点垂直进针 3～4cm 可触及臂丛神经，诱发传至上肢、手部的放电样异感，回抽无血、无气即可注入局麻药 20～30ml。如使用神经定位刺激器穿刺，可诱发出肱二头肌抽动和手部1～3指的指伸肌或指屈肌抽动。表明穿刺针接近桡神经和正中神经，回抽无血、无气即可注入局麻药。

【注意事项】

(1) 进针部位或穿刺方向不当，可能误入胸腔、锁骨下动脉、锁骨下静脉等。

(2) 如果穿刺中回抽有血，说明太靠内侧，穿刺针应向外调整0.5～1cm。穿刺针应靠向肩关节方向不要偏向内侧。

(3) 注射药物向内扩散可能阻滞颈交感神经，出现霍纳征，无需处理。

十二、尺神经阻滞术

【适应证】

用于尺神经支配范围内的麻醉和疼痛治疗。

【操作方法】

1. 肱部尺神经阻滞术

(1) 体位：仰卧或坐卧，患臂伸直，置于手术台或托手板上。

(2) 体表定位：上臂肱二头肌内侧沟中点可触及肱动脉搏动，在搏动点内侧为穿刺点。

(3) 戴无菌手套，皮肤消毒，穿刺点做局麻皮丘。

(4) 在穿刺点进针后，向肱动脉内侧方寻找到向小指放射性异感，回抽无血后注射局麻药5～10ml，该神经邻近正中神经容易出现同时阻滞。

2. 肘部尺神经阻滞术

(1) 体位：仰卧或坐卧，患臂肘关节屈曲90°。

(2) 体表定位：在肱骨内上髁与尺骨鹰嘴之间的尺神经沟内，用手指触压，可诱发出异感处为穿刺点。

(3) 戴无菌手套，消毒皮肤，局麻皮丘。

(4) 手持穿刺针刺入皮肤后，针与神经平行沿神经沟向心性推进。深达0.7～2.5cm时，常可出现放射至小指的异感，回抽无血后，将针稍退出1～2mm可注射局麻药5～10ml。

3. 腕部尺神经阻滞术

(1) 体位：仰卧或坐卧，前臂伸直，掌心向上。

(2) 体表定位：令患者屈腕握拳，可显示尺侧屈腕肌肌腱。在其桡侧可触及尺动脉搏动。在尺侧屈腕肌肌腱和尺动脉之间即为穿刺点。

(3) 戴无菌手套，皮肤消毒，穿刺点做局麻皮丘。

(4) 在穿刺点垂直进针寻找异感后，稍退针少许，注入局麻药3～5ml。

【注意事项】

(1) 尺神经损伤：多与穿刺针直接损伤尺神经有关，穿刺要轻柔，穿刺针要细，最好采用短斜面，稍钝的针头，进针找出异感时(尤其特别明显的异感)注药前应将穿刺针稍退出1～2mm，以免将药物注入神经鞘内，否则，可致尺神经长期麻木，功能障碍，恢复时间较长。

(2) 血管损伤：多见刺破尺动脉，引起局部血肿。

(3) 由于尺神经表浅，定位较准确，故即使在无异感情况下，将麻药注射于局部亦可获得良好阻滞和治疗效果。为防止尺神经损伤，穿刺时不必强求异感。

十三、桡神经阻滞术

【适应证】

桡神经支配区的麻醉和各种痛症治疗。

【操作方法】

1. 上臂部桡神经阻滞术

(1) 体位：坐位或卧位，上臂平伸。

(2) 体表定位：于肱骨外上髁上方10cm处为穿刺点(相当于桡神经绕过肱骨部分)。

(3) 戴无菌手套，消毒皮肤，局麻皮丘。

(4) 穿刺针自皮丘处垂直进针，直达肱骨，并在其上寻找异感，有异感后回抽无血，注射局麻药10～20ml。如未寻到异感亦可将药物于肱骨表面做扇形浸润，也可达到浸润目的。

2. 肘部桡神经阻滞术

(1) 体位：仰卧或坐位，手臂伸直，掌心向上。

(2) 体表定位：在肱骨内、外髁作一连线，横过肘窝，该线与肱二头肌腱外缘交点即为穿刺点。

(3) 戴无菌手套，消毒皮肤做局麻皮丘。

(4) 穿刺针在肱二头肌外缘刺入，待将接触肱骨时可诱出异感，回抽无血，注入局麻药5～10ml。如无异感时可将药物扇形注射于肱骨外上髁前方亦可。

3. 腕部桡神经阻滞术

(1) 体位：前臂伸直，掌心向上。

(2) 操作方法：桡神经在腕部分支多且细，临床常于腕部桡侧作环形皮下浸润即可。由于腕背桡凹处是大多数桡神经经过之处，故于此处注射局麻药亦可获满意阻滞效果。

【注意事项】

(1) 穿刺轻柔，切忌粗暴，避免损伤桡神经或肌腱。

(2) 腕部桡神经环状浸润时应避开桡动脉，避免损伤。

十四、正中神经阻滞术

【适应证】

用于正中神经支配范围内的手术麻醉及疼痛治疗。

【操作方法】

1. 肘部正中神经阻滞术

(1) 体位：仰卧，前臂平伸，掌心向上。

(2) 体表定位：①于肱骨内、外髁之间做一连线，在该线上肱二头肌腱内侧缘与内上髁之间中点为穿刺点。②在肱骨内、外髁两点之间，术者左手示指触及肱动脉搏动处，在其稍内侧为穿刺点。

(3) 戴无菌手套，消毒皮肤做局麻皮丘。

(4) 穿刺针垂直刺入，直至出现异感，若无异感，将针退至皮下再略偏向桡侧寻找异感，通常反复小范围扇形穿刺多可找到异感，固定针头，回抽无血，注入局麻药5～10ml。

2. 腕部正中神经阻滞术

(1) 体位：仰卧，前臂平伸，掌心向上。

(2) 体表定位：在桡骨茎突水平横过腕关节作一横线令患者握拳、屈腕，可在横线上清楚显示桡侧屈腕肌腱和掌长肌腱，以横线与该二肌腱之间交点为穿刺点。

(3) 戴无菌手套，消毒皮肤做局麻皮丘。

(4) 穿刺针垂直刺入 1cm 左右，穿过筋膜后缓慢进针少许即可出现异感，并向手掌桡侧放射。固定针头，回抽无血，针尖稍退出 1～2mm，即可注入局麻药 5～10ml。

【注意事项】

(1) 避免反复粗暴穿刺防止为寻求异感而带来正中神经或肌腱的损伤。

(2) 药量过大使腕管内压力增大，可引起手掌麻木，缺血疼痛。

(3) 严格无菌操作，预防感染发生。

十五、指根神经阻滞术

【适应证】

主要适用于手指创伤性疼痛治疗，也可用于类风湿关节炎、痛风、甲沟炎脓肿切开引流等。

【操作方法】

(1) 体位：坐位、手平伸，掌心朝下，手指略分开。

(2) 体表定位：于掌指关节远端 1cm 处的指背外侧为进针点。

(3) 戴无菌手套，消毒手指皮肤，于穿刺点作局麻皮丘。

(4) 手持穿刺针与手背成 45° 角进针，刺入 0.3cm 深后注入局麻药 1ml 以阻滞背侧神经，再将穿刺针抵住指骨根部侧面，滑至掌侧根部，退针时再注射局麻药 1ml 以阻滞掌侧神经。对侧以同样阻滞方法注射局麻药 2ml。

(6) 药物及用量：每个手指(双侧)共阻滞 4 条神经，用局麻药 4ml。

【注意事项】

(1) 局麻药不宜过大，以免指跟部组织张力过高妨碍血液供应。

(2) 局麻药中禁止加用肾上腺素以免使缺血加重。

(3) 防止刺破指跟血管引致血肿。

(4) 严格无菌，预防感染。

第四节　胸背腰骶神经阻滞

一、肋间神经阻滞术

【适应证】

(1) 用于胸外伤后疼痛，包括肋骨骨折、胸壁挫伤、梿枷胸等。

(2) 胸部或上腹部手术后镇痛。

(3) 用于原发性肋间神经痛及继发性肋间神经痛如胸椎结核、胸椎转移瘤、退行性胸椎病、强直性脊柱炎、胸膜炎等压迫或刺激肋间神经所致的疼痛和带状疱疹及带状疱疹后神经痛等。顽固性肋间神经痛可行神经破坏治疗。

【禁忌证】

(1) 有严重心肺疾患应慎用或不用肋间神经阻滞。

(2) 同神经阻滞概述。

【操作方法】

1. 肋角处肋间神经阻滞术

(1) 体位：双侧阻滞可采用俯卧位，腹部垫枕。单侧阻滞或俯卧位困难者可采用健侧卧位，屈颈弓背以增大后肋间隙，利于操作。

(2) 体表定位：确定阻滞范围后，标记可做在骶棘肌外侧缘与肋骨下缘相交处。

(3) 常规皮肤消毒。

(4) 术者用左手拇指、示指固定进针点，先做一皮丘，随后用 3.5cm 长，6 号或 7 号的短针头连注射器，右手持注射器垂直进针至肋骨外侧面，然后使针尖滑至肋骨下缘，再稍进针 0.2～0.3cm，当有阻力消失时，回吸无血、无气，注入局部麻醉药液 3～5ml 或镇痛合剂 5ml。

2. 腋后线和腋前线处肋间神经阻滞术

(1) 体位：参照“肋角处肋间神经阻滞术”。

(2) 体表定位：决定阻滞范围后，在预定阻滞部位的肋骨下缘做标记。

(3) 常规皮肤消毒。

(4) 先在标记部位做皮丘，然后更换短斜面 4cm 长的穿刺针，连接注射器，进针时针尖斜面与肋骨平行，触及肋骨下缘骨面后针尖稍下滑，继续进针 0.2～0.3cm，有阻力消失感时，针尖即进入肋间内外肌之间。

(5) 回抽无血液和气体，即注入局麻药或镇痛合剂 5ml。每周 1～2 次。

(6) 自第 9 肋起，肋间神经不再位于肋沟内，而位于下一肋骨上缘内侧。因此，在做第 9、第 10 肋间神经阻滞时，应在下一肋骨上缘垂直进针，至其深层注入药液。

【注意事项】

(1) 穿刺时一定确定骨性标志，禁忌盲目进针。

(2) 操作时应严格掌握进针深度，以防刺破胸膜发生气胸。

(3) 局麻药不应超过规定剂量。

(4) 注药前应反复回吸，以防入血发生中毒反应。

二、胸椎椎间孔神经阻滞术

【适应证】

同“肋间神经阻滞术”。

【操作方法】

(1) 体位：患者患侧朝上侧卧位，呈屈颈、屈背、屈髋、屈膝状。或俯卧位，双上肢垂放于身体的两侧。

(2) 体表定位：确定拟阻滞之棘突间隙，并向外做水平延长线至距正中线 4～6cm 处为穿刺点，由于肋间神经富有交通支，应再依据患者疼痛范围上、下各增加一个穿刺间隙。用记号笔依次做好穿刺标记。推荐在 CT 或 C 臂引导下定位穿刺。

(3) 常规皮肤消毒。

(4) 用短针在穿刺点用局麻药做皮丘，然后改用 10cm、7 号的长针垂直皮肤刺入皮下，一般情况下进针 3.5～4cm，针尖触及横突，然后稍退针，再向内、向上倾斜 20°～25° 进针，即朝椎间孔方向，再进针 1.5～2cm，便可到达椎间孔附近。此时患者述有放射性异感，为避免损伤脊神经根，应退针 2～3mm，固定针头。

(5) 将针头旋转一周同时回吸无血、无脑脊液，每椎间孔注射局麻药 6～8ml 或镇痛合剂 5～10ml，每周 2 次。。

【注意事项】

(1) 注射药物前务必反复回吸，确认无血、无脑脊液和空气后方可注药。

(2) 注药速度不可过快，如果注药过快、压力过大、药量过多，药液可能进入硬膜外间隙或蛛网膜下隙。如果药物误入蛛网膜下隙，会引起广泛阻滞。

(3) 注药后应密切观察同侧皮肤是否出现感觉减退，一旦出现，则说明药物准确注射到同侧神经根附近；如果注射局麻药出现对侧下肢感觉减退，说明穿刺进针过深，药物注射到硬膜外隙；如果很快出现双侧下肢感觉减退，说明药物注射到蛛网膜下隙。

(4) 穿刺中为避免损伤脊神经，操作禁忌粗暴，不要一味地追求异感。

(5) 术毕应检查下肢感觉及运动情况，并卧床 15～30min。

(6) 施术时应备有抢救复苏设备。

三、胸椎椎旁神经阻滞术

【适应证】

(1) 用于肋间神经痛、肋骨骨折、带状疱疹、胸部外伤疼痛等症的治疗。

(2) 可通过阻滞交感神经治疗或缓解心绞痛以及伴随有内脏神经痛症状的交感神经痛、胸椎痛等。

(3) 开胸手术后镇痛。

【操作方法】

1. 卧位胸椎旁穿刺法

(1) 患者取侧卧或俯卧位。

(2) 先确定阻滞范围，上、下各扩展一个间隙。在胸椎棘突上缘旁开 2～3cm 处做一标记。推荐在 CT 或 C 臂 X 线引导下定位穿刺。

(3) 常规皮肤消毒。用短针头做局麻皮丘，可以深达 2cm。用 8～10cm 长、7 号穿刺针。

(4) 穿刺针垂直刺入皮肤，此时将针尾连接有生理盐水的注射器，直到针尖触及椎板外侧，将针体穿刺深度标志物固定至距皮肤 1～1.5cm 处，然后将针退至皮下，改变进针方向沿椎板外缘或向外移 0.5cm。此时左手缓慢进针，同时右手持续推注射器芯，一旦针尖刺透肋横突韧带进入椎旁间隙，右手即刻感觉阻力消失，同时针体标志物触及皮肤。回吸无血、无气、无脑脊液，即可注射局麻药 6～8ml。观察试验剂量方法同椎间孔阻滞。。

2. 坐位胸椎旁穿刺法

(1) 体位：最好将胸部及双上肢伏在固定支撑物上，以防穿刺期间患者移动。

(2) 体表定位：先在胸部触及到上一个棘突，与该棘突对应的是下一个脊椎横突。

(3) 常规皮肤消毒。

(4) 可以根据单次或连续阻滞的需要，选择腰麻穿刺针还是硬膜外针进行穿刺。

(5) 确定穿刺部位棘突，在其外侧 3cm 做局麻皮丘，用 8～10cm 长、7 号针垂直刺入直至触及骨性物即椎板，应标记好进针深度，通常深度为 3～4cm。将标记固定在距皮肤 1.5cm 处，将穿刺针退至皮下，向头侧方向再次刺入，这一过程可反复操作直至针尖清楚确认在横突间韧带内。拔出针芯，连接有生理盐水注射器，连同注射器一起进针，直至针体标记触及皮肤，并感到刺入椎旁间隙后阻力消失感，这表明针尖已刺入椎旁间隙内。

(6) 应反复进行回吸试验确认无脑脊液、无气体和无血，即可注射局麻药。

(7) 药物的浓度、剂量及注射方法同胸椎椎间孔神经阻滞。

(8) 注药后观察方法同前。

【注意事项】

(1) 为了保证本技术的准确性和安全性，必须在影像显示器引导下进行操作。

(2) 误入胸腔合并气胸，虽不常见但可能发生。药物误入蛛网膜下隙或硬膜外隙可引起广泛阻滞和因此而导致的呼吸、循环抑制。应用影像显示器、神经定位刺激器引导或用压力法测定胸椎旁间隙，可以避免穿刺并发症，提高穿刺成功率。

(3) 如果操作正确，位置准确，无论是留置导管或注射药物，均无明显血流动力学的不良反应及并发症。

(4) 应严格无菌操作，预防感染。

四、腰大肌肌间沟神经阻滞术（腰丛神经阻滞术）

【适应证】

(1) 坐骨神经痛、股神经痛、隐神经痛、股外侧皮神经痛、急性腰肌损伤痛、腰椎骨质增生、腰肌疼痛等的治疗。

(2) 腰椎间盘突出症及脊椎病引起的根性神经痛治疗。

(3) 与坐骨神经同时阻滞也适用于一侧下肢手术麻醉，尤其对患者循环功能影响轻微。

【操作方法】

(1) 体位：患者取侧卧位，患侧在上；也可取俯卧位。

(2) 体表定位：确定两髂嵴最高点连线是腰$_4$棘突水平，在此连线下 3cm、旁开正中线 5cm，为穿刺点。

(3) 常规皮肤消毒。

(4) 用 10cm 长穿刺针垂直进针至腰椎横突，调整方向使针尖滑过横突上缘，再进针 0.5～1cm，注气出现阻力消失。说明针尖刺入腰大肌间隙内，回吸无血，注射药液 20～30ml。进行腰丛神经穿刺不刻意寻求异感，如不出现异感也可以注射药液，而且并不影响治疗效果。

(5) 如果对癌性疼痛或非癌性顽固性疼痛应用神经损毁药物治疗时，应在影像显示器引导下进行。若对患者进行双侧阻滞，患者宜取俯卧位，并于腹下垫一软垫，再按上述过程操作。

【注意事项】

(1) 注药前和注药过程中应反复回吸，防止药物误入血管。

(2) 反复穿刺可能损伤腰丛神经。

(3) 要严格遵守操作规程，严格无菌操作，预防感染。

(4) 由于腰大肌间隙较大，腰丛神经分布较广，因此腰丛神经阻滞麻醉或治疗根性神经痛不如椎管内、椎间孔及椎旁阻滞治疗效果明显，且用药量偏大。

五、腰椎椎间孔神经阻滞术

【适应证】

(1) 坐骨神经痛、股神经痛、隐神经痛、股外侧皮神经痛、急性腰肌损伤痛、腰椎骨质增生、腰肌疼痛等的治疗。

(2) 腰椎间盘突出症及脊椎病引起的根性神经痛等治疗。

【操作方法】

(1) 体位：患者取患侧向上侧卧位或俯卧位，腹部垫一个薄枕。

(2) 体表定位：确定穿刺间隙棘突中线，于患侧棘突间隙距中线 2.5～4.5cm(上腰椎为 2.5～3cm，下腰椎为 3～4.5cm) 处做一个标记。

(3) 常规皮肤消毒。

(4) 用 10cm 长，7 号穿刺针。

(5) 局麻下垂直缓慢进针刺向横突。进针约 3～4cm 针尖触及横突(如未到达横突，可在附近试探)。然后退针少许做 25° 角向上(到上一个椎间孔) 或向下(到下一个) 并向内侧倾斜约 20° 角，沿着横突的上缘或下缘进针约 1～1.5cm，即达到椎间孔附近，此时如果针尖触及神经根，患者出现同侧臀部或下肢放射样异感。

(6) 确定穿刺到位后，旋转针头(360°) 回吸无脑脊液、无血后即可注入局麻药液 5～8ml，如需阻滞多节脊神经根，可以按照上述方法在各椎间孔分别穿刺注药。

【注意事项】

(1) 腰椎椎间孔阻滞在有条件的情况下应在影像显示器引导下进行操作。

(2) 其他注意事项同腰椎旁神经阻滞。

六、腰椎旁神经阻滞术

【适应证】

同“椎间孔阻滞术和腰神经丛阻滞术”。

【操作方法】

(1) 体位：患者取患侧向上侧卧或俯卧位。

(2) 体表定位：先确定穿刺部位的腰椎棘突。

(3) 穿刺点选在患侧距棘突尖旁开 1.5～2cm，做一局麻皮丘，用带有深度标记的 10cm 长，7～9 号腰麻针垂直刺入，一直触及同侧椎板外侧部位。一旦触及椎板，移动套在针体上的标记至距皮肤 1～1.5cm 处。退针至皮下且将针稍向外斜，或将针平行向外移动 0.5cm，重新刺透横突间韧带，进入椎间孔外侧的椎旁间隙，针尖沿椎板外侧缘进针超过椎板，此时穿刺针标记刚好触及皮肤。

(4) 注气无阻力，回吸无血或脑脊液即可注药 5～8ml。

(5) 注射药液后侧卧 40min，尽量将注射的药液沿脊神经根途径向椎间孔内扩散。由于腰神经粗大，很容易触及并诱发异感。该穿刺部位位于腰椎间孔阻滞术和腰神经丛阻滞术之间。本操作不需要影像显示监视器引导。

七、腰椎硬膜外前侧间隙神经阻滞术

【适应证】

用于注射胶原酶治疗腰椎间盘髓核脱出症。

【操作方法】

腰椎硬膜外前侧间隙阻滞术有 4 种入路，即关节突关节内侧缘入路；关节突关节间隙入路；椎板外切迹入路；经骶裂孔穿刺置管入路。

1. 关节突关节内侧缘入路

X 线片显示腰 5～骶 1 两侧关节突距离＞16mm 时，可以选择本法。患者取俯卧位，腹部垫枕。常规消毒后，局麻下确定关节突关节内侧缘的位置插入一短针，在 X 线下确定无误。用 10cm 长、7 号腰麻针在调整后的穿刺点垂直进针。稍向外刺到关节突后退针少许，向内紧靠关节突关节内侧缘进针。遇到较大阻力时即为黄韧带，连接注射器作阻力消失法进针。一旦出现阻力消失，针尖即进入硬膜外前侧间隙的侧隐窝附近。回吸无血、无脑脊液，注射局麻药试验剂量 3～5ml。观察 15～20min 未出现脊麻征，或侧卧位出现穿刺对侧肢体感觉减退，穿刺侧感觉正常，即可认定穿刺成功，注射局麻药、甾体抗炎药或胶原酶。

2. 关节突关节间隙入路

患者体位同上，根据 X 线正位片测量腰椎关节突关节间隙宽度，确定进针点。常规消毒后，用 10cm 长、7 号腰麻针垂直刺达关节突，标记穿刺深度。稍退针对准上、下关节突之间向内倾斜 5°～10° 进针稍有韧感，即刺进关节间隙，继续进针遇到较大阻力时为黄韧带，边加压边进针，一旦阻力消失即突破黄韧带进入硬膜外前侧间隙，进针深度为 5.0～6.8cm［平均(5.5±0.9)cm］。回吸无血、无脑脊液，注入试验剂量局麻药 4～5ml，20min 未出现脊麻征，侧卧时卧侧下肢感觉较对侧下肢明显减退，即可缓慢注射局麻药、甾体抗炎药或胶原酶。注射胶原酶后患侧向下侧卧 8～10h，以利于胶原酶与突出之髓核结合溶解。

3. 椎板外切迹入路

定位和穿刺同腰椎旁阻滞入路。穿刺方向为经椎板外切迹到达硬膜外前侧间隙。

4. 经骶裂孔入路

确定骶裂孔，常规消毒局麻，用硬膜外穿刺针穿入骶管，置入硬膜外导管(带内导丝)，在 X 线引导下置至需要达到的硬膜外前间隙。

【注意事项】

(1) 本操作技术要求较高，穿刺不熟练极易损伤神经根及周围组织。穿刺成功后置管，用微量泵缓慢注射胶原酶更为安全。

(2) 注射胶原酶之前必须注射局麻药 3～5ml 进行试验，并于 20min 之内反复检查患者是否出现脊麻征，避免注射的胶原酶误入蛛网膜下隙而致患者出现化学性截瘫。

(3) 特别注意的是，本法反复穿刺可能误伤硬脊膜，注射胶原酶后也会出现延迟性化学性截瘫，无经验者慎行。

八、骶骨后孔神经阻滞术

【适应证】

适用于治疗髂后上棘至尾骨尖端的臀中皮神经疼痛。

【操作方法】

(1) 体位：患者取俯卧位。

(2) 体表定位：在双侧髂后上棘作一连线，在连线上 1.5cm 与正中线旁开 1.5～2cm 相交作一标记。此为骶 $_1$ 后支神经阻滞穿刺点。

(3) 常规皮肤消毒。

(4) 用 3～4cm 短针，连接 5ml 带有 3ml 空气的低阻力注射器，经皮穿刺出现落空感或异感，表明穿刺针刺进骶骨后孔。一般进针约 2～3cm 出现阻力消失后，回吸无血，无脑脊液，注射局麻药 5～8ml。

九、骶 5 和尾神经阻滞术

【适应证】

常用于尾骨痛的诊断和治疗。

【操作方法】

(1) 体位：患者取俯卧位，下腹垫一个薄枕，双下肢略外展。同骶裂孔阻滞。

(2) 体表定位：确定骶角下缘。

(3) 用 3cm 长、7 号短针垂直向中间刺入。当进针抵达尾骨时，注射 1%利多卡因 2ml 浸润，然后将针再向头侧、稍中线处进针，深达骶骨角外前侧，再注射上述局麻药液 2ml。第 1 次注射的局麻药可以阻滞尾神经，第 2 次注射局麻药阻滞骶后神经。

【注意事项】

进针用力过大、过深刺透骶尾韧带进入盆腔。

十、臀上皮神经阻滞术

【适应证】

上位腰间盘突出引起的臀上皮神经痛。注射神经损毁药物可以达到更长镇痛效果。

【操作方法】

(1) 体位：患者取俯卧位。

(2) 体表定位：先在臀上部找到明显的压痛点，以此点为穿刺点，多位于骶骨嵴中点下方 2 或 3 横指处。

(3) 常规皮肤消毒。

(4) 用 7 号短针(肥胖者用长针)，垂直刺入皮肤，缓慢边进针，边注意胀感出现，有时可深至髂骨翼板。确认回吸无血，即可注药。

(5) 一般用药剂量为 10～20ml。

【注意事项】

(1) 注射无水乙醇前，应等待注射局麻药后 3～5min 后进行。

(2) 注射阿霉素前注射少量曲安奈德可以避免局部疼痛加重。

十一、髂腹股沟和髂腹下神经阻滞术

【适应证】

适用于髂腹股沟神经痛治疗与该范围手术切口麻醉。如果施行精索手术，应再在内环口精索周围浸润 2～3ml 局麻药。

【操作方法】

(1) 体位：髂腹股沟神经阻滞和髂腹下神经阻滞可以同时进行。患者仰卧位。

(2) 确定髂前上棘与脐的连线上，自髂前上棘内上方大约 2.5cm 处作为进针点。

(3) 用 3cm 长、7 号针穿刺。当针尖穿过腹外斜肌腱膜和腹内斜肌腱膜时有突破感，在腹内斜肌和腹横肌之间，注射 2%利多卡因＋0.5%布比卡因合剂 8～10ml 边退针、边注药、边回吸，成扇形反复数次注射，即可完成上述神经阻滞。

【注意事项】

注药前要反复回吸，以防误将局麻药注入血管内。

十二、阴部神经阻滞术

【适应证】

(1) 用于阴道侧切或产钳分娩之麻醉。

(2) 阴部神经痛。

(3) 用于会阴痛的诊断和缓解症状，治疗外阴损伤继发性疼痛。

(4) 肛门及会阴区顽固性奇痒症。

【操作方法】

1. 经阴道神经阻滞

(1) 体位：患者取截石位。

(2) 常规皮肤消毒。

(3) 术者左手示指和中指轻轻插入阴道触及坐骨棘。右手持 10cm 长、7 号局麻针，沿左手中、示指间，将针尖刺达近坐骨棘阴道壁，再进针刺入坐骨棘后侧的骶棘韧带。当针穿破韧带时，有一个明显的阻力消失感。注射局麻药 10ml，将针慢慢从阴道退出时再注射局麻药 5～10ml。

2. 经皮阴部神经阻滞

(1) 体位：患者取截石位。

(2) 常规皮肤消毒。

(3) 确认一侧坐骨结节和肛门间做局麻皮丘。插入直肠或阴道内的示指触及坐骨棘作为引导，用 10cm 长、7 号局麻针，经会阴软组织将针刺达坐骨棘下方，注射局麻药 5ml，以阻滞会阴支。将针触及坐骨在退针途经坐骨棘时再注射局麻药 5～10ml。

【注意事项】

(1) 同神经阻滞概述。

(2) 操作中应注意防止进针过深刺入直肠引起感染。

(3) 在坐骨粗隆与坐骨棘之间的坐骨直肠窝注入局麻药 5～10ml，只能阻滞阴部神经的外周。

十三、直肠和肛门神经丛阻滞术

【适应证】

(1) 用于痔核、直肠和肛门神经阻滞术。

(2) 治疗肛门瘙痒症、肛门直肠官能症和肛裂。

【操作方法】

(1) 体位：患者取截石位或膝胸卧位。

(2) 体表定位：在肛门黏膜与皮肤交界处。

(3) 常规皮肤消毒。

(4) 用长 3cm、7 号针在 12、3、6、9 点钟处分别注射局麻皮丘，经皮丘至黏膜各注入局麻药 5ml，再将所注射的局麻药皮丘连成皮下环状。完全浸润直肠黏膜周围的软组织和直肠括约肌。操作时术者示指应该在直肠内感觉到针尖的位置和深度，避免刺破黏膜。充分表面麻醉后可以产生直肠括约肌的松弛。

【注意事项】

切忌进针过深，以免刺透直肠或引起肛门感染。

十四、生殖股神经阻滞术

【适应证】

(1) 用于腹股沟区域神经痛治疗。

(2) 用于局麻下行腹股沟疝手术时的辅助麻醉。

(3) 作为生殖股神经痛的鉴别诊断。

【操作方法】

(1) 体位：患者取仰卧位，先确定腹股沟韧带的中、内 1/3。

(2) 用 3～5ml 局麻药浸润皮下组织，可以完成股支，即髂腹股沟神经末端纤维阻滞。

(3) 确定耻骨棘外侧，腹股沟韧带下软组织，用长 3cm、7 号短针，注射局麻药 2～3ml 浸润皮下组织，即可阻滞生殖支，即精索外神经分支。

十五、宫颈旁神经阻滞术

【适应证】

(1) 主要用于阴道无痛分娩。

(2) 妇科诊断刮宫术，人工流产术。

(3) 经阴道子宫摘除术辅助麻醉。通过置入穹隆的注药导管进行连续阻滞镇痛。

【禁忌证】

(1) 阴道感染。

(2) 胎儿宫内窘迫。

【操作方法】

(1) 体位：患者取截石位。

(2) 常规皮肤消毒。

(3) 术者左手示指和中指轻轻进入阴道引导，用长 10cm 带套管腰麻针向两侧宫颈旁穹隆 4 点、8 点处穿刺。穿刺针应低于旁侧和背侧穹隆的黏膜，进针深度约 1～1.5cm。宫颈旁神经位于子宫动脉、静脉丛和输尿管旁，注射局麻药液前需要小心地回吸无血后，注入局麻药 10ml。在对侧重复此方法，或在子宫颈 4 点、8 点位置和 5 点、7 点位置穿刺注药避免损伤子宫动脉。

【注意事项】

(1) 同神经阻滞概述。

(2) 此神经阻滞应防止注射部位血肿、阴道损伤感染、胎儿心动过缓。

十六、阴茎背神经阻滞术

【适应证】

用于包皮环切术或阴茎末端手术。

【操作方法】

(1) 体位：取仰卧位。

(2) 用新洁尔灭或碘伏消毒皮肤。

(3) 术者左手固定阴茎，用 10cm 长、7 号穿刺针，于阴茎根背面两侧深部注射局麻药 10～15ml。然后用 3cm 短针刺破深阴茎筋膜(Buck 筋膜)浸润阴茎背神经的周围区域，或在 11 点和 1 点位置，再各注射局麻药 1ml。该注射点应紧靠背神经分支前的阴茎根部，否则必须阻滞腹侧(前侧)支。行阴茎末端手术，如包皮环切术，只需阴茎背神经阻滞和浸润系带即可。阴茎周围所有阻滞，局麻药中不应加肾上腺素或任何血管收缩药。

【注意事项】

(1) 注射局麻药超过白膜，引起阴茎海绵体血管扩张导致阴茎勃起。

(2) 同神经阻滞概述。

第五节　下肢神经阻滞

一、股神经阻滞术

【适应证】

(1) 股前和小腿内侧皮肤的知觉障碍或异常。

(2) 耻股肌、股四头肌、缝匠肌及内收肌群部位的疼痛痉挛、萎缩、麻痹等征象。

(3) 膝关节中重度疼痛性疾患。

(4) 如同时阻滞坐骨神经可用于膝关节、小腿手术的麻醉和术后镇痛。

【禁忌证】

(1) 同神经阻滞概述。

(2) 注射同侧伴有股疝者。

【操作方法】

(1) 体位：患者仰卧位，双下肢稍分开，患侧足向外旋。

(2) 体表定位：沿腹股沟韧带中点下方约 1～2cm，首先触及股动脉搏动明显处，在其外侧 2cm 处做一标记为进针点。

(3) 常规皮肤消毒。

(4) 术者左手示指按压在股动脉搏动处，于其外侧所做标记处进针，垂直皮肤刺入后缓慢进针，分别穿过脂肪层、筋膜层诱发出沿股神经分布区域内的放散性异感(由于穿刺针经过阔筋膜和髂腰筋膜时会有两次落空感)，此时可停止进针并固定针头。

(5) 采用神经刺激定位仪可以通过股四头肌随刺激仪发出的脉冲抽动，一般刺激量在0.3～0.5mV为佳，低于0.2mV有针尖刺入神经干的危险，此时注射药物可以造成股神经损伤。

(6) 在确定穿刺针到位后，旋转针头(360°)，回吸无血后即可注药。

【注意事项】

(1) 穿刺进针时注意穿刺的角度，避免刺伤股动静脉。

(2) 应注意缓慢注药，注药后按压注射局部片刻，避免药液向下肢远端扩散。

(3) 同时观察患者的生命体征变化。

(4) 穿刺部位需要使用无菌敷料保护，并在24h内避免接触水污染，防止局部感染。

(5) 效果判断标准：①症状缓解或消失；②股前区、膝下、小腿内侧感觉迟钝；③股四头肌肌力减弱或消失，小腿伸直受限；④膝部腱反射减弱。

二、股外侧皮神经阻滞术

【适应证】

(1) 大腿前外侧至膝关节外侧皮肤感觉异常，诸如痛觉过敏、蚁走感、麻木或疼痛等。

(2) 股外侧皮神经炎。

(3) 股外侧皮神经卡压症。

【操作方法】

(1) 体位：患者取仰卧位，下肢稍分开。术者位于患肢侧。

(2) 定位：首先确定髂前上棘，于髂前上棘内下方2cm处为进针处并作一标记。

(3) 常规消毒局部皮肤。

(4) 用7号(长3cm)短针带消毒器，垂直刺入皮肤后，缓慢边进针边注意患者反应。当进针2～3cm深，针尖到达筋膜下时可诱发异感，即刻固定针头。

(5) 旋转360°回吸，无血液回流即可注药。

(6) 如未诱发出异感，应退针至皮下，向左至右扇形反复穿刺，直至找出异感，若确实找不出异感，可在筋膜下方行匍形浸润注药。

三、闭孔神经阻滞术

【适应证】

(1) 治疗大腿膝关节内侧痛症，包括闭孔肌痉挛、髋关节痛、膀胱括约肌痉挛性疼痛、膝关节痛、股骨头无菌性坏死缺血性痛等。

(2) 膀胱镜手术避免闭孔反射。

(3) 辅助配合用神经阻滞，治疗会阴疼痛综合征。

(4) 外科手术时，采用三合一阻滞麻醉(闭孔、股外侧、股神经)施行股前内侧、膝部手术及术后镇痛。

【禁忌证】

(1) 盆腔肿瘤患者慎用。

(2) 同神经阻滞概述。

【操作方法】

(1) 体位：患者仰卧位，患肢轻度外展。

(2) 定位与操作：有两种入路 ①确认耻骨结节外下方 1.5～2cm 处为进针点，并做标记。皮肤消毒后，用 7 号长针头垂直进针，抵耻骨下支，深约 3.5～6cm。退针至皮下，调整针尖方向，向外向头侧针体与皮肤夹角 80° 进针约 3～4cm，可滑入闭孔内，诱发异感，如使用神经刺激器可出现大腿内侧肌肉抽动。②确定耻骨联合外缘旁开 2.5cm 处，在其下方为进针点，皮肤消毒后，局麻下用 7 号长针头，垂直皮肤刺入，深约 1.5～2.5cm 直至触及耻骨下支前缘。再退针 2cm 左右，将针尖调向头侧进针，滑过耻骨下支约 2.5～3cm 即可。

(3) 确定穿刺针位后，固定针头，回吸无血液即可注药。

【注意事项】

(1) 定位务必准确，术者应熟悉局部解剖。

(2) 穿刺应轻柔，缓慢进针，且勿过深，以免损伤盆腔脏器，尤其是膀胱、子宫。

(3) 此处血液丰富，注药前务必充分回吸，避免药物误注入血管。

(4) 治疗后患肢内侧皮肤感觉障碍，高浓度麻药时仰卧位患肢不能置于健侧腿上，则证明阻滞到位。

四、臀部坐骨神经阻滞术

【适应证】

(1) 适用于坐骨神经痛、梨状肌损伤综合征之治疗与诊断、鉴别诊断。尤其对坐骨神经根性、干性痛有鉴别诊断价值。

(2) 高浓度局麻药行坐骨神经阻滞麻醉，可用于足外侧和第 3、4、5 趾手术，如同时阻滞股神经，可用于下肢手术麻醉。

【操作方法】

(1) 体位：俯卧位或侧卧位，患肢在上，屈髋屈膝，健侧在下伸直位。

(2) 体表定位：①于髂后上棘和股骨大粗隆连线中点，做一向下 90° 的垂直线，在此连线中点下方 5cm 处为穿刺点。②髂后上棘与尾骨尖作连线，该线上 1/3 处与股骨大粗隆相连，在此连线中点下方 1cm 处为穿刺点。

(3) 皮肤消毒后，戴无菌手套，用 7 号 12cm 长针头，垂直穿过皮肤缓慢进针。

(4) 穿过臀大肌，梨状肌深约 5～7cm，出现向下肢放射性异感后，稍稍退针 1～3mm，测量针头深度。如用神经刺激定位器则诱发下肢明显异感。

(5) 确定穿刺针到位后，旋转针头回吸无血液后，注药。

(6) 药物及用量：神经阻滞液或低浓度局麻药 8～20ml，每周 1 次或 2 次。

【注意事项】

(1) 坐骨神经解剖部位较深，个体差异较大，穿刺过程中寻找异感应轻柔，忌粗暴以免损伤神经、血管或组织。

(2) 一旦出现向下肢放射性异感，应即刻停止进针，且应少许退针后再注药，以防刺激神经引发水肿变性。

(3) 治疗后应卧床休息 15min，离床活动时应注意防护，以免因下肢无力而致伤。

(4) 穿刺部位较深，应严格无菌操作和术后处理，预防继发感染。

(5) 注入药量较大，除避免误入血管内之外，应密切观察有无过敏、轻度中毒反应。

五、盆腔出口坐骨神经阻滞术

【适应证】

(1) 间歇性坐骨神经痛、原发性坐骨神经痛及坐骨神经盆腔出口综合征。

(2) 对坐骨神经痛有诊断和鉴别诊断作用。

【禁忌证】

(1) 同神经阻滞概述。

(2) 继发性坐骨神经痛为相对禁忌证。

(3) 骨盆复杂外伤及后遗症患者。

【操作方法】

(1) 体位：取俯卧位，双下肢伸直，双足内旋，使臀部肌肉松弛。

(2) 体表定位：坐骨结节与同侧股骨大粗隆两点连线之内 1/3 处，相当于同侧臀皱褶下缘为进针点。

(3) 常规皮肤消毒，戴无菌手套，用 7 号长局麻针。

(4) 术者位于患侧，左手固定(紧绷)皮肤做局麻皮丘，垂直皮肤刺入皮下，缓慢进针约 4～6cm，直至出现向下肢放射性异感，即刻停针并退出少许。

(5) 确定穿刺针针位后，回吸无血后即可注药。

(6) 药物及剂量：低浓度局麻药/混合液 8～15ml，每周 1 次或 2 次。

【注意事项】

(1) 坐骨神经解剖部位较深，个体差异较大，穿刺过程中寻找异感应轻柔，忌粗暴以免损伤神经、血管或组织。

(2) 一旦出现向下肢放射性异感，应即刻停止进针，且应少许退针后再注药，以防刺激神经引发水肿变性。

(3) 治疗后应卧床休息 15min，离床活动时应注意防护，以免因下肢无力而致伤。

(4) 穿刺部位较深，应严格无菌操作和术后处理，预防继发感染。

(5) 注入药量较大，除避免误入血管内之外，应密切观察有无过敏、轻度中毒反应。

六、前路坐骨神经阻滞术

【适应证】

(1) 坐骨神经痛的诊断和治疗。

(2) 适用于因外伤或其他原因患者不能俯卧或侧卧位的患者。

【禁忌证】

(1) 骨盆复杂外伤禁用。

(2) 穿刺局部皮肤感染或炎性病灶者。

(3) 肥胖、体表定位标志不明显者。

【操作方法】

(1) 体位：患者仰卧位，下肢平伸。

(2) 体表定位：自髂前上棘与耻骨结节连线为 A 线，在此线之内 1/3 处，垂直向下引一条线为 B 线。再与 A 线平行从股骨大粗隆向内延长线(C 线)，B 线与 C 线相交处即为穿刺点。

(3) 皮肤消毒，戴无菌手套，术者左手示指沿股直肌与缝匠肌之间隙下压，将股动脉、静脉和神经血管束推向内侧。

(4) 用 7 号长局麻针沿手指外侧，向内与皮肤呈 75°～85° 刺入皮下。

(5) 经股直肌与缝匠肌间隙缓慢进针 6～10cm 时，针尖穿刺耻骨肌、短收肌和大收肌后到达股后间隙，再稍进针可触及坐骨神经而引出向下放射性异感，即刻停针。

(6) 如应用神经刺激定位器，此时可引出小腿、足部抽搐，颤动。

(7) 固定针头深度，并旋转回吸，确认无回血，注射局麻药液 10～20ml，无菌敷料覆盖。

【注意事项】

(1) 穿刺部位较深，成功率低于其他入路，无绝对适应证者慎用。

(2) 进针前仔细定位，务必将股动、静脉及神经推至内侧，以免被损伤。

(3) 穿刺针进针应缓慢，体会进入肌间隙的落空感，针尖延股动脉外侧深入，勿过于向内以免损伤股动、静脉。

七、腓总神经阻滞术

【适应证】

(1) 小腿外侧疼痛，踝上部外侧足背及足趾皮肤感觉异常。

(2) 腓神经卡压症。

(3) 腓总神经炎。

【禁忌证】

(1) 同神经阻滞概述。

(2) 瘫痪后遗症者慎用。

【操作方法】

(1) 体位：患者侧卧，患肢在上，膝关节略屈曲位。

(2) 体表定位：确定腓骨小头，在体表最突出处下方一横指，即腓骨小头与腓骨颈之间为穿刺点。

(3) 皮肤常规消毒后，用 9 号注射针头垂直皮肤进针，此处皮下脂肪甚少，针尖刺入皮下即触及骨质，在进针过程中即可出现向下放射性异感。

(4) 回吸无血后即可注药 3～5ml。此后无菌敷料覆盖。

【注意事项】

(1) 此处腓总神经走行浅表，应避免损伤该神经。

(2) 注药时如有放射感，应稍退针后再注药，以免过度阻滞或损伤神经。

(3) 同神经阻滞概述。

八、隐神经阻滞术

【适应证】

(1) 股内侧、小腿内侧感觉异常的诊断与治疗。

(2) 内踝及足内侧缘、跟趾的皮肤疼痛、感觉异常。

【禁忌证】

(1) 同神经阻滞概述。

(2) 夹杂大隐静脉曲张及其并发症者。

【操作方法】

(1) 体位：患者仰卧位，患肢外旋。

(2) 体表定位：大腿内侧中、下 1/3 处，确定股内侧肌与缝匠肌之间隙，于此处用指端深压可出现向小腿放射的异感，即为穿刺点。

(3) 常规皮肤消毒，戴无菌手套。

(4) 左手固定股内侧肌、缝匠肌间隙，右手持 7 号局麻注射针头与皮肤垂直穿破皮肤，继续进针约 3～5cm 处，引出向小腿内侧放射性异感，即刻停针。

(5) 固定针头，回吸无血后，注入局麻药/混合液 5～10ml，无菌处理穿刺点。

九、踝部腓浅神经阻滞术

【适应证】

足背区及足趾相邻侧面疼痛。

【操作方法】

(1) 体位：患者侧卧，患肢在上，屈膝，踝关节功能位。

(2) 体表定位：外踝上方 10cm 左右，先嘱患者足背屈以显示趾长伸肌外侧缘，再令足趾跖屈外翻，确定腓骨长肌，在此两肌间隙为穿刺点。

(3) 常规消毒皮肤，用 7 号注射针垂直皮肤刺入。

(4) 继续进针 1～3cm，可诱发出足背部异感即停针。如找不出异感，可在此处行扇形浸润。

(5) 回吸无血后，可注药 5～7ml，无菌处理穿刺点。

十、足背腓深神经阻滞术

【适应证】

(1) 腓总神经踝部卡压症。

(2) 足背第 1、2 趾相邻侧区域疼痛。

(3) 趾背伸功能障碍。

【操作方法】

(1) 体位：仰卧位，下肢伸直。

(2) 体表定位：令患者用力足背屈、背伸患足踇趾，确认踇长肌腱，在该肌腱内缘，踝关节上方为穿刺点。

(3) 常规消毒后，用 7 号注射针头垂直皮肤穿刺。

(4) 当针触及胫骨时，可引出放射至足趾的异感。

(5) 固定针头，回吸无血，可注药 5～8ml，然后无菌处置穿刺部位。

【注意事项】

(1) 同神经阻滞概述。

(2) 如找不出异感，可将针进至胫骨骨面，边退针边浸润该部位。

十一、膝部胫神经阻滞术

【适应证】

(1) 足底部疼痛及足背、小趾外侧缘皮肤异感。

(2) 可作为上述部位手术时的局部阻滞麻醉。

(3) 该部位手术后镇痛。

【禁忌证】

(1) 同神经阻滞概述。

(2) 伴有较大的腘窝囊肿患者。

【操作方法】

(1) 体位：取俯卧、膝关节伸展位。

(2) 体表定位：令患膝屈伸，确认腘窝皱褶，在其上方，股二头肌内缘于半腱肌外缘上部之三角形的顶角处为穿刺点。

(3) 常规消毒皮肤，戴无菌手套。

(4) 术者左手拇指轻压腘窝皱褶，右手持 7 号局麻注射针头，沿股二头肌内侧缘或半腱肌外侧缘垂直皮肤穿刺至皮下，调整针尖稍斜向腓侧缓慢进针约 3～5cm，出现向小腿后下部放射性异感，即可停止。

(5) 固定针头，回吸无血，注入局麻药液/混合液 10～15ml。

【注意事项】

(1) 同神经阻滞概述。

(2) 肥胖或肌肉发达者，寻找异感困难时，可将针头触及股骨下端髁间隙上部的腘平面，再退针 0.5cm，在此注入药物。

十二、腓肠神经阻滞术

【适应证】

(1) 治疗足跟痛、跟骨骨刺、跟下滑囊炎及跟骨高压症引起的疼痛。

(2) 跟部创伤后镇痛。

(3) 跟部手术后镇痛。

【操作方法】

(1) 体位：取仰卧位或俯卧位。

(2) 体表定位：于患肢外踝后缘外踝旁沟确定跟腱前外缘为穿刺点。

(3) 常规消毒皮肤，7 号注射针头垂直皮肤进针，在未触及骨质之前可出现异感。

(4) 回吸无血液，注入局麻药液/混合液 5～7ml，无菌处置穿刺部位。

十三、踝部胫神经阻滞术

【适应证】

(1) 足底前内侧疼痛，如行军足、扁平足引起的足底疼痛。

(2) 足底手术后镇痛。

【操作方法】

(1) 体位：患者取侧卧位，患肢在下屈膝、踝功能位。暴露内踝和跟腱。

(2) 体表定位：于内踝后侧触及胫后动脉，在其后缘为穿刺点。

(3) 常规消毒皮肤，戴无菌手套。术者左手示指扪及胫后动脉并按压之下，右手持 7 号注射针，自胫后动脉后侧垂直皮肤刺入，常可引发异感。

(4) 固定针头，回吸无血后，注入局麻药液/混合液 5ml，无菌处置穿刺局部。

【注意事项】

(1) 勿直接损伤神经。

(2) 当不能引发异感时，可将针尖刺至骨质，然后退出少许，注药即可。

第六节　交感神经阻滞

一、星状神经节阻滞术

【适应证】

(1) 偏头痛。

(2) 头面、胸背及上肢带状疱疹和带状疱疹后遗神经痛。

(3) 幻肢痛和灼性神经痛。

(4) 女性更年期综合征。

(5) 急性血管栓塞、雷诺病、硬皮病。

(6) 急性或慢性心绞痛。

(7) 脑血管痉挛等心血管疾病。

(8) 反射性交感神经营养不良。

(9) 过敏性鼻炎、突发性耳聋等五官科疼痛性疾病。

【操作方法】

(1) 患者取仰卧位，眼向前视。用一薄枕垫在双肩下面，使颈部尽量前凸。术者位于患者患侧。

(2) 体表定位：先沿胸锁关节锁骨上缘向内侧触摸到气管外缘，再沿气管向上 2cm 左右，并平行于气管外缘触及颈外动脉搏动。

(3) 术者用左手中指将胸锁乳突肌及颈外动脉鞘的内容物拉向外侧，中指尖下压时可触及骨性感觉，并尽量向内抵住气管外缘后稍向外移动中指，暴露出穿刺部位间隙。用 3.5cm 长，7 号短针沿术者中指指尖轻轻垂直进针，直到针尖触及骨质，说明针尖触及颈 6 横突根部，然后将针尖退 1～2mm，仔细回吸无血或脑脊液，注射 1%利多卡因 6～8ml。

(4) 注射期间令患者睁眼，观察注射反应，注射后令患者坐位，2～3min 后患者出现同侧霍纳(Horner)征，则表明阻滞成功。

(5) 普通患者针进入约 2cm 左右，针尖触及到横突时患者不出现异感。

(6) 对肥胖和颈短粗患者，可能深到 2.5～3cm。如果进针更深不遇骨质，可能针尖刺进两个横突之间或进入椎间盘。应立即将针退出，再调整针尖向头侧或尾侧方向穿刺，直至针尖触及横突骨性感觉。

【注意事项】

(1) 穿刺过深误将局麻药注入椎动脉内，而引起患者中枢神经性抽搐、呼吸抑制、心脏停搏。

(2) 误注入蛛网膜下隙，可引起全脊麻。

(3) 注射药物过浅或接近气管－食管沟，阻滞喉返神经，可导致声音嘶哑。

(4) 穿刺部位过高或局麻药量过大，可以阻滞膈神经，出现腹式呼吸减弱或因膈神经受刺激而出现呃逆。

(5) 在注药操作过程中，必须边回吸，边注药。因为 0.2ml 局麻药误入到椎动脉，即可以引起患者抽搐。应用留滞针进行星状神经节阻滞，可以避免药液误注入血管内或椎管内。穿刺针过于朝向尾侧，容易刺伤胸膜顶或肺尖引发气胸。

(6) 反复穿刺可损伤血管引起出血、血肿和感染。

(7) 在颈$_6$和颈$_7$部位穿刺对星状神经节的阻滞效果相似，而前者发生并发症明显少于后者。因此坚持穿刺针尖深度不触及横突根部骨性感不能注药的原则以策安全。

(8) 如欲行神经破坏性阻滞，请参见本书有关内容。

二、胸交感神经节阻滞术

【适应证】

(1) 带状疱疹和带状疱疹后遗神经痛。

(2) 胸壁原发或转移癌性疼痛。

【禁忌证】

(1) 同神经阻滞概述。

(2) 全身状态严重衰竭患者。

【操作方法】

(1) 该操作必须在影像引导下进行。

(2) 患者取健侧卧位，屈颈弓背，腋下垫一薄枕，以便将胸椎展平。

(3) 术前开放静脉，术中连续监测血压、心率、血氧饱和度和呼吸频率。

(4) 体表定位：在棘正中线向患侧旁开 3～4cm，用记号笔确定穿刺进针点。

(5) 局麻下用带有标记的 12～14cm 长，7 号穿刺针，朝椎体方向进针。

(6) 在 CT 或 X 线影像显示器引导下确定针尖的方向、位置和距离后，调整针体深度标记和进针方向，继续进针深约 6～8cm 时，针尖触及椎体前外侧缘。

(7) 经穿刺针注射造影剂 2～3ml，显示图像为一条索状，说明针尖位于胸交感神经节附近。

(8) 回吸无血、无气，注射 1%利多卡因 5～8ml 后，患者可出现一侧灼热感觉，疼痛即刻缓解。

(9) 密切观察各种生理指征，并随时予以纠正。

(10) 术后将患者送监护病房，患侧向上侧卧 2～4h。

【注意事项】

(1) 穿刺过于向外误入胸腔合并气胸。

(2) 药物误入蛛网膜下隙或硬膜外隙可引起广泛阻滞和因此而导致的呼吸、循环抑制。

(3) 应严格无菌操作，预防医源性感染。

(4) 如欲进行神经破坏性阻滞，请参见本书有关内容。

三、腰交感神经节阻滞术

【适应证】

(1) 以疼痛为主的疾病，如：肾绞痛、交感神经疼痛、灼性神经痛、幻肢痛等。

(2) 治疗血管痉挛性疾病如雷诺病、血栓闭塞性脉管炎、糖尿病末梢神经痛、缺血性坏死、下肢溃疡、冻伤后疼痛等病症。

(3) 用于扩张下肢血管，增加末梢流量，促进末梢静脉回流，改善下肢水肿。

(4) 注射神经损毁药可治疗恶性或癌性交感神经痛。

【禁忌证】

(1) 同神经阻滞概述。

(2) 全身状态严重衰竭患者。

【操作方法】

(1) 操作技术应在 CT 或 X 光影像显示器引导下进行。

(2) 术前开放静脉，术中监测同胸交感神经节阻滞术。

(3) 体表定位：患者取穿刺侧向上侧卧位，确定相应穿刺棘突正中线，旁开 6～7cm 做局麻皮丘并逐层浸润。

(4) 用 12～14cm 长，7 号穿刺针，与皮肤呈 60° 角，朝脊柱中线方向进针。推进约 3～4cm 左右，可能针尖触及腰$_1$椎体横突，或推进 6～7cm 针尖触及椎体外侧缘。

(5) 通过影像显示穿刺针的位置，再次调整穿刺针的进针方向、深度，直至确认针尖触及椎体前外侧的交感神经节，不需寻找异感。注射造影剂可见椎体旁显示为线样分布影像，不随腹腔脏器移动。

(6) 注射空气阻力消失试验为阳性，回吸无血，无脑脊液后注射局麻药 8～10ml，患者即可感觉腹腔内有发热。

(7) 注射药液后采取患侧向上侧卧位，以便使药液浸到腰交感神经节所在的位置。

(8) 患者如果需要应用该法进行长期治疗，穿刺成功后，放置一根硬膜外导管，即可进行连续腰交感神经阻滞。

【注意事项】

(1) 误刺入蛛网膜下隙和硬膜外隙，注药后可引起广泛阻滞而导致呼吸循环障碍。

(2) 反复穿刺损伤神经导致神经痛。

(3) 损伤大血管可引起出血。

(4) 术中可能出现血压下降，故术后不可立即离开医院，应留院继续观察 2～4h，以策安全。

(5) 如欲进行神经破坏性阻滞，请参见本书有关内容。

四、腹腔神经丛阻滞术

【适应证】

(1) 腹腔脏器肿瘤转移性内脏疼痛。

(2) 腹腔血管痉挛性疼痛。

(3) 良性内脏神经痛。

【禁忌证】

(1) 同神经阻滞概述。

(2) 全身状态过于衰竭。

【操作方法】

(1) 该操作技术必须在影像显示器引导下进行。

(2) 术前开放静脉，术中连续监测血压、心率、血氧饱和度和呼吸频率。

(3) 患者侧卧位或俯卧位，双臂外展。

(4) 体表定位：确定左侧胸$_{12}$肋下缘与腰$_{1}$棘突下缘连线，棘中线旁开 5～6cm，相当于第 12 肋下缘。

(5) 局麻下用 12～14cm 长，7 号穿刺针，与棘突呈 30°～45° 角进针。在 CT 或 X 线影像显示器引导下，边进针，边回吸，将针尽量刺达腰椎体外侧。

(6) 如果进针大约 2～4cm，触及腰$_{1}$横突，可以先将针退回皮下，再调整方向躲过横突上或下缘刺达椎体外侧。

(7) 影像显示器证实针尖一旦触及椎体，应做好距离皮肤 2～2.5cm 深度标记，同时减小穿刺针与皮肤的角度重新穿刺，以便将针尖滑过腰$_{1}$椎体外侧缘。

(8) 再进针将针体标记触及皮肤时，即完成进针深度要求。注射造影剂在胸$_{12}$～腰$_{1}$椎体前缘显示影像为条索状，证明穿刺针已经到达腹腔神经丛部位。

(9) 反复仔细回吸，确认穿刺针未进入主动脉或其他的大血管内，注入 30～50ml 低浓度局麻药。

(10) 本操作也可在侧卧位下进行，步骤同前，注药后可改俯卧位 4 小时。

(11) 该操作最好选择左侧穿刺，因为腔静脉恰位于阻滞区域中线偏右侧。

【注意事项】

(1) 注射药物后患者可能出现体位性低血压，应尽量卧床进行补液升压治疗。

(2) 如穿刺时进针角度不当，有可能刺进下部胸膜和肺脏，产生气胸。

(3) 误将药物注入硬膜外隙或蛛网膜下隙，可引起相应部位瘫痪(麻痹)，注药前一定注射造影剂，保证穿刺位置准确。

(4) 穿刺针有可能刺伤血管引起腹膜后血肿，应谨慎操作及严密观察。

(5) 术中开放静脉，完备各种复苏器械、药品。

(6) 如果对腹部手术患者能确定进行术后镇痛治疗，最好在术中完成该阻滞。

(7) 如欲进行神经破坏性阻滞，请参见本书有关内容。

第七节 椎管内神经阻滞

一、硬膜外间隙神经阻滞术

【适应证】

(1) 区域内的麻醉和疼痛治疗。

(2) 分娩镇痛。

【操作方法】

1. 经棘突间隙颈部硬膜外前、侧间隙置管法

穿刺部位为颈$_{3\sim4}$、颈$_{4\sim5}$、颈$_{5\sim6}$、颈$_{6\sim7}$、颈$_{7}$～胸$_{1}$，颈$_{2\sim3}$因位置较高，椎管较窄，且椎间盘病变少见，故不宜穿刺。应由对颈部硬膜外穿刺熟练的医师操作。侧卧位。确认、标记病变椎间盘相应的颈椎棘突间隙后，穿刺部位常规消毒铺巾。用1%利多卡因2～3ml做逐层局部浸润麻醉。穿刺针选择18号硬膜外穿刺针，导针引导下开始穿刺，缓慢进针，抵达黄韧带前，抽出针芯，接上5ml低阻力注射器，边进针边试针管阻力，当阻力突然消失或患者出现异感、肢体放射痛等现象时，回抽无血无脑脊液，用空气阻力消失法测定是否进入硬膜外间隙。当确认是硬膜外间隙后，向患侧置入硬膜外导管2～3cm，然后注入试验剂量1%利多卡因液3ml，观察5min，无脊麻现象，即可注入配制好的镇痛复合液10ml，每次注射完毕后拔除硬膜外导管，无菌纱布覆盖针眼。也可保留导管连续给药，每天1次，共用1周，1周后拔除硬膜外导管。

2. 胸部、腰部和骶管硬膜外间隙神经阻滞的操作参见第三章第六节。

二、经骶裂孔硬膜外前间隙神经阻滞术

【适应证】

(1) 用于硬膜外前间隙注射胶原酶治疗腰椎间盘突出症。

(2) 腰部硬膜外穿刺部位有外伤或感染又需要腰部硬膜外麻醉的病例。

【操作方法】

(1) 穿刺用具准备：选用16cm长、18G特制盘内穿刺针及带钢丝内芯硬膜外导管1根，5ml玻璃注射器1支，局麻药及其他消毒用具。

(2) 体位：患者取俯卧位，下腹部垫一薄枕，双下肢略外展，便于患者放松臀部肌肉和术者触及骶裂孔。在尾骨尖下部塞一团纱布，防止消毒液流入肛门或会阴部。

(3) 体表定位：先以中指摸到尾骨尖，用拇指尖从尾骨沿中线向上摸，可触到骶骨末端呈“V”形或“U”形的凹陷，此凹陷即骶裂孔。于骶裂孔两侧可触到的豆大结节是骶角。骶裂孔中心与髂后上棘连线呈一等边三角形，可作为寻找骶裂孔的参考。另外髂后上棘连线相当于第2骶椎，即硬脊膜囊终止部位。

(4) 行大面积皮肤消毒。

(5) 穿刺方法：在骶裂孔中心，用局麻药做一皮丘。将穿刺针与皮肤成15°～20°角穿刺，当穿透骶尾韧带时可有典型的落空感，将针体斜面紧贴骶管前壁继续进针3～4cm，连接注射器进行抽吸，无血无脑脊液，注气无阻力，皮下组织无气肿，即证明穿刺成功，置入带钢丝内芯的硬膜外导管，深度为腰$_{5}$～骶$_{1}$间隙距皮肤12～14cm，腰$_{4\sim5}$间隙距皮肤16～18cm。退出导管内钢丝，经导管回吸无血或脑脊液。注射造影剂1～2ml于影像显示器下观察正、侧位造影剂显示结果，特别是侧位造影剂在硬膜外前间隙呈线样分布，则表明插管成功，或在CT影像下证实导管内钢丝尖端位于所需阻滞或溶解的髓核后方。保持导管位置不变退出穿刺针，先注入试验剂量的局麻药(1.6%～2%利多卡因)3～5ml，5min后无蛛网膜下隙阻滞现象和入血现象，即可将准备的局麻药液全部注入，以实现下腰段、下腹部及会阴部手术的连续麻醉需要(用于手术麻醉无需上述准确定位)。如果用于治疗腰椎间盘脱

出，先缓慢注射曲安奈德 40mg/2ml，再注射胶原酶 1200 万～2400 万 U(每间隙注射 1200 万 U，每次不超过 2400 万 U)，患侧向下侧卧(中央型髓核脱出者俯卧)8～10h 后下床。

【注意事项】

(1) 此操作必须在影像显示器监视下进行，以保证注药准确和患者安全。

(2) 误将胶原酶注入蛛网膜下隙，可出现腰骶部及双下肢化学性瘫痪。预防方法是：注射胶原酶之前患者取侧卧位，注射 1%利多卡因 4～5ml 试验剂量后，观察患者 20min，判断是否出现脊麻征，确定没有时，才能注射胶原酶。

(3) 穿刺针进入骶裂孔后尖端超过骶 $_2$ 水平容易损伤硬膜囊。

(4) 穿刺针角度过大，进针过深或骶骨前壁缺如时，有可能进入直肠。

第四十二章　神经破坏性阻滞术

第一节　概　　述

神经破坏性阻滞(也称神经毁损)是指用化学药物或物理性加热或冷冻对选择的神经进行破坏性毁损，导致神经的传导功能永久或较长时间的中断或减弱，从而实现镇痛。

【适应证】

(1) 癌症相关性疼痛，包括良性肿瘤侵及神经根或压迫神经干，用药物或其他各种无创镇痛方法难以缓解者。

(2) 各种常规方法难以控制的顽固性剧烈疼痛，如三叉神经痛、带状疱疹后遗神经痛、顽固性腰神经后支痛等。

(3) 某些需多次重复进行神经阻滞的疾病，如交感神经持续性疼痛或严重的血栓闭塞性脉管炎可行腰交感神经节破坏术。

(4) 瘤体内注射，破坏肿瘤组织和周边的神经末梢。

(5) 顽固性心绞痛，可行颈交感神经破坏性阻滞治疗。

(6) 顽固性瘙痒症。

(7) 肾囊肿、肝囊肿、腱鞘囊肿内注射。

(8) 痔疮内或血管瘤内注射。

【禁忌证】

(1) 一般疼痛性疾病，能用药物或其他常用方法治愈的。

(2) 穿刺部位及邻近部位有感染者。

(3) 有出血性疾病或出凝血功能异常者。

(4) 不能配合治疗或有精神异常者。

(5) 对所选神经毁损药物过敏者。

【常用神经破坏性阻滞术种类】

(1) 周围神经破坏性阻滞术。

(2) 神经根破坏性阻滞术。

(3) 蛛网膜下隙神经破坏性阻滞术。

(4) 硬膜外间隙神经破坏性阻滞术。

(5) 颈交感神经节(星状神经节)破坏性阻滞术。

(6) 胸椎旁交感神经节破坏性阻滞。

(7) 腰椎旁交感神经节破坏性阻滞。

(8) 腹腔神经丛破坏性阻滞。

(9) 三叉神经半月节破坏性阻滞。

【注意事项】

(1) 应用神经破坏有一定的并发症，如在痛觉消失的同时出现触觉消失、局部麻木不适、运动麻痹或截瘫、损伤正常组织等，这是缓解疼痛时不能绝对避免，常须经数月、数年才逐渐恢复。一般触觉先恢复，痛觉后恢复。须严格掌握其适应证。

(2) 神经破坏性阻滞需由经验丰富的医师操作，确保毁损准确、安全。

(3) 神经破坏性阻滞应尽可能在 CT、B 超或 X 线引导下操作。

(4) 神经破坏性阻滞中要严格按操作规程治疗。

(5) 原有其他系统器质性疾病的患者，在实施神经破坏性阻滞之前，应全面检查，评估其原发病的状态，并尽可能纠正；在治疗中要密切监护，若原发病在术中加重，应及时处理，必要时停止操作。

(6) 2%～5%的患者在治疗后，出现感觉异常和不同程度的“麻木性痛苦”，有些患者在治疗后出现麻、针刺、冰冷、虫爬、奇痒等异常痛苦的感觉。这些患者若还有触觉和感觉，可再次注射，使感觉完全丧失。

(7) 随着神经的自我修复，疼痛可再发。麻木消失缓慢的病例，多数疼痛不再复发。

(8) 治疗之前，应充分向患者或家属说明诊断、预期疗效、原有其他器质性疾病在治疗期间可能加重、可能发生的不良反应及并发症等，并解答患者或家属提出的问题。在知情同意书，列明上述事项，在患者和家属充分理解的基础上，履行签字手续确认后方可治疗。未经患者或家属书面同意，不应进行神经破坏性阻滞。

【破坏神经的方法】

1. 化学性破坏：周围神经破坏阻滞用 50%～100%乙醇、5%～7.5% 酚甘油溶液、5% 酚水溶液 1～3ml，或抗肿瘤药物多柔比星（阿霉素）注射液 5～10mg（用 2%利多卡因 1～2ml 溶解）。

2. 射频热凝神经破坏。

3. 神经冰冻破坏。

4. γ 射线神经破坏。

第二节　腹腔神经丛乙醇阻滞术

【适应证】

腹部肿瘤引起的疼痛，特别是胰腺癌痛，60%～85%患者可获得无痛。硬膜外间隙注入局麻药后，腹部产生温暖感时疼痛消失的癌痛患者，是腹腔神经丛乙醇阻滞的最佳适应证。

【禁忌证】

(1) 用药物或其他常用方法可缓解的癌痛。

(2) 与内脏神经传入纤维无关的疼痛，例如食管、胸壁、腹壁、腹膜、肠系膜根部、子宫颈部、膀胱等处癌症产生的疼痛，用本阻滞效果不佳或无效。

(3) 一般情况较差。

(4) 合并有严重冠心病、高血压，未经有效治疗者。

(5) 其他：见本章“概述”。

【操作方法】

(1) 术前检查心电图、肝肾功能、出血时间和凝血时间无明显异常。治疗前清洁背部皮肤。预先停用抗凝药和镇痛药。

⑵ 取健侧侧卧位于 X 线或 CT 操作台上，腰背后弓；也可取俯卧位，腹部垫枕，妥善固定。

⑶ 开放静脉输液通道，监测血压、心电图和 SpO_2，准备好升压药及吸氧设备。

⑷ 体表皮肤标记出穿刺点和与穿刺有关的棘突间隙；根据术前 CT 片的数值或体表标志在皮肤上做出穿刺点的标记。穿刺点选在第 12 肋下缘，背正中线外侧约 4～6cm。

⑸ 常规体表皮肤消毒；盖无菌单。

⑹ 穿刺应在 X 线或 CT 引导下进行，用 23 号 14cm 长的穿刺针，与皮肤约成 60° 角向内斜刺，经穿刺点开始按 CT 照片确定的角度穿刺，或在侧面 X 线透视下进针，穿刺过程中用局麻药浸润各层组织。先找到第 1 腰椎横突。然后将针拔至皮下，使针尖稍向外、向上方 10° ～15°，重新刺入，紧靠第 1 腰椎横突上缘滑过，直达第 1 腰椎体的侧面。继之将针尖斜面转向朝内进针，使针尖沿椎骨面向前滑行，直到沿骨面的滑动感消失。缓慢进针，边进针，边回吸，注意有无脑脊液、血液流出。

⑺ 穿刺针尖端位于椎体前缘附近，距腹主动脉后壁约 1cm。连接内有生理盐水的注射器，判断注入阻抗大小，继续进针，动作应轻缓，当穿刺针尖抵达腹主动脉壁时，可感到穿刺阻力降低及注射盐水阻力突然降低。有时通过穿刺针可感到腹主动脉的搏动，表明未刺入主动脉。拔除注射器，并测量进针深度。换上内有造影剂的注射器，回吸无血后，注入造影剂，于侧面透视下观察有无造影剂进入血管或脏器内扩散的阴影。在腹膜后间隙内造影剂的扩散阴影呈头尾方向的条索样阴影。

⑻ 回吸观察确认无脑脊液、空气、血液流出，缓慢注射 1%～2%利多卡因 5ml，15min 后，观察疼痛的变化、被阻滞的神经分布区的阻滞范围和阻滞程度，观察有无非阻滞区的神经功能障碍；询问患者原有疼痛的变化。

⑼ 注入局麻药后，腹腔神经丛阻滞成功的标志是腹部温热感、“轻松感”，疼痛消失，肠蠕动亢进和血压下降。出现上述阻滞效果后，确认无不良反应，再注射乙醇行破坏性阻滞。

⑽ 注入乙醇的量与浓度依所用局麻药的用量来决定。例如，局麻药用量在 20ml 以下，即出现阻滞效果者，需用无水乙醇 15～20ml；如局麻药用量为 20～40ml，则用 75%～100% 乙醇 20～40ml。阻滞过程中可能发生低血压，注入局麻药后即可出现血压下降，注入乙醇后更显著。一般在注药后 15～20min 血压最低。如果出现休克水平的低血压，应给予补液和升压药物治疗。

⑾ 注入乙醇后，动脉血氧分压下降的患者，应注意呼吸变化，必要时吸氧，监测通气功能和血氧饱和度。注入乙醇后观察 1h，无异常后回病房，再平卧 24h，其间密切观察血压和心率。

【注意事项】

⑴ 由于腹腔神经丛系双侧后腹壁的弥漫性组织，故应注射大容积神经破坏药阻滞双侧，以获得最佳效果。另一种方法是在开腹后或在腹腔镜下直接在腹腔神经丛注药，即前入路法，较为准确，但无法重复注药。疼痛缓解时间长达 5 周至 4 个月。

⑵ 硬膜外间隙阻滞的效果确切可帮助确定实施腹腔神经丛阻滞的预期效果。有条件时，可先行硬膜外间隙阻滞，当注入局麻药后，患者腹部产生温暖感时疼痛消失，则是腹腔神经丛阻滞的最佳适应证。

(3) 在无饮酒经验或饮酒量少的患者，有时在注入乙醇后，脉搏加快，面色潮红，有时出冷汗，呼吸急促、恶心、呕吐等，严重者出现急性乙醇中毒症状，应给予对症治疗。

(4) 经穿刺针有血液回流时，可能已穿破腹主动脉或肾动、静脉，应尽量避免发生。

(5) 注入乙醇时，腰背部轻度烧灼感，也可仅伴有不愉快感而无疼痛。有的患者述注入乙醇时出现肩、上肢部放射痛，考虑穿刺针此时位于膈肌内，应立刻停止注射。左侧穿刺也有刺入胸腔的危险，乙醇浸润胸壁可引起胸、背部疼痛，应高度注意。

(6) 大剂量局麻药阻滞时，恶病质及低蛋白血症患者易发生局麻药毒性反应。表现为肢体颤动，严重者出现抽搐。

(7) 阻滞后出现腹泻、腹痛、腹胀，可持续数日，系肠蠕动增强所致，可自行消失。腹痛是一过性，不应认为阻滞无效。

(8) 有的患者阻滞后持续低血压，需补液并给予升压药。除了阻滞后血管扩张外，还应注意排除出血的可能性。CT 扫描可帮助诊断腹膜后血肿。安静时低血压通常在 24h 内恢复正常，罕有超过 1 周者。若血压较长时间不恢复，要查血糖，可能存在低血糖。

(9) 低血压恢复正常后，当患者坐起、起立等体位变化时仍有可能发生低血压。常在阻滞后 2～3 天内，有的持续 1 周以上恢复正常。必要时可口服升压药。在接受腹腔神经丛阻滞后 1 年内，因各种原因接受全身麻醉、脊髓麻醉或硬膜麻醉时，必须警惕发生严重低血压。

(10) 乙醇扩散可能阻滞其他神经，引起相应的症状。躯体神经阻滞引起腹部感觉障碍。亦可发生硬膜外间隙、蛛网膜下隙阻滞。因此应在 X 线透视下进行穿刺操作，根据造影剂扩散影像并检查局麻药试阻滞效果，对于预防不良反应是非常重要的。

第三节　颈交感神经节破坏性阻滞术

【适应证】

破坏性颈交感神经节阻滞仅用于顽固性疼痛经常规方法治疗无效者：

(1) 反复发作的重症偏头痛。

(2) 颈部、肩、上肢和上胸部癌症疼痛。

(3) 上肢反射性交感神经萎缩症。

(4) 上肢幻肢痛。

(5) 颈部、肩、上肢和上胸部带状疱疹后神经痛。

(6) 上肢血管痉挛性或循环障碍性疾病(如雷诺病、急性动脉闭塞症等、血栓闭塞性脉管炎)。

(7) 重症心绞痛，口服药物治疗效果不佳者。

【禁忌证】

(1) 诊断不明确的疼痛。

(2) 其他：见本章“概述”。

【操作方法】

(1) 患者取仰卧位。常规皮肤消毒，术者先用示指和中指将颈总动脉和胸锁乳突肌推向外侧。在食管旁和胸锁乳突肌前缘胸锁关节上方约两横指(环状软骨平面相当于第 6 颈椎横突)处用 7 号针头与皮肤垂直进针。

(2) 一般的患者用示指尖可触及第 7 颈椎横突，引导进针。穿刺针触到骨质，表明针尖已达第 7 颈椎横突的前外侧。

(3) 回吸无血液、空气或脑脊液，即可注入 2%利多卡因 1ml 进行局麻药试验性阻滞，应注意穿刺针触及星状神经节时并无异感，故不要寻找异感。阻滞成功的标志为注药侧出现霍纳综合征，表现为瞳孔缩小、眼睑下垂、眼球下陷、鼻塞、眼结膜充血、面微红、无汗、温暖感。患者常觉上肢发热，疼痛减轻。

(4) 局麻药试验性阻滞 15min 后，可根据病情需要，注入无水乙醇 0.5～2ml。

(5) 对于穿刺较困难的病例，可在 X 线引导下穿刺，经造影确认后再注入无水乙醇。

(6) 在实施乙醇阻滞星状神经节时，也可使用低浓度乙醇普鲁卡因溶液，乙醇浓度可从 50%开始，剂量从 0.5ml 开始并反复观察，一旦出现阻滞效果即停止增加乙醇浓度和剂量。

(7) 在星状神经节阻滞前后，反复观察患侧手指充血时间的变化，当手指充血时间缩短，表明产生了阻滞效果，不必再注入乙醇。

(8) 也可用射频热凝针穿刺成功后，电刺激确定为疼痛的区域，给予 80℃～90℃的射频热凝 120～180s。也可用脉冲射频，40℃，180s。

【注意事项】

(1) 药物注入血管会出现毒性反应。

(2) 有出血倾向者应慎用星状神经节阻滞。

(3) 阻滞后应观察 30min，无不良反应方可离院。

(4) 注意不能同时阻滞双侧星状神经节，以防发生心肺意外。

(5) 治疗颈、胸、腹部肿瘤特别是伴有骨转移，或有交感神经持续性疼痛者，应尽可能在 X 线透视下进行。

(6) 当穿刺针损伤颈部血管，引起局部血肿，应在回吸有血时，拔除穿刺针并压迫止血。

(7) 穿刺针误入蛛网膜下隙甚至注入无水乙醇会导致极其严重的合并症，应高度注意。

(8) 穿刺角度不适当或穿刺部位过低，可导致气胸或血气胸。

(9) 无菌操作不严格，可引起感染造成深部脓肿。

(10) 用乙醇永久性阻滞颈交感神经节治疗顽固性疼痛性疾病，要严格选择适应证，并向患者及家属详细说明可能发生的合并症，征得同意并办理签字手续后方可实施。

(11) 在多数情况下，只应用局麻药阻滞颈交感神经节，少数情况下，可使用神经破坏性药物损毁颈交感神经节，产生持久性神经阻滞作用，主要用于治疗那些经常规方法治疗无效的顽固性疼痛。

第四节　胸交感神经节破坏性阻滞术

【适应证】

(1) 胸部癌症疼痛。

(2) 胸部及上腹部带状疱疹后神经痛。

(3) 重症心绞痛，口服药物治疗效果不佳者。

(4) 胸部交感神经持续性疼痛。

【禁忌证】

(1) 诊断不明确的疼痛。

(2) 其他：见本章“概述”。

【操作方法】

(1) 预先停用抗凝药、扩血管药和镇痛药。

(2) 在 X 线透视下操作，患者取健侧卧位，屈颈弓背。头下和腋下部可加枕。尽可能使之舒适。在 CT 引导下操作，取俯卧位。

(3) 常规皮肤消毒，穿刺点选在脊椎棘突正中线旁开 3.5cm 处。

(4) X 线透视下，或在 CT 引导下，用带有长度标记的 23 号 10cm 穿刺针与皮肤垂直进针，到达横突后使针尖向内侧偏斜，紧靠横突上缘缓慢进针，记进针深度，从横突表面再刺入约 4cm 遇有骨质阻力，表明已达胸椎体侧面，针尖位于交感神经节附近，回吸无血、无气，经造影确认无造影剂进入椎管、血管或胸腔，如造影剂呈条索状扩散，表明穿刺部位正确。

(5) 可注入 2%利多卡因 1～3ml 行试验性阻滞。观察疼痛的变化、被阻滞的神经分布区的阻滞范围和阻滞程度，观察有无非阻滞区的神经功能障碍；询问患者原有疼痛的变化。

(6) 局麻药试验性阻滞 15min 后，可根据病情需要，注入无水乙醇 0.5～2ml。治疗后平卧 1h。

【注意事项】

(1) 穿刺针误入蛛网膜下隙甚至注入无水乙醇会导致极其严重的并发症，应高度注意。

(2) 穿刺角度不适当或穿刺部位过低，可导致气胸或血气胸。

(3) 无菌操作不严格，可引起感染造成深部脓肿。

(4) 用乙醇永久性阻滞胸交感神经治疗顽固性疼痛性疾病，要严格选择适应证，并向患者及家属详细说明可能发生的并发症，征得同意并办理签字手续后方可实施。

(5) 也可用胸腔镜下直视穿刺行胸交感神经节阻滞。

第五节　腰交感神经节破坏性阻滞术

【适应证】

(1) 盆腔及下肢肿瘤疼痛交感神经持续性疼痛。

(2) 下肢缺血性疼痛：血栓闭塞性脉管炎、下肢雷诺病、难治性下肢缺血性溃疡、冻伤、冻疮、伯格病、红斑性肢痛症、肢端发绀症、网状青斑症、无脉症、静脉血栓形成、血栓性静脉炎等。

(3) 下肢神经痛：灼性神经痛、断肢痛、幻肢痛、损伤性神经炎、外伤及手术后肿胀及疼痛、带状疱疹后神经痛。

(4) 下肢多汗症。

【禁忌证】

(1) 诊断不明确的疼痛。

(2) 其他：见本章“概述”。

【操作方法】

(1) 预先停用抗凝药、扩血管药和镇痛药。

(2) X 线透视下操作，患者取健侧卧位，屈颈弓背。头下和腋下部可加枕。尽可能使之舒适。在 CT 引导下操作，取俯卧位。

(3) 对于下肢血循环障碍的患者，应监测双下肢皮温。

(4) 常规皮肤消毒，穿刺点可选在腰 2～4 棘突上缘外侧，距后正中线 3～5cm 处。

(5) 在 X 线透视下，或在 CT 引导下，穿刺点皮肤局麻后，用 23 号 14cm 长穿刺针与皮肤矢状面呈 45° 角，向内侧缓慢进针约 3～4cm 到达横突，用套在针体上的小皮块标记后，越过横突上缘再进针约 2～2.5cm，可刺到腰椎体侧面，退针约 2～3mm，并将针头斜面对准椎体侧面，针尖略偏向外侧少许，再次进针，滑过椎体，抽吸无血及脑脊液，针尖位于交感神经节附近，回吸无血、无气，经造影确认无造影剂进入椎管、血管或胸腔，如造影剂呈条索状扩散，表明穿刺部位正确。

(6) 注入试验量 1%利多卡因 1ml。观察疼痛的变化、被阻滞的神经分布区的阻滞范围和阻滞程度，观察有无非阻滞区的神经功能障碍；询问患者原有疼痛的变化。

(7) 若阻滞位置适当，患者下肢皮温会逐渐升高、肤色由苍白逐渐转为潮红。数分钟后可先向穿刺针内注入约 0.1ml 空气，以防止局麻药将乙醇稀释，再注入 95%无水乙醇 1～2ml。然后拔除穿刺针。注射乙醇的病例，拔针前应再注入少量空气排空穿刺针，以防拔针过程中乙醇流入组织遗留疼痛。

【注意事项】

(1) 穿刺针误入蛛网膜下隙甚至注入无水乙醇会导致极其严重的并发症，应高度注意。

(2) 穿刺角度不适当或穿刺部位过低，可导致腰神经损伤、蛛网膜下隙阻滞及局部血肿。

(3) 无菌操作不严格，可引起感染造成深部脓肿。

(4) 用乙醇永久性阻滞腰交感神经治疗顽固性疼痛性疾病，要严格选择适应证，并向患者及家属详细说明可能发生的并发症，征得同意并办理签字手续后方可实施。

第六节　选择性三叉神经节射频热凝

【适应证】

(1) 经严格、正规药物治疗无效的原发性三叉神经痛患者。

(2) 药物治疗有效但不能耐受的原发性三叉神经痛患者。

(3) 乙醇、甘油注射以及其他小手术治疗无效的原发性三叉神经痛患者。

(4) 各种手术后复发的原发性三叉神经痛患者。

(5) 射频热凝术后复发的原发性三叉神经痛患者。

(6) 高龄不能耐受其他手术治疗的原发性三叉神经痛患者。

(7) 拒绝手术治疗的三叉神经痛患者。

【禁忌证】

(1) 合并严重脑心等内科疾病者。

(2) 肿瘤压迫等原因引起的继发性三叉神经痛。不适合手术或患者拒绝手术者除外。

(3) 面部感染者。

【术前准备】

(1) 术前向患者及家属详细说明手术操作过程中可能出现的并发症及不良反应，取得患者和家属的信任与合作，并签手术协议书。

(2) 对于高龄患者常规行心电图、胸透、血常规、出凝血时间检查，排除严重心脑血管疾病，以免术中疼痛发作时，诱发心脑血管疾病。

(3) 准备利多卡因局部麻醉，术前面部备皮。

(4) 手术当日停服卡马西平等止痛药。

(5) 对严重高血压患者要求术前控制血压在正常范围内。

【操作方法】

(1) 取仰卧位，头稍后仰。

(2) 常规消毒、铺无菌洞巾。用1%～2%利多卡因局部浸润麻醉。

(3) 患侧口角外下3cm为穿刺点，在X线透视或CT引导下穿刺。缓慢进针，直到卵圆孔。

(4) 当针头接近或进入卵圆孔时，可出现剧痛，暂停进针，回抽无血无脑脊液时，可注入2%利多卡因0.5～1ml局麻，1～2分钟后再继续穿刺。穿刺针有一种穿透筋膜的突破感。再进针0.5～1cm，即可达三叉神经半月神经节，如果针尖抵达卵圆孔边缘进针受阻，可将针尖左右或上下稍加移动，即可滑过骨缘而进入卵圆孔，一般进针深度为6～7cm。

(5) 在针尖确实进入卵圆孔后，拔出针芯大多数可见有脑脊液流出。X线或CT三维扫描以确定射频针在卵圆孔的位置。

(6) 根据疼痛分布区的不同调整针尖的位置。从卵圆孔前缘到半月节的距离为6～10mm，平均8mm。电极穿刺方向与斜坡边缘的交点是上颌支神经支(三叉神经第Ⅱ支)的位置；沿此穿刺方向再向前推进5mm是眼支神经支(三叉神经第Ⅰ支)的位置；沿此方向从斜坡边缘退出5mm是下颌支神经支(三叉神经第Ⅲ支)的位置。

(7) 先给予每秒50次方波，延时1ms，电压0.1～0.5V进行脉冲电流刺激。如相应的三叉神经分布区出现感觉异常或疼痛，证实电极已达到相应的靶点。否则应重新调整。若需要超过2V的电压(或2mA的电流)刺激才能产生疼痛，提示针尖位置不理想。术后可能效果不佳。在刺激过程中如发现有咬肌或眼球颤动，提示电极接近三叉神经运动支或其他颅神经，电极需重新调整，直至定位准确为止。

(8) 在电极位置确定准确后，以温控射频热凝对靶点进行毁损，逐渐加温，温度控制在60℃～75℃，分2或3次毁损，持续时间每次1min。对同时多支疼痛者可以多靶点热凝。

(9) 为避免复发，麻木区应包括全部扳机点在内。

(10) 若单纯三叉神经第Ⅱ支或第Ⅲ支疼痛发作可行眶下孔或侧入路选择性行三叉神经第Ⅱ支或第Ⅲ支射频热凝治疗。第Ⅱ支+第Ⅲ支疼痛，可行半月神经节+眶下神经射频热凝治疗。

【注意事项】

(1) 术中严格按操作规程，慎重掌握穿刺方向和深度，穿刺深度一定要控制在6～7.5cm以内，不得过深，否则可伤及颈内动脉、静脉、眶上裂，引起严重的并发症。最好在X线监视下进行。

(2) 三叉神经第Ⅰ支、第Ⅱ支疼痛者，从卵圆孔外侧进针最好。第Ⅲ支疼痛者，从卵圆孔中间进针最好，要避免从卵圆孔外侧进针，以免损伤颞叶。

(3) 电凝三叉神经第Ⅰ支时，加热一定要缓慢，宜用脉冲射频(40℃，2min)，以保护角膜反射。

(4) 射频电凝加热后应仔细、反复进行面部感觉检查。

(5) 在电凝破坏时，可在三叉神经的相应皮肤支配区出现红斑，这是神经根受热损伤、痛觉丧失的表现。一般情况下，红斑通常在低于产生热凝损伤的温度即出现。红斑的出现是观察射频治疗是否成功地限于受累三叉神经分布区的客观标志之一。

(6) 热凝毁损后，如果痛觉消失，而触觉和角膜反射存在，说明手术成功，否则应增加温度，延长时间 30s，直到出现满意的感觉减退为止。

(7) 如果电凝温度达到 80 ℃，持续时间不应超过 30s。

(8) 患者出现感觉减退后，至少应观察 15min，以便确定破坏是否稳定。

第七节　三叉神经半月神经节破坏性阻滞术

【适应证】

(1) 顽固性原发性三叉神经痛。

(2) 面部带状疱疹后神经痛。

(3) 面部癌痛。

【禁忌证】

(1) 不明确诊断的面部疼痛患者。

(2) 症状轻微可用其他疗法长期缓解疼痛者。

(3) 其他：见本章“概述”。

【操作方法】

(1) 术前患者要清洗头面部、剃胡须，全面查体，注意眼、耳情况、血压、心电图、出血时间和凝血时间；事先预约安排有足够的治疗时间；备好各种用具及药品，检查确认急救药品和设备齐全、有效。

(2) 预先停用抗凝药、扩血管药和镇痛药。

(3) 半月神经节穿刺法：同本章第十节。

(4) 在穿刺针进入卵圆孔后，应当随时反复回吸，若有血可将针轻轻推入 0.2cm 或退出少许，直到吸不出血来。回吸无血及脑脊液流出后开始注入 2%利多卡因 0.1～0.3ml 做定位试验。由于半月神经节被两层硬脑膜所包裹，节内注射时有明显的阻力。

(5) 注射后同侧面部感觉在 1min 内很快消失，同侧舌前部也多被阻滞。细心检查患者视力有无变化，还要注意检查患者的眼球运动有无障碍，感觉丧失区与原来疼痛区域是否符合。若阻滞效果好，针刺扳机点也不诱发疼痛。

(6) 注射局麻药 15min 内，患者出现失明、眼球活动不灵活，应放弃神经毁损。若患者无异常表现，缓慢注入无水乙醇 0.2～0.5ml，或阿霉素 0.5ml(2mg)。

(7) 对于单纯第 3 支痛的患者，或难以刺入卵圆孔者，可在卵圆孔下方刺入下颌神经内，经 2%利多卡因定位试验确定后，将无水乙醇注入下颌神经内。乙醇沿神经纤维向上进入半月神经节，也可长期镇痛。

(8) 注射完毕后，患者应休息半小时后再离院，以免发生头晕、恶心、呕吐。

【注意事项】

(1) 半月节内注射乙醇的剂量应采用小量分次注入法，即先注入 0.1ml，观察阻滞效果及不良反应，逐渐增至 0.2、0.3、0.4、0.5ml，可以减少不良反应和并发症。一般情况下，准确穿刺是关键，若部位正确，0.3ml 无水乙醇可达治疗目的，反之，穿刺不准确，仅靠盲目加大无水乙醇的剂量，不仅疗效不好，极易产生不良反应和并发症。每次治疗的总剂量最好不要超过 0.5ml。注射的速度不要过快，以免药物流到较远的部位引发并发症。

(2) 为提高穿刺过程的准确性，应尽量在 CT 引导下进行穿刺，可减少反复试穿引起的损伤，又便于确定针尖的详细部位。

(3) 定位给药或注射乙醇时，针头位置要固定不动，不论将针芯拔出、插入或更换注射器时，都一定不能移动针头，即使针尖在半月节内深入或退出 2～3mm ，不仅影响疗效，且可造成严重不良后果。

(4) 试验剂量的利多卡因引起的失明在数小时后可恢复，但若不慎注入乙醇等神经毁损药物，则可引起永久性失明。

(5) 半月神经节阻滞可能引起的并发症有多种，而且有时是很严重的。多是由于穿刺方向不准或进针过深损伤附近的血管、颅神经和组织，或乙醇剂量较大并流入蛛网膜下隙引起损害。认真谨慎的操作是避免并发症的关键。

(6) 眩晕综合征是比较常见的并发症，约占半月神经节阻滞患者的 25%。多在注射普鲁卡因或乙醇后 0.5～1min 内出现。在数小时内消失，严重者可持续数日。一般不需做特殊处理。

(7) 射频热凝的安全性高于化学毁损，为首选。

第四十三章　疼痛局部注射疗法

第一节　概　　论

【定义】

将疼痛治疗药物注射到关节内、关节周围、肌腱周围、病变周围、疼痛局部、肌肉痉挛部位，达到镇痛和治疗的目的。实际上，一个穿刺点可同时进行多个解剖层次的注射，如关节腔、关节囊、关节周围、肌腱周围、肌肉、皮下等。另外，所注射的药物，依其容积和黏度大小也可能扩散到注射点的周围，产生综合的作用。

【适应证】

(1) 关节炎、关节痛、关节滑囊炎。

(2) 关节周围无菌性炎症及疼痛。

(3) 肌肉损伤、痉挛或肌筋膜炎。

(4) 肌腱炎、腱鞘炎。

(5) 局部无菌性炎症。

(6) 诊断明确的肿瘤性疼痛。

【禁忌证】

(1) 局部皮肤有感染、肿胀变形或伤口。

(2) 解剖定位困难，局部感染、骨折、血肿。

(3) 疼痛原因不明或非关节及周围组织病变所致的疼痛。

(4) 骨关节腔化脓性或结核性感染，应以全身治疗为主。

(5) 骨关节肿瘤、畸形。

(6) 休克、心衰、重度心脏传导阻滞、重度高血压和糖尿病、瘫痪、精神失常的患者。

(7) 凝血异常或正在服用抗凝药物的患者。

(8) 马尾综合征患者。

【注意事项】

(1) 要严格掌握适应证和禁忌证，不可盲目操作。

(2) 穿刺时尽可能选用细针，穿刺及注药过程中勿损伤血管及神经，避免药液注入血管，发生毒性反应。

(3) 常用药物组合：同疼痛的神经阻滞疗法。

(4) 糖皮质激素的抗炎指数、糖代谢指数、钠潴留指数、血浆半衰期各不相同，应根据具体病情、药物作用特点、不良反应和病变位置来确定剂量和疗程，一般经过 3 次激素注射后，若效果不明显，应及时修正诊断和调整治疗方案。皮质激素制剂有组织刺激性，局部注射后 1～2d 内可使疼痛加重，应在治疗前告知患者。

(5) 注药前应反复回抽注射器，证明无异常反流后方可注药。药液注射时应由浅入深，均匀注射。

(6) 局麻药浓度不宜过大，以免引起呼吸、循环功能障碍。注药时要监测血压、脉搏、SpO_2，便于及时发现生命体征的变化。

(7) 患者疲劳、饥饿、精神紧张状态下不宜进行注射。避免将疼痛治疗药物注射在肌腱内，以防肌腱断裂。可在其周围注射。

(8) 在注射特殊药物(如抗癌制剂)前，应向患者及家属说明治疗目的、预期效果及可能出现的并发症，征得患者及家属的同意与合作。

(9) 关节及关节周围注射治疗期间，应严格无菌操作，避免关节腔内感染。

(10)类风湿关节炎注射时，要注意其炎症性增生肿块外，还要注意其肌腱在掌骨基底部位的附着处，充分注药浸润。

(11)注射结束后，嘱患者平卧 15～20min，无异常反应方可离开。

(12)关节内和关节周围注射后，在镇痛期间要尽可能地在关节活动范围内运动，必要时辅用非甾类抗炎药和镇痛药，以恢复关节的正常活动。

第二节　颈肩上肢关节注射

一、寰枕关节注射

【适应证】

(1) 慢性寰枕关节炎。

(2) 急性寰枕关节扭伤。

(3) 枕寰关节疼痛。

(4) 椎－基底动脉供血不足。

(5) 上颈段颈椎关节炎、下颌关节邻近翼状肌痉挛。

【禁忌证】

(1) 同局部注射概论。

(2) 有颅底骨折病史者。

【操作方法】

(1) 患者骑跨治疗椅上，头前屈位，额部放在重叠于治疗背板的双臂上。影像引导下患者可侧卧位，头前屈。

(2) 皮肤严格消毒后，选用 5 号细针，在乳突内 3cm 处，沿颅底骨面垂直进针 3～5cm，直达关节腔，回抽无血、脑脊液后，即可注入药液 1～3ml。

(3) 操作要在影像学引导下进行。

【注意事项】

(1) 严格执行无菌操作，防止关节内感染。

(2) 进针不宜过深，防止损伤咽后壁。

(3) 应沿颅底骨面进针，防止损伤椎动脉，产生血肿压迫。

(4) 边注药边观察患者反应，如有不适应立即停止注药。

(5) 可联合进行关节周围软组织痛点注射，效果更好。

二、寰枢关节注射

寰枢关节包括左右寰枢外侧关节、寰齿前关节和寰齿后关节。

【适应证】

(1) 慢性寰枢关节炎。

(2) 寰枢关节半脱位或功能紊乱。

(3) 上颈椎椎间关节引起的疼痛。

(4) 枕部、侧颈部疼痛，头旋转运动疼痛或运动受限。

【禁忌证】

(1) 同局部注射概论。

(2) 患有上呼吸道感染或颈部皮肤感染者。

(3) 寰椎严重脱位者。

(4) 患者不愿接受本法治疗。

【操作方法】

(1) 患者骑坐在治疗椅上，双前臂重叠放在椅背枕上，额部置于前臂上。影像引导下患者可侧卧位，头前屈。

(2) 常规皮肤消毒后，用细穿刺针，沿乳突下 5cm，垂直进针 3～5cm 达枢椎骨表面，向头侧推进 1～3cm，回抽无血、无脑脊液后，即可注入药液 1～3ml。

(3) 推荐操作在影像学引导下进行。

(4) 联合进行关节周围软组织痛点注射，效果更好。

【注意事项】

(1) 同局部注射概论。

(2) 操作宜轻柔，防寰椎前脱位。

三、颈椎关节突关节注射

【适应证】

(1) 慢性颈椎关节突关节炎。

(2) 风湿性疾病局部表现。

(3) 急、慢性颈椎扭伤。

(4) 颈椎病、颈神经根炎、眩晕。

(5) 颈肩胛骨痛、颈肩臂痛。

【禁忌证】

(1) 同局部注射概论。

(2) 颈椎脱位者。

【操作方法】

(1) 患者取坐位，头前屈，同寰枢关节注射。

(2) 颈椎棘突关节注射：皮肤常规消毒后，选取细穿刺针，在棘突间痛点处垂直进针 1～3cm，注射药液 2～4ml，然后可在棘突周围进行少量药液浸润。

(3) 颈椎横突关节注射：乳突下延线 1.5～2.0cm 处骨突起，相当于颈 2 横突，以下约每隔 1.0～1.5cm 处所摸到的骨突起，为相应的颈 3～5 横突。沿颈椎棘突外 2～3cm 垂直进针，3～5cm 可达椎骨表面，再向头侧推进 1～2cm，即可达横突关节部位，进行药液注射 2～4ml。

(4) 联合进行关节周围软组织痛点注射，效果更好。

【注意事项】

(1) 同局部注射概论。

(2) 进针不可过度向外，防止损伤血管。

(3) 颈椎病变多为老年人，应注意是否合并心、脑血管疾病。

(4) 局麻药浓度不宜过大，避免引起呼吸、循环功能障碍。

(5) 操作宜轻柔，避免损伤周围组织，注药时严密观察患者的反应。

四、肩关节及肩关节周围注射

【适应证】

(1) 急慢性肩关节炎、肩关节周围炎、冻结肩。

(2) 急性肩锁关节扭、挫伤，肩胛骨骨折，肩关节囊撕裂伤、关节脱臼。

(3) 风湿、类风湿关节痛。

(4) 急慢性肩关节滑囊炎。

(5) 肩关节肌腱钙化引起的疼痛、癌性晚期肩关节痛。

(6) 肌纤维炎症。

【禁忌证】

(1) 同局部注射概论。

(2) 肩关节有化脓或感染结核，应以全身治疗为主。

(3) 恶性肿瘤引起的骨质破坏，侵犯周围软组织。

(4) 患有严重肺气肿的患者(因进针不当易伤及肺尖)。

(5) 疼痛原因不明或非肩关节及周围组织病变所致的疼痛。

【操作方法】

1. 肱二头肌长头结节间沟注射

适用于肱二头肌长头结节间沟炎、冻结肩、胸小肌综合征、肩部冲击综合征。仰卧或坐位，头转向对侧。沿肱骨大、小结节的结节间沟，避开头静脉，将针刺入结节间沟头侧，沟内有肱二头肌长头，针可直接刺入肌腱进行注射；同时再将针稍稍拔出，改变针头方向刺向喙突，进行胸小肌、肱二头肌短头及喙突下注射；注射完毕后，再将针刺向喙突与肱骨头之间的喙肱韧带处注射；最后将针刺入肩关节腔内，进行腔内注射。注入药液量 8～15ml。

2. 肩关节囊及滑囊注射

适用于肱二头肌肌腱鞘炎、冻结肩、冈下肌肩前滑囊炎、肩部冲击综合征。患者仰卧或坐位，肩下垫枕，使肩部略抬高。穿刺针自喙突内下方、肱骨头前方刺入，在未进入关节囊之前，在关节囊壁作扇形注射，同时也可浸润到冈下肌止点处的滑囊。本法为肱二头肌长头结节间沟注射之补充，因为关节囊周围及滑囊较为敏感，注射后常可收到明显疗效。注入药液量 10～15ml。

3. 肩外侧肩峰下注射

适用于冈上肌腱炎、肩峰下滑囊炎、肩胛袖肌腱炎、肩部肩峰冲击综合征。坐位或仰卧位，患肩略垫高。穿刺针沿肩峰下外侧凹陷处刺入，首先寻找肩胛袖，穿刺时有坚韧的软组织感觉，其下即为硬性骨组织(肱骨头)，此时可进行注射，并在同一平面上，改变注射针方向作扇形注射。然后再改变注射针方向，向肩峰下的外前方喙突肩峰韧带进行注射，在注射中肩峰下滑囊也同时得到注射。注射药液 10～15ml。

4. 肩胛冈上肩切迹及冈上肌注射

适用于肩胛袖肌腱炎、冈上肌腱炎、肩关节僵硬、肩胛上神经炎、肩周炎。坐位或俯卧，两上肢置头侧；如侧卧，则患侧在上。测出肩胛冈全长及其中外 1/3 交界点，在该点上方 3cm、肩胛冈前方的凹陷处，将针呈 45° 角刺入皮肤，在凹陷处即可找到肩胛切迹。回抽无血后即可注射。然后针尖向肱骨头方向刺入，可行冈上肌注射。注入药液量 10ml。

5. 肩胛内上角注射

适用于颈椎病、颈肩综合征、颈屈曲性软组织劳损、落枕等。俯卧或侧卧(患侧在上)，上臂前伸。患臂前伸，肩胛骨突出皮下易定位。常规消毒，穿刺针刺入皮肤，触及骨质及骨缘边部，即可进行注射，注药 6～8ml 后，将针尖方向改向头侧斜刺，对准肩胛提肌包膜刺入，包膜内注入药液 5～8ml，药液顺肌纤维浸润而向头颈侧蔓延，患者常感颈项部有传导感，并感觉十分舒适。

6. 肩胛脊柱缘注射

适用于肩胛骨脊柱缘及其邻近棘突疼痛、颈椎病、肩胛间痛、颈胸椎痛。俯卧，两上臂前伸。定位清楚后，将针刺入肩胛骨脊柱缘的上中 1/3 交点处，触及骨边缘后进行注射，使药液顺骨面上浅层筋膜及肌沟浸润，然后将针拔出，分别向骨线面的上下方向浸润。必要时可在上胸段棘突进行注射。注入药液 10ml。

7. 肩胛腋窝缘注射

适用于颈椎病、冻结肩、颈肩综合征、冈上肌腱炎、冈下肌腱炎、滑囊炎。可取坐位、俯卧或侧卧(患侧在上)位。主要的穿刺点位于肩胛骨颈下、腋窝缘上端处，针尖可触及肩胛骨腋窝上端，在不超过腋窝缘前方的界限下，可进行药液注射，针尖可行四周扇形浸润。必要时还可浸润后方的肩肱关节囊，使肩肱关节后部的肌痉挛获得松弛。注射药液量 10ml。

8. 肩胛冈下窝注射

适用于冻结肩、颈椎病、颈肩综合征、冈下肌腱炎。侧卧或患侧在上侧卧位。肩胛冈中点下方 2～3cm 处为肩胛冈下窝。针尖沿肩胛冈下窝刺入肌肉深层，直至骨面，进行注射，同时可向左右浸润。注射药液量 10ml。

9. 肩胛胸廓肌沟注射

适用于冻结肩、颈肩综合征、肩周炎、肩肱关节损伤。俯卧或侧卧(患肩在上)，两臂前伸，肘屈曲。在肩胛骨内上角稍下方进针，待针触及脊柱缘上端边缘部后，可进行少量药液注射，然后将针滑向肩胛骨前缘，贴紧肩胛骨胸廓侧骨面，继续进针数厘米，对准肩胛骨中心部进行注射；然后拔针行腋窝缘上端边缘穿刺，滑向肩胛骨前方骨面，边进针边注射，以浸润肩胛骨外侧面为主；最后针自肩胛下角处进针，触及骨边缘后，再将针滑向肩胛骨前骨面，针指向肩胛骨的中下部分进行注射。注入药液总量 40ml 左右。

10. 肩肱关节注射

适用于冻结肩、风湿性或类风湿关节炎、肩周炎、肩关节损伤后僵直。仰卧、肩下垫高，头转向对侧。于喙突下内方、肱骨大转子、转子间沟内进针，在肩关节前内方刺入关节囊，有轻微突破感，回抽无血后，即可进行注射。一般注入量为10ml左右。若粘连较重、关节僵硬者，可适当加注药液，最多可注入40ml左右，使粘连的滑膜扩张松解。

11. 肩锁关节注射

适用于风湿或类风湿关节炎、肩锁关节损伤、冻结肩。取仰卧位或坐位。触摸肩锁关节间隙，该关节位于皮下，药液除注入关节周围外，间隙处也可注入，注药量3～5ml。

12. 胸锁关节注射

适用于风湿或类风湿关节炎、胸锁关节损伤、冻结肩。取仰卧位。沿胸锁关节处进针，浸润关节周围及关节间隙。注药量5～6ml。

【注意事项】

(1) 同局部注射概论。

(2) 操作要谨慎，防止刺入胸腔，伤及肺尖，造成血气胸。

五、肘关节注射

(一) 肱尺关节注射

【适应证】

(1) 肘关节慢性退行性关节炎。

(2) 创伤性肘关节炎。

(3) 肘关节滑囊炎。

(4) 类风湿肘关节炎。

【操作方法】

(1) 取仰卧或侧卧位，肘关节半屈曲位。

(2) 在关节后外方、鹰嘴外侧上端间隙进针，首先在鹰嘴外侧边缘注射浸润关节囊后壁，然后顺间隙最宽处，于鹰嘴及外髁间穿入，有轻度针尖突破感即进入关节，回抽如有积液，应先抽出积液后再注射药液。如关节间隙宽时，针尖容易深入关节。鹰嘴内方穿刺较少用，因为肘关节内侧有尺神经经过，一般多选用外侧径路。注入药液量5～10ml。

(3) 联合进行关节周围软组织痛点注射，效果更好。

【注意事项】

(1) 同局部注射概论。

(2) 穿刺前应注意选好进针点，避免损伤尺神经及关节软骨。

(3) 注射治疗后，应有计划地进行自主功能练习。

(4) 切忌对肘关节强力揉搓，以免关节肿胀，适得其反。

(二) 肱桡关节注射

【适应证】

(1) 网球肘。

(2) 桡骨小头损伤。

(3) 肘关节创伤性关节炎。

【操作方法】

(1) 患者仰卧，肘关节半屈位。

(2) 在前臂伸直位时，在肘后方可见一小凹陷处，其凹陷下方即可摸到桡骨小头及肱桡关节线，在外侧关节线(肌肉软组织较薄处)作为穿刺点，先浸润外侧关节囊，然后沿关节间隙处刺入，有轻微突破感，即可进行药液注射，并对外前、外后方关节囊及韧带同时进行注射；稍拔出针尖，沿该关节囊前方、紧贴骨面向上尺桡关节前方进针，于肱二头肌腱止点处停止，回抽无血后，进行药液注射。注入药液量 3～5ml。

(3) 联合进行关节周围软组织痛点注射，效果更好。

六、腕关节注射及其周围注射

【适应证】

(1) 腕关节与软骨损伤，包括腕三角纤维软骨损伤、早期腕月骨软骨病和腕舟骨软骨病等。

(2) 腕部腱鞘炎及腱鞘囊肿，包括桡侧伸腕肌腱周围炎、桡骨茎突部狭窄性腱鞘炎、手指屈肌腱狭窄性腱鞘炎。

(3) 腕部神经性疾患，包括腕管综合征、尺管综合征。

(4) 手腕部炎症性疾患，包括类风湿关节炎、风湿性关节炎早期、痛风性关节炎。

【禁忌证】

(1) 同局部注射概论。

(2) 晚期腕月骨软骨病和晚期腕舟骨骨软骨病伴骨坏死变形，以外科手术为主。

(3) 晚期恶性肿瘤。

【操作方法】

针对不同适应证有七种进针途径供选择：

1. 桡骨茎突注射

在桡骨茎突远端做标记，皮肤消毒后，采用细针刺入腱鞘管内，针头指向压痛及肿胀明显的部位，注射药液 2～3ml。然后在腱鞘管周围做浸润注药。

2. 掌侧掌指关节近端注射

适用于手指屈肌狭窄性腱鞘炎。选用细针，在手掌横纹的远端处，针头刺入相应病变指屈肌鞘管的正中位，直接触及骨面，然后边进针边注射药液 2～3ml。

3. 远侧尺桡关节注射

适用于远侧尺桡关节痛、远侧尺桡关节松弛半脱位、远侧尺桡关节韧带轻度撕裂伤。在尺骨小头与桡骨之间凹陷处进针，直至触及关节间韧带组织及其深处注药。

4. 腕背侧注射

适用于腕背腱鞘囊肿、腕关节类风湿关节炎、腕创伤性关节炎、退变性腕关节疼痛及痛风性关节炎。将腕关节掌屈位，在关节稍微桡侧进针，直至穿入腕关节内，进行注射，然后加压包扎。

5. 尺骨茎突远端注射

适用于尺骨远端三角纤维软骨损伤、退行性或类风湿关节炎尺侧疼痛。患者掌向下，在尺骨茎突远端对准腕关节凹陷处压痛点及病变部位进行注射。

6. 腕管注射

适用于腕管综合征、前臂远端屈肌腱腱鞘炎、更年期性腕掌侧疼痛、类风湿关节炎。穿刺针自两腕横纹间向远端 35° 角刺入腕中部位的腕管内，回抽无血液后即可作无张力性、少量药液注射。

7. 尺管周围注射

适用于尺管综合征、类风湿关节炎、肌腱腱鞘炎。穿刺针在腕掌尺侧，钩骨钩豌豆骨近端偏桡侧以 30° 角进入腕横韧带间及周围。

【注意事项】

(1) 由于腕管容量甚小，注入药液量应适当，以不引起加重长期性压迫为主。

(2) 腕部有正中神经和尺、桡神经及伴随血管通过，穿刺时易伤及引起血肿等现象，选用细小穿刺针为宜。

(3) 对症状较重，经注射治疗 3 次后效果仍不理想，应及时转科行手术治疗。

七、掌指关节及其周围注射

【适应证】

屈指肌腱狭窄性腱鞘炎，又称“扳机指”或“弹响指”。尤以拇指、中指及示指最为常见。

【操作方法】

(1) 坐位，前臂置于台上；年老体弱者可取卧位。

(2) 发病部位在掌骨头狭窄处，有压痛和增厚的感觉，在手掌远横纹的远端，确定穿刺点。皮肤消毒后，用细针快速刺入皮肤，左手抵住手背的患指掌骨干，作为穿刺引导，直接刺入正中位的腱鞘内，并可直接触及骨面，注射少量药液；然后将针拔出少许，继续注药液，使药液完全注入腱鞘内。注药量 2～4ml。必要时也可在腱鞘周围进行浸润。

【注意事项】

(1) 同局部注射概论。

(2) 注药部位要确保在掌骨头邻近的肌腱鞘内，如注入掌骨旁软组织内，疗效不佳。

(3) 手部对疼痛较敏感，故宜选择细针穿刺，要求快速准确。

八、指间关节及其周围注射

【适应证】

(1) 指间关节、掌指关节类风湿关节炎。

(2) 病灶性关节炎、创伤性关节炎、退行性关节炎。

【操作方法】

(1) 坐位，年老体弱者可采取卧位。

(2) 一般穿刺部位以手指背侧为主，在患指指间关节或掌指关节近端正中刺入皮肤，直至肌腱及腱膜下方关节部位，进行药液注射。同法进行掌指关节近端旁注射。注药量 0.5～1.5ml。

【注意事项】

(1) 同局部注射概论。

(2) 手部对疼痛较敏感，故宜选择细针穿刺，要求快速准确。

(3) 应熟悉手部有关解剖，防止针尖损伤指旁血管束。

第三节　胸背腰骶关节注射

一、胸锁关节注射

【适应证】

(1) 风湿或类风湿关节炎。

(2) 胸锁关节损伤。

(3) 冻结肩。

【操作方法】

(1) 仰卧位。

(2) 胸锁关节疾患时，对肩臂活动有一定影响。在锁骨内端与胸骨柄关节处进针，浸润关节周围及关节间隙。注药量 6ml。在冻结肩注射中有一定帮助。

(3) 联合进行关节周围软组织痛点注射，效果更好。

【注意事项】

(1) 同局部注射概论。

(2) 此处靠近颈根部，易损伤大血管、神经及胸腔重要组织器官。

二、胸肋关节注射

【适应证】

(1) 胸肋关节炎、胸肋关节损伤。

(2) 肋胸骨痛、前胸肋软骨炎。

(3) 联合进行关节周围软组织痛点注射，效果更好。

【操作方法】

(1) 仰卧位。

(2) 确定胸肋关节，在疼痛最明显处做标记。用细针经皮刺向胸肋关节，触及骨质后，回吸无血后，注射少量药液，然后再退至关节周围，进行各方向的药液浸润。

三、肋横突关节注射

【适应证】

(1) 胸椎骨关节炎，包括胸椎退化性关节炎、强直性胸椎脊柱炎、胸椎肋横突关节炎。

(2) 各种原因引起的肋间神经痛、胸廓挤压伤、胸神经根性痛。

(3) 肿瘤肋骨转移引起的疼痛。

【禁忌证】

(1) 同局部注射概论。

(2) 胸壁外伤，伴发血气胸和休克者。

(3) 严重的胸椎畸形者。

【操作方法】

(1) 俯卧或健侧卧位。

(2) 先测量 X 线片上的预注射节段胸椎棘突末端和椎间孔的距离为 S。在距正中线 S+2.5cm 作为穿刺点，垂直进针遇横突后，针尖向头侧斜向 10°～15° 刺入约 1～1.5cm。回抽无血、脑脊液或气体时即行注射。推荐在影像引导下穿刺。

(3) 联合进行关节周围软组织痛点注射，效果更好。

【注意事项】

(1) 根据注射部位不同，选取适当的进针深度，原则上不应超过 5.5cm，否则有可能发生气胸或损伤脊髓和胸椎动脉。

(2) 选择细穿刺针，操作过程中要动作轻柔，缓慢进针，边进针边回吸，遇到异常情况及时调整进针方向或放弃本次治疗。

四、腰椎关节突关节注射

【适应证】

(1) 腰椎病变：腰椎间盘突出症、腰椎关节炎、腰椎神经根炎。

(2) 腰椎关节突病变：关节炎关节退变、嵌顿或半脱位。

(3) 其他慢性腰部病变：腰肌劳损、腰腿痛。

【禁忌证】

(1) 同局部注射概论。

(2) 癌肿已侵犯腰椎椎弓和椎管。

【操作方法】

(1) 俯卧位或侧卧位。

(2) 在预选的两个棘突间下 1/3 旁开 0.5～1cm(参考 X 线片上棘突尖与关节突的距离)为进针点，垂直刺入皮肤，边进边回吸，直至接触关节突关节囊为止，抽吸注射器，无回血或脑脊液后注入药液 0.15～0.2ml/kg。

(3) 联合进行关节周围软组织痛点注射，效果更好。

【注意事项】

(1) 慎防将药液直接注入蛛网膜下隙或附近血管内，每次进针均要回抽无血或脑脊液后才能注药，也可先注入药液 1ml，观察 5min，无异常反应后再注入全量。

(2) 熟悉腰椎及腰关节解剖特点，掌握准确进针角度，最好在 X 线荧光透视下或 CT 引导下操作。

(3) 对老年冠心病患者，多采用右侧卧位，药液中禁忌配伍肾上腺素，并做好相应的抢救措施。

五、骶髂关节注射

【适应证】

(1) 骶髂关节损伤性疾病，包括骶髂关节扭伤、骶髂关节失稳症。

(2) 骶髂关节非感染性炎症，包括各类骶髂关节炎、致密性骶骨炎。

(3) 骶髂关节感染性炎症：结核性骶髂关节炎(仅限注入抗结核药物)、化脓性骶髂关节炎（仅限注入敏感抗生素）。

(4) 骶髂部转移癌：转移病灶、淋巴肉瘤。

(5) 其他骶髂部痛症：包括骶髂肌炎、丛性坐骨神经痛、梨状肌综合征。

【操作方法】

(1) 俯卧位、腹下垫枕，使臀微屈，腰椎前凸减少，腰部平坦。

(2) 骶骨嵴中线与髂后上棘连线的交叉点作为穿刺点，用长针自髂后上棘内侧骶中线处刺入皮肤后，以 45° 角对准关节后中部缓慢进针至骶髂关节后方，回抽无血时即可注入药液 0.2～0.3ml/kg。

(3) 联合进行关节周围软组织痛点注射，效果更好。

【注意事项】

(1) 同局部注射概论。

(2) 骶髂关节前有大血管、神经丛、直肠及梨状肌经过，穿刺时稍有不慎，容易误伤。

(3) 如遇到俯卧位困难的高危患者，可改为侧卧位，但操作难度可能增加，操作者要熟悉改变体位后的操作技巧。

第四节　下肢关节注射

一、髋关节注射

（一）髋关节囊注射

【适应证】

(1) 髋关节退行性关节炎、强直性髋关节炎、痛风性髋关节炎。

(2) 髋部滑膜炎，包括股骨头大粗隆滑膜炎、髂耻滑膜炎、坐骨结节滑膜炎。

(3) 髋关节痛、创伤后髋关节痛。

【操作方法】

(1) 仰卧位或俯卧位。

(2) 先取仰卧位，自股骨大转子前方，沿股骨颈方向，以 45° 角徐徐进针，针贴近骨面，待针尖接近关节外缘处，将针尖略微翘起，与关节囊面平行刺入 1.5cm 左右，不进入关节腔，回抽无血或关节液，即可注药，亦可做扇形浸润，然后将针退出。再取俯卧位，在大转子后方、转子间嵴处进针，沿股骨颈方向插入后关节囊层，回抽无血后，可进行药物注射。注射药量 10～15ml。

在做髋关节囊注射之前，如先做髋关节周围软组织及肌肉组织注射治疗，则疗效更佳。

【注意事项】

(1) 操作必须在严格无菌情况下进行，防止关节腔内感染。

(2) 对疑有关节结核的患者按寒性脓肿穿刺法进行。

(3) 注意勿伤及血管神经，应反复回抽注射器，避免将药液误注入血管内。

(4) 髋关节囊接受腰骶神经丛、闭孔神经及股神经的关节支支配，注入时应做扇形浸润注射或辅以其他注射方法。

(二) 髋关节腔注射

【适应证】

(1) 髋关节炎。

(2) 髋关节类风湿性或强直性关节炎。

(3) 髋关节痛、创伤后髋关节痛。

【操作方法】

(1) 仰卧位。

(2) 用长针头自股骨大转子前下方进针，沿股骨颈内侧角方向，与皮肤成45°角紧贴骨面刺入。操作时注意针体在股动、静脉及股神经的下方，应有立体解剖概念，使针尖刺入关节腔内。如关节囊内有积液，应先抽囊液再行注射。注射药量10～15ml。

(3) 联合进行关节周围软组织痛点注射，效果更好。

二、膝关节注射

【适应证】

(1) 膝部骨软骨病变：包括膝关节骨性关节炎、髌骨软骨软化症、类风湿性膝关节炎。

(2) 膝部滑膜炎：包括膝关节滑膜皱襞综合征、膝部滑囊炎、髌前滑囊炎。

(3) 膝部神经卡压症，如腓总神经卡压症。

(4) 创伤后膝关节疾病：包括膝关节创伤性滑膜炎与关节积血、髌韧带损伤、髌下脂肪垫损伤、膝关节交叉韧带损伤。

【操作方法】

1. 膝前痛点注射

(1) 患者取仰卧屈膝，膝下垫枕使关节屈曲(髌尖注射时取膝关节伸直位)。

(2) 进针点：根据不同病变选取，如侧副韧带起止点附着部、交叉韧带(髌韧带正中)、半月板(内、外膝眼)、髌上滑囊(髌骨上)、脂肪垫(髌韧带两侧)、内外关节间隙等。

(3) 经进针点快速进针达病变处，向肌腱、韧带的起止点方向注射，或注射至病变的滑囊、脂肪垫，每点注射药液量5ml。

2. 膝后痛点注射

(1) 取俯卧位，膝前垫枕。

(2) 进针点：根据压痛部位选取。多取在构成腘窝的诸肌与其肌腱的移行处或止点，如股二头肌止点即腓骨头，半膜肌止点即胫骨内侧髁下缘，腓肠肌内外侧头止点即股骨内、外上髁。

(3) 经进针点快速进针达病变处，向肌腱、韧带的起止点方向注射，或注射至病变的滑囊、脂肪垫，每点注射药液量5ml。

3. 膝关节腔注射

(1) 取俯卧位，膝前垫枕。

(2) 进针点：膝前进针点可取内、外膝眼或髌上囊入路(即髌骨外上缘外)，膝后进针点取腘窝中点上。

(3) 用7号5cm长针，经进针点垂直皮面快速进针，遇关节囊时稍有韧感，突破关节囊有落空感，注液注气无阻力，如关节腔内有积液，可先抽出后再注射药液10ml。

【注意事项】

(1) 同局部注射概论。

(2) 膝屈曲位间隙较大，便于注射，不要在膝伸直时注药。

(3) 联合进行关节周围软组织痛点注射，效果更好。

三、下胫腓关节注射

【适应证】

(1) 下胫腓骨关节疲劳性骨膜炎。

(2) 下胫腓骨关节病变：包括下胫腓关节损伤、骨折、炎症，下胫腓分离。

(3) 创伤后下胫腓骨关节病：包括下胫腓关节周围纤维织炎引起的痛症。

(4) 踝关节扭伤或骨折。

【操作方法】

(1) 仰卧位。

(2) 穿刺点在胫距关节线外侧上方、内外踝交接处，相当于下胫腓韧带及关节处。穿刺针进入皮肤，至骨关节、韧带浅面及骨间韧带进行药液注射，待四周韧带组织浸润后，再做踝前关节囊浅面注射，最后拔出穿刺针。注入药液 10ml。

(3) 联合进行关节周围软组织痛点注射，效果更好。

四、踝关节注射

【适应证】

(1) 踝部骨软骨病变：包括踝关节退行性关节炎、痛风性关节炎、踝关节软骨炎、大骨节病。

(2) 踝部滑膜炎：包括胫腓骨下端及距骨滑膜炎、类风湿关节炎。

(3) 踝部神经卡压症：如环管综合征，踝前腓深神经卡压综合征。

(4) 创伤后踝关节病变：包括踝关节周围纤维织炎症引起组织粘连、增生的综合征和关节内肿胀疼痛综合征。

【操作方法】

1. 前外侧进针途径

(1) 平卧，双下肢伸直。

(2) 选择趾长伸肌腱与外踝基底部之间进针，用 6～7 号针头自该点向后略偏刺入。

2. 前内侧进针途径

(1) 平卧，双下肢伸直。

(2) 选择胫距关节线前下方，胫骨前肌腱内缘与内踝基底部之间向后外稍向下刺入。在胫前肌内侧或胫前肌与趾长伸肌间逐渐深刺，在关节囊前方，回抽无回血后可进行注射治疗。当关节内有积液，可先用注射器抽液，必要时再注入治疗药液。注入药液量 10～15ml。

(3) 联合进行关节周围软组织痛点注射，效果更好。

五、跖趾关节注射

【适应证】

(1) 趾部软骨病变：包括跖趾关节退行性关节炎、强直性关节炎、痛风性关节炎及跖骨头骨软骨炎。

(2) 跖趾关节滑膜炎。

(3) 创伤后跖趾关节病：包括跖趾关节损伤脱位、跖趾关节周围纤维织炎引起组织粘连和骨质增生的综合征和跖趾关节内出血等原因引起的肿胀疼痛综合征。

(4) 跖趾部神经卡压症：如趾神经瘤。

(5) 其他横足弓塌陷性足痛、趾骨头下陷，胼胝形成、跖痛病。

【操作方法】

1. 经足底穿刺途径

(1) 仰卧位。

(2) 定出患侧跖趾关节的跖骨与趾骨的间隙，穿刺针自足底侧进针，稍做药物浸润，然后将针垂直刺至关节内，回抽无回血后，注入药液，再退针至跖趾关节周围浸润注射。注入药液量 5～10ml。

2. 经足背穿刺途径

(1) 仰卧位。

(2) 在足背侧定出患侧跖骨与趾骨的间隙，穿刺从趾长伸肌内侧或外侧进针，稍做药物浸润，然后将针偏向关节腔，刺入关节腔回抽无回血后，即行药物注射。

【注意事项】

(1) 同局部注射概论。

(2) 跖趾关节腔小，注入药物后腔内压力大，局麻药作用时间过后，疼痛会加剧，应事先告知患者。

(3) 联合进行关节周围软组织痛点注射，效果更好。

六、趾间关节及其周围注射

【适应证】

(1) 趾间关节退行性关节炎、痛风性趾关节炎、趾间关节骨质增生症。

(2) 趾间关节趾骨滑膜炎、类风湿趾关节炎。

(3) 趾神经卡压症。

(4) 趾间关节软组织损伤后引起炎症的疼痛综合征及趾间关节脱位或扭伤后关节内肿胀引起的疼痛。

【操作方法】

1. 趾底穿刺途径

(1) 平卧，双下肢伸直。

(2) 左手捏住患趾远端，让其背伸，定出远近节趾骨间隙(即趾间隙)后，穿刺针自间隙中点进针，穿过趾底皮肤及软组织，稍注药液浸润，再将针刺入趾间关节内。注入药液 0.5～1.5ml。

2. 趾背穿刺途径

(1) 平卧，双下肢伸直。

(2) 左手捏住患趾远端，定出趾关节间隙的中点，自皮肤垂直进针，进入关节腔前注射药物浸润，然后再针刺入趾间关节内，回抽无回血后，进行注射。注入药液 0.5～1.5ml。

(3) 联合进行关节周围软组织痛点注射，效果更好。

【注意事项】

(1) 对糖尿病及溃疡病等患者慎用激素。

(2) 选择细穿刺针，操作轻柔，避免损伤神经血管和关节面。

第五节　常见病灶痛点注射

一、颈椎横突注射

【适应证】

(1) 颈椎病、肩上臂外侧痛。

(2) 颈神经根炎、眩晕。

(3) 颈肩胛骨痛(颈 $_{2\sim4}$)、颈肩臂痛(颈 $_{4\sim5}$)、肩臂痛、拇指痛(颈 $_{6\sim7}$)。

【操作方法】

(1) 仰卧位，头偏向健侧。

(2) 自乳突至第 6 颈椎横突尖做一连线，在其前方约 0.5cm 处，自上而下沿胸锁乳突肌后缘，或依次摸到自颈 $_{2\sim6}$ 的横突尖。在欲注射的横突尖部皮肤做一标记。

(3) 用细针经皮触及横突时，针尖向内下方，避免误刺过深至椎间孔，因横突沟有相应的颈神经及其伴行血管穿出，并直通椎间孔，此横突沟中还有椎动脉贯穿向头侧。必要时针尖向内对准横突沟或再向内进 1～2mm，药液可更多浸润神经根及其临近组织。针尖要稳，否则有误入椎间孔损伤血管和脊髓的危险。若需注射颈关节突关节时，只需将针拔出回至原颈 $_6$ 横突尖，呈 45° 角经横突后进针 3～4cm，可行关节突关节注射，患者感肩背酸胀感。再将针尖回至横突尖，顺横突沟向内侧再进针 1～2mm，回抽后注入药液可浸润椎间孔硬膜外。本法一次注射进针，可进行数个不同部位的治疗，应根据病情选择，无须每次都要全数注射。

【注意事项】

(1) 同局部注射概论。

(2) 正确掌握进针位置，防止损伤椎动脉、脊髓或导致气胸。

(3) 避免同时双侧颈部多方位注射。

(4) 局麻药浓度不宜过大，避免引起呼吸循环功能障碍。

(5) 若患者主诉疼痛集中于肩上方，并延及同侧臂外侧时，应选择颈 $_5$ 及其神经根为主要注射部位。

(6) 若出现霍纳征，说明注射效应已达下颈椎处，还影响颈 $_8$、胸 $_1$ 神经根节段。

(7) 尽量避免在第 7 颈椎横突处操作，因此处并发症较多。

二、颈椎旁软组织注射

【适应证】

(1) 枕下区疼痛(枕寰部关节疾患、炎症、不稳等原因所致)。

(2) 颈椎病、椎–基底动脉供血不全。

(3) 上段颈椎创伤后遗症。

(4) 颈枕神经痛、风湿痛。

(5) 肌筋膜性疼痛。

(6) 项韧带钙化。

【操作方法】

(1) 俯卧或坐姿头低位(额头垫一软枕)

(2) 定位：①在乳突与下颌角连线中点，可用指端触到一骨性突起，轻压痛，此即寰椎侧块，中间有椎动脉穿过，转入颅内。具体位置约在乳突下、前方各 1cm 处。②胸锁乳突肌后缘下 1.5cm 处确定颈之横突。③X 线照片颈椎椎间隙狭窄明显处，颈椎假性滑脱或“折曲”处，椎间孔狭窄节段；④患者主诉疼痛及压痛区；⑤头向左右旋转时颈部之牵拉或疼痛部位。

(3) 定位标志做一标记，常规皮肤消毒，用细针(约 5cm 长)缓慢垂直刺入皮下触及寰椎侧块或椎板后，固定针尖不要离开骨面，抽吸无回血和脑脊液后，可缓慢注入药液。同时注意观察和询问患者有无不适。观察片刻后，再将针向寰椎侧块后背面 45° 角刺入，边刺边回吸边注射药液，刺入深度不超过 1cm。使侧块后浅面的深层肌肉浸润。将针拔出，纱布压迫针眼少许。同法将针刺入找到颈$_2$横突，做颈$_2$后浅面的深层肌肉浸润。最后再在枕下凹陷区两侧做筋膜及浅层肌肉浸润。

(4) 颈后进针，可先注射棘间韧带和棘突上，然后缓慢将针斜向两侧肌层，直至椎板。注射针可由一侧到另一侧。由浅层到深层，由上段至下段进行浸润。最后做颈筋膜层浸润。一次注射不超过 3 个节段或 3 个部位。

(4) 每个部位约为 3～5ml 药液。每周注射 1 次，3 次为一疗程。

【注意事项】

(1) 同局部注射概论。

(2) 针尖未能触及寰椎侧块或颈$_2$横突尖，进针方向偏差或回抽有血、脑脊液，都不能进行本方法的治疗。避免损伤血管或误入蛛网膜下隙。故为了穿刺准确，操作者必须熟悉枕下区及上颈段椎旁解剖及生理意义。

(3) 单侧注射能奏效者，就不必做双侧注射。

(4) 年龄较大，身体虚弱合并心肺脑疾病患者慎用。

(5) 同时要注意治疗颈椎病，因为本病往往不是孤立存在的，邻近颈椎各段同时伴有损伤或退行性变。

(6) 采用注射疗法愈早效果愈佳，因病变在未发展至结构改变前，组织修复和功能恢复都较快。项韧带钙化发展至晚期，关节僵硬，治疗效果往往不够理想。

三、肱骨外上髁注射

【适应证】

(1) 肱骨外上髁炎，又称“网球肘”，“肱骨外上髁综合征”，“肘外侧疼痛综合征”。

(2) 肘外侧滑囊炎。

(3) 慢性创伤性肘关节炎。

【禁忌证】

(1) 同局部注射概论。

(2) 肱骨外上髁骨折。

【操作方法】

(1) 患者取坐位，患肢屈肘 90°，前臂旋前放置于桌上。

(2) 确定穿刺点：压痛点位于伸肌总腱附着处的肱骨外上髁向前臂远端 1cm 处，以及环状韧带及肱桡关节间隙处，局部可触及条索状及硬核状物，触痛明显。压痛点作为穿刺点。

(3) 注射区皮肤常规消毒。取 5 号针，于压痛点处针头垂直刺入直至骨膜，回抽无血液，注入药液 3ml，再少许退针，针尖达伸肌肌腱前、深部之间，回抽无血后，缓慢加压注射药液 3～5ml。再退针至皮下，分别向穿刺点四周由浅到深扇形注射。注药时有阻力、患者感到胀痛明显者，效果最佳。每周 1 次，3 次为一疗程，一般 2 次即可痊愈。

四、肱骨内上髁注射

【适应证】

(1) 肱骨内上髁炎，又称“高尔夫球肘”。

(2) 颈肩痛综合征。

(3) 乒乓球肘等运动员肘痛。

【操作方法】

(1) 坐位，前臂旋后，屈肘 90°；仰卧位，屈肘上举。

(2) 确定穿刺点：肱骨内上髁尖部下内侧有明显压痛点，有时可触及变硬的肌腱及黄豆大小之痛性硬结，此部位作为穿刺点。

(3) 注射区常规皮肤消毒。取 5 号针在压痛点处进针直达骨膜，回抽无血液，边退针边加压注射镇痛药液 3～5ml，注射到肌腱部位者效果较好。内上髁处的前臂屈肌总起点必须全部浸润。每周 1 次，4 次为一疗程。

五、棘突上滑囊注射

【适应证】

(1) 棘突上滑囊炎。

(2) 棘突炎、棘突周围疼痛。

(3) 棘上韧带损伤。

【操作方法】

(1) 俯卧位，胸下以病变处为中心垫薄枕，亦可采取坐位。

(2) 取压痛最明显的棘突及其上、下各一个棘突，进行标记。用细针在标记处垂直皮面快速进针，边进针边回抽，刺入滑囊后，如有囊液吸出，应先吸完囊液再注射药液，后在滑囊周围进行浸润。

(3) 联合进行周围软组织痛点注射，效果更好。

六、第 3 腰椎横突注射

【适应证】

(1) 腰 3 横突疼痛综合征。

(2) 脊神经后外侧支卡压综合征。

(3) 先天畸形性腰背痛、隐形脊柱裂、腰骶移行椎。

(4) 软组织性腰痛、椎旁软组织痛。

【操作方法】

(1) 俯卧位，以病变为中心垫薄枕。

(2) 参照 X 线正位片，测量第 3 腰椎横突长度，尖端位置，定点于患侧腰 3 横突，45°角进针 3～5cm，触及横突，针尖稍向外侧倾向，使之达到横突尖端，此时患者可有明显之沉胀感。回抽无血液，即可沿横突尖周围及其上下缘注入药液 10～15ml。

七、下腰三角区注射

【适应证】

(1) 下腰三角区痛。

(2) 下腰部腰痛、椎旁痛、腰臀痛。

(3) 腰骶韧带损伤、腰骶棘间韧带损伤。

(4) 骶棘肌髂嵴附着部损伤或劳损。

(5) 腰骶关节退变。

【操作方法】

(1) 俯卧位。

(2) 确定腰 $_{4\sim5}$ 棘突两侧关节突(在棘突下 0.5cm)，针尖触及腰 $_{4\sim5}$ 关节突，抽吸后注入少量药液，再将针尖跨越前外方，再直刺髂嵴部、骶棘肌附着部及髂腰韧带附着部。回抽无血液后注入药液，然后将针拔出少许，将针尖向中线方向棘突根部及椎旁肌注射。最后必要时，针尖改刺横突间回抽后注射，注射完毕后，再做另一侧同法注射。注入药液 20～30ml。

八、坐骨结节注射

【适应证】

(1) 坐骨结节滑囊炎、坐骨结节腱鞘炎。

(2) 坐骨结节周围软组织损伤、骶结节韧带损伤、坐骨结节劳损、股二头肌坐骨附着点损伤。

(3) 坐骨结节相关的痛症，腘绳肌痉挛所致的足跟痛。

【禁忌证】

(1) 同局部注射概论。

(2) 合并原因不明的骶尾部疼痛。

(3) 血糖未控制的糖尿病患者。

【操作方法】

(1) 俯卧屈髋位。

(2) 在离坐骨结节外侧 1cm 处的皮肤做一标记，常规消毒后，长针自标记处斜刺入，待针尖触及坐骨结节后稍上提，抽吸针筒，有时抽出淡黄色液体(如坐骨结节囊肿或坐骨结节滑囊炎)，抽毕再向囊内注入药液；再将针在前后左右方向做全面结节周围注射；然后采用边拔针、边回抽、边注射的方法逐步进行。每次可注射药液 20～40ml。

【注意事项】

(1) 操作前令患者尽可能屈髋，使坐骨结节趋于浅表利于注射操作。

(2) 穿刺针不要随意摆动，防止误刺附近血管或坐骨神经。

(3) 禁止应用腐蚀组织或神经破坏性药物。

(4) 治疗后，有些患者可能会有疼痛加重(尤其在坐位)，嘱其卧床休息 1～2d 或加用镇痛药。

(5) 可根据情况，每周注射 1 次，经 3 次治疗效果欠佳者，改用其他方法。

九、梨状肌注射

【适应证】

(1) 梨状肌综合征。

(2) 梨状肌痉挛。

(3) 梨状肌坐骨神经样痛。

(4) 合并骶髂关节炎。

(5) 腰椎间盘突出症、髋关节疾患。

【操作方法】

(1) 俯卧位。

(2) 尾骨尖至髂后上棘连线中点至大转子尖端的垂直线，即大致代表梨状肌下缘的表面投影。这一标志线的内、中 1/3 处为梨状肌的注射点。

(3) 定位标记后，常规皮肤消毒。用长针刺入皮肤，缓慢进针深入肌层。边进针边回吸，到位后回抽无血，即可注入药液 5～8ml。

【注意事项】

(1) 同局部注射概论。

(2) 了解梨状肌病变及其病因，是否有其他合并病灶。

(3) 严禁使用腐蚀及刺激性药物，以免损伤坐骨神经或形成瘢痕。

十、髂胫束注射

【适应证】

(1) 髂胫束挛缩。

(2) 髂胫束炎症及粘连。

(3) 膝关节痛、小腿痛。

【禁忌证】

(1) 同局部注射概论。

(2) 严重的髂胫束挛缩。

【操作方法】

(1) 侧卧位，患侧在上。

(2) 在股骨大转子尖近端 1cm、大转子远端 3cm 处及膝关节外侧关节线上方 7～10cm 处，为髂胫束 3 点敏感区，并常有压痛，可作为每次注射点的主要部位。

(3) 将 3 点作标记后，可分别由近端至远端按序操作。大转子下及膝上两点注射时，每次每点针尖刺入后，由浅入深至股骨外侧面，回抽无异常后，即可注药。使股骨面外侧、外侧肌间隔及髂胫束，均可得到药液浸润；股骨大转子尖近端点仅深至肌肉部，向近端做扇面状肌肉内注射即可。必要时还可沿髂胫束周围行程增加注射点和药量。药液 8～10ml。

【注意事项】

(1) 同局部注射概论。

(2) 在近膝关节外侧点注射时，同时也将膝关节囊外侧扩张部、股四头肌外侧头与股中间肌肌间隙部，均做充分药液注射，对减轻膝关节外侧痛、防止髌骨外滑、改善关节疼痛及小腿痛等均有明显疗效。

十一、髌上股四头肌外侧头注射

【适应证】

(1) 髌骨半脱位、髌骨不稳。

(2) 股四头肌外侧头痉挛或挛缩。

【禁忌证】

同局部注射概论。

【操作方法】

(1) 取仰卧位。

(2) 首先确定股四头肌与中间肌肌间沟，是否有压痛、肌痉挛或肌挛缩现象。将针在该肌间沟处做浸润后，再注入足够注射液，进行肌间扩张。注射范围包括肌间上下极，下至髌骨外缘，上至髌上 8～10cm 处。每次注射药液 10～20ml。

第四十四章　疼痛的手术治疗

第一节　软组织松解手术

软组织松解手术是通过对已经损害且发生不可逆变性的肌肉、筋膜、韧带、关节囊、骨膜、脂肪等软组织附着处以及血管和神经鞘膜周围结缔组织的切开、切断、分离、剥离、游离。手术松解了无菌性炎症病变和阻断了该处的神经末梢对无菌性炎症的化学性刺激感受及传导，打断了疼痛的恶性循环，改善了局部的新陈代谢，使无菌性炎症迅速消退。松解了的软组织均能在合理调整的松弛位置上通过瘢痕组织重新附着长牢，从而改善了机体的动力性平衡。

【适应证】

(1) 因软组织损害引起的严重慢性顽固的头枕、颈、肩、臂、背、腰、骶、臀、腿痛，病程在半年以上，经多种等非手术疗法治疗无效，只有通过软组织松解手术才能消除严重的无菌性炎症，放松变性增厚、挛缩的相关筋膜及肌挛缩，才能达到新的平衡的病例。

(2) 少数征象特别严重的腰骶臀髋部软组织损害，因合并非疼痛因素的成人股骨头缺血坏死或“髋关节骨关节病”病程较久，其变形的骨性因素必然促使髋关节周围软组织出现晚期继发因素的后期肌痉挛，可以首选相应的软组织松解手术。

(3) 人工股骨头或全髋关节置换手术后遗严重的软组织损害性腰骶臀腿痛患者。

(4) 邻近重要血管、神经、内脏的受损软组织部位，估计如用银质针治疗可能引起严重并发症的患者，可以选用局部松解手术。

【禁忌证】

(1) 脊柱感染性疾患，如脊柱化脓性感染、脊柱结核。

(2) 强直性脊柱炎的活动期。

(3) 脊柱及椎管内肿瘤、脊髓压迫症。

(4) 软组织损害合并严重的心血管疾患、严重糖尿病或脑动脉硬化等患者。

(5) 软组织损害因年老体弱不能承受手术者。

(6) 有手术禁忌的疾病，如血友病等。

【常用的手术方法】

小的软组织松解术可用小针刀完成。严重者需要切开手术松解。

1. 椎体棘突旁软组织松解术。
2. 肩胛骨软组织松解术。
3. 锁骨上窝部软组织松解术。
4. 颈背肩部软组织联合松解术。
5. 腰椎棘突旁与骶中嵴旁软组织松解术。
6. 腰部深层肌下外端松解术。
7. 腰椎横突与第 12 肋骨下缘软组织松解术。

8. 腰部深层肌游离术。

9. 单独的(亦称定型的)腰部软组织松解术。

10. 髂胫束T形切开术。

11. 臀部软组织分离术。

12. 阔筋膜张肌、臀中肌与臀小肌切痕剥离术。

13. 单独的(亦称定型的)臀部软组织松解术。

14. 定型的腰臀部软组织松解术。

15. 大腿根部软组织松解术。

16. 耻骨联合上缘软组织松解术。

17. 髌下脂肪垫切痕剥离术。

18. 跟腱鞘切开术。

19. 内踝后下方软组织松解术。

20. 外踝后下方软组织松解术。

21. 舟骨粗隆软组织松解术。

22. 跗骨窦软组织松解术。

第二节　微创介入手术

疼痛的临床微创介入治疗技术是微创医学的一个组成部分，其核心是用尽可能小的损伤来实现治疗疾病、解除病痛的目的。因其具有创伤小、痛苦小、恢复快、并发症少等优点，被越来越多的医师和患者所喜爱。目前，疼痛临床常用微创介入治疗技术包括：化学溶盘术、臭氧注射术、经皮椎间盘激光减压术、经皮椎体成形术、射频技术、脊髓电刺激疗法、鞘内注药泵植入术等。

一、椎间盘髓核化学溶解术

髓核化学溶解术最常用的药物是胶原酶和臭氧。胶原酶也叫胶原蛋白水解酶，能在生理pH和温度条件下特异性地水解胶原蛋白的三维螺旋结构，而不损伤其他蛋白质和组织。胶原酶的化学本质是一种蛋白质，对温度、pH和导致蛋白质变性的各种因素非常敏感，极易受到外界条件的影响而改变自身的构象和性质。臭氧，化学分子式O_3，又名三原子氧，具有强氧化性，常温下半衰期约20～30分钟，数小时后自然分解。臭氧具有很高的能量，可很快自行分解为氧气和具有很强氧化能力的单个氧原子。

【适应证】

(1) 临床诊断明确、保守治疗无效的慢性颈、胸、腰椎间盘突出症。

(2) 急性和亚急性颈、胸、腰椎间盘突出症。

(3) 大型和游离型腰椎间盘突出症(盘内法为禁忌证)。

(4) 外侧型和极外侧型腰椎间盘突出症。

(5) 合并轻度骨性椎管狭窄未出现神经卡压和马尾神经综合征。

【禁忌证】

(1) 合并骨性椎管狭窄出现神经卡压和马尾神经综合征。

(2) 严重的双侧侧隐窝狭窄或病变同侧侧隐窝狭窄。

(3) 颈、胸椎间盘突出症已出现脊髓变性或瘫痪者。

(4) 有严重药物过敏史。

(5) 严重的代谢性疾病如肝硬化、活动性结核、重症糖尿病者。

(6) 孕妇及 14 岁以下的儿童。

(7) 患者对治疗存在明显的忧虑。

【术前准备】

(1) 术前口服地西泮 5mg。

(2) 准备麻醉机或呼吸急救装置，备抢救用品。

(3) 术前 1 天开始口服抗生素或手术开始前半小时静脉给予抗生素。

(4) 向患者及家属介绍手术相关情况，签字同意后方可操作。

(5) 患者步入或平车推入 X 线或 CT 室，开放静脉通道。

(6) 入室后常规多功能监测仪监测血压、心率、心电、血氧饱和度。

(7) 术前术者阅 CT 或 MRI 片，确定病变椎间盘节段，必要时进行标记定位。

(8) 患者取俯卧位或侧卧位，术者摸清骶管裂孔或棘突间隙，用记号笔定位。

(9) 护士打开一次性硬膜外包，术者清洁洗手，戴无菌手套，检查器械有无缺损，穿刺针、针头、导管是否通畅。

【操作方法】

1. 骶管裂孔前间隙法

皮肤常规消毒，铺有孔洞巾。用 1%利多卡因行局部浸润麻醉。使用 15cm 长、18 号椎间盘穿刺针经骶管裂孔穿刺成功后，置入带钢丝硬膜外导管，置入深度 12～20cm。拔出钢丝后回抽无血液、脑脊液，遂注入椎管造影剂 2ml，经正侧位椎管造影，确定导管位于硬膜外前间隙，并与病变椎间盘节段相符。即注入 1.3%利多卡因重比重液 3ml，15min 后无脊麻现象，随后注入得宝松注射液 1ml，胶原酶 2～4ml(1200～2400U)。置入硬膜外导管深度计算方法，从病变椎间盘平面的棘突间隙至穿刺针入口处的距离(cm)加 3cm。注入胶原酶后，患者取俯卧位或患侧卧位 6～8h。术前静脉注射地塞米松 5mg，手术当日开始口服氯苯那敏 4mg，每日 3 次，服用 3 天，以预防过敏反应。

2. 后路前侧间隙法

常规无菌操作经后正中棘突间隙穿刺至病变相应节段的硬膜处后间隙，回抽无血液、脑脊液。插入硬膜外导管(不带钢丝)向患侧侧间隙置管 2～3cm，导管遇有骨性感，表明导管前端抵达椎体后缘，然后再置入 1cm，即可注入 2ml 造影剂，行正侧位椎管造影摄像，确认导管位于硬膜外前间隙或侧间隙，注入 1.3%利多卡因重比重液 3ml，15min 后除外脊麻征象，注入得宝松注射液 1ml 和胶原酶液 2～4ml。也可用三氧(臭氧，O_3)5～10ml 注入硬膜外间隙溶解突出的椎间盘。

3. 颈椎前入路法

常规消毒，无菌操作。在选定的椎间盘处，用示指分开气管和颈动脉，摸清相邻两椎体缘，在近中线位局麻，并用局麻细针探刺椎间盘成功后，用穿刺针刺入椎间盘 1cm。用影像引导、确定针尖在椎间盘靠近突出的位置。回抽无血或脑脊液，注射胶原酶液 2ml 或三氧 4～6ml。注入的阻力一般较大。不可用力过大，以免加重椎间盘的突出。若有纤维环破损者，三氧可进入椎管内，容量不超过 10ml。通常也将盘内射频热凝和三氧注射合用，效果较好。也可用低温等离子行椎间盘减压术，效果迅速确切。

4. 腰椎小关节内侧入路法

常规消毒，无菌操作。于病变椎间隙棘突旁开 0.5～1cm 为穿刺点，局麻后穿刺进针，于小关节内侧缘将穿刺针置入目标椎间盘，侧位片针尖位于椎间隙中央、椎体后缘中后 1/3 交界处，正位片显示针尖位于患侧小关节内侧缘，注射胶原酶液 2ml 或三氧 10～15ml。通常也将射频热凝和三氧注射联合使用。

5. 腰椎旁安全三角入路法

常规消毒，无菌操作。于病变间隙棘突旁开 8～10cm 为穿刺点，局麻后穿刺进针，安全三角入路将穿刺针置入目标椎间盘，侧位片针尖位于椎间隙中央、椎体后缘中后 1/3 交界处，正位片显示针尖位于患侧小关节内侧缘，注射胶原酶液 2ml 或三氧 10～15ml。通常也将射频热凝和三氧注射联合使用。

【疗效评价】

(1) 术后 1 个月评价近期疗效。术后 1～3 个月不要负重和过度劳累，不要过度活动颈部、剧烈扭腰和弯腰，可逐渐开始颈背肌或腰背肌锻炼，此期属于恢复和适应期。

(2) 术后 3 个月评价中期疗效，此期可做轻微工作。

(3) 术后 3 个月至 1 年后评价远期疗效，定期随访患者。

【注意事项】

(1) 术中需要行局麻药试验，以确保穿刺针位置准确，防止严重并发症发生。

(2) 术后俯卧位或患侧卧位 8h，以后转成仰卧位。绝对卧床 24h 之后转平卧休息至术后 7d。下床后佩戴腰围 3 个月，颈托 1 个月。

(3) 禁食海鲜类饮食 1 周。

(4) 术后残留痛处理：选择非甾体抗炎药，口服 10～15d。或行椎旁神经阻滞治疗。

(5) 残留麻木者用 HANS 治疗效果较好。

【并发症】

(1) 利多卡因高敏反应和中毒反应：注射局麻药前一定要回抽无血，且不要大剂量或反复注射。发生上述反应后立即进行对症处理。

(2) 延迟性脊麻(特点：回抽无脑脊液，15min 后出现脊麻) 的处理：①常规局麻药试验剂量观察＞20min，出现下肢麻痹时观察到 30min。②发现脊麻征调节体位至半卧位，防止脊麻平面升高，必要时对症处理。③放弃胶原酶溶解术，1 周后再做。

(3) 致命的变态反应：如发生全身荨麻疹、严重低血压、支气管痉挛时应给予激素静脉注射。术前采取抗过敏措施，如口服氯雷他定等脱敏药，术中术后严密观察，保持静脉通路通畅，一旦发生及时抢救。

(4) 神经损伤、脊髓炎：包括穿刺直接损伤神经根、脱落物卡压、损伤硬膜及胶原酶误入蛛网膜下隙时，可严重损害神经系统，如化学性脑脊膜炎、永久性运动损害等。术者应熟悉解剖，操作轻柔，如有严重神经根刺激、脑脊液回流或出现腰麻征象，应放弃治疗。一旦出现神经系统损害，应立即给予神经脱水和神经营养药物，注意意识变化和其他生命体征，并配合电刺激等辅助治疗。必要时急诊手术解除神经根卡压。一旦误入蛛网膜下隙，应尽快行脑脊液置换。

(5) 椎间隙感染：严格无菌操作，预防应用抗生素可以在一定程度上预防椎间隙感染，一旦发生椎间隙感染，应全身注射足量敏感抗生素，腰部制动，配合应用中药、理疗等。

二、经皮激光椎间盘气化减压术

经皮激光椎间盘气化减压术是利用激光的高能量局部生物效应，即燃烧、气化、变性和凝固的作用将突出的椎间盘髓核“切除掉”，从而达到减低病变椎间盘的内部压力，回缩突出的颈腰椎间盘，解除其对脊髓和(或)神经的压迫，恢复其正常的生理功能的作用，消除患者由于椎间盘突出而引起的颈肩腰腿疼痛、麻木及感觉和(或)运动功能障碍的临床症状。椎间盘髓核等组织被激光燃烧、气化后变成水和二氧化碳。约1～7日髓核局部产生气腔和碳化的边缘，周边为变性的蛋白和空泡样组织；2～4周后可见软骨组织和纤维组织生长；8周以后，气化及其周边的受累髓核组织全部被纤维和软骨组织所取代。

【适应证】

(1) 颈椎：影像上有颈椎间盘突出，且与临床体征相符、神经根症状明显，持续2个月以上，保守治疗无效，椎间盘造影可复制症状，局麻药注入椎间盘有较满意的镇痛效果，交感神经型颈椎病。

(2) 腰椎：影像上有腰椎间盘突出，无髓核钙化和游离，且与临床体征相符，保守治疗6周无效，椎间盘造影可复制症状，局麻药注入椎间盘有较满意的镇痛效果。

【禁忌证】

(1) 颈椎：伴有高度麻痹，椎间盘变性明显，椎间隙在3mm以下，颈椎不稳，骨性压迫，骨性椎管狭窄，症状迅速进展，有精神疾病者，孕妇。

(2) 腰椎：有马尾神经症状且麻木严重者，有腰椎不稳者，骨性压迫，骨性椎管狭窄，症状迅速进展，有精神疾病者，孕妇。

【操作方法】

1. 颈椎

患者仰卧位，颈椎轻度后伸，垫枕，在X线透视或CT引导下操作。常规消毒，无菌操作。在选定的椎间盘处，用示指分开气管和颈动脉，摸清相邻两椎体缘，在近中线位局麻，并用局麻细针探刺椎间盘成功后，用穿刺针刺入椎间盘。穿刺成功后，侧位片显示针尖位于椎间隙中央、椎体后缘中后1/3交界处，正位片显示针尖位于椎间隙中央偏患侧。行激光减压术，针尖位置良好时可以听到气过水声、闻到焦糊味以及患者有颈肩部胀痛等征象。目前认为治疗颈椎间盘时所需能量约为100～300J。

2. 腰椎

患者俯卧位，腹下垫枕，在X线透视或CT引导下操作。常规消毒，无菌操作。于病变间隙棘突旁开8～10cm为穿刺点，局麻后穿刺进针，于安全三角入路将穿刺针置入目标椎间盘，侧位片针尖位于椎间隙中央、椎体后缘中后1/3交界处，正位片显示针尖位于患侧小关节内侧缘。L_5-S_1间隙可采用小关节内侧缘入路穿刺。腰椎间盘激光气化减压术的能量约为300～500J。

【注意事项】

(1) 颈椎间盘穿刺时，一定要在透视下穿刺，穿刺针不要太靠后，以免损伤脊髓，不能太靠对侧，以免损伤椎动脉。

(2) 腰椎穿刺时不能进针太深，以免损伤腹主动脉和下腔静脉；穿刺针不要太靠后，以免气化过程中损伤脊神经。

(3) 穿刺针尖一定位于椎间隙中央，如果太靠近软骨终板，气化减压时可能导致终板炎。

(4) 注意无菌操作，以免发生椎间隙感染。

【并发症】

(1) 神经根刺激或损伤：穿刺过程中引起上肢或下肢一过性放射痛，需要稍微退针，改变进针方向，可以继续完成操作，一般不会遗留后遗症状；穿刺时神经根处不用局麻药。

(2) 剧烈疼痛：多因对激光和热过敏而引起，此时要降低激光功率，将纤维调整到髓核中心。

(3) 椎间盘炎症：术后症状恢复，5～10 天后又出现以疼痛为主的症状，多因激光能量过大或激光纤维位置靠近软骨终板所致，在治疗时应使激光纤维在椎间盘的中央，不要靠近上下软骨终板，同时选择合适的激光能量可以避免。

三、神经射频热凝术

自 1931 年 Kirscher 首次应用电凝技术治疗三叉神经痛以来，射频技术得到了长足的发展。因射频技术具有温度可控、可产生准确定量的热凝能量、可根据阻抗判断组织类别、可应用神经刺激判断穿刺针是否到位、组织损伤小、安全简单、易于掌握、无手术瘢痕、可重复治疗等优点，射频热凝术被广泛应用于疼痛临床。

1. 颅神经射频热凝术

(1) 眶上、眶下和颏神经：让患者正视前方，穿过瞳孔正中画一条直线，线上的眉弓是眶上神经穿出的眶上孔，眼眶下缘下 1cm 是眶下神经穿出的眶下孔，颏孔是颏神经穿出处。皮肤局麻后射频针穿刺到达孔内，神经刺激诱发出相应神经支配区的疼痛后予以局麻并加温热凝治疗。

(2) 上颌神经和下颌神经：在下颌切迹中点进针，遇翼突外侧板后，射频针后退 1cm，启动 50Hz 1V 电流，针尖改变方向。上颌神经射频时，针尖向内前上方调整。下颌神经射频时针尖向内后上方调整。缓慢进针约 1.5cm，当出现明显异感时降低刺激电流，寻找最小电流的针尖位置，进行射频热凝术。

(3) 耳颞神经：在外耳道前方的颞动脉旁进针，电流刺激有异感后予以射频热凝。

(4) 三叉神经半月节：患者仰卧，颈下垫枕。采用 Hartel 前入路穿刺法，取患侧口角外下 3cm(A) 点，患侧外耳孔 (B) 点和同侧瞳孔 (C) 点，做 AB 及 AC 连线。常规消毒铺巾，无菌操作。用 0.5%利多卡因局部浸润麻醉。取 A 点为进针点，将射频针的针尖对准同侧卵圆孔，针身保持通过 AB、AC 两线与面部垂直的两个平面上，缓慢进针直至卵圆孔。当针尖刺入卵圆孔时有穿透筋膜的突破感，患者面部出现电击样剧痛。拔出针芯大多数可见有脑脊液流出或拍 X 线平片证实针尖进入卵圆孔内。根据疼痛分布区的不同调整针尖位置。给予 50HZ，电压 0.1～0.5V 进行电流刺激。如果相应三叉神经分布区出现疼痛或麻胀等异常感觉，证实针尖已到达靶点。若需要超过 0.5V 的电压刺激才能产生疼痛，提示针尖位置不理想。在刺激过程中如发现有咬肌或眼球颤动，提示针尖接近三叉神经运动根或其他颅神经，需重新调整。在针尖位置确定准确后，以温控射频热凝对靶点进行毁损，逐渐加温，温度控制在 60℃～75℃，分 2 或 3 次毁损，持续时间每次 0.5～1min。测试患者病变神经

支配区的触觉和痛觉变化，如果痛觉消失，触觉迟钝停止治疗；如仍有痛觉，应调整穿刺针位置后再次射频热凝。

(5) 蝶腭神经节：患者仰卧，常规消毒铺巾，无菌操作。从下颌切迹中点进针，向蝶腭窝推进，给予 50HZ 1V 电流刺激，诱发出鼻内刺痛感为位置正确，注射 1%利多卡因 1ml 可使头痛缓解。给予 80℃射频热凝 60 秒，然后再将针向内推进 1mm 80℃射频热凝 60 秒，再推进一次重复射频，共 3 次。

(6) 面神经：适用于面肌痉挛患者。患者仰卧，头转向健侧，常规消毒铺巾，无菌操作。从乳突前缘耳垂后下方垂直进针。触及乳突骨面后，略提针沿骨缘前滑下平行外耳道继续进针 2～3mm，给予 50HZ 1V 电流刺激，出现面部肌肉痉挛抽动，提示针尖接近面神经。逐步减小电压至 0.5V 以下仍有这种征象，说明定位准确。如果未能诱发出面部痉挛抽动，继续调整针尖位置。回抽无血液，即给予 80℃热凝射频 60 秒，嘱患者做睁眼闭眼动作，直至患者诉眼睑闭合不全。

(7) 舌咽神经：患者仰卧，头转向健侧，常规消毒铺巾，无菌操作。从乳突与下颌角连线的中点进针。给予 2HZ 1V 电流刺激，出现向舌根和咽部放射的异感以及咽部向患侧扯动，提示针尖接近舌咽神经。逐步减小电压至 0.5V 以下仍有这种征象，说明定位准确。如果未能诱发出舌咽部异感，继续调整针尖位置。回抽无血液，无心率血压异常，无患侧肩部和面部肌颤，伸舌不偏向患侧，即给予 80℃热凝射频 60 秒(2 次)，退针 0.5cm 后再次重复射频共 3 次。

2. 脊神经后支射频热凝术

(1) 颈椎

患者俯卧位，颌下及胸部垫枕，调整头屈曲度使颈椎在 C 臂下正侧位像清晰可见。C 臂 X 线机下标定进针点。常规消毒皮肤，铺巾，用 0.5%利多卡因局麻后，将射频穿刺针穿刺到第二颈椎横突结节或颈椎关节柱最凹点(针尖不越过关节柱前缘)，确认位置后，取出穿刺针芯，置入毁损电极进行热凝治疗，热凝参数为 80℃ 120 秒。

(2) 腰椎

患者俯卧位，腹部垫枕，C 臂 X 线机下确定进针点，一般为棘突正中旁开 2.5～3.5cm，常规消毒皮肤，铺巾，用 0.5%利多卡因局麻后，在影像引导下，将射频穿刺针穿刺到横突根部与上关节突交界处，斜位片示针尖在“苏格兰狗眼”眼皮处，侧位片示针尖在横突投影处，经感觉及运动模式刺激，无神经根损害后，插入电极给予 80℃ 120 秒射频热凝。

3. 胸神经根射频热凝术

患者取患侧在上侧卧位或俯卧位，C 臂 X 线机下确定病变椎间隙，确定进针点及穿刺深度。常规消毒皮肤，无菌操作。用 0.5%利多卡因局麻后，在影像引导下，将射频穿刺针穿刺到椎间孔处，经感觉及运动模式刺激，无神经根损害后，插入电极给予 80℃ 120 秒射频热凝。

4. 肋间神经射频热凝术

常用于治疗顽固性肋间神经痛、严重带状疱疹神经痛、带状疱疹后神经痛以及胸部手术后疼痛。患者取患侧在上侧卧位，常规消毒皮肤，寻找拟穿刺的肋间神经上缘的肋骨，穿刺针先触及肋骨，再缓慢向肋骨下缘移动针尖，至有落空感时停止进针，拔除针芯，插入毁损电极，行感觉及运动刺激，确定穿刺针位于病变的肋间神经处，0.5%利多卡因局麻后，行射频热凝术。肋骨触摸不清者，可在 C 臂 X 线引导下穿刺。

5. 椎间盘射频热凝术

(1) 颈椎

【适应证】

影像上有颈椎间盘突出，且与临床体征相符、神经根症状明显，持续 2 个月以上，保守治疗无效，椎间盘造影可复制症状，局麻药注入椎间盘有较满意的镇痛效果，交感神经型颈椎病；颈椎手术失败综合征。

【禁忌证】

伴有高度麻痹，椎间盘变性明显，椎间隙在 3mm 以下，颈椎不稳，骨性压迫，骨性椎管狭窄，症状迅速进展，有精神疾病者，孕妇。

【操作方法】

患者仰卧位，颈椎轻度后伸，垫枕，在 X 线透视或 CT 引导下操作。常规消毒，无菌操作。在选定的椎间盘处，用示指分开气管和颈动脉，摸清相邻两椎体缘，在近中线位局麻，并用局麻细针探刺椎间盘成功后，用穿刺针刺入椎间盘。穿刺成功后，侧位片显示针尖位于椎间隙中央、椎体后缘中后 1/4 交界处，正位片显示针尖位于椎间隙中央偏患侧。刺激感觉运动无异常后，行射频热凝术，一般 60℃、70℃、75℃、80℃各 60 秒。

(2) 腰椎

【适应证】

影像上有腰椎间盘膨出，无髓核钙化和游离，且与临床体征相符，保守治疗 6 周无效，椎间盘造影可复制症状，局麻药注入椎间盘有较满意的镇痛效果，腰椎手术失败综合征（FBSS）。

【禁忌证】

有马尾神经症状且麻木严重者，骨性压迫，骨性椎管狭窄，症状迅速进展，有精神疾病者，孕妇。

【操作方法】

患者俯卧位，腹下垫枕，在 X 线透视或 CT 引导下操作。常规消毒，无菌操作。于病变间隙棘突旁开 8～10cm 为穿刺点，局麻后穿刺进针，于安全三角入路将穿刺针置入目标椎间盘，侧位片针尖位于椎间隙中央、椎体后缘中后 1/3 交界处，正位片显示针尖位于患侧小关节内侧缘。L_5～S_1 间隙可采用小关节内侧缘入路穿刺。腰椎间盘激光气化减压术的能量约为 300～500J。

【注意事项】

(1) 三叉神经痛的患者射频治疗第 1 支后患者要常规应用抗病毒制剂和眼药水，预防角膜溃疡。

(2) 为提高疗效，行神经射频热凝时毁损电极最好与神经平行。

(3) 颈椎脊神经后支射频热凝只用于诊断明确，神经阻滞试验阳性者又经过保守治疗、关节内注射疗法无效的患者。

(4) 行神经射频热凝时，一定先刺激神经诱发感觉和运动神经异常，确认穿刺针位置准确后再行射频热凝治疗，以免损伤运动神经，造成运动麻痹。

(5) 胸神经穿刺时不宜过深，以免造成气胸。

【并发症】

(1) 角膜溃疡、失明：多因射频损伤三叉神经第一支所致。

(2) 运动神经损伤：行椎间盘靶点射频时容易出现。

(3) 气胸：行胸神经射频时穿刺针过深，穿透胸膜所致。

(4) 感染

四、经皮穿刺椎体成形术

【适应证】

主要用于治疗骨质疏松症椎体压缩性骨折、多发性骨髓瘤椎体病理性骨折、症状性椎体血管瘤以及椎体转移瘤引起的顽固性疼痛。

【穿刺入路】

第一和第二颈椎多经由口腔入路，第三颈椎以下部位经由前外侧入路。胸腰椎可经椎弓根入路或后外侧入路。经椎弓根入路可减少神经、血管损伤。骶椎一般经骶翼入路。为了安全，应在 CT 或 C 臂下定位，确定穿刺点和最佳路径。

进针时，先在 C 臂下确定穿刺点，在 C 臂引导下进行穿刺，一般选择单侧入路，为了达到对称分布，也可采用双侧椎弓根入路。穿刺针尖位于椎体的前中 1/3 和椎体高度的 1/2 处。

【骨水泥配制】

骨水泥要有一定的黏稠度，最佳时期是可以拔丝，呈液态时易渗漏，过于黏稠又会增加注射难度。常用骨水泥为聚甲基丙烯酸甲酯，为增强其不透 X 线性，常适量加入钡、钽或钨粉。其聚合过程大致 4 个时相：包括(1)稀薄阶段：粉液迅速调匀，在开始 30～50 秒内呈稀薄液状；(2)黏稠阶段：粉液混合 50 秒后开始变黏稠，呈糨糊至生面团状，持续到 3 分钟，需在此阶段 15～25 秒内迅速注入椎体内，否则难于注入椎体内；(3)硬化阶段：约 5～7 分钟后变硬固定、按压不变形；(4)产热阶段：7～12 分钟聚合时产热最高可达 70℃，此时组织可能有一定的灼伤。

【骨水泥压力注射的时间与容量】

骨水泥平均注射量为颈椎 2.5ml、胸椎 5.5ml、腰椎 7.0ml。进行适当的骨水泥和单体调配，使之凝固时间延长，适用于推注。经专用的螺纹加压式注射器，在调配后 2～5 分钟内于密切观察下快速均匀推注。

【并发症防治】

并发症发生率与所治疗的疾病类型有关。骨质疏松性压缩性骨折的发生率为 1%～3%，海绵状血管瘤为 2%～5%，转移性肿瘤少于 10%。主要有穿刺时周围器官的损伤，如颈椎穿刺时颈动静脉损伤；胸腰椎穿刺时椎弓根皮质破裂、硬脊膜损伤感染、一过性血压下降；骨质疏松治疗时相邻椎体骨折或肋骨骨折、骨水泥渗漏进入椎体周围组织和椎间盘，渗漏入椎静脉引起肺栓塞，渗漏入硬膜外和椎间孔引起神经痛。渗漏入椎管是最严重的并发症，渗漏入椎间盘和椎旁组织无临床意义。

预防措施：

(1) 选择合适的适应证，有神经压迫症状或影像学有严重的硬膜外压迫时要防止渗漏，加重压迫或放弃经皮椎体成形术治疗；

(2) 骨水泥应在呈糊状时进行注射，过稀时不但容易渗漏，而且易随静脉回流扩散，引起肺栓塞；

(3) 穿刺针位于椎体前中部时，先注射造影剂，如穿刺针进入椎体内静脉，则椎管内或椎旁静脉丛会迅速充盈，此时应将针尖向前穿刺，直至造影剂主要局限于椎体内；

(4) 在透视或 CT 监测下缓慢注射，发现骨水泥随静脉迅速扩散应立即停止，待其黏度增加或骨水泥栓塞该静脉后再注射，一旦发现有硬膜外或椎间孔渗漏迹象应立即结束，有椎体后壁破坏时应注意，骨水泥将达椎体后缘时即停止；

(5) 不要过于追求充填剂完全充满椎体。

五、椎间孔镜下椎间盘切除术

（一）全内镜脊柱系统侧方经椎间孔入路技术

1. Yeung 技术

【适应证】

主要适用于极外侧型突出、包容性椎间盘突出或部分后纵韧带下型椎间盘脱出的患者。

【禁忌证】

对于椎间盘严重脱出、游离性椎间盘突出、突出物较大(超过椎管 50%)、中央型突出、椎间盘钙化难以解除、有代谢性疾病未控制者、心理或精神障碍、重要脏器功能不全者、凝血功能障碍者等穿刺禁忌证。

【操作方法】

(1) 术前准备：患者术前行腰椎正侧位、腰椎间盘 CT、腰椎 MRI，以明确腰段脊柱情况及突出物的具体形态，并行心电图、血常规、血糖、凝血功能、胸片等排除穿刺禁忌证。术前谈话并行体位训练。术前 30 分钟～2 小时内预防使用抗生素。

(2) 穿刺点选择：患者取侧卧位或俯卧位，在影像透视下确定病变椎间隙的体表投影。对于 L_4、L_5 以上的椎间盘，于前后位 X 线采用克氏针沿椎间隙中央标定一条横线，再于侧位片下沿椎间盘的倾斜方向标定出椎间盘的侧位线，两线交点为拟定穿刺点。同时根据患者椎间孔的大小和体形调整穿刺点的位置，椎间孔越小、身体越胖，穿刺点越偏外侧。$L_{2\sim3}$ 和 $L_{3\sim4}$ 的穿刺点一般位于棘突中线外侧 8～10cm，L_5、S_1 及髂嵴较高的 L_4、L_5 椎间盘则采用后正中线旁开外侧 12～14cm。

(3) 穿刺：常规消毒铺巾，于穿刺点采用 18 号穿刺针行 1%利多卡因逐层局部麻醉(皮肤、深筋膜)，当穿刺触碰到骨质时，影像证实针尖碰触到骨质为上关节突位置改用 0.5%利多卡因行局部麻醉。局麻药注射过程中要注意回抽，避免局麻药入血。局部麻醉结束后，调整穿刺针的方向，逐渐将穿刺针向前推进至 Kambin 三角纤维环内。当穿刺针尖穿破纤维环时，可感到针尖有突破感。穿刺针尖位置前后位 X 线片位于上、下椎弓根中点的连线上；侧位穿刺针尖位于上、下椎体后缘连线上。表明穿刺针尖正好位于 Kambin 安全三角区纤维环上。将穿刺针逐渐刺入椎间盘内。前后位 X 线片下穿刺针尖应位于棘突连线上，侧位片下位于椎间盘中后 1/3 连线上。

(4) 椎间盘造影及染色：给予非离子型造影剂与亚甲蓝 9:1 的混合液进行椎间盘造影。椎间盘造影以判断椎间盘破损程度、破损类型和渗漏方向，同时造影诱发疼痛试验可确定责任椎间盘。

(5) 放置工作套管：经 18 号穿刺针插入导丝，拔出穿刺针。以导丝为中线切开一长 7～8mm 的皮肤切口。利用锥状导棒沿导丝插入到纤维环上，影像引导下用锥状导棒敲除纤维环进入椎间盘内，沿导棒将工作套管插入椎间盘内。

(6) 椎间盘减压：取出锥状导棒，经工作套管置入椎间孔镜。在生理盐水灌注下，使用各种型号和角度的髓核钳和髓核剪切除及取出突出、脱出或游离的椎间盘组织。在双极射频辅助下行椎间盘消融减压和纤维环撕裂口的皱缩与成形术。手术结束后缝合切口并外贴敷料。

2. TESSYS 技术

【适应证】

极外侧型突出、侧方型突出、中央型突出、椎间盘脱出、硬膜囊前方的椎间盘游离、椎间孔狭窄及部分骨性椎管狭窄症等。

【禁忌证】

对于Ⅰ度以上的腰椎滑脱，硬膜囊后方的椎间盘游离等。有代谢性疾病未控制者、心理或精神障碍者、重要脏器功能不全者、凝血功能障碍者等为穿刺禁忌证。

【操作方法】

术前准备及局部麻醉痛 Yeung 技术。上关节突局部麻醉结束后，可用针内针刺入先行椎间盘造影，后再行非离子型造影剂与亚甲蓝 9:1 的混合液行椎间盘染色，避免椎管内直接注射亚甲蓝导致神经损伤可能。经 18 号穿刺针插入导丝，拔出穿刺针。以导丝为中线切开一长 7～8mm 的皮肤切口。沿导丝用扩张器逐级扩张软组织后，置入 TOMshidi 定位器，根据椎间孔的大小及工作通道需要到椎管内具体位置，调整 TOMshidi 定位器在小关节突的位置。后行 TOMshidi 打孔，在打孔位置逐级采用骨钻去除部分上关节突。或在软组织逐级扩张后，置入导杆，逐级采用环锯去除部分上关节突。将导杆紧贴去除部分骨质的上关节突前下缘，经椎间孔击入椎管内。标准 TESSYS 手术导杆位置前后位 X 线导杆头端位于棘突中线上，侧位 X 线下导杆头端位于下位椎体后上缘。沿导杆置入工作套管。在生理盐水灌注下，镜下直接显露椎管内解剖结构，直视下通过各种型号和角度的髓核钳去除椎间盘突出物，术中通过双极射频止血及修复纤维环。如果突出物钙化或小关节增生内聚，则可通过动力磨钻等工作去除异常骨质，扩大神经根通道。同时解除造成神经压迫的椎间盘外层纤维环、黄韧带，达到神经根的松解。尽量保留后纵韧带及椎管内脂肪。镜下确认神经根松解完全时可见硬膜囊自主搏动、神经根表面血运明显改善、血管充盈、神经根复位，术中行股神经牵拉试验或直腿抬高试验可见神经根牵拉后滑移自如。神经根松解后，观察无出血后，可拔除工作套管，缝合切口并外贴敷料。

【术后管理】

适当给予止血、抗生素药物处理。术后卧床 2 小时～3 天，束腰围起床，同时早期给予康复训练，减轻椎管外软组织病变造成的疼痛。

【并发症防治】

(1) 术中出血：经外科止血方法多数可控制。如加大液体灌注压、电极止血、吸收性明胶海绵填塞及应用巴曲亭工作通道内注射等。如遇到椎间孔动脉损伤时，必要时可考虑行动脉栓塞术。

(2) 神经根或硬膜囊损伤：神经损伤多为挫伤，经神经营养药物等处理，多数预后效果可。硬膜囊损伤可行卧床、补液处理，多数可控制，如效果欠佳，可考虑行硬膜囊修补术。

(3) 椎间隙感染：预防为主，术中严格遵守无菌操作原则，并给予抗生素预防感染。治疗上以卧床休息，抗生素消炎治疗，必要时手术治疗。

(4) 突出物残留或再疝出：椎间盘再疝出的发生率为 3%左右，术中应尽量保护正常的后纵韧带及纤维环组织结构，并在椎间盘内摘除松动椎间盘组织，并应嘱患者避免早期负重或剧烈咳嗽。突出物残留主要与术者技术水平有关，术中应根据影像片评估突出物大小并在术中仔细检查有无残留突出物。

(二) 全内镜脊柱系统经椎板间入路技术

【适应证】

由于可对椎管后方组织结构造成损伤，目前主要适用于经侧方椎间孔入路存在困难的下位腰椎间盘突出症，尤其是 L_5～S_1。

【禁忌证】

有代谢性疾病未控制者、心理或精神障碍者、重要脏器功能不全者、凝血功能障碍者等为穿刺禁忌证。

【操作方法】

(1) 术前准备：患者术前行腰椎正侧位、腰椎间盘 CT、腰椎 MRI，以明确腰段脊柱情况及突出物的具体形态，并行心电图、血常规、血糖、凝血功能、胸片等排除穿刺禁忌证。术前谈话并行体位训练。术前根据腰椎间盘 CT、腰椎 MRI 明确突出物的具体形态、位置，明确突出物与神经根的解剖关系(肩上型或腋下型)、受累神经根部移位情况及硬膜囊受压情况，并将突出物、神经根、硬膜囊及椎弓根在腰椎正位片上做标记。术前 30 分钟～2 小时内预防使用抗生素。

(2) 患者取俯卧并腹下垫枕(腰椎)或仰卧并颈下垫枕位，常规消毒铺巾，根据突出物的侧别，采用同侧小关节内侧缘入路穿刺，穿刺点位于突出物的体表投影区并能尽量避开神经根和硬膜囊区域。肩上型椎间盘突出(突出的椎间盘位于 S_1 神经根的上外侧，可将 S_1 神经根及硬膜囊推向内侧)，穿刺方向应直接对准位于椎弓根内上方的突出物。腋下型椎间盘突出(是 L_5～S_1 椎间盘突出的常见类型。突出的椎间盘位于 S_1 神经根的内下侧，可将 S_1 神经根推向外侧，同时将硬膜囊推向内侧)，穿刺方向应对准椎间盘下方。

(3) 常规消毒铺巾，于穿刺点采用 18 号穿刺针行 1%利多卡因逐层局部麻醉(皮肤、深筋膜)至黄韧带的表面，改用 0.5%利多卡因行黄韧带表面及周围组织局部浸润麻醉。局麻药注射过程中要注意回抽，避免局麻药入血及误入蛛网膜下隙。后根据情况直接将穿刺针穿破黄韧带进入硬膜外隙(如患者硬膜囊较小或已被推开，也可直接将穿刺针直接刺入突出物内)。于穿刺针内置入导丝，拔出穿刺针，以导丝为中线切开一长 7～8mm 的皮肤切口，沿导丝逐级放入扩张管扩张软组织通道，置入工作通道后拔出导丝。调整并影像学证实工作通道尖端置于棘突和椎板骨质交界处，同时工作通道面对内侧。置入椎间孔镜。在生理盐水灌注下，镜下可见淡黄色的纵行垂直排列的黄韧带，使用钝头的神经剥离子纵行分开黄韧带的两层结构，进入硬膜外腔。分开黄韧带后，继续推进工作通道，使用双极射频凝固血管和部分硬膜外脂肪，逐渐背向硬膜囊并缓慢推进工作通道，可见神经组织、突出椎间盘(行过椎间盘染色的髓核可呈蓝色)或后纵韧带。大多数情况下首先见到的是亚甲蓝染成蓝色的椎间盘组织和后纵韧带。如果先见到神经组织，意味着工作空间很小。可用神经剥离子推开神经根，建立更大的工作空间。也可以在内镜下再次放入导丝，将导丝头端置入 S_1 椎体后缘，上终板的下板。退出内镜沿导丝逐级置入扩张管，形成硬膜外工作空间。

直视下通过抓钳等去除椎间盘突出物，用神经剥离子推开神经根周围，以明确 S_1 神经根是否充分减压。后给予双极射频纤维环成形术。旋出工作通道后，可见硬膜囊、S_1 神经根。镜下可见神经根周围无压迫、硬膜囊自主搏动、神经根表面血运明显改善、血管充盈、神经根复位。观察无出血后，可拔除工作套管，缝合切口并外贴敷料。

【并发症防治】

(1) 术中出血：经外科止血方法多数可控制，不建议加大液体灌注压。

(2) 术中疼痛：工作通道及术中操作可多次刺激神经根，可造成明显的疼痛，一般术前可行芬太尼等镇痛药物预先镇痛，或术中在内镜直视下于硬膜外隙给予 0.5%利多卡因 5ml(硬膜外阻滞麻醉)，也可以采用全麻行该项手术。

(3) 神经根或硬膜囊损伤：由于工作通道完全位于椎管内，损伤周围的神经根及硬膜囊风险较椎间孔镜高。处理同椎间孔镜。

(4) 椎间隙感染：预防为主，术中严格遵守无菌操作原则，并给予抗生素预防感染。治疗上以卧床休息，抗生素消炎治疗，必要时手术治疗。

(5) 突出物残留或再疝出：处理同椎间孔镜。

六、低温等离子技术

【适应证】

(1) 椎间盘源性颈腰痛。

(2) 椎间盘膨出症。

上述两种椎间盘病变是低温等离子技术的经典适应证。目前已有部分临床医师将电极置于突出物内治疗椎间盘突出、脱出的患者，也取得显著疗效，但其安全性仍待进一步研究。

【禁忌证】

同单极靶点射频热凝术。

【操作方法】

(1) 患者取俯卧并腹下垫枕(腰椎)或仰卧并颈下垫枕位，常规消毒铺巾，于穿刺点采用1%利多卡因局麻浸润，影像引导下采用腰椎间孔安全三角区入路或健侧颈前入路进行穿刺，穿刺到位后放置电极(正位显示电极尖端位于棘突偏患侧，侧位显示电极针尖位于椎间隙后 1/3～1/4)，连接等离子射频仪，将能量功率设置为 1～2 档，踩脚控 1 秒，询问患者有无神经根支配区的刺激症状(测试)，如刺激症状明显，可将电极拔出 0.1～0.3mm，重新测试，如无明显刺激症状，可行电切或/和消融(30～60 秒)，根据患者自主感觉，必要时可重复操作或多靶点操作。术后 2 天给予颈托或腰围保护下起床。

【注意事项】

(1) 术中全程需要影像引导。

(2) 穿刺针宜在椎间隙中央进入，避免损伤椎体终板。

(3) 行低温等离子消融前应测试电极是否正常工作。

(4) 进行电切或/和消融前，需行短暂性测试。

(5) 术中需全程与患者交流。

七、腹腔神经丛乙醇毁损

【适应证】

上腹部内脏癌痛、慢性胰腺炎等原因不明的内脏神经痛。

【操作技术】

(1) 患者取俯卧位，腹部垫枕。在 T_{12}～L_1 之间进行 C 臂或 CT 扫描，选出最适合穿刺的层面，标记进针点。穿刺点一般选在后背部 T_{12}～L_1 椎间隙水平，正中线外侧约 4～7cm 处。

(2) 常规消毒铺巾，0.5%利多卡因局麻，用长 12～14cm 的穿刺针向前内上方穿刺，穿刺过程中反复 C 臂或 CT 扫描，指引穿刺进针的方向和深度，直至针尖到达腰椎体前侧面、腹主动脉后壁附近。

(3) 确定针尖位置正确后，先注入含 1%利多卡因和欧乃哌克的混合液，观察造影剂在腹主动脉周围扩散的范围。如果造影剂扩散影像良好，阻滞侧下肢肌力无减弱，疼痛缓解良好，20 分钟后缓慢注入无水乙醇。对侧穿刺治疗方法相似。术毕保持俯卧 1 小时，后仰卧平躺 12 小时。

【注意事项】

(1) 术中全程需要影像引导。

(2) 穿刺成功注入利多卡因药液后，要严密监测患者的心率和血压。

(3) 注入利多卡因和无水乙醇前后，要经常检查患者下肢感觉和肌力是否正常。

八、腰交感神经破坏性阻滞

【适应证】

血栓闭塞性脉管炎、下肢雷诺病、难治性下肢缺血性溃疡、下肢多汗症、下肢的灼性神经痛、幻肢痛、损伤性神经炎、糖尿病足等。

【操作技术】

(1) 患者取俯卧位，腹部垫枕。穿刺点可选在 L_2 或 L_3 棘突上缘外侧，正中线外侧约 3.5～4cm 处。

(2) 常规消毒铺巾，0.5%利多卡因局麻，用长 12～14cm 的穿刺针与皮肤矢状面呈 45°，向前内侧缓慢进针，穿刺过程中反复 C 臂透视或 CT 扫描，指引穿刺进针的方向和深度，直至针尖到达腰椎体侧面。

(3) 确定针尖位置正确后，回抽无血、无脑脊液，先注入含 1%利多卡因和欧乃派克的混合液，观察造影剂的扩散范围。如果造影剂扩散影像良好，患者下肢皮温逐渐升高、肤色逐渐转为潮红，阻滞侧下肢肌力无减弱，疼痛缓解良好，20 分钟后缓慢注入无水乙醇。术毕保持俯卧 1 小时，后仰卧平躺 12 小时。

【注意事项】

(1) 术中全程需要影像引导。

(2) 穿刺成功注入利多卡因药液后，要严密监测患者的心率和血压。

(3) 注入利多卡因和无水乙醇前后，要经常检查患者下肢感觉和肌力是否正常。

九、脊髓电刺激镇痛术

【适应证】

(1) 交感神经功能失调和周围血管性病变引起的顽固性疼痛。

(2) 范围较大的肩背痛、腰背痛和周围神经性疼痛。

(3) 残肢痛、幻肢痛和脊髓损伤后疼痛。

(4) 臂丛、腰丛神经撕脱伤后疼痛。

(5) 复杂性局部痛综合征。

(6) 带状疱疹后神经痛。

【操作方法】

(1) 手术一般在局麻下进行，刺激电极植入多采用经皮穿刺的方法，在 X 线透视监测下将电极放置于疼痛相应脊椎节段的硬脊膜外。上肢痛者，电极一般置于颈$_6$～胸$_1$节段；躯干痛者，电极置于胸$_2$～胸$_8$节段；下肢痛者，电极置于胸$_9$～胸$_{11}$节段。

(2) 进行脊髓电刺激试验，根据电刺激产生的异常感觉范围调整电极的位置，使异常感觉的范围覆盖或适当超过躯体疼痛的范围。

(3) 若常用一期植入，将刺激脉冲发生器埋植在电极附近的皮下组织内，将导线通过皮下隧道与电极相连。检查导线连接稳妥后，缝合切口。若采用二期植入，仅将电极导线包埋在穿刺旁边的皮下组织内，导线头留置体外与临时脉冲发生器连接，测试成功后再择期植入脉冲发生器。

(4) 调试刺激脉冲发生器，根据电刺激效果确定刺激参数，进行长期治疗。

【注意事项】

(1) 刺激电极一般有针式电极和条状电极两种，经皮穿刺时多选用针式电极，注意电极植入后要稳妥固定，防止术后发生电极移位。

(2) 放置刺激电极的位置一般在脊髓的背侧，偏向患侧方向，有时也可以放在脊髓的腹侧或外侧。

(3) 开放式手术直视下安置刺激电极时，需行椎板部分切除，多选用条状电极，可以将电极准确地放置在相应脊椎节段的硬脊膜外或硬脊膜下，并牢固地固定在硬脊膜上。

(4) 开始长期慢性脊髓电刺激治疗前，需要进行一段时间的试验治疗，若试验治疗无效或不能获得较好的镇痛效果，不宜再进行长期治疗，应该取出电极及相关装置，改用其他治疗方法。

十、鞘内靶控输注技术

【适应证】

最常见的适应证是癌性疼痛。患者口服或静脉应用麻醉性镇痛药效果欠佳，或出现无法耐受的不良反应，生存期至少大于 3 个月，排除椎管内转移，术前测试成功。对于非癌性疼痛，患者口服或静脉应用麻醉性镇痛药效果欠佳，或出现无法耐受的不良反应，进一步保守治疗或其他手术介入治疗无效，不存在药物依赖或成瘾，心理状态稳定，无置入禁忌证如脓毒血症、凝血障碍等，术前测试成功。

【操作方法】

(1) 测试：植入前，应进行鞘内筛选试验，以确定患者对药物的反应性。

(2) 泵准备：检查泵的起始状态，于15～20分钟内将泵预热到35℃～40℃并保持。保持泵清洁和排空/再填充过程与导管的鞘内植入同步进行。

(3) 患者侧卧，C臂定位穿刺间隙。常规消毒铺巾，进行蛛网膜下隙穿刺。在影像引导下，将导管沿头侧方向放置到理想位置。以穿刺针为基准纵行切一小口，暴露出棘上韧带，然后拔出导丝，退出穿刺针，将导管缝合固定在棘上韧带上。准备泵荷包口，多选下腹部，深度不超过2.5cm为宜。用皮下隧道器将导管沿皮下走行与泵连接。

(4) 开始治疗时，必须计算泵管和导管内的容量，从而确定需要从储存器输出到导管端头的药物填充数量。

【注意事项】

(1) 植入鞘内导管时，应选择旁正中入路，Tuohy针与皮肤呈45度穿刺进入蛛网膜下隙，以避免导管折断。

(2) 应在X线监测下植入导管，观察导管尖端的位置，避免导管缠绕。

(3) 保持导管通畅，在固定、连接时避免导管打折、缠绕；在连接导管和储液泵时，应明确导管内有脑脊液流出。

第三节　神经外科止痛手术

神经外科止痛手术治疗的对象是那些镇痛药物和神经阻滞等常规治疗效果不佳、严重影响工作和日常生活的慢性顽固性疼痛患者。止痛手术需由神经外科医师操作完成。麻醉疼痛医师需要掌握其适应证和禁忌证，了解手术的主要步骤和并发症，明白手术的疗效，便于和患者沟通。

【主要适应证】

(1) 累及范围较大的慢性疼痛。

(2) 预期生存期超过6个月的癌性疼痛。

(3) 中枢神经系统病变或功能障碍造成的中枢性疼痛，如脊髓损伤、脑血管病后的疼痛。

(4) 截肢痛和幻肢痛。

(5) 合并明显精神、性格和情绪改变的慢性疼痛，慢性疼痛患者会出现焦虑、抑郁、易激惹、恐惧不安等精神情绪症状，而这些症状又会加剧疼痛。

(6) 长期镇痛药物治疗出现严重药物不良反应或不能耐受镇痛药物治疗者。

(7) 其他严重影响患者生活质量的慢性疼痛。

【主要禁忌证】

(1) 一般状况较差，存在严重的呼吸、循环功能障碍，或有肝、肾、凝血功能衰竭而不能耐受手术者。

(2) 手术部位或其附近存在感染灶、血管畸形及其他性质难以明确的病变者。

(3) 疼痛的范围、性质和程度等经常变化不定者。

(4) 患者不愿接受者。

(5) 急性疼痛一般不首选外科手术治疗。

一、脊神经后根切断术

【适应证】

(1) 躯干、四肢的节段性疼痛或区域性疼痛。

(2) 周围神经切断后疼痛复发者。

(3) 部分内脏痛。

【操作方法】

(1) 手术一般在全麻下进行，因为处理神经根时会引起患者剧烈疼痛。

(2) 患者侧卧位，患侧在上，或者俯卧位。取后正中皮肤直切口，切口上下范围要超过预计脊椎节段椎板 1 或 2 个棘突。

(3) 依次切开皮肤、皮下组织，剥离两侧椎旁肌肉，暴露相应椎板和棘突。分块咬除棘突和椎板，注意保留两侧的关节突。

(4) 在手术显微镜下纵行切开硬脊膜，显露准备切断的脊神经后根，根据椎间孔的位置确定脊神经后根的节段。仔细分离与脊神经后根伴行的血管并加以保护，然后在脊神经后根靠近脊髓的部位将其切断。

(5) 仔细确实止血，严密缝合硬脊膜，逐层缝合肌肉、皮下组织和皮肤，必要时可留置硬脊膜外引流管或引流条。

【注意事项】

(1) 由于相邻脊髓节段的重叠支配，脊神经后根的切断范围应包括疼痛水平上下各 2 个神经根，一般需要切断相邻的 3 或 4 个脊神经后根才能产生一个带状的感觉缺失。

(2) 在施行脊神经后根切断术之前，应该先行诊断性的相应脊髓节段的椎旁阻滞，如果椎旁阻滞后疼痛能够明显缓解，则脊神经后根切断术的止痛效果较好。

(3) 手术应在显微镜下操作，注意清楚地分辨脊神经的前根和后根，避免损伤前根。

(4) 术中注意保护与脊神经后根一同进入脊髓的根动脉和根静脉，防止术后发生脊髓缺血性损害。

二、脊髓前外侧束切断术

【适应证】

适用于解除各种原因所致的躯体及内脏疼痛，一般上肢、上腹部和胸部的疼痛行颈 $_2$ 水平的脊髓前外侧束切断；腹部、会阴部、下肢的疼痛宜做胸 $_2$ 水平的脊髓前外侧束切断；疼痛位于中线或双侧者，可以切断两侧脊髓的前外侧束，但在高颈髓不宜行双侧切断，以免引起呼吸肌麻痹。

【操作方法】

(1) 手术可以在全麻下进行，也可以在局麻加静脉强化麻醉下进行，局麻手术有利于术中随时观察痛觉消失平面的变化和肢体的运动功能，避免损伤脊髓的皮质脊髓束。

(2) 患者一般取侧卧位或俯卧位，后正中直切口，切除颈 $_{2\sim3}$ 或胸 $_{1\sim2}$ 的棘突和椎板，纵行切开硬脊膜。

(3) 在脊髓的上下两个神经根之间找到齿状韧带，其基底部应位于脊神经前根和后根之间的中点。齿状韧带前方为脊髓前外侧束(脊髓丘脑侧束)，后方为锥体束。在齿状韧带前方，用锋利的尖刀片将脊髓切开至前根的内侧，切开深度一般不能超过 4.5mm，可以重复切割 2 或 3 次。

【注意事项】

(1) 术中可以用蚊式血管钳钳住齿状韧带，牵拉脊髓向后旋转 45°，使脊髓前外侧充分显露，以便于手术切断脊髓前外侧束。

(2) 行双侧脊髓前外侧束切断术时，两侧脊髓的切口不能在同一水平上，上下至少要相差 2cm，否则会影响脊髓的血供，导致严重并发症。最好分两次完成两侧的脊髓前外侧束切断，时间间隔 2 周以上。

(3) 双侧脊髓前外侧束切断术可能出现肢体轻瘫、大小便功能障碍、性功能障碍等并发症，尤其是两侧颈髓前外侧束切断术较容易造成呼吸肌麻痹，出现呼吸功能障碍，严重者可引起患者死亡。因此，双侧脊髓前外侧束切断术应较慎重。

三、脊髓前连接切开术

【适应证】

主要用于治疗躯体双侧、中线部位的疼痛或内脏痛，上肢疼痛可做颈 $_4$～胸 $_1$ 脊椎节段的脊髓前连接切开术；胸腔疼痛、胸背部疼痛一般行脊椎胸 $_{2\sim8}$ 节段的脊髓前连接切开术；腹腔疼痛、盆腔疼痛、下肢疼痛宜行胸 $_7$～腰 $_1$ 脊椎节段的脊髓前连接切开术。

【操作方法】

(1) 手术一般在全麻下进行，患者俯卧位或侧卧位。

(2) 做相应脊椎节段的椎板切除，沿正中线纵行切开硬脊膜。

(3) 根据脊髓背侧的后正中静脉或后正中沟的蛛网膜纵隔的位置，确定脊髓的中线。在手术显微镜下，用锋利的刀片沿中线先切开软脊膜，然后严格沿正中矢状面从后正中沟向腹侧将脊髓纵向切成两半。切口的腹侧到达脊髓前正中裂的底部，一般深度约 7～8mm 才能切开前连合。

【注意事项】

(1) 由于从脊髓后角发出的痛觉二级神经传导纤维在 3 个节段以上仍有交叉，脊髓前连接切开的范围应比疼痛对应脊髓节段高出 3 个节段以上。

(2) 切开脊髓前连接时，应注意不要切开脊髓前正中裂腹侧的软脊膜，以避免损伤软脊膜腹侧的脊髓前动脉。

(3) 脊髓切口中的出血最好用小棉片压迫止血，尽量避免电灼。

四、脊髓后根入髓区 (DREZ) 毁损术

【适应证】

(1) 臂丛神经撕脱伤后疼痛或腰丛神经撕脱伤后疼痛。

(2) 脊髓损伤或截瘫后的中枢性疼痛。

(3) 截肢后的残肢痛或幻肢痛。

(4) 带状疱疹后的神经痛。

(5) 头面部疼痛可以行脑干水平的三叉神经 DREZ 毁损术。

【操作方法】

(1) 手术在全麻下进行，患者俯卧位或侧卧位，患侧在上。

(2) 切除相应脊椎节段的棘突和椎板，纵行切开硬脊膜，显露脊髓。

(3) 将尖端裸露约 2mm 的射频电极沿后外侧沟插入 DREZ 制造毁损灶，深度约 2mm；然后向上或向下每间隔 2～3mm 再做另 1 个毁损灶，形成一系列的毁损灶，一般要延续到后根撕脱处上方和下方的第 1 个正常根丝处，或者根据疼痛对应的脊髓节段确定毁损的范围。

【注意事项】

(1) 术中要注意控制毁损灶的大小，毁损灶一般直径不宜超过 2mm，要尽量避免损伤脊髓后连合、皮质脊髓束等其他重要结构。

(2) 手术要注意保护脊髓血管，避免射频电极损伤脊髓表面的血管，这样可以显著减少并发症的发生。

五、脊髓后正中点状切开术

【适应证】

适用于治疗各种盆腔和腹腔脏器肿瘤引起的癌性内脏痛，以及慢性炎症、放射治疗、化学治疗等其他原因所致的顽固性内脏痛。盆腔痛的手术节段一般在脊椎胸 $_{7\sim8}$ 节段，下腹部痛选择胸 $_{4\sim5}$ 节段，上腹部痛则选择胸 $_{2\sim3}$ 节段。胸腔痛由于对应的脊髓节段在高颈髓，手术可能发生呼吸困难等严重并发症，一般不宜采用此术式。

【操作方法】

(1) 手术在全麻下进行，患者俯卧位。

(2) 咬除相应脊椎的棘突，椎板正中开窗约 2cm×3cm 大小，沿中线纵行切开硬脊膜。

(3) 在手术显微镜下用锋利的尖刀片在脊髓后正中沟的两侧分别各做 1 个宽约 2mm 深约 5mm 的点状切开，以切断脊髓后柱中上行的内脏痛觉传导纤维。

【注意事项】

(1) 手术时要注意保护脊髓后正中静脉，需先将其分离并向一侧牵拉后再行脊髓后正中切开。

(2) 脊髓切开的角度要与脊髓表面垂直，注意不要过多偏离中线或切开过深，以免损伤脊髓的其他重要结构。

六、丘脑感觉核团毁损术

【适应证】

适用于累及范围较大的躯体和头面部的各种慢性疼痛，躯干、四肢疼痛进行对侧丘脑腹后外侧核(VPL)的毁损，头面部疼痛则选择对侧丘脑腹后内侧核(VPM)。

【操作方法】

(1) 手术在局麻下进行，术前给患者安装立体定向头架，行 MRI 扫描，计算靶点坐标。

(2) 患者仰卧位，将立体定向头架牢固固定在手术床上，核对靶点坐标，校准定位仪。标记冠状缝前、中线旁开 3cm 的头皮常规消毒。经皮颅骨钻孔，穿刺。

(3) 导入微电极，进行神经电生理记录和监测，并给予适当电刺激，观察患者对侧肢体

或头面部的感觉或运动功能变化，进一步验证和确认靶点的位置。

⑷ 导入射频毁损电极，先行温度 50℃～55℃ 持续 20～30s 的试毁损，若无不良反应出现，再行温度 65℃～85℃ 持续 60～120s 的确切毁损。

⑸ 撤除电极和定位仪，缝合头皮。

【注意事项】

⑴ VPL 和 VPM 由外侧向内侧的体表对应关系为下肢、躯干、上肢和头面部，应根据不同部位的疼痛，确定毁损靶点的中心位置，这样既能提高疗效又能减少并发症的发生。

⑵ 注意根据毁损电极的不同直径和尖端裸露的不同长度，选择适当的毁损温度和时间，以控制毁损灶的大小。

⑶ 毁损 VPL 和 VPM 治疗各种疼痛的短期疗效显著，但容易出现感觉迟钝等并发症，长期随访复发率较高。目前，VPM 或 VPL 的毁损大多与脑内其他核团或结构的毁损联合应用，以增强止痛效果、减少并发症。

七、丘脑板内核群毁损术

【适应证】

适用于各种慢性顽固性疼痛，但对丘脑痛、幻肢痛和三叉神经痛效果不佳。

【操作方法】

⑴ 操作同前。

⑵ 将微电极导入靶点，进行神经微电极电生理记录和电刺激，电刺激中央中核（CM）和束旁核（PF）可引起对侧半身范围较为广泛的灼痛感，也可引起双侧的灼痛，据此可以进一步验证和确定靶点位置。

⑶ 导入射频毁损电极，65℃～85℃毁损 60～120s。

【注意事项】

⑴ 由于疼痛的非特异性投射纤维是双侧性的，一般需要做双侧的板内核群毁损；即使是单侧性的疼痛，双侧板内核群毁损的止痛效果也要优于单侧板内核群毁损。

⑵ 为了加强止痛效果、防止疼痛复发，一般不单独毁损 CM 或 PF，而是常常采取板内核群的联合毁损，如毁损中央旁核（PC）和中央外侧核（CL）等。

八、丘脑枕核毁损术

【适应证】

适用于治疗各种范围较弥散的顽固性疼痛和部分幻肢痛、精神性疼痛。

【操作方法】

同前。

【注意事项】

⑴ 毁损灶多选在丘脑枕核的前部，对于一侧性疼痛可毁损对侧丘脑枕核，对于双侧性疼痛或中线部位的疼痛可毁损双侧丘脑枕核。

⑵ 丘脑枕核内的毁损灶要足够大，毁损灶直径一般以 6～12mm 为宜。

九、中脑传导束毁损术

【适应证】

适用于偏侧性范围较广的躯干或头面部各种顽固性疼痛，躯干疼痛毁损对侧中脑脊髓丘脑束，头面部疼痛毁损对侧中脑三叉丘系。

【操作方法】

(1) 操作同前。

(2) 将微电极导入靶点进行术中电刺激，当刺激脊髓丘脑束时，会出现对侧躯体的疼痛、麻木、电灼或发凉等感觉；当刺激三叉丘系时，则会出现对侧头面部的异常感觉，根据电刺激的结果来确定最终的毁损靶点位置。

(3) 置换直径＜1.1mm、尖端裸露 2mm 以内的射频毁损电极，70℃～75℃毁损 40～60s。

【注意事项】

(1) 中脑脊髓丘脑束和三叉丘系的毁损靶点位置争议较大，这主要与中脑毁损的具体层面的不同有关。

(2) 术中要注意保持患者神志清楚并能很好地与医生交流和配合，在预计靶点附近反复进行电刺激，观察电刺激时患者对侧躯干或头面部感觉的变化情况以及患者的眼球活动情况，据此来确定毁损的靶点位置，避免损伤动眼神经核等中脑的其他结构。

(3) 毁损时要注意控制毁损的温度和时间，使毁损灶的直径不超过 3mm，以避免或减少对中脑其他结构的损伤。

十、双侧扣带回前部毁损术

【适应证】

适用于治疗各种伴有焦虑、抑郁、恐惧、强迫观念或行为等明显精神、情感异常的顽固性疼痛。

【操作方法】

操作同前。

【注意事项】

(1) 由于两侧扣带回的纤维有直接的交叉和联系，应该同时进行双侧扣带回前部的毁损，才能获得较好的止痛效果。

(2) 射频毁损电极宜选用直径 1.6mm 或较粗的电极，毁损时分别在扣带回的中心靶点和该靶点的上方和下方做一系列的毁损灶，使毁损的范围能够达到 10～15mm 长、4～6mm 宽，以完全切开扣带回。

十一、三叉神经根微血管减压术

【适应证】

1. 药物治疗效果不满意，以及患者不愿意或不耐受长期药物治疗的三叉神经痛。

2. 经神经阻滞、周围支切断、半月节射频毁损等各种治疗无效或疼痛短期缓解后又复发的三叉神经痛。

3. 存在三叉神经第 1 支痛且药物疗效不满意者，治疗手段应首选三叉神经根微血管减压术。

【操作方法】

(1) 手术一般在全麻下进行，患者侧卧位，患侧在上。

(2) 取乳突后皮肤横切口，长约 5cm，依次切开皮肤、皮下组织、肌肉和骨膜，暴露局部颅骨。颅骨钻孔后用咬骨钳扩大骨窗，大小约 3cm × 3cm，骨窗的前外侧角要到达横窦和乙状窦的转折处。

(3) 切开硬脑膜，基底部翻向横窦和乙状窦。缓慢放出脑脊液，待小脑组织张力减低后，用脑压板将小脑半球轻轻向内侧牵拉，逐渐向桥脑小脑角深部探查。

(4) 分离桥脑小脑角附近的蛛网膜，清楚暴露三叉神经根部和周围的血管，辨别“责任血管”。用 Teflon 棉团将“责任血管”垫起，使其不再接触三叉神经根部，充分减压。

(5) 术野仔细止血，严密缝合硬脑膜，逐层缝合肌肉、皮下组织和皮肤。

【注意事项】

(1) 术中处理岩静脉时要慎重，双极电凝的电流要从小到大逐渐变化，直至将岩静脉完全电灼闭塞后再切断，避免电凝时电流过大将岩静脉灼爆造成大出血。

(2) Teflon 棉团一般垫在血管的近脑干侧，使血管离开三叉神经根，尽量减少 Teflon 棉团与三叉神经根的接触，并要注意 Teflon 棉团的放置务必牢靠，防止滑脱移位。

(3) 术中要注意仔细探查三叉神经根的背侧和腹侧，明确是否有多根血管压迫，如果存在多根“责任血管”，均要进行减压，避免遗漏。

(4) 如果术中未发现三叉神经根有明确的血管压迫，或者虽有血管压迫，但无法进行满意减压时，可行三叉神经感觉根的后外侧 3/4 切断。对于三叉神经根微血管减压术后疼痛仍缓解不满意或复发者，也可以再次行三叉神经感觉根的部分切断。

十二、周围神经电刺激镇痛术

【适应证】

(1) 局限于一个或相邻几个神经分布区的顽固性疼痛，如坐骨神经痛、三叉神经痛、局限性带状疱疹后神经痛等。

(2) 疼痛部位的皮肤有丰富的感觉神经分布。

【操作方法】

(1) 手术在局麻下进行，用经皮穿刺或手术直视下的方法将刺激电极放置在预定刺激的周围神经的表面，并给予电刺激验证电极放置的位置和神经相符合。

(2) 若采用一期植入，将刺激脉冲发生器埋植在电极附近的皮下组织内，将导线通过皮下隧道与电极相连。检查导线连接稳妥后，缝合切口。若采用二期植入，仅将电极导线包埋在穿刺旁边的皮下组织内，导线头留置体外与临时脉冲发生器连接，测试成功后再择期植入脉冲发生器。

(3) 根据患者疼痛的变化，调整脉冲发生器的刺激参数，以达到最佳的镇痛效果。以此参数进行长期电刺激治疗。

【注意事项】

(1) 在施行周围神经长期电刺激术之前，最好对准备刺激的神经进行预刺激，观察电刺激时该神经分布区域的感觉变化，如果有明确的镇痛效果，再将发生器植入行慢性电刺激术。

⑵ 周围神经电刺激的部位并不仅限于疼痛区域的近侧，有时电刺激疼痛区域远侧的周围神经也能获得较好的镇痛效果。

十三、脑深部电刺激镇痛术

【适应证】

适用于各种范围较大的顽固性伤害感受性疼痛和神经性疼痛。伤害感受性疼痛一般选择刺激第三脑室后下部脑室旁灰质（PVG）或导水管周围灰质（PAG）；躯干和肢体神经性疼痛常选择刺激对侧的丘脑腹后外侧核（VPL）；头面部神经疼痛则选择对侧丘脑腹后内侧核（VPM）。

【操作方法】

⑴ 术前给患者安装立体定向头架，MRI 扫描，计算刺激电极植入的靶点坐标。

⑵ 在局麻下常规额部头皮直切口，颅骨钻孔，切开硬脑膜，将电极植入预定靶点位置。连接刺激发生器，进行实验性电刺激，调整电极的位置直至电刺激能够产生满意的镇痛效果，牢靠地固定电极。

⑶ 将刺激脉冲发生器埋藏在耳后的头皮下或锁骨下的皮下组织内，导线经皮下隧道与刺激电极稳妥连接。

⑷ 使用专用的体外刺激程序控制器，调整并确定脉冲发生器的最佳刺激参数，进行长期电刺激治疗。

【注意事项】

⑴ VPL 或 VPM 刺激一般选择在疼痛的对侧，PAG 或 PVG 刺激可选择疼痛的对侧或双侧，为避免在主侧大脑半球手术，也可以选择在疼痛的同侧。

⑵ 刺激电极的固定一定要牢固和稳妥，避免电极移位造成刺激位置变化或损伤脑深部的重要结构。

十四、椎间盘切除术

【适应证】

⑴ 经保守治疗无效的椎间盘突出。

⑵ 椎间盘脱出，压迫脊髓者，需急诊手术。

⑶ 严重椎管狭窄。

【手术方式】

⑴ 椎间盘旋切术。

⑵ 椎间盘镜手术。

⑶ 前入路颈椎间盘切除术。

⑷ 椎板切开椎间盘切除术

【注意事项】

⑴ 根据患者的影像、临床表现、医疗条件和医师的熟练程度等选择合适的手术方式。

⑵ 手术后需要药物镇痛 1～2 周。

第四十五章　疼痛的其他治疗方法

第一节　银质针疗法

【适应证】

(1) 由颈椎管或腰椎管外软组织损害所致的慢性痛症：颈肩臂痛、腰臀腿痛、头部与面部痛、肩周炎、膝关节痛和跟底痛。

(2) 与软组织损害相关的血管神经受累的临床综合征：①半身麻木、发凉、多汗或上下肢发凉麻木；②头晕、眩晕症、耳鸣、视物模糊；③猝倒、头部发木、眼胀、张口困难。

(3) 与软组织损害相关的脏器功能障碍的征象：①痛经、阳痿、生殖器痛；②胸闷、气短、失眠、心悸；③腹胀、腹痛、便秘；④尿频、尿急、排尿无力。

【禁忌证】

(1) 严重的心脑血管病、肾功能衰竭者。

(2) 月经期、妊娠或贫血衰弱者。

(3) 血小板减少等血液疾病或有出血倾向者。

【操作步骤】

(1) 针刺治疗需要采取相应舒适的体位，如头颈背部采用坐位，并取颈部前屈位。腰部或臀部则采取俯卧、侧卧体位。股内侧部或膝踝关节部取仰卧位，以利于操作而且可以避免晕针的发生。

(2) 依据病情的需要确定针刺部位与范围。在软组织痛的特定病变组织中选取压痛点，一般压痛点之间的针距为 1.0～2.0cm。

(3) 在无菌操作下于每个进针点各做 0.5%利多卡因皮内注射形成直径约 5mm 的皮丘，使进针时艾球燃烧时不会产生皮肤的刺痛与灼痛。

(4) 选择高压消毒的长度合适的银质针分别刺入皮丘，对准深层病变区域方向作直刺或斜刺。经皮下肌肉或筋膜直达骨膜附着处(压痛点)，引出较强烈的酸沉胀麻针感为止。通常软组织病变严重，其针感愈强，往往合并有痛觉。每一枚针刺入到位后，不必提插捻针。

(5) 进针完毕后，在每一枚银质针的圆球形针尾上装一直径约 1.5cm 的艾球，点燃后徐徐燃烧。此刻患者自觉治疗部位深层软组织出现舒适的温热感。由于皮丘的麻醉作用，针体的发热作用不会使皮肤产生灼痛。

(6) 艾火熄灭后针体的余热仍有治疗作用，须待冷却后方可起针。逐一起针后在每个针眼处涂 2%碘酊。让其暴露(夏秋)或纱布覆盖(冬春)，3d 内不与水接触，以避免进针点感染。

【注意事项】

(1) 在同一个病变区域通常仅做一次针刺治疗，多个病变区域的治疗，间隔时间以 2～3 周为宜。

(2) 对颈椎和胸椎病变伸肌群，尤其是肩胛骨脊柱缘附着的软组织针刺要特别谨慎，切勿刺伤胸膜或脊髓神经。颈椎、胸椎的其他部位及锁骨上窝软组织病变区域禁忌银质针治疗。

(3) 若艾球燃烧加热至高峰时，因针体选择欠长会使针眼周围皮肤产生灼痛难忍，此时可用备好的装满凉水的 20ml 注射器将水从针头喷出直至高热的针柄，瞬间即可降温而消除灼痛。但切勿使用乙醇代替凉水，以免引燃乙醇发生烫伤。

(4) 一般针刺 2 天局部有不适感，少数可有体温偏高，这是针后反应，不必处理，会自行缓解。

第二节　物理方法治疗疼痛

一、低、中频脉冲电疗法

用频率 1000Hz 以下的脉冲电流治疗疾病的方法称为低频电疗法。脉冲频率在 1001～100000Hz 之间的电疗法，称为中频电疗法。

脉冲电由上升时间、持续时间、下降时间和间歇时间所组成。常用波形有方波、正弦波、锯齿波、三角波、梯形波和指数曲线波等，脉冲还分为单向、双向、连续和调制等。

【适应证】

(1) 急性疼痛：腰部扭伤、关节韧带损伤、关节置换术后。

(2) 慢性疼痛：颈臂痛、腰腿痛、肩周炎、关节挛缩。

(3) 周围神经损伤、脑卒中后遗症、废用性肌萎缩。

【禁忌证】

急性皮肤炎症、出血倾向、严重心脏病安装起搏器者。

【治疗方法】

1. 电极

有铅板、铜片和导电硅橡胶电极，衬垫不必很厚，用一绒布即可。

2. 电极的放置

采用并置法或对置法。

3. 电流强度

一般以患者能耐受为准。

4. 治疗时间和频次

一般每次 20～30min，每日 1 次，10 次为一疗程。

【注意事项】

(1) 治疗前要告诉患者该电流的感觉，消除顾虑，求得患者配合。

(2) 治疗前询问或检查治疗部位皮肤有无感觉减退、大瘢痕或破损。

(3) 治疗时应除去治疗部位的金属物品如手表、发夹、首饰等。

二、间动电疗法

间动电疗法是将 50Hz 交流电经整流后叠加在直流电上构成的一种脉冲电流，用这种电流来治疗疾病的方法称为间动电疗法。常用间升波、疏密波、疏波密波治疗疼痛。

【适应证】

枕大神经痛、三叉神经痛、耳大神经痛、神经根炎、坐骨神经痛、交感神经综合征、挫伤、扭伤、骨折后遗症、网球肘、肩周炎、退行性骨关节病、肱二头肌腱鞘炎、颞颌关节功能紊乱、动脉内膜炎。

【禁忌证】

急性化脓性炎症、急性湿疹、出血倾向、严重心脏病、安装心脏起搏器者，对直流电过敏者。

【治疗方法】

1. 痛点治疗

以直径 2～3cm 小圆电极置痛点与阴极连接，阳极置痛点附近或对置。

2. 沿血管或神经干治疗

阴极置患部，阳极置血管或神经干走行方向，电极大小依情况而定。

3. 交感神经节与神经根治疗

小圆电极或小片电极置于神经干或神经根投影区与阴极相连，稍大电极置相应部位与阳极相连。

4. 离子导入

用片状电极，方法同直流电药物导入法。它比直流电离子导入的深度较深。

5. 肌肉刺激

用小或大圆电极，分别放于肌肉的起点和止点处或肌腹两侧。

【注意事项】

同“低、中频脉冲电疗法”。

三、经皮神经电刺激疗法

经皮神经电刺激疗法(TENS)是指将电极置于体表，电刺激止痛的方法。

【适应证】

1. 急性疼痛

(1) 手术后切口痛：各种胸、腹部手术、关节手术。

(2) 骨科疼痛：急性踝关节扭伤、肩周炎、急性腰扭伤、运动创伤等。

(3) 妇产科疼痛：分娩疼痛、痛经。

(4) 颌面部疼痛：主要是急性牙痛。

(5) 内脏疼痛：胆绞痛、心绞痛。

2. 慢性疼痛

(1) 腰背痛。

(2) 关节炎。

(3) 神经源性疼痛：疱疹后神经痛、幻肢痛、周围神经变性、格林巴利综合征、三叉神经痛。

(4) 头痛：偏头痛和紧张性头痛。

【禁忌证】

急性化脓性炎症、急性湿疹、出血倾向、严重心脏病、安装心脏起搏器者，对直流电过敏者。

【治疗方法】

1. 电极的放置

一般置于痛区、运动点、扳机点、穴位、病灶同节段的脊柱旁，沿着周围神经走向。

2. 参数的选择

常用 2Hz 和 100Hz 交替，强度以患者能够耐受为准。约为 6～12mA。

【注意事项】

同“低、中频脉冲电疗法”。

四、干扰电疗法

将两组或三组不同频率的中频电流交叉地输入人体，在体内发生干扰后产生低频电流，这种电流称作干扰电流。应用干扰电流治疗疾病的方法称为干扰电疗法。

临床上常用 90～100Hz 或 0～100Hz 扫频及 100Hz 固频来治疗疼痛。

【适应证】

1. 软组织损伤

干扰电疗对软组织扭挫伤、挤压伤、慢性劳损、肌纤维织炎、腱鞘炎等，有较好的止痛、消肿、加速损伤修复的作用。

2. 骨关节疾病

用干扰电流治疗关节扭伤、肩周炎、退行性骨关节病、滑囊炎、骨膜钙化等关节疾病，可以达到止痛、消肿、恢复关节活动度的效果。

3. 神经系统疾病

神经炎、神经痛、坐骨神经痛、三叉神经痛、枕神经痛、带状疱疹等。

4. 骨折

对骨折延迟愈合的患者在不撤除外固定和金属内固定的情况下进行干扰电疗，可加速骨折的愈合。国外常用干扰电流治疗骨折后骨不连、假性关节病、骨折后骨萎缩等。

【禁忌证】

出血倾向、恶性肿瘤、活动性结核、植入心脏起搏器者。

【治疗方法】

1. 由理疗科专业人员操作完成。

2. 治疗时间和疗程

治疗中可选用 1 或 2 种或更多的差频，每种差频作用 5～10min，总治疗时间 20～30min。每日或隔日治疗 1 次，一般 6～12 次为一疗程，慢性病可多至 20 次。

【注意事项】

注意皮肤刺激反应和皮肤烧灼。

五、调制中频电疗法

分以下三种：

1. 正弦调制中频电疗法

正弦调制中频电疗法是调制中频电疗法中的一种。正弦调制中频电疗法有较好的镇痛作用，尤其以即时止痛效果较为突出。由专人操作仪器完成。

2. 脉冲调制中频电疗法

脉冲调制中频电疗法是一种较新的调制中频电疗法，是在正弦调制中频电疗法的基础上发展起来的。脉冲调制中频电疗仪的载波中频频率在 1～10kHz 之间可调。

3. 双调制中频电疗法

双调制中频电疗法也称为双动态调制中频电疗法，传统的调制中频电疗法属于“单动态”调制，即只有低频调制波的变化，中频载波是不变的。双调制中频电疗法则是一种新型的低频调制中频电疗法，载波频率和调制波同时产生周期性变化，故称为“双动态调制”。

【适应证】

1. 骨关节疾病

肩周炎、颈椎病、肱骨外上髁炎、骨性关节炎、风湿性和类风湿关节炎、强直性脊柱炎。

2. 软组织疾病

急性扭挫伤、肌纤维织炎、腱鞘炎、滑囊炎、注射后硬结、血肿机化、淋巴回流障碍。

3. 神经系统疾病

神经炎、神经根炎、周围神经损伤、坐骨神经痛、股外侧皮神经炎、中枢性瘫痪。

4. 消化系统疾病

胃十二指肠溃疡、不完全性肠梗阻、慢性胆囊炎、术后肠麻痹、习惯性便秘。

5. 泌尿系统疾病

尿路结石、前列腺炎、尿失禁。

6. 妇产科疾病

盆腔炎、附件炎、宫缩无力。

【禁忌证】

同“干扰电治疗”。

六、超短波电疗

超短波电疗机，输出的高频电磁波为等幅正弦波，常用波长有 6nm、7.37nm 两种。

【适应证】

1. 炎症性疾病

疖、痈、脓肿、蜂窝织炎、淋巴腺炎、乳腺炎、阑尾炎、阑尾周围脓肿、切口感染、痔疮合并感染、皮脂腺囊肿合并感染、骨髓炎、神经炎、神经根炎、睑板腺炎、鼻窦炎、中耳炎等。

2. 血管和某些自主神经功能紊乱疾病

深静脉炎、血栓性静脉炎、闭塞性脉管炎、手血管痉挛综合征等。

3. 呼吸系统疾病

咽喉炎、气管炎、支气管炎、支气管哮喘、肺炎、肺脓肿、胸膜炎、气胸等。

4. 运动系统疾病

肌纤维织炎、肌肉劳损、软组织扭挫伤、肩周炎、良性关节痛、风湿性关节炎、类风湿关节炎、关节滑膜炎、关节积血、关节积液、退行性骨关节病、骨折等。

5. 其他

冻伤、血肿、术后切口反应、溃疡、窦道、神经痛、高血压病(早期)。

【禁忌证】

出血或出血性疾病、心血管功能代偿不全、活动性结核、恶性肿瘤、植入心脏起搏器患者。

【治疗方法】

由专人操作仪器完成。每日 1～2 次或隔日一次，5～15 次为一疗程。

七、磁疗

利用磁场的物理性能作用于人体来治疗疾病的方法叫磁疗法，简称磁疗。

【适应证】

1. 内科疾病

风湿性关节炎、类风湿关节炎、坐骨神经痛、纤维织炎、三叉神经痛、面神经麻痹、神经衰弱、腮腺炎、支气管炎、支气管哮喘、胃炎、胃及十二指肠溃疡、冠状动脉粥样硬化性心脏病等。

2. 外科疾病

急性扭挫伤、术后伤口疼痛、肌注后硬结、残肢痛肿、静脉炎、血栓闭塞性脉管炎、甲状腺瘤、前列腺炎、甲沟炎、腱鞘囊肿、肱骨外上髁炎、肩周炎、肥大性脊椎炎、颈椎病、外伤后遗症、骨折、落枕、泌尿系结石、肛周疾病、乳腺炎、乳腺增生症等。

3. 妇科疾病

月经不调、痛经、盆腔炎等。

4. 小儿科疾病

小儿单纯性腹泻、小儿气管炎、小儿哮喘、先天性肌性斜颈、小儿遗尿、小儿血管瘤、肠蛔虫病、小儿肺炎等。

5. 皮肤科疾病

皮肤溃疡、带状疱疹、湿疹、荨麻疹、神经性皮炎、冻伤等。

【禁忌证】

磁疗法目前尚未发现有绝对禁忌证，但严重的心、肺、肝及血液疾病，癌症，体质极度衰弱者等可不用或慎用。

【治疗方法】

1. 种类

主要有静磁场法(直接贴敷法，间接贴敷法，直流恒定磁场法)，动磁场法(旋转磁疗法，电磁按摩法，电磁法)等方法。

2. 磁场强度

场强一般分为低、中、高。低的场强在 50mT 以下，中场强在 50～150mT，高场强在 150mT 以上。应用场强大小应视病情而定，一般可依据下列几点：

(1) 患者情况：年老体弱、久病、危病、儿童、磁敏感者及白细胞、血压低者宜用小剂量，而年轻体壮者可用中、高剂量。

(2) 病变性质：急性疾病开始时可用小或中场强，慢性疾病开始即可用中或高场强。风湿、类风湿关节炎、坐骨神经痛等剂量可大些。高血压、神经衰弱、失眠等，剂量宜小。

(3) 治疗部位：头颈胸宜用小剂量，背部、腰腹部及四肢用中等剂量，对于肌肉丰满的部位如臀部及大腿，可以用高剂量。

3. 磁疗时间

一般每次 20～30min，每日或隔日 1 次。磁片贴敷可连续进行，根据病情定期复查，对于某些慢性病，在无不良反应的情况下，疗程可延长至 2～3 个月。

【注意事项】

1. 不同疾病选择不同的磁片

磁片要消毒，以免发生感染；保管时注意防氧化、防震动、防高温。

2. 注意磁疗的不良反应

磁疗后出现兴奋、恶心、胃部不适等症状。个别患者有白细胞减少，还有的患者在局部出现疼痛、刺痒、灼热或水疱等。

3. 使用电磁治疗时，应根据治疗部位外形，选用合适的磁头，使磁头开放面与治疗部位密切接触，使磁力线能更多地通过患区组织。

第三节　疼痛的心理治疗

【适应证】

(1) 反复因头痛、颈部、背部、腰部和四肢疼痛在综合医院有关科室就诊，临床查体和实验室检查结果未提示器质性病变者。

(2) 因焦虑、恐怖、疑病、抑郁等精神因素所致的慢性疼痛。

(3) 各种原因引起的慢性全身疼痛。

(4) 紧张型头痛。

(5) 偏头痛。

【禁忌证】

(1) 精神分裂症发作期。

(2) 严重智力缺陷，检查不配合者。

(3) 不愿接受心理治疗的患者。

【患者评估】

(1) 确定疼痛对躯体障碍影响的程度和范围。

(2) 明确心理异常的类型和程度，可应用抑郁量表、焦虑量表及情感与疼痛多元量表进行检测，以明确心理因素与疼痛的关系。

(3) 建立行为目标，包括活动水平、医疗保健系统应用、药物应用和治疗反应。

(4) 提供关于患者对药物治疗及以往治疗的感觉和对目前治疗的期望。

(5) 了解患者的职业史和工作情况。

(6) 了解其他人在维持和加剧患者异常行为中的重要作用，以便有针对性治疗。

(7) 通过患者及其有关者认识疼痛的可变性，心理、行为、社会因素影响疼痛的性质和程度，开始改变患者的疼痛评价。

【常用方法】

(一) 暗示疗法

是患者不经过逻辑判断，自觉地接受医生灌输给他的观念而取得治疗效果的一种方法。

暗示疗法的关键在于使患者相信医生，医生具有权威性，相信医生正采取措施能减轻自己的痛苦，自己的疼痛能够减轻或解除。

1. 言语暗示

言语对痛觉既有增强、延长的作用，也有抑制、减弱或消除的作用。适当的言语暗示能显著提高痛阈，降低疼痛感。

2. 安慰剂药物暗示

30%的疼痛患者可以用蒸馏水代替普鲁卡因，75%慢性疼痛患者可以用生理盐水暗示为哌替啶，起到镇痛效果；癌症患者疼痛时用安慰剂止痛，止痛作用持续 4 小时以上者高达77%。

3. 采用有助于镇静患者情绪的暗示措施

医护人员对疼痛患者要给予同情，应表现出对他的痛苦理解，耐心倾听患者对其疼痛的诉说，一切医疗护理行为应沉着、娴熟、准确，让患者感到医生护士已经理解自己疼痛的部位、性质、强度，他们正采取措施减轻自己的痛苦。此外，要为患者创造一个安静、清洁有序的环境，经常让患者听音乐，看小说、画报，下棋，散步，分散对疼痛的注意力，改善情绪，提高患者的痛阈。

4. 自我暗示法

偏头痛患者感到头痛即将发作时，立即将双手呈半握拳状（保持其他姿势也可以），并设想自己的双手确实在逐渐变热、额肌逐渐变凉。进行这项治疗方法时，注意力一定要集中于“额凉手热”这一自我暗示上。

5. 其他

利用催眠下的暗示疗法缓解患者的疼痛（见催眠疗法）。

（二）生物反馈疗法

生物反馈疗法是利用现代电子仪器，使通常人们不能察觉的内脏生理功能（如血压、呼吸、心率、生物电活动等），给予处理转换成个体能觉察到的信号显示出来，以帮助个体自我控制和调节这些活动，从而达到治疗的目的。

生物反馈治疗是松弛疗法与生物反馈技术相结合的产物，通过各种松弛训练程序，反复训练，逐步达到全身放松的目的。

1. 慢性疼痛的生物反馈疗法

(1) 在治疗前，向患者说明所患疼痛与心理社会应激因素的关系，并介绍生物反馈的原理及注意事项，说明治疗的可靠性及安全性，增强患者治疗疼痛的信心，并强调治疗成败的决定因素在于患者的配合程度，只要患者循序渐进、持之以恒，将会取得满意疗效。

(2) 训练前，应排除各方面的干扰因素，一般在进餐后 30min 进行训练，训练前不应饮用茶、咖啡、酒精等刺激性饮料。

(3) 治疗室内要安静，光线柔和，温度应在 26℃ 左右，患者坐在有扶手的靠椅上，双腿放松，感觉舒适，或躺在与平面呈 45° 角的床上，解松领扣、腰带，换上拖鞋或便鞋，保持头脑清静，微闭双目，呼吸均匀、缓慢、自然。

(4) 每次治疗前 5 分钟，均应测查并记录极限数据，测查时输出反馈信息，只记录平均值，作为本次基线值。

(5) 测定基线值后，给患者增加精神负荷，同时观察肌电、皮电、指端皮温、脉搏、血压等指标变化，找出反应敏感指标，找出并确定下一步的训练目标。对前后变化不显著的指标，不宜作为训练指标。

(6) 实施全身肌肉放松程序。一般依次为头部、颈部、肩部、上肢、下肢、躯干。开始进行收缩与放松交替练习，之后做全身肌肉放松练习。

(7) 呼吸要求自然、缓慢、均匀。训练时尽可能保持头脑清静，排除杂念，使自己处于旁观者的地位，观察头脑中自发涌现什么思想及情绪变化，这叫被动集中注意；或自己反复默念："我的腹部、腰部感到很沉重，很温暖……，"以达到自我暗示的作用；也可以想象自己躺在温馨、微风轻拂、柔和阳光的海滩或乡村草地上，天是蓝的，水是绿的，一切都是透明的，自己置身于大自然的怀抱，接受自然的洗礼，有与自然融合在一起的感觉。入静好时可达到思维停止，万念俱寂。但训练时应注意避免完全入睡。

(8) 治疗者应注意调节反馈信号。调节阳性强化阈值，使患者获得自控生物性指标的阳性信号占 70%，阴性信号占 30%左右；当阳性信号达 90%以上，即可提高阈值要求标准，当阳性信号占 50%左右时，就降低阈值要求标准，使训练循序渐进，稳步进行。每次治疗结束，让患者做几次肢体屈伸运动，让患者轻松愉快地离开治疗室。

(9) 在反馈训练结束后，要求回家后(住院患者在医院)自行练习，一般在中午、晚上睡觉前或清晨时自行练习，每次 10～30min，每日 1 或 2 次。

(10) 反馈仪治疗疗程。每周 2 次，5 周为一疗程，10 次左右。其他时间要求患者在家练习，一般要求坚持训练 4～6 个月。

(11) 在治疗中，应密切观察患者的各种反应，并详细记录，必要时填写症状自评量表，以判定疗效。

2. 皮温反馈训练治疗偏头痛

(1) 皮温反馈仪置于利手示指，简单说明生物反馈原理及温度变化与反馈信号关系。测定基础值。

(2) 进行 15～20min 反馈练习。手温升高时给予及时鼓励，并要患者体验升温时的舒适感，头痛强度降低的等级。

(3) 训练结束后头痛强度自我评定。

(4) 布置家庭作业，每天 2 次，每次 15min 不用仪器的手指升温练习。

(5) 疗程同上。

3. 颞动脉搏动反馈技术治疗偏头痛

(1) 头痛部位同侧颞动脉处放置反射式光电体积描记器，反馈信号为血容量读数显示，或医师的读数报告；

(2) 如用专用血容量反馈仪，则由仪器提供听觉信号，例如报警声的强、弱、消失。警报声强表示血容量大大超过预置的阈限；减弱，表示正在减少；消失，表示已达到预置阈限以下。可以确定新的阈限，让患者设法继续使声音减弱和消失。

(3) 为了提高控制颞动脉血容量的能力，训练中期可让患者进行双向练习，即设法使血容量增加，然后立即降低。患者如能迅速降低血容量，则表明已具备应付偏头痛的能力。

(4) 门诊训练每周 3 次，每次 20～30min，一般经过 2～4 周训练，结合每日 2 次不用仪器的家庭放松训练，偏头痛症状可以消除。

4. 注意事项

(1) 治疗的目的是让患者躯体和精神放松，缓解疼痛症状。

(2) 治疗时要求患者的心理状态对过去淡然置之，对未来不忧心忡忡，对目前顺其自然，使机体处于无意识的自由飘荡状态。

(3) 事先告示患者在松弛状态下可能出现一过性的躯体感觉，如沉重感、温暖感、飘荡感等，以免引起患者的担心和不安。

(4) 如果通过多次训练，生物反馈指标无明显变化，应与患者一起寻找原因，必要时选择其他生物反馈指标。有的患者通过治疗，生物反馈指标虽有明显变化，自我调节也好，但临床症状无明显改善，则考虑选用其他疗法进行治疗。

(5) 对紧张型头痛和偏头痛患者采用反馈训练前必须排除器质性病变，如肿瘤等。

(6) 对头痛治疗的训练结果：①患者学会改变生理反应，头痛消失；②学会改变生理反应，头痛不消失；③没有学会生理反应，头痛消失；④没有学会生理反应，头痛不消失。第 1 种最理想，不需要附加治疗。第 3 种可能是安慰剂效应，头痛的缓解是暂时的，应进行长期训练，同时逐渐拉大两次训练之间的间隔时间。第 2 种可能是患者有意无意地害怕深度松弛，以熟悉的高唤醒状态抵制临时出现的松弛状态。实际出现过头痛解除的片刻而感觉不到。第 2、第 4 种患者应先进行心理或行为治疗，解决认识问题。

(7) 生物反馈训练早期阶段思想杂念繁多，告诉患者不必禁止这些思想的出现，采取随它去的态度，杂念自会消失。

(8) 对头痛反馈训练中患者应采取被动注意态度，不要因作过分的主观努力而引起焦虑。对于训练无进展的患者可以试用以下辅助方法：①视觉想象，想象手浸在热水中，烤着火，血在涌向手指；②腹式深呼吸，冥想血正随着呼气流向手和脚；③双臂转圈，使血液离心，集中于手；④增加室温；⑤对于接受肌电反馈训练者，可以轻抬其手腕，帮其慢慢摇动，松弛其手臂。

（三）支持性心理治疗

支持性心理治疗又称支持疗法，其主要特点是运用治疗者与患者之间的良好关系，积极发挥治疗者的权威和知识来支持患者，采用消除疑虑、说服劝慰、启发建议、激励鼓舞及消除应激因素等方式，目的在于发挥患者内在的潜力，使其面对现实，协助患者渡过难关，避免精神崩溃。

1. 详细倾听

治疗者应热情接待患者，对他们的疼痛给予高度重视和同情，认真倾听患者的叙述，详细了解病史，使患者感到治疗者在认真关注他们的痛苦，以消除疑虑，产生信赖。同时患者尽情地倾诉，也能起到疏泄郁闷情绪的作用，使其一吐为快，心情放松。

2. 认真解释

根据患者疾病及心理因素的特点，向其提出切合实际的、真诚的解释和劝告，以协助患者端正对疼痛的看法，调整和改善心理行为问题。慢性功能性疼痛患者常有好胜、敏感、嫉妒、固执、孤僻、怕羞、死板及强迫倾向等性格特点。起病时又常由社会心理因素的影响，如生活受挫、意外打击、家庭纠纷、夫妻不和等。有些患者怀疑自己患了器质性疾病，怕别人不理解他的痛苦，担心自己的病治不好。

(1) 必须诚恳、耐心地指出患者性格上的弱点，帮助他们正确处理矛盾，讲清疾病的性质和机制，说明心理机制在疾病发生上的作用。

(2) 通过治疗性语言，对患者进行解释、启发、疏导，使患者消除焦虑，松弛紧张情绪。

(3) 对功能性慢性疼痛患者，要消除患者对癌症或精神失常的恐惧。对其做出肯定的答复，此种疼痛不是癌症，也不会导致精神失常，使患者的恐惧和焦虑情绪得以缓解。

(4) 向患者解释此种慢性疼痛之所以迁延，是由于疼痛、失眠、抑郁或焦虑恶性循环所致。要中断这种恶性循环，必须消除焦虑、抑郁，主动去控制情绪使其缓和。这样有利于安眠，使疼痛减轻。

(5) 在解释无效时，需要做一些特殊检查，以消除其疑虑。让患者认识疾病的性质是功能性的，可出示检查、会诊结果，引导患者认识功能性慢性疼痛实质是一种心理问题的躯体化表现，并指出本病是可以治愈的。

3. 适当保证

一些慢性疼痛患者存在明显的紧张、焦虑、恐惧、抑郁等负性情绪，为消除患者的疑虑与错误观念，给患者以适当心理上的支持，适当的保证是十分有益的。但提出的保证要有足够的依据，使患者深信不疑，这种信任感是取得疗效的前提。适当的保证能使患者对自身疼痛的治疗抱有足够的信心，避免悲观失望，加重病情。

4. 合理建议

指导与建议是支持性心理治疗的重要手段之一，与求治者一起分析，寻求应付和处理疼痛的恰当方法。如建议患者：

(1) 经常保持镇静和乐观情绪，尽量放松头颈部肌肉，且以新的条件刺激，如到空气新鲜的环境中散步、打太极拳、洗温水浴等。

(2) 应尽量调整环境，培养兴趣，用以转移注意力，达到缓解情绪、松弛肌肉、防止疼痛发作的目的。

(3) 保持充足睡眠，减轻生活和工作中的压力，心情愉悦，精神放松。

(4) 要避免某些精神刺激，因会导致病情反复，如有不良性格，或他们对人、对事不正确的态度，指出并鼓励他们加以纠正。

5. 注意事项

支持性心理治疗一般要 4 或 5 次，每次 1h 左右。在使用支持性心理治疗时，最重要的是取得患者的信任，但也应注意对患者过分关心、同情和长期保护，可能会使患者形成对医务人员的过度依赖，使其丧失自我适应及康复成长的机会和能力。

(四) 催眠疗法

催眠疗法是指用催眠的方法使求治者进入催眠状态，其意识范围变得极度狭窄，借助暗示性语言，以消除病理心理和躯体障碍的一种心理治疗方法。

1. 治疗前的准备

首先要向求治者说明催眠的性质和要求，讲清治疗的目的和步骤，取得患者的同意和充分合作；其次，应测试患者的受暗示的程度，这是决定催眠疗法好坏的关键。受暗示程度低和不接受暗示者，不能接受暗示治疗。有 4 种方法测试患者受暗示的程度。

(1) 测试嗅觉：用 3 个装有清水的试管，让患者分辨出哪个是清水，哪个装的是稀乙醇，哪个装的是淡醋。分辨不出者得 0 分，辨别出后两种者得 2 分，辨别出后两种中的一种者得 1 分。

(2) 测试记忆力：让患者看一幅彩色画，画面上是一个房间内有一扇窗户，绿色的窗帘，1 张桌子和 1 把椅子。30s 后拿走彩色画，提问："房间里有 2 张桌子还是几张桌子？窗帘是蓝色的还是淡黄色？房间里有 2 扇还是 3 扇窗户？"若回答和问话一致则具有暗示性，每一问得 1 分，若回答与画面一致则得 0 分，此项测试得分为 0～3 分。

(3) 测试平衡功能：让患者面对墙站着，双目紧闭，平静呼吸 2min 后，施治者用低沉语调慢慢地说："你是否感觉身体来回摇晃，你注意体会我所说的感受，是否有些来回摇晃。"反复问 3 次后，让患者回答或观察患者，未感到摇晃者得 0 分，轻摇晃者得 1 分，明显摇晃者得 2 分。

(4) 测试视觉分辨能力：在白纸上画两个一样大的圆圈，圆圈中分别写 12 与 14 两个数字，让患者回答哪个圆圈大，回答一样大者得 0 分，如果回答其中之一大者得 1 分。

通过上面 4 项测试，患者可得 0～8 分，分数愈高提示患者暗示性愈强，接受催眠治疗的可能性就愈大。

2. 催眠的环境

催眠应在安静、昏暗的房间内进行，施治者最好应有助手在场，特别是在对异性单独施治时必须有助手在场。求治者舒适地坐位或卧位，放松数分钟，然后进行催眠。

3. 催眠的方法

催眠的类型可分为集体催眠、个体催眠和自我催眠。①集体催眠是让病情、年龄等都比较近似的患者数人或更多一些一起进行催眠，其优点是可以同时治疗多个患者，有可消除求治者恐惧以及孤单的心理，并且可以让对催眠治疗效果好的患者现身说法，通过患者相互之间的暗示与模仿来提高疗效，增进患者对催眠的信服。②个别催眠是对单个患者的催眠。③自我催眠是指在施治者的指导下，由患者对自己进行的催眠。常用的催眠方法有以下四种：

(1) 言语暗示加视觉暗示：让患者全神贯注地凝视前方的某一物体，数分钟以后，施治者便用单调的暗示性语言进行暗示。"你的眼睛已经开始疲倦了，你已经睁不开眼睛了，闭上眼睛吧，你现在手、腿都开始放松了，全身都开始放松了，眼皮发沉了，头脑开始模糊了，你要睡着了，睡吧。"求治者如果暗示性较高，可立即进入睡眠状态。如果第一次暗示不成功，应重新暗示，并把凝视物放到离求治者双眼更近些，以加强暗示，使双眼皮变得更加沉重。

(2) 言语暗示加听觉暗示：让患者闭目放松，注意听单调的节拍声或滴水声。几分钟后，给予上述的言语暗示，同时还可以加上数数。

(3) 言语暗示加皮肤感觉刺激：施治者在患者面前洗净手，并将手烤热后嘱患者闭目放松，按同一个方向反复、均匀地在患者额部、两颊以及双手上慢慢移动，并配以语言暗示。

(4) 药物催眠：某些患者暗示性低，可考虑药物诱导。

4. 催眠结果

(1) 浅度催眠状态的患者感到全身疲倦、肌肉松弛、呼吸深缓，醒后对睡眠中发生的事情有回忆力。

(2) 中度催眠状态的患者感到四肢僵硬，睡意较浓，对催眠中发生的事情只保留了部分记忆。

(3) 深度催眠状态下的患者只对施治者的说话有反应，醒后无记忆。中度和深度催眠状态下无法进行心理治疗，浅度催眠状态下若心理治疗效果较好，可根据患者症状，让其回忆已遗忘的过去经历，发泄其受创伤的体验。可以询问其生活、工作中的挫折。可以给患者以暗示，告诉患者疼痛症状会很快消失。

5. 催眠治疗的疗程

一般为5次，隔日1次或3日1次，做完3次后每周1次，每次时间应在30min左右，总的治疗次数最多不超过10次。

6. 注意事项

(1) 催眠术是一种对症疗法，首先在于解除患者主观上的疼痛及躯体不适，一般不应用于器质性疼痛，除非在器质性疼痛的基础上有心理因素存在，如焦虑、恐惧、疑病、抑郁等。

(2) 并非所有医生均可采用催眠疗法治疗患者，只有经过专门训练的心理医生和精神科医生在治疗和研究需要时，并在患者自愿配合的情况下方可应用。

(3) 治疗前患者应签《知情同意书》。

(五) 放松疗法

放松疗法又称松弛训练，是指通过一定的肌肉松弛训练程序，有意识地控制自身的生理心理活动，降低唤醒水平，改善躯体及心理功能紊乱状态，达到治疗疾病的作用。

1. 基本要求

(1) 治疗房间安静、整洁、光线柔和、环境适宜。

(2) 指示语应低沉、轻柔和愉快。

(3) 让患者坐在沙发上或平躺于床上，尽量使自己感到舒适愉快，并轻轻地闭上眼睛。

(4) 引导患者“我现在教你怎样使自己放松。为了做到这一点，我教你先紧张，然后放松全身肌肉。紧张及放松的意义在于使你体验到放松的感觉，从而学会如何保持松弛的感觉。好，我先让你体验一下紧张的感觉”。

(5) 治疗者用手握住患者的手腕，并告诉患者：“请用力弯曲你的前臂，与我的拉力形成对抗，体验肌肉紧张的感觉”。(停顿5s)

“好，请放松，尽量放松，体验感受上的差异”。(停顿5s)

“这就是紧张与放松的基本体验。下面我教你使全身肌肉逐渐紧张和放松，从手部开始，依次是上肢、肩部、头部、颈部、胸部、腹部、臀部、下肢，直至双脚，顺次对各组肌群进行先紧张后放松的练习，最后达到全身放松的目的”。

2. 按照放松程序进行操作

3. 注意事项

(1) 治疗的目的是让患者躯体和精神放松，缓解疼痛症状。

(2) 治疗时要求患者的心理状态对过去淡然置之，对未来不忧心忡忡，对目前顺其自然，使机体处于无意识的自由飘荡状态。

(3) 事先告示患者在松弛状态下可能出现一过性的躯体感觉，如沉重感、温暖感、飘荡感等，以免引起患者的担心和不安。

(4) 在掌握放松训练的程序之后，可给患者提供书面指示语或录音磁带，要求患者回家或在病室里自行练习，每日1～2次，每次15min，并要求患者持之以恒，循序渐进，坚持训练，最终会取得较好疗效。

总之，疼痛的心理治疗方法很多，除以上介绍的方法外，还有疼痛的认知行为治疗、疼痛的精神分析治疗、疼痛的团体治疗和家庭治疗等。